灸除百病刮痧保健

“家有三年艾，郎中不用来。”利用艾灸，轻松调理五脏，灸走小症状，根除大隐患，保护自己和家人的健康。

“刮板不离手，健康跟着走。”利用刮痧，帮助身体排出毒素，激发身体的“正气”，从而达到防病治病的目的。

刮痧灸法调治全书

谢杏林 编著

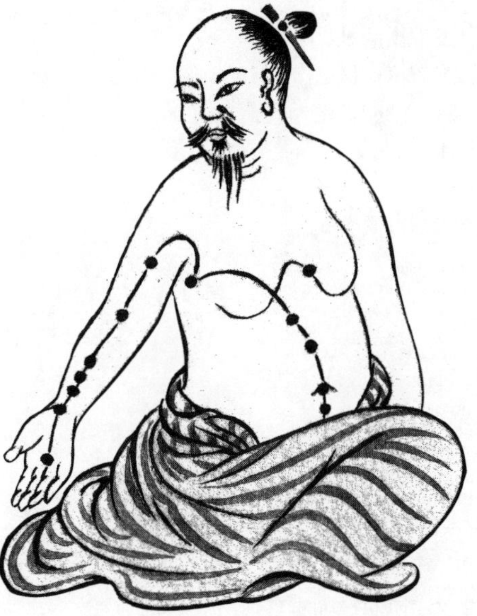

黑龙江出版集团
黑龙江科学技术出版社

图书在版编目（CIP）数据

刮痧灸法调治全书/ 谢杏林编著. --哈尔滨:
黑龙江科学技术出版社，2013.8（2022.8重印）
（国医外治调理丛书）
ISBN 978-7-5388-7540-9

Ⅰ.①刮… Ⅱ. ①谢… Ⅲ. ①刮搓疗法②针灸疗法
Ⅳ.①R24

中国版本图书馆CIP数据核字(2013)第104420号

刮痧灸法调治全书

GUASHA JIUFA TIAOZHI QUANSHU

主　　编　谢杏林
责任编辑　刘　杨
封面设计　景雪峰
出　　版　黑龙江科学技术出版社
　　　　　地址：哈尔滨市南岗区公安街70-2号　邮编：150007
　　　　　电话：（0451）53642106　传真：（0451）53642143
　　　　　网址：www.lkcbs.cn
发　　行　全国新华书店
印　　刷　河北鑫兆源印刷有限公司
开　　本　711 mm×1016 mm　1/16
印　　张　40
字　　数　500千字
版　　次　2013年8月第1版
印　　次　2022年8月第2次印刷
书　　号　ISBN 978-7-5388-7540-9
定　　价　49.80元

前 言

随着现代社会的发展、生活节奏的加快，人们生活紧张、工作压力大，身心处在亚健康状态而不自知，不是腰酸背痛、颈肩疼痛，就是浑身没劲，但是去医院检查又没有什么病。这时，他们需要一些简单方便的方法来调理身体、放松身体。艾灸和刮痧正是很好的选择。

《灵枢·官能》中说："针所不为，灸之所宜。"艾灸作为一种古老的防病治病方法，对很多疾病都具有很好的疗效。刮痧使体内的痧毒即病理产物得以外排，从而达到治愈疾病的目的。

"一针二灸三用药"，艾灸在传统医学中占有举足轻重的地位。艾灸是中国自古相传的中医治病养生方法，已经有数千年的历史。艾灸通过对人体穴位施灸，产生温热刺激作用，从而达到防病治病的作用。简单地说，艾灸就是用燃烧的艾草熏烤身体的局部，以达到治病养生目的一种方法。艾灸具有驱寒邪、补元阳、通经络、调正气的功效，配合经验组穴，对因为寒和气导致的多种现代疾病有非常好的效果。由于具有操作简单、易学易懂、适应证广、治疗费用低廉而且疗效显著等特点，艾灸的影响和应用范围十分广泛。

治病要治本，寻水要寻源。中医认为，疾病的根源在于我们吸收了太多的毒素，这些毒素在反复的吸收过程中进入血液，血液便受到污染。污染的血液流进五脏六腑的任何一脏一腑，相应的部分都会出现不同的反应。只要我们掌握净化血液的方法——刮痧，便可随时随地将身体里的血毒清除出去，保证身体健康无恙。刮痧一般是用光滑的硬物器具或刮痧板等工具在人体皮肤的特定部位，进行反复摩擦等一系列良性的物理刺激，通过刮拭经络，造成皮肤表面瘀血点、瘀血斑或点状出血，从而改善局部气血循环，达到祛除邪气、活血散瘀 、舒筋理气、清热解毒 、开窍益神等功效。

艾灸与刮痧是我国传统中医源远流长的宝贵遗产，属于自然医疗保健方法，千百年来广泛流传于我国民间，"家有三年艾，郎中不用来。"艾灸方法具有独特的找病功能，就是能在疾病尚未出现的时候发现疾病，符合目前"早诊断"、"早发现"、

“早治疗”的医疗理念。通过艾灸的找病功能，可以让我们更早地发现疾病，防患于未然。刮痧以中医的脏腑经络学说为理论基础，在疾病未起或初起的时候，刮痧可以帮助身体排出毒素，激发人体的“正气”，达到防病、治病的目的。在疾病比较严重时，刮痧也可以帮助人体疏通经络，促进病邪的排出，起到辅助治疗的作用。

不仅是健康人，病人也可以自我进行艾灸和刮痧。艾灸无副作用、简单易行、见效迅速，不但可以祛病而且可以强身，是集治、寻、养三位一体和驱、补、通、调四效合一的绿色疗法。刮痧对皮肤看似简单的刮拭刺激，其实是对体内脏腑、经络、体表、血脉、肌肉的总动员，可以调动机体的自我防卫系统，来调节失衡的气血，排除对身体有害的毒素，发挥最佳的保健作用，帮助身体排除毒素、清洁血液环境 、重现体内阴阳平衡、激活人体自我痊愈能力、提高自身免疫力。艾灸与刮痧疗法历史悠久、操作简单、安全可靠，组穴灵活多变，可以自由组合，适合不同需要的人群使用，有助于改善现代人寒、气、虚的体质特点。

本书用通俗易懂的语言讲解了艾灸与刮痧的医学理论，教给你简便、实用又有效的防病、保健、治疗方法。让你学会扶正人体阳气，驱除体内寒邪、瘀滞的艾灸法，掌握让潜藏疾病无所遁形的刮痧术。现在，你只需一步一步跟着本书的讲解，就可以进行自我诊断和保健。无论有无医学基础，都可以轻松入门，为自己、为家人解急时之需、疗身体之疾。

目 录

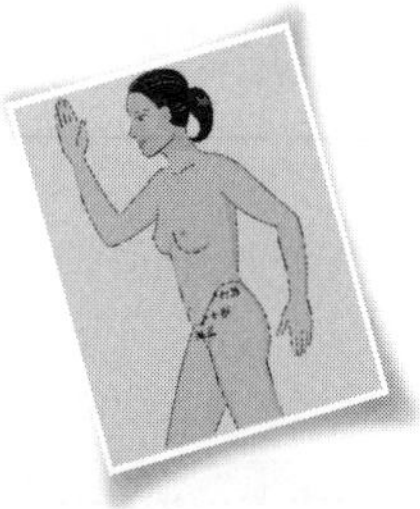
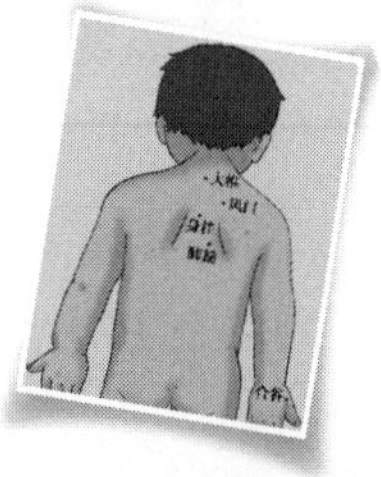
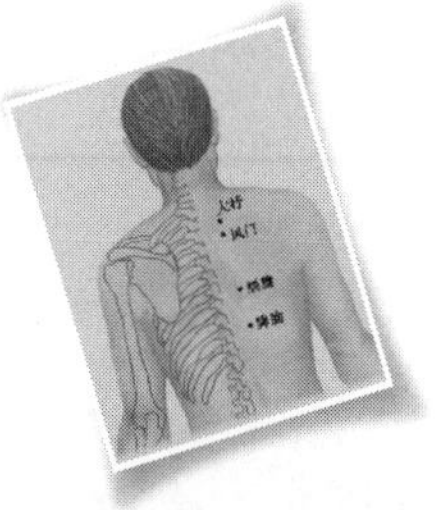
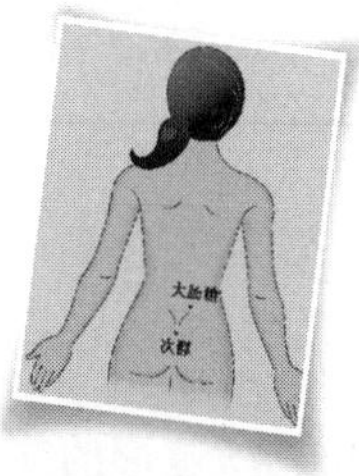

第一章 灸除百病——艾是祈求健康的一炷香

第一节 温通经络，“艾”到病除——走近神奇的艾灸

目 录 CONTENTS

目 录 CONTENTS

目 录 CONTENTS

第三节 艾灸驱寒通络治百病——常见疾病的艾灸疗法

目 录 CONTENTS

目 录 CONTENTS

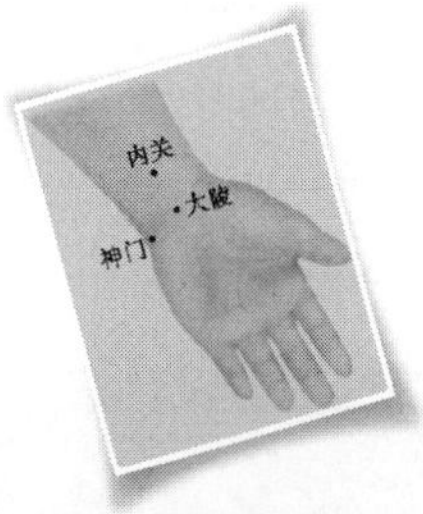

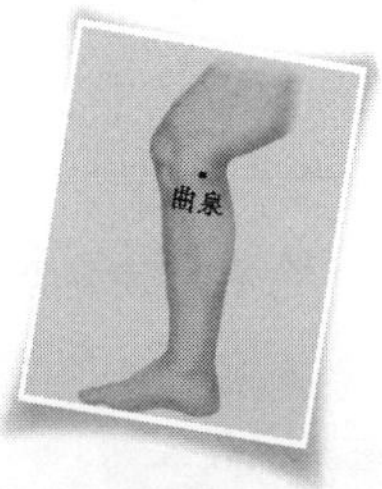

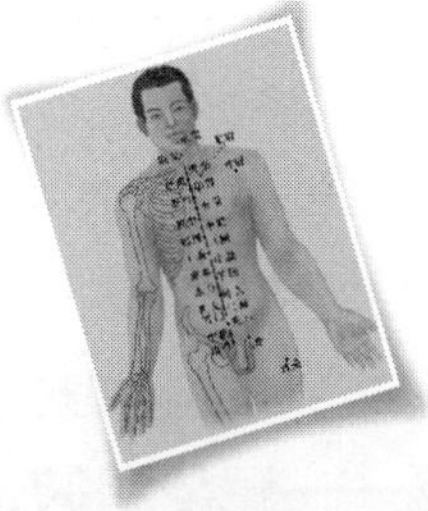

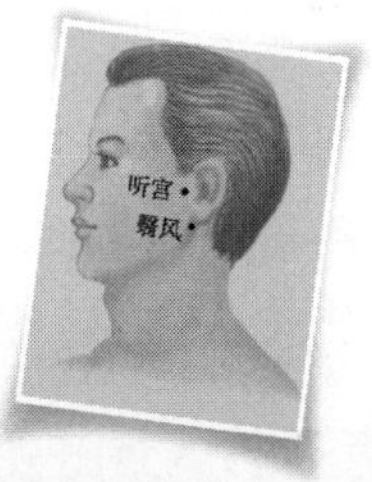

第二章 刮痧保健——排出血毒，让疾病远离

第一节 民间一绝——刮痧疗疾，非药物疗法的佼佼者

目 录 CONTENTS

目　录 CONTENTS

目 录 CONTENTS

第三节 六腑主泻——泻尽毒素，周身轻松

目 录 CONTENTS

目 录 CONTENTS

目 录 CONTENTS

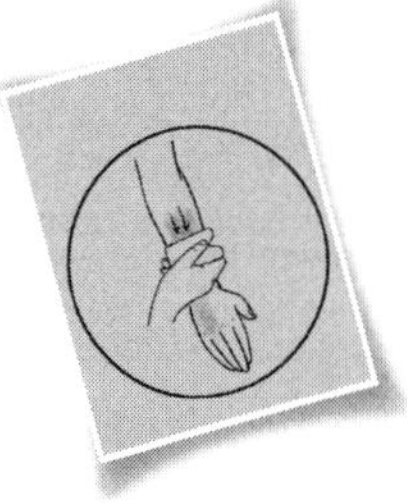
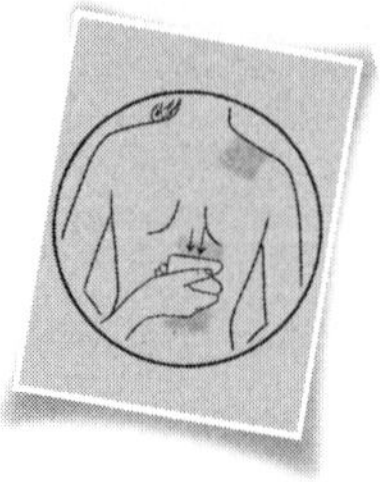
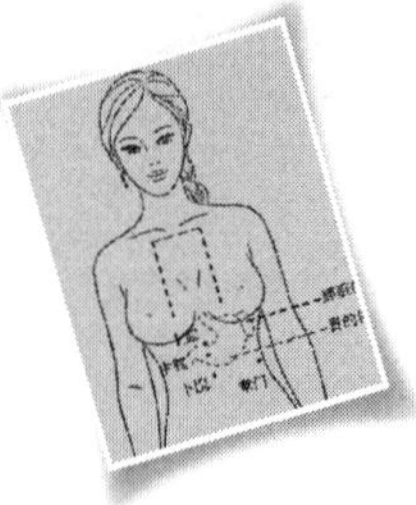
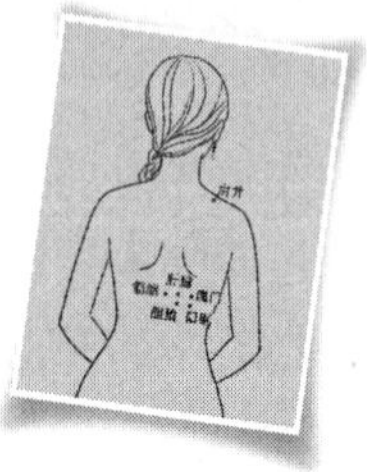

第三章 拉筋拍打——传统养生大法

第一节 拉筋拍打养生法——传统穴位疗法治百病

第二节 从头到脚的解结松筋术——全方位的养生大计

目 录 CONTENTS

第一章

灸除百病

——艾是祈求健康的一炷香

●艾灸疗法是用艾绒或其他药物在体表穴位上烧灼、温熨，借灸火的温和热力及药物的作用，通过经络的传导，激发人体脏腑经络的功能，从而达到温通经络、行气活血、祛寒除湿、消肿散结、平肝降逆、补虚泻实、扶正祛邪、补中益气、回阳救逆及防病保健、延缓衰老、强身益寿的一种外治方法。

灸法以经络、脏腑理论为指导，“凡病药之不及，针之不到，必须灸之”，因此灸法是针灸学中重要的组成部分，也是祖国医学的一个重要的治疗方法。

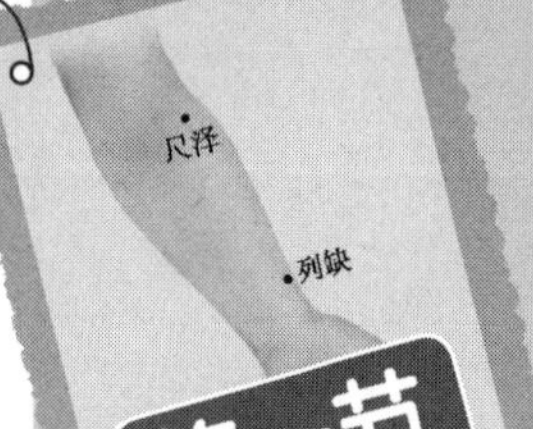

第一节

温通经络，“艾”到病除——走近神奇的艾灸

古法今用，探秘绿色健康的艾灸疗法

艾灸疗法——最古老的中医疗法

艾灸疗法历史悠久。数千年来，历代医家和劳动人民在与疾病斗争的过程中，积累了大量利用艾灸治疗疾病的临床经验，使灸疗逐步形成了系统理论。由于灸法成本低廉、操作方便，其适应证又很广，疗效显著且无副作用，既可祛除疾病，又能强身健体，数千年来深受广大人民群众的喜爱。

艾灸疗法具体起源于何时已无证可考，但因其用火，所以可追溯到人类掌握和利用火的旧石器时代。火的使用让人们认识到，用火适当熏烤或烧灼身体的某些部位，可以减轻或治愈某些病痛。于是，远古的先民就采取用火烧灼身体固定部位的方法治疗疾病，灸法从此也就产生了。后来，又经过不断实践，人们最终选用既易点燃又有药理作用的艾草作为灸疗的主要材料，于是将这种方法称为艾灸。

关于艾灸疗法的记载可以追溯到殷商时代。在出土的殷商甲骨文中，有这样一个字：形象为一个人躺在床上，腹部安放着一撮草，很像用艾灸治病的示意。另外，长沙马王堆出土的《五十二病方》也记载了许多灸法，其中有“以艾裹，以艾灸癫者中颠，令烂而已”的说法。同一时期，《黄帝内经·灵枢·官能》中亦有“针所不为，灸之所宜”的记载。施灸主要用艾绒，《孟子·离娄》篇中说：“七年之病，求三年之艾，苟为不蓄，终身不得。”由此可见，在春秋战国时代，灸法已初具形态。

伴随着中医的发展，艾灸疗法也在不断完善。东汉医家张仲景，提出“阳证宜针，阴证宜灸”的见解。在《伤寒论》中，涉及灸法有关的内容12条，许多条文有“可火”、“不可火”的记载。三国时出现我国最早的灸疗专著——《曹氏灸经》，总结了秦汉以来灸法的经验。到两晋南北朝时期，灸法已被运用到预防疾病、健身强体等方面，而此时瓦甑灸的发明，为日后的器械灸打下了基础。

唐代医学家孙思邈提出采用灸法预防传染病，治疗某些热性病，并开创了灸疗器械的运用；至唐代，灸法已发展成为一门独立学科，并有了专业灸师；宋元时期灸法备受重视，国家医疗机构——太医局设针灸专科；北宋灸学著作《铜人俞穴针灸图经》中详细地叙述了经络、俞穴等内容；王惟一制造了两具我国最早进行针灸研究的人体模型——铜人，这些对经穴的统一、针灸学的发展起到很大的促进作用。此时，人们还发明了利用毛茛叶、芥子泥、旱莲草、斑蝥等有刺激性药物贴敷穴位，使之发疱，进行天灸、自灸的方法。

明代是针灸发展的高峰时期，《针灸大成》《针灸大全》《针灸聚英》等一批针灸著作相继问世。人们开始使用艾卷温热灸、桑枝灸、神针火灸、灯火灸、阳燧灸等灸法。后人将艾卷温热灸的艾绒中加进药物，发展成为雷火神针、太乙神针。

明末清初世乱纷纷，多数历朝名医编撰之典籍惨遭流落，针灸亦只在民间流传，至此灸法的发展进程遭受重大打击。时至清末，由于西方文化的流入，灸法陷入了停滞发展时期，但由于其简便安全，疗效卓著，在缺医少药的民间流传下来。

近年来，国内外出现了“中医热”、“针灸热”，艾灸疗法也随之复兴，并取得了长足的进步，出现了“燎灸”、“火柴灸”、“硫磺灸”等新灸法，发明了电热仪等各种现代灸疗仪器。同时，灸法在对休克、心绞痛、慢性支气管炎、支气管哮喘、骨髓炎、硬皮病、白癜风等疑难病症的防治中取得了较好的效果。艾灸还开始涉及减肥、美容等领域，备受医学界的注目。

艾灸疗法作为我国医学的重要组成部分，自古以来也一直对世界医学有着深远影响，针灸先后传入朝鲜和日本，后又传入亚洲其他国家和欧洲。迄今为止，全世界已有100多个国家和地区将我国的艾灸疗法作为解除患者病痛的治疗方法之一。作为我国的医学瑰宝，艾灸疗法也应走入寻常百姓家里，解除人们的病痛，造福于民。

灸除百病：用艾灸疗法祛病，既简单又有效

中医认为，人体是个有机的整体，经络沟通了脏腑与体表，将人体脏腑组织器官联系起来，并运行气血、调和阴阳，使人体各部的功能保持协调和相对平衡。灸法就是在中医阴阳五行、脏腑经络理论的指导下，运用辨证施治的原则，将艾绒或某些药物放置在体表穴位上烧灼、温熨，将艾火的温和热力以及药物的作用，通过经络的传导，发挥温经散寒、活血通络、回阳固脱、消瘀散结等功能，达到防治疾病的目的。

《扁鹊心书》有云："人于无病时常灸，虽未得长生，亦可保百余年寿矣。"意思是说：人们无病施灸，可以激发人体正气，增加人体抗病能力，以抵制病邪的侵袭。由于灸能益气温阳，而人身的阳气有"卫外而为固"的作用，若能使阳气保持常盛、正气充足，则病邪不易侵犯，身体就会健康。为什么艾灸会有这样的功效呢？原来，艾叶本身就是一种药，能宣理气血、温中逐冷、除湿开郁、生肌安胎、利阴气、暖子宫、杀蛔虫、灸百病，能通十二经气血，能回垂绝之元阳。用于内服治宫寒不孕、行经腹痛、崩漏带下；外用能灸治百病、强壮元阳、温通经脉、祛风散寒、舒筋活络、回阳救逆。

清代吴仪洛所著的《本草从新》中也说："（艾叶）苦辛，生温，熟热，纯阳之性，能回垂绝之阳，通十二经，走三阴，理气血，逐寒湿……以之灸火，能透诸经而除百病。"这句话是说艾绒制成的艾炷，能使热气内注、温煦气血、通达经络，并且艾灸一些具有补益强壮作用的穴位，能够达到扶正祛邪、强身保健的作用。

中医认为，艾灸的主要作用是调和阴阳、扶正祛邪、疏通经络、补气益血、协调脏腑，从而达到预防早衰、防治疾病的目的。中老年人多阳气衰退，应宜施艾灸起到补火助阳、振奋精神的作用。除此之外，艾灸疗法还可以广泛用于内科、外科、妇科、儿科、五官科疾病，尤其对乳腺炎、前列腺炎、肩周炎、盆腔炎、颈椎病、糖尿病等有特效。

事实上，不仅古代中医学对艾灸的保健功效大加赞赏，现代科学研究也发现，艾叶中含有多种药物成分及强烈的挥发物质，燃烧时药力可透入人体。艾灸可以升高局部温度，提高局部气血流量，升高局部温度，缓解局部痉挛症状；艾灸可提高白细胞及淋巴细胞的活性，增强人体细胞及体

液免疫能力；艾灸还可以刺激人体体液发生改变，有增强肾上腺皮质激素分泌及胸腺细胞活力的作用；另外，艾灸还具有增加心脏搏动量、强心抗休克的作用。

艾灸疗法是集治病、寻病、养生为一体的妙方

艾灸是中医学中的一种防病治病、养生延寿的简便易行而又切实有效的方法。唐代医学家孙思邈在《千金要方》中说："宦游吴蜀，体上常须三两处灸之，勿令疮暂瘥，则瘴疠温疟之气不能着人。"清代吴亦鼎在《神灸经纶》中则说："夫灸取于火，以火性热而至速，体柔而用刚，能消阴翳，走而不守，善人脏腑。取艾之辛香作炷，能下二经、入三阴、理气血，以治百病，效如反掌。"由此可见艾灸既可治病，又可防病。

《名医别录》曰："艾叶苦，微温，无毒，主灸百病。"《本草从新》又指出："艾叶苦辛……纯阳之性，能回垂绝之阳。"灸法所采用的艾叶药性偏温，为纯阳之品，加之艾火产生的热力，所以使得灸法具有独特的温煦阳气、温通气血、温经散寒之功效。施灸时产生的"药气"由表皮和呼吸被身体吸收后，能起到抗菌、抗病毒及杀灭微生物的作用，也就是古人常说的艾灸有直接"驱邪"的效应。此外，这种药气还具有安神、醒神、通窍的效用。

艾灸是通过经络体表直接给予人体温阳功效。艾灸生热，适量的热刺激施于适当的穴位便产生治病效应。在绝大多数情况下，实证、热证、虚证、寒证在病体体表可以出现一些嗜热性。艾灸的温热刺激，使局部皮肤充血、毛细血管扩张，增强局部血液循环与淋巴循环，缓解消除平滑肌痉挛，使局部皮肤的代谢组织的代谢功能加强，促使炎症、粘连、渗出物、血肿等病理产物消散吸收，还可降低神经系统的兴奋性，发挥镇静、镇痛作用。同时，温热作用还能促进药物吸收。

《黄帝内经》中指出"不治已病，治未病"。体检对找到未病有帮助，但是体检并不是万能的。体检能查出血糖、血压高不高，骨密度是不是降低了，却查不出来体内是不是有寒邪或者暑湿等病邪。中医讲的"未病"，是找病因、找病邪，是把破坏健康的元凶找出来。中医认为，人是一个统一的整体，穴位是纵行人体之上的经络的点，刺激任何一个部位都可以引起人体全身的反应，刺激穴位也能引起本经络的反应。经络是气血的通路，也是病邪的通路。艾灸治病

是活用了其通经络的作用。

使用艾灸治疗疾病的人很多，但每个用过的人感觉都不一样。有的人感觉很明显，见效很快，有的人见效就很慢。灸感的强弱一般代表了经络的阻塞程度。有灸感、灸感强，说明自身的经络通畅，作用立竿见影；没有灸感也不是没有效果，而是表示经络中邪气瘀积严重，需要一点时间开瘀散阻，作用慢一些。在《备急灸法·骑竹马灸法》中有这样的记载："灸罢二穴……其艾火即随流注先至尾闾，其热如蒸，又透两外肾，俱觉蒸热，移时复流足涌泉穴，自下而上，见见周遍一身。"可见灸感并非局限在施灸的部位，而是会沿着经络传导的。可以说，灸感是检验经络通畅程度的试金石，灸感的传导也可以认为是查找疾病的一种方式。哪条经络不通，病邪就在哪条经络里潜伏着。

人的抵抗力强，疾病就不易产生。艾灸通过对某些穴位如大椎、足三里、气海、关元等施灸，可以培扶人的正气，增强人防病治病的能力，而艾灸不同的穴位和部位可以产生不同的补益作用。无论是调节阴阳、调和气血，还是温通经络、扶正祛邪，艾灸对人体起到了一个直接的或间接的补益作用，尤其对于虚寒证，所起的补益作用尤为明显。正是这种温阳补益、调和气血的作用，帮助人们达到防病治病、保健养生的目的。

只需灸一处，多种疾病即可消

用艾灸治疗疾病，花钱少、操作简单、效果好，对大多数常见病、慢性病和骨伤疼痛都有很好的疗效。而且艾灸还有一个好处，就是在一个部位施灸可以治疗多种疾病。

人身本来就是一个统一协调的整体，不仅经络系统与其他各种系统和器官具有完整统一的互相依存与互为条件的整体性联系，而且经络体系本身也具有完整与统一的整体性关系。例如手足三阴经，除足厥阴经外其他各经均不上走头面，而在头面部疾病的治疗中，不仅手太阴经的太渊与列缺为常用穴位，足太阳膀胱经和足太阴脾经也可使感传至头面部，使艾灸发挥良好的治疗效果。

一般来说，同一疾病，同一穴位，用同法多次灸治，感传路径基本上会前后一致。不过，也有前后不一、出现改道或跨越的情况。如在督脉取穴采用艾灸疗法治疗头面疾病时，感传可以先在脊柱左侧上行，以后又改在脊柱正中或右侧上行；如取用中冲，第一次可能由本经前臂正中上行，第二次则可能跨入手太阴经上行；取用至阴，感传可以进入足少阳经；取用关冲，感传可以进入手太阳经。有时灸治一个穴位，即能激起经气在周身上下反复回传。故任取某经某穴，只要能对病患部位发生影响与作用，就可以由外经内脏的关系而趋赴于病灶，也可由表里衔接的关系而迂回于病灶，更可规律性地从身体的一侧越过中线而走向另一侧。

感传的定向传导，根据病变部位可以向着内、外、前、后、上、下、左、右等各个方向行进，同时更是为了要达到某一部位而不受内脏各个组织与器官的遮挡和阻隔，径行穿透而过。这种穿透作用，可能出现在前后互取感传横贯胸腹腔的众多病例中，或出现在感传的中途，忽然横贯肢体改道改经继续前进的病例中。

当然，这并不是说经络体系没有它自己的生理的正常途径，而是在病理影响下，生理的正常途径更可彼此延续、互相连贯，而体内的病变则是感传另辟新路和寻找捷径的缘故。经络的感传在全身上下反复周流与回传，表明经络自身的这种完整与统一的体系，这些都是穴位感传的整体作用。但是，这并不意味着经穴体系与身体某种特殊的形态结构存在着特殊的关系。

当多次对某一穴位艾灸可激起经气向远处流行时，在到达指（趾）尖及顶心以后，仍由原路回传至灸处，再从灸处出发向全身反复周流，也可不回至灸处而向全身周流。经穴体系在正常生理情况下是自然存在的，在病理情况下就更为鲜明而活跃。它和其他病理生理反应一样，也是一种适应防御和代偿机制。

因此，采用艾灸疗法灸治某一个穴位时，可以激起其所在经络及相关或相近经络的感传，通达诸经，使多种疾病得以消除。

艾灸疗法是相伴一生的良医

人身上的病，可大致分为两类：一类是外来的病，比如食物中毒、骨折、皮肤外伤等从外面得来的疾病，即所谓的“得病”；另一类是内生的疾病，即所谓的“生病”，大多是身体平衡失调，可能是由于脏器功能衰退，也可能是因为生活中的情绪压抑或工作学习紧张导致生活规律出现了问题而引发的。

内生疾病需要好好控制，使其向好的方向发展，否则，遇到天气变化等外界因素或者情绪波动等原因，就会引发真正“疾病”出现。这一类疾病可以称为“功能失调”，有些在现代医学中被确定为疾病，有些则属于“前疾病状态”。因此，我们应该在疾病还没露头的时候就把它控制住。艾灸疗法在中医疗法中具有很重要的地位，而它所治疗的大都是“内生疾病”。

身体阴阳失衡，艾灸疗法可以调整阴阳，控制机体向好的方向发展。灸在体表，对人体伤害较小。所谓“是药三分毒”，即表明药物对机体的干扰最严重。一般来说，对于前疾病状态而言，应当首先考虑使用灸疗。那么哪些属于前疾病状态呢？例如失眠、便秘、情绪不稳定、健忘、某些慢性或周期性的身体酸痛或乏力。

随着现代科学的发展进步，人们的生活节奏也随之加快，人们的身体也随着周围环境的变化出现了诸多疾病。在这些疾病中，慢性病越来越普遍，高血压、高血脂、糖尿病、动脉粥样硬化等侵蚀着人们的健康。西医治疗主要是针对疾病的症状，采用比如降压药、降糖药、降脂药等药物来消除人体目前所存在的各种症状，但是患有慢性病的患者通常伴随着比较复杂的症状，对于这些伴随症状往往没有合适的药物。慢性病所造成的虚弱体质，又为其他疾病的形成提供了温床，如果控制不好，难免出现更严重的并发症。艾灸疗法在中医界作为重要的辅助治疗手段，最显著的优势就在于简便、对身体伤害小，也避免了吃药和手术的痛苦。而且艾灸疗法是可以由患者自己操作的医疗保健方法。灸法要见效果，重在疗效的积累。

每个人的体质都不一样，艾灸疗法的原理在于调理阴阳，使阴阳适度、身体平衡。平衡的意思是适度地调整体质，阳气不足的人可以通过灸法增补阳气，阴液不足的人也可以通过灸法滋阴。可谓：先天不足者，补其不足；先天有余者，泻其多余。

关于人体阴阳失衡，最常见的莫过于人体随着衰老而出现的功能衰退，也就是老年人普遍存在的一些身体问题，比如头晕、无力、消化不好、口渴、尿频、心绪不宁等。许多老年朋友有这些症状，但到医院检查却没有明确的疾病，不容易对症下药，实则有很多情况也不必用药。这些问题，可以当做疾病来进行治疗，也可以当做保健问题来对待。艾灸疗法的作用在于消除让人不舒服的症状，调理气血，减缓功能衰退的速度和程度，即所谓的延年益寿。

综上所述，艾灸疗法材料简单易寻，手法简单易行，可以由患者自己在家里进行操作，且切实有效。对于常见失眠、疲劳、消化系统疾病、颈腰椎疼痛及老年人功能性衰退性疾病等，都可以采用艾灸疗法进行治疗。此外，艾灸疗法不仅可以用来治病防病，还可以用来调和气血、养生防老。所以说，它是人们相伴一生的良医。

凡药之不及，针之不到，必须灸之——常用艾灸疗法

艾炷灸：艾叶苦辛，能回垂绝之阳

艾炷灸就是将艾炷直接或间接置于穴位上施灸的方法。那么，艾炷又是什么呢？其实，艾炷就是把艾绒做成大小不等的圆锥形艾团。其制作方法也很简单：先将艾绒置于手心，用拇指搓紧，再放到平面桌上，以拇、食、中指捻转成上尖下圆底平的圆锥状。麦粒大者为小炷，黄豆大者为中炷，蚕豆大者为大炷。

在施灸时，每燃完一个艾炷，我们叫做一壮。施灸时的壮数多少、艾炷大小，可根据疾病的性质、病情的轻重、体质的强弱而定。根据不同的操作方式，艾炷灸可分为直接灸（着肤灸）和间接灸（隔物灸）两大类。一般而言，用于直接灸时，艾炷要小些；用于间接灸时，艾炷可大些。下面，我们为大家分别详细介绍：

直接灸

即把艾炷直接放在皮肤上施灸，以达到防治疾病的目的。这是灸法中最基本、最主要且常用的一种灸法。古代医家均以此法为主，现代临床上也常用。根据对皮肤的刺激程度，直接灸又分为无化脓灸、发疱灸、化脓灸三种。

（1）无化脓灸。施灸时多用中、小艾炷。可在施灸穴位的皮肤上涂少许石蜡油或其他油剂，使艾炷易于固定，然后将艾炷直接放在穴位上，用火点燃尖端。当患者有灼热感时，用镊子将艾炷夹去，再更换新艾炷施灸。灸治完毕后，可用油剂涂抹，以保护皮肤。此法适用于一般虚寒证及眩晕、皮肤病等。

（2）发疱灸。用小艾炷施灸。等艾火烧到皮肤，病人感到皮肤稍微灼痛时，再继续3～5秒钟，此时施灸处皮肤出现一块比艾炷略大的红晕，且有汗出，隔1～2小时就会发疱，不需挑破，任其自然吸收。如水疱较大，可用消过毒的毫针点刺数孔，放出液体，局部涂些紫药水即可。一般短期内留有色素沉着，不遗留瘢痕。此法适用于哮喘、肺结核、瘰疬和肝硬化腹水等。

（3）化脓灸。用小艾炷直接安放在穴位上施灸。施灸前要选择平整而舒适的体位，在相关穴位上涂些蒜汁后，安放艾炷点燃施灸，待艾炷燃尽后方可除去艾灰，更换新炷再灸。每

次换新炷时，需重新涂蒜汁。在施灸过程中，当艾燃烧近皮肤，患者感到灼痛时，可用手轻轻拍打施灸部位四周，以减轻疼痛。灸毕，可在施灸部位敷贴灸疮膏药（淡膏药）或一般膏药，封护灸疮，大约1周可化脓形成灸疮，化脓期每日换药1次，约5～6周结痂愈合，结痂脱落后遗留瘢痕。本法一般多用于四肢穴位，临床常用于治疗哮喘、慢性肠胃病、肺痨、瘰疬、痞块、癫痫、发育障碍等慢性疾病，以及皮肤溃疡日久不愈、痣、疣、鸡眼和局限难治的皮肤病，另对高血压、中风的防病保健也有较好作用。

间接灸

即在艾炷与皮肤之间垫上某种药物而施灸，具有艾灸与药物的双重作用，加之本法火力温和，患者易于接受，故广泛应用于内、外、妇、儿、五官科疾病。间接灸根据其衬隔物品的不同，可分为多种灸法。

（1）隔姜灸。用厚约0.3厘米的生姜一片，在中心处用针穿刺数孔，上置艾炷放在穴位上施灸，病人感觉灼热不可忍受时，可用镊子将姜片向上提起，衬一些纸片或干棉花，放下再灸，或用镊子将姜片提举稍离皮肤，灼热感缓解后重新放下再灸，直到局部皮肤潮红为止。此法简便，易于掌握，一般不会引起烫伤，可以根据病情反复施灸，对虚寒病症，如腹痛、泄泻、痛经、关节疼痛等，均有疗效。

（2）隔蒜灸。取新鲜独头大蒜，切成厚约0.3厘米的蒜片，用细针于中间穿刺数孔，放于穴位或患处，上置艾炷点燃施灸。艾炷如黄豆大，每灸4～5壮更换蒜片，每穴1次灸足7壮。也可取适量大蒜，捣成泥状，敷于穴上或患处，上置艾炷点燃灸之。本法适用于治疗痈、疽、疮、疖、蛇咬、蝎蜇等外伤疾患。

（3）隔盐灸。用于脐窝部（神阙穴）施灸。操作时用食盐填平脐孔，再放上姜片和艾炷施灸。若患者脐部凸起，可用水调面粉，搓成条状围在脐周，再将食盐放入面圈内隔姜施灸。本法对急性腹痛吐泻、痢疾、四肢厥冷和虚脱等证，具有回阳救逆之功。

（4）隔葱灸。把葱白切成厚0.3厘米的葱片，或把葱白捣如泥状敷于脐中及四周，或敷于患处，不要太厚，上置大艾炷施灸，一般灸治5～7壮，自觉内部温热舒适，以不觉灼痛为度。本法适用于虚脱、腹痛、尿闭、疝气及乳腺炎等。

（5）隔附子灸。取熟附子用水浸透后，切片厚约0.3厘米，中间用针穿刺数孔，放于穴位或患处，上置艾炷点燃灸之；或将附子切细研末，用黄酒调和做如1元硬币大、厚约0.4厘米的药饼，中间扎孔，放于穴位上置艾炷灸之。本法适用于各种阳虚病症，如阳痿、早泄、遗精以及疮疡久溃不敛或一些阴虚性病症。

（6）隔胡椒饼灸。取白胡椒末加适量面粉，用水调制成1元硬币大、厚约0.3厘米，中间按成凹陷的圆药饼，再取丁香、肉桂、麝香各等份，共研细末，用药末填平凹陷，放于施灸穴位，上置艾炷点燃，施灸5~7壮，以局部温热舒适为度。本法可治风寒湿痹、局部麻木不仁、胃寒呕吐及腹痛诸证，亦可用于治疗湿疹、顽癣等皮肤病。

（7）隔鸡蛋灸。取鸡蛋1个，煮熟，对半切开，取半个（去蛋黄）盖于患处，于蛋壳上置艾炷，以局部感觉热痒为度。本法适用于发背、痈疽初起诸证。

（8）隔豆豉饼灸。取豆豉（或加花椒、生姜、青黛、葱白各等份）适量捣烂，用黄酒调制成直径2厘米、厚约0.3厘米的药饼，中间扎数孔，放在施灸穴位上置艾炷灸3~5壮。施灸中如豉饼被烧焦，可更换新饼再灸。本法适用于痈疽发背、顽疮恶疮、肿硬不溃或溃后不收口、疮面黯黑。

（9）隔黄土灸。以黄色黏土做成泥饼，中间扎数孔，贴于患处，上置艾炷灸之。本法适用于湿疹、白癣及其他因湿毒而致的皮肤病。

（10）隔巴豆饼灸。取不去油巴豆10粒（或加黄连末适量）研细末，加面粉少量，用水调制药饼放脐中，上置艾炷点燃施灸，也可与隔蒜灸合用，灸毕以温湿纱布擦净施灸处皮肤，避免药物刺激起瘢痕。本法适用于治疗食积、泄泻、腹痛、胸痛、小便不通等症，也可用于水肿和肥胖症。

以上为艾炷灸的几种常见灸法，除此之外尚有隔韭菜灸、隔甘遂灸、隔皂角灸、隔陈皮灸、隔蓖麻仁等多种，总之根据不同的病症采用不同的间隔物。

艾条灸：调整人体机能，提高身体抵抗力

艾条灸是目前人们最为常用的灸法，因其方便、安全、操作简单，最适于进行家庭自我保健和治疗。艾条灸又可分为无间隔物和有物衬垫两大类，前者一般称为艾条直接灸，后者称为艾条隔物灸。另外，艾条直接灸又分为温和灸、雀啄灸、回旋灸，艾条隔物灸又分为按熨灸、隔核桃壳眼镜灸等。下面我们为大家分别介绍。

艾条直接灸

将艾条点燃后在穴位或病变部位进行熏灸的方法，又称艾卷灸法。根

据艾条灸的操作方法，分温和灸、雀啄灸和回旋灸三种。

（1）温和灸。施灸者手持点燃的艾条，对准施灸部位，在距皮肤3厘米左右的高度进行固定熏灸，使施灸部位温热而不灼痛，一般每处需灸5分钟左右。温和灸时，在距离上要由远渐近，以患者自觉能够承受为度，而当对小儿施行温和灸时，则应以小儿不会因疼痛而哭叫为度。也有用灸架将艾条固定于施灸处上方进行熏灸，可同时在多处进行灸治。本法有温经散寒、活血散结等作用，对于神志不清、局部知觉减退的患者及小儿施灸时，术者可将另一只手的食、中两指分置于施灸部位两侧，通过术者的手指感觉局部皮肤的受热程度，以便调节施灸距离，防止烫伤。进行温和灸时应注意周围环境的温凉度，以免因袒露身体而致伤风感冒。

（2）雀啄灸。施灸者手持点燃的艾条，在施灸穴位皮肤的上方约3厘米处，如鸟雀啄食一样做一上一下的活动熏灸，而不固定于一定的高度，一般每处熏灸3～5分钟。本法多用于昏厥急救及小儿疾病，作用上偏于泻法。注意向下活动时，不可使艾条触及皮肤，及时掸除烧完的灰烬，此外还应注意艾条移动速度不要过快或过慢，过快则达不到目的，过慢易造成局部灼伤及刺激不均，影响疗效。

（3）回旋灸。施灸者手持燃着的艾条，在施灸部位的上方约3厘米高度，根据病变部位的形状做速度适宜的上下、左右往复移动或反复旋转熏灸，使局部3厘米范围内的皮肤温热而不灼痛。适用于呈线状或片状分布的风湿痹痛、神经麻痹等范围稍大的病症。

艾条隔物灸

即在使用艾条施灸时，在施灸部位垫上某种物质，以免造成灼伤或烫伤。艾条隔物灸分为按熨灸和隔核桃壳眼镜灸两种。

（1）按熨灸。在施灸的穴位或部位上预先铺垫6～7层棉布或绵纸，将用于按熨的药艾条“太乙神针”或“雷火针”点燃后，直接在施灸部位上趁热按熨；或用6～7层棉布包裹住艾火，直接按熨在施灸穴位或部位上。若火熄灭，再次点燃艾条，按熨。每次治疗时每穴按熨5～7次，也可同时多点燃几根艾条，交替使用，可保持火力的连续，使药力随火力持续不断地深入肌肤，加强治疗效果。

“太乙神针”和“雷火针”除配方不同外，其制作、使用方法和作用大致相同，都可用于治疗风寒湿痹、各种瘀证、痛证、虚证、痿证，如附骨疽、闪挫肿痛等。

（2）隔核桃壳眼镜灸。用于治疗眼科疾病，如结膜炎、近视眼、中心性视网膜炎、视神经萎缩等。取半个去仁干核桃壳，放在菊花液中浸泡15分钟，用细铁丝支成一副能够套住核桃壳的眼镜框架，眼镜框架外用钢丝向内弯成一个高与长约2厘米的钩形。将浸泡过的核桃壳套在眼镜框上，钩上插一段长15厘米的艾条，点燃后在患者的眼睛上熏灸，灸1段为1壮，一般1次灸1～3壮。

除此之外，艾条施灸时还须注意以下几点：艾绒易燃，在施完艾条灸后务必将艾条熄灭，避免引起火灾，治疗完毕后可用一瓶口直径与艾条直径相等的玻璃瓶将艾条燃着的一端插入瓶口，隔绝空气，即可熄灭；艾条积灰过多时，则须离开人体，吹去灰后再灸，使用艾条灸法时，可准备一个烟灰缸，以便及时掸落燃尽的灰烬，避免烫伤；施灸时应注意火与皮肤的距离，切勿烧伤皮肤。如出现烫伤，起小水疱时，不必做任何处理，待水疱自行吸收即可。大水疱则用消毒注射针头刺破，放出液体，再涂上龙胆紫，外用消毒纱布固定即可。

温针灸：严防艾火脱落，谨防烧伤

温针灸，又称温针、针柄灸及烧针柄等，是一种艾灸与针刺相结合的方法，适用于既需要留针，又需施灸的疾病。此法最早见于《伤寒论》，但具体方法不详。明代高武在《针灸聚英》中说："近有为温针者，乃楚人之法。其法针于穴，以香白芷做圆饼，套针上，以艾蒸温之，多以取效。"近代已不用药饼承艾，在方法上也有一定改进。其适应证已不局限于以风湿疾患，现以偏于寒性的一类疾病为主，如骨关节病、肌肤冷痛及腹胀、便溏等。

温针灸流传已久，多年来江浙一带颇为盛行，现在全国各地都有人使用。此法有一举两得之妙，既达留针之目的，又加热于针柄，借针体而传入深部。其适应证很广，南方有些针灸医生，几乎每针必温，不扎白针（干针、冷针）。

施用温针灸时，应选用略粗的长柄针，一般在28号以下最好，长短适度，将针刺入穴位所在部位的肌肉深厚处，行针得气后，留针不动，针根以与表皮相距2~3厘米为宜，在针柄上插入一段长1～2厘米的艾条（或将艾绒捏在针柄上），使其下端距离皮肤约3厘米高。或点燃下端（温针补法）或点燃上端（温针泻法），或同时点燃两端（温针平补平泻法），使热力通过针体传入穴内，传导至经脉脏腑，用以治疗寒滞经脉、气血痹阻一类疾病。

施灸中如果不热，可将艾条（或艾绒）放得靠下一些，过热觉痛时，可将艾条（或艾绒）向上提一些，以觉温热而不灼痛为度。每次可烧3～5壮或更多。此法方便易行，但必须小心防止折针，因烧过多次之后，针最易从针根部位折断。此外，采用本法施灸时，应防止烫伤皮肤或烧坏衣物。当艾绒或艾条段燃尽后，还有一些余火，此时最易脱落造成烫伤或烧坏病人的衣物。可在施灸穴位周围垫上厚纸片，以防止烫伤或烧伤的发生。

近年，采用帽状艾炷行温针灸的方法也比较盛行。帽状艾炷的主要成分为艾叶炭，类似无烟灸条，其长度为2厘米，直径1厘米，一端有小孔，点燃后可插于针柄上，燃烧时间为30分钟。因其外形像小帽，可戴于毫针上，故又称帽炷灸。帽炷温针灸既无烟，不会污染空气，同时，它的作用时间又长，是一种较为理想的温针灸法。

电子温针灸是利用电热作用来替代艾炷、艾条使毫针发热行温针灸治疗疾病的一种灸法。施灸时，用毫针刺进预先选好的穴位或患处，施行手法得气后接通温针治疗机，每次灸治15～30分钟。适用于治疗颈椎病、骨质增生、关节痛、肩凝症、心痛偏瘫、下肢痹痛、哮喘、少腹痛、不孕症等。

天灸：灸除“内”毒，一身轻松

天灸，近人称之为药物发疱灸，是用一些对皮肤有刺激性、能引起发疱的药物敷贴于穴位或患处的一种无热源灸法。敷药后能使局部皮肤潮红、充血，甚至引起疱如火燎，故称灸。天灸所用药物大多是单味中药，但也有用复方的。常用的有毛茛、大蒜、斑蝥、白芥子、巴豆、细辛、吴萸、甘遂、天南星、蓖麻子等数十种。下面为大家简单介绍几种常用的天灸方法：

（1）毛茛叶灸：将鲜毛茛叶适量捣烂，敷贴于穴位或患处。初时皮肤有热辣感，继而局部潮红、充血，稍后出现水疱。敷灸时间约为1～2小时。发疱后局部遗留色素沉着，以后可自行消退。常用于治疗疟疾（敷贴寸口、内关、大椎）、寒痹（敷贴局部）、急性结腹炎（与食盐和捣，敷于少商、合谷）等。

（2）斑蝥灸：施灸时先取一块胶布，中间剪一黄豆大圆孔，将胶布贴于穴位上，以暴露施灸穴位并保护周围皮肤，然后取斑蝥末适量（或以甘油调和）置孔中，上面再用胶布固定，灸至局部发疱为度。或用95%酒精浸泡斑蝥10日后，取药液涂抹患处。适用于顽癣、银屑病、神经性皮炎、麻痹、胃痛、黄疸等。孕妇忌用。

（3）白芥子灸：取白芥子末5～10克，用水或醋调为糊状，敷贴穴位上，再以油纸覆盖，胶布固定；或取白芥子末1克，置于直径3厘米的圆形胶布中央，直接贴在穴位上。敷灸2～4小时，以局部充血、潮红或皮肤起疱为度。可用于治疗关节痹痛、肺结核、口眼歪斜等。现在，临床常用复方白芥子敷灸（冬病夏治哮喘膏）治疗支气管哮喘和支气管炎。取白芥子、延胡索各21克，甘遂、细辛各12克，共研细末（为1人3次用量）。在夏季伏天施灸时，每次取药末1/3量用生姜汁调如糊膏状，并加麝香少许，分摊于6块直径3厘米的油纸上，分别敷于肺俞、心俞、膈俞处，用胶布固定，每次敷灸4～6小时。从初伏开始，每伏（10日）各敷灸1次，每年敷灸3次，连续治疗3年。

（4）旱莲草灸：取鲜旱莲草捣烂敷于大椎穴上，胶布固定。灸1～4小时，以局部皮肤充血潮红或起疱为度。可治疗疟疾。

（5）蒜泥灸：取紫皮大蒜适量，捣烂敷涌泉穴治疗咯血、吐血；敷合谷穴治疗扁桃体炎，敷鱼际穴治疗喉痹。一般敷灸1～3小时，以局部皮肤发痒、潮红或起疱为度。

（6）天南星灸：取天南星末适量，以生姜汁调成糊状，敷于颊车、颧髎穴，上用油纸覆盖，胶布固定。可治疗面瘫，左㖞贴右，右㖞贴左。

（7）威灵仙灸：取威灵仙嫩叶捣烂，加入少许红糖拌匀，敷贴足三里穴可治痔疮下血；敷贴身柱穴可治麦粒肿、结膜炎；涂擦还可治疗疥癣、神经性皮炎、痣、疣等。敷贴后如局部出现蚁爬感，应将药去除，以起疱为度，避免过度刺激。

（8）蓖麻仁灸：取蓖麻仁捣烂敷于涌泉穴，可治滞产及包衣不下；敷贴百会穴，可治胃下垂、脱肛、子宫脱垂；敷贴患侧颊车、下关、地仓，可治面瘫。

（9）细辛灸：取细辛末适量，用陈醋调敷于涌泉穴或神阙穴可治疗小儿口疮。

（10）吴茱萸灸：取吴茱萸末适量，用陈醋调敷涌泉穴可治高血压、口腔溃疡、小儿水肿。如加入黄连亦可治疗急性扁桃体炎。

（11）甘遂灸：取甘遂末少量敷贴肺俞穴治疗哮喘；敷贴大椎穴治疗

疟疾；敷贴中极穴治疗尿潴留。也可以在甘遂中加入适量的面粉，用温开水调成糊状，敷贴在穴位上，再用油纸覆盖，胶布固定。

（12）马钱子灸：将适量马钱子切片或研成细末，敷贴颊车、地仓穴，可治疗面瘫。

（13）食盐灸：取细净食盐炒热待温，纳满脐窝，再取麸皮适量，加醋炒热，装入布袋放在脐部盐上熨灸，用来治疗脱证。

（14）半夏灸：取生半夏、葱白各等份，共捣烂如膏，敷贴患处，或制成栓剂塞入患侧鼻孔，每次30分钟，每天2次，可治疗急性乳痈。

（15）荆芥穗灸：取荆芥穗切碎炒热，装入布袋内敷灸患处，可治疗荨麻疹。

此外，还有葱白灸、巴豆霜灸、小茴香灸、芫花灸、鸦胆子灸、生附子灸、生姜灸、乌梅灸、五倍子灸、桃仁灸、川芎灸、透骨草灸、山楂灸、薄荷叶灸、蓖麻柄灸、丁桂散灸、椒豉膏灸、白胡椒丸灸、车桂散灸、桂术灸、鹅透膏灸、复方公丁香灸等。

艾熨灸：活血化瘀，扶阳正气

艾熨灸是使用一些中药及其他传热的物体，加热后不用包裹，直接或间接地放在穴位或患处皮肤上，做来回往返或旋转移动行熨烫以治疗疾病的一种方法。熨灸通过使特定部位皮肤受热或借助热力逼药气进入体内，起到温经散寒、疏通经脉、调和气血、活血化瘀、祛邪止痛等作用。

根据取热方式可分为直接和间接熨两种。直接熨是将温热的物体直接放在穴位或患处的皮肤上熨烫，包括将药物等材料煨炒温热后直接熨在皮肤上，或煨热的石块及砖块、盛火的熨斗、贮入热水的铜器等在皮肤上直接温灸；间接熨是将温热物体先烫熨药物或盛有药物的布帛上，借助温热的作用使药力透入皮肤、经络之内。例如《千金要方》说：“治风头痛，虽重绵厚帛，不能御风寒者。艾叶揉如绵，用帛夹住，包头上，用熨斗熨艾，热气入内，良久即愈。”

根据所用的材料可分为药熨、盐熨、砖土熨、水熨、酒熨、烙铁熨、热砂熨等。

（1）药熨：将配好的药物加热后装入药袋，温熨患处，借温热烫熨使药物透入皮肤经络以发挥治疗作用。熨烫时间随病情而定，一般为20～60分钟。

（2）盐熨：取纯净大粒盐适量炒热，用布包趁热熨烫患处，加入适量药末同炒热熨烫亦可，热力下降后，可炒热再熨，时间同药熨。

（3）葱熨：用葱白适量，捣烂制成饼状，置于需熨部位上，再以盛火的熨斗在葱饼上反复熨烫。也可将葱白炒热，用纱布包起，放于需熨部位进行熨灸。本法适用于小便不通、痈肿、跌打仆伤、阳脱、结胸等证。例如，《景岳全书》中关于治疝说："以葱白为一束，去须叶切为寸厚，葱饼烘热，置脐上，仍以熨斗熨之，尤便而妙。"

（4）姜熨：将生姜捣烂炒热，温熨胸腹部。临床上常配合葱白同用，适用于胸膈痞闷等症。也有用干姜配合其他药物的，如《幼幼新编》中说："小儿吐泻……或以白芷干姜为末，蜜丸置脐中，以绢敷定，用热鞋底时时熨之。"

（5）砖土熨：取大小适中的青砖（或红砖）2块，放在炉火上烧至烫手，用厚布包好，或取适量灶心土煨热装入布袋，并在治疗部位铺3～5层棉布，趁热在上面熨烫，热力降低后再换一块，反复多次，熨烫20～60分钟。

（6）水熨：用烫壶、烫瓶或热水袋盛贮热水温熨患处，也可用毛巾浸热水拧干后熨烫患处。有活血散结、消肿止痛的作用，临床广泛用于血瘀肿痛。

（7）酒熨：将60～65度的白酒置酒壶烫热后，用纱布蘸热酒熨摩患处。用于气郁不舒、胸膈胀闷、局部红肿等证。

（8）烙铁熨：将烙铁烧热，待温后反复熨帖患处，一般适用于疖子疮疡。治疗腰背痛及疟疾时可熨帖背部；治疗眼部疾患则熨眼睑近处。

（9）热砂熨：取干净砂粒炒热用布包裹，趁热反复熨帖腹部以治疗腹泻等。

（10）蛋熨：《良方集腋》说："凡阴证将死，而胸前微有热者，法用鸡蛋十数个煮熟，将平者一头略去壳，开一圆孔，先将麝香少许安脐内，将鸡蛋对合脐上，稍冷又换一热蛋，须备数人将病者按住，恐蛋至六七枚时，病人要回阳发躁耳，换蛋至十余枚，其病乃愈。"

熨灸临床应用广泛，内、外、妇、儿科等均有其适应证。大凡寒侵入经络脏腑，或素体阳虚、气血不和而致的病症，如风寒湿痹、跌仆扭挫等，均可选用，但高热、急性炎症等实热证，以及肿痛、局部皮肤溃烂、急性出血证等应忌用。

非艾灸法：与艾灸疗法的异曲同工之妙

所谓"非艾灸法"，就是利用艾绒以外的物质作为施灸材料（如灯心草、香烟、线香、火柴、电吹风、电熨斗、电热毯、黄蜡等）来进行灸治的方法。通常来说，主要有以下几种：

（1）灯草灸：又名灯火灸、打灯火。是用灯心草蘸麻油点燃后，快速接触穴位淬灸的方法。施灸时，将点燃的灯心草迅速接触穴位，即可听到“啪”的爆响声，然后迅速离开，如无响声，应重复施灸1次。灸后皮肤有一发黄点或起小疱，应保持清洁，防止感染。本法多用于小儿惊风、流行性腮腺炎、腹泻、麻疹、喉蛾、痧胀、脐风等急性病症，也可用于胃痛、腹痛。

（2）桑枝灸：是将桑枝点燃后，用炭火在疮口上施灸以治疗疮疡的一种灸法。施灸时取干桑枝条（或桑柴条）点燃，然后吹灭火焰，用炭火灸患处。此法具有解毒止痛、消肿散瘀、助阳生肌的作用。疮疡未溃者，用之能拔毒止痛，已溃者，可补接阳气，去腐生肌。应用于疮疡肿毒、顽疮、臁疮、流注。

（3）桃枝灸：是用干桃枝蘸麻油点燃，吹灭火焰，趁热施灸的一种方法。操作方法同雷火神针法。适用于风寒湿痹、心腹冷痛及阴疽等。

（4）火柴灸：是将火柴擦燃后按在穴位上灸治的一种方法。施灸时将火柴擦燃，待燃至中段去掉火柴头部，对准穴位迅速淬灸。适用于痄腮、乳蛾、麻疹、吐泻等。

（5）烟草灸：用香烟代替艾条施灸的一种灸法。可按艾条温和灸的方法操作。适用于风寒湿痹、寒性痛经、冻疮等。

（6）麻叶灸：是用大麻叶和花捣碎做炷，类似艾炷灸的一种灸法。有消肿散结、生肌敛疮的作用，适用于瘰疬、瘘管等。

（7）竹茹灸：是用竹茹做炷代替艾绒施灸的一种灸法。有解毒消肿止痛作用，适用痈疽疔毒、蛇咬伤等。

（8）线香灸：是用线香点燃后，快速按在穴位上淬灸的一种灸法，亦可按艾条温和灸法操作。适用于哮喘、肝硬化腹水、毛囊炎等。

（9）硫黄灸：是用硫黄作施灸材料的一种灸法。施灸时，取硫黄一块（随疮口大小）置患处，另取硫黄少许于火上烧着，用其点燃疮口上的硫磺，以脓水干为度。适用于顽固性溃疡或已成瘘管者。

（10）黄蜡灸：是将黄蜡烤热熔化，用以施灸的方法。施灸时，先用面团将患处围成约2厘米高一圆圈，圈外周围铺数层棉布，避免烘烤正常皮肤，圈内放优质黄蜡片约1厘米厚，用铜勺（或铁勺）盛炭火在蜡上烘烤，使之熔化，待患者皮肤有热痛感即可。本法近似于近代蜡疗，可以代替。有拔毒消肿作用，适用于风寒湿痹、无名肿毒、痈疖等。

（11）药锭灸：又称药片灸，是将多种药物研末与硫磺熔化在一起，制成药锭放在穴位上，点燃施灸的一种灸法。因药锭药物组成不同，临床适应证也不同。如香硫饼适用于寒湿气；阳燧锭适用于痈疽流注、经久不消、内溃不痛；敷苦丹适用于风痹、跌仆、小儿搐搦、口眼㖞斜及妇人心腹痞块疼痛等。

（12）药捻灸：是用多种药物粉末制成药捻以施灸的一种灸法。如"蓬莱火"（牛黄、雄黄、乳香、没药、丁香、火硝、麝香各等份，或去牛黄加硼砂、草乌）。施灸时，取药捻0.5～1厘米，用糨糊粘于患处或穴位上，点燃灸之。适用于风痹、水肿、脘腹胀满等。

（13）穴位药熏灸：是利用药液蒸汽喷患处或穴位而达到治病目的的一种灸法。如利用补中益气汤熏灸治疗久痢体虚血崩、脱肛。临床可因药物的不同，适应证也不一样。

近代有人利用药熏器械喷熏施灸治疗顽痹症。常用药液蒸汽灸有：

①姜椒蒸汽灸。生姜、辣椒各等份，水煎后用蒸汽熏灸患处，可治冻疮。

②葱白蒸汽灸。葱白500克，蒲公英60克，牙皂15克，水煎用蒸汽熏灸患部，可治疗乳痈未化脓。

③荆防蒸汽灸。荆芥、防风、艾叶、去皮大蒜各等份，水煎用蒸汽熏灸患部，可治疗风湿痹痛、关节痛、腰腿痛等证。

④侧柏叶蒸汽灸。鲜侧柏叶300克，水煎熏灸患部，可治疗鹅掌风。

⑤海桐皮蒸汽灸。海桐皮、透骨草各30克，当归18克，川芎、白芷、丹皮各12克，乳香、没药、川椒、红花、甘草、威灵仙各9克，水煎利用蒸汽熏灸患处，可治疗骨结核。

⑥枸杞根蒸汽灸。枸杞根适量，可治疗痔疮。

⑦五倍子蒸汽灸。五倍子250克，白矾10克，水煎用蒸汽坐熏，可治疗脱肛。

⑧乌梅蒸汽灸。乌梅60克，五味子、石榴皮各10克，水煎用蒸汽坐熏，可治疗阴挺。

⑨地肤子蒸汽灸。地肤子、蛇床子各30克，白鲜皮、苦参各15克，川椒9克，白矾3克，水煎用蒸汽熏灸患处，可治疗湿疹。

⑩巴豆蒸汽灸。巴豆5～15粒，用60度白酒250毫升煮沸，趁热用蒸汽熏劳宫穴，可治疗口眼㖞斜。

（14）铝灸：是利用中药和化学

合成物通过化学反应产生温热的一种灸法。施灸时，将治疗某种疾病的中药末100克，同升汞、花椒面各20克，氯化钠10克，按1：5的比例加水和甘油混合调制成软膏，涂于一定规格的铝纸上，敷贴于施灸部位。由于化学反应引起铝氧化而产热，使施灸部位出现温热或灼烫的感觉，这种治疗方法就称铝灸。适用于治疗风寒湿痹、风寒咳嗽、肺虚气喘证、脾胃虚弱证、月经不调等。

（15）电热灸：利用电热作热源的一种施灸方法。施灸时，用电灸器接通电源后，调到合适温度在施灸部位熨灸，每次10～15分钟。适用于风寒湿痹、寒凝腹痛、泄泻等。

细节决定健康：灸疗的禁忌及其适应证

艾灸疗法的作用原理与功用

艾灸疗法是中医传统外治法之一，对人体可起到治疗疾病和预防保健作用。“灸”字，《说文解字》作“灼”字解释，是灼体疗法的意思。艾是最常用的灸用燃料。

《本草纲目》中记载：“艾叶，生则微苦太辛，熟则微辛太苦，生温熟热，纯阳也。可以取太阳真火，可以回垂绝元阳……灸之则透诸经而治百种病邪，起沉苛之人为康泰，其功亦大矣。”艾叶除了具有易得、易燃的特点外，还具有显著的药物效应。艾燃烧生成物的甲醇提取物，有自由基清除作用。虽然在灸治过程中艾叶进行了燃烧，但药性犹存，其药性可通过体表穴位进入体内，渗透诸经，起到治疗作用；又可通过呼吸进入机体，起到扶正祛邪、通经活络、醒脑安神的作用；对位于体表的外邪还可直接杀灭，从而起到治疗皮部病变和预防疾病的作用。

艾灸是通过经络体表直接给予人体优良的温阳功效。在施灸过程中，患者会无一例外地感觉舒适。现代研究证实，艾灸燃烧时产生的热量，是一种十分有效并适应于机体治疗的物理因子红外线。艾灸时的红外辐射可为机体细胞的代谢活动、免疫功能提供所必需的能量，也能给缺乏能量的病态细胞提供活化能。

经络俞穴是艾灸施术的部位，灸法防治疾病的“综合效应”，是由艾灸理化作用和经穴特殊作用的有机结合而产生的。艾灸的药性作用和热作用只有作用于经络俞穴，才能起到全身治疗作用。艾灸施于穴位，其近红外辐射可通过经络系统，更好地将能量送至病灶而起作用。艾灸时产生的热恰到好处，更是一种良性治疗因子，这种因子作用于俞穴，具有特别的亲和力。艾火的热力不仅影响穴位表层，还特别能通过俞穴深入体内，影响经气，深透筋骨、脏腑以至全身，发挥整体调节作用，而用于治疗多种疾病。如利用艾灸作用于关元穴有回阳救逆的作用；艾灸作用于百会穴有升阳举陷的作用。

经穴是灸法作用的内因，而艾灸产生的药性和热是灸法作用的外因。内、外因素的有机结合，才能共同发挥灸法防治疾病的“综合效应”。艾灸的药化物质，通过穴位皮肤进入俞穴后，完全可能通过此途径到达病位和全身，并较快地起到治疗作用。

综上所述，艾灸的作用是由艾灸燃烧时的物理因子和药化因子，与俞穴的特殊作用、经络的特殊途径相结合而产生的一种“综合效应”，各种因素互相影响、互相补充、共同发挥整体治疗的作用。经络俞穴对机体的调节是灸法作用的内因，艾灸时艾的燃烧和所隔药物是灸法作用的外因，两者缺一不可。

艾炷、艾条、药条的制作

吴亦鼎在《神灸经论》中说：“凡物多用新鲜，惟艾取陈久者良。以艾性纯阳，新者气味辛烈，用以灸病，恐伤血脉。故必随时收蓄、风干、净去尘垢，捣成熟艾，待三年之后，燥气解，性温和，方可取用。”艾叶制成艾绒以后，还要经过进一步加工，即制成艾炷、艾条、艾饼等，才能用于灸疗。下面，我们就分别介绍一下艾炷、艾条、药条的制作方法。

艾炷的制作

艾炷就是用艾绒制成下面钝、上面尖，呈圆锥形的艾团，以便于安放，并使火力逐渐由弱至强。制作艾炷的传统方法是用手捏，边捏边旋转，捏紧即成，应尽量做得紧实。这样，在燃烧时火力会逐渐加强，透达深部，效果较好。

《名堂上经》云：“艾炷以小筋头作，如期病脉粗细，状如细线，但令当脉灸之，雀粪大者，亦能愈矣。”《名堂下经》又云：“凡灸炷欲下广三分，若不三分则火气不达，病不能愈。”这两段话是说，艾炷的大小应该根据病情和施灸部位而定。艾炷小如小麦粒、雀粪者，多用于头部及四肢部位；艾炷如黄豆大小或半截枣核大小，多用于胸腹部及背部；炷如半截橄榄或筷头大小，多用于胸腹和腰背部。此外，用于直接灸，必须用极细的艾绒，搓得如麦粒大，做成上尖底平的圆锥形，直接放在穴位上燃烧；用于间接灸法，可用较粗的艾绒，做成蚕豆或黄豆大、上尖下平的艾炷，放在姜片、蒜片或药饼上点燃；用于温针灸法，则做成既圆又紧、大小及形状如枣核样的艾炷，缠绕针柄上燃烧。

除了手工制作，还可以用艾炷器制作艾炷。艾炷器中，铸有圆锥形空洞，洞下留有一小孔，将艾绒放入艾炷器的空洞中，另准备一支下端适于压入洞孔的圆棒，将艾绒压紧，制成圆锥形小体，待各洞都塞满艾绒后，翻转艾炷器，用细铁丝或细棍顺洞下小孔顶出艾炷。现代艾炷的制作，可用机器大规模生产，艾绒细致而紧密。为加工方便，炷形有的改为小圆柱，但用法和功效同前。

艾条的制作

艾条是将艾绒放在纸中，搓成如香烟状的细长圆柱形即成。艾条分为纯艾条和药艾条两种。这里先讲纯艾条的制作。

普通艾条是取纯净细软的艾绒24克，平铺在26厘米长、20厘米宽的薄绵纸（桑皮纸、麻纸亦可）上，像卷烟一样将其卷成直径约1.5厘来的圆柱形，卷得越紧越好。外面再用质地柔软疏松而又坚韧的桑皮纸裹上，用鸡蛋清、胶水或糨糊将其封好，在纸皮上印上分寸，作为施灸的标准。将卷好的艾条阴干或晒干即成。

药条的制作

在制作艾条时，除放入艾绒外，还在艾绒中掺入药物细末的，也称“药条”。一般加入艾绒中的药物有：肉桂、干姜、丁香，木香、独活、细辛、白芷、雄黄、苍术、乳香、没药、川椒等，也有加入麝香、沉香、松香、硫磺、穿山甲、皂角刺、细辛、桂枝、川芎、羌活、杜仲、枳壳、茵陈、巴豆、川乌、斑蝥、全蝎、桃树皮等的。将需加入的药物等份研成细末，每支艾条内加入药末6克。

药条的种类很多，因药条疗效较好，故临床应用较为广泛。现代有人利用其他材料做成“无烟艾条”或“微烟艾条”，施灸时不出现烟雾，有它一定的优点，值得进一步研究。这种药条的处方是：艾绒500克，甘松30克，白芷、细辛、羌活各6克，金粉（或铝粉）40克。经临床观察，效果良好。

热证也可使用艾灸疗法治疗

艾灸疗法是借助于艾叶的辛温和燃艾灸火的热力透入肌肤，以达到温经散寒、疏通经络等作用的。艾灸疗法的适用范围一般以寒证、阴证、阳虚证及慢性久病为主。

对于外感风寒引起的咳嗽气喘等，采用艾灸疗法可以起到疏风散寒、止咳平喘的作用；对于寒凝血滞、经络闭阻引起的风寒湿痹、腹痛、痛经、闭经等各种病症，用艾灸疗法可以温经散寒、行气活血、宣痹止痛；对于外科疮疡、乳痈、疖肿未化脓者及各种痛证，用艾灸疗法灸治，可拔毒泻热、消瘀散结、活血止痛；对于疮疡久溃不愈，艾灸疗法还有促进愈合、生肌长肉的作用；对于气滞积聚造成的小儿疳积等证，采用艾灸疗法可以通滞散积；对于气逆上冲，肝阳上亢等引起的病症，灸涌泉可镇逆下气，灸足三里、绝骨可以引气下行，同时还可以预防中风的发作；对于中焦虚寒引起的呕吐、腹痛、腹泻等证的出现，艾灸可以起到温经散寒的作用；对于气虚下陷引起的胃肾下垂、子宫脱垂、脱肛、崩漏等证，采用艾灸疗法可以补中益气，升阳举陷；久泻久痢、遗精早泄、阳痿遗尿、老人阳衰多尿等证多由脾肾阳虚引起，艾灸可以起到温补脾肾的作用；日常生活中经常灸丹田、足三里等穴位，可以起到预防疾病、保健强身的作用。

热证是否可以采用艾灸疗法进行治疗？对于这个问题，历代医家一直持有不同的意见。一些医家认为热证、阴虚有内热证不能用灸法。灸法是借火治病，如果灸治不当，就会引起火邪内攻、灼耗阴血，对于实热证、阴虚发热的患者，一般不适宜灸治。此外，阴血阳亢、邪热内炽、外感或阴虚内热病症，均不属灸法适应证范围。《伤寒论·辨太阳病脉证并治》中提出："微数之脉，慎不可灸……火力虽微，内攻有力，焦骨伤筋，血难复也。"《圣济总录》中也指出："若夫阳病灸之，则为大逆。"

而另一些医家则认为热证、阴虚内热证可以使用艾灸疗法进行治疗。例如《灵枢·痈疽篇》云："痈发于胁，名曰败疵。败疵者，女子病也，灸之。"《千金要方》中也记载："小肠热满，灸阴都，随年壮。"此外，还有唐代崔知悌所著的《骨蒸病灸方》，书中详细地记载了骨蒸劳热病的灸法治疗。后世医家在实验研究和临床实践中认识到，内伤、外感、外科痈疽、疮疡及皮肤科等出现的热性病证中，某些热证是可以采用艾灸疗法进行治疗的，且疗效显著。用艾条温和灸灸大椎穴来治疗流行性出血热，取得了非常满意的效果。

艾灸疗法不仅可以退热，还具有消炎的作用。现代医学中所指的炎症，尤其是急性炎症，在中医里被称为阳热、实证。大量的试验证实，在使用艾灸疗法后，外周组织的白细胞数量增加，网状内皮系统的吞噬能力及机体的免疫能力提高。

热证可灸虽然已经在大量的临床实践及实验研究中得到证实，但必须在辨证施灸的前提下，正确地掌握灸的补泻方法和灸量的选择，才能收到良好的效果。中医讲“若夫热症可以用热者，一则得热则行也，一则以热能引热，使热外出也，即从治之法”。因此，临床治疗热性病症时，采用艾灸的泻法，其意就在于此。

灸法也有补泻之分

补虚是辅助人体的正气，增强脏腑器官的功能，补益人体的阴阳气血以抗御疾病。泻实就是驱除邪气，以利于正气的恢复。灸疗的“补虚”与“泻实”，是通过艾灸的方法激发机体本身的调节功能，从而产生补泻的作用，达到扶正祛邪的目的。

艾灸补泻体现了中医辨证论治的思想。《素问·调经论》说：“百病之生，皆有虚实，而补泻行焉。”针对病情虚实，应施以不同操作方法来进行艾灸的补与泻。病既有虚实，则应施补泻，补其不足，泻其有余。没有补泻，就不能调整脏腑、经络、气血、阴阳的盛衰，使之恢复正常。所以说，艾灸补泻法是疏通经络、调和气血、协调阴阳、扶正祛邪的重要治疗手段。

灸法的补泻一般可分以下几种：

艾炷灸的补泻

正如《灵枢·背俞》说：“气盛则泻之，虚则补之。以火补者，毋吹其火，须自灭也；以火泻者，疾吹其火，传其艾，须其火灭也。”《黄帝内经·太素》谓“傅”，杨上善注解说：“吹令热入以攻其病，故曰泻也。傅音付，以手拥傅其艾吹之，使火不散叶。”《丹溪心法·拾遗杂论》说：“灸法有补泻火，若补火，艾焫至肉；若泻火，不要至肉，便扫除之。”古代灸法多指艾炷灸，这就是说，补法施灸，将艾炷点燃，不吹其火，待其徐徐燃尽自灭，这样火力微缓而温和，且时间较长，壮数较多，热力缓缓透入深层，以补虚扶羸、温阳起陷。灸治完毕后再用手按一会儿施灸穴位，使真气聚而不散。而泻法施灸，将艾炷点燃后，用口速吹旺其火，促其快燃，火力较猛，快燃快灭，当病人感觉局部烧烫时，迅速更换艾炷再灸，灸治时间较短，壮数较少，灸毕不按其穴，即开其穴而邪气可散。

艾条灸的补泻

根据艾炷灸的补泻手法推知。艾条灸的补法为：点燃艾条后，不吹旺艾火，等待它缓慢地燃烧，像温和灸法样施灸，使火力缓缓透入深层，灸治完毕后用手按住施灸穴位，再移开艾条，使真气聚而不散。艾条灸的泻法为：点燃艾条后，用嘴不断吹旺艾火，像温和灸法样施灸（或像雀啄灸法样施灸），火力较猛，艾条燃烧速度快，施灸完毕后不按其穴，移开艾条即可。

近代针灸家朱琏又从施灸时间长短的角度提出了一种灸治手法，主要分抑制法和兴奋法。

抑制法（强刺激法）：用艾条温和灸或回旋灸，每穴每次灸10分钟以上，特殊需要时可灸几十分钟，主要作用是镇静、缓解、制止，促进正常的抑制作用。

兴奋法（弱刺激法）：主要用雀啄灸，每次每穴灸半分钟至2分钟，约30～50次；或用温和灸、回旋灸，时间3～5分钟，主要作用是促进生理机能、解除过度抑制、引起正常兴奋的作用。

在具体施灸时，补法与泻法也应根据具体情况来使用：

根据辨证选取部位、经络、穴位、时间，补虚泻实

根据脏腑辨证、经络辨证、八纲辨证、三焦辨证、六经辨证、卫气营血辨证等，按照灸法治疗的基本规律，选用不同的部位、经络、穴位、时间等，以起到补虚泻实、调和气血的目的。如雀啄灸或蒜泥灸敷灸涌泉穴，治疗鼻衄、咯血等，可起滋阴泻火的作用；用温和灸或蓖麻仁敷灸百会穴，治疗胃缓、阴挺、脱肛等，均能起到补气固脱的作用。

根据病种、病症、辨证，选用灸治方法以补泻

根据病种、病型、辨证的不同，选用不同的灸治方法以达到补泻的目的。如急性病选用着肤灸、雀啄灸；慢性病选用温和灸、回旋灸和温针灸等。隔物灸和敷灸中所用药物，均按药物的性味、功效、主治等予以选用，如甘遂灸用以逐水泄水，附子饼灸用以补虚助阳。

隔物灸与其他药物灸法的补泻主要根据所采用药物的性味、功能、主治等予以选用。选用偏重于泻的药物，就起到泻的作用，如甘遂灸多用于逐水泄水；豆豉饼隔物灸则多用于散泻毒邪。选择偏重于补的药物施灸，就起到补的作用，如附子饼隔物灸则多用于补虚助阳；蓖麻仁敷灸百会穴，治疗胃下垂、子宫脱垂、脱肛等，皆能起到补气固脱的作用。

艾灸的取穴原则与配穴方法

只有依据经验、经络穴位理论，再结合临床实践，才能合理地选取适当的穴位，为正确施灸打下基础。采用灸法时，施灸穴位的选择，是以阴阳、脏腑、经络和气血等学说为依据的，其基本原则是“循经取穴”。在“循经取穴”的原则下，同时要结合病症反应局部取穴或对症取穴。这是灸法取穴的基本规则，可以单独使用或结合运用。

（1）循经取穴：是以经络理论为依据的取穴方法。某一经络或脏腑有病，就选该经脉或所病脏腑本经取穴施灸，也可取表里经、同名经或其他经络的俞穴配合使用。例如胃痛灸足三里穴，心绞痛灸内关穴，下肢外侧疼痛灸阳陵泉、悬钟、足临泣穴，都是在所病脏腑、经脉本经取穴；脾虚泄泻灸公孙、足三里穴则是表里经配合取穴的范例。

经络穴位还有远治作用，用艾灸作用在远离病痛的经穴，称之为远端取穴。人体许多穴位，尤其是四肢、关节上的穴位，不仅可以治疗局部病症，还能治疗远端病症。这种方法以提高全身机能为主，改善局部状况为辅。远端取穴具有调整全身的功能、激发经气流行的效果。对远端的穴位施灸能打通相关经络通道，清除积滞在患病处及关联区域的病理产物。远端取穴运用非常广泛，取穴时既可以取脏腑经脉的本经穴位，又可取与病变脏腑经脉相表里的经脉上的穴位或名称相同的经脉上的穴位。

（2）局部取穴：是指用艾灸直接作用在病痛的所在位置、或病痛临近之处取穴，以调整局部功能为主、提高全身机能为辅的取穴方法。局部取穴是根据每一穴位都能治疗所在部位的局部或邻近部位的病症这一特性，选取病症局部或邻近的穴位施灸。局部取穴具有改善病灶处血管和淋巴管的功能效果。局部取穴的应用非常广泛，凡是症状在体表表现明显的病症和较为局限的病症，均可使用此方法选取穴位，进行治疗。用艾灸给局部升温，能疏导患病处的血液循环和淋巴循环，增强局部的抗病能力，加速新陈代谢，促进渗出物的吸收，有助于减轻水肿和消退炎症。

局部取穴还包括在体表可见的病损部位，相应选取阿是穴或其他刺激点、刺激面施灸。如关节患处等都是按局部取穴原理施灸。

（3）随证取穴：亦叫对症取穴或辨证取穴，是指针对某些全身症状或疾病的病因病机而选取穴位。它是根据中医理论和俞穴的特殊功效提出的，与循经取穴和局部取穴有所不同。因为有许多全身性疾病难以判辨方位，如失眠、昏迷等，不适合采用循经取穴和局部取穴的方法，此时就必须根据病症的性质进行分析判断，弄清病症所属脏腑和经脉，再按照随证取穴的原则选取适当的穴位进行治疗。如对虚脱者急灸百会、气海、关元或神阙穴隔盐灸以温阳益气固脱；对急性腮腺炎患儿点灸角孙穴泻热消肿；对胎位不正灸至阴穴转胎等，都属随证取穴的范畴。根据《难经》提出的“腑会太仓，脏会季胁，筋会阳陵泉，髓会绝骨，血会膈腧，骨会大杼，脉会太渊，气会三焦外”的理论可知，这些俞穴与某一方面病症有密切关系，临床也可作为对症选穴的依据，例如血虚或慢性出血患者灸肠俞、筋病灸阳陵泉、无脉症灸太渊等。

以上三种方法既可单独应用于临床，也可结合使用，还可针与灸并用、拔罐与灸法并用。

配穴是根据病症的需要选取两个或两个以上、主治相同或相近并具有协同作用的穴位，加以配伍应用的方法。配穴时应处理好主穴与配穴的关系，配穴时应做到少而精，主次分明。配穴是否得当，直接影响治疗效果。常用的配穴方法主要包括本经配穴法、表里经配穴法、同名经配穴法、上下配穴法、前后配穴法和左右配穴法等。

（1）本经配穴法：当某一脏腑、经脉病变而未涉及其他脏腑时，即选取该病变经脉上的穴位，配成处方进行治疗。如肺病咳嗽，可取中府肺募穴，同时选取本经尺泽、太渊穴。

（2）表里经配穴法：表里经配穴法是以脏腑、经脉的阴阳表里配合关系为依据。即当某一脏腑经脉有病时，取其表里经穴组成处方施治。如肝病可选足厥阴肝经的太冲穴配与其相表里的足少阳胆经的阳陵泉穴。

（3）同名经配穴法：此法是以同名经“同气相通”的理论为依据，以手足同名经穴位相配为方法。如牙痛可取手阳明大肠经的合谷配足阳明胃经的内庭；头痛取手太阳小肠经的后溪配足太阳膀胱经的昆仑等。

（4）上下配穴法：将腰部以上或上肢穴位与腰以下或下肢穴位配合应用的方法。上下配穴的应用很广泛，如胃病取内关配足三里、牙痛取合谷配内庭、脱肛或子宫脱垂取百会配长强。此外，八脉交会穴配合，如内关配公孙、外关配临泣、后溪配申脉、列缺配照海等，也属于本法的具体应用。

（5）前后配穴法：选取胸腹和后背的穴位配合应用的方法称为前后配穴法，也称“腹背阴阳配穴法”。凡治脏腑疾患，均可采用此法。例如，胃痛前取中脘、梁门，后取胃俞、胃仓；哮喘前取天突、膻中，后取肺俞、定喘等。

（6）左右配穴法：此法是选取肢体左右两侧穴位配合应用的方法。临床应用时，一般左右穴同时取用。如心病取双侧心俞、内关，胃痛取双侧胃俞、足三里等；另外，左右不同名穴位也可同时并用。如左侧面瘫，取左侧颊车、地仓，配合右侧合谷等；左侧偏头痛，取左侧头维、曲鬓，配合右侧阳陵泉、侠溪等。

禁灸穴——这些穴位千万不能灸

禁灸穴是艾灸应用过程中避免事故发生的根据，是我国古人几千年艾灸实践得来的经验。如睛明、丝竹空、瞳子髎、承泣等布于头面部，接近眼球施灸会留下难看的瘢痕，《肘后备急方》指出：“口㖞僻者，灸口吻、口横纹间，觉火热便去艾，即愈，勿尽艾，尽艾则太过。”人迎、经渠位于重要脏器和表浅大血管的附近，以及皮薄肌少筋肉结聚的部位，瘢痕灸容易损伤到血管；还有一些穴位位于手或足的掌侧，如中冲、少商、隐白，对这些穴位施灸时会感到较疼痛，易造成损伤，且易引起脏器的异常活动。使用艾炷直接对这些穴位施灸，会产生不良后果，禁忌是很有道理的。此外，关节活动处亦不用瘢痕灸，避免化脓、溃烂，不易愈合。

我国医学古籍首次明确提出禁针禁灸穴的是《针灸甲乙经》，其中记载禁灸穴位有23个：头维、承光、风府、脑户、喑门、下关、耳门、人迎、丝竹空、承泣、白环俞、乳中、石门、气冲、渊腋、经渠、鸠尾、阴市、阳关、天府、伏兔、地五会。清代《针灸大成》记载禁灸穴45个，分别为：哑门、风府、天柱、承光、头临泣、头维、丝竹空、攒竹、睛明、素髎、禾髎、迎香、颧髎、下关、人迎、天牖、天府、周荣、渊腋、乳中、鸠尾、腹哀、肩贞、阳池、中冲、少商、鱼际、经渠、地五会、阳关、脊中、隐白、漏谷、阴陵泉、条口、犊鼻、阴市、伏兔、髀关、申脉、委中、殷门、承扶、白环俞、心俞。《针灸逢源》又加入脑户、耳门二穴为禁灸穴，至此，禁灸穴总计为47穴。《针灸集成》记载禁灸穴49个，《医宗金鉴》记载禁灸穴97个。

随着现代医学的进步，通过人体解剖学，人们更加深入地了解人体各部位的结构，古人所说的禁灸穴大都可以用艾条或者艾灸盒温和施灸，这样既不会对机体有创伤，也能使艾灸疗法很好地为我们服务。如灸少商治鼻衄、灸隐白治血崩、灸鸠尾治癫病、灸心俞治夜梦遗精、灸犊鼻治膝关节痹痛等。实践证明，有的禁灸穴位值得进一步深入研究。在掌握施灸部位的禁忌时，如遇危急重症，有些部位改用变通之法还是可灸的。变通之法可用艾条灸、间接灸等，最好在临证时灵活施行。

现代中医临床认为，所谓禁灸穴只有四个，即睛明穴、素髎穴、人迎穴、委中穴。不过妇女妊娠期小腹部、腰骶部、乳头、阴部等均不宜施灸。

艾灸疗法的注意事项

艾灸疗法既可治疗虚证、寒证，又可治疗热证、实证，对治疗内科、外科、妇科、儿科、耳鼻喉科、皮肤病科以及在预防疾病、延年益寿等方面，疗效都很显著。

艾灸疗法的治疗范围非常广泛，

但在艾灸疗法的具体操作中，还应注意以下事项：

（1）术者在施灸时要聚精会神，以免烧烫伤患者的皮肤或损坏病人的衣物。

（2）对昏迷的病人、肢体麻木及感觉迟钝的患者和小儿，在施灸过程中灸量不宜过大。

（3）如果患者的情绪不稳，或在过饥、过饱、醉酒、劳累、阴虚内热等状态下，要尽量避免使用艾灸疗法。

（4）患者在艾灸前最好喝一杯温水，水的温度应宜略高于体温为宜，在每次灸治结束后还要再补充一杯60℃左右（水稍稍有点烫嘴）的热水。

（5）施灸的过程如果出现发热、口渴、红疹、皮肤瘙痒等异常症状时，一般不要惊慌，继续采用艾灸疗法灸治下去，这些症状就会消失。

（6）施灸的时间长短应该是循序渐进的，施灸的穴位也应该由少至多，热度也是逐渐增加的。

（7）患者在采用艾灸疗法治疗疾病的过程中，尽量不要食生冷的食物（如喝冷水、吃凉饭等），否则会不利于疾病的治疗。

（8）患者的心脏附近和大血管及黏膜附近少灸或不灸，身体发炎部位禁止采用艾灸的方法进行治疗，孕妇的腹部及腰骶部也属于禁灸部位。

（9）施用瘢痕灸前，要争取患者的意见并询问患者有无晕针史。施灸的时间一般以饭后1小时为宜。患者的颜面、大血管、关节处、眼周附近的某些穴位（如睛明、丝竹空、瞳子髎等）不宜用瘢痕灸。

（10）在采用艾灸疗法治疗或保健时，如果上下前后都有配穴，施灸的顺序一般是先灸阳经后灸阴经、先灸背部再灸腹部、先灸身体的上部后灸下部、先灸头部后灸四肢，依次进行灸治。

（11）采用瘢痕灸治疗疾病时，半年或一年灸一次即可，其他灸法可每日或隔日灸1次，10次为一个疗程。

影响艾灸疗效的六大因素

有些患者自己在家使用艾灸疗法进行治疗后，经常出现没有疗效或者疗效不佳的现象。出现这种情况，除了因少数患者不适宜用艾灸进行治疗外，大多数是因取穴不够精准，施灸时手法、时间、壮数、施灸顺序等没有掌握好而造成的。

影响艾灸疗效的要素有六个，分别是施灸的材料、艾灸的刺激强度、施灸时选取的穴位、艾灸治疗的时间及疗程、均匀连续的作用、艾灸的感传。下面为大家一一介绍。

施灸的材料

艾灸的施灸材料就是艾叶。艾叶具有温经通络、祛湿除寒、消肿散结、行气活血等作用。艾叶加工成的艾绒，其作为施灸材料，具有其他材料不可比拟的优点。因为艾绒取材方便、易于燃烧，燃烧时热力温和，能透过皮肤直达深处，艾绒也便于根据病人的需求制作成大小不等的艾炷。

艾灸的刺激强度

从历代的医学文献中可以看出，有创伤的艾灸疗法（例如发疱灸、瘢痕灸）的效果极佳。灼，即艾灸的刺激强度，刺激较强，灼伤的刺激就可以维持较长时间。灼和久这两个影响艾灸疗效的因素密切相关，多次短时间地强刺激，可以达到连续多次灸治的时间整合后的效果。

施灸时选取的穴位

艾灸离不开穴位，穴位是艾灸的刺激点，艾灸的疗效就是通过穴位产生的。点刺激即艾灸时针对穴位的刺激。这里说的影响艾灸疗效的穴，是指穴位的刺激要正确，另外还指配穴要正确。施灸时一定要对症选取要穴，要精确对症而不要一味地追求数量上的多。

艾灸治疗的时间及疗程

久用火即为灸。艾灸治疗的时间长短及疗程的应用即为“久”。想要取得好的疗效，艾灸的时间和疗程就必须要“久”。在这里，久也有两个含义，一是指每次施灸的时间不能太短，二是指灸治的疗程要尽量多。要想使身体有根本性的彻底转变，久治是很有必要的。

均匀、连续的作用

连续均匀地艾灸刺激是获得良好疗效的关键，这也是灸法的要旨之一。一般情况下连续均匀的刺激可以使刺激量累积，在达到一定作用量之后，就能出现灸感的传导，否则感传就不能够出现，而感传是影响疗效的重要因素。

艾灸的感传

艾灸的感传是艾灸取得疗效的保证。感传是艾灸疗法取得效果的标志。想要提倡灸法，推崇灸法，就必须掌握灸法的这一基本规律。

总之，艾炷、艾条等施灸材料是刺激源，穴位是施灸的对象，施灸时选取的穴位、艾灸治疗的时间及疗程、均匀连续的刺激是艾灸的方法，艾灸的感传即是艾灸疗法的效果。连续均匀的刺激需要治疗时间和疗程做保障，而艾灸达到了一定的灸治时间和疗程，灸感就会出现，感传就会起作用，而艾灸疗法就取得了疗效。六个要素构成一个整体，六者之间密不可分，缺一不可。

掌握施灸体位和顺序很重要

《千金要方·针灸上》说：“凡灸当先阳后阴，言从头向左而渐下，次后从头向右而渐下，先上后下。”这句话是说，施灸顺序一般是先灸阳经，后灸阴经；先灸上部，后灸下部；先灸背部，后灸腹部；先灸头部，后灸四肢；施灸的壮数也应先少后多。《千金翼方》有这样的记载：“凡灸法先发于上，后发于下；先发于阳，后发于阴。”按这种次序进行，取其从阳引阴而无亢盛之弊。《明堂灸经》也说：“先灸上，后灸下，先灸少，后灸多，宜慎之。”如果不按顺序，先灸下部，后灸头面，病人往往有面烘热、咽干口燥等不适之感。即便无此后遗症状，颠倒乱灸，可导致病人反复改变姿势，拖长灸疗时间。

临床施灸，应选择正确的体位，要求病人的体位宜平正舒适，这不仅有利于准确点穴，而且还有利于艾炷的安放和施灸的顺利完成。其原则是，便于医生正确取穴，方便操作，病人肢体舒适，能坚持施灸的全过程。一般来说，采取卧位，体位自然，肌肉放松，施灸的俞穴明显暴露，艾炷放得平稳，燃烧时火力集中，热力易于深透肌肤，从而提高疗效。灸膝盖以下穴位以正坐为宜，若体位勉强，往往取穴不准，疗效不佳。正如《备急千金要方·针灸上》所说：“凡点灸法，皆须平直，四肢无使倾侧，灸时孔穴不正，无益于事，徒破好肉耳，若坐点则坐灸之，卧点则卧灸之，立点则立灸之，反此亦不得其穴矣。”常用的体位姿势有以下六种：

（1）仰卧坐位：患者坐在软椅上，在后颈部放一软垫，头后仰，以便暴露施灸部位。用于前头和面部、颈前部位及上胸部的穴位。

（2）侧伏坐位：患者侧身坐在桌前，桌上放一软枕，患者侧俯在软枕上，以便手臂和头侧舒适，同时暴露施灸部位。用于头部两侧的穴位。

（3）仰卧位：平躺，上肢平放，下肢放直或微曲，全身放松，同时暴露要施灸的部位。用于面部、颈部、上肢、掌侧、下肢前侧和手足背部等穴位及胸腹部以任脉、足三阴经、阳明经为主的穴位。

（4）俯伏坐位：患者坐在桌前，桌上放一软枕，患者俯在软垫上或用双手拖住前额，同时暴露施灸部位。用于头颈部、后颈部及背部的穴位，有时也用于前臂穴位。

（5）侧卧位：非施灸部位在下，侧卧，上肢放在胸前，下肢伸直，同时充分暴露施灸部位。用于头面两侧或胸腹两侧以少阳经为主的穴位。

（6）俯卧位：俯卧，在胸前放一软枕，曲收两上肢，以便背部肌肉舒展、平坦，同时充分暴露施灸部位。多用于后头、后颈、肩部、骶部、臀部、下肢后侧、足底部等经穴及背腰部以督脉、太阳经为主的穴位。

在坐位和卧位的基础上，根据取穴的要求，四肢可放在适当的屈伸姿势，常用的姿势有以下三种：

（1）仰掌式：取坐位，将上肢放于适宜高度的桌上仰掌。适用于上肢屈（掌）侧（手三阴经）的穴位。

（2）曲肘式：取坐位，将上肢放在桌上屈肘或立掌。用于上肢伸（背）侧（手三阳经）的穴位。

（3）屈膝式：取坐位，将左（右）腿放置于右（左）腿上。适用于下肢内外侧和膝关节处的穴位。

当然，施灸时也应根据病人的具体情况，因病制宜，在遇到特殊情况时，宜灵活应用。

施灸的灸量与疗程因人而异，因病而异

《医宗金鉴》上说：“有病必当灸巨阙、鸠尾二穴者，必不可过三壮，艾炷如小麦，恐火气伤心也；背腰下皮肉深厚，艾炷宜大，壮数宜多，使火气到，始能去痼冷之疾也。”由此可见，施灸的用量与疗效之间的关系十分密切，灸量和施灸的疗程直接影响着艾灸的疗效。

灸量即施灸的用量，具体就是指施灸时所用的单位。艾炷灸，以每燃完1个艾炷为1壮。《千金要方》中说：“凡言壮数者，若丁壮遇病，病根深笃者，可倍于方数，其人老少羸弱者，可复减半。”《扁鹊心书》也说：“凡灸大人，艾炷须如莲子，底阔三分，若灸四肢及小儿，炷如苍耳子大，灸头面，艾炷如麦粒大；穴若倾侧，宜作炷坚，实置穴上，用葱涎粘固。”临床使用时，可以根据病人具体情况，如病人身体的强弱、年龄的大小、病症的虚实以及穴位的不同来选择大小不同的艾炷。

具体来讲，在给体弱且病程较长的患者施灸时，宜用较小的艾炷，且每次灸的壮数要少；对于身体强壮且疾病初起的患者，在施灸时艾炷宜大，壮数宜多。头、面、颈、项、四肢末端及胸膈以上的部位，由于肌肉薄浅，最好使用较小的艾炷，且施灸的壮数不宜过多；而在肩部及腰、背、腹、股等下部肌肉深厚处，适合采用大艾炷施灸，且灸的壮数要多。在临床上，凡是肌肉薄浅、大血管附近、皮肤皱纹和活动关节部位的穴位，都应该避免采用直接灸的灸法，而在肌肉深厚的部位，各种灸法都可以使用。随年壮即每岁灸1壮，多少岁就灸多少壮。古代医书中所记载的“数十壮”“数百壮”、“随年壮”多指分次灸治的总和。

采用艾炷直接灸时，以选用麦粒大的艾炷为宜。急性病和偶发病，有时只需灸1～2次即可痊愈；如果是慢性病，

灸治的时间相对较长，可以灸1～3个月或半年甚至一年以上；用艾灸进行保健灸时，每个月灸3～4次即可，如果能坚持长期使用，则效果更好。在灸治时，一般来说前3日每日只需灸1次，以后隔1～3日灸1次即可；对于急性病的患者，可每日施灸2～3次；而慢性病的患者，可每隔3～7日灸一次。具体操作，在实际应用中要根据具体情况全面考虑。

艾条灸是以艾条段的长度和施灸的时间为施灸单位的。用粗艾条施灸时，以燃尽长度3厘米左右的艾条段为1壮，而采用细艾条施灸时，以每个穴位每次灸5～20分钟为1壮。根据施灸方式的不同，艾条灸的施灸量也不同：采用艾条温和灸时，每次需施灸10～15分钟；采用雀啄灸时，每次每穴需灸5分钟；采用回旋灸时，每次需灸治20～30分钟；而实按灸（雷火神针、太乙神针）的施灸时间为每次每穴实按在穴位上1～2秒，每个穴位需按10次；采用温灸器灸（温盒灸）时，施灸时间需达到20分钟。灯心草灸以每爆1次为1壮，每个穴位每次可灸1～3壮；线香灸每次每个穴位需灸3～5分钟，其具体操作方法与雀啄灸相同。

《针灸资生经》上说：“下经云，凡著艾得灸疮发，所患即差，不得疮发，其疾不愈。”由此可见，古人使用灸法时，多采用瘢痕灸或发疱灸，而且认为每灸必须化脓，病才能痊愈。采用艾灸疗法进行治疗时，必须达到一定的温热程度，才能有疗效。如果只是用艾烟熏烤，只能使表面皮肤温热而不能直达深处，是达不到治疗目的的。

灸疮的处理及灸后调养

艾炷着肤灸，是一种借助艾火之力治病的方法，使灸处皮肤起疱后所致的无菌性化脓状态，即为灸疮，又叫灸花。轻者皮肤红赤，重者起疱溃烂。若灸后局部不红不起疱，说明火力未达到治病的要求。《小品方》说：“灸得脓坏，风寒乃出；不坏，则病不除也。”可见古人认为施用瘢痕灸时，只有灸疮起发，才能发挥治愈疾病的功效。灸疮的起发与否，是瘢痕灸成败的关键。《太平圣惠方》说：“灸炷虽然数足，得疮发脓坏，所患即差；如不得疮发脓坏，其疾不愈。”《针灸易学》甚至强调：“灸疮必发，去病如把抓。”当然，过度地引发，也会伤人元气，而且也难为一般病人所耐受，故灸疮的引发宜适度。

现代医学施用温和灸，不令发疱，亦可达到治疗目的。施用艾炷着肤灸后，局部皮肤多有红晕灼热感，不需处理，经数小时即可消失，或遗有黄色瘢痕。如因施灸过量，时间过长，局部出现小水疱，只要注意不擦破，可任其自然吸收。发疱灸，灸后皮肤起疱大者，可用消毒针头刺破，放出液体；或用注射针抽出水液，再涂以龙胆紫，敷以消毒纱布固定；或用淡膏药覆盖，再灸时揭开，灸后再盖上。瘢痕灸，灸火较重，水疱较大，发了灸疮，除了用消毒粗针穿刺水疱、放出水液、避免污染外，可用赤皮葱、薄荷适量煎汤，趁热淋洗，外贴玉红膏，促其结痂而愈。在灸疮无菌性化脓期间不能做重体力劳动。若要防止灸疮化脓，在施灸时，热度应恰当，灸炷宜捏紧小些，这样可以使施灸面积不致过大，起疱亦小，吸收也较快；如需连续施灸，可先用消毒针刺破水疱，去其皮痂，涂上墨汁，即可很快结痂；如灸疮呈现黑色而溃烂，可用桃枝、嫩柳枝各等份，芫荽适量，煎汤温洗，有生肌长肉的作用，痛不可忍者，煎洗汤中再入黄连。在灸疮化脓期间，要注意适当休息，加强营养，保持局部清洁，并可用敷料保护灸疮，以防感染，待其自然愈合。灸疮长时间不收敛者，为气虚所致，可服内托黄芪丸。当灸疮退痂后，仍宜用桃枝、柳枝汤温洗，保护局部皮肤免受风邪外袭。如护理不当，灸疮脓液呈黄绿色，或有渗血现象者，可用消炎膏涂敷。

因古人喜用瘢痕灸法，而此法对病人精血津液会有些影响，故古人对灸后的调养颇为注意。《针灸大成·灸后调摄法》曰："灸后不可就饮茶，恐解火气；及食，恐滞经气，须少停一二时，即宜入室静卧，远人事，远色欲，平心静气，凡百事俱要宽解。尤忌大怒、大劳、大饥、大饱、受热、冒寒。至于生冷瓜果，亦宜忌之。唯食茹淡养胃之物，使气血通流，艾火逐出病气。若过厚毒味、酗醉，致生痰涎，阻滞病气矣。"

保持情绪乐观，静心调养，勿过度劳累，食用清淡而富有营养的食物，有助于提升艾灸疗法的疗效。此外，灸后还需慎避风寒。民间流传灸后调养口诀是：灸后风寒须谨避，七情莫过慎起居，切忌生冷与厚味，唯食素淡最适宜。

让疾病无所遁形的艾灸寻病术

艾灸疗法通过经络来辨识疾病

中国人在数千年前就发现某些人在生病时身体会出现红色发烫的线条，按摩那些线条可治疗疾病。经络是古人在长期生活保健和医疗实践中逐渐发现并形成理论的，是经脉与络脉的总称，指周身气血运行的通道。经络学说是研究人体经络系统的生理功能、病理变化及其与脏腑相互关系的学说，是中医理论体系的重要组成部分，对临床实践尤其是灸疗方面具有指导作用。在艾灸治疗时，灸感的产生和传导都是通过经络实现的。

人体各个组织器官，均需气血的濡养才能维持其正常的生理活动。而气血之所以能通达全身，发挥其营养脏腑组织器官、抗御外邪，保卫机体的作用，则必须依赖于经络的传注。所以《灵枢·本脏篇》说："经脉者，所以行血气营阴阳，濡筋骨，利关节者也。"

经络除了在人体生理正常的情况下担任着输传气血、运行营卫、联系脏腑、濡养组织等重要作用外，当机体发生异常变化时，经络更具有反映病候的作用。当病邪侵袭人体时，经络还具有传导的作用；在应用针灸或汤药施治时，经络还有接受刺激和传递的作用；在进行治疗时，还可根据经络对机体的特殊联系而产生治疗的选择和指导作用。因此，它在临床应用方面具有极为重要的价值。

人体的各个器官，每时每刻都在运行变化着，一旦发生疾病就会通过种种症状表现在经络的行走路线上，向我们发出报警信号，这在中医里被称为"诸病于内，必形于外"。如果我们能够关注经络、重视这些信号，就能够及早预防和治疗疾病，从而减少疾病对我们生命的威胁，保证我们的身体健康和正常生活。经络感能把内脏的病症通过与之相通的经络沿线反映出来，具体是出现酸、麻、胀、痛或热感、冷感，或者是出现红线、白线、痘疹带、汗带或其他感觉异常现象，如过敏线、湿疹、痣等。

随着中医保健大潮的兴起，经络在保健领域受到了前所未有的关注，许多人甚至认为，调理经络是中医保健养生的最高境界。那么，经络对人体健康到底有什么作用呢？

《黄帝内经》里说："经脉者，所以能决生死，处百病，调虚实，不可不通。"这里再三强调人体之经脉必须畅通的原因就是经脉能"决生死，处百病，调虚实"。因此，经络的作用可谓"神通广大"。

"决生死"是指经脉的功能正常与否，能够决定人的生与死。人之所以成为一个有机的整体，是由于经脉纵横交错、出入表里、贯通上下、内联五脏六腑、外至皮肤肌肉来联络的。经络畅通，人体气血才能使脏腑相通、阴阳交贯、内外相通，否则，脏腑之间的联系就会产生障碍，引发疾病，严重者甚至导致死亡。

“处百病”是说经脉之气运行正常，对于疾病的治疗与康复起着重要的作用，中医治病都必须从经络入手。“痛则不通，通则不痛”，身体发生疾病就是因为经络不通。只有经络畅通，才能使气血周流，疾病才会好转，病人才得以康复。

“调虚实”指的是调整虚证和实证。比如对实证，有人患有胃痉挛，则可灸病人足三里穴，使胃弛缓；对虚证要用补法，如胃弛缓，灸病人足三里穴，可使其收缩加强。当然，尽管都是灸足三里穴，但因为虚实不同，一个用的是泻法，而另一个用的是补法。

综上所述，可见经络和人体健康有着密切的关系，因此，在日常的保健中，我们要保持经络畅通，才能减少疾病的发生，拥有健康的体魄。

灸感可用来测知经络的畅通与否

灸感，是被施灸时自我所感知的热、风、凉、寒、麻、胀、酸、沉、痛等经气反映的现象。灸感的发生是在艾火物理与药理的双重作用下，使体内的经气被艾火激发和推动，经气在运行的过程中与病灶的邪气相搏和邪气外泄而引发的一系列灸感现象，这些现象是艾火循环和经气与病气自身真实存在的体现。灸感的发生与否直接会关系到治疗效果的好坏。

感传在《黄帝内经》中被称为“深浅之状”。感传的各种感觉，会因深浅不同而有所差别。处于身体表面的病变，感传线的全程都是沿皮行进，因而多数能为患者自己用手比划出来。有时所出现的蚁行感好像是在皮肤的表面，以至患者不断用手去抚摸，认为是虫爬到身上来了。在四肢的感传线当行经关节处多是屈曲弯转；在躯体的表面则是直行向前。感传进入胸腹腔以后，必然是横穿斜达不受内腔的遮隔，畅行无阻。体表的浅感传，每与胸腹腔的深感传互相衔接，构成一体，才能寻取捷径而奔赴患处。

艾灸的过程中，经常出现通窜到其他经脉或是其他部位而出现小疙瘩、疹子等现象。仔细分析这些现象，能给我们带来了许多疾病的信号。病邪进入身体，一方面和正气争斗，一方面会在经络和脏腑中潜伏下来。也许一时三刻不会有什么感觉，但是积少成多，到正不压邪的时候，病就表现出来了。而艾草的药性和灸火的热力是阳性的，有生发的特点，会在经络里巡行，一旦发现哪里潜伏着病邪，它们就起到卫士的作用，把沉淀潜藏的病邪搅动起来，顺着经络到达脏腑，排出来。比如灸中脘穴时，如果肝、脾、胃肠等有潜伏的疾病就会出现通窜，哪里有病就通窜到哪里。这是按摩、放血、拔罐、吃药等方法不具备的，因为艾灸不仅调用人体自身的力量，还借用了艾草的药性和灸火的热性。人体的元阳之气如果损耗了，是不能再生的，只能补充，而药性和热性都是强大的外援。

具体讲，灸感有七种感觉：第一种是透热，灸热从施灸点皮肤表面直接穿透到远深部组织，甚至直达胸腹腔脏器；第二是扩热，灸热以施灸点为中心向周围扩散；第三是传热，灸热以施灸点开始循经络向远部传导，甚至直达病灶；第四是局部不热（或微热）而远部热，也就是施灸部位不热（或微热），而远离施灸部位感觉很热；第五是表面不热（或微热），而皮肤下深部组织，甚至胸腹腔脏器感觉很热；第六是施灸（悬灸）部位或远离施灸部位产生其他非热感觉，例如酸、胀、麻、重、痛、冷等；第七是上述灸感传导之处，病症随之缓解，施灸部位产生的热、胀、痛等感觉发生深透远传，所到之处病症随之缓解。七种感觉说明艾灸的纯阳之气沿着经络传导了。

在感传尚未到达患病区域，能在远离感传线之外出现某种一过性浮越反应，如轻微的头晕耳鸣，某处肌肉发跳，面部、耳部或是全身发热。对感传线并不干扰，可自数秒钟以至数分钟迅速消失。经穴体系在病理情况下就更为鲜明而活跃，因而经穴感传的存在和出现，既是一种病理反应的体征，也是一种病理反应的产物。因此凡是其他病理体征愈明显，经穴反应也就愈明显。随着病情的好转和消退，各种反应也就随之减弱与消失。

感传与病程的长短及病势的轻重有一定的关系。凡属新病，代偿机能良好及症状鲜明者，则与之相应的经穴也就增多，感应性也就增强，而灸感与感传作用也就易于出现；久病机能低落者，则各种感应自然就会迟钝与减弱。但久病感应良好，新病感应迟钝的现象也是很常见的。值得注意的是，灸感与感传都是随着病情的好转与痊愈而逐步减弱与消失，也能因病情的深化和恶化，各种感应均趋低落而逐步迟钝与不复发生。感传与灸疗效果的关系，应根据不同的病理变化而分别对待，不是每一种病都能出现感传，也并不是每一种病必须有感传出现才能生效。感传作用的决定因素，主要是以病患部位为转移，即不论是不同的病原、不同的病种，凡属感传所止之处，乃是局部组织受损最重之处。

神奇灸感，可以找出经络里的病

脏腑同外周肢节之间的联系，主要是通过十二经脉实现的十二经脉内与五脏六腑的络属，其经脉之气又散络结聚于经筋，并散布于皮部。这样，就使皮肤与筋肉组织同内脏之间通过经脉的沟通而联系起来。所以《灵枢·海论》说："夫十二经者，内属于脏腑，外络于肢节。"因耳、目、口、鼻、舌、前阴、后阴都是经脉循行所过的部位，而经脉又多内属于脏腑，故五官九窍同内脏之间，亦通过经脉的沟通而联系起来。十二经脉中每一经都分别络属一脏一腑，从而加强了相为表里的一脏一腑之间的联系，有的经脉还联系多个脏腑。

当人体发生病变时，经络就成为传递病邪和反映病变的途径。《素问·皮部论》说："邪客于皮则腠理开，开则邪入客于络脉，络脉满则注入经脉，经脉满则入舍于脏腑也。"指出经络是外邪从皮毛内传五脏六腑的传变途径。经络还是脏腑之间病变相互影响的途径。相为表里的两经，更因经络或属于相同的脏腑，因而常使相为表里的脏和腑在病理上相互影响。

由于经络有一定的循行部位和络属脏腑，可以反映所属脏腑的病症，因而在临床上就可根据疾病症状出现的部位，结合经络循行的部位及所联系的脏腑，作为疾病诊断的依据。如两胁疼痛，多为肝胆疾病；头痛，痛在前额者，多与阳明经有关，痛在两侧者，多与少阳经有关，痛在后头部及项部者，多与太阳经有关。《伤寒论》的六经分证，即是在经络学说的基础上发展起来的辨证体系。经络体系是一种功能传递的通路。正如《灵枢·官能》所说："察其所痛，左右上下，知其寒温，何经所在。"这指出了经络对于临床诊断有重要的指导作用。采用循经诊察等方法检查有关经络、俞穴的变化，有助于临床诊断。

临床实验表明，经灸疗后的口甜患者，引出了路径鲜明并最终进入脾区的感传，患者的口甜感觉消除；对口苦、口辛或口淡、口酸患者施灸，不仅可以引出分别进入胆、肺、胃之明显感传，而且几乎都获得了满意疗效。灸法循经感传有一定的规律：感传的方向，大多呈双向性；感传的性质以温热感传为主，其次为沉重、麻木、灼痛、抽痛、痒、胀、酸困、蚁行等感觉；感传的速度开始较慢，随着灸量的增加，感传速度亦随之加快，并与受灸者的体质和所患疾病有关。一般体质衰弱和气血双虚者感传速度较快，而体质强健者则较慢。艾炷灸循经感传的出现与施灸壮数的多少有关，也与经穴所在部位有关，即肌肤浅薄处的穴位所需壮数较少，反之，则较多。

在感传调查过程中，发现当感传到达病灶，常出现病情及时缓解轻快的感觉，这种趋病性即所谓的“气至病所”。例如，某心脏病的患者，不同经线发生感传后，都有趋向心脏的集中现象，此现象与中医所称的“气至病所”相符。感传具有趋病性，可分为“循经至病”与“自病入经”两种表现，二者均可称为“循经至病”。“自病入经”现象表现为，在患处着灸时，感传也可沿经走向有效穴或反映穴。这对经络系统的存在是一种有力说明，也可称此种现象为逆经感传。十二经脉在施灸时，根据患者的灸感，可以找出经络里的病症。感传是检验经络是否通畅的试金石，也是寻病的一种方式。

循经治未病，艾灸是良方

经脉从哪个脏腑发出，即属哪个脏腑，它另发出一条支脉，联络与其相配的脏腑，称为属络关系。例如，肺经属肺络大肠，大肠经属大肠络肺，胃经属胃络脾，脾经属脾络胃，心经属心络小肠，小肠经属小肠络心，膀胱经属膀胱络肾，肾经属肾络膀胱，心包经属心包络三焦，三焦经属三焦络心包，胆经属胆络肝，肝经属肝络胆。表里经脉的交接相传，都在手足末端互相联络交接，它的原则是手阴经交与手阳经，足阳经交与足阴经。经络分布无所不至，它能使脏与脏之间、腑与腑之间、脏与腑之间、脏腑与体表之间、体表与脏腑之间，都有联系，发生交会交叉，互相沟通，纵横交错，把人体内外上下，所有一切组织器官，紧密结合起来，成为一个有机的整体。

经络在人体正常生理情况下，是气血循环维持生命活动的道路，在病理情况下，也是通过经络来传导的。《内经·皮部》中说：“凡十二经脉者皮之部也，是故百病之始生也，必先于皮毛，邪中之，则腠理开，开则入客于络脉，留而不去，传入于经，留而不去，传入于府，散于肠胃。”说明外邪侵犯人体是从经络逐渐传入脏腑，如果脏腑发生病变时，也会凭借经络反映到体表上来，如心病则胸痛、脾病则身重腹泻、肾病则腰酸腿困、胆热则口苦耳聋等。还有体表的组织器官发生病变，也会循其经脉，影响到有关内脏，所有这些都是经络的传递作用。

在临床上诊断疾病，也可以凭借经络的表现来判断病情。如《内经·官能》说：“察其所痛，左右上下，知其寒温，何经所在。”又如《内经·卫气》中说：“能别阴阳十二经者，知病之所生，侯虚实之所在者，能得病之高下。”这都说明根据经络表现诊察病情的重要性。临床上常见心经有热，则生口疮，小便色赤；心胸痛时则上肢内侧心包经神门穴处，常常出现压痛点；外感风寒时往往鼻塞不通或流清涕；胃肠病发生泄泻时，下肢内侧脾经阴陵泉穴上也会出现敏感反应。

《内经·经脉》上说：“经脉者，所以能决生死，处百病，调虚实，不可不通。”这就说明通过经络就可以调理虚实，治疗各种病症。因为经络是疾病在体表或皮下组织上所呈现的反应系统，经穴为经络上的反映点。凡用灸法，必须在一定反映点的穴位上施行，才能得到良好效果。

募穴和俞穴一个在腹一个在背，腹部是任脉的走行范围，任脉属阴，所以中医上常用募穴治阳证；背部是督脉的走行范围，督脉属阳，所以俞穴常用来治疗阴证。阴证是指脏病、寒证；阳证是指腑证、热证、实证，是中医阴阳里面的具体体现。在寻病的时候，用募穴和俞穴搭配的方法，一前一后，一阴一阳，互相协同，这样即可查出阳证和阴证。

寻病的方法很简单，用直接灸和温和灸都可以。直接灸灸3～5壮，温和灸灸15分钟就可以了。关键是要在艾灸的过程中仔细感觉，看有没有灸感的传导。如果有灸感不传导或传导不明显，灸的时候其他部位有疼痛，或者艾灸后有排病反应出现，或局部皮肤有痒、麻、冷、热等异常现象时就可以在局部皮肤上使用艾灸，找出身体中的病症。接下来就是要继续进行灸治，不能给病邪喘息的机会。

温通经络，畅行气血是艾灸的最终目的

经络学说是祖国医学理论基础之一，经络的功能是运行气血，联系脏腑，通达表里，贯穿上下，依次传注，运行不息。所以不论在生理、病理、诊断、治疗上均有重要作用。《内经·经别》说：“人之所以生，病之所以成，人之所以治，病之所以起，学之所始工之所止也。”这就说明经络是运行气血、维持人体生理活动的通路，也是发生病理变化的传注系统，并且是临床诊断和决定治疗措施的重要依据。

经络的组织是非常周密和精巧的。《内经·本脏》说：“经脉者，所以行气血而营阴阳，濡筋骨利关节者也。”指明经脉是人体气血运行的道路。气血为人生命之要素，必须通过经脉这个循环体系才能发挥作用。凡人体脏腑、筋骨、皮肤、肌肉及一切组织器官都是靠经脉输送营养，补充供给，进行新陈代谢，人体才能有生命活动，所以经络学说有很大的实用价值。明代喻嘉言在《医门法律》中说：“凡治病不通脏腑经络，开口动手便错。”可见经络是非常重要的。

凡经脉、络脉、奇经八脉、十二经脉等所通过到达和交会、交叉、交接、

连属的地方，只要脉气相通，在这些路线上的穴位，不论距离远近，路线曲直，只要“经脉所通”，即是“主治所在”，也就是“脏腑所属，主治所为”。如肝经属肝脏，在足部的太冲穴，对内就治肝脏病，对外就治两胁胀满和头顶痛。因为肝经的申脉循行路线是“留于两胁、上达巅顶”，所以，临床上常常用脚明其部以定其经，循其流以导其源的方法进行诊断和治疗。

“辨别病候属何经，循取经穴效必尤，审察病候定脏腑，治标治本要选求”，也就是说辨明病变部位是属于哪一条经的范围，取其经脉相通的穴道效果就好。审定病候表现是属于哪个脏腑的病，然后在那一经上取“要穴”，急则治其标，缓则治其本。如胃脘痛，是胃经的病候，急则先取梁丘以止其疼，这是治标；缓则取胃俞、中脘、足三里，这是治本；如心经发生病变，心烦、气短、卧不安，可取神门等。

灸法治病是通过灸疗俞穴，以疏通经气，恢复调节人体脏腑气血的功能，从而达到治病的目的。灸法选穴，一般是在明确辨证的基础上，除选用局部俞穴外，通常以循经取穴为主，即某一经络或脏腑有病，便选用该经或该脏腑的所属经络或相应经脉的远部俞穴来治疗。《四总穴歌》说“肚腹三里求，腰背委中留，头项寻列缺，面口合谷收”，就是循经取穴的很好说明，临床应用非常广泛。如胃痛循经远取足三里、梁丘；胁痛循经远取阳陵泉、太冲等；又如头痛，因前额头痛与阳明经有关，可循经远取上肢的合谷穴、下肢的内庭穴治疗。根据皮部与经络脏腑的密切联系，临床上用灸疗皮肤来治疗脏腑经脉的病症。经筋的病候，多表现为拘挛、强直和抽搐，治疗多以局部取穴，所谓“以痛为输”，这些都是经络学说在灸法治疗方面的体现。

艾灸就是利用艾叶的药性及灸法的温热作用，通过经络俞穴的传导，从而打通经络使气血畅行，来达到治疗疾病和保健作用。

俞穴是艾灸疗法的刺激点

人体的俞穴，是人类在长期与疾病做斗争的实践中逐渐发现的，最初被称为“砭灸处”。俞穴是中医灸疗学的基础，也是其最重要的组成部分。它是人体经络脏腑之气输注和通过体表的部位，也是灸疗的刺激点。

俞穴最初可能是在“按之快然”的基础上发展形成的。在漫长的临床实践中，人们逐渐发现人体的许多疾病是互相关联的，而人体俞穴既能够治疗临近部位的病症，又能治疗远隔部位的病症；既能够治疗体表的病症，又能治疗内脏的病症。灸疗作用和灸感的传导说明俞穴不是孤立、散乱且单纯浅表的点，而是互相联系的，而俞穴的治疗作用也不是限于局部。俞穴不但在生理上可以使经络气血输注于体表，而且还是疾病在体表的反应点，比如局部出现的自发性疼痛、压痛、过敏、皮肤色泽异常等。因此俞穴在疾病的诊断上也有其价值。

通过刺激穴位来达到祛病强身的目的，最重要的就是找对地方，不管你的方法有多好，效果有多么神奇，如果不能正确找到相应的穴位，一切都是枉然，不具有任何意义。没有什么方法比经穴疗法更适合做家庭疗法，但是许多人觉得找穴位太困难，事实上，穴位也是有章可循的，只要沿着经络去找，很容易就能找到。

人体经络运行图仿佛一张城市道路交通图，呈现在眼前，清晰明了，经络就不是多么复杂的事情了。不过，这并不意味着你就能够轻松地找到自己想要的穴位，所以我们再介绍两种任何人都能使用的，能最快、最准确地找到穴位的诀窍。

第一种方法是找反应，身体有异常，穴位上便会出现各种反应，这些反应包括：

（1）压痛：用手一压，会有痛感。

（2）硬结：用手指触摸，有硬结。

（3）感觉敏感：稍微一刺激，皮肤便会很痒。

（4）色素沉淀：出现黑痣、斑点。

（5）温度变化：和周围皮肤有温度差，比如发凉或者发烫。

在找穴位之前，先压压、捏捏皮肤看看，如果有以上反应，那就说明找对地方了。

第二种方法是记分寸，中医里有“同身寸”一说，就是用自己的手指作为找穴位的尺度。大拇指的指间关节的宽度是“一寸”；食指和中指并列，从指尖算起的第二关节的宽度就是“两寸”；把四指并拢，第二关节的宽度就是“三寸”。

此外，若是知道身体中哪一部位有什么骨骼，找起穴位就更容易了。比如低头时，脖子后部正中最突出的凸骨，就是第七颈椎，紧接着的凸骨是第一胸椎；两边肩胛骨的最下端跟第七胸椎骨的突起在一条线上；腰左右两侧突出的骨头，也就是系腰带的位置，跟第四腰椎的突起在一条线上。

刺激穴位，必须掌握“开闭”时间

穴位的气血旺衰有时间变化，许多人不遵循穴位的开闭变化，胡乱刺激，自然不能有疗效。穴位作为人体大药也有“开、闭”的时间，必须要等到它

“开门”的时候才有“药效”。一般来说，需要用子午流注纳子法开穴，然后再结合疾病变化的周期选取灸疗的最佳时机。

子午流注是指人体中的十二条经脉对应着每日的十二个时辰，由于时辰在变，因而不同经脉中的气血在不同的时辰也有盛有衰。而子午流注纳子法则指：用干支顺序来表示气血流注的时间规律，以对应相关的脏腑经脉俞穴进行灸疗、按摩的一种方法。

根据子午流注，十二时辰与十二经络及脏腑的对应关系为：

子时（23点至1点）胆经旺，胆汁需要新陈代谢。

丑时（1点至3点）肝经旺，有利于养血。

寅时（3点至5点）肺经最旺，将肝贮藏解毒的新鲜血液输送到百脉。

卯时（5点至7点）大肠经旺，有利于排泄。

辰时（7点至9点）胃经旺，有利于消化。

巳时（9点至11点）脾经旺，有利于吸收营养、生血。

午时（11点至13点）心经旺，有利于周身血液循环。

未时（13点至15点）小肠经旺，有利于吸收营养。

申时（15点至17点）膀胱经旺，有利于人体排泄水液，泻火排毒。

酉时（17点至19点）肾经旺，有利于贮藏一日的脏腑之精华。

戌时（19点至21点）心包经旺，增强心的力量。

亥时（21点至23点）三焦经旺，通行气血。

另外，值得注意的是，经络只有在适当的温度（25℃左右）下才能被激发活跃起来。因此，激发人体穴位还要注意保温。有资料报道，很多顽固性疾病，如感冒高烧不退、肺炎、哮喘、冠心病、消化道溃疡等，只要在其背部热敷10～20分钟，每日2次，就可以逐渐控制这些症状。这说明要使经络按摩发挥作用，温度的刺激和保温至关重要。所以，在进行穴位按摩时，必须在25℃左右的温度条件下进行，如果室温达不到，可以盖上被子进行操作。针灸实验表明，如果把温度降到20℃以下，则针灸的“得气”（酸、麻、胀的感觉）现象就会不明显，因此，临床上经常会看到灸与针、灸与拔罐一起操作，即在针灸和拔罐前先在穴位上进行艾灸，当局部温度升高后，再进行针灸和拔罐，使治疗效果更加显著。

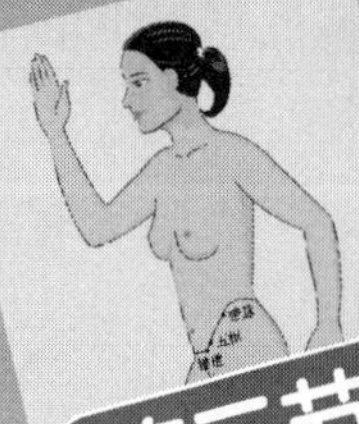

第二节

艾灸，艾灸，用“爱”来灸——让艾灸温暖你的家

轻松治疗儿童病，艾灸为父母解忧

灸法治疗小儿腹泻，既方便又安心

腹泻是宝宝最容易患的“小儿四病”之一，几乎每个宝宝都发生过腹泻。很多家长在遇到这种情况的时候，从心底里恨不得能让宝宝立即好起来，于是，一股脑儿地给宝宝服用各种药物。殊不知，宝宝体质纤弱，根本承受不住这些药物的作用，病情不仅不见好转，反而会拖至几个月不愈，致使宝宝的生长发育受到很大影响。面对这种状况，家长们可以试试简便易行的艾灸疗法。

中医认为，小儿腹泻常与腹痛并发，其病因大多与暑热、湿滞、伤食、虚寒损伤脾胃等致气机失调有关，临床上分为寒证与热证两种，所以艾灸疗法也要分别对待。

小儿寒证腹泻

小儿寒泻多是由脾胃虚寒，肾火不足，不能运化水湿，致使水湿停聚而引起的。主要症状有泻下完谷不化，澄澈清冷，如鸭粪一般，气不甚臭，腹部冷软，小便清白，汗出作呕，面唇淡白或淡黄，精神疲倦，舌质淡、苔薄白。针对宝宝的以上症状，可以选用以下的艾灸疗法：

（1）艾炷隔姜灸：将生姜切成0.3～0.5厘米的姜片，放在需要灸治的大肠俞、中脘、天枢、神阙、足三里这几个穴位上，再取黄豆粒大小的艾炷，放在姜片上点燃，每个穴位灸3～5壮，每日灸治1次。

（2）附子敷灸：取适量的盐附子，将其捣烂后加入少许肉桂末，调成糊状，涂在患儿的手心和脚心上，然后包扎固定，进行敷灸，以感肢暖为度。每日施灸1次。

小儿热证腹泻

小儿热泻多发生于夏秋季节、暑湿内扰，或冬春风温、热移大肠。其症状主要包括：肠鸣腹痛，痛泻阵作，泻下如注或夹肠垢黏稠，便色深黄、气秽臭，唇面微红，烦躁啼哭，口渴喜冷，腹部胀满，四肢温或手心热，肛门四周发红，舌质红少津。对此可选用以下两种艾灸疗法：

（1）食盐熨灸：取250克食盐，放在锅中炒热后装入一个布袋（或者将食盐装入布袋后，放入微波炉内加热），用炒烫布包熨灸肾俞、命门穴及脐腹部，每日1次。

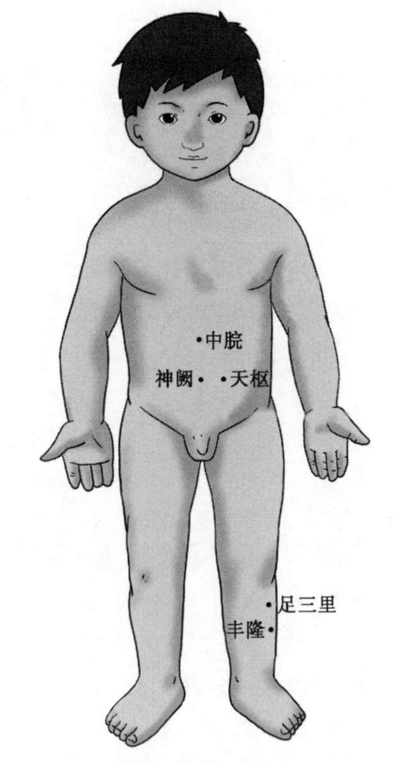

治疗小儿腹泻常取穴位

（2）艾条回旋灸：取患儿的大肠俞、中脘、天枢、神阙、足三里、上巨虚、曲池和阳陵泉等穴，点燃艾条后，在距离患儿皮肤2厘米处施灸，每次选3～5个穴位进行灸治，各灸5分钟，以局部皮肤温热潮红为度。每日灸治1次。

如果家长觉得选取多个穴位进行灸治比较麻烦的话，也可以采用单穴治疗的方法。神阙穴是个神奇的穴位，只灸神阙穴，也能达到止泻的作用。下面就给大家介绍几种既简单又方便的灸治方法：

（1）生姜敷灸：小儿寒证腹泻，可以用生姜敷灸脐部。具体方法是：切一大片生姜，盖在患儿的肚脐上，然后用医用胶布固定。每日换一次姜片即可。

（2）大蒜敷灸：大蒜是常见的佐餐用料，如果小儿腹泻属寒证，家长可以取大蒜（或加炮姜粉3克）适量，加热后捣烂，趁热敷在患儿的脐部进行灸治。每日施灸1次，疗效显著。

（3）白胡椒敷灸：用白胡椒末（或加白芷末少许）将患儿的脐部填满，然后以医用胶布固定，再用手按脐部5分钟，每2～3日更换1次胡椒末。此方法可用来治疗小儿寒泻、伤食泻、久泻。

用灸法治疗小儿腹泻，一般2～3次即可控制症状。如果再配合针刺和穴位按摩，效果会更好。在使用灸法治疗期间，应适当控制患儿的饮食，慎防受寒而影响疗效。如果宝宝有暴泻不止、明显脱水的症状，家长应及时将宝宝送至医院，进行综合治疗。

小儿百日咳，艾灸辨证治疗更有效

百日咳是儿科常见的呼吸道传染病，以阵发性、痉挛性咳嗽为主症，以夜间为甚，咳时面红目赤，弯腰屈体，涕泪交流，咳尾有鸡鸣样的回声，或伴呕吐、颜面浮肿及口、鼻、眼结膜出血等症。多发于冬春两季，以5岁以下儿童发病较多，发病后可获持久免疫力。虽然国内目前对百日咳的免疫计划已经广泛展开，但在一些地区仍然流行。

中医通常将百日咳分为初期、痉咳期、恢复期三个阶段。灸法治疗本病时，主要以宣肺止咳、理气化痰为主。

百日咳初期

百日咳在初咳期的症状类似感冒，宝宝在夜间咳嗽加剧，并伴有发热和流涕的症状。在治疗时以宣肺化痰止咳为主，主要选用大椎、风门、肺俞、列缺、合谷等穴。大椎可解表清热；风门、肺俞具有疏表肃肺的作用；列缺、合谷多用于解表清热、化痰止咳。具体的灸法，可选用以下几种：

（1）艾炷隔姜灸：将姜切成0.3～0.5厘米的姜片，敷在大椎、风门、肺俞这三个穴位上，取麦粒大的艾炷，放置在姜片上点燃。每个穴位都要灸3～5壮，每日灸治1次。此法在百日咳的初期，有很好的疗效。

（2）灯火灸：每次选用2～3个穴位，每穴每次灸1～2壮，每日灸治1次，7次为1疗程。

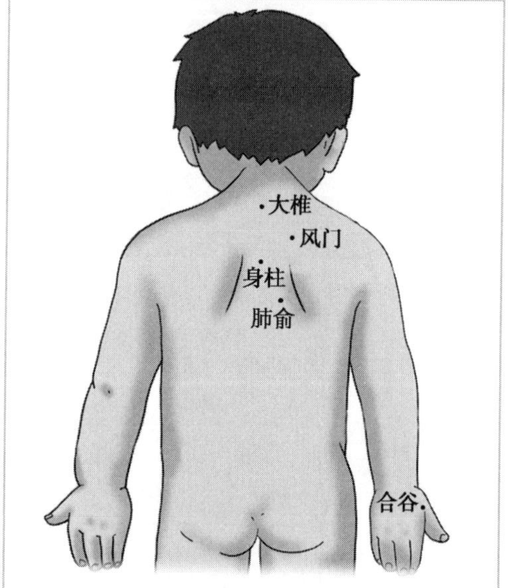

大椎、风门、身柱、肺俞、合谷穴

百日咳痉咳期

在百日咳的痉咳期，宝宝的痉挛性咳嗽间歇发作，白天症状较轻，到

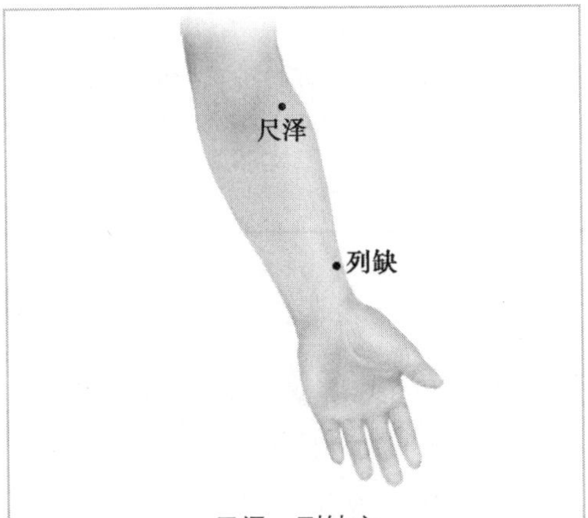

尺泽、列缺穴

了晚上反而加重，在咳嗽时宝宝会出现面红憋气、涕泪俱出的症状，待咳出或呕吐大量痰液后症状才能暂时缓解。此时治疗应以清热化痰，降逆镇咳为主，多选用大椎、身柱、尺泽、丰隆等穴。大椎具有通阳泄热的作用，身柱可理气平喘，尺泽可止咳止血，丰隆具有祛痰的功效。具体灸法如下：

（1）五倍子敷灸：取适量五倍子末，用水调成糊状，涂满神阙穴进行敷灸。每日施灸一次，效果明显。

（2）麻黄敷灸：取麻黄末1.5克和面粉10克，用甜酒调成糊状，涂在第三胸椎处，进行敷灸，每日灸治1次，能起到止咳化痰的作用。

（3）吴茱萸敷灸：将吴茱萸10克，研极细末，用好醋调如粥状，敷于双足涌泉穴（也可涂抹整个足心），外面再用纱布包好，18小时后除掉，可以治疗小儿百日咳。

百日咳恢复期

在百日咳的恢复期，患儿顿咳渐减，咳嗽声低无力，哮鸣逐渐消退，痰量减少或干咳，多见神疲体倦、食少便溏等症状。此时的治疗以健中扶正、温养肺脾为主。在灸治时，选用益气健脾的肺俞、脾俞，健中培土生金的足三里及补益肺脾太渊、太白等穴。灸治时可采用艾条温和灸和艾炷灸这两种方式，具体操作方法如下：

（1）艾条温和灸：将艾条点燃后，在距离穴位皮肤2厘米处施灸，每个穴位灸治5分钟，每日1～2次。可以使患百日咳的宝宝尽快得到恢复。

（2）艾炷灸：每穴灸3～5壮，灸至皮肤局部温热红润为度，灸毕用手按压穴上片刻，每日1次。

在施灸时应注意，小儿皮肤娇嫩，避免过灸，灸治完毕后，应在施灸部位涂抹消炎膏，如出现水疱，应注意护理，谨防感染。灸后患儿饮食宜清淡，忌食煎炸、辛辣、油腻之品。

艾灸治恶食，让孩子吃饭香身体棒

厌食，古代称为“恶食”，是指小儿在较长时期内食欲不振，甚至拒绝饮食的病症。厌食与不良的饮食习惯、微量元素缺乏及精神因素有关，究其具体的发病原因，主要因内在胃气薄弱，外在乳食失调，如暴食不节、偏食挑食；食物品种单调，影响食欲；喜吃零食，厌进粥饭；大病之后调护不当，导致脾胃不和，纳运失健等。

当今孩子厌食现象猛增，多与独生子女娇生惯养、偏爱任性有关。小儿厌食较严重者，可出现消瘦疲乏、面色萎黄、毛发无光泽等症状；病程较长的患儿，可并发中度以上贫血、营养不良、佝偻病、抗病力下降，甚至影响生长发育，智力低下。在厌食初期，厌食患儿的正气尚未受伤，厌食症状较轻，一般只见食欲不振；在厌食中期，可能是由于乳食停积，或脾胃受损而痰湿滋生，或感染了各类虫病，从而影响了脾胃功能，此时既有食积虫扰、痰湿内阻，又有脾胃功能损伤；到了厌食症后期，脾胃已伤，正气虚馁，气血生化不足，身体虚弱且容易出现并发症。

采用艾灸疗法治疗小儿厌食，主要作用是和脾助运、养胃滋阴。可采用艾条悬灸、灯火灸和药线点灸三种灸法。具体操作方法如下：

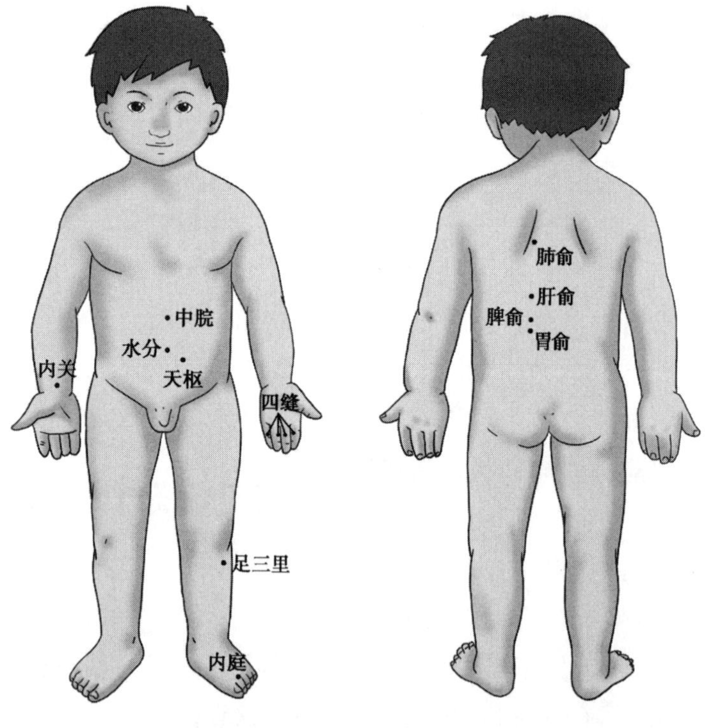

治疗小儿恶食常取穴位

（1）艾条悬灸：点燃艾条后，施灸者将左手中、食二指放于穴位两旁，以便测知艾条温度，右手持艾条垂直悬于穴位上，在距离穴位皮肤3～4厘米处施灸，先灸中脘穴，再灸身柱穴，每个穴位灸治15分钟，10次为一个疗程。此法对于小儿厌食疗效甚佳。

（2）灯火灸：先轻揉患儿的左耳耳背，使局部充血，用酒精给皮肤常规消毒后，将浸泡桐油的灯心草点燃，对准中耳脾穴施灸，以听到“啪”的声响为度，每次施灸1～2次。施灸后用创可贴或医用胶布贴在施灸部位上，防水的同时，也防止宝宝抓挠施灸部位。如果7日后没有效果，可再在右耳处施灸1次。

（3）药线点灸：用苎麻卷成长30厘米、直径0.7厘米的麻线，放入由麝香、雄黄等药物制成的溶液中浸泡24小时，药线灸就做好了。操作时以食指和拇指持药线的一端，将露出的线头点燃，吹灭明火后，用拇指将线头火星压在穴位上，火星熄灭随即拿起为1壮，依次在四缝、胃俞、中脘、足三里这四个穴位施灸。实热者配不容、内关；虚寒者配关元、脾俞；腹痛及大便溏烂者配水分、天枢；大便干燥者配内庭；多汗者配肝俞；咳嗽者配肺俞。若宝宝的厌食症状较轻，每个穴位施灸1壮即可，症状较重的，每个穴位施灸2壮。每日施灸1次，10次为一个疗程。一个疗程效果欠佳者，可以再继续治疗一个疗程。

研究表明，如果父母挑食或偏食，则孩子多半也是厌食者，因此，父母应当为孩子做出榜样，避免挑食或偏食。当孩子不愿吃某种食物时，大人应当引导孩子品尝这种食物，不要强迫孩子去进食他不愿意吃的食物。在吃饭时要创造好的气氛，使孩子心情愉快地进食，不要在吃饭时训斥孩子。要给孩子耐心讲解各种食品的味道及其营养价值，尽量不要使用补药和补品去弥补孩子营养的不足。

小儿惊厥不用慌，艾灸疗法来帮忙

有的家长可能遇到过这样的情况：孩子前一秒还是好好的，后一秒就开始两眼凝视，不省人事，紧接着手脚抽动起来，继而面色转青紫，口吐白沫，样子十分吓人。面对这种情况，很多家长都会不知所措，结果耽误了孩子的最佳治疗时间。事实上，这种状况属于惊厥，俗称惊风或抽风，是孩子常见的一种症状。惊厥可以分为急惊风和慢惊风两类，在使用艾灸疗法治疗时也要区别对待。

急惊风

急惊风可见于现代医学中多种疾病，如高热惊厥及中枢神经系统的急性感染性疾患，如乙脑、流脑等。简单型的高热惊厥长期预后良好，对智力、学习、行为均无影响。随着年龄的增长和大脑发育逐步建全，一般不会再发生高热惊厥。此外，上呼吸道感染、菌痢等病导致中枢神经系统中毒性休克前驱期亦可按急惊风施治。诸如慢性脑炎、结核性脑脊髓膜炎可按慢惊风灸治。

急惊风发病骤急，多出现意识不清、两目直视、牙关紧闭、四肢抽搐、口唇青紫等症状。艾灸疗法治疗本证时，应采用清热化痰、开窍熄风的方法。

（1）菖蒲熨灸：取等量的生菖蒲和生艾叶，加姜汁、葱汁、麻油、醋适量，炒热后放入布包内，趁热熨烫患儿的头顶、胸背、四肢。此法可以缓解宝宝的急惊风症状。

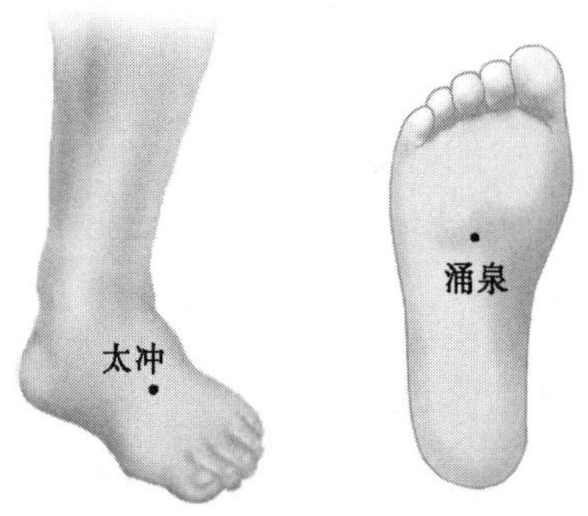

太冲、涌泉穴

（2）复方吴茱萸敷灸：取吴茱萸10克，黄连6克，附子3克，将上述药物放在一起研成细末，然后用醋调成糊状，涂在宝宝的双足涌泉穴或整个脚底进行敷灸。

（3）栀子敷灸：取栀子仁、桃仁、杏仁、胡椒各等份，糯米少许，放在一起捣烂后，再加入少许的面粉，用鸡蛋清调成糊状，涂在患儿的手心和足心，包扎固定。每晚敷灸1次，次晨除去。

慢惊风

慢惊风多出现于病中虚和大病之后，以抽风、形瘦、腹泻等为主要症候，多见于三周岁以内的小儿。本证原因多因饮食积滞或服用寒性药物，使宝宝体内的正气受到损害，致使脾胃损伤、中气匮乏所致。也有由急惊风失治转变为慢惊风的情况。

慢惊风发病缓慢，患儿往往会出现精神委靡、形神疲惫、便溏甚至完谷不化、四肢冰冷、手足震颤、唇青舌淡的症状。采用艾灸疗法进行治疗时，以取任脉、足阳明经穴为主，灸治本病具有温补脾胃、培元熄风之作用。

（1）艾炷隔盐灸：取适量食盐，将患儿的脐窝填满，再将黄豆大的艾炷放在食盐上点燃进行灸治。每次灸3～5壮，每日灸治1次。此法对于小儿慢惊风有很好的疗效。

（2）艾炷悬灸：取神阙穴，将艾条点燃后，在距离皮肤2厘米处用艾条进行悬灸。每次灸治10～15分钟，每日灸治1次。此外，还可以在患儿的太冲、涌泉两穴进行艾条悬灸，对缓解病症有很好的作用。

（3）复方车前子敷灸：取车前子15克，炙黄芪、炒白芍各9克，炮附子、肉豆蔻、丁香各6克，炮姜炭、炙甘草各3克，将上述药物放在一起碾成细末，用蜂蜜调成糊状后，涂在患儿的脐部进行敷灸。此法对于小儿慢惊风有很好的治疗作用。

采用艾灸疗法治疗小儿惊风是应急对症措施，待宝宝苏醒后要进一步查找病因，采取对因治疗。对于危重患儿，必须与退热剂、镇静剂、强心剂等配合使用。小儿施灸，为了掌握热度，操作者可用左手食、中指分开按在灸治部位两旁，右手持艾条在穴位上方回旋施灸，给予适当温热刺激。

止住小儿遗尿，艾灸疗法可轻松搞定

小儿遗尿是指3岁以上儿童，睡眠中小便经常自遗，醒后方知的一种病症，俗称“尿床”。轻者隔数日遗尿1次，重者一夜可遗尿数次。

遗尿的儿童晚上都睡得很沉，叫也叫不醒，即使叫醒了，往往还是迷迷糊糊，尿了床也不知道。由于睡得太沉，以致大脑不能接受来自膀胱的尿意，因而发生遗尿。亲人突然死亡或受伤、父母吵架或离异、母子长期分离、黑夜恐惧受惊等原因均可导致孩子遗尿。孩子脾胃虚弱，功能紊乱，导致膀胱气化功能失调，从而引起遗尿。过度疲劳、初换环境、病后体虚等精神及体质因素也可引起遗尿。少数患儿遗尿可能是由泌尿生殖系统畸形、隐性脊柱裂、大脑发育不良等器质性疾病所引起。

肾阳虚的患儿，遗尿量多，每夜

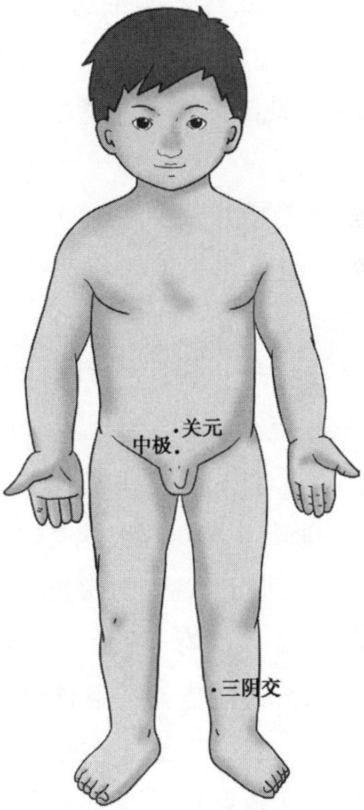

治疗小儿遗尿常取穴位

1次或数次，兼见面色苍白，小便清长，四肢冰冷；脾肺气虚的患儿，向来体质较弱，多发生于病后，遗尿量少而次数多，兼见神疲体倦、面色萎黄。艾灸疗法只适用于功能性遗尿，且以益肾补气固摄为治疗原则。在治疗时多取任脉、足太阳经及足三阴经的穴位。具体操作方法如下：

（1）丁香敷灸：取丁香3粒，将其研成细末，用米饭调成饼，敷在患儿的肚脐上进行敷灸，每晚1次。此法简便易行，对于小儿遗尿疗效也较好。

（2）补骨脂敷灸：取补骨脂适量，研成细末，取0.3克研好的药末放入患儿的肚脐中，然后包扎固定，每2日更换1次药末。此法治疗小儿遗尿，效果甚佳。

（3）热吹疗法：平时吹头发用的电吹风，也可用来治疗小儿遗尿。将电吹风调至热风，吹患儿的关元、中极、三阴交穴，每个穴位吹10分钟，每日1次，可缓解小儿遗尿的症状。

（4）艾炷隔盐灸：取适量的食盐放入患儿的脐部，将黄豆大的艾炷点燃后放在食盐上进行灸治，每次灸3～7壮，隔天施灸1次，7次为一个疗程。

（5）艾火衬垫灸：用布垫衬在关元、中极、三阴交这三个穴位上，将普通药物艾条点燃按灸在衬垫上约5秒，然后将艾条拿开。每穴按灸5次，每日施灸1～2次，可缓解小儿遗尿的症状。

灸治宜在下午或睡前进行。如果在使用以上灸法后，效果显著，则仍应继续灸治6次左右，以巩固疗效。治疗期间家长应密切配合，帮助孩子建立合理的作息时间。让患儿晚餐少喝水，临睡前嘱患儿排空小便，夜里定时叫醒患儿排尿。此外还要避免患儿过度疲劳，避免受惊吓刺激。对已患遗尿的小儿不要羞辱、斥责和惩罚，解除患儿精神负担和引起情绪不安的因素。如果是由脾胃虚弱引起的遗尿，就要从健脾胃做起，多吃一些养胃健脾的食物，让孩子养成合理的饮食习惯。此外，用食指和中指自上而下推动孩子的七节骨，也可以有效治愈孩子的遗尿。

艾灸健脾消食除疳积，让孩子健康成长

疳积是小儿时期，尤其是1～5岁儿童的一种常见病症。是指由于喂养不当，或由多种疾病的影响，使脾胃受损而导致全身虚弱、消瘦面黄、发枯等慢性病症。疳证与麻疹、惊风、天花并称为儿科四大证，如果不及时治疗，甚至会影响孩子的生长发育。

古代所说之“疳积”已与现代之“疳积”有了明显的区别。在古时候，

由于生活水平的限制，人们常常饥饱不均，对小儿喂哺不足，使脾胃内亏而生疳积，多由营养不良而引起，也就是相当于西医所讲的“营养不良”。而现在随着人们生活水平的提高，且近来独生子女增多，家长们又缺乏喂养知识，盲目地加强营养，反而加重了脾运的负荷，伤害了脾胃之气，滞积中焦，使食欲下降，营养缺乏，故现在的疳积多由营养失衡造成。

为什么小儿时期易生疳积呢？这是由于婴幼儿时期脏腑娇嫩，机体的生理功能未成熟完善，而生长发育迅速，对水谷精微的需要量大，因此，产生了生理上的“脾常不足”。很多家长生怕孩子吃不饱，就像填鸭一样喂哺饮食尚不能自节的婴幼儿。《黄帝内经·素问》里面讲道：“脾胃者，仓廪之官，五味出焉。”将脾胃的受纳运化功能比做仓廪，可以摄入食物，并输出精微营养物质以供全身之用。如果脾胃气机受阻，脾胃运化失常，那么五脏六腑无以充养，精、气、神就会日渐衰弱。俗话说：“乳贵有时，食贵有节”，绝不是吃得越多就能长得越好。殊不知，哺食过早，甘肥、生冷食物吃得太多，会损伤脾胃之气，耗伤气血津液，就会出现消化功能紊乱，产生病理上的脾气虚损而发生疳积之证。

家长们都知道，喂孩子吃药是一件非常麻烦的事，如果用药不当，也会给孩子健康造成影响。艾灸疗法是一种自然疗法，可以健脾消食除积，不但可以免去孩子吃药的痛苦，同时也避免了药物对孩子的不良影响。

家长们可以将艾条点燃后，在脾俞、足三里、中脘、天枢、四缝这几个穴位处施温和灸，如果孩子腹部胀痛，加公孙穴，小儿虫积者，加百虫窝。脾俞、中脘、足三里这三个穴位可以健脾和胃、消食化积，天枢穴具有行气导滞的作用，四缝穴可以健脾消疳，公孙穴能健脾行气，百虫窝可消虫除积。每日施灸2次，每次每个穴位灸15～20分钟。

此外，父母平时可以给孩子进行按摩和捏脊，来强健孩子的脾胃。足三里位于两小腿外侧，膝眼下三横指胫骨外，是全身性强壮穴。父母每日给孩子按摩足三里穴10～15分钟，可使孩子的消化系统功能旺盛，消化吸收率增加，使面黄肌瘦状况得到好转。中脘位于脐上四寸，属于任脉穴，经常按摩能行气活血、清热化滞、健脾和胃，对于孩子食积疳积、腹痛胀满等症状有较好的作用。父母也可以站在孩子的右侧，让孩子俯卧，用双手捏起脊柱两旁的皮肤，从尾骶部逐渐向上移动，直捏到颈部，反复十多回，每日2次，这有健脾助消化的作用，可以改善孩子的食欲，减少感冒，增强体质。

小儿疝气是大事，可用按摩加艾灸来治

疝气是指人体组织或器官一部分离开了原来的部位，通过人体间隙、缺损或薄弱部位进入另一部位。最常见的症状就是在大腿根或者肚脐鼓出来一个包，躺着或者用手揉揉可以回去。一般发生在咳嗽、喷嚏、排便等腹压增高的时候，发育不良的婴幼儿和体弱多病的老年人多见。

小儿疝气，包括腹股沟疝和脐疝两类。小儿在胚胎时期，腹股沟处的腹膜鞘状突可以帮助睾丸降入阴囊或有助于子宫圆韧带的固定，有些小孩出生后，腹膜鞘状突闭合不完全，婴幼儿啼哭、咳嗽、便秘等原因使腹压过大，导致腹腔内的小肠、卵巢、输卵管等进入此鞘状突而形成腹股沟疝。小儿脐疝的形成多因脐带脱落后，脐部闭锁薄弱，加之腹压过大而成。中医认为小儿疝气是气血下陷或寒凝肝脉所致。

很多家长对孩子疝气并不放在心上，认为疝气“进进出出”，对身体没什么影响。其实这种想法是不正确的，虽然在大多数情况下，疝气可以自行进出，但是偶尔也会发生嵌顿、上不去的情况，这就麻烦了，如果不能及时恢复，会影响消化系统，造成吸收功能差、体质下降等症状。由于腹股沟部与泌尿生殖系统相邻，疝气的挤压可能会影响小儿的生殖系统的正常发育；疝囊内的肠管或大网膜容易因受到挤压或碰撞而肿胀发炎，时间一长会造成疝内肠段的缺血性坏死，甚至肠穿孔而危及生命。

由此可见，小儿疝气可不是小问题，要引起家长们的注意。艾灸疗法具有益气升陷、疏肝理气的作用，

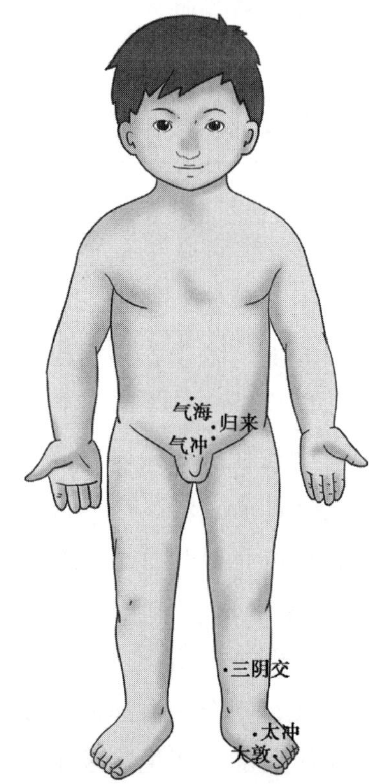

治疗小儿疝气常取穴位

是治疗小儿疝气的理想选择，可避免小儿手术的风险和痛苦。其具体操作是：将小儿固定在床上，使其双下肢向外伸展，将老姜切成薄片，放在患侧的腹股沟内上方，取蚕豆大的艾炷，放在姜片上点燃施灸，直至艾炷熄灭。此法灸后施灸部位的皮肤会出现潮红或水疱，只需要局部清洁，一般不用做其他处理。此外还可以取小儿的归来、三阴交、太冲、大敦这四个穴位，小儿疝气且中气不足者，加气海穴，将小儿固定好后，先在施灸穴位上涂上陈醋，再放上切好的姜片，将艾炷放在姜片上点燃施灸。每个穴位每次灸5～10壮，每日施灸1次，可以起到温经散寒、补气升陷、升提纳疝的作用。还有一种方法，就是取小儿患部对侧的三阴交穴和患侧的归来穴，用麦粒大小的艾炷灸治，每个穴位每次灸5～7壮，每日只灸这两个穴位中的一个，隔3日再灸另外一个穴位。

此外，家长也可以在平时按揉宝宝的气冲穴和大敦穴来治疗小儿疝气。大敦穴是治疗疝气的特效穴，配合太冲、气海、地机这三个穴位一起按摩，疗效更好。气冲穴的气强劲有力，循胃经通道运行较远，犹如长街一样，此穴位外传之气也坚实饱满。长期按压此穴，对小儿腹痛、疝气等症有很好的治疗作用。

治疗小儿鹅口疮，艾灸疗法是良方

口疮谁都会得，但孩子的口疮和大人的不太一样。对于小孩子来说，口疮是婴儿时期常见的口腔疾患，以口颊、舌边、上腭、齿龈等处发生溃疡为特征。如果发于嘴唇两侧，称为鹅口疮，它是由白色念珠菌引起的口腔黏膜的炎性病变。鹅口疮多发生于新生儿，尤其以早产儿和体弱多病的婴儿多见。

白色念珠菌多寄生在健康人皮肤上、肠道和阴道，有时也可在口腔中找到。婴幼儿感染白色念珠菌多由于患儿母亲乳头不洁或在喂奶时通过手指传播所致，也可能是婴儿在出生时经产道感染所致。腹泻，使用广谱抗生素、肾上腺皮质激素的患儿也可感染白色念珠菌。

鹅口疮的发病原因和治疗方法与口疮基本相同，其病变特点是在口腔黏膜处出现白屑或雪白色凸起，迅速蔓延至牙龈、口唇甚至咽、喉、食道、鼻道等处，白屑周围有红晕甚至出血，严重者可导致吮乳困难和呼吸不利。营养不良及口腔不洁是其最主要的诱发因素。中医则认为本病是先天胎毒蓄积心脾所致。《诸病源候论》卷五十："小儿口里所起白屑，乃至舌上成疮，如鹅口里，世谓之鹅口。"祖国医学认为，脾开窍于口，若脾经郁热，则循经上行，熏于口舌而形成鹅口疮。

鹅口疮的症状有虚实之分。属于实证者，大多数是由于外感风热或胎中有热，以致心脾积热上攻到口腔，引起口疮的发生。得病的孩子嘴唇、脸颊、上颚黏膜、齿龈、舌面等处有溃疡，溃疡周围鲜红、肿痛，口臭、流口水，还可能伴有发热、口渴、小便黄、大便干、舌红苔黄、指纹深紫等。属于虚证者，一般是由于孩子先天发育不良、身体虚弱，或久患热病，或久泻不止，身体内部阴液亏耗，以致阴液不能制约火气，虚火上升，而引起口疮。这时得病的孩子嘴唇、脸颊、上颚黏膜、齿龈、舌面等处有溃疡，溃疡面较小，溃疡周围淡红或淡白，疼痛一般较轻，多会伴有口干口渴、舌质淡红、苔少等症状。

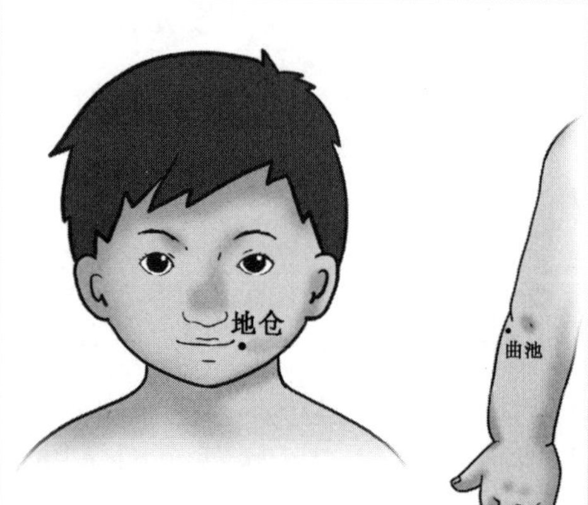

地仓穴曲池穴

用艾灸疗法治疗小儿鹅口疮时，可采用清心健脾的治疗方法。足三里可以调理脾胃，清泄心脾之火；合谷穴具有疏调阳明经气，祛风散邪的作用；地仓可用于调节局部经气；三阴交则是足三阴之会，可以滋阴清热。如果患儿有发热的症状，则在以上四穴的基础上加曲池，以清泄阳明之热。家长将艾条点燃后，在距离患儿皮肤2～3厘米处施温和灸，每次每个穴位灸5～10分钟。

如果孩子口疮暂时消失，家长也要坚持使用艾灸疗法一段时间巩固疗效。此外，如果孩子经常长口疮，便不要给孩子吃过热、过硬及刺激性的食物。注意保持孩子口腔清洁，饭后要漱口，防止口腔黏膜破损。餐具应该经常煮沸消毒，避免感染。注意调节孩子的饮食营养。还在哺乳的妈妈平时不宜食过于辛辣刺激食物，以免通过乳汁把热邪传给孩子。

温经活血治妇科病，艾灸为女性除烦

艾灸温热止痛，轻松消除经期疼痛

月经期间发生剧烈的肚子痛，月经过后自然消失的现象，叫做痛经。多数痛经出现在月经时，部分人发生在月经前几天，月经来潮后腹痛加重，月经后一切正常。痛经可以说是女性的一大困扰，很多女性都存在痛经问题，其中有一半的人找不到病因，从而无法得到根治。

痛经可分为原发性痛经和继发性痛经两种。原发性痛经是指从有月经开始就发生的腹痛，继发性痛经则是指行经数年或十几年才出现的经期腹痛，两种痛经的原因不同。原发性痛经的原因为子宫口狭小、子宫发育不良或经血中带有大片的子宫内膜。继发性痛经的原因，多数是疾病造成的，其病机有气滞血瘀、寒湿凝滞、气血虚弱、肝肾亏损等。

在现实生活中，很多女性对痛经具有恐惧感，只要痛经一出现就立即服用止痛药，其实这并不是解决问题的根本方法。虽然止痛药可以暂时缓解疼痛，但造成痛经的根源并没有解除，甚至还会导致神经系统功能紊乱、记忆力降低、失眠等不良后果。

痛经可以通过按摩经络来解决。中医认为，虽然痛经产生的原因有很多种，但最终无外乎冲、任二脉气血不通畅，使血在子宫中瘀滞所造成的。俗话说“痛则不通，通则不痛”，要想使痛经远离，就得把瘀滞在子宫里的经血化解开，使身体内的气血通畅起来，也就是中医常说的“活血化瘀”。在每次月经来潮前3～5日按摩关元、三阴交、中封三个穴位，每次以按摩部位有热感为度，如果条件允许，也可以用艾草灸一下，效果会更好。

我们知道，关元是任脉上的大穴，同时也是治疗妇科疾病的要穴，《针灸大成》这样记载它的主治范围：“妇人带下，月经不能，绝嗣不生，胞门闭塞，胎漏下血，产后恶露不止。”它是任脉气血运行的关卡，只要把它打通

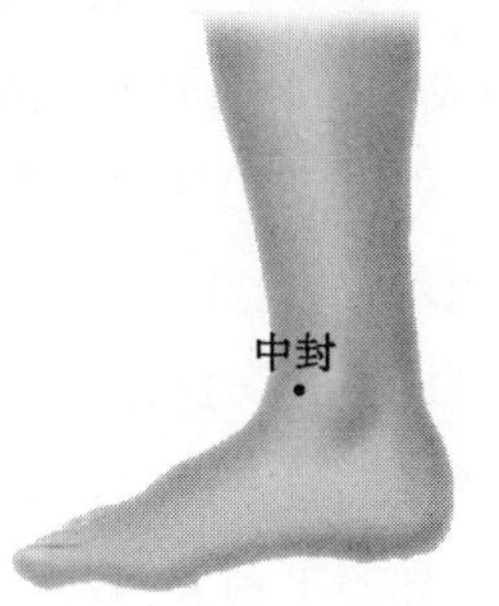

中封穴

了，痛经也就解决了。三阴交也是妇科要穴，具有调经活血的功效。另外，痛经的发生与肝关系密切，肝为“将军之官”，主藏血，是血的仓库，肝气郁滞则血行不畅，中封是肝经的经穴，具有疏肝理气的作用，治疗痛经也有很好的效果。

此外，还可以用发疱灸来治疗女性痛经。附片放置在中极穴上，再将底部直径约1厘米的艾炷放置在附片中心点燃施灸。艾炷燃尽后及时更换艾炷进行灸治。如果热度使患者难以忍受时，可以将附片提起数秒后再放下继续施灸，直至灸处皮肤红晕直径达5厘米以上、红晕中间微微泛白透明时停止施灸，将灸处用消毒敷料覆盖，外面再用胶布固定。数小时后灸处就会起水疱，无需特殊处理，令自行其吸收即可。此法在经前10日施用为宜，对虚证、寒性痛经疗效较好。

其实，要想打通经脉治疗痛经，除了按摩和用艾灸穴位之外，还有一个小方法，就是用生姜水疱脚：每次取生姜300克，切成片，下锅加半盆清水后大火煮沸，用小火再煮10分钟，煮成浓浓的生姜水，倒入洗脚盆内泡脚。用这种方法很快就可以见效。这是因为脚上有众多的人体关键穴位，而且足厥阴肝经与足太阳脾经都源于脚上，这两条经脉都与血有关，前者主藏血，后者主统血，当女性处于经期，而它们又运行不畅、产生瘀堵时，就会出现剧烈腹痛，即为痛经的症状。因此，只要让这两条经脉畅通了，治愈痛经也就容易了。

艾灸补气行血，调理肾脏治闭经

月经是女人的一种正常生理现象，如果女子年龄超过18岁仍无月经来潮（暗经除外），或已形成月经周期而又中断达3个月以上者（妊娠及哺乳期除外），即是闭经，其发病多与内分泌、精神因素等有关。临床表现为形体瘦弱，面色苍白，头昏目眩，精神疲倦，腹部硬满胀痛，大便干燥，忧郁恼怒等。

中医学将闭经称为经闭，其形成的原因有很多种，如先天不足、体弱多病，或多产房劳、肾气不足、精亏血少，大病、久病、产后失血，或脾虚生化不足、冲任血少、情志失调、精神过度紧张、或受刺激、气血瘀滞不行，肥胖之人多痰多湿、痰湿阻滞冲任等。现代女性由于生活、工作压力过大，以及创伤、手术等，也可引起闭经。

中医认为闭经产生的根源无外乎“肝肾不足、气血亏虚、阴虚血燥、血海空虚，或因痨虫侵及胞宫，或气滞血瘀、痰湿阻滞冲任”。对于不同病因导致的闭经，应采用不同的诊治手法。

以由肝气郁结致使气滞血瘀而形成的闭经为例，治疗时应以疏肝理气、活血通滞为主，取穴中极、气海、膻中、合谷、血海、三阴交、太冲、行间，进行诊治。其中，中极、合谷、血海、三阴交、行间诸穴可以退烦热、舒郁结、祛瘀生新；而气海、膻中二穴则可以补气行血。

找到这些穴位之后，我们就可以进行自我调理了，建议采用艾灸法或者点按法，点按法每次点按一分钟。另外，对位于腹部的三个任脉穴位——中极、气海、膻中，也可以采用摩法来刺激，只要找到三个穴位的大致位置，以顺时针方向按摩5分钟，腹部有热感即可。

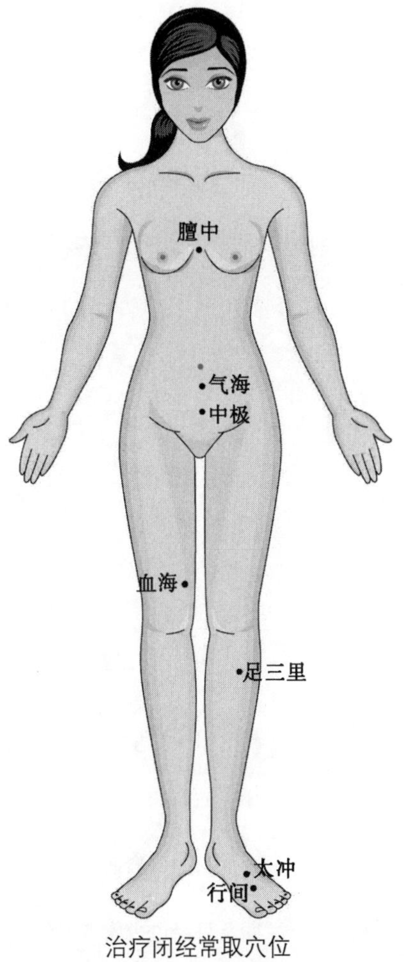

治疗闭经常取穴位

口服避孕药也可以导致闭经，相对来说，这种原因导致的闭经在现代社会可能更为普遍，因为目前人们已经广泛地接受了这种不健康的避孕方式。口服避孕药造成的闭经大多没有明显的疼痛，或者疼痛非常轻微。《素问·上古天真论》有云："女子七岁，肾气盛；二七而天癸至，任脉通，太冲脉盛，月事以时下，故有子。"这表明女人的月经与肾的关系密切，但长期服用避孕药会抑制自身内分泌功能，扰乱生理周期，从而对肾造成极大的伤害。

因口服避孕药导致的闭经，应采用补肾之法来进行治疗。三阴交可疏调肝肾脾经之气，合谷可理气通经，膈俞可以补益气血，脾俞、胃俞能健补脾胃以资气血生化之源，肝俞、肾俞、太溪可养肝肾，调和冲任。施灸方法是：将艾条点燃后，在距离穴位皮肤2～3厘米处施灸，每次每个穴位灸20～30分钟，每日施灸2次。

女性想要经血通畅，就应该养成良好的生活习惯，注意劳逸结合并保持乐观和积极向上的心态。只有好好爱自己，才能保持年轻健康的状态。

对号入座，治疗经行后期及月经过少

女性正常月经大体28～30日来潮1次，行经3～7日，经量约20～100毫升，色暗红而不凝结、不稀不稠、无臭味。如月经延后7日以上，甚至40～50日行经1次，连续两个月以上者，称为经行后期；行经期少于3日，经量少于正常量一半以下者，为月经过少。

中医认为，“经水过期血少也”。女性以血为本，血充气顺，则月经通调。而维持气血调和又与心、脾、肝、肾及冲、任二脉关系极为密切。凡情志不畅、久病体虚、经产期感受风寒暑湿等外邪、房事不节、产育过多等，均可使脏腑功能失调和冲、任二脉损伤，引起气血失和，导致月经不调。月经后期常分为肾虚型、血虚型和气郁型三种证型。使用艾灸疗法治疗时，也要辨证施治。

肾虚型

肾虚型月经后期的主要症状是经期后延，经量少而质薄、经色黑或黯淡、腰骶酸痛、夜尿多、带下量多、质稀色淡，或头晕耳鸣、舌质淡、苔薄白、脉沉迟。采用艾灸疗进行治疗，能起到温经散寒，调补元气的作用。

（1）温针灸：以毫针刺气海、三阴交、血海穴，行补法，天枢、归来穴可用毫针与气海同行补法，然后在各个穴位施针灸的针柄上放置艾条寸许点燃，关元穴的灸法同上。先灸治腹部穴位，腹部灸毕，令患者俯卧，用前面的方法在命门穴施灸。

（2）艾炷隔姜灸：将鲜姜切成2毫米左右的薄片，敷在气海、三阴交、血海这三个穴位上，取黄豆大的艾炷放置姜片上点燃施灸。每个穴位可灸2～3壮。

（3）艾条悬灸：将艾条点燃后，在

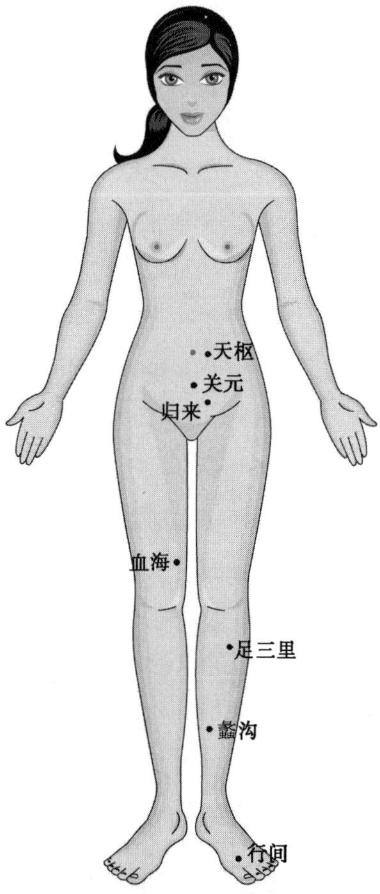

治疗经行后期及月经过少常取穴位

距离皮肤2厘米处施灸，依次灸治气海、三阴交、血海这三个穴位，以局部皮肤红润为度。

血虚型

月经延后，量少、色淡、质稀，平时带下少，面色萎黄或苍白无华，头晕眼花、腰酸、心悸失眠，甚则小腹隐痛，绵绵不止而喜按揉，唇舌淡、苔薄白、脉细弱，为血虚型月经后期的症状用艾灸疗法治疗本证，以补脾养血为主。

（1）温针灸：血海、足三里、三阴交三穴均用2寸毫针补法后，在针柄上放置寸许艾条，点燃后施灸，气海穴灸法同前。

（2）艾炷灸：取血海、足三里、气海穴，将麦粒大的艾炷放置在上述穴位上，点燃施灸。每穴灸5～7壮。

（3）艾条悬灸：将艾条点燃后，在距离皮肤2厘米处施灸，依次灸治气海、血海、三阴交、脾俞、足三里、膈俞等穴，以耐受和局部皮肤红润为度。

气郁型

月经延后，经量偏少，色正常或暗红有块，排出不畅，精神郁闷，或少腹胀痛，或乳胀胁痛，舌质或见稍暗，舌苔或见薄黄，脉弦或涩，以上为气郁型月经后期的主要症状。采用艾灸疗法进行治疗，可以起到疏肝理气、和血调经的作用。

（1）温针灸：用毫针在三阴交行泻法后，切半寸艾条置于针柄上，急吹其火，令其速燃，待针稍凉后，即可将针取出。蠡沟、行间两穴的灸法同三阴交。

（2）艾条悬灸：取三阴交、蠡沟、行间三穴，将艾条点燃后，在距离穴位2厘米处施灸，每穴灸治10～15分钟。每日灸治1～2次。

（3）艾条雀啄灸：将艾条点燃，在三阴交、蠡沟和行间这三个穴位上行雀啄灸法，每穴灸治10分钟左右即可，注意不要烫伤皮肤。

艾灸补元止出血，治疗月经过多、经行先期

月经过多是指月经量较以往明显增多，每次经量超过80毫升，周期基本正常。常伴经行先期。月经提前7日以上到来，甚至15～20日来潮一次，连续两个周期以上者，称为经行先期。多因血热所致，气虚不摄亦是本病发病原因之一。

中医认为，血水同性，得热则沸腾溢流，故妇人经行先期者，多因血热所致，又有虚、实之别。《傅青主女科》云：“先期者火气之冲，多寡者水气之验。故先期而来多者，火热而水有奈也，先期而来少者，火热而水不足也。”阳盛血热者多因素体阳亢，或过食辛辣动火之品，热邪伏于阴血，热迫血行，故经行先期而至且经量较多。

采用艾灸疗法治疗本证，可起到清热凉血的作用。艾炷隔姜灸就是很好的治疗方法，具体做法是：将鲜姜切成0.3～0.5厘米厚的姜片，放置在关元、血海、三阴交穴上，再把绿豆大的艾炷放在姜片上点燃施灸。虚热者加灸复溜、太溪、然谷三个穴位；实热者加灸行间、太冲两穴以泄肝经之火。

此外，血虚也可导致经行先期。气为血之帅，血为气之府，气行则血行，气止则血止，血的行止，必赖气之统摄。妇人若饮食不节，或思虑过度，或劳倦失宜、损伤脾气、中焦之气匮乏、统摄无权、血失气纳，月水亦可先期而至。灸法治疗此证，可起到益气摄血、调理冲任的作用。

（1）艾条悬灸：取气海、关元、足三里和脾俞穴，将艾条点燃后在距离皮肤2厘米处施灸，每穴灸治15分钟。

（2）艾炷灸：取气海、关元、足三里、脾俞穴，以黄豆大小的艾炷点燃后施灸，每穴灸5～10壮，脾俞可灸10～15壮，以局部皮肤潮红为度，于两次月经中间开始施灸，每日1次。

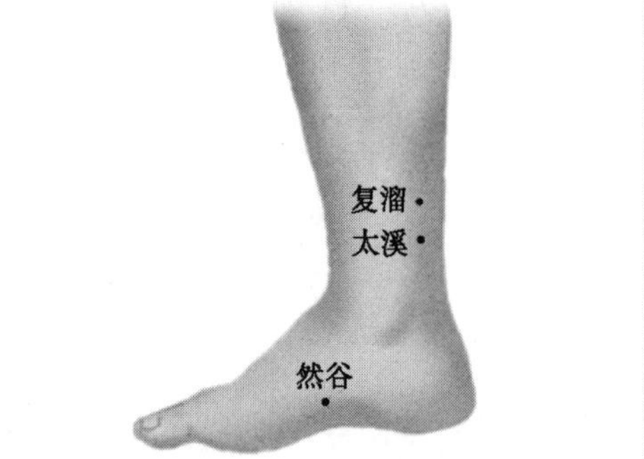

复溜、太溪、然谷穴

（3）艾炷隔附子饼灸：将适量炙附子烘于研末备用。施灸时取药末10克，加酒调和制成1元硬币大的药饼2个，分别置于下腹部穴位上，上置枣核大艾炷施灸。待局部灼热时即去旧换新炷继续施灸。每穴每次灸治5～7壮，每日或隔日1次，10次为一疗程。

（4）调经饼天灸：取白芥子60克、香附30克、红花10克、胡椒10克，共研细末贮瓶备用。施灸时，取药末15克，用生姜汁适量调和成膏，随症敷于气海穴和关元穴上，外盖纱布，用胶布固定。每日换药1次，5次为一疗程。局部起疱者，按常规处理。此法一般在经期敷贴，宜连敷3～4个经期。

上述治疗方法以在经后中期治疗为最佳。若在即将行经前夕治疗，必须坚持数日，一直到经期结束后至正常行经日为好，同时在下次月经周期前半月即要恢复治疗。如经2～3个经期治疗仍无效者，请去做妇科检查，查明病因。

调脏腑以止崩漏，艾灸疗法有绝招

对于女人来说，痛经、闭经让人很烦恼，而崩漏其实更糟糕。崩漏是月经的期与量严重紊乱的类月经病，是指经血非周期性崩下不止或淋漓漏下不尽，前者为“崩”，后者为“漏”。崩漏的出血状况虽然不同，但其发病机理是一致的，而且在疾病发展过程中相互转化，如血崩日久，气血耗伤，可变成漏，久漏不止，病势日进，也能成崩，所以临床上常以崩漏并称。正如宋代医学家严用和在《济生方》书说：“崩漏之病本乎一症，轻者谓之漏下，甚者谓之崩中。”

崩漏多数由于血热或血瘀，也有由于肝肾虚热或心脾气虚，或肾阳虚引起的。实热型崩漏的主要症状是出血量多，或淋漓日久不止，色深红，烦热，口干，失眠少寐，伴胸胁胀，大便秘结；虚热型崩漏多见出血持续时间长，色鲜红，量时多时少，午后低热，颜面潮红、晕眩耳鸣，有时心悸、口燥唇红；气虚型崩漏的症状多见出血量时多时少，色淡红，面色萎黄，头晕、心悸、肢重倦怠，食欲不振等；出血淋漓或大下，血色清稀，腹部隐痛，喜热喜按，腰酸腿软，四肢欠温，面浮肢肿，大便溏薄，面色苍白或晦暗多见于阳虚型崩漏者；出血紫暗有小块，下腹刺痛拒按（按之有包块），血块排出后腹痛暂时缓解，但仍胀痛，舌边有紫斑点，唇色暗红为血瘀型崩漏的主要症状。

灸法治疗本病，以调理肝脾、摄血培元，或疏理肝气、清热化瘀而取任脉、足太阴经穴为主。

采用艾炷直接灸的方法治疗崩漏时，具体操作方法如下：用麦粒大的艾炷直接灸隐白、百会、气海穴各10～20壮，肝俞、脾俞、肾俞穴各10壮，三阴交、地机、血海穴各5壮，可对崩漏有较好的疗效。崩漏属寒者，除艾炷重灸上述诸穴外，在命门、中极穴用麦粒大小艾炷各灸20壮；属热者，加大敦、太冲穴各5壮，急吹其火，使艾炷快速烧尽，取其散热泻火之效；属瘀者，在气海、冲门穴各3壮，支沟5～7壮。

用艾条悬灸隐白、气海、关元、中极四穴，也可对崩漏起到治疗作用。重症可用瘢痕灸法，施灸后，灸疮外敷京万红药膏保护至结痂成瘢。

此外还可以用艾炷隔物灸的灸法，具体方法是：将鲜姜切成0.3～0.5厘米的姜片，放置在隐白、气海、关元、中极四穴上，再把蚕豆大的艾炷放置在姜片

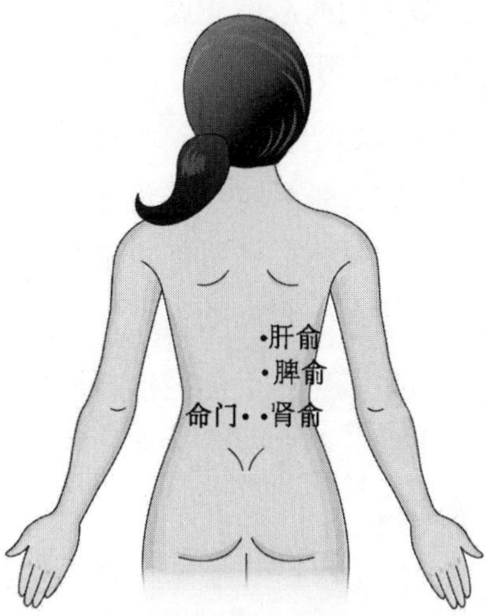

治疗崩漏常取穴位

上，因鲜姜上艾炷热力蒸透，水气每至穴位皮肤起水疱，用三棱针在水疱底部刺破放出水后，再外敷消炎膏，促进吸收，以防感染。

用通草麻油点燃滴灸来治疗崩漏，用后即刻使崩漏止住，有立竿见影的效果。具体操作方法是：用中草药通草几根，饱蘸麻油点燃，将滴下的热油对准隐白穴，可连续滴5滴左右，热油灼皮必起灸疮，应局部保护防止感染。

艾灸疗法是产后调养的首选方法

生产对女人而言是一个阶段性的改变，除了坐月子外，产后调养也是一门学问。

产妇分娩后突然头晕眼花，不能坐起或心胸满闷、恶心呕吐、痰涌气急、心烦不安，甚至不省人事，称为产后血晕。许多产妇向来体质虚弱，再加上生产时间过长，失血过多，或产时受寒血瘀，容易引起产后血晕。产后阴道出血量多，突然头晕目眩、面色苍白、四肢厥冷、汗出淋漓，渐至昏迷不省人事等症状多见于血虚气脱型血晕；血瘀气逆型产后血晕多见产后阴道出血量少、小腹疼痛拒按、恶心呕吐，面、唇、舌色紫暗等症状。

用灸法治疗产后血晕，宜采用益气固脱、活血祛瘀的灸法。艾条灸简便易行，其具体灸法如下：取百会、神阙、中极、关元、隐白、足三里六个穴位，将艾条点燃后，在距离皮肤2厘米处施灸，以皮肤感到温热为度，连续灸至苏醒为止。也可以采用艾炷直接灸，方法是：取百会、神阙、关元、三阴交四穴，将黄豆大小的艾炷放置在上述穴位上，点燃直接施灸，每穴连续灸10～20壮，直至苏醒为止。隔物灸也是治疗产后血晕的良方，将盐敷于神阙穴，取蚕豆大小的艾炷置于盐上，点燃艾炷施灸，可连续灸10壮，直至苏醒为止。

产后小腹部疼痛，是指产后子宫收缩时引起的收缩痛，又称“产后痛”，这种

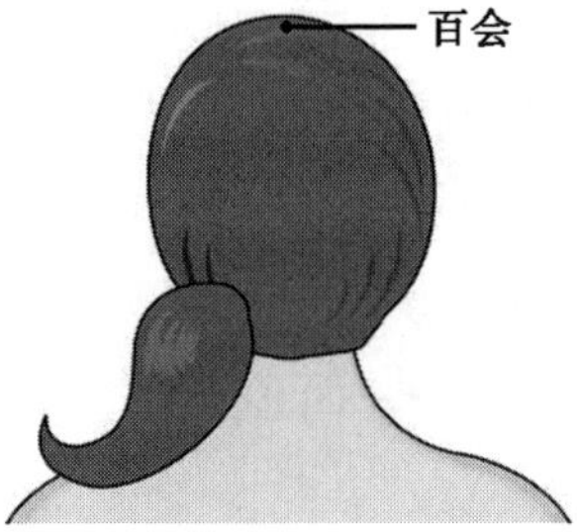

百会穴

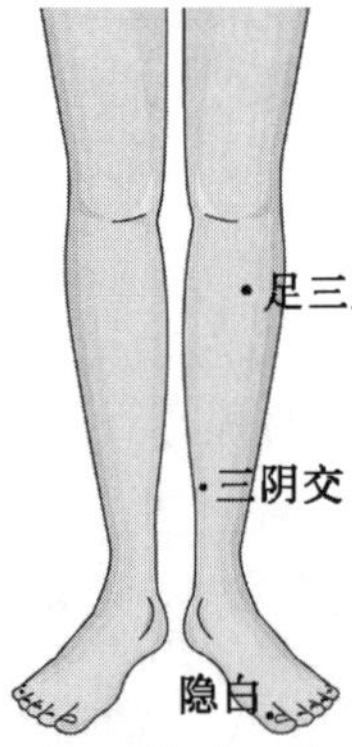

足三里、三阴交、隐白穴

疼痛一般来说是属于生理性的，以新产妇多见。轻者不需治疗，腹痛可逐渐消失。妊娠期子宫高度扩张，产后恢复至原来状态时产生的子宫疼痛，一般不需要特殊治疗，多数在产后3～5日，或1周左右即可逐渐消失。初产妇因子宫纤维较为紧密，子宫易复原，疼痛不明显。经产妇由于子宫肌纤维多次牵拉，复原较难，疼痛时间相对延长。产后腹痛包括腹痛和小腹痛，以小腹部疼痛最为常见，大多由于血瘀、气血虚或感受风寒所致。

灸法治疗产后腹痛，以温通经脉，或行气化瘀为主，多取任脉、足阳明、足太阴经穴为主。《神灸经纶》中说：脐下冷痛灸气海、膀胱俞、曲泉；《世医得效方》中有脐下绞痛灸关元和膏肓二穴的记载。施灸时，多采用隔附子饼灸法，具体操作如下：取气海、关元、神阙、足三里穴，将附子饼放置在上述穴位上，把枣核大的艾炷放在附子饼上点燃施灸，直至身体变温暖为止，每个穴位各灸7壮。

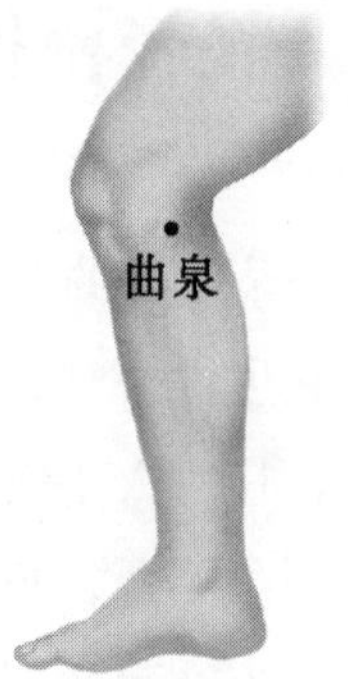

曲泉

艾灸祛湿邪，治疗带下病有良效

白带是妇女阴道里流出来的一种白色液体，有时透明，有时黏稠，无异味。它是由前庭大腺、子宫颈腺体、子宫内膜的分泌物和阴道黏膜的渗出液、脱落的阴道上皮细胞混合而成。中医认为："带下，女子生而即有，津津常润，本非病也。"白带中含有乳酸杆菌、溶菌酶和抗体，故有抑制细菌生长的作用。性行为过程中，白带会增多，对阴道有润滑作用，便于进行性生活。一般月经中期白带增多，稀薄透明；排卵后白带又变黏稠，混浊而量少；经前及孕期白带均有所增多。

带下病是指白带的期、量、色、质、气味发生异常，并伴有以局部或全身症状为特征的疾病，多见阴道分泌物明显增多，绵绵如带，颜色、性状、气味异常，有白带、黄带、赤白带多种，或黏稠如脓，或稀薄如水，或异臭，伴有腰酸、腹痛及外阴瘙痒等。现代医学又称之为"白带异常"。带下病的病因极为复杂，但以湿病为主，且湿的轻重多少，直接关系到病情的严重程度，湿重则带多，湿轻则带少。

该病的发生多由饮食、劳倦、外感湿毒、脏腑功能失常引起或由肾虚房劳所致；也可因下阴直接感染湿毒虫邪，使任脉不固，发为带下病。带下病有虚实之分。一般带下量多、色白，质清无臭者，属虚；带下量多，色、质异常有臭者，属实。该病的治疗以祛湿为主：脾虚者，健脾益气，升阳除湿；肾虚者，补肾固涩，佐以健脾除湿；湿热者，清热利湿；湿毒者，清热解毒利湿；感虫阴痒蚀烂者，必须配合阴道冲洗和纳药等外治法。

艾灸治疗女性带下病，主要是益气健脾、除湿止带，所取主穴为脾俞、肾俞、次髎、气海、关元、带脉、足三里、三阴交、地机这几个穴位，肾阴虚者加中极、太溪二穴。

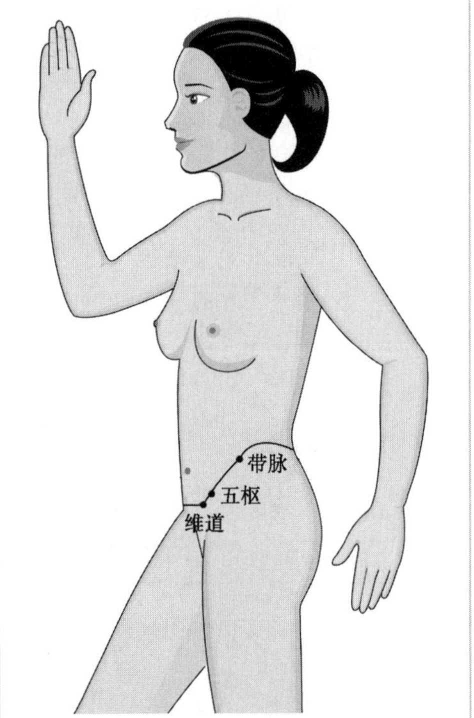

带脉、五枢、维道穴

具体的灸治方法有多种，可以用艾炷直接灸，每次选3～5个穴位，将麦粒大的艾炷放置在穴位上，点燃施灸，每个穴位各灸3～5壮，每日灸治1次，10次为一个疗程。中药附子具有祛湿邪的作用，采用艾炷隔附子饼灸治疗带下病，疗效甚佳，具体操做方法是：将附子饼放置在气海穴上，再在其上面放黄豆大的艾炷，点燃施灸，每次灸10～20壮，每日灸治1次，10次为一个疗程。

如果时间充裕的话，也可以将适量艾叶和食盐用少许醋炒热后装入布袋，趁热熨灸脐腹部，每日熨灸1次，也可起到祛湿止带的作用。黄柏具有清热燥湿的作用，细辛可祛风散寒，艾炷隔黄柏细辛饼灸，也是一个治疗女性带下病的不错的方法，具体操作方法是：将黄柏细辛饼放在中极、带脉、阴陵泉、三阴交和行间穴上，再在其上放置黄豆大的艾炷点燃施灸，每穴灸5～7壮，每日灸治1次，7次为一个疗程。

行气活血，轻轻松松灸除盆腔炎

盆腔就像一朵娇艳的花，点缀着女性的身体。但它生性娇气，稍不注意，就会感染炎症，让女人小腹隐痛、白带和月经异常、不孕不育，甚至引起致命的宫外孕。当今生活节奏加快，有些问题往往被忽略，女人要懂得爱护自己的身体。

盆腔炎是指妇女盆腔内器官（子宫、卵巢、输卵管、宫旁结缔组织及盆腹膜）的炎症，由多种化脓菌感染所致，多发生于30～40岁，可局限于某部位，也可涉及整个内生殖系统。女性生殖系统有自然的防御功能，在正常情况下，能抵御细菌的入侵，中医认为是女性体质虚弱，或经期、产后胞脉空虚，邪毒乘虚侵袭，湿浊热毒蕴结于胞宫脉络，导致气血运行不畅，进而损伤冲任而发病。

引起盆腔炎的主要病因有以下几种：分娩后产妇体质虚弱，或分娩造成产道损伤，产后过早有性生活，容易引起感染；自然流产、药物流产过程中阴道流血时间过长，引发感染；人流手术前有性生活、手术消毒不严格或术前适应证选择不当，生殖道原有慢性炎症经手术干扰而引起急性发作并扩散；不注意经期卫生，使用不洁的卫生巾和护垫，经期盆浴、经期性交等也可使病原体侵入而引起炎症；女性患阑尾炎、腹膜炎时，炎症可以通过直接蔓延，引起盆腔炎症；患慢性宫颈炎时，炎症也可通过淋巴循环，引起盆腔结缔组织炎。

盆腔炎可以分为急性期和慢性盆腔炎两类。急性期可见发热、头痛，下腹痛拒按，甚至全腹剧痛，带下黄浊臭秽，尿黄赤。慢性盆腔炎往往是急性期治疗不彻底迁延而来，因其发病时间长，病情较顽固，外阴部的细菌可以逆行感染，通过子宫、输卵管而到达盆腔。慢性炎症形成的瘢痕粘连以及盆腔充血，可引起下腹部坠胀、疼痛及腰骶部酸痛，常在劳累、性交、月经前后加剧。

艾灸多适用于慢性盆腔炎。治则调理脾胃，活血化瘀，通调冲任带三脉。取大肠俞、次髎、神阙、气海、归来、中极这六个穴位，采用艾炷直接灸的方法，将麦粒大的艾炷直接放置在上述穴位上点燃施灸，每次灸3～5个穴位，每个穴位3～5壮，每日灸治1次，10次为一个疗程。艾炷隔姜灸对盆腔炎也有很好的疗效，把鲜姜切片贴在上述穴位上，再取黄豆大的艾炷放置在姜片上点

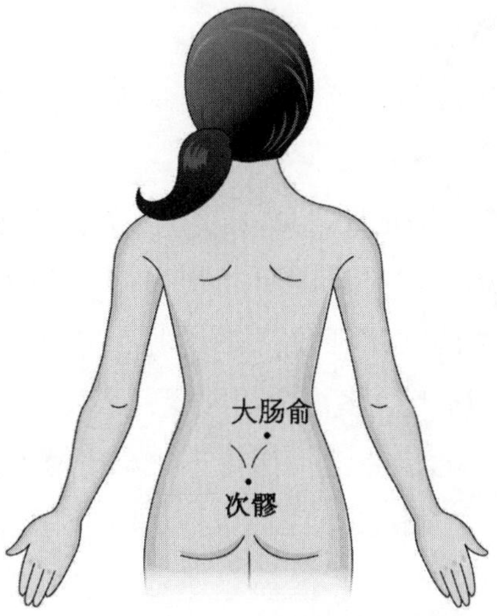

大肠俞、次髎穴

燃施灸，每次选3～5个穴位，每个穴位各灸3～5壮，每日灸治1次，10次为一个疗程。如果时间比较充裕，也可以采用复方大黄敷灸的方法：取大黄、黄柏、姜黄、苍术、红藤、枳壳、赤芍、三棱、莪术、白芷、厚朴、防风、红花、香附、没药、丹参、花粉、艾叶、泽兰叶、全当归、生川乌、生草乌、败酱草各10克，共研细末，加白酒适量用温水调成糊状，用纱布包裹，敷灸腹部病变部位，药包上面可用热水袋保持温度，每次灸治10分钟，每晚施灸1次。

补虚养精治男性病，艾灸为丈夫消虑

男人亚健康，及早治疗防阳痿

阳痿，中医又称“阴痿”“阳事不举”，是指男性生殖器痿软不举，不能勃起或勃起不坚，不能完成正常房事的一种病症。临床表现上，有男子未到性欲衰退期，阴茎不能充血勃起，或勃起不够坚硬，或不能保持足够的勃起时间，有些男子性欲衰退，甚至完全没有性欲、阴茎痿软等，上述情况经过反复多次出现而性交失败者，称为阳痿。

阳痿是最常见的男子性功能障碍性疾病。常见原因可套用古书《景岳全书》的《辨证论》来说明：“凡男子阳痿不起，多由命门火衰，精气虚冷，或以七情劳倦损伤生阳之气，多致此证”。阳痿的病因主要为房事不节、情志刺激、湿热浸渍、寒邪侵袭、瘀血阻滞、饮食不节、先天不足等。简单而言，阳痿的发生常受精神、环境、生理、药物等因素的影响。阳痿的发生大多与肝、肾、阳明三经有关，而且以肾阳虚命火不振、精气清冷者居多。在过去，医家多认为阳痿是由虚衰邪热引起的，因此大多从劳伤、肾虚立论治疗。

现代中医认为阳痿多数是由于神经系统功能失常引起的。通常，阳痿患者会有神经衰弱症状，如头昏脑涨、腰背酸痛、乏力或盗汗等。此外，神经系统器质性病变，如肿瘤、损伤、炎症等均可引起神经功能紊乱而影响性功能。内分泌系统的疾病，如双侧隐睾、睾丸发育不全和外生殖器本身的损伤或疾病，如尿道下裂、阴茎局部病变等都可引起性功能障碍。阴茎不举或举而不坚的心理障碍也会成为引起阳痿的主要因素，如不及时纠正，将使阳痿的程度越演越烈。

艾灸疗法治疗本病，以温补肾阳为

主。采用小茴香敷灸法时，取炮姜和小茴香各5克，放在一起研成细末，再加少许的食盐，用蜂蜜调成糊状，敷在神阙穴进行灸治，每5~7日灸治1次即可。当然，也可以采用艾炷隔盐灸的方法，用适量的细食盐填满神阙穴，再取半个枣核大的艾炷放在食盐上点燃施灸，每次灸5~30壮，每日或隔日灸1次，10次为一个疗程。在施灸时，也可在食盐上放置姜片或用艾条在食盐上进行熏灸，熏灸时每次灸10~30分钟。

此外，每天练练“兜肾功”，也可起到治疗阳痿的作用。兜肾功又名“铁裆功”，是古代养生家发明的健身功，其具体步骤是：两手搓热，一手兜睾丸，一手小指侧放在小腹毛际处，双手齐用力向上擦兜睾丸、阴茎等100次左右，然后换手，同样再擦兜100次左右，两手搓热，然后来回适当用力搓揉睾丸、阴茎100余次，最后两手掌挟持睾丸和阴茎用力向上、下各拉3~5次。

灸除早泄，让男人重拾尊严

早泄是夫妇生活的噩梦。早泄是射精过快或叫早发性射精，一般指男子在阴茎勃起之后，未进入阴道之前，或正当纳入、刚刚进入而尚未抽动时便已射精，阴茎也自然随之疲软并进入不应期的现象。对于男人来说，早泄是非常可怕的，不仅让自己无法享受“性”福，更重要的是会在女性面前丢失尊严。

随着现代生活节奏的加快和工作压力的增加，早泄患者人数日趋增多。导致早泄的原因主要可以分为心理和生理两种。明代医学家徐春甫认为，此症是由于纵欲过度，或因犯手淫，致损伤精气，命门大衰；或思虑忧郁，损伤心脾；或恐惧过度，损伤肾气所致。早泄患者主要有以下症状：由于惊恐伤肾引起的早泄，主要表现为心悸胆怯，性欲淡漠，恐惧不安，一交即泄；而阴虚上亢引起的早泄主要表现为阳事易举，早泄滑精，腰酸膝软，五心烦热，盗汗；肾虚肝郁型早泄的症状是精神抑郁，腰膝酸软，一交即泄，头晕目眩，口苦咽干。

中医学认为，早泄的原因虽然很多，不过最根本的原因还是虚损（肾、心、脾虚）和肝胆湿热。当然，如果是

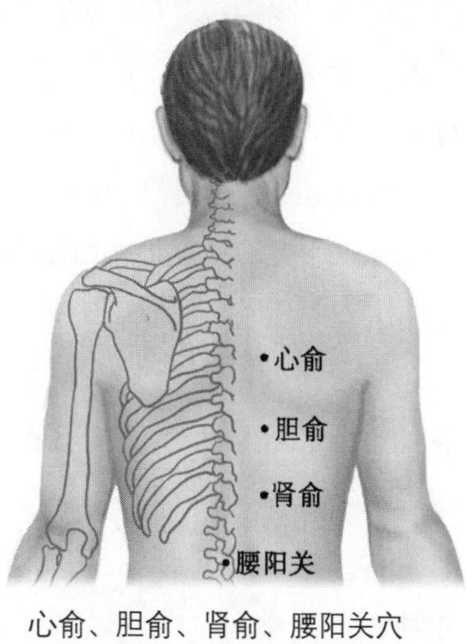

心俞、胆俞、肾俞、腰阳关穴

心理性早泄，则不在这个范围之内，因此中医提倡的艾灸疗法其实也是针对这些早泄的根本原因入手的。

采用艾灸疗法进行治疗时，主要取关元、三阴交、太溪、中极、曲骨这五个穴位，如果患者有腰膝酸软的症状，加腰阳关、肾俞二穴；夜尿多者，加中极和膀胱俞穴；潮热盗汗者配合谷、复溜穴；精神抑郁的患者，配内关、太冲；心虚胆怯者则需加心俞、胆俞、大陵、丘墟穴。

采用温和灸法时，每次选用5～6个穴位，每个穴位每次灸20分钟左右，隔日灸1次即可，10次为一个疗程。采用艾炷隔姜灸时，每次选用三至四个穴位，将鲜姜切成0.3～0.5厘米的薄片，覆盖在穴位上，再根据病人的症状选用大小不等的艾炷放在姜片上点燃施灸，每个穴位每次灸5～10壮，隔日灸1次，10次为一个疗程。隔姜灸多用于肾虚型早泄的患者。此外，患者还可以在家中用穴位按摩法进行治疗，具体方法是：点按两侧三阴交，轮流进行，点按时做收腹提肛动作。每日1～2次，每次30～40分钟。

另外，在日常生活中要积极参加体育锻炼，以提高身心素质；调整情绪，消除各种不良心理，性生活时要做到放松；切忌纵欲，勿疲劳后行房，勿勉强交媾；多食一些具有补肾固精作用的食物，如牡蛎、胡桃肉、芡实、栗子、甲鱼、文蛤、鸽蛋、猪腰等；但阴虚火亢型早泄患者，不宜食用过于辛热的食品，如羊肉、狗肉、麻雀、牛羊鞭等，以免加重病情。

艾灸补心养肾，灸除遗精难言之隐

肾藏精，宜封固不宜外泄。发育成熟的男子，未经过性交，每月偶有1～2次梦中醒来有精液自行外泄，且无任何不适者，属正常生理现象，若遗精频繁且此病程日久，肾阴亏耗，会导致元气大伤。遗精有生理性与病理性的不同，其中有梦而遗者名为“梦遗”，无梦而遗，甚至清醒时精液自行滑出者为“滑精”。中医认为，遗精是精关不固、肾亏或肾虚，虚火扰动而致。凡劳心太过、郁怒伤肝、恣情纵欲、嗜食醉酒，均可影响肾之封藏而遗精。

遗精的发生跟人的心神有关，人的心神白天比较理性，即使有欲望也不会发生什么事情，但是到了晚上，所谓日有所思、夜有所梦，晚上心神潜藏起来，人就有可能做春梦，导致遗精。另外，遗精发生的时间不同，代表的健康问题也不同。如果是晚上11点前遗精，是肾的收敛功能出了问题，病在肾；如果发生在夜里11点以后，阳气开始生发，这个时候如果出现遗精，就是生发失常，属于心的问题。所以，有遗精病症的男性要根据自己的实际情况，看看自己是肾出了问题，还是心出了问题，然后再决定是补肾还是养心。

艾灸疗法对增强体质、调整神经功能、治疗遗精有独特的功效，在治疗时，多以选取任、督脉和足太阴、厥阴经穴为主。采用艾炷隔姜灸的灸法时，取肾俞、次髎、大赫、关元这四个穴位，将鲜姜切片后覆盖在上述穴位上，

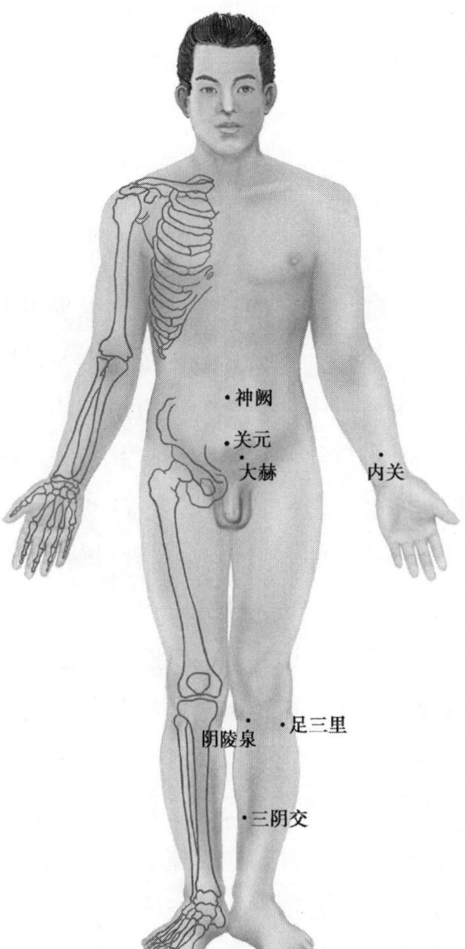

治疗遗精常取穴位

再把艾炷放置在姜片上点燃施灸。每个穴位每次各灸5～10壮，每日或隔日灸1次，10次为一个疗程。隔附子饼灸选用的是内关、阴陵泉、三阴交这三个穴位，将附子饼放置在以上三穴上后，再取艾炷放在附子饼上点燃施灸。每次每个穴位各灸2～3壮，每日灸治1次，10次为一个疗程。甘遂敷灸神阙穴也是治疗遗精有效方法，其具体做法是：取等量的甘遂和甘草，一起研成细末，每天晚上临睡前取1克左右的药末放在脐窝内，再敷上黑膏药进行敷灸，第二天清晨除去即可。男性朋友也可以采用艾条温和灸的方法预防遗精的发生，取关元、足三里、三阴交穴，将艾条点燃后在距离穴位皮肤2～3厘米处施灸。

众所周知，站桩是练习武术的基本功，可以锻炼腿部力量，但是站桩能治疗男性遗精，恐怕有些人就不知道了。下面就教给大家具体的练习方法：挺胸直腰，屈膝做1/4蹲（大腿与小腿之间的弯曲度为120～140度左右），头颈挺直，眼视前方，双臂向前平举，两膝在保持姿势不变的情况下，尽力向内侧夹，使腿部、下腹部、臀部保持高度紧张，持续半分钟后走动几步，让肌肉放松后再做。如此反复进行6次。每天早晚各做一回。随着腿力的增强，持续时间可逐渐延长，重复次数亦可逐渐增加。

以上各种方法治疗遗精不是几次就

能奏效的，只有树立恒心，坚持不懈，才能收到良好的效果。同时，还要注意培养广泛的兴趣爱好，多参加集体活动，制定合理的生活制度，养成良好的生活习惯，如戒除手淫、早睡早起、用热水洗脚、内裤要宽松、不要憋小便等。更重要的是，患者要消除心理障碍，采用清心寡欲的精神疗法，往往会达到不治而愈的效果。

慢性前列腺炎不用愁，艾灸帮你来解忧

在我们的印象中，中青年男士应该是孔武健壮的代名词，与前列腺疾病搭不上边，认为那是老年人的专利。实际情况却并非如此，近年来临床数据显示，前列腺炎的发病年龄正不断年轻化。调查显示，前列腺炎患者六成是白领。

久坐办公室的白领们，整日里西装革履，天天洗澡，讲究个人卫生，为什么前列腺疾病会特别青睐他们呢？这是由于白领男士必须久坐的工作生活模式造成的。中医认为“久坐伤身”，朝九晚五的白领一族，一天坐八个小时甚至更久是常事，久坐加上缺乏体育运动，使白领人士的气脉运行和血液流通受阻，就容易造成男性阴部充血，引发前列腺充血、肿胀、发炎。另外，社会竞争的日趋激烈使白领阶层工作压力越来越大，令他们过度紧张、精神疲劳，长期下去就会导致前列腺功能下降，性欲减退，造成男性功能障碍。

前列腺是男性特有的器官，也是男性最大的附属性腺，参与生殖代谢。然而，前列腺是个“多事”的地方。前列腺炎在中医学属于“白浊”、“精浊”等范畴，中医认为该病是由于“下焦湿热”、“气化失调”所引起。由于前列腺扼守着尿道上口，一旦发炎，首先排尿便会受到影响，从而导致尿频、尿急、尿痛、尿线细、尿等待、尿分叉、小腹胀等症状，给男性带来难以言状的痛苦。此外，前列腺炎还会导致性功能障碍，甚至可能成为癌症的帮凶。

不过，我们也不能把前列腺炎想象的那么可怕，只要不是细菌感染，稍微有点炎症并不严重，遵循有规律的性生活完全可以使其自然痊愈。其实，对于相对严重的前列腺炎，我们也可以通过艾灸疗法的调节治愈。具体操作方法是：取三阴交、阴陵泉、内关三穴，将艾条点燃后在距离穴位皮肤2~3厘米处施灸，每个穴位每次灸15~20分钟，每日施灸1次。当然，我们可以采用艾炷直接灸的方法来进行治疗：取关元、归来、三阴交、肾俞、志室、太溪、内关这几个穴位，取大小适中的艾炷放置在穴位上进行施灸，每次每个穴位灸3~5壮，每日灸1~2次，10次为一个疗程。

除了用艾灸疗法来治疗慢性前列腺炎外，还可以采用坐浴疗法。具体操作如下：将40℃左右的水（手放入不感到烫）倒入盆内，约半盆即可，每次坐10～30分钟，水温降低时再添加适量的热水，使水保持有效的温度，每日1～2次，10日为一个疗程。热水中还可加适当的芳香类中药，如苍术、广木香、白蔻仁等。若导入前列腺病栓后再坐浴，可促进药物的吸收，提高疗效。

应当注意的是，对已确诊为因前列腺炎引起的不育者，不应采用坐浴法。这是因为精子对生存条件要求很高，当阴囊内的温度升高时，可使精子的产生出现障碍，造成精子停止产生的严重后果，从而更加减少受孕的可能。

疏肝理气，延缓前列腺增生肥大

前列腺是男性特有的性腺器官，它扼守着尿道口，形状像一个栗子，底朝上，与膀胱相贴，尖朝下，抵泌尿生殖膈，前面贴耻骨联合，后面依直肠。它的主要功能为分泌前列腺液，每日大约分泌2毫升，是构成精液的主要成分。小儿的前列腺非常小，性成熟期前列腺迅速生长，到老年时则退化萎缩，如果腺内结缔组织增生，就会形成前列腺增生。

一般情况下，男性的前列腺从35岁开始，就会以每年1.5～2克的速度增生。前列腺增生多发生于中老年人群中，其临床表现初为尿频、尿急、夜尿增多，继而呈现尿液点滴而出，严重的还会闭塞不通，形成尿闭，所以中医又称前列腺增生为“癃闭”，如果不及时正规治疗，会导致急性尿潴留、泌尿道感染、结石、肾积水、肾功能不全、肾衰竭等许多严重并发症，甚至会危及生命。

中医认为，前列腺增生的病机在于年高则肾气衰、肺气虚、脾气弱、津亏血虚、五脏失润、气化不周，造成膀胱失养、阳气不化，日久则膀胱下口外侧肥大，增生形成。故而，在治疗上当扶正与祛瘀并重，首先补益肾气助膀胱气化以扶正，然后清热利湿、活血软坚以祛瘀。此外，“足厥阴肝经湿热遏郁，经气阻滞”也会造成前列腺增生肥大并发感染，故而在治疗中应配合疏肝理气之法。

艾灸疗法治疗前列腺增生，有两组处方，可以交替使用。第一组处方是膀胱俞、肾俞、膈俞、太溪穴；第二组处方是中极、京门、飞扬、关元穴。太溪配肾俞和京门，可以补肾气；飞扬配中极可以利膀胱之气；膈俞穴能调节内分泌；灸关元穴能补元气。如果患者有排尿困难或尿失禁的现象，加灸水道穴。采用温和灸或者隔姜灸，每日灸治1次，

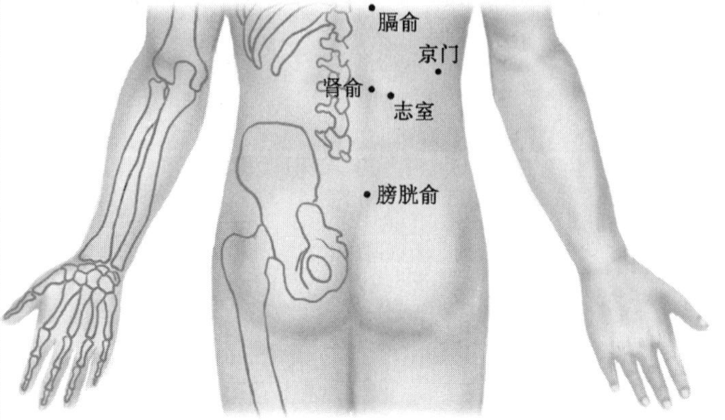

治疗前列腺增生常取穴位

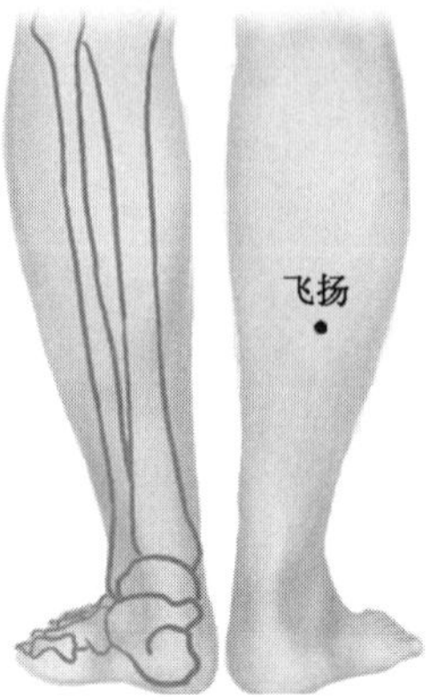

飞扬穴

每次每个穴位各灸3～5壮，10次为一个疗程，疗程之间可休息3～5日。如果能在膀胱俞、肾俞、膈俞采用瘢痕灸，疗效会更好。

平时注意调节日常饮食和生活习惯。一天饮用的水量控制在1500～2000毫升，少食辛辣刺激性食品，因为这些食品既可导致性器官充血，又会使痔疮、便秘症状加重，压迫前列腺，加重排尿困难。大小便时尽量用力排干净，憋尿会造成膀胱过度充盈，使膀胱逼尿肌张力减弱，排尿发生困难，容易诱发急性尿潴留。多做臀部训练，如跑步爬山，活动筋骨，避免打麻将或骑自行车等长时间久坐的活动，经常久坐易使会阴部充血，引起排尿困难。如必须久坐也不可端坐，宜将重心移至左右臀部，并适当轮换。有些药物如阿托品、麻黄素片等可加重排尿困难，剂量大时可引起急性尿潴留，故应慎用。

该病若早期发现，灸法治疗不仅能延缓病情发展，且能治愈。一旦发现尿频、夜尿增多、排尿不畅等症状，就应及时到具有泌尿专科的正规医院就诊，进行相关检查与合理治疗。

温热艾火，使男子不再阴冷

男子阴冷，指的是男子以自觉前阴寒冷为主要症候的疾病，又称“阴寒”。男子阴冷常有少腹寒冷、性欲冷淡的症状。其起病缓慢，并多伴有性欲冷淡、阳痿不举、精冷不育及畏寒肢冷等症状。患此病者多为成年男性。男子阴冷产生的原因主要与外感寒邪如迎风坐卧、冷水洗浴、坐卧处寒湿、手淫过度及食用过量生冷食物有关。

中医认为，男子阴冷主要是肾阳虚衰，寒气阻滞于肝脉之中，同时体内湿热或外感湿热导致的肝经湿热，也能引起阴冷的病症。中医把男子阴冷分为肾阳不足证、寒滞肝脉证及肝经湿热证三类。肾阳不足者，因肾阳虚弱、体内生寒而不能温暖前阴，因阳气不足而致精神倦怠，因脾阳失温、胃肠功能紊乱而致五更泄泻，因肾阳不足、肾精不固而致阳痿遗精。寒滞肝脉者，因寒邪凝于肝脉，致使阴茎及睾丸寒凉；肝脉不通，因此少腹及阴器疼痛；阴寒邪盛，阳气不能抵达体外，故而四肢不温。肝经湿热者，因湿热之邪蕴结于肝经，经络阻塞，气血运行受阻，故阴茎湿冷；因体内湿气下行，而致阴囊潮湿；因肝气郁结，而致胸胁胀痛；因肝经受阻而使脾胃受损以致腹胀厌食。

男子阴冷的致病原因有多种：肾阳虚的患者，多因肾气不足、手淫过度、房事不节等使肾阳虚衰或阴阳俱虚，而致阴冷；寒滞肝脉者，则多因突然淋雨或居住的地方阴暗潮湿而使寒邪凝滞于肝脉，从而导致阴冷；肝经湿热的患者，食用肥甘之物过多，使体内产生湿热并蕴结在肝经之内，使肝经受阻，以致出现阴冷等证。肾阳虚衰的阴冷患者，其病在肾；肝经湿热及寒滞肝脉的阴冷患者，其病在肝。

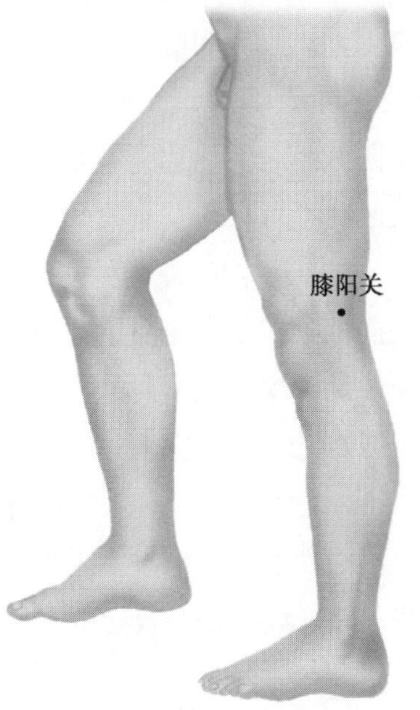

膝阳关穴

艾灸疗法在治疗男子阴冷时，主要以温补肾阳为主，同时，艾叶性温辛，艾火又是纯阳之物，两者结合，也可以祛除体内的湿邪，因此，上述三种类型的男子阴冷，都可以用艾灸疗法进行治疗。

令患者屈膝正坐，膝盖上外侧凸起的高骨即股骨外上髁，在这一高骨上方的凹陷处，股骨和大筋（即股二头肌腱）之间，就是膝阳关穴。或让患者直立，自腓骨小头下缘向上量四横指，大筋前股骨后就是膝阳关穴。在膝阳关穴上放置麦粒大的艾炷点燃施灸，每次灸3~8壮；或采用艾炷隔姜灸的灸法，将鲜姜切成0.3~0.5厘米的薄片，放置在膝阳关上，再取黄豆大的艾炷放在姜片上点燃施灸，每次灸3~8壮。

此外，患者还应保持良好的生活习惯，尽量不要食用味厚肥甘的食物，同时也应避免吃辛辣的食物。保持居住坐卧之处温暖干爽，避免睡卧时迎风，尽量不要淋雨或用冷水洗澡。保持良好的精神状态，戒除手淫的习惯，节制房事。经常进行体育锻炼，以增强体质。

用温暖的艾火灸除男性睾丸痛

睾丸位于阴囊之内，左右各一个，它们能分泌雄性激素，对男性生殖器官的发育成熟及男性第二性征的出现具有重要作用。睾丸痛是男科临床常见的病症之一，其病因主要有外伤、炎症、肿瘤等。睾丸痛不仅会影响患者的工作和生活，还会影响重要生殖器官的正常运作。睾丸疼痛不是小事，很多男性对于这个病症没有正确的认识，盲目吃药，殊不知，如果该病不能得到及时的确诊和治疗，延误了病情，最终可能会导致不育，令患者痛在身上伤在心里。

引起睾丸痛的原因有很多，主要可以分为睾丸扭转、睾丸损伤和睾丸缺血三种。

睾丸扭转是由于剧烈运动，使睾丸受力过大，在运动停止后突然出现睾丸剧烈疼痛，部分人伴有恶心呕吐、阴囊肿胀或触痛明显等症状，这是阴囊常见急症之一，也是睾丸痛的首发症状。睾丸在阴囊内的活动性较大，而且有坚韧的白膜保护，发生损伤的机会比较小，睾丸损伤大多与车祸等外部暴力有关，受伤后睾丸剧烈疼痛，常伴有阴囊肿胀、轮廓不清、阴囊瘀血及恶心呕吐等症状，有的甚至会发生休克或昏厥。睾丸缺血性疼痛多见于老年人，常因为睾丸动脉硬化及动脉狭窄引起，疼痛剧烈，活动时加重，休息时疼痛缓解。

此外，流行性腮腺炎、淋病等可诱发睾丸炎而引起睾丸疼痛；慢性前列腺炎也可引起睾丸疼痛，表现为单侧疼痛，多为钝痛或牵拉痛。

中医将睾丸痛分为肝经湿热、寒滞肝经和肝经瘀滞三种类型。肝经湿热型常伴有心烦易怒、咽干口苦、尿黄便秘等症状；寒滞肝经型常伴有少腹冷痛、畏寒肢冷；肝经瘀滞型伴有痛处固定不变，痛如针刺等症状。

艾灸疗法治疗男性睾丸疼痛，主要以行气散结、活血化瘀为主。灸治的主要穴位是睾痛点。睾痛点在足拇趾里横纹中央处，离足厥阴肝经比较近。足厥阴肝经包绕着阴器，因此，灸此穴能行足厥阴肝经之气，达到散结止痛的目的。灸治时，可采用艾条熏灸，将艾条点燃后，在距离穴位2厘米处施灸，左边的睾丸痛则灸右足睾痛点，右边的睾丸痛则灸左足的睾痛点。此外，还可以采用艾炷隔姜灸的方法进行施灸。

牛仔裤已经成为年轻人时尚休闲的标志。男性性器官炎症多多少少与牛仔裤有些关系。尤其是在炎热的夏季，男性最好不要穿牛仔裤，因为男性生殖系统在低温下最好，夏季穿牛仔裤，会使局部温度过高，尤其是在夏季潮湿时，牛仔裤会在男性生殖器周围形成潮湿温暖的环境，在这种环境下细菌繁殖很快，如果不注意性器官的卫生，就会导致炎症。

益气延寿治老年病，艾灸为老人送祝福

止咳定喘，治疗肺气肿

肺气肿，中医又称“虚喘”或“肺胀”，是指终末细支气管远端气腔的异常扩大及气腔壁的破坏，以年老、有长期吸烟史的患者最为多见。临床症状主要表现为：发病缓慢，咳声短促，胸中痞闷，喘息，咳逆气喘，不得平卧，动则尤甚，颈肩背部酸痛，两目如脱状，随气候变化而病情时轻时重。

中医认为，肺气肿是在漫长的岁月里，久咳、久喘、久哮不愈致使肺叶胀满，气血津液运行受阻，肺脾肾虚损所致，其症多虚少实，但多为虚中挟实，因此病情复杂，病程也长。其发病原因多与感染、遗传、环境、大气污染及吸烟等因素有关。如果肺气肿长期得不到有效治疗，最终会导致自发性气胸或肺源性心脏病。

艾灸疗法治疗常用于治疗阳虚引起的肺气肿及肺气肿的缓解期。本病的治疗主要以补肾培本、纳气平喘为主。多取任脉、肺经及背俞穴，用艾炷隔姜灸治疗本病时，取大椎、肺俞、膏肓、心俞、肾俞、膻中、气海、关元、太渊、足三里、太溪穴，每次选用3～5个穴位，每个穴位每次灸3～5壮，每日或隔日灸1次，10次为一个疗程。疗程中间休息7日。当然也可以采用复方白芥子敷灸的方法：取白芥子、细辛、延胡索各30克，甘遂15克，将上述药物一起研成细末后，加入适量面粉，用姜汁调制成直径2厘米大小的药饼，将药饼敷在百劳、肺俞、膏肓穴，以胶布固定，2～4日更换一次。

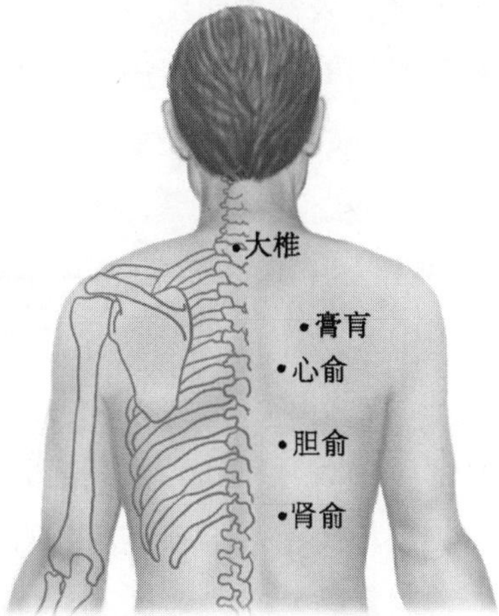

治疗肺气肿常取穴位

肺气肿患者日常护理须注意气温变化，防止感冒。流行性感冒高发季节不要到公共场所去，以免感染。一旦被感染，应及时治疗。经常开窗通风，保持室内空气新鲜，避免吸入煤烟、油烟等各种刺激性气体。适当参加室外活动，如散步、做呼吸操（腹式呼吸和缩唇呼气锻炼）等，有益健康。生活要有规律，避免过度紧张及疲劳。哮喘病人应避免接触诱发因素，如吸入花粉、尘螨及进食鱼、虾、海鲜等。加强营养，特别是多吃高蛋白饮食。疾病缓解期可用扶正固本的中药或核酪口服液等药物，以提高机体免疫力。

疏通经络，让脉管炎消失于无形

脉管炎是发生于血管的变态性的炎症，可导致中小动脉节段性狭窄和闭塞，使肢端失去营养而出现溃疡和坏死的一种较顽固的血管性疾病。《黄帝内经》有关于脉管炎的记载："发于足指，名曰脱痈。其状赤黑，死不治。不赤黑，不死。不衰，急斩之，不则死矣。"中医将本病归于"脱疽"的范畴，多见于北方寒冷地区。

脉管炎多发于吸烟者、精神紧张者、营养不均衡、寒冷潮湿地区的居民及有遗传因素的家庭，多见于下肢的一侧。患者绝大多数为20～40岁的男性，女性很少见。

患病初期，患肢出现发凉、怕冷、麻木及脚趾刺痛和小腿酸麻胀痛，行走时加重，休息时则减轻，足背动脉搏动微弱或消失，小腿可伴有浅静脉炎；中期可见患肢呈持续性疼痛，肢端皮肤温度降低，患肢皮肤呈潮红色、紫红色或苍白色，趾甲生长缓慢、增厚变形，汗毛脱落、小腿肌肉萎缩，患肢动脉搏动消失并伴有头晕腰痛、筋骨松软等证；晚期由于患肢血液循环发生严重的障碍，脚趾或足部会发生溃疡或坏死，疼痛剧烈难忍，溃疡处经久不愈并伴有发热、失眠、食欲减退、便秘等症状。

中医认为，脉管炎的发生多因先天不足、正气虚弱、复感寒湿之邪，导致脉络瘀阻、气血不畅。若该病出现脚趾皮肤，呈青紫色，便不再是灸法的适应证了。艾灸疗法治疗本病时，分两组处方。第一组为委中、承山、膈俞、肾俞、阴陵泉；第二组为太渊、冲养、八

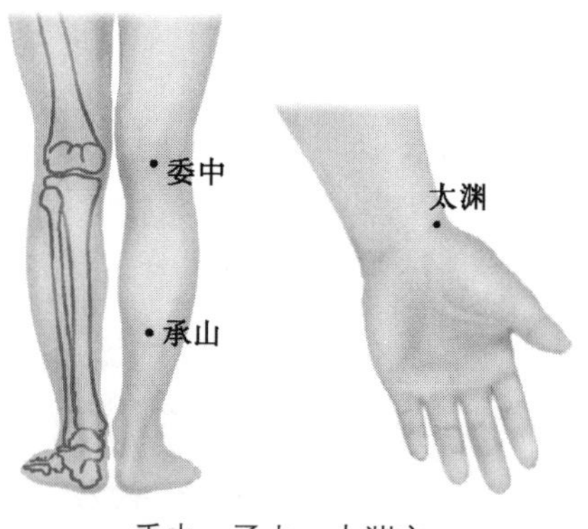

委中、承山、太渊穴

风、关元、足三里、三阴交。以上各穴，除太渊、膈俞、肾俞、关元外，余者均取患侧穴位。两组穴位，交替使用，每日灸1～2次，10次为一个疗程，疗程期间休息1～2日。疼痛剧烈时，也可随时灸患处的穴位。以上诸穴均可使用温和灸或隔姜灸，若在肾俞、膈俞、关元三穴施用瘢痕灸，疗效会更好。但是，太渊、冲阳二穴尽量不要采用艾炷直接灸，因为桡动脉和足背动脉的血管从这两个穴位下面通过。一旦出现水疱，要及时消毒，以防感染化脓。

脉管炎的患者平时应穿着松软的布鞋，注意患肢的保暖，并适当透气，使脚处于温暖干燥的环境中。剪趾甲时要小心谨慎，防止外伤，以免引起严重的后果。一旦患肢出现坏疽或溃疡，应及时到医院诊治。此外还应进行全身治疗，以控制病情的发展。

艾灸降血糖，糖尿病不用慌

各种社会因素的交织使糖尿病的发病率越来越高，得了糖尿病以后，饮食习惯和其他相关的生活习惯都会受到很多限制。糖尿病在临床上以高血糖为主要特点，可出现多尿、多饮、多食、消瘦等表现，即“三多一少”的典型症状，且常并发肺结核、肾脏疾病、神经系统病变、眼病等，严重时可危及生命，是对人类健康危害较严重的一种疾病。

糖尿病的致病因素首先是遗传因素。举世公认，糖尿病是遗传性疾病，遗传学研究表明，糖尿病发病率在直系亲属中与非直系亲属中有显著差异，前者较后者高出5倍，其次为精神因素。近年来，中、外学者确认了精神因素在糖尿病发生、发展中的作用，认为伴随着精神的紧张、情绪的激动及各种应激状态，会引起升高血糖激素的大量分泌，如生长激素、去甲肾上腺素、胰升血糖素及肾上腺皮质激素等。

长期摄食过多很容易诱发糖尿病。现在国内外亦形成了“生活越富裕，身体越丰满，糖尿病越增多”的概念。因此糖尿病也被叫做“富贵病”。肥胖是常见的致病因素。目前认为肥胖是糖尿病的一个重要诱发因素，约有60%～80%的成年糖尿病患者在发病前均为肥胖者。相关研究表明：随着年龄增长，体力活动逐渐减少，人体肌肉与脂肪的比例也在改变。自25岁至75岁，肌肉组织逐渐减少，这是老年人，特别是肥胖多脂肪的老年人中糖尿病明显增多的主要原因之一。

使用艾灸疗法治疗老年人糖尿病时，根据病人的不同症状，分三组处方。以多饮证较突出者，取尺泽、中府、肺俞、膈俞、胰俞；多食症状明显者，取足三里、胃俞、中脘、膈俞、胰俞；多尿症状明显者，取阴谷、肾俞、京门、膈俞、胰俞。如果患者兼具“三多”症状，就将以上三组处方交替使用。若并发肺结核，则可加灸膏肓穴；若并发心血管疾病，可加心俞、巨阙两个穴位；并发眼底病变，可加光明、翳明两个穴位。以上诸穴，均可采用温和灸或隔姜灸膈俞和肾俞两个穴位，用隔蒜灸法并形成瘢痕，效果最好。每日灸1次，10次为一个疗程，疗程间可休息3~5日。每治疗9~10个疗程，进行一次空腹血糖化验，以观察疗效。

老年糖尿病人应参加体育锻炼，持之以恒、切合实际的体育锻炼，可使患者血糖、血脂下降，体重减轻，体质增强，而且精神愉悦，充分享受幸福的晚年生活。但老年人毕竟是老了，有些问题在体育锻炼中必须予以注意：要选择适当的运动方式、运动时间和运动强度。避免过分剧烈的运动，避免可能引起血压急剧升高或者造成心、脑血管意外的运动方式。运动要适量，不要玩起来就忘乎所以，要注意适可而止，以免运动过量，反而影响健康。老年糖尿病人皮酥骨脆，在运动中要善于保护自己的皮肤及骨骼，避免穿过硬、过紧的鞋子，以防皮肤损伤或发生骨折。

畅通心脉，用艾灸治疗冠心病

冠心病是中老年人的一种常见病，是冠状动脉粥样硬化性心脏病的简称，一般表现为胸腔中央发生压榨性疼痛，严重的还可能迁延到脖子、下巴、手臂乃至胃部。它与心绞痛的间歇性疼痛不同，即使患者停止运动或在紧张情绪消失后也会存在。在其发作时，还可能伴有眩晕、气促、出汗、寒战、恶心及昏厥等症状，严重者还可能因心力衰竭而死亡。

由于脂肪物质的沉积，使冠状动脉管腔变窄或梗死，影响冠状动脉的血液循环，使心肌缺血、缺氧而造成的高血压、高血脂、内分泌疾病，生气、劳累、紧张、失眠、过饥过饱、气候变化等，均可诱发冠心病，此外也与遗传有关。临床上主要表现为心绞痛、心律失常、心力衰竭、严重时发生急性心肌梗死或突然死亡（猝死）。

中医认为本病属于“胸痹”、“心痛”的范畴，多由于气滞血瘀、阻滞心脉或心脾肾脏亏虚所致。艾灸疗法提出了以益气除痰祛瘀为主的治疗原则。在治疗时分为两组处方，分别为大陵、太冲、巨阙、膻中；神门、太溪、心俞、厥阴俞。两组处方可以交替使用。大陵为心包经的原穴，神门为心经原穴，配合巨阙，可以振心阳，活血化瘀，瘀化则气血通，通则不痛。太溪为肾经原穴，灸此穴可补肾阳以助心阳；灸肝经原穴太冲，可补肝血，以助心脉。

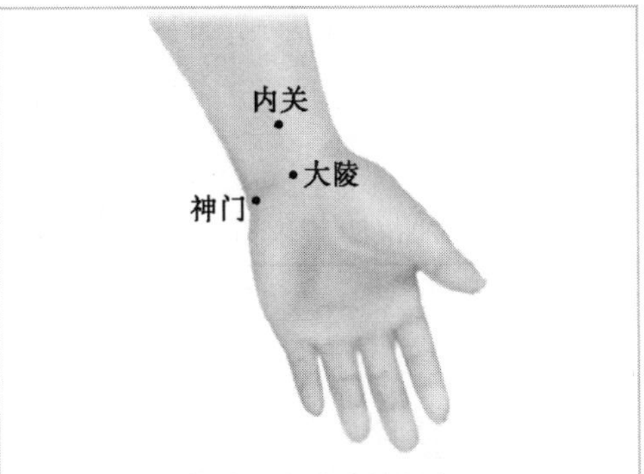

内关、大陵、神门穴

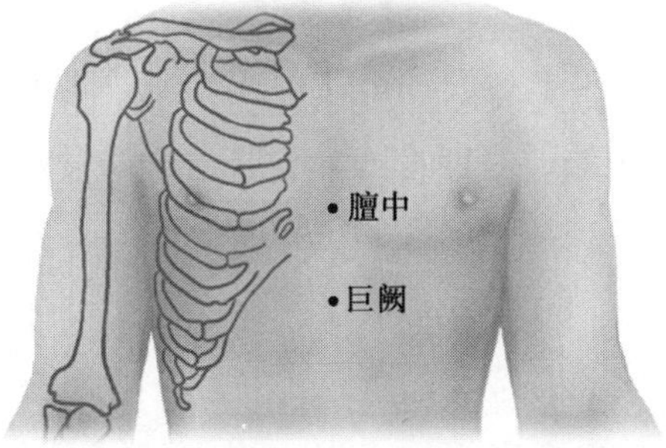

膻中、巨阙穴

上述穴位均可以采用温和灸或隔姜灸的灸法，若在心俞、巨阙、膻中、厥阴俞等穴隔蒜灸或瘢痕灸，则疗效更佳。每日灸治1次，10次为一个疗程，疗程之间可以休息3～5日，有心绞痛的患者，可每日灸2～3次。此外，胸闷患者可加灸内关穴，气短者加灸气海，失眠者加灸安眠。

心绞痛发作时，按揉内关穴尤其是左侧内关，对减轻胸闷、心前区不适和调整心律有帮助，抹胸和拍心对于消除胸闷、胸痛也有一定效果。按压内关穴的方法是：以一手拇指指腹紧按另一前臂内侧的内关穴位，先向下按，再做按揉，两手交替进行。对心动过速者，手法由轻渐重，同时可配合震颤及轻揉；对心动过缓者，用强刺激手法。平时则可按住穴位，左右旋转各10次，然后紧压1分钟。

另外，做两腿下蹲运动，每次5～10分钟，就可以调动全身经脉；增加腹式呼吸的次数，可降低交感神经兴奋性，减少收缩血管物质的产生，对改善冠状动脉的血液供应和促进侧枝循环会起到非常重要的作用。

值得注意的是，当突发心律不齐时，拇指、食指可同时从手掌的正、反两面按住劳宫穴，用力向下压，左右手交替进行，各60～80次，心律会很快恢复正常。

畅通肝肾经脉，艾灸帮你平稳降压

高血压是当今世界上流行最广泛的疾病，被人们称之为“无声杀手”。高血压多发生于脑力劳动者中，因为脑力劳动者长期精神紧张，又缺乏体育锻炼。高血压所带来的并发疾病是不容忽视的，如脑出血、脑梗死、心脏病等。

高血压是一种以动脉血压增高为主的常见临床综合征，西医认为这种病不能彻底治愈，只能靠服用降压药来维持。中医则指出：高血压的产生与人体的肝肾两脏关系密切，并且以肝肾阴虚和肝阳上亢为主，只要合理地调肝养肾，使其恢复到正常的生理状态，高血压是可以根治的。

我们知道，肝藏血，肾藏精，精生血，血养精。只有肾精充足了，肝血才会旺盛，肝脏功能才能正常；反之，肝血充盛了，使血化为精，肾精才能充盈，肾脏方可正常运转。如果肾阴不足、就不能涵养肝木，从而引起肝阴不足，致使肝阳上亢、血压升高，人就会头晕目眩，脸色发红，脾气也会比较暴躁；另外，如果肝阳妄动，也会大量消耗肾阴，导致肾阴不足，人就会头昏耳鸣、腰膝酸软、阳痿遗精，这也是高血压的症状。

有一种方法可以让你既远离大把大把的苦药，又摆脱经常跑医院的困扰，那就是艾灸。艾灸在治疗高血压时，主要有两组处方，以太溪、肾俞、肝俞、心俞、风府、风池为第一组；太冲、京门、期门、巨阙、百会、率谷为第二组。太溪穴为肾经原穴，配肾俞、京门，可以滋补肾阴；太冲为肝经原穴，配肝俞、期门，多用来平肝潜阳；心俞配巨阙可以补心血；风府、风池、百会、率谷具有治疗头晕头痛，并有降压作用。失眠者加灸神门、安眠；耳鸣者加灸听会、翳风。

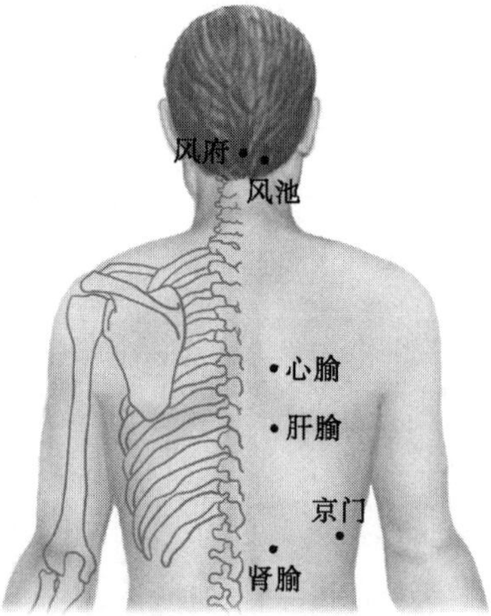

降压常取穴位

以上各穴均可使用温和灸或隔姜灸的灸法，若能在心俞、肝俞、肾俞穴用隔蒜灸或瘢痕灸，则疗效更好。每日灸1次，10次为一个疗程，疗程间可休息2～5日。症状较重者或舒张压在13.3kPa（100毫米汞柱）以上者，可每日灸2次。每灸够2～3个疗程后，可以通过测量血压来观察疗效。血压恢复正常后，再灸1～2个疗程，以巩固疗效。

中医经络学说认为，高血压发病的原因是经络失控引起肝阳上亢和肾气阴虚。既然这样，只要敲肝经和肾经，就能使血气畅通，使失控的经络恢复其调控作用，使高亢的肝经阳气下降，心情平和，同时肾阴逐渐充实，阴升阳降，实现阴阳平衡，血压自然会下降。每天敲肝经和肾经，同时操作方法得当，辅以良好的心情与合理的膳食，不用多久就可以实现治愈高血压的梦想，重新获得健康的体魄。

高血压患者生活要有规律，合理安

排休息与活动，保持充足睡眠，适当参加体育锻炼。学会一两种适合自己的有氧运动，如散步、慢跑、倒退行、骑车、游泳、太极拳、跳绳、爬山、踢毽子等，保持理想体重。松弛与应急处理训练：通过气功、太极拳、瑜伽功、听音乐、练书法以及绘画等活动，避免紧张刺激。

降火祛痰，自然疗法防中风

中风，又称脑卒中，也称脑血管意外，是由于脑部血液循环发生急性障碍所导致的脑血管疾病。也就是说，因为大脑血管破裂出血，或血栓形成以及血块等堵塞脑血管，造成部分脑组织缺血和损害，从而发生猝然昏倒、不省人事，或半身瘫痪、口眼歪斜、言语不利等现象。中风多发于40岁以上的中老年人，此病发病急、病情重、变化快，危险性较大。

中风是具有高患病率、高发病率、高死亡率、高致残率的“四高”疾病。中风发病既有年龄、性别、遗传因素等无法干预的高危险因素，又和吸烟、高脂血症、高血压、心脏病、糖尿病、暂时性脑缺血发作等可以干预的高危险因素有关。历代医家多认为中风是由于气血不和、阴阳失调、正气内虚，或饮食不节、起居失宜、劳倦内伤而引起阴虚阳亢、风火挟痰升腾，造成气血逆乱而致。因此，中医主张在防治上采用各种药物或非药物的手段，促使其经脉疏通、气机调畅，防止血瘀形成。

对于风、火、痰、湿壅盛或阳气闭阻等闭证者，用艾灸疗法进行治疗时，以降火祛痰为主要原则，取人中、太冲、内关、劳宫、足三里、丰隆等穴，其中人中、内关穴用针刺法，其他各穴以艾条悬灸；在治疗

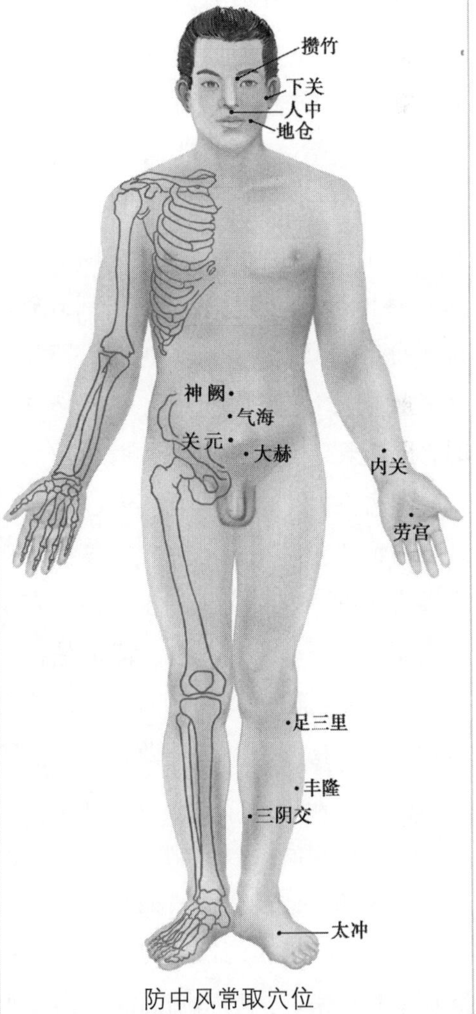

防中风常取穴位

阳气外脱的中风脱证时，多以回阳固脱、补益元气为治疗原则，取百会、关元、气海、神阙、肾俞、命门、足三里穴，其中关元、足三里、气海、神阙穴采用艾炷隔盐灸，灸治的壮数不限，余穴采用艾条悬灸；对于痰血瘀阻、气机不利的中经络者，采用通经活络、调畅气血的方法，取手足阳明经穴为主，语言不清者配哑门、廉泉、通里，口眼歪斜配翳风、地仓、颊车、下关、合谷、攒竹、太冲、颧髎，下肢瘫痪者配环跳、大肠俞、阳陵泉、足三里、承扶、风市、悬钟、三阴交、委中，上肢瘫痪配肩髃、曲池、青灵、手三里、合谷、外关。以上各灸法在具体操作时，每次选用3~5个穴位，每个穴位灸10~30分钟或5~7壮，发病初期每日灸1次即可，中风恢复期时，隔天灸1次，15次为一个疗程。

治病不如防病，中老年人应从以下几个方面来预防中风的发生：高血压病人要遵医嘱，按时服用降压药物，有条件者最好每日测1次血压，特别是在调整降压药物阶段，以保持血压稳定；要保持情绪平稳，少做或不做易引起情绪激动的事，如打牌、搓麻将、看体育比赛等；饮食须清淡有节制，戒烟酒，保持大便通畅；适量活动，如散步、打太极拳等；建立健康的饮食习惯，多吃新鲜蔬菜和水果，少吃脂肪高的食物如肥肉和动物内脏等；适量运动增加热量消耗；服用降血脂药物。季节与气候变化会使高血压病人情绪不稳，血压波动，诱发中风，在这种时候更要防止中风的发生。蔬菜和水果中含有大量维生素C，据研究，血液中维生素C浓度的高低与脑中风密切相关，浓度越高，脑中风的发病危险就越低。此外，许多果蔬中含有寡糖（又称低聚糖），有减少血流凝集的作用，也可以防止中风。

平衡阴阳，艾灸可改善脑血管病后遗症

脑血管病主要是由于脑部缺血或出血，造成的人体脑部短暂或持久的局部损害，包括脑部静脉和动脉血管的病变。可出现单独一支或同时出现多支脑血管的病变，同时可伴有由其引发的急慢性、短暂或永久、局灶、弥漫等各种结构和功能损害。

如今，脑血管疾病已非老年人的专利，患者人群已逐步走向年轻化。高血压、吸烟、喝酒是脑血管疾病的主因，50岁以下的中青年人群由于无规律的生活方式，常常有起病急、病情重的显著特点，病死率远远高于老年患者。

脑血管疾病包括脑血栓、脑梗死、脑出血和蛛网膜下腔出血等。近年来，脑血管病的发病率增高，造成身体运动障碍人数急剧上升，后遗症概率占发病

总数的80%，生活不能自理者更是高达43%，是致残率极高的一种疾病。

患者发生脑出血或者脑血栓后，都会或多或少留下后遗症，有的患者出现语言功能障碍，有的患者肢体不灵活，有的患者性格大变极易发怒等，以上症状都是后遗症。这些让患者非常痛苦，同时也给家庭和社会带来了沉重的负担。这些脑血管病后遗症，只要通过合理有效的治疗是可以改善甚至治愈的。

中医认为，脑血管病的发生与患者气血亏虚，心、肝、肾三脏功能失调密切相关，再加上平时饮食不节、情绪上的刺激、纵欲劳累等，致使脏腑阴阳失调、气血逆乱、肝阳暴涨、阳化动风、挟痰挟火、横窜经络而形成了阴阳互不维系的症候。

艾灸疗法在治疗中风后遗症时，主要有两组处方，第一组是取患者患侧的肩髃、肩井、合谷、髀关、足三里、解溪；第二组是取患者患侧风池、肩井、肩髎、天井、外关、环跳、风市、绝骨、丘墟。两组处方可以交替使用。口歪者加灸患侧颊车、地仓；言语不清或失语者加哑门、廉泉；血压高者加太冲、血压点。

上述各穴均可采用温和灸或隔姜灸的灸法，每日灸治1次，10次为一个疗程，疗程间可休息1～2日。在灸治期间，配合患肢局部取穴，可疏通经脉，使患肢气血运行通畅，有利于肢体运动的康复。

俗话说，生命在于运动。有些患者认为锻炼能使病情好转，因此每日都坚持做高强度的运动训练，但是这很容易使病情反复甚至加重。在这里提醒广大脑血管疾病的患者，物理训练确实对病后康复有好处，但需要咨询医生，让医生帮助制订合理的、有针对性的锻炼计划。

脑血管疾病的患者易产生孤独、自卑、焦虑、悲观、失望等情绪，患者家属应使其保持积极乐观的情绪，增强其战胜疾病的信心和毅力。语言、智力训练可通过看电视、读报、听收音机等途径，教病人发音，反复练习，循序渐进。对记忆力差的患者，护理者要多与其交流最感兴趣的事情，并反复强化，以启发患者的记忆。

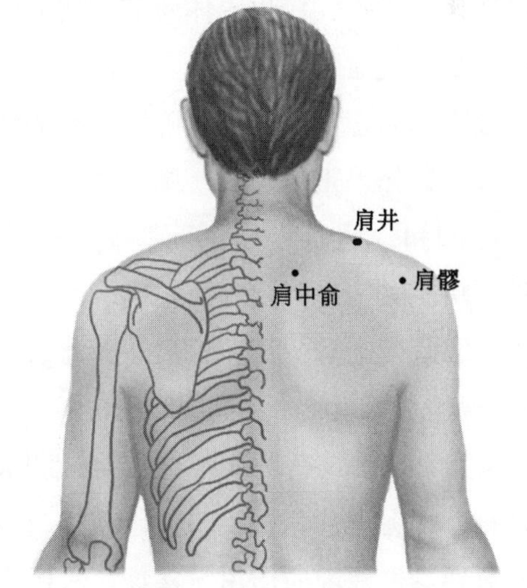

肩井、肩中俞、肩髎穴

居家常做养生灸，正气存内不生病

调和脾胃灸法，强健我们的“后天之本”

《本草纲目》中记载：“土为元气之母，母气既和，津液相成，神乃自生，久视耐老。”“土者万物之母，母得其养，则水火相济，木金交合，百诸邪自去，百病不生矣。”也就是说，脾胃与人的阳气有着密切的关系，人体内的阳气因脾胃而滋生，脾胃功能的正常运转，人体内的阳气才能生长并充实。而人吃五谷杂粮、果蔬蛋禽，都要进入胃中，人体内的各个器官摄取营养，都要从胃而得来。

中医认为，脾是“后天之本”，可以消化、吸收、转化人体所需的气血精微，是“气血生化之源”。人体气机上下升降运动正常，有赖于脾胃功能的协调。脾胃如果正常运转，则心肾相交，肺肝调和，阴阳平衡；而脾胃一旦受损，功能失常，就会内伤阳气，严重的还会因此而影响全身而患病。因此，人不仅要懂得养生，还要重视养脾胃。

艾灸疗法具有增强脾胃功能，调节胃肠道，促进营养物质的消化吸收，从而起到养生保健的作用。艾灸疗法适用于所有年龄段的人，是防病保健的常用方法。具体灸法有以下几种：

（1）艾条悬灸：取足三里、脾俞、胃俞、中脘、天枢五个穴位，每次灸治时，从中选取两至三个，每次每个穴位灸10～20分钟，每日或隔日灸1次。如果患者有消化不良、胃胀腹泻、食欲不佳等症状，则每日灸1次，连续灸至患者胃肠功能完全正常。若患者饮食正常，胃肠无明显不适，隔2～3日或每周灸1次，以健脾胃助消化。

（2）艾炷隔葱灸：每日或隔日在中脘、天枢穴各灸5～7壮，连灸1～4个月。

（3）隔姜灸：每次选用腹、背部的穴位一至两个，每次每穴灸5～7壮，用黄豆大的艾炷每日或隔日灸1次，连续灸20～30日。畏寒怕冷、胃肠功能较差者使用此法效果最佳。

（4）艾炷隔附子（陈皮）灸：虚寒重者用此法进行保健，效果甚佳。取腹腰部穴位，每个穴位灸5～7壮，隔日或每周灸1次，连灸1～3个月。

中医认为，思可伤脾。意指思虑过度，易伤脾胃。脾胃功能失衡，会引起消化、吸收和运化的障碍，因而食不甘味，甚至不思饮食，久之气血生化不足，使神疲乏力、心悸气短、健忘失眠、形体消瘦，导致神经衰弱、胃肠神经官能症、溃疡病等。所以，必须注意性格、情操及道德的修养，做到心胸豁达，待人和善，遇事不要斤斤计较，更不要对身外之物多费心思。尽量避免不良情绪的刺激和干扰，经常保持稳定的心境和乐观的心态，这也是保养脾胃、祛病延年的妙方。

预防感冒灸法，让感冒远离我们

感冒，中医称“伤风”，是以发热恶寒、鼻塞流涕、喷嚏咳嗽为主要症状。一般病程3~7日，病情较轻，在整个病程中很少传染，但发病率高，没有人未患过感冒，且易反复发作，还常与某些传染病初起症状相混淆。感冒是一种常见病、多发病。感冒的预防重于治疗。四季均可发生感冒，主要以春冬季节发病较多。

感冒一般分为普通感冒和流行性感冒两种。普通感冒症状较轻，中医又称为伤风或感冒；流行性感冒同一时期内可在人群中大面积流行，且症状较重，中医称其为时行感冒。根据症状的不同，又可将感冒分为风寒感冒、风热感冒、暑湿感冒三种。

中医认为易患感冒、流感、咳嗽气喘等呼吸系统疾病者，大多肺气不足，抗御外邪侵袭的功能失调，易被外邪所伤而致。古代医学家认为“感冒乃万病之基”。患了感冒，一方面说明机体的正气不足，另一方面感冒致使机体抗病能力下降，在此基础上又易患其他疾病。特别是流行性感冒，对机体的危害更大，所以预防感冒很重要。

艾灸通过温热和艾绒的药理作用，刺激有关穴位，增强肺功能，提高机体抗御外邪的能力，达到防病保健的目的。治疗时多选用风门、肺俞、大椎、合谷、足三里、膻中穴，具体灸法如下：

（1）艾条灸：用艾条温和灸足三里、风门穴，每个穴位每次灸10～20分钟，以局部红热舒适为度，每日或隔日灸1次。在流感好发季节灸之，能预防流感。如感冒初起，每日灸1～2次，每个穴位灸20分钟，能消除或减轻感冒症状。

（2）艾炷直接灸：本法适用于体质虚弱、易患感冒者，取风门、肺俞、大椎、足三里穴，用半个米粒大的小艾炷放在穴位上，待艾炷燃尽再放上新艾炷，每次每个穴位灸1～3壮，灸至局部皮肤红润，中央略黄，灸后无任何痛苦，皮肤不起疱、不化脓。亦可采用不发疱灸，每次每个穴位灸3～7壮，隔天或每三日灸1次，连续灸1～6个月。

（3）天灸：可选用大蒜泥、姜汁泥贴敷在穴位上，每次贴敷两至三个穴位，每个穴位敷2～6个小时，隔3日或每周灸1次。夏季三伏天敷灸效果最佳。

预防感冒，应从日常生活入手，注意冷暖。当人体受凉时，呼吸道血管收缩，血液供应减少，局部的抗体随之减少，致病微生物就会乘虚而入。过度劳累会使免疫功能降低。医学专家发现，精神紧张或多愁善感，也可使局部免疫力降低。

感冒不仅可以通过吸入病人喷出的气体而传染，接触传播也是感冒的主要传播途径。当感冒病人摸擦自己的鼻子时，他手上便沾染了感冒病毒，这些病毒就会被带到病人所接触的地方，健康人的手一旦接触这些被污染物体，手上就会沾染病毒，如果不常洗手就易染上感冒。

每日早晚将双手对搓使掌心发热后，按摩迎香穴（位于鼻沟内、横平鼻外缘中点）10余次，或每晚洗脸时，用热水毛巾搓耳朵，上下轻轻摩擦双耳郭40次，对预防感冒有良效。一年四季坚持冷水洗脸的人患感冒的概率相对极小，晚睡前用热水洗脚，能帮助提高身体抗病能力，有利于预防感冒。

养心安神灸法，时刻保持精神健旺的状态

《黄帝内经》把人体的五脏六腑命名为十二官，其中，心为君主之官。它这样描述心："心者，君主之官。神明出焉。故主明则下安，主不明，则一十二官危。"君主，是古代国家元首的称谓，有统帅、高于一切的意思，是一个国家的最高统治者，是全体国民的主宰者。把心称为君主，就是肯定了心在五脏六腑中的重要性，心是脏腑中最重要的器官。

"神明"指精神、思维、意识活动及这些活动所反映的聪明智慧，它们都是由心所主持的。心主神明的功能正常，则精神健旺、神志清楚；反之，则神志异常，出现惊悸、健忘、失眠、癫狂等症候，也可引起其他脏腑的功能紊乱。另外，心主神明还说明，心是人的生命活动的主宰，统帅各个脏器，使之相互协调，共同完成各种复杂的生理活动，以维持人的生命活动，如果心发生病变，则其他脏腑的生理活动也会出现紊乱而产生各种疾病。因此，以君主之官比喻心的重要作用与地位是一点儿也不为过的。

另外，在生活中，人们常用"心腹之患"形容问题的严重性，却不明白为什么古人要将心与腹部联系起来。所谓"心"，即指心脏，对应手少阴心经，属里；"腹"就是指小肠，为腑，对应手太阳小肠经，属表。"心腹之患"就是说，互为表里的小肠经与心经，它们都是一个整体，谁出现了问题都是很严重的。

正是因为心脏对人体健康有着决定性的作用，所以我们平常要加强对心脏的养护，还应多注意自身的变化，以便尽早发现心脏疾病。中医认为“心开窍于舌”、“舌为心之苗”，也就是说心与舌的关系密切，心脏的情况可以从舌的色泽及形体表现出来。心的功能正常，舌红润柔软、运动灵活、味觉灵敏、语言流利；心脏气血不足，则舌质淡白、舌体胖嫩；心有瘀血，则舌质暗紫色，重者有瘀斑；心火上炎，则舌尖红或生疮。所以，心的养生保健方法要以保证心脏主血脉和主神志的功能正常为主要原则。

艾灸疗法能补益精气、活血通脉，改善心脏功能、镇静安神，使人的血脉充盈、心神气血调和，也可预防心系疾病，是养生保健、延年益寿的良方。此外，对各种心血管疾病所致的心慌、失眠、健忘等均能起到防治作用。在灸治时，多取内关、心俞、神门、足三里、膻中、巨阙等穴，具体灸法有以下几种，可以根据自己实际情况进行选择。

（1）艾条悬起灸：每次选用3～4个穴位，每次每穴灸5～10分钟，也可在膻中、巨阙等穴进行雀啄灸，每个穴位灸10～15分钟，连灸20～30日，隔7～10日后再灸。

（2）艾炷直接灸：多选用心俞、足三里穴，也可以单灸膻中穴，每次每个穴位灸3～5壮，以略感灼烫但可忍受为宜，发泡灸每周或每10日使用1次即可。

（3）艾炷隔姜灸：用黄豆大的艾炷进行灸治，每次每个穴位灸3～7壮，隔天或每周灸1次即可。

如果睡眠不好且多梦，则以在睡前灸治为最佳。注意劳逸结合，不可过于疲劳。多吃鱼、虾等高蛋白低脂肪的食物和新鲜蔬菜、水果等富含维生素C的食物，保持精神愉快，避免过于紧张、兴奋、忧郁等都对心脏有良好的养护作用。

健脑益智灸法，让我们的大脑保持年轻状态

现代社会的飞速发展，不仅需要人们有强壮的体魄，还要有良好的智力。智力主要包括学习能力、记忆能力、适应能力、创造能力、思维能力等要素，而这些要素又相互影响、紧密联系。智力实际上是这些能力的综合反映。

在中医理论中，与智力有关的是神、志、思、意、智等精神意识思维方面的概念。它们皆为五脏所主，如《素问·宣明五气篇》：“五脏所藏：心藏神、肺藏魄、肝藏魂、脾藏意、肾藏志”。古人还有“心也者，智之舍也”、“脾主意与思，意者，记所往事，思则兼心之所为也”、“肾者，精

神之舍，生命之根”的论述。传统益智保健方非常注意各脏腑的功能调养，对心、脾、肾三脏着力尤著。

中医认为“脑为元神之府”，脑是人体精髓和神经高度会聚之处，是生命要害之所在，人的视觉、听觉、嗅觉、感觉、思维、记忆力等都受到脑的控制，所以我们一定要学会养脑健脑的方法，这样才能健康长寿。具体方法如下：

（1）增强脑力活动：实践证明，脑力活动可以防病延年、预防老年性痴呆，尤其是年轻时的脑力活动对人体寿命的影响更大。

（2）调节大脑状态：清晨到户外散步或运动，呼吸新鲜空气，都可以充分唤醒尚处于休眠状态的神经与肌肉。在大脑疲劳时，听一下音乐，或观赏一下绿草红花、蓝天白云，也有利于松弛紧张的大脑，做到劳逸结合。

（3）节欲健脑：大脑的活动有赖于肾精的充养，节欲可养精，养精才能健脑养神，延缓大脑衰老；反之，性生活过度，则伤精耗神，未老先衰，头脑昏沉，智力减退，精神委靡，百病丛生。

（4）食补健脑：专家指出，各种脂质、蛋白质、糖类、维生素等，都是大脑日常必需的食粮。比较好的补脑食品有核桃、黑芝麻、花生、豆制品、玉米、小米、大枣、南瓜子、蜂蜜、海藻类、鱼类、母乳等。

（5）多动手指：医学研究证明，手指功能的技巧锻炼可促进思维，健脑益智。手托两个铁球或两个核桃，不停地在手中转动，长期坚持有良好的健脑作用。

（6）按摩头顶：十指从发际到发根，由上而下、由下而上做直线按摩；最后，两拇指在太阳穴，用较强的力量做旋转按摩，先顺时针后逆时针。上述按摩，各进行18～36次，早晚各1次。长年坚持，可收到提高智力、养神健脑的效果，对于神经衰弱患者更有益处。

艾灸疗法具有疏通经络气血，增加大脑血流量，调节大脑神经的作用，能消除疲劳、振奋精神。在灸治时以百会、太阳、风池、风府、大椎为主穴，配以合谷、足三里穴。具体灸治方法有以下几种：

（1）艾条悬起灸：每次选用2～3个穴位，每穴每次灸10～15分钟，隔1～2天灸1次，以温和灸为主。施灸时，先将穴位处的头发分开，点燃艾条后对准穴位进行灸治，可灸1～3个月。

（2）艾炷直接灸：采用无瘢痕灸，每次选用2～3个穴位，每个穴位灸2～3壮，每3日或每周灸1次。施灸时谨防烫伤或烧着头发。

（3）电热灸：用电吹风灸大椎、风府，每个穴位各10～15分钟，隔日灸1

次，连灸1个月。

补肾强身灸法，用自然疗法延缓衰老

衰老是人类生命活动的自然规律，是生命机体生长变化的一个必然结果，正因为衰老的存在，人才能由小到大、由年轻到老年，直到死亡。正常的衰老是机体生理机能的老化，表现出随着年龄的增长而产生一系列生理功能和形态方面的各种老化征象，导致人体对内外环境的适应能力逐渐减退的表现，也称为生理性衰老。早衰是指由于体内或体外的各种原因导致人体发生病理性变化，使机体提前发生老化现象，也称为病理性衰老。通俗地说，就是40岁的年龄表现为50岁的身体变化。

中医认为肾是“先天之本”，肾的精气，是产生“肾阴”和“肾阳”的物质基础。肾阴是人体阴液的根本，肾阳是人体阳气的根本。肾阴和肾阳对全身脏腑、器官起到滋润、温煦的作用。所以补肾对于健身养生极其重要。中医提出了肾虚是早衰的基本病理基础的观点。肾气在人体发育过程中起着重要作用。人体在生、长、壮、老的生命过程中，必将不断消耗能量而伤及肾气，进入老年阶段出现身体衰老。如果肾气消耗过快，与一般人相比，就会过早衰老。由此可见，杜绝早衰，补肾是极为重要的。

如果说生命是一棵大树，那么肾脏就是树根。对于肾脏，中医里永远只存在着补，从没有泻的说法。不能给肾脏撤火，更不能灭火，只有通过不断地、适度地添加“燃料”，才能让肾火烧得长久而旺盛。

中医所说的阳气是由先天之精气、水谷之精气和吸入的自然界清气组成的。先天之精气其实代表的是先天之本的肾。肾为一身之阳，就像人体内的一团火，温煦、照耀着全身，涵养着人体的阳气。养好肾，才能保障人体气血畅通，阳气充足。因此，养阳一定要先养好肾。

艾灸疗法重在滋补肾精肾气，具有培补元气、补养气血、平衡阴阳、调节内分泌的作用。对人体的呼吸、消化、心血管、生殖泌尿、肾经、内分泌等系统的许多脏腑组织器官均有调整作用。在灸治时取穴为肾俞、天溪、命门、关元、涌泉、三阴交、膏肓、关元俞，具体灸法有以下几种：

（1）艾炷隔盐灸：每次选2～3个穴位，每个穴位灸7～10壮，隔日或每周灸1次。

（2）艾条悬起灸：每次选用3～5个穴位，每个穴位灸10～20分钟，隔日或每三日灸1次，连灸1～3个月。

（3）艾炷隔附子灸：每次选用2～4

个穴位，每个穴位灸5～10壮，隔日或每周灸1次。虚寒怕冷、大便溏泻者用此法尤为适宜。

（4）艾炷隔姜灸：多选用胸背及腹部的穴位，每次选用3～4个穴位，每次每个穴位灸5～10壮，隔1～3天或每周灸1次。此法适用于肾虚怕冷者。

（5）艾炷直接灸：每次选2～3个穴位，每个穴位灸2～3壮，艾炷要小，如半个米粒大，待艾炷燃尽再放新的艾炷灸之，以局部皮肤红润、中心微黄、不起疱、无瘢痕为度。每周或每10日灸1次，连灸2～3次。也可采用无瘢痕灸，每次每个穴位灸5～7壮，以局部皮肤红晕不起疱为度，隔日或每3日灸1次，连灸1～3个月。

现在市场上有很多补肾的药品、保健品，看得人眼花缭乱。但是，补肾也有讲究，不要盲目。补肾首先是固摄元气，每天吃好、睡好，心情愉快，也是一种保护。日常护肾必须注意性生活要适度，不勉强、不放纵。在饮食方面，感到无力疲乏时可以多吃含铁、蛋白质的食物，如木耳、大枣、乌鸡等；消化不良者可以多喝酸奶，吃山楂。经常进行腰部活动也能起到护肾强肾的作用。此外，充足的睡眠也是恢复精气神的重要保障，工作再紧张，家里的烦心事再多，也要按时休息。

眼睛保健灸法，灸出炯炯有神的双眼

身体状况的好坏对眼睛的影响非常大，传统中医理论认为五脏六腑之精气皆上注于目而为“精”，这个“精”主要就是指我们的眼睛。人体内五脏六腑的功能，在不正常的情况之下，或者在一种功能差的情况之下，都可能引起眼睛发育不好，看东西就会觉得特别模糊，这也就是西医里所说的近视眼。

中医认为“肝开窍于目”，肝的经脉和眼睛相联系，眼睛的视觉功能源于肝经阴血的濡养，若肝经的阴血不足，就会导致两目干涩、视物模糊甚至夜盲。眼睛与全身的器官都要靠经络联系，而且五脏六腑的精气也是通过经络上注于目，所以我们的经络就要保持疏通。

使用艾灸疗法进行眼睛保健时，取光明、肝俞、期门、翳明、太阳、阳白、四白穴，采用温和灸或隔姜灸的方法，每2~3日灸治1次，10次为一个疗程，疗程间可休息5～7日，每个季度灸治1～2个疗程即可。需要注意的是，一定不要在太阳、阳白、四白等穴形成瘢痕。

平时我们可以选择一些锻炼眼睛的方法来缓解眼部疲劳，从而预防近视。

（1）转眼法：选一安静场所，或坐或站，全身放松，清除杂念，两目睁开，头颈不动，独转眼球。先将眼睛凝视正下方，缓慢转至左方，再转至凝视正上方，至右方，最后回到凝视正下方，这样顺时针转9圈。再让眼睛由凝视下方，转至右方，至上方，至左方，再回到下方，这样逆时针方向转6圈。总共做4次即可。

（2）熨眼法：这种方法最好坐着做，全身放松，闭上双眼，然后快速相互摩擦两掌，使之生热，趁热用双手捂住双眼，热散后两手猛然拿开，两眼也同时用劲一睁，如此3～5次。

（3）洗眼法：先将脸盆消毒后，倒入温水，调节好水温，把脸放入水里，在水中睁开眼睛，使眼球上下左右各移动9次，然后再顺时针、逆时针旋转9次。刚开始，水进入眼里，眼睛难受无比，但随着眼球的转动，眼睛会慢慢觉得非常舒服。在做这一动作时，若感到呼吸困难，不妨从脸盆中抬起头来，在外深呼吸一下。

以上三种方法可以锻炼肌肉，缓解眼部疲劳，疏通经络，改善营养状况。

小儿保健灸法，令孩子远离疾病健康成长

小儿一直处于生长发育的过程中，在形体、生理等方面，都与成年人有所不同。小儿充满生机，无论在机体的形态结构方面还是在生理活动方面，都在迅速地向着成熟和完善发展，年龄越小的幼儿，身体成长和智力发育的速度越快。

《颅囟经·脉法》说：“凡孩子三岁以下，呼为纯阳，元气未散。”“纯阳”，是我国古代医家关于小儿生理特点的学说之一，概括了小儿在生长发育、阳充阴长过程中，生机蓬勃、发育迅速的生理特点。但是不能将“纯阳”理解成正常小儿为有阳无阴或阳亢阴亏之体，正如《温病条辨·解儿难》说：“古称小儿纯阳，此丹灶家言，谓其未曾破身耳，非盛阳之谓”。纯阳指小儿先天禀受的元阴元阳未曾耗散，因而成为后天生长发育的动力，使儿童显示出蓬勃的生机，迅速地发育成长。

小儿在生长发育过程中，许多脏腑的功能还不够健全，中医称之为脏腑娇嫩、行气未充，主要是说小儿时期机体各系统和器官的形态发育都未曾成熟，生理功能都不完善。经过逐步发育，女子在14岁左右、男子在16岁左右身体才发育成熟。

小儿五脏六腑的形和气皆属不足，但其中又以肺、脾、肾三脏不足表现尤为突出。肺主一身之气，而小儿生长发育对肺气需求较成人更为迫切，因而称肺脏娇嫩。刚刚出生不不久的小儿，脾禀未充，胃气未动，运化力弱，而小儿正处于不断发育生长

的过程中，因而对脾胃运化输布水谷精微能力的要求则更为迫切。肾为先天之本，儿童时期迅速长养的需求常显得不敷所求，故称肾常虚。

历代医家根据小儿这一生理特点提出了小儿保健的主要内容和方法，小儿艾灸保健灸是其中之一。由于艾灸疗法是一种无任何毒副作用的自然疗法，因而经常被用于小儿保健。

用艾灸疗法对小儿进行保健，主要分为强身、健脾和胃、补肺益气、健脑益智四个方面。

强身保健灸：取身柱、天枢两穴，将点燃的艾条在距离穴位皮肤2厘米左右处施灸，每次每个穴位灸5～10分钟，开始时可隔日灸1次，灸治一段时间后，可逐渐减少施灸的次数，每周灸1次或每月灸1～2次即可。如果婴儿在出生时体质较弱，那么在其出生后3～6个月就可以在身柱穴进行灸治，每周或每月灸1次，连续灸3个月至1年。

健脾和胃保健灸：取中脘、脾俞、神阙、天枢穴，将鲜姜切成0.3～0.5厘米左右的姜片贴敷在穴位上，再在姜片上放置大小适中的艾炷进行施灸，每次选用2～3个穴位，每个穴位灸3～5壮，隔日或每周灸1次。对于尚不会说话或不能准确表达自身感受的小儿，施灸时要特别注意，谨防烫伤，施灸时轻轻移动姜片，灸至皮肤微红即可。连灸1～3个月。

补肺益气保健灸：取风门、肺俞、身柱、大椎、膏肓穴，可采用灯火灸的方法，每次选用2～3个穴位，每个穴位爆灸1次即可，每周或每月灸1次，连灸3～6个月。灸后要注意保持施灸部位的清洁和干燥，防止小儿抓挠。

健脑益智保健灸：取大椎、身柱、膏肓、肾俞穴，可采用艾炷直接灸的方法，将艾绒搓成直径约1毫米的小艾炷，在穴位上涂少许的凡士林或蒜汁，再把艾炷放在穴位上点燃施灸。艾炷燃尽后要及时更换新艾炷施灸。每次选用1～2个穴位，每个穴位灸1～2壮，每个月灸1～2次即可。

小儿保健灸方法简便，疗效显著且没有副作用，对于小儿，也没有痛苦，非常适用于家庭保健。具体灸法可根据小孩的具体情况进行选择，一般只要坚持1～6个月，都会起到明显的疗效。尽量选择在空气流通、温暖干净的房间中进行灸治。小儿比较好动，因此在施灸的时候要格外小心，家长尽量将自己的手放在小儿施灸部位的皮肤上以感知施灸的温度，以便及时调整，防止烫伤。

青壮年保健灸，使你时刻保持精力旺盛的状态

青壮年时期是人生精力最旺盛、工作效率最高、最能发挥才能的时期，而且中年时期承前启后，工作和家庭，责

任和压力，种种矛盾、问题往往使他们操劳过度、身心疲惫，长期如此，必然导致体质下降、健康恶化。现代社会紧张的生活节奏，也为各种疾病打开了方便之门。青壮年应在生活中自我调节，在保证充分营养的前提下，一定要注意劳逸适度、自我调理。

人身体各部分在青壮年时期已经到了发育完全成熟的阶段：体重的增加也缓慢下来，骨骼也不再继续增长，最后的恒牙（智齿）也长了出来；女子的身高到18~20岁时便停止增长，自20岁左右开始，女性生殖器官与卵巢内分泌功能逐渐趋于旺盛，整个功能旺盛时间约能维持30年，女性生理特点更加明显，如体内脂肪含量变多，尤其是臀部和大腿脂肪堆积较多；男子的身高到20~23岁停止增长，并在身高、肺活量、骨骼硬度上均超过女性。

青壮年时期是学习、工作较紧张的时期。在青壮年时期坚持保健灸可通调气血、滋补阴精、增强体质、延缓衰老，使人气血旺盛、精力充沛，给你带来事业成功、延年益寿的希望。

中医认为脾为气血生化之源，故为“后天之本”，所藏精需要脾运化水谷精微的不断补充。因此，脾与肾在生理上的相互资助，相互促进，在人体生命中占有重要地位。三阴交不仅是脾经要穴，且肾经也相交于此，配脾俞、肾俞以健脾补肾。气血生化有源，不断补充先天之精。足三里是保健穴，古人云：“身体若要安，三里常不干”。足三里穴可以常施瘢痕灸，身体能安康；也可灸关元以补元气。

具体灸法如下：取三阴交、足三里、关元、脾俞、肾俞，采用温和灸或隔姜灸的方法，每隔2~3日灸1次，10次为一个疗程，疗程期间休息3~5日。每季度灸1~2个疗程。若在足三里、脾俞、肾俞施用瘢痕灸，则效果更佳。此法对于脾肾不足，身体虚寒者，疗效甚佳。

若采用艾炷悬起灸时，每次每个穴位应该灸10~20分钟，隔日或每3日灸1次，连灸1~3个月。体质虚弱、易患感冒者，加灸风门、肺俞两个穴位。当然，也可以采用艾炷直接灸的方法，每次选用2~3个穴位，每个穴位用无瘢痕灸法灸5~7壮，每2~5日灸1次，连灸1个月。

中老年保健灸，预防早衰延年益寿

中年是生命历程的转折点，生命活动开始由盛转衰，这时候的养生保健至关重要。如果调理得当，就可以保持旺盛的精力而防止早衰、预防老年病，可望延年益寿。中年是承上启下的关键，肩负社会、家庭的重担，加上现实生活中的诸多矛盾，易使思想情绪陷入抑郁、焦虑、紧张的状态，长此以往，必然耗伤精气，损害心神，引起早衰多病。此时就要求中老年人静神少虑，精神畅达乐观，不要为琐事过分劳神，不要强求名利、患得患失。同时要注意避免长期超负荷运转，善于科学合理地安排工作和休息，节制房事，防止过度劳累、积劳成疾。

人到老年，脏腑、气血、精神等生理机能的自然衰退，机体调控阴阳和谐的稳定性降低，再加上社会角色、社会地位的改变，退休和体弱多病势必限制老人的社会活动。狭小的生活圈子带来心理上的变化，常产生孤独垂暮、忧郁多疑、烦躁易怒等心理状态，其适应环境及自我调控能力低下，若遇不良环境等刺激因素，易于诱发多种疾病，较难恢复。

老年人养生保健时应注意做到知足谦和、老而不怠、树立乐观主义精神和战胜疾病的信心，多参加一些有意义的活动和锻炼，分散注意力，促进气血运行。谨慎饮食起居，老年人食宜多样、食宜清淡、食宜少缓、食宜温热熟软，谨慎调摄生活起居，防止外邪侵袭。同时还要合理用药，药宜平和，药量宜小，多服丸散膏丹，少用汤药，只有这样，方能收到补偏救弊，防病延年之效。

艾灸具有滋补肝肾、益气壮阳、行气活血、疏通经络的作用，能调节血压，降低血脂，增强脏腑功能，防病保健、延缓衰老，是中老年人防病治病、延年益寿的必用之法。在操作时，取足三里、气海、肺俞、风门、大椎、三阴交、肾俞、关元穴，上述诸穴可根据个人的具体情况选择使用，具体灸法有以下几种供大家选择：

（1）艾条悬起灸：每次选用三至五个穴位，每个穴位灸10～20分钟，中午11～13时施灸最佳。每日或隔日灸1次。如无明显不适，每周1次或每月灸1～2次，或每月月初连灸4～8日，坚持数日或长年不断，必见成效。

（2）温灸器灸：常用于腰背腹部穴位，每次灸20～30分钟，使小腹腰背有温热感，隔日或每周灸1次，夏季天热时减少灸次，秋冬季节连续施灸，一个月后停灸10日左右，然后再灸。

（3）艾炷隔姜灸：每次选用三至四个穴位，每个穴位灸5～7壮，隔天或每周灸1次。脾肾虚寒者，灸量要大，艾炷要大些。

艾灸防老抗衰非一朝一夕就能奏效，必须坚持数月或长年不断，才能取得较好的效果。配合体育锻炼、饮食疗法等，效果更佳。

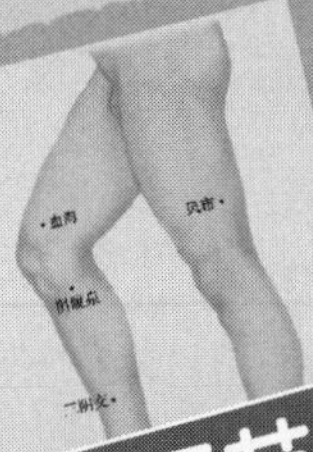

第三节

艾灸驱寒通络治百病——常见疾病的艾灸疗法

润滑肌肤，不能有半点瑕疵——病在皮毛的艾灸治疗方案

顽癣就用火来除——足癣的治疗方案

足癣是一种传染性皮肤病，俗称“脚湿气”，症状表现为脚趾起小水疱、脱皮、微痒。多发生在足底和趾缝间，致病菌为红色癣菌、石膏样癣菌、絮状表皮癣菌等，是最常见、最顽固的皮肤真菌感染。

在我国，足癣的发病率甚高，患者以青壮年为最多。运动员和体力劳动者长时间穿不透气的胶鞋、长筒靴等会使足汗蒸发不畅，局部温暖潮湿而形成真菌易于繁殖的良好环境。不经常洗脚换袜，使用公用生活用具如脚盆、拖鞋、浴盆、毛巾等是感染足癣的重要因素，而游泳池、浴室等公共场所则是传播足癣的常见地方。足癣也是身体股癣、手癣、甲癣的传染源。足癣的活动还与季节有关，多在夏秋季严重。

足癣为什么会传染呢？是因为当脚上有小水疱时，小水疱破了里面会有黏黏的浆水出来，而这浆水里有少量的蛋白，细菌就趁机在此“生儿育女”了。因此，要使细菌无法生存下去，光灭菌是不行的，小水疱才是问题的症结所在，如果没有了细菌的生存条件，你请它来它也不会来。

那这些小水疱又是怎么形成的呢？中医认为，这些水疱是因为经络不通畅造成的，以至于经络里的积液排不出去，就形成了水疱。在人体经络系统中，通往脚上的经络有六条，而经常有问题的是肾经和胃经。脚跟是以肾为主，脚趾是以胃为主，当肾与胃的情况改善了，也就是它们的经络保持较通畅的状态，脚上的小水疱也就没有了。细菌是与我们共存的，没有条件它们就无法繁殖，也就不会产生足癣了。

艾灸疗法治疗足癣，以清热除湿、解毒止痒、健脾燥湿、养血润肤为治疗原则，艾灸的温热火力直达病灶，有利于气血通达，病症得以解除。令患者取坐位或仰卧位，取阿是穴（即足癣患处），术者将艾条点燃后，在距离患处皮肤2厘米处施回旋灸，每次灸20～30分钟，每日灸1次，10次为一个疗程。此病的病程较长，应坚持治疗。

此外，如果患了足癣，就找肾经和胃经来帮忙。只要每日坚持敲肾经和胃经，让它们始终保持通畅状态，就能从根本上解决足癣问题。另外，脚气治愈后及治疗期间不要吃辛辣、油腻的食物，保持足部清洁干燥。如果患者为汗脚，则应穿布鞋。务必切断真菌的感染源，在鞋内放置福尔马林棉球，对使用过的鞋袜等物品进行消毒；勤换袜子，不要与其他人共用毛巾、浴盆等；在公共场所，要特别注意个人卫生，养成良好的卫生习惯。

疏风通络治顽疾——白癜风的治疗方案

白癜风是一种较为常见的皮肤病，以局部皮肤呈白斑样为主要特征，它虽然不会危及生命，但是顽固难愈，给患者的工作和生活造成巨大困扰。白癜风可诱发多种疾病，如恶性贫血、斑秃、银屑病、恶性肿瘤、支气管哮喘、类风湿关节炎和白内障等疾病以及并发甲亢等疾病。

本病常偶然发现。皮损可发生于任何部位，但以面颈和手背多见。皮损为形态各异、大小不等的圆形或不规则形的白色或乳白色的斑点或斑片，逐渐扩大，表面光滑，无鳞屑，不痛痒。边界清楚，边缘可有色素沉着带，中央有岛状褐色斑点。患处毛发也可变白，可单发，也可多发或泛发，常对称分布。本病不危及健康，但患病后影响美观，可使患者精神不安。病程缓慢，往往经年累月难愈，长期存在，持续终身，但亦有少数病轻者可自行消失。

现代医学则认为白癜风是一种色素脱失性病变，与遗传、自身免疫、神经化学因子、黑色素细胞自身破坏等因素有关。此外，强烈日晒、内分泌失调、感染疾病、接触某些化学物质均有诱发白癜风的可能，也偶有因外伤引起者。中医认为，本病多因情志内伤、肝气郁结、气机不畅，复受风邪于皮肤，至气血失和，血不能养肌肤而成，或亡血失精、气滞血瘀、血水荣肤而酿成白斑。

人体的生命活动主要依赖脏腑的功能，而脏腑功能活动所需要的物质基础则是气血。气血通过经络输送到各个脏腑及包括皮肤在内的全身组织，因此，脏腑、气血、经络、肌肤之间的关系极为密切。外邪通过皮肤侵入机体，导致脏腑气血功能失调而出现疾病。反之，脏腑、气血的病变，同样可以通过经络反映到皮肤体表而出现白癜风。中医认为，白斑是由于气血不足，使皮肤不得营养而变白。因此对于本病的治疗，主要以活血祛风、调和气血为主，配合外治法，以局部与整体相结合的方法并治，方可取得显效。

艾灸疗法治疗白癜风，主要以疏风通络、调和气血或疏肝理气、活血化瘀为主要原则。治疗时以肺俞、曲池、阳陵泉、足三里、三阴交、阿是穴（即白斑部位）为主穴，若白斑发于头面部，则加灸昆仑、阳谷穴；白斑发于上肢，加灸手三里、中渚穴；白斑发于下肢，则加灸风市穴；发于阴部加灸丘墟、太冲穴。

采用艾炷直接灸时，每次选3～5个

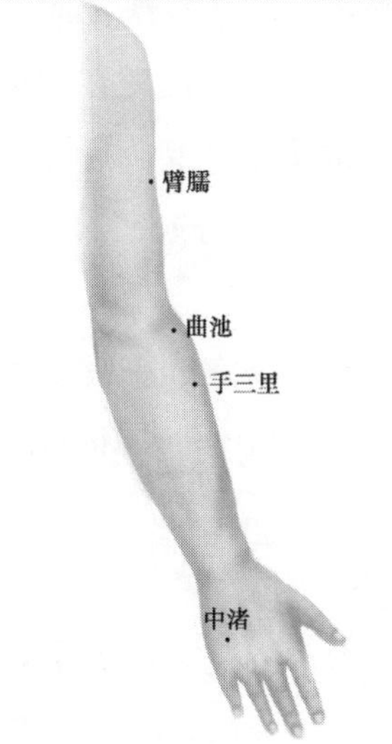

治疗白癜风常取穴位

穴位，每个穴位灸3～5壮，每日灸治1次，10次为一个疗程。白斑范围大者，可在白斑范围内增加施灸点。也可以用药炷进行灸治，取桑叶、当归、白蔻仁、五倍子、威灵仙各100克，石菖蒲、白芥子各30克，全蝎10克，将上述药物放在一起研成细末，将药末制成药炷在患处，每日灸治1次，每次灸3～5壮，10次为一个疗程。发疱灸对于白癜风的治疗，也有一定的作用，取斑蝥酊灸液涂擦白斑上，涂药2～8小时后就会出现水疱，用消毒针头刺破水疱，3～5日结痂脱落，每周1次，7～8次后白斑可愈。

因为白癜风具体致病原因尚未明确，所以目前并没有特效治疗方式，且该病很难根治。艾灸治疗对于白癜风有一定疗效，少数病人的症状会减轻甚至治愈。白癜风患者在治疗时应树立信心，坚持长时间的治疗。同时尽量不要食用羊、鹅、草鱼、韭菜等，多吃一些有利于皮肤色素生成的食物，如黑芝麻、紫菜、海带等。平时也应适当进行日光浴。

双管齐下治顽湿——湿疹的治疗方案

提到疹就一定会提到湿，仿佛湿疹是一个名词一样。从医学的角度讲疹子就是皮肤表面凸起的小颗粒，那为什么一定会和“湿”联系在一起呢？那是因为人体的皮肤也是要呼吸的，毛孔就是呼吸的通道，出现疹子就意味着这些毛孔不通了，被堵上了。是什么让这些毛孔出现淤堵的呢，原来就是湿。湿这种东西有一个特别讨厌的地方就是黏稠，有湿的地方就一定会发生黏滞的现象。所以当体内的湿非常多的时候就把毛孔都堵住了，疹子就慢慢出现了。说到底疹子的病根就在湿上，所以一般都会把它俩连在一起说成湿疹。

中医治湿疹的方针，是把体内积聚的湿和热引发出来，再予以排除，同时要改善体质，使机能恢复正常，驱邪与扶正兼顾，疗效更好。

中医将湿疹分为湿热浸淫、脾虚湿蕴、血虚风燥三种类型。湿热浸淫型湿疹发病急，可泛发全身，初起皮损潮红、灼热、肿胀，继而粟疹成片、流水，奇痒，伴身热、心烦日渴、大便干，小便短赤；脾虚湿蕴型发病较缓，皮损潮红，可见鳞屑，食少便溏、神疲体倦；血虚风燥型湿疹病程长且易反复发作，皮损色暗或色素沉着，呈苔藓样变，剧痒。皮损表面有抓痕、血痂和脱屑，伴头昏乏力、口干不欲饮。

艾灸疗法在治疗湿疹时，以清热利湿、养血祛风为主，多取病变局部及阳明、太阴经肠穴。取脾俞、阴陵泉、足三里、三阴交、百虫窝为主穴，瘙痒剧烈者加曲池、风市；发热加大椎；纳少、腹胀、便溏者加中脘、天枢；腰酸肢软加肾俞、太溪。具体灸法有以下几种：

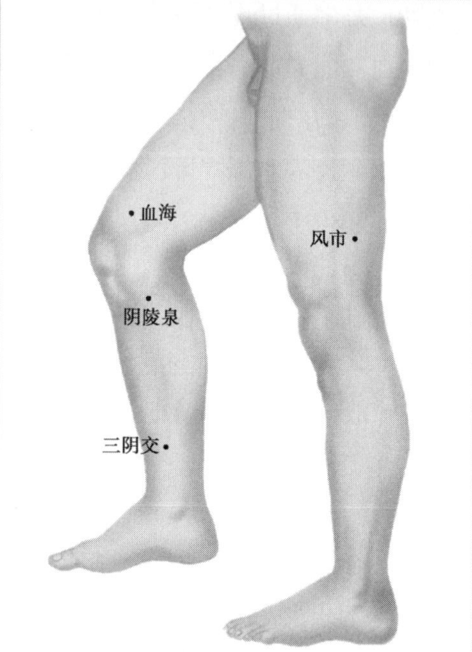

治疗湿疹常取穴位

艾炷直接灸

根据患者的病情每次选取3～5个穴位，取枣核大的艾炷放置在穴位上点燃施灸，以局部皮肤红润为度，每个穴位每次灸3～5壮，每日施灸1次。

雀啄灸

每次选取3～5穴，施常规雀啄灸，每穴每次灸15～20分钟，每日1次，7次为一个疗程。

隔蒜灸

取蚕豆大小的艾炷进行常规的隔蒜灸，每次选用3～5个穴位，每个穴位每次灸3～5壮，隔日灸1次，7次为一个疗程。

除了艾灸法之外，还有一些外部疗法，也很适合这个病的治疗，因为治疗迅速有效，不需要复杂的辨证分析，对治疗手法也没有严格要求，因此应用也十分广泛。常用的外部疗法有熏洗法、外敷法、热熨法等。

熏洗法

用白藓皮、苦参、土茯苓、地肤子、蛇床子、连翘、金银花各30克，紫草、荆芥、防风、甘草各10克、赤芍12克、蝉蜕6克，纱布包好，水煮沸15~20分钟，将药汤倒于盆中，先熏后洗患处，每日2次。每日1剂，3剂为1疗程。

如果病变局部红肿，选加板蓝根、丹皮、蒲公英、紫花地丁；渗水成疮，选加黄芩、黄柏；结痂干燥并奇痒，选加地龙、乌梢蛇、白花蛇；病变在上半身，加野菊花、夏枯草；病变在下半身，加黄柏、白花蛇舌草。

如果湿疹在肛门部位，用五倍子、蛇床子、生黄柏、苦参各30克，土槿皮、白藓皮、赤石脂各20克，石榴皮、紫草各15克，装于纱布袋中，水煎汤，先熏后洗肛门部，每日早、晚各1次，每次30分钟。

外敷法

由白芷、苦参、夏枯草、青黛、黄柏、蛤粉、枯矾、雄黄、乌贼骨、冰片等制成的清湿散，用醋或麻油调敷患处，每日1次。

热熨法

取鱼腥草、白藓皮、苦参、苏叶、黄柏、紫草、大枫子（打）、苍耳子（打）各30克，浸于75%酒精中2周，酒精以漫过药物为度。滤出酒精，瓶装备用。用时将上述药液浸湿棉垫，敷于患处。用电吹风的热风对准棉垫吹，每日2次，每次20分钟。如果此过程中棉垫被吹干，可再加药液。

除了外治之外，湿疹患者还应禁吃能加剧疾病及引致机体敏感的刺激性食品，如酒、辛辣煎炸的食物、虾、蟹、牛肉等。如果不加注意，一面用药排毒，另一面又吃进带毒食物，湿疹怎么可能痊愈。同时患者还应该避免各种刺激皮肤的因素，例如搔抓、用碱性强的肥皂或过热的水洗浴、不要让阳光直晒患湿疹的地方等，避免湿疹进一步加重。

温热艾火除湿热——带状疱疹的治疗方案

当人的免疫力降低时，往往会容易诱发各种疾病。带状疱疹就是众多疾病中的一种。当机体受到某种刺激（如创伤、疲劳、恶性肿瘤或病后虚弱等）导致机体抵抗力下降时，潜伏病毒被激活，沿感觉神经轴索下行到达该神经所支配区域的皮肤内复制产生水疱，同时受累神经发生炎症、坏死，产生神经痛。

带状疱疹是由水痘带状疱疹病毒引

起的急性炎性皮肤病，中医将其称为“缠腰火龙”、“缠腰火丹”。民间俗称“蛇丹”、“蜘蛛疮”。本病好发于成人，春秋季节多见。发病率随年龄增大而呈显著上升趋势。

带状疱疹发病前会出现轻度乏力、低热等症状，患处皮肤有灼热感或者神经痛，持续1～3日，亦可无前驱症状即发疹。本病的好发部位依次为肋间神经、颈神经、三叉神经和腰骶神经支配区域，患处常首先出现潮红斑，很快出现黄豆大小的丘疹，簇状分布且不融合，随后迅速变为水疱，疱壁紧张发亮，疱液澄清，外周绕以红晕；皮损沿某一周围神经呈带状排列，多发生在身体的一侧，一般不超过正中线。

带状疱疹发病时十分痛苦，神经痛为本病特征之一。带状疱疹的病程一般为2～3周，老年人患者为3～4周，水疱干涸、结痂脱落后留有暂时性淡红斑或色素沉着。当疱疹病毒由脊髓处的神经根向上侵犯大脑和脑膜时，就会发生病毒性脑炎和脑膜炎，会表现出较为严重的头痛、四肢抽搐，以及意识模糊等症状，且有生命危险。另外，当疱疹病毒由脊髓处的神经根向体内侵犯内脏神经纤维时，可引起急性胃肠炎、膀胱炎、前列腺炎等病症。少部分人病症消失后，还可留有患部的神经痛。

艾灸疗法治疗此病，以清除体内湿毒为主要原则，处方有两组，可交替使用。第一组为尺泽、中府、期门、章门、阿是穴（疱疹局部）；第二组为三阴交、肺俞、肝俞、脾俞。具体操作方法是：将点燃的艾条在距穴位2厘米处施灸，以局部感到温热为度。每穴灸10～15分钟，每日灸治1次，10次为一个疗程，疗程间休息2～3日。

此外，局部有水疱者可用雄黄解毒散30克加化毒散3克混匀水调或用新鲜马齿苋（或白菜帮捣烂）混合调用。患病后应及时治疗，防止留有神经疼痛的后遗症。神经痛后遗症者用黑色拔膏棍或脱色拔膏棍热贴。

中医认为，本病为湿热火毒蕴结肌肤所生，故该病患者应忌食辛辣致热食品。慎食肥甘油腻之品如肥肉、饴糖、

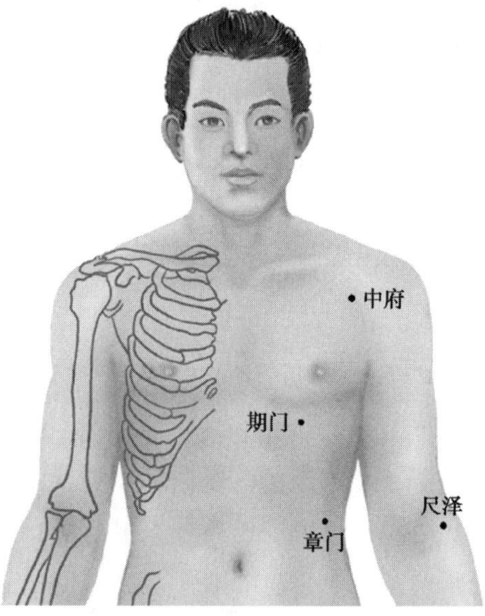

治疗带状疱疹常取穴位

牛奶及甘甜等食物，多具滋腻、肥甘壅塞之性，易使本病之湿热毒邪内蕴不达，病情缠绵不愈。中医认为，本病多属情志不畅、肝气郁结、久郁化火、复感毒邪而致，而酸涩收敛之品，易使气血不通、邪毒不去、疼痛加剧；还应保持皮肤、衣衫清洁，尽量不要使疱疹破溃，以防继发感染。

祛风除燥——神经性皮炎的治疗方案

神经性皮炎又称慢性单纯性苔藓，是以阵发性皮肤瘙痒和皮肤苔藓化为特征的慢性皮肤病，好发于颈部、四肢、腰骶，以对称性皮肤粗糙肥厚、剧烈瘙痒为主要表现的皮肤性疾病，为常见多发性皮肤病，好发于成年人，尤多见于神经衰弱患者，一般病程较长。

神经性皮炎是一种皮肤功能障碍性疾病，具有明显的皮肤损害。多发生在颈后部或其两侧、肘窝、腘窝、前臂、大腿、小腿及腰骶部等。常成片出现，呈三角形或多角形的平顶丘疹，皮肤增厚，皮脊突起，皮沟加深，形似苔藓，常呈淡红或淡褐色。剧烈瘙痒是其主要症状。如全身皮肤有较明显损害者，又称之为弥漫性神经性皮炎。严重者可继发毛囊炎及淋巴炎。

神经性皮炎的发病原因有以下几种：

（1）情绪波动、焦虑不安等均可使病情加重和反复。目前精神因素被认为是发生本病的主要诱因。

（2）因胃肠道功能障碍、内分泌系统功能异常、体内慢性病灶感染而致敏，也可能成为致病因素。

（3）昆虫叮咬、阳光照射、搔抓、衣领过硬而引起的摩擦、化学物质刺激等，均可诱发本病的发生。

中医认为：此病主要由于心绪烦扰、七情内伤、内生心火而致，初起皮疹较红，瘙痒较剧，心火亢盛，血热生风，风盛则燥，属于血热风燥型。或因饮食失节、脾蕴湿热、复感风邪、蕴阻肌肤所致，病程较长，皮损肥厚，呈苔藓化者，则因久病伤血，风盛则燥，属于血虚风燥型。

艾灸疗法在治疗本病时，分两组处方，第一组为太冲、风门、肺俞、膈俞、肝俞；第二组为尺泽、风市、中府、风池、期门。两组处方可交替使用。太冲配肝俞和期门，可以疏肝气；因“肺主皮毛”，故取尺泽配肺俞和中府，以祛除客于“皮毛”之风邪；风池、风门、风市，均是祛风之要穴；膈俞具有补血作用。伴有失眠症状者，可加灸安眠穴；心烦者加灸内关；头晕头痛加太阳和百会。

以上诸穴均可采用温和灸或隔姜灸的灸法来进行治疗，如果在风门、肺俞、膈俞、肝俞采用隔蒜灸或瘢痕灸，则疗效更好。每日灸治1次，10次为一个

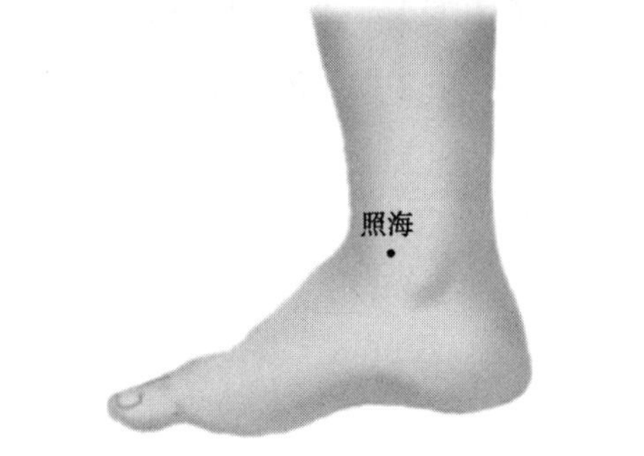

照海穴

疗程，疗程间可休息2～3日。症状较重者可每日灸2次，不分疗程，待好转后，再按疗程进行灸治。

此外，对于老年血虚风燥型神经性皮炎，病程长并伴有头晕目眩、失眠疲倦者，可以采用艾炷隔蜂房灸的方法进行治疗。其具体操作方法是：取膈俞、风池、曲池、合谷、血海、三阴交、行间、足三里、神门、照海及阿是穴，每次选用三至五个穴位，将适量的炒蜂房末放在穴位上，再将大小适中的艾炷放置其上点燃施灸，每次每个穴位灸3～5壮，隔日灸治1次即可。

因为本病为慢性疾病，症状时轻时重，且治愈后容易复发，因此在治疗期间和治愈之后，患者应避免精神紧张、过劳、日晒，更要戒酒。

活血祛风，健脾和胃——荨麻疹的治疗方案

荨麻疹，俗称风团、风疹团、风疙瘩、风疹块（与风疹名称相似，但非同一疾病），是一种常见的皮肤病。它主要表现为“高出皮肤、边界清楚、时起时消、发无定处的红色或白色瘙痒性风团块”，另外还可伴有发烧、腹痛、腹泻或其他全身性症状。现代医学认为，荨麻疹的产生主要与食物、药物过敏等因素有关。

荨麻疹跟人体的肺脏关系最大，肺的功能出了毛病，肌肤表面就会被禁锢。这种禁锢可能是一部分的地方出现，也可能是很多地方出现，而且这种禁锢有时候是散开的，身体就会冒虚汗，有时候长时间地关闭着，就像出现硬皮病。所以一定要了解身体的毛发跟肺脏的关系非常密切，这种皮毛的开合肺脏是总开关。有时候身体不光肺脏不好，脾脏也出现问题，就会加重皮肤的问题。身体里的水汽没有地方发泄，所以只能在皮肤的表面反复较劲，较来较去就出现了荨麻疹等皮肤病。

一旦出现了荨麻疹，最难以忍受的就是痒，一些人的荨麻疹长时间不愈就更加麻烦，皮肤出现一块一块的不规则风团，表面不是发红就是发白。去了医院，打针、输液、吃药都不管用，还可能被告知是过敏的反应。所以荨麻疹会让人变得越来越心烦意乱。

中医认为此病多为脾失健运、肠胃湿热、湿留肌肤，或气血不足、卫外不固、感受风邪、营卫不和、湿邪不能透达、郁

于肌肤腠理之间所致。在治疗上多以活血祛风、燥湿透表、健脾和胃为治则。

艾灸疗法在治疗荨麻疹时，主要是以刺激肺经和脾经为主，处方有两组，一组是列缺、风门、肺俞、脾俞、膈俞；另一组是血海、曲池、中府、章门、风市。两组处方可以交替使用。恶心呕吐加内关、上脘；腹痛腹泻加足三里、天枢；发热加大椎、合谷；关节痛者加灸局部俞穴。

以上诸穴均可采用雀啄灸或隔姜灸的灸法，每日灸治1次，10次为一个疗程，疗程间可以休息1～3日。急性荨麻疹的患者每日灸治1～3次，不分疗程。若风门、肺俞、膈俞、脾俞采用隔蒜灸或瘢痕灸，则疗效更佳。在治疗期间，应少食或不食腥荤、辛辣之物。若呼吸困难者，应立即去医院抢救。

外部中药擦洗，也可用于治疗荨麻疹。蛇床子、明矾、百部、苦参这四味中药是对皮肤科疾病最有效的药物，只要能用这几味药每日浸泡双脚，让药物的作用通过足底的涌泉穴进入身体，在很短的时间内就能彻底治好荨麻疹。蛇床子可以祛风燥湿，对于治疗荨麻疹的风团效果特别好；而苦参就可以祛除身体内部的湿气，不让肌肤表面发生郁闭。荨麻疹有一定的顽固性，通过这个洗方祛除肌肤表面的风团之后，最好间隔一段时间再洗一次，一般也就一个月的时间。这样，复发也就会被遏制，荨麻疹就彻底被治好了。

通风活血，滋阴润燥——牛皮癣的治疗方案

牛皮癣是一种慢性瘙痒性皮肤病，因患处状如牛颈之皮，肥厚坚硬，故名牛皮癣（现代医学称为“银屑病”）。本病好发于颈部，肘、膝关节屈侧，会阴、大腿内侧等处。

本病以皮损处多为丘疹或斑丘疹、表面多覆盖着多层银白色的鱼鳞状皮屑为主要特点，是一种慢性、大型红斑鳞屑性皮肤病。男女老幼均可发病，但以男性青壮年居多。该病病程长，冬重而夏轻。本病初起多由风湿热邪阻于肌肤经络、皮肤失养所致，日久耗伤营血、血虚生风化燥而使病情难愈。因此，临证可以分为两类：外邪蕴阻型和血虚风燥型。前者病程较短，患部皮肤潮红、糜烂、湿润和血痂，舌苔黄或黄腻；后者病程较长，患部干燥、肥厚、脱屑，状如牛皮，舌苔薄白。

中医根据辨证，将牛皮癣分为血热型、血燥型、风湿型和毒热型四类。血热型主要表现为皮损发展迅速，皮损剥落后有出血点，并伴有心烦、口渴、便秘等；血燥型则表现为病程久，皮肤干燥，鳞屑厚且不易脱落，新的皮损出现不多；风湿性表现为周身发病，且伴有关节疼痛、肿

胀，以手指关节表现最为明显；毒热型以双手深层有黄色脓疱为主要特点。

针灸法是治疗牛皮癣的一种较常见的方法。治疗时以风池、曲池、外关、合谷、八邪（经外奇穴，位于手指背侧，微握拳，第一至第五指间，指蹼缘后方赤白肉际处，左右共8个穴位）、血海、三阴交、郄门、劳宫、阴陵泉为主穴，配以阿是穴（即患处）。风池、八邪可以祛风；曲池、合谷分别为手阳明大肠经的合穴、原穴，既能清利肌肤湿热，又可清利胃肠湿热；外关清热通络；血海补血润燥，祛风止痒；三阴交、阴陵泉用以利水渗湿；郄门、劳宫取以宁心安神、清营止痒。梅花针重叩患处，可以疏通肌腠风毒之邪，其操作方法是：主穴用按摩锤敲打法配合点按法，配穴用梅花针重叩。

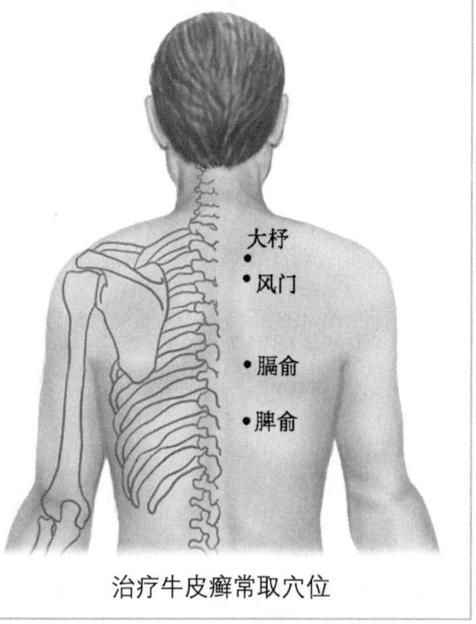

治疗牛皮癣常取穴位

艾灸疗法在治疗牛皮癣时，以滋阴润燥、通经活血、祛风除湿为治疗原则。可采用艾条温和灸的方法在皮损部位施温和灸，每次灸30分钟，每日灸2次，5日为一个疗程。也可采用隔蒜灸皮损处，将新鲜的大头蒜去皮后捣成蒜泥涂在皮损部位，再在蒜泥上放置艾炷点燃施灸，艾炷之间的间隔为1.5厘米左右，灸至局部出现热样灼痛感为止，起疱后刺破放水，外面涂上消炎膏。

除了以上两种方法外，还可以采用艾炷隔姜灸的方法治疗牛皮癣。此法以大杼、风门、膈俞、脾俞为灸治穴位，将鲜姜切成薄片后贴敷在穴位上，再在姜片上放置艾炷点燃施灸，每个穴位每次灸3～5壮，以灸出水疱为度。灸后第二日用消毒针刺破水疱，放水后涂抹消炎膏。每日灸1次，5次为1个疗程。下次施灸尽量避开上次灸后的灸疮。

患者应避免感冒，特别是预防扁桃体炎。切忌在患处胡乱涂抹药物。在治疗的同时禁食辛辣食物，戒除烟酒，更不可吃羊肉和狗肉。

清热解毒，消肿散结——面部疖肿的治疗方案

面部疖肿是因单个毛囊及其所属皮脂腺急性化脓性感染的疾病。初起局部皮肤潮红，随后发生肿痛灼热，突起根浅，肿势局限。数日内疼痛增剧，化

脓、自行破溃，流出脓水。肿痛随之减轻而病愈。

疖初起时，皮肤上出现红色小硬结，呈锥形隆起，触摸时有痛感；随即硬结顶出现黄白色脓头，周围为红色硬盘，并伴有局部发痒、烧灼感及跳痛；接下来脓头破溃，排除少许脓液后疼痛减轻，或其顶端形成一个脓栓，与周围组织分离而脱落，炎症逐渐消退，创口自行愈合。病程中除引流区淋巴结可能有肿胀感外，一般无明显全身症状。

疖若处理不当，如随意搔抓或挤压排脓、热敷、药物烧灼腐蚀以及不恰当的切开等，都可促使炎症扩散。位于上唇、下唇、鼻部的疖，因其位于颜面部“危险三角区”，感染可骤然恶化，局部红、肿、痛范围增大，伴发蜂窝组织炎或演变成痈，甚至并发海绵窦血栓性静脉炎、败血症或脓毒血症。

厨房中隐藏着治疗面部疖肿的“药物”。有些食物，不仅可以吃，还可以用来治疗疾病。面部疖肿的患者，可以用加热过的西红柿、生洋葱片、蒜泥、红茶包等在疖肿部位敷灸，能起到消炎的作用。

灸治面部疖肿适用于尚未化脓者，具有清热解毒、消肿散结的功效。艾灸疗法在治疗本病时，以阿是穴（即疖肿处）、手三里、至阳为主要的灸治对象。采用艾条温和灸，每个穴位每次用艾条熏灸20～30分钟，疖肿部位的施灸热力要大，但要防止烫伤。每日灸1～2次。在使用艾炷隔蒜灸时，需要剪去患处的毛发，取独头蒜去皮切片后贴敷在穴位上，然后在蒜片上放置底部直径约0.8厘米，高约1.5厘米的艾炷点燃施灸。每日灸1次，10次为一个疗程。疗程间无需间隔。

在疖肿排脓期，应注意患部皮肤的清洁，洗澡时最好采用淋浴，以减少疾病的感染和蔓延。治疗疖肿之后，要彻底清洗双手才可以接触别的东西，以免引起细菌感染。

出现面部疖肿时，勿用手强行挤压疖肿，以防转成疔疮，也不可在患处抓挠，以免感染。注意个人卫生，保持面部皮肤的清洁。饮食要清淡，禁食辛辣油腻的食物，多食蔬菜、水果，保持大便通畅，多饮开水，同时要戒除烟酒。

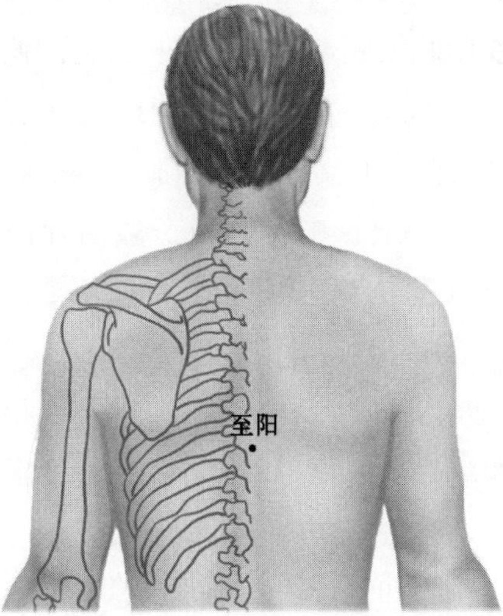

至阳穴

面上无病，心中无痛——病在五官的艾灸治疗方案

散热祛邪、消肿明目——结膜炎的治疗方案

平时我们会说忌妒心强的人有“红眼病”，其实真正的红眼病是眼睛结膜的一种具有传染性炎症，一年四季都可能发生，但是春季和夏季比较常见一些。因为这个病有传染性，所以一旦患病，应及早治疗，减少传染。

得了红眼病，不一定会两眼同时发病。在刚得病的时候，病人会感到眼睛发烫，甚至有烧灼感，比较怕光，眼睛红，觉得眼睛里像有沙子似的，磨得很厉害。紧接着可能会有眼皮红肿，眼屎多，怕光，流泪的症状。有的病人在眼结膜上出现小出血点或者出血斑，有的会在眼睑结膜上形成一层灰白色的假膜而影响视力，严重的可能还会伴有头疼、发热、疲劳、淋巴结肿大等症状。红眼病不会影响视力，一般治疗两周就可以痊愈，但也不能因此而不重视此病，治疗不当会导致慢性结膜炎。

因为红眼病很容易传染，所以得了红眼病后一定要积极治疗，一般要求要及时、彻底、坚持。所谓及时就是一经发现，立即治疗；坚持的意思是说不要中断；彻底是指症状完全消失后仍要继续治疗1周时间，以防复发。中医把红眼病称为“暴风客热”或“天行赤眼”，一般为外感风热邪毒所致，治疗时要祛风散邪、清热解毒，可自行按摩眼睛周围的攒竹、睛明、太阳、丝竹空、四白这几个穴位，每个穴位按揉36次，早晚各1次。如果同时配合上肢的曲池、合谷、外关这几个穴位，效果就更好了。

艾灸疗法治疗结膜炎时，以散热祛邪、消肿明目为治疗原则。以太阳、风池、合谷、行间为主穴，风热者加少商、上星；头目痛加太冲；目赤痛甚加液门。太阳穴可宣泄患部郁热，风池穴散风除热，消肿止痛，手阳明经合谷穴散风潜热、行间穴清胆泄热。风热者加少商、上星宣散热邪，头目痛加太冲泄肝止痛，目赤加液门清心泻火、疏通三焦经气。以上穴位采用艾条悬灸的方法，每个穴位每次灸3～5分钟。

还有一种灸治方法：在灸治时，令患者端坐，与患病的眼睛同侧的上肢弯曲肘关节至170°～180°，然后手臂向上、向后举，肘部贴于同侧头部，肘关节位于肩上方，前臂过肩尽量往同侧背下部伸，中指旁开脊柱两横指，中指尽头即是穴位（相当于心俞、督俞部位）。如两眼同时患病，则两手同时取

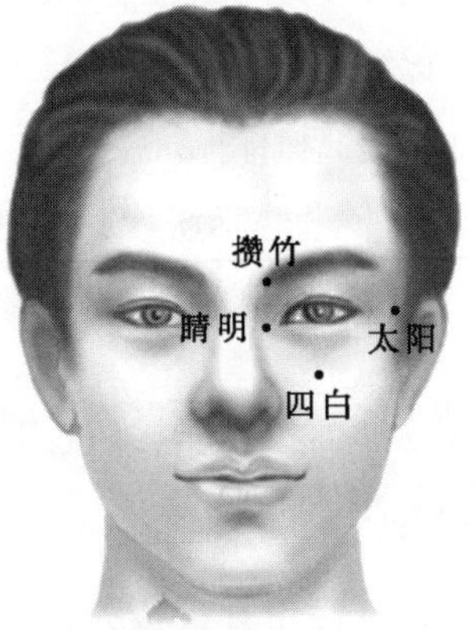

治疗结膜炎常取穴位

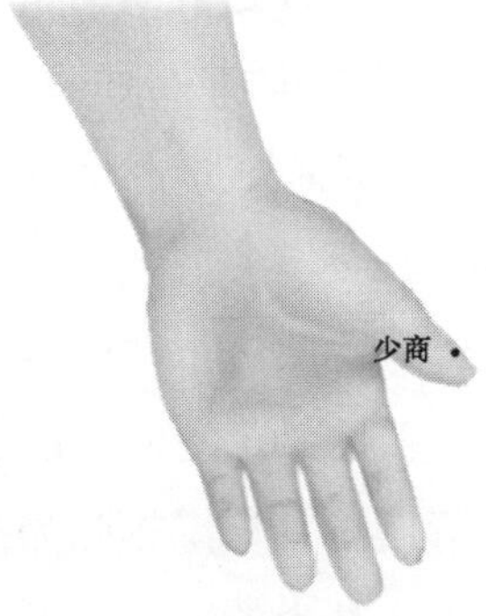

少商穴

穴。选好穴位后，将艾条在穴位上悬灸5～10分钟，至局部皮肤中度红润即可，每日灸治1次。

得了红眼病以后，眼睛可能会怕光流泪，很多人就想用纱布把它遮上，其实这是不对的。因为遮盖患眼后，眼部的分泌物就不能排出来，同时还会增加眼局部的温度和湿度，使细菌或病毒更容易繁殖，从而加重病情。得病之后，饮食最好清淡一些，酒类及辛辣刺激性食物最好不要进食，以免加重疾病。还有就是让眼睛能好好休息，不要勉强看书或者看电视，出门时可以戴太阳镜，避免阳光、灰尘等刺激。

疏风清热——慢性扁桃体炎的治疗方案

慢性扁桃体炎困扰着许多人，本病多由链球菌、葡萄球菌侵入扁桃体引起。祖国医学将其归属“乳蛾”范畴，本病多发于冬、春季节，尤以儿童、青壮年多见。

慢性扁桃体炎是咽部常见疾病之一，其原因是急性扁桃体炎反复发作，未得到及时彻底治疗，或病人体质较弱，病菌毒力较强，隐窝内细菌不能被排出，在其中生长繁殖而致病。本病在发病时发热或不发热，咽喉肿痛，扁桃体充血、肿大，甚至有黄白色点或片状渗出物，易拭去，拭后不出血，兼风邪伴发热畏寒。

中医认为慢性扁桃体炎与体质虚弱、脏腑虚损有关，主要与肺、肾阴虚有关，治疗大多用滋补肺肾、生津利咽的方法。

（1）肾阴亏损，虚火上炎：患者症见咽干而痒，有时刺痛，伴有腰膝酸软、午后潮热、耳鸣等症状，这时的治疗应以滋阴降火为主。

（2）肺气虚怯，邪毒留恋：患者五心烦躁，咽干咳嗽，大便干结，午后或有低热情况出现。针对这种症状，治疗应以养阴润肺为主。

（3）禀赋不足，气血双亏：患者一般面色暗白，手足不温，全身乏力，经常感冒，易于出汗，小便清长，大便稀溏。针对这种症状，治疗应以补益气血为主。

艾灸疗法在治疗本病时，以疏风清热利咽为治疗原则，取扁桃体、合谷、少商穴，风寒严重者加风池，发热者加灸大椎穴。扁桃体穴（位于下颌角下缘，颈动脉前方）可用于消肿止痛，此为治疗扁桃体炎的经验效穴；合谷穴具有清热散风、通经活络的作用；少商穴可清热解毒、消肿散热；风池穴多用于疏风解表；大椎穴则可散风清热。以上穴位均用艾条悬灸法，将艾条点燃后在距离穴位2厘米处施灸，每日施灸1～2次，每次每个穴位灸5～10分钟。

此外，灯心草灸可用于治疗急性扁桃体炎。用灯心草浸入食油后点燃迅速烧点角孙穴皮肤，听到“啪”的声响即可，一般点烧1次即可。个别的次日再做1次，烧点后1小时即逐渐解除痛苦。

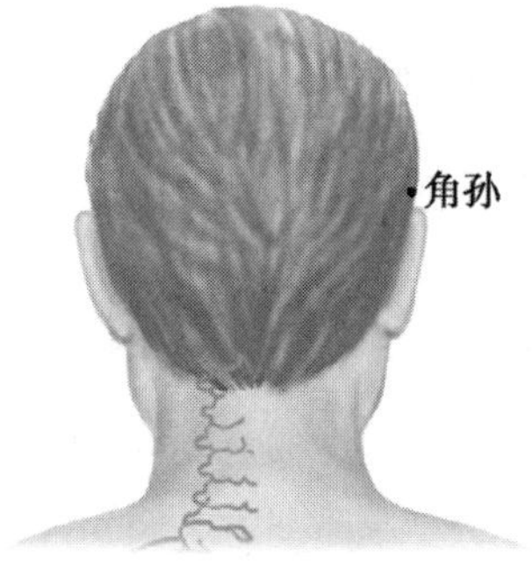

角孙穴

慢性扁桃体炎的病人应养成良好的生活习惯，保证充足的睡眠时间，还要坚持锻炼身体，提高机体抵抗疾病的能力，在饮食方面应多进清淡饮食，少进食葱、姜、蒜、辣椒等有刺激性的食物。

祛湿排脓——顽固化脓性中耳炎的治疗方案

慢性化脓性中耳炎极为常见，是中耳黏膜、骨膜或深达骨质的慢性化脓性炎症，常与慢性乳突炎合并存在，临床上以耳内反复流脓、鼓膜穿孔及听力减退为特点。

中医认为慢性化脓性中耳炎为肾元亏损及脾虚湿困、上犯耳窍所引起。治疗应以补肾健脾、祛湿排脓为主。根据慢性化脓性中耳炎的特点，可将其归为三类：

（1）脾虚湿困型：主要症状为耳内流脓不止，时多时少，脓液白黏或清稀，无臭味，耳膜穿孔，听力下降，耳鸣重听，头晕头重，倦怠乏力，面色萎黄。

（2）肾阴亏虚型：主要症状为耳内流脓黄浊黏稠，或黑秽或如豆腐渣样，日久不愈，伴有恶臭味，耳膜穿孔，孔周微有红肿，耳鸣耳聋，头晕目眩，腰膝酸软，手足心热。治疗应以滋阴降火、托脓解毒为主。

（3）湿热蕴结型：主要症状为耳内流脓黄黏而稠，有臭味，时流时止，耳膜穿孔、潮红，头昏沉，伴口苦粘腻、舌红。治疗应以清热、解毒、排脓为主。

急性化脓性中耳炎延误治疗或治疗不当， 易迁延为慢性，或为急性坏死型中耳炎的直接延续。鼻、咽部存在慢性病灶亦为一重要原因。一般在急性炎症开始后6～8周，中耳炎症仍然存在，统称为慢性。有部分中耳炎因可引起严重的颅内、外并发症而危及生命。

艾灸疗法在治疗慢性中耳炎时，以疏肝解郁、清热泻火、滋阴补肾、育阴潜阳、双补气血、濡养肌肤为治疗原则。治疗时以身柱、液门、后溪为主穴，采用艾炷直接灸的方法，每个穴位各灸3～7壮，本法具有清热解毒、化脓消肿的功效，适用于慢性中耳炎耳中流脓发炎者。

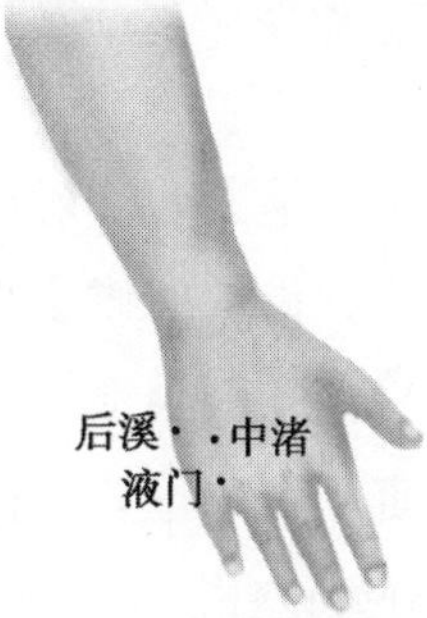

后溪、中渚、液门穴

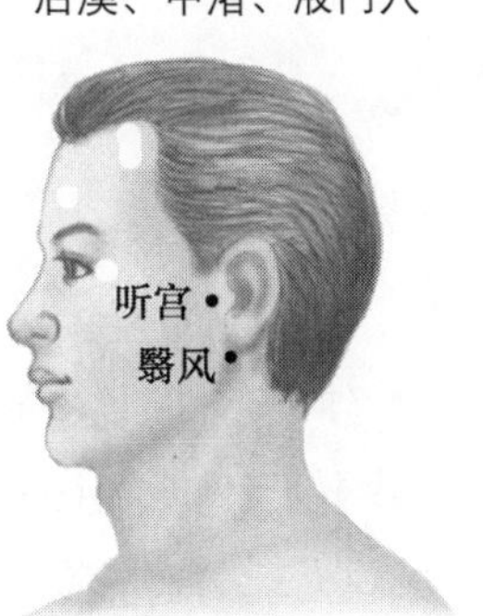

听宫、翳风穴

此外，用艾条温和灸翳风穴，可令耳中脓液排出。翳风是手足少阳经的交会穴，位置又在耳周，灸此穴可以起到疏肝利胆、清热利湿的作用。具体操作方法是：先用消毒棉球沾取出外耳道的脓液，并拭净外耳道，将艾条点燃后在翳风穴处施温和灸。每次施灸10～15分钟，以局部皮肤出现红晕为度，每日灸1次，10次为一个疗程。

中耳炎化脓时多有黏膜红肿、流脓，伴有难闻气味，所以耳内清洁很重要。患者可用棉签蘸生理盐水，或4%硼砂水，或3%过氧化氢，或冷开水洗耳道，每日1～2次，动作要轻。患者不宜游泳、潜水，淋浴时也应防止污水入耳，避免加重病情或引起复发。饮食清淡，禁食辛辣、刺激之物，如辣椒、胡椒、葱、蒜、韭菜及煎炸食物，还要多饮开水以冲淡毒素，并供给身体足够水分，以利毒素排出体外。

艾灸加按摩——顽固牙痛的治疗方案

牙疼不是病，疼起来要人命，谁都知道牙痛时非常难忍，由于每天的冷热刺激和其他的影响，难免会出现牙疼的现象。在生活中，遇见了牙疼，可能首先就是忍一忍，到了难以忍受的时候就会去医院，医生通常会说这是炎症，不是开一些消炎的药，就是建议拔掉。当然有时牙出现了问题，就必须拔掉。但是一般的牙疼没有必要兴师动众，毕竟牙齿是每天都要用到的，而拔掉了就不会再长出新牙，因此掌握一些牙疼的急救方与根治法就显得非常必要了。

根据致病原因，中医将牙痛分为实证与虚证两类，其中实证是由体内蕴热、过食辛辣厚味、复感风邪、侵袭阳明经络、郁而化火、火邪循经上炎而导致的；虚证多发生于肾阴不足之人，所谓“肾主骨，齿为骨之余，肾阴不足，阴虚生内热”，虚火上炎导致牙痛。

用艾灸疗法治疗牙痛时，以合谷为主穴，配穴为颊车、足三里。风火牙痛大多属于急性症状，因此治疗以症状消失或明显减轻为限度。合谷是止痛穴，又是面部疾患常用穴。如果单用合谷效果不明显，可以加用颊车、足三里，两个都是足阳明胃经的穴位，并且颊车距离牙周很近，对牙周局部有活血通络的作用，重灸足三里可以泻胃火。风火型配外关、风池；胃火型配内庭、劳宫；虚火型配太溪、行间；牙龈红肿较剧配阿是穴。

因牙疼时常常没办法直接确定是哪一颗牙齿的问题，所以就更不知道应该如何来处理了。如果在牙疼的时候，分不清具体是哪颗牙疼，最快的办法就是在手上沿着每根手指的内侧和外侧找痛点和感觉有沙粒的地方。

手的用途可以说是数不胜数，但手上的反射区能治病，尤其是能治牙疼，恐怕很多人就不知道了。在左手大拇指靠近食指的一侧，也就是尺侧，第二指关节对应的是右侧第一颗大牙，靠上部对应的是上牙，靠下部对应的是下牙；左手食指靠近大拇指的一侧，也就是桡侧，第二指关节对应的是右侧第二颗牙，也分上下，尺侧则是第三颗牙，以此类推。两只手分别对应了人的32颗牙，而且左手对应的是右边的牙，右手对应的是左边的牙。这样，在牙疼的时候自己就可以寻找一下是哪个牙齿的问题，坚持用拇指推按，几分钟后，牙就不疼了。

所以按摩手掌上的反射点是最快止牙疼的好方法，做的时候会很痛，但只要忍住疼坚持做，就会很管用。这个方法既可以确定牙疼的位置，也可以治疗牙疼，应该好好记住。

清热泻火，解毒止痛——口疮的治疗方案

生活中，我们时常会在口腔中发现“口疮”——绿豆大小，表面有黄白色膜的小点，虽不是什么大毛病，可是一直疼痛很“闹心”。口疮学名叫“口腔溃疡”，长口疮与心肾不交、虚火上升

或脾胃温热有关。

人生在世，许多事都不可能按照个人的意愿发展，遇到不顺心或者受精神刺激是很正常的事，有些人因此产生情绪波动时，口腔黏膜上会出现粟粒大小的水疱，水疱很快破溃，并迅速形成淡黄色如黄豆或豌豆大小的溃疡点，周围绕以红晕，有烧灼痛感，遇冷、热、酸、甜等食物刺激时，疼痛加剧，经过7~10日后可自愈，情绪不佳时会复发。

长了口疮，要少吃辛辣刺激食物，以免刺激口腔溃疡，不利于愈合。如果口腔溃疡反复发作，应适当补充含B族维生素的食物，如动物的肝脏、心脏、肾脏、蛋类、黄豆、花生等。

另外，泻火止痛汤可清热泻火、解毒止痛，主治心脾积热型口腔溃疡。假使有人口腔溃疡太严重，口腔内灼热疼痛，说话及进食时疼痛加剧。检查口腔黏膜表面有绿豆大小圆形或椭圆形黄白色凹陷，周围黏膜色红，甚至出现发热、口臭，则需煎汤药治疗。抓取生地黄、木通、淡竹叶各10克，黄芩、黄连、黄柏各8克，每日2次，几日即可痊愈。

如果是虚火旺型口腔溃疡，就用知母、丹皮、泽泻、茯苓、红花、桃仁、白芷各10克，山萸肉、熟地黄、山药各15克，生甘草8克，水煎，每日2次。

嘴唇疱疹，可用茶叶1小袋，消炎止痛，治疗疱疹病毒引起的嘴唇疱疹。将煮沸的茶叶水冷却后，涂在嘴唇的疱疹处，或者将1小袋茶叶放在水中煮沸，然后取出冷却，贴附在嘴唇疱疹处，4~5日后，炎症即可消退。

艾灸疗法在治疗口疮时，以合谷、足三里、三阴交、涌泉为主穴，便秘者加天枢、大肠俞；胃脘痛加中脘、胃俞、脾俞；气血不足者加脾俞、关元、气海；咽痛者加角孙。以上几种类型的口疮，都可以用艾灸疗法来进行治疗。采用艾条温和灸时，根据病人的症状每次选用三个穴位，每个穴位每次灸10分钟，每日灸1次，5次为一个疗程。采用艾炷隔姜灸时，每次根据病人的症状选用两个主穴和一个配穴，或用天突、气舍两个穴位，施以常规的艾炷隔姜灸，每日灸1次，每次每个穴位灸5~7壮，5次为一个疗程。

温肺散寒，固卫御风——过敏性鼻炎的治疗方案

每到秋冬季节，因为天气逐渐转冷，气温开始下降，所以过敏性鼻炎的发生率也大幅上升。西医认为，过敏性鼻炎主要包括鼻痒、打喷嚏、流清涕、鼻塞四种常见症状，对它们通常是采取药物治疗的方法，而在中医的理论里，是没有过敏性鼻炎这一说法的，中医认为它其实只是身体在排除寒气时所产生

的症状。

当寒气入侵人体时，只要这个人的血气能量足够，他就有力量排除寒气，于是会出现打喷嚏、鼻塞等症状，但这时我们却通常采用药物治疗把身体这种排寒气的能力压制下去，虽然症状没有了，但是那些寒气还是存在身体里，身体只有等待血气能量更高时，再发起新一波的排除攻势，但是，多数时候患者又用药将之压了下去，就这么周而复始地进行着，很可能反反复复多次所对付的都是同一个寒气。如果这种反复的频率很高，间隔的时间也很短，就成了过敏性鼻炎。

所以，我们在治疗过敏性鼻炎时，首先要使血气能量快速提升。在血气能量提升至足够驱除寒气的水平时，人体自然会开始进行这项工作。这时候最重要的是不应该再用抗过敏的药或感冒药，单纯地将症状消除，将寒气仍留在身体里，而应该让人体集中能量将寒气排出体外。对于病发时打喷嚏、流鼻涕等不舒服的症状，只有耐心忍受，让寒气顺利地排出体外，过不了多久，过敏性鼻炎就会治愈。

本病属中医学的“鼻鼽”范畴，其发病主要与肺、肾两脏功能失调有关。鼻为肺窍，如肺气虚或肾气虚，可使风寒之邪乘虚而入，犯及鼻窍，邪正相搏、肺气不得通调、津液停聚、鼻塞壅塞而发生本病。艾灸疗法在治疗本病时，以温肺散寒、调理气机、清热解毒、祛邪安肺、补益气血、固卫御风、温补肾阳为治疗原则。

采用艾条温和灸时，取大椎、迎香、列缺这三个穴位。大椎可振奋阳气，驱除外邪；迎香可以驱散风邪，加快血运；列缺可消除流涕等症状，并可疏散风寒之邪。在操作时，将艾条点燃后在上述穴位上施温和灸，每个穴位灸10～15分钟，每日灸1次，10次为一个疗程。

采用艾炷隔姜灸时，取肺俞、脾俞、肾俞这三个穴位。肺俞可以祛风散寒止涕；脾俞、肾俞可以补虚强壮、固卫防邪，又可驱邪外出。操作方法为：将鲜姜切成厚约0.3～0.5厘米的姜片，将姜片贴敷在上述穴位上，然后在姜片上放置大小适中的艾炷点燃施灸，每个穴位连灸3壮，每日灸1次，5次为一个疗程，疗程间休息2～3日。

施用雷火灸时，取迎香、合谷、印

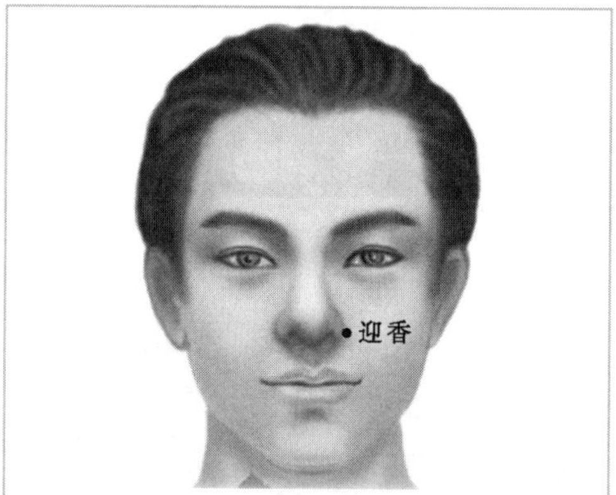

迎香

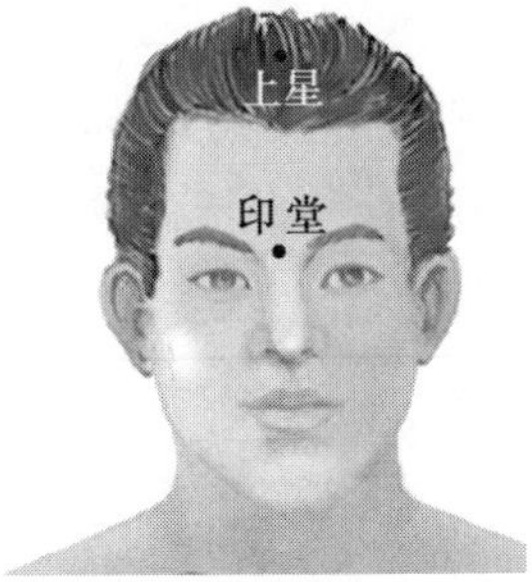

上星、印堂穴

堂、上星、列缺、颈椎1～7椎进行灸治。迎香可以活血祛风散寒；合谷可以治疗鼻炎之疾；印堂是治疗鼻塞、流涕之要穴；上星可以振奋阳气，驱除外邪；列缺可以理肺气、散寒气、止清涕。具体操作方法如下：用防风、田七、苍耳子、艾蒿等制作雷火灸条，将雷火灸条点燃后，在距穴位1～2厘米处施回旋灸，以皮肤潮红为度，每日灸2次，6日为一个疗程。

慢性鼻炎患者应注意加强体育锻炼，增强体质。经常用冷水洗脸，以提高免疫力。也可每天做鼻部的穴位按摩。忌食吃辛辣、烧烤食物，戒除饮酒、吸烟习惯等。

祛风通络，清热润喉——慢性喉炎的治疗方案

慢性喉炎是一种常见的喉部疾病，是喉部黏膜的一般性病菌感染所引起的慢性炎症，主要表现为声带、室带的慢性炎性病变。

本病可因急性喉炎反复发作，未经适当治疗演变而来，长期发音不当或过度用嗓、经常遭受有害气体及粉尘的刺激或平时烟酒过度、喉部附近器官的慢性炎症等都可引起慢性喉炎。许多先天性疾病，如先天性喉下垂、先天性声带麻痹等，也可产生声哑。患者的主要症状是声嘶、喉部干燥、说话时感觉喉痛，常因喉部分泌物增加而觉有痰液黏附。

中医将慢性喉炎称为“慢性喉瘖”、“久瘖”等。根据病因可将其分为外邪伤肺型喉炎和肺肾阴虚型喉炎两种。在治疗时，以驱邪通络、滋补肝肾、生津润喉为主。

每天清晨起床后，在左手掌滴3～4滴风油精，并将其均匀涂抹在手掌上，用左手掌顺时针方向在咽喉部位按摩20～30次，可有效缓解慢性喉炎的症状。每天吃核桃，也可治疗咽喉肿痛，因为核桃具有消炎、润肺、化痰、止咳的作用。取核桃10枚，去掉外面的硬壳，但是核桃仁外部与硬壳之间的核桃衣要保留，每日早晚各服用1次，15日为一个疗程。

采用艾条温和灸时，以鱼际、列缺、尺泽为主要灸治穴位。鱼际可以清热；列缺则具有滋阴清热的功效；尺泽能泄热润喉。三穴合用，可以达到驱邪生津润喉的目的。将艾条点燃后，在上述穴位处施温和灸，每个穴位每次灸5～7分钟，以局部皮肤潮红为度，每日施灸1次，10次为一个疗程。

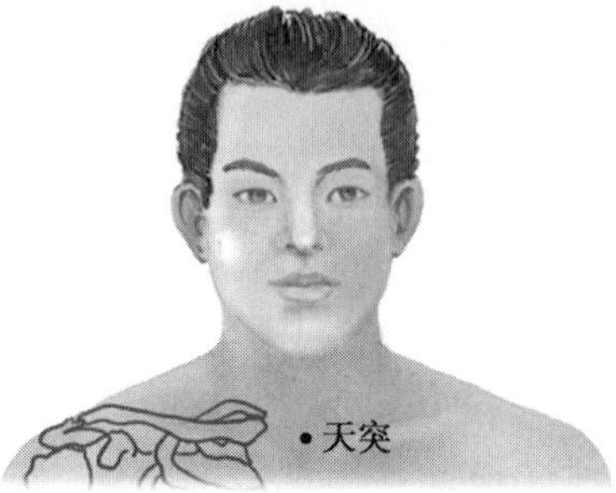

天突穴

采用艾炷直接灸时，以天突、液门为灸治穴位。天突既可以补益肺肾阴虚，又能倾泻肺中壅热；液门则可以起到清热、生津、润喉的作用。令患者仰卧在床上，将大小适中的艾炷放置在上述两穴上点燃施灸，每次每个穴位灸3～9壮，隔日灸1次，5次为一个疗程。

慢性喉炎的患者应注意保护颈部；切勿饮酒和吸烟，多吃蔬菜、水果，忌食辛辣酸等厚味食物；防止粉尘等对呼吸道的刺激；养成良好的生活规律，注意劳逸结合；每天清晨用淡盐水漱口或少量饮用（高血压、肾病者勿饮盐开水）；合理用声，发音过高，用声过度，长期持续演讲和演唱对咽喉炎治疗不利，在青春变声期、妇女月经期和怀孕期，特别要防止用声过度。室内湿度过低时，尤其是在干燥的冬季，注意保持室内的湿度。慢性喉炎治不及时，最终可导致失音，故必须抓紧早期治疗。

伤筋动骨，艾到痛除——病在筋骨的艾灸治疗方案

感应至，疼痛消——风湿性关节炎的治疗方案

风湿性关节炎，又称为风寒湿性关节痛，在发病初期及时治疗较容易根治，只需一些祛风、燥湿、通络的药物即可，如果病程冗长、反复发作，则必须辨证论治、审证发药，“扶正培本、益肾壮督治其本，钻透剔邪、蠲痹通络治其标”。中医根据不同的病机病理，将久治不愈的风湿性关节炎分为风寒湿痹、郁久化热、正虚邪实三种类型。

风寒湿痹型

这种类型的风湿性关节炎临床症状主要表现为：全身关节或肌肉酸痛，以腕、肘、肩、膝、踝关节多见，局部关节疼痛得温则舒，气交之变疼痛增剧；或兼见关节肿胀，但局部不红不热。此类病症是由“风寒湿邪，留驻经脉”所致。

郁久化热型

此类患者的主要症状表现为：手足关节肿胀，局部灼热，初得凉颇舒，稍久则仍以温为适，口干而苦，苔薄黄

或黄腻，舌质红。其病机在于“风寒湿痹，痰瘀胶结，经脉痹闭郁久化热”。

正虚邪实型

此类风寒湿性关节痛患者主要表现为：形体消瘦、面色萎黄或晦滞、神疲乏力、腰膝酸软，关节疼痛经久不愈、病势绵绵，甚至彻夜不已、日轻夜重、怯冷、自汗，或五心烦热、口干、苔薄白。此乃久病及肾，正虚邪实所致。

艾灸疗法在治疗风湿性关节炎时，提出了两组处方，第一组为肩关节炎取肩髃、肩髎、臑俞、肩前；肘关节炎取曲池、尺泽、少海、天井；腕关节炎取外关、阳池、腕骨、大陵；髋关节炎取环跳、居髎、承扶、髀关；膝关节炎取膝眼、梁丘、血海、阴陵泉、阳陵泉；踝关节炎取解溪、丘墟、照海、申脉、昆仑。第二组处方为风门、膈俞、脾俞。

具体的操作方法是：将点燃的艾条在距离穴位2厘米处施灸，以局部感到温热为度。每穴可灸10～15分钟，每日灸治1次，10次为一个疗程，两个疗程间休息1～3日。若风湿性关节炎处于活动期，则可每日灸治2次，且必须选用第二组俞穴，10次为一个疗程，两个疗程间休息1日。若对第二组俞穴施用发疱灸或瘢痕灸，则疗效更好。

风湿性关节炎易在潮湿、寒冷的环境下或劳累过度时发作，所以，迅速缓解疼痛的关键在于驱寒、除湿、放松关节，要想达到这种效果，外治法不可忽视。风湿性关节炎患者，在40℃左右的热水中泡澡，会感觉身体完全放松，压迫感随之减少，疼痛也可获得缓解。也可以在晚上用热水泡脚，水温同样在40℃左右即可，但热水应能浸至踝关节以上，时间在15分钟左右，以促进下肢血液循环。

熏灸补肾——足跟痛的治疗方案

不少人都有足跟痛的毛病，一般都是中年人，男性比较多。足跟痛的人都很痛苦，一走路就会疼，站着也会疼，早晨起来双脚没有接触到地面还没有感觉，只要一站在地上立即会感到说不出来的痛。对于足跟痛有些人通过X光片检查后，可以确诊是在脚跟的部位出现了骨刺，也就是骨质增生。如果骨刺特别大的话还会在脚后跟的地方鼓出来一块。但是有一些人做X光片也检查不出什么来，一样是疼痛难忍。所有的足跟痛都与肾虚有直接的联系。

为什么说足跟痛就是肾虚惹的祸，难道长骨刺也会是因为肾虚的原因造成的吗？的确如此，从中医的角度来看，肾虚会导致身体很多的功能下降，骨质就是很重要的一方面。“肾主骨生髓”，这也就是说身体的骨质会从肾虚的时候就发生改变，足跟作为身体最下方的位置，负责支撑整个身体的重量，又每天无数次地与地面摩擦，更容易长骨刺。

除了肾虚的原因，一些年轻人也会出现足跟痛，这是为什么呢，他们年轻力壮，身体无论哪个地方都是非常健康的，如果这个年龄出现了足跟痛，就要仔细地分析一下。一般情况下，年轻人不会肾虚，但是他们非常好动，经常蹦蹦跳跳的，这就出现了对足跟造成的硬损伤，也就是通过强烈的震动，使骨骼受到直接的撞击，从而出现了疼痛。这样的情况就不需要采取什么治疗方法，只要多休息，观察一下不要再出现类似的运动损伤就可以了。

一名中年男子，双足灼痛的症状已经持续1个多月了，其具体症状是：双足自踝关节以下灼痛如焚，必须放入冷水中浸泡，疼痛方可缓解，但身体并无其他明显异常。他用艾条熏灸百会与阴交两穴，每日熏灸2次，每次3个小时，灸感感传均可下行至足部，灸至半个月后，症状明显减轻。还有一名年轻小伙子，右足跟软组织无名肿胀，周围界限鲜明，但没有疼痛的感觉，骨质也无异常，用纯艾绒熏灸阿是穴，每日2小时，逐次缩短熏灸时间，20日后全消未再发。

平时对足底的保养时要注意一下在足部内侧赤白肉际的地方，是脊柱的反射区，经常按摩这个地方，能帮助身体的骨质变强健，通过骨质的改变肾脏也就得到补益，同时这些脊柱的反射区也会影响到脚后跟的位置，帮助减轻疼痛。

足跟痛的患者还可以用透骨草、寻骨风、金毛狗脊各10克，研为细末，均匀撒在数层纱布上，用线缝实，做成鞋垫，垫在鞋底足跟容易接触的部位。

艾灸加推拿——腰椎间盘突出的治疗方案

人在20岁以后，椎间盘逐渐变性，主要是所含水分逐渐减少，纤维环的脆性增加，一旦受到外伤，造成纤维环破裂，髓核就会突出出现压迫神经根的症状，叫腰椎间盘突出症。腰椎间盘突出症多发生在第四至第五腰椎之间或腰部第五骶～第一腰椎之间，第三至第四腰椎之间发生较少。

腰椎间盘突出症是骨伤科常见病，在中医学上可归为“腰痛”、“腰腿痛”这一范畴，它主要是由于劳累过度、跌仆扭闪、外感风寒湿邪、致邪留督脉及足太阳膀胱经造成两经气血运行失调所致。有的患者腰痛明显，甚至影响行动；有的患者无明显症状，仅在咳嗽、喷嚏、排便或扫地等日常生活中发作。对于腰椎间盘突出，可采用内服中药、按摩、艾灸等方法综合应用。

腰间盘推拿按摩法也可使已经脱出的腰间盘复位，具体操作方法如下：

（1）滑推脊椎法：患者俯卧位，施术者首先在痛点上揉展筋骨，然后用中食指沿脊柱两旁由上而下地轻轻滑推三遍。接着改用掌根沿脊柱两侧由上向下（胸至骶部）较用力进行滑推，同时让患者吸气，反复三次。接着再改用掌根对准压痛点向下按压，同时令患者呼气，反复三次。最后，施术者握空拳由上而下叩击脊柱两侧各3遍。

（2）扳肩按腰法：患者俯卧位，施术者站于健康一侧，一手掌按患者腰部（一般为第四至第五腰椎），一手自肩外上方扳住息肩部往内上方牵拉，牵到极度时，按压腰部的手用力向下压，共三遍。

（3）屈膝屈髋法：患者仰卧位，施术者两手扶患膝，使患肢屈髋屈膝至极度，尽量使膝关节贴近胸部，使腰部弯曲，共三遍。

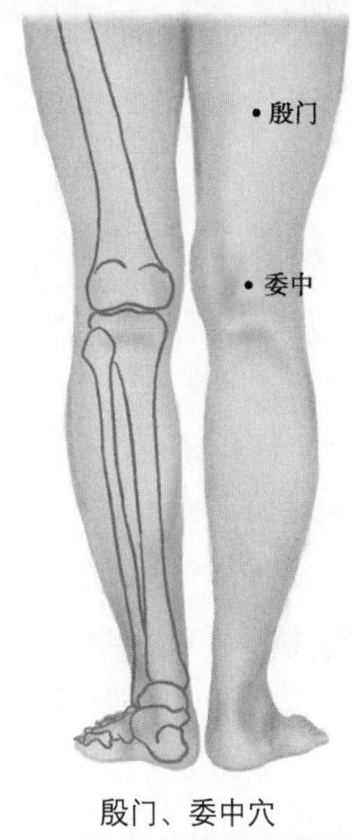

殷门、委中穴

艾灸疗法在对此证进行治疗时，分为两组处方，第一组为环跳（患侧）、承扶、殷门、委中、小肠俞、阳陵泉、足三里、绝骨和腰部的阿是穴；第二组为气海俞（患侧）、大肠俞、关元俞、小肠俞。具体操作方法是：将点燃的艾条在距离穴位2厘米处施灸，以局部感到温热为度，每个穴位每次灸10～15分钟，每日灸治1次，10次为一个疗程，疗程间休息2～3日。

推拿疗法也是治疗腰椎间盘突出的一种比较好的方法。该法需要两个人方能进行。病人取坐位，其中一个人站在病人一侧，双手按住患者的膝部，以稳住下肢。另外一个人则于患者后侧方，用一只手的拇指顶推偏歪的棘突，另一只手从病人腋下穿过按住颈项，在患者配合下先尽量使腰部前屈，然后侧屈，以拇指顶推棘突作轴，按住颈项的手下压，然后侧扳，最后上抬，使患者腰椎最大幅度地旋转，如果听到“咔哒”的响声和拇指指下棘突处有跳动感，表示腰椎已经复位。

需要注意的是，腰椎旋转复位法的危险性较大，必须由专业的医生进行操作，患者家人不可妄自尝试。症状重时应休息，睡硬板床，切忌睡软床垫。脊髓型腰椎间盘突出症，切忌推拿。

艾灸配刮痧——颈椎病的治疗方案

颈椎病，全称为“颈椎骨关节肥大性脊髓病”，是一种以退行性病理改变为基础的疾患。主要由于颈椎长期劳损、骨质增生，或椎间盘突出、韧带增厚，致使颈椎脊髓、神经根或椎动脉受压，出现一系列功能障碍的临床综合征。颈椎病的症状非常复杂，而且轻重悬殊。轻者颈、肩、上肢麻酸疼痛或颈背僵硬，胸闷气短，心悸，心绞痛，眩晕、恶心等；重者以步履蹒跚，甚则瘫痪，出现知觉障碍。

现在，患颈椎病的人群正在大幅度增加，而且越来越趋向年轻化，长时间低头看书、长期在电脑前工作的人最容易得颈椎病。最典型的症状就是脖子后面的肌肉发硬、发僵，颈肩疼痛，而且头晕、恶心、手指麻木、腿软无力。

中医认为，颈椎病的发病多由强力负重或房劳太过伤肾，致使精虚髓虚而不能充养于骨，导致骨质退化而成。除此之外，也有因风、寒、湿三邪相互作用，乘虚侵入人体，使经络气滞而不行，进而生瘀致痰，毒伤脊椎而发。过食咸味，也能伤肾入骨，引发颈椎病变。

我们的身体比世上任何机器都要精密，而且要求各方面都要平衡，才能保持正常健康的运转状态。这包括肌肉、骨骼、筋脉、经脉等各方面的平衡，只有各方面平衡了，才能保证身体整体上的阴阳平衡，才能保证经脉上气血通畅。颈椎病主要是因肌肉和骨骼失衡引起的，所以只要好好调节这两部分的平衡，大部分的问题就可以得到解决。

中医将颈椎病分为风寒痹阻、气滞血瘀和肝肾亏虚三种类型。艾灸疗法在治疗颈椎病时，以祛风散寒、通经活络濡养肝肾、调和气血为治疗原则。采用艾条温和灸时，以颈夹脊、大椎、肩髃、曲池、足三里、绝骨为主穴，配以身柱、肾俞、肩井、天宗、阳池、中渚穴。每次选用四至六个穴位，每个穴位每次灸20～30分钟，每日灸1～2次，10次为一个疗程。疗程间休息3～5天。

采用灯心草灸时，以颈夹脊穴、大椎、曲池、肩井、天宗、阿是穴为主要灸治穴位。将灯心草点燃后对准穴位施灸，每爆1次即为1壮，每个穴位每次灸2壮，隔日灸1次，5次为一个疗程。再次施灸时，应尽量避开原施灸点。

按揉督脉上的风府穴和手阳明大肠经的手三里穴，也是治疗颈椎病的有效方法。用拇指的指腹顶住穴位，向上用力按200下，然后开始转头，正反方向分别旋转5圈。按揉手三里的时候要用另一只手的大拇指指腹从里向外拨，以有酸胀或胀疼的感觉为度。这对颈椎病造成的手指麻木效果很好。

除此之外，我们还可以配合刮痧治疗。如果前后俯仰颈痛，病因在膀胱经，就先刮膀胱经；如果左右转侧疼痛，病因在小肠经，就要先刮小肠经；如果痛连后背，就从膏肓、厥阴俞开始刮，然后刮脖子；只是中间颈椎痛，从后发际顺脊椎向下刮，直至刮不出痧为止。

不管有没有颈椎病，平时都要注意以下两点：首先，睡觉时枕头要高低适当。枕枕头的目的是睡觉时让脖子部位的肌肉放松，所以正确的枕法是垫在脖子下面，而不是把脖子空出来。枕头的高度一般10厘米就行了，身体比较胖的可适当高一些。其次，颈部不能受凉。包括食物的寒凉和外来的风寒，因为一受凉肌肉就会发紧，而且凉邪会向里传，颈部的平衡就会被打破，变得很脆弱，稍不注意就会得病，所以一定要引起注意。

艾灸加拔罐——肩周炎的治疗方案

肩周炎，又被称为“冻结肩”、“漏肩风”、“肩凝证”、“肩痹”、“五十肩”等，是一种由慢性损伤或退行性非细菌性炎症引起的肩部疾患，临床主要表现为：患肢肩关节疼痛，昼轻夜重，活动受限，手臂上举、外展、外旋、后伸等动作均受限制，局部按压出现广泛性压痛。如果由外伤诱发，则伤后肩关节功能迟迟无法恢复，且肩周疼痛持续不愈，时间长了甚至会出现上肢肌肉失用性萎缩。

中医认为，肩周炎的产生大多是“由气不足，营卫不固，风、寒、湿之邪侵袭肩部经络，致使筋脉收引，气血运行不畅而成或因外伤劳损，经脉滞涩所致”。本病的高发年龄在50岁左右，女性发病率略高于男性，且多见于体力劳动者。

艾灸疗法在治疗肩周炎时，以天宗、肩髃、肩髎、阿是穴为主穴，早期疼痛配以条口、阳陵泉；晚期活动受限配以手三里。采用艾条温和灸时，每次每个穴位灸10～20分钟，每日灸1次，10次为一个疗程。采用艾炷隔姜灸时，用枣核大的艾炷施常规隔姜灸，每次每个穴位灸5～10壮，每日灸1次，10次为一

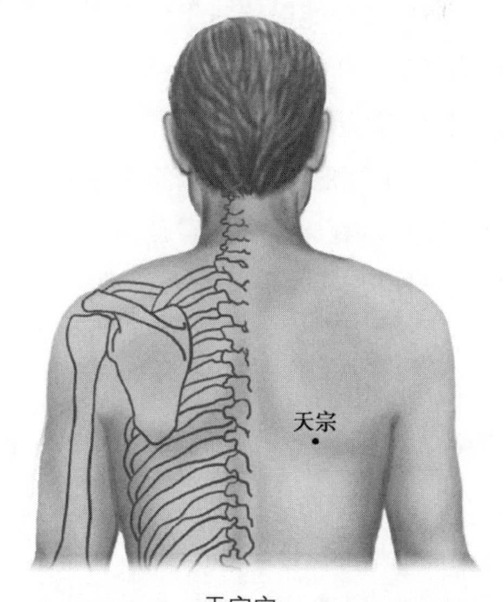

天宗穴

个疗程。采用艾炷直接灸时，每次每个穴位用黄豆大的艾炷灸5～10壮，每日灸1次，10次为一个疗程。

拔罐也可以用来治疗肩周炎。在大椎及阿是穴部位拔火罐，当拔罐部位皮肤呈现紫红色或拔至10分钟时起罐，每日1次。这种方法适用于肩周炎兼有风寒湿外感患者。拔罐可以祛除外感之邪，疏通经络，活血祛瘀，使症状迅速缓解。如果将拔罐和艾灸结合使用，效果会更好。

在治疗期间可采取必要的肩关节功能锻炼，如主动在前、后、左、右的病侧摆动，切记应以主动功能锻炼为主。随着疼痛减轻，才可以逐渐加大活动幅度，这样对治疗有较好的辅助作用。对于因被动锻炼致症状加重者，应当加用缪刺法治疗。

肩关节功能锻炼对于肩周炎的治疗极有帮助，下面为大家介绍几种简单的肩周炎恢复动作：

（1）屈肘甩手。患者背部靠墙站立，或仰卧在床上，上臂贴身、屈肘，以肘点作为支点，进行外旋活动。

（2）手指爬墙。患者面对墙壁站立，用患侧手指沿墙缓缓向上爬动，使上肢尽量高举，到最大限度，在墙上做一记号，然后徐徐向下回原处，反复进行，逐渐增加高度。

（3）展臂站立。患者上肢自然下垂，双臂伸直，手心向下缓缓外展，向上用力抬起，到最大限度后停10分钟，然后回原处，反复进行。

（4）肘部擦额。患者站立或仰卧均可，患侧肘屈曲，前臂向前、向上并旋前（掌心向上），尽量用肘部擦额部，即擦汗动作。

（5）头枕双手。患者仰卧位，两手十指交叉，掌心向上，放在头后部（枕部），先使两肘尽量内收，然后再尽量外展。

（6）旋肩。患者站立，患肢自然下垂，肘部伸直，患臂由前向上、向后划圈，幅度由小到大，反复数遍。

以上6种动作不必每次都做完，可以根据个人的情况选择交替锻炼，每日3～5次，一般每个动作做30次左右，多者不限。

多种方法治疗腰扭伤

你有没有遇到过扭伤？比如弯腰搬重物的时候，不小心扭了一下腰，或者走路的时候不小心崴了一下脚等等。有的时候很幸运，没什么事，活动活动就好了。有的时候就没那么幸运了，受伤的部位马上就肿起来了，疼得要命，根本没法活动。这时不动还好，稍微一碰疼痛难忍，根本不可能按摩。不管是哪个关节受伤了，都应该去医院检查一下，排除骨头出现问题的情况。

如果有条件的话要用冰袋冷敷，这样可以减少渗出，肿得也就不那么厉害了。这时候如果没搞清楚状况，用了热水，那么问题可就严重了，第二天这里肯定是变成紫色的了，而且肿也没有消。

这时，疼痛肿胀的地方我们不能碰，但是我们可以在对侧的相应部位找解药。比如说左脚崴了，肿痛难忍，这时，可以在右脚的相应部位来寻找敏感点，然后在这个敏感点上做按摩，一般几分钟后脚的疼痛就会缓解很多，20分钟基本上就能好。要是腰扭伤的话，除了用“左病治右，右病治左”的办法以外，还可以选后溪、天柱、志室、肾俞、委中、合谷等穴位来按摩。按摩的时候刺激强度要较大，每个穴位按摩3～5分钟，按摩后让患者下地活动，一般很快腰痛的症状就会明显好转。

腰扭伤多归属中医学的“腰部伤筋”、“腰痛”范畴，“腰为肾之府”，多为肾虚，腰府不健，再加上劳动用力不当或跌扑闪挫使腰部筋脉受损，经气运行不畅，气海瘀滞于局部而发生腰痛。

艾灸疗法治疗本病时，取委中、肾俞、气海俞、阿是穴进行灸治。古人在《四总穴歌》中指出：“腰背委中留”，故腰部疾病要取委中穴；腰扭伤者多为肾虚，因此取肾俞，以补肾健腰。肾俞和气海俞亦属局部取穴，疏通患处经络以活血化瘀；阿是穴即患部，往往压痛最明显处也是气血瘀滞最严重的部位，用艾火灸之，可以使气血运行通畅，达到“通则不痛”的效果。体弱肾虚者，应常灸太溪、肾俞、京门、关元等穴。上述诸穴均可采用艾条温和灸或艾炷隔姜灸的灸法，每日灸1次，10次为一个疗程。如果配合腰部按摩，效果会更好。

在日常生活中应注意以下问题，就可以有效预防腰扭伤。在剧烈活动前要做好准备活动，尤其是腰部，充分的准备活动可以使肌肉发热、血液循环畅通，在剧烈运动时，不易产生腰扭伤。在运动时，腰部用力要逐渐增大，而不是要用猛力。有慢性腰肌劳损等腰部疾病者，腰部肌肉和韧带的协调性和稳定性都较差，运动时要保护好腰部，不要突然用力或过度弯腰。身体任何组织都有“用进废退”的规律，因此要经常进行腰部运动，增强腰部肌肉和韧带的弹性。

按摩加艾灸——落枕的治疗方案

在生活中，我们经常会遇到这样的情况：某天早晨起床突然感到脖子痛，头只能歪向一侧，不能自由旋转后顾，如向后看时，须向后转动整个躯干，这时我们就知道自己“落枕”了。

落枕又称失枕，是一种常见病，好

发于青壮年，以冬春季多见。它一方面可因肌肉扭伤所致，如夜间睡眠姿势不良，或睡眠时枕头不合适使头颈处于过伸或过屈状态，引起颈部一侧肌肉紧张，时间较长即发生静力性损伤，从而导致肌筋强硬不和，气血运行不畅，局部疼痛不适，动作明显受限等。另一方面可因外感风寒所致，如睡眠时受寒，使颈背部气血凝滞、筋络痹阻，以致僵硬疼痛、动作不利。

按摩手法治疗落枕，操作起来非常简单，即使没有医学背景的人也能应用自如。一旦发现落枕立即施法，效果极为神速，但如果临证拖延，牵引出其他症状，效用就会降低，需要配合其他方法（如热敷），方能奏效。下面我们就将这种方法介绍给大家。

第一步，先用拇指指肚或大小鱼际在病者患侧的颈肩部做上下来回较大面积的推按摩擦，手法要轻，动作要柔和一些，必须使患侧肩颈部的皮肤潮红有热感。这样做的目的在于促进患部的血液循环，活跃经络气血。

第二步，在患部寻找痛点。落枕患者，必然在患处有一个或多个痛点，痛点下面大多有筋结，是由风寒湿热瘀等因素痹阻经脉、肌肉痉挛收缩而导致的，筋结的形成必然会产生痛点。找到痛点之后，使用手指对痛点下的筋结进行提拉弹拨、点揉推按，各种手法可交替进行，由轻渐重，再由重转轻，施行手法时间视病情轻重而定，务必使筋结变软松解，疼痛消失。

第三步，收功手法。可用掌背抽拍患侧肩颈背部，此法可与第一步的手法相结合，交替各做两三次便可收功。

中医将落枕称为“失枕”、“项筋急”等，属颈部伤筋之候。多因睡卧不当、头颈过度偏转或外感风寒之邪导致颈部经络气血运行不畅、经气痹阻发生疼痛。在治疗时多取患侧落枕穴、风门、天柱、肩中俞、肩井、天宗、阿是穴。落枕穴是治疗落枕的奇穴，效果佳；灸风门可以驱散风寒之邪；灸天柱、肩中俞、肩井、天宗、阿是穴等，可以达到疏通经络、调和气血、祛散风寒的作用。若伴有肩痛加肩髃、肩髎；若臂痛则加曲池、外关。采用艾条悬灸或艾炷隔姜灸的方法，每日灸1～3次，10次为一个疗程。大多数患者在一个疗程内治愈。如果配合按摩或拔火罐，则疗效更好。若经过一个疗程的治疗，未愈或症状不减轻者，要进一步检查。

俗话说，治病不如防病。预防落枕并不难，关键是坚持做好以下四方面：第一，准备一个好枕头。枕头最好采用凹型设计；枕头高度女士应掌握在8～10厘米，男士在10～15厘米；宽度最好在相当于肩至耳的距离即可，柔软度以易变形为度。第二，做好防寒保暖工作。

睡觉时要盖好颈部，将被子往上“拉一拉”；天气炎热时，不要让颈部长时间对着电风扇吹，睡觉不可睡在有“穿堂风”的地方。第三，补充钙及维生素。钙是构成人体骨骼的主要成分，维生素是维持生命的要素，它们还能促进全身的血液循环，有利于体内代谢废物的排出，平时应多食用骨头汤、牛奶和豆制品以及新鲜蔬菜，必要时也可适当服用钙片和B族维生素、维生素C。第四，经常做一做颈部运动，以增强颈部力量，增加抵抗能力。

通经活络，祛风散寒——网球肘的治疗方案

网球肘（肱骨外上髁炎）是指手肘外侧肌肌腱发炎疼痛，患者会在用力抓握或提举物体时感到患部疼痛。研究显示，手腕伸展肌，特别是桡侧腕短伸肌，在进行手腕伸直及向桡侧用力时，张力十分大，容易出现肌肉筋骨连接处的部分纤维过度拉伸，形成轻微撕裂。

家庭主妇、砖瓦工、木工等长期反复用力做肘部活动者，易患此病。由于长期的劳损，可使附着在肘关节部位的一些肌腱和软组织，发生部分性纤维撕裂或损伤，或因摩擦造成骨膜创伤，引起骨膜炎。

本病多数发病缓慢，网球肘的症状初期，只是感到肘关节外侧酸困和轻微疼痛，患者自觉肘关节外上方活动痛，疼痛有时可向上或向下放射，感觉酸胀不适，不愿活动。手不能用力握物，握锹、提壶、拧毛巾、织毛衣等运动可使疼痛加重。一般在肱骨外上髁处有局限性压痛点，有时压痛可向下放散，有时甚至在伸肌腱上也有轻度压痛及活动痛。局部无红肿，肘关节伸屈不受影响，但前臂旋转活动时可疼痛。严重者手指伸直、伸腕或执筷时即可引起疼痛。患肢在屈肘、前臂旋后位时伸肌群处于松弛状态，因而疼痛被缓解。有少数患者在阴雨天时自觉疼痛加重。

中医将网球肘称之为“肘劳”，属于“痹症”、“伤筋”的范畴。根据发病原因的不同，可分为气血虚衰、风寒外袭及劳累损伤三种类型。

气血虚衰型的典型症状是提、端重物时肘部疼痛，劳累后疼痛加重，休息后疼痛缓解，并伴有气短、困倦等症状；风寒外袭型则以冬季肘关节突然疼痛、做提或拧的动作时肘部疼痛剧烈，疼痛部位遇暖后缓解、遇冷后则加重为主要症状。劳累伤筋型则多和患者从事的工作相关，肘关节外侧有压痛点，前臂扭转或用力握拳时疼痛加剧，严重时痛感向前臂或肩部放射。

艾灸疗法在治疗网球肘时，以补益气血、养血荣筋、祛风散寒、活血通络为治疗原则。采用艾条温和灸时，

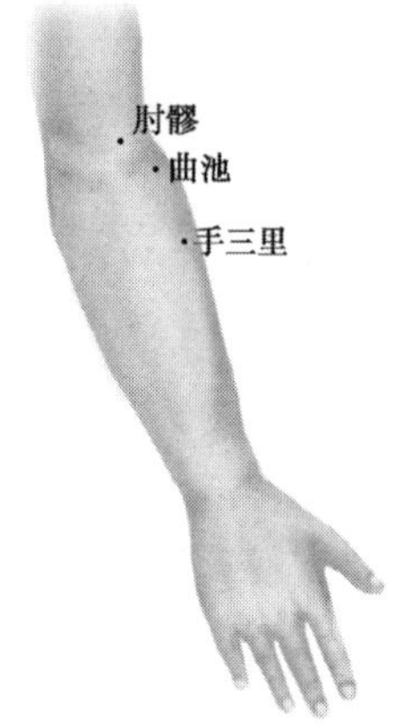

肘髎、曲池、手三里穴

取曲池、手三里、肘髎、阿是穴为施灸穴位。曲池、手三里和肘髎可以疏通经络、调理气血、消除疼痛；灸治阿是穴则可以直达病灶。以上各穴合用，可以起到活血通络、濡养禁锢的作用。其操作方法是：将艾条点燃后，对准穴位施温和灸，每个穴位每次灸3～5分钟，隔日灸1次，10次为一个疗程。

采用艾炷发疱灸时，以曲池、阿是穴为灸治穴位。曲池可以起到行气血、通经络、祛风散寒的作用。两穴合用，则可以通气血、散外邪。操作方法是：令患者屈肘，将胳膊放置在桌子上，施救者用米粒大的艾炷放在上述穴位上点燃施灸，每个穴位每次灸3～5壮，隔日灸1次，5次为一个疗程。灸后所起水疱可用针刺破后放水，并涂抹消炎膏。

为了防止网球肘的出现，平时可加强手臂和手腕的力量及柔韧度的练习。注意运动的强度，不可使手臂过度疲劳。

舒筋活血，通络止痛——狭窄性腱鞘炎的治疗方案

狭窄性腱鞘炎是一种常见的腱鞘疾病，多因反复摩擦致使鞘管肥厚狭窄而引起。反复伸屈握捏作业者易患此病，且以男性多见。

狭窄性腱鞘炎可发生在身体多个关节处，临床最常见的是桡骨茎突部腱鞘炎和屈指肌腱鞘炎。发生于屈指肌腱鞘者又名扳机指，指关节掌侧压痛，屈伸指时引起弹响；发生于桡骨茎突，为拇短伸肌腱及拇长展肌腱腱鞘炎，表现为握拳外展时局部剧痛、提物乏力，在桡骨茎突可触及豆大结节局部压痛、四指握住拇指并尺偏腕时引起疼痛；幼儿先天性鞘管狭窄者偶见于拇长屈肌腱。

中医认为本病多因劳损伤及经筋，或寒湿侵及脉络、经脉受阻、气血运行不畅、气滞血瘀所致。属于中医学中“筋痹”的范围。

使用艾灸疗法在治疗狭窄性腱鞘炎时，主要是以舒筋活血、通络止痛为治疗原则。以阿是穴为主要灸治部位时，可采用艾炷直接灸的方法，取麦粒大的艾炷放置在穴位上点燃施灸，以患者有灼热感为度，连续灸5壮，使艾灸的热感渗透至患部深处。隔日灸1次，10次为一个疗程，疗程间休息3～5日。阿是穴可以采用阳燧灸的方法进行灸治，取生

川乌10克，生草乌10克，生南星10克，生半夏10克，蟾酥0.6克，将上述药物研成细末，再将升华硫磺60克加热熔解后放入已经研好的药粉中，充分搅拌后，摊成饼状备用。将鲜姜切成薄片，贴敷在阿是穴上，将药饼放在姜片上点燃施灸。在灸治时可用镊子夹住姜片在肌腱移动。每次灸3～6壮，以患者感到有热胀感并向手臂传导为度。隔日灸1次，7～10次为一个疗程。

除了上述两种方法，还可以采用艾炷悬灸的治疗方式，桡骨茎突腱鞘炎取阳溪、列缺、合谷穴；屈指肌腱鞘炎取阿是穴、外关穴。将艾条点燃后对准穴位进行悬灸，每次每个穴位灸5～10分钟，每日灸1～2次。

狭窄性腱鞘炎患者应养成劳作后用温水洗手的习惯，不宜用冷水，适时活动手，并自行按摩。得了此病，贵在早治，以免迁延成慢性。当刺痛开始时，可以做些温和的手部运动以缓解疼痛。旋转手腕是简单的运动之一，转动手腕约2分钟，可以运动所有的腕肌肉，恢复血液循环，并消除手腕的弯曲姿势，此弯手姿势常引起手腕痛等症状。当休息时，避免使手低于肩膀。以桌面支撑手肘，或将手肘靠在椅把，保持手朝上，这是有益的休息姿势。轻轻握起拳头，然后张开，将手指伸直。如此反复练习有助于缓解刺痛。睡觉时，保持手臂靠近身体，且手腕不弯曲，如果让手垂在床边，将增加手的压力。使用工具时，勿将压力集中于手腕基部，尽量使用手肘及肩膀。

五脏六腑人之本，更要加倍小心——病在脏腑的艾灸治疗方案

同样的病，急慢不同治——乙肝的治疗方案

人们常常谈乙肝而色变，那么，究竟乙肝是怎么一回事呢？乙肝是由乙型肝炎病毒引起的一种疾病，是因肝细胞受到病毒的攻击后，因损伤和破坏而发炎，引起体内免疫细胞和体液免疫反应，并使自身免疫反应及免疫调节能力紊乱而引起的自身免疫系统疾病。

中医认为，乙肝主要是由于情志、酒食、劳倦等内伤导致正气虚弱，疫毒、湿热等外邪乘虚而入，蕴结于中焦，脾失健运、肝失疏泄、胆液不循常道、内郁血分、外溢肌表，而出现黄疸。乙肝可以分为急性和慢性两种，其治疗方法也有区别。

急性乙肝的特点是发病急，但病程

相对较短。有肝区不适、全身倦怠、乏力、厌油、食欲减退、恶心腹泻等明显症状，患者有时会发生低热，严重的则可能出现黄疸，并逐渐出现其他肝衰竭症状。

艾灸疗法在治疗急性肝炎时，以疏肝解郁、清热解毒为主要治疗原则，灸治穴位为内关、石子头穴。内关穴具有疏肝和胃，缓治胁痛、热病、呕吐的作用；石子头穴则为治肝炎经验穴。灸治方法为毛茛叶天灸，取适量新鲜的毛茛叶，捣烂后涂抹在穴位上施灸，待施灸部位发泡后将药物除去，用消毒针刺破水疱，使其中的黄水流尽，再涂抹上消炎膏。每2～3日敷灸1次即可。

乙肝病毒检测为阳性，病程超过半年或发病日期不明确而临床有慢性肝炎表现者均可诊断为慢性乙肝。其临床表现为：低热绵绵、面色晦黄、巩膜混浊、神疲乏力、心烦易怒、口苦而黏、齿龈出血、鱼际红斑隐隐、脘腹胀满、不思饮食、胁肋胀痛或刺痛、溲黄赤、舌紫绛苔黄白腻，部分患者有肝外表现，如关节炎、肾炎、干燥综合征及结节性动脉炎等。

艾灸疗法对于慢性乙肝的治疗，多遵循“湿温”、“温疫”等温病的传变规律辨证论治，以除湿解郁、理气化瘀、健脾和中、补益肝肾为治疗原则。如果本病从气分论治，施以疏肝、清气、祛湿、解毒等法，虽然也有效果，但疗程长、见效慢，且病情极易反复。

取膈俞、肝俞、脾俞、右期门、承满、天枢、足三里穴进行施灸。肠俞理气化瘀；肝俞、期门疏泄肝胆湿热、退黄疸；承满、天枢理气化湿、行气活血；脾俞、足三里健脾和胃、化湿浊。采用艾炷直接灸的方法，每次选用两至三个穴位，每个穴位用小艾炷灸3～5壮，每2日灸1次。

乙肝患者应及时去医院进行诊治，日常生活中做到不吸烟、不喝酒、不过度疲劳，饮食以清淡为主，在医生的指导下用药，避免服用对肝脏有害的药物。生活有规律，保持心情愉快，可进行散步、打太极拳等运动，做到饭前便后洗手，个人用品单独使用。定期复查血常规、肝功等相关指标，及时了解该病情的变化。肝功正常、症状消失后，仍需休息3～6个月。此外，在肝俞、阳陵泉采用艾条温和灸，也可以起到预防肝炎的作用。

灸去疼痛根源——胃痛的治疗方案

胃痛又称胃脘痛，是以胃脘近心窝处常发生疼痛为主的疾患，包括西医的慢性浅表性胃炎、慢性萎缩性胃炎、胃及十二指肠溃疡、胃痉挛、胃下垂等多种病症。中医认为，造成胃痛的原因有很多，如寒邪客胃、饮食伤胃、肝气犯胃、脾胃虚弱等，但大体可分为寒证与热证两种。

临床应根据胃痛的不同特点，分辨不同的疾病。若病程较长，而且反复发作，痛的时间有规律性，常伴有嗳气、嘈杂、吞酸，考虑为消化性溃疡；若上腹部疼痛闷胀，无明显规律性，食后加重、呕吐，局部压痛较广泛而不固定，应考虑慢性胃炎；若胃脘胀痛，常随情绪变化而增减，痛无规律性，经各种检查无器质性病变时，应考虑为神经官能症；若患者形体瘦长，食后脘腹胀痛不适，站立时胃痛加剧，卧时减轻，应考虑为胃下垂。

胃脘痛主要有四种病因。经常忧思恚怒，而致肝气郁结横逆无制；饮食不节，平素喜食生冷，纵恣口腹，饥饱失常，或好饮酒，误食不洁之食物伤于脾胃者；起居不适，过度疲倦，或久受风霜雨露等均能发生此病。但要注意的是，胃脘痛多为多种病因并存，单一因素致病的情况较少。

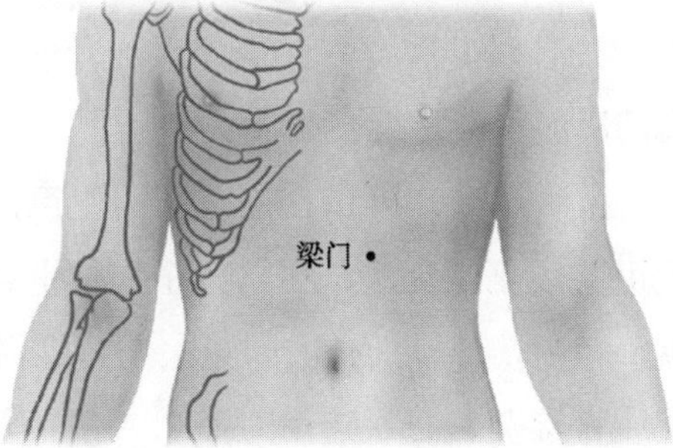

梁门穴

采用艾灸疗法治疗胃痛时，将其分为寒凝气滞型和脾胃虚寒型进行灸治。

寒凝气滞型胃痛在使用艾灸疗法进行治疗时，以温胃散寒、行气止痛为治疗原则，取中脘、梁门、内关、足三里、公孙穴进行灸治。可采用艾炷隔姜灸，在每个穴位灸5～7壮，每日灸1次。或者采用威灵仙叶敷灸的方法，将适量威灵仙叶捣碎后加入适量红糖，搅拌均匀后制成直径约1.5厘米的药饼，分别敷灸中脘、足三里这两个穴位，局部出现蚁行感后去除药物，每日灸1次。

脾胃虚寒型胃痛在灸治时，以温中散寒、健脾益气、和胃止痛为治疗原则，取脾俞、胃俞、中脘、神阙、足三里进行施灸。在操作时，可采用艾炷隔盐灸的方法，在神阙穴隔盐灸1～5壮，以脐部热感向腹中扩散为宜。每日或隔日灸1次，10次为一个疗程，疗程间休息5日。也可以用健脾膏敷灸，取白术120克，当归、白芍、香附、半夏、枳壳、茯苓、神曲、麦芽各60克，益智仁、白兹仁、山药、吴茱萸、黄连、山柱、陈皮、甘草各21克，党参、广木香各15克，将上述药物放在一起研成细末备用，敷灸时取适量的药末用姜汁调成膏状，分别敷灸在中脘、上脘等穴，每日灸1次。

气滞或食滞引起的胃痛，可以用复

方大黄膏进行敷灸，将大黄、香附、郁金、栀子、延胡各30克，黄芩、甘草各15克，滑石60克放在一起研成细末，用姜汁调成糊状敷灸在疼痛部位，每日灸1次。经常用艾条悬灸中脘、内关、足三里这三个穴位，可以起到防治胃脘痛的作用。

行气通肠，健脾利湿——结肠炎的治疗方案

每年高考前夕，医院的急诊室总有一群特殊的病人，他们是马上就要参加高考的学生，饱受心理压力大和情绪紧张之苦。可是越是紧急时刻，身体越不争气，开始出现不明原因的腹泻，每日3～5次，甚至7～9次，起病可急可缓，症状也有轻重之分，主要表现为腹泻、大便形状异常、腹痛、便血、体质衰弱等，左下腹压痛。影响复习和睡眠，于是不得不到医院就诊。

医学上把这种情况称为“情绪性腹泻”。情绪性腹泻是“情绪结肠症”的一种，“情绪结肠症”为胃肠道最常见的功能性疾病，以肠道症状为主，患者常有腹痛、腹胀、肠鸣、腹泻和便秘等症状。过去称此为结肠功能紊乱、结肠痉挛、结肠过敏、痉挛性结肠炎、黏液性结肠炎、情绪性腹泻等，现渐倾向于统称为肠激惹综合征。实际上，本症肠道功能紊乱，并没有器质病变，而且功能紊乱也不仅限于结肠。

与其他器官相比，结肠是最能反映情绪变化的器官。它就像心情的镜子，一旦心情紧张，结肠就跟着打结。情绪与身体变化的关系在结肠上有着明显的表现。在任何人身上，相同的情绪每次都会以相同的方式在身体上表现出来，特定的情绪紧张与特定的肌肉紧张有明确的对应。

中医认为，本病主要是由感受暑热、湿寒或饮食生冷、肠胃运化传导功能失常、湿热蕴结所致，多见湿热下注大肠、肝旺脾弱、脾胃虚弱、脾肾虚寒等症候。但由于本病起病缓慢、反复发作、经久不愈，故症候表现多为寒热错杂。

艾灸疗法在对本病进行治疗时，以并调寒热虚实为治疗原则。取穴天枢、气海、关元、足三里、上巨虚。天枢、足三里能调理胃肠气机、健脾化湿导滞；气海、关元有益气补虚的作用；上巨可虚行气通肠、清泄胃肠湿热。肝旺脾弱者加肝俞、阳陵泉、行间以疏肝理气，平肝护脾；脾胃虚弱者加脾俞、胃俞、公孙以健脾益气；肾虚者加肾俞、命门以温肾补命火。

在治疗时，可以在足三里、上巨虚施用艾炷化脓灸法，在这两个穴位上各灸5～7壮，每月灸1次即可。可以采用艾炷直接灸，每次选用3～5个穴位，每个穴位每次灸7～9壮，隔日灸1次，10次

为一个疗程，疗程间休息5日。或采用艾条温和灸，每次在每个穴位灸10～20分钟，每日灸1次，10次为一个疗程，疗程间休息5日。

此外，经常在大肠俞、神阙、天枢、阴陵泉这四个穴位施用艾炷直接灸或艾条温和灸，可以起到防治慢性肠炎的作用。同时，结肠炎患者在日常生活中应注意饮食有节，预防肠道感染，尽量食用易消化、高蛋白质的食物，尽量避免食用虾蟹、牛奶、花生等食物。忌食辛辣、生冷的食物，并且戒除烟酒。情绪性结肠炎患者更应该时刻保持积极乐观的心态，尽量避免情绪紧张。

治好咳、痰、喘——慢性支气管炎的治疗方案

中医理论中，肺在五脏六腑中的地位很高，《黄帝内经》中说：“肺者，相傅之官，治节出焉”，也就是说，肺相当于一个王朝的宰相，一人之下，万人之上。《黄帝内经》又说“肺朝百脉”，就是说全身各部的血脉都直接或间接地会聚于肺，然后敷布全身。因此，由肺部病变形成的慢性支气管炎必然影响到脏腑其他器官。

慢性支气管炎是当下极为普遍的呼吸系统疾病，它的主要症状为：咳、痰、喘，而一旦其演变成“肺心病”，就会伴有浮肿、心悸等症状。其病机的中心环节是“痰”和“气”。痰滞气道则咳、则喘，痰饮泛滥则肿、则悸。肺主气，肺气壅满、上逆，也可致咳、致喘，肺气虚弱亦能出现虚喘，气虚津化为痰，则痰益甚，两者可互为因果。本病属中医“咳嗽”、“痰饮”、“喘证”范畴，治疗不及时可进一步发展为阻塞性肺气肿、肺源性心脏病，甚至危及生命。

慢性支气管炎又可分为痰湿咳嗽、气虚咳嗽和阳虚咳嗽三种类型。

痰湿咳嗽多表现为久咳不止、喉间痰动，痰多色白黏稠或吐白沫痰，痰咳出后咳嗽渐减，伴胸闷脘痞、食少便溏、体倦乏力等症状。艾灸疗法在进行治疗时，以健脾燥湿、化痰止咳为主。取肺俞、脾俞、太渊、合谷、丰隆穴进行灸治，胸脘痞闷重者加足三里、内关以健脾化湿、引气下行。

施灸方法可选择艾炷瘢痕灸，每次选用两至四个穴位，每个穴位每次灸3～7壮，每月灸1次，连续灸3次或在三伏天施灸，每伏灸1次。采用艾炷隔姜灸时，每次取三至五个穴位，每个穴位每次灸3～5壮，每日或隔日灸1次，7～10次为一个疗程，疗程间休息7日。若在三伏天施用此灸法，可有效预防或减轻病症的发作。

气虚咳嗽多见咳声低沉无力，气短，痰多而清稀，自汗畏风，神疲乏

力等症状。采用艾灸疗法进行治疗时，多行补益肺气、化痰止咳之法。取穴大椎、身柱、肺俞、脾俞、肾俞、气海、丰隆。采用毛莨灸，先将剪有绿豆孔大的胶布块的小孔对准肺俞、脾俞、肾俞、气海等穴贴好，毛莨末适量用姜汁调成稠膏状，在晴天中午时取绿豆大的药膏分别置于胶布小孔内的穴位上，用胶布固定敷灸，待局部有灼痛感时去掉，隔天施灸1次，3次为一个疗程。

阳虚咳嗽的主要症状是咳嗽，气短喘促，痰涎清稀，头眩心悸，怯寒肢冷，足附水肿，小便不利。艾灸疗法以温阳散寒、化气行水为主要治疗原则。采用复方公丁香敷灸的方法，取公丁香0.5克，半夏、苍耳子各3克，白芥子4克，麻黄、肉桂各5克，共研细末，然后用75%酒精消毒脐窝，趁酒精未干时，

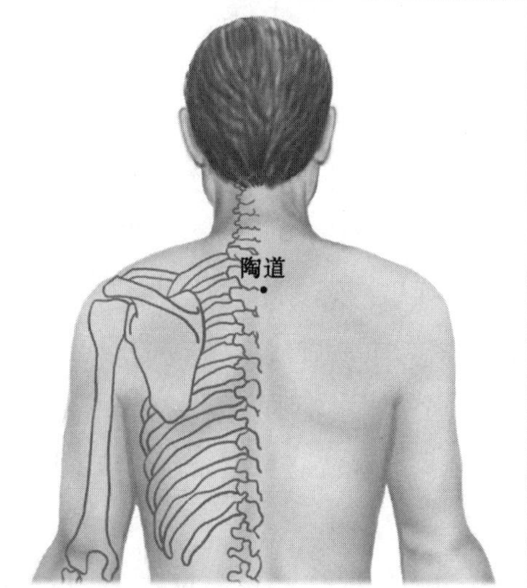

陶道穴

将药末填满穴位，外面用胶布固定，每2天更换1次药物，10次为一个疗程，疗程间休息7日。

肺是主全身呼吸的器官，经常做深呼吸，把呼吸放慢，尽量使一呼一吸的时间达到6.4秒，便可以养肺。另外，《黄帝内经》还介绍了一种闭气法，叫“闭气不息七遍”。先闭气，闭住之后停止，尽量停止到你不能忍受的时候，再呼出来，如此反复7遍，有助于增强肺的功能。此外，经常用艾条悬灸风门、陶道、气喘、肺俞、膏肓、肾俞、天突、膻中等穴，可以起到预防慢性支气管炎发作的作用。

补肾益阳，健脾除湿——肾盂肾炎的治疗方案

肾盂肾炎是一种较常见的尿路感染疾病，多由各种致病菌上行感染直接引起的肾脏肾盂部位的炎症而致。好发于女性，尤其以育龄妇女为多见。其临床表现以腰痛、发热、尿急、尿频、尿痛等为主。

肾盂肾炎可分为急性及慢性两期。急性肾盂肾炎起病急骤，伴高热、寒战、头痛、恶心、食欲不振等，可伴有上输尿管点或肋腰点压痛及肾区叩痛，如及早发现彻底治疗，可以痊愈。慢性肾盂肾炎多由急性肾盂肾炎医治不及时迁延而致，常伴有乏力、低烧、夜尿多

等症状，泌尿系统症状不显著，有肾区叩击痛。慢性肾盂肾炎是导致慢性肾功能不全的重要原因。

中医将肾盂肾炎归于“淋证”的范畴。认为其多因肾气亏虚或外阴不洁、秽浊之邪上犯膀胱酿成湿热；或过食肥甘、湿热内生下注膀胱；或心火下移小肠、热迫膀胱；或郁怒伤肝、肝失疏泄、酿生湿热下注膀胱，使膀胱气化失司所致。

中医根据辨证，将慢性肾盂肾炎分为脾肾两亏、湿热留滞两种类型。

脾肾两亏型的主要症状是小便频数，淋涩不已，反复发作，劳累后病症加重，伴有腹胀便溏、畏寒肢冷、面浮肢肿、腰酸膝软等。其发病原因为久病未愈，阴阳俱虚，脾肾亏虚，膀胱气化不力，下元不固。

肾虚湿热留滞型则以小便频急，时好时发，伴乏力多汗、眩晕耳鸣、腰膝酸软、手足心热，口唇干燥为主要特征。其发病原因为肾为水火之宅，元阴元阳之根，邪热久留，导致肾之气阴亏损，造成膀胱气化无力。

艾灸疗法在对慢性肾盂肾炎进行治疗时，主要有两组处方，第一组是太溪、中极、水道、京门；第二组是委中、膀胱俞、肾俞、膈俞。两组处方可以交替使用。以上各穴均可采用艾条温和灸的方法进行灸治，每次每穴灸15~20分钟，每日灸1次，20次为一个疗程。症状较重或急性肾盂肾炎的患者，可每日灸2次，疗程之间也可以不休息。如果在膈俞、肾俞、膀胱俞这三个穴位施隔蒜灸或瘢痕灸，疗效会更好。慢性肾盂肾炎一般需要10个以上疗程的治疗，急性肾盂肾炎的治疗应配合抗菌药物。患者应尽量多喝水，尿化验结果恢复正常后可停药，但需再施灸1~2个疗程，以巩固疗效。

女性患者在急性肾盂肾炎好转后，一年之内都应该注意避孕。女性患者禁止盆浴，以免水逆流至膀胱，引发感染。要勤换内衣，若女性在经期、妊娠期或体质下降时不注意外阴的卫生，细菌就很可能逆流至肾盂，形成泌尿系统感染。患有肾盂肾炎的病人要多喝水，以增加尿量来冲洗泌尿道，促进细菌、病毒及炎症分泌物的排出。

活血化瘀，益气养血——心脏神经官能症的治疗方案

心脏神经官能症又称心血管神经官能症，是因神经功能失调引起的心血管系统功能紊乱症。发病年龄多在20~40岁，以女性居多。主要临床表现有心悸、胸闷、心前区痛、疲乏无力、眩晕、焦虑、失眠、精神不振及善叹息样呼吸等。多在受惊恐、情绪波动、过劳或久病后出现症状或使症状加重。其发

病有时作时止、时轻时重的特点。

本病多由于焦虑、紧张、情绪激动、精神创伤等因素的作用，使中枢的兴奋和抑制过程发生障碍，受自主神经调节的心血管系统也随之发生紊乱，从而引起一系列交感神经张力过高的症状。此外，过度劳累、体力活动过少、循环系统缺乏适当锻炼，以致稍有活动或少许劳累即不能适应，产生过度的心血管反应而致本病。

中医将本病归于“心悸”、“胸痹”、“郁证”、“脏燥”等范畴。本病有虚实之分，虚证多由气血不足、心失所养而致；实证则有痰火扰心，使心神不宁或心血瘀阻、心脉不通而造成。

根据辨证的不同，中医将本病分为以下四种类型：

（1）心虚胆怯型。除主要症状外，还伴有烦躁易怒、善惊易恐、寐少多梦、坐卧不安等。治疗时应以以疏肝解郁、化瘀通络、养心安神为主。可以采用逍遥散、血府逐瘀汤合方加减进行调治。

（2）心血不足型。除主要症状外，同时伴有头晕目眩、面色无华、倦怠乏力、睡眠差、动则心悸加重等。治疗时应以健脾补血、养心安神、化瘀通络为原则。中医常用归脾汤、血府逐瘀汤合方加减进行调治。

（3）阴虚火旺型。主要症状为心悸、胸闷气短同时伴有头晕目眩、心烦少寐、手足心热、口燥咽干。治疗时应以滋阴降火、养心安神、化瘀通络为主。可以采用中药天王补心丹、血府逐瘀汤合方加减进行调治。

（4）血瘀痰阻型。症见心悸兼见头晕目眩、睡眠差、胸痛胸闷较为严重；或见胸中隐痛、呼吸不畅、痰黏不易咳出。针对此证进行治疗时，主要以活血化瘀、行气化痰、养心通络为治疗原则。中医常以失笑散、瓜蒌薤白半夏汤、血府逐瘀汤合方加减进行调治。

中医理论认为，气行则血行，气滞则血瘀，本病的形成多为气滞血瘀、闭阻心脉。因此在治疗时应采取活血化瘀、通络兼益气养血、舒肝滋阴的方法，同时避免精神因素的刺激。

采用艾灸疗法治疗本病时，分两组处方。第一组为通里、内关、心俞、厥阴俞；第二组为神门、大陵、巨阙、膻中。两组处方可以交替灸之。失眠加安眠、百会；眩晕加风府、风池；疲倦乏力加手足三里；精神不振加神道、神堂。以上各穴均可采用艾条温和灸或艾炷隔姜灸的灸法，每日灸治1次，10次为一个疗程，疗程之间可以休息2～3日，症状较重者可每日灸治2次。若心俞、厥阴俞、巨阙、膻中等穴用隔蒜灸，效果会更好。待症状全部消失后，再灸治1～2个疗程，以巩固疗效。

艾灸调节胃肠功能，治疗习惯性便秘

习惯性便秘，又称功能性便秘，是指长期的、慢性功能性便秘，多发于老年人。习惯性便秘常见于原发性肠蠕动功能异常、大便蠕动输送延缓或巨结肠等。习惯性便秘不仅仅限于功能性便秘，它又包括结肠性便秘与直肠性便秘。习惯性便秘主要是由生活、饮食及排便习惯的改变以及心理因素等原因导致的，对其治疗时如果不纠正这些起因，治疗效果往往较差。药物治疗只是临时之举，长期依赖泻药只会逐渐加重便秘程度，生活调摄才是根本治疗。

习惯性便秘的原因还属于功能性的肠胃障碍，也就是找不到身体上实质的病变，多因紧张、压力大、肠胃蠕动失调，或者有便意忍便，形成恶性循环，导致习惯性便秘。

中医认为，便秘是大肠传导功能失常造成的，根据具体发病原因，可分为以下四种类型：

（1）肠胃燥热型。饮酒过度，嗜食辛辣，使肠胃积热、耗伤肠液、大肠失濡，产生便秘、尿黄、腹胀痛、口干口臭等症，治疗以麻子仁丸清热润肠。

（2）气机郁滞型。情志不畅、忧虑过度，或久坐少动，使气机郁滞、通降失常，大肠传导失职，产生便秘、腹胀、嗳气、胸胁痞满等症，治疗以六磨汤顺气行滞。

（3）气血不足型。脾气虚则大肠传导无力，血虚则津枯，不能滋润大肠，产生便秘，大便时努挣无力，便后疲乏不适，大便并不干硬。若伴汗出气短的为气虚便秘；面色无华、头晕目眩、心悸失眠的为血虚便秘。气虚便秘用黄芪汤益气润便，血虚便秘用润肠丸以养血润便。

（4）脾肾阳虚型。素体阳虚，或病后、产后、年老则脾肾阳虚、阳气不足、阴寒凝结、肠道传送艰难，产生大便艰涩、排出困难、小便清长、怕冷喜暖、腹中冷痛等症，治疗以补脾益肾、温阳通便为主。

艾灸疗法治疗习惯性便秘时，主要

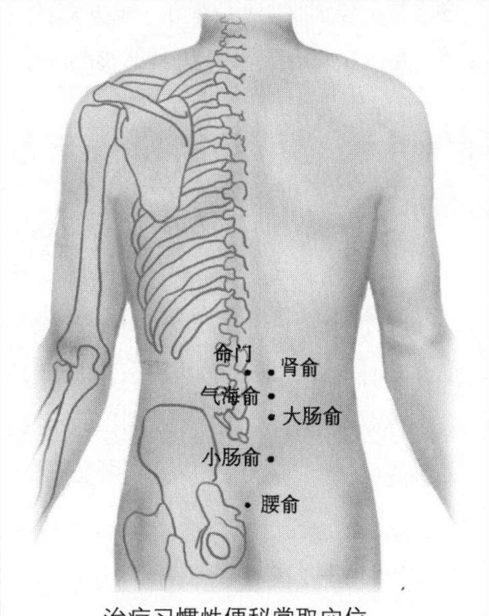

治疗习惯性便秘常取穴位

有两组处方，第一组是支沟、上巨虚、天枢、中脘、关元，第二组是支沟、足三里、大肠俞、胃俞、小肠俞。食欲不振加梁门；嗳气加天突；眩晕加风池；口苦加阳陵泉；倦怠加气海；心悸加内关；失眠加安眠穴。

支沟穴是明代医学家张介宾总结治疗便秘的经验穴；上巨虚配大肠俞和天枢，可调节大肠传导功能，增强大肠蠕动；足三里配胃俞和中脘、小肠俞和关元，可增加胃肠的蠕动功能。

以上各穴采用艾炷直接灸的方法，每次选用3～5个穴位，每个穴位每次灸6～10壮，每日灸治1次，5次为一个疗程，两个疗程之间可休息1～2日。

在治疗期间和治愈后，应常食用芹菜、韭菜、豆芽菜、大白菜等含纤维素丰富的蔬菜，以刺激肠道蠕动，减少粪便在肠内的滞留和大肠对水分的过多吸收。

理气止痛，清热解毒——急性胰腺炎的治疗方案

急性胰腺炎指的是胰腺水肿、出血、坏死、化脓等不同程度的急性炎症病变，临床以剧烈的上腹部偏左局限性持续性疼痛为主证，属于祖国医学“胃脘痛”范畴。

造成胰腺炎的病因较复杂，其中多数为胆管梗阻或感染，胆汁逆流进入胰管，胰管破裂、胰液外溢所致。另外，嗜酒、暴食及情志等因素常为诱发因素，亦有因蛔虫引起者。

临床以急性上腹痛、恶心、呕吐、发热和血胰酶增高等为胰腺炎的主要特点。病变程度轻重不等，轻者以胰腺水肿为主，临床多见，病情常呈自限性，预后良好，又称为轻症急性胰腺炎。少数重者的胰腺出血坏死，常继发感染、腹膜炎、皮下出现瘀血斑和休克等多种并发症，病死率高，称为重症急性胰腺炎。

暴饮暴食及酗酒，不仅可引起胰液大量分泌，造成胰管内压力增高，而且还可能促使胃及十二指肠乳头水肿，致使胰管扩张而发生急性胰腺炎，表现为突发腹痛、发热、恶心、剧烈呕吐，并有脉搏细数、血压下降等休克症状。由于其发病急、病情凶险，需及时送医院救治。

中医认为与肝胆气滞，热邪蕴结有关。根据发病原因的不同，将急性胰腺炎分为以下四种类型：

（1）气滞型。症见脘部阵痛，或走窜胁肋、胸胁苦闷、不欲食，每随情绪波动发生，口苦咽干、苔薄黄，此为气机不畅、脾胃运化失司、郁而化热所致。

（2）因热邪滞阳明者。症见满腹疼痛拒按，有发热症状，脘痞胀满、腹硬、口干舌燥、大便燥结而硬、尿短赤，舌红、苔黄腻而厚或芒刺。

（3）因湿热停滞中焦者。主要

症状为右上腹部疼痛拒按，发热，黄疸、口苦、咽干、恶心呕吐、胁痛、尿黄、舌红。

（4）因虫积上扰胃肠者。以腹痛钻心，疼时汗出肢冷，甚者可神昏，舌淡、脉细弱，疼后如常人、多有吐蛔，面部有白斑，或舌上有红色虫点，苔白或微黄为主要症状。

虽然急性胰腺炎的发病原因多种多样，但大都为实证。采用艾灸疗法进行治疗时，主要以理气止痛，清热解毒为治疗原则。在具体操作时，以足三里、期门、阳陵泉、丘墟为主穴。肝气郁结者加灸太冲；脾胃实热者加灸中脘、曲池、内庭；脾胃湿热者加灸阴陵泉、解溪；恶心呕吐者加灸内关、中脘。上述各穴均采用艾炷直接灸的方法进行施灸，每次每穴灸3～5壮，每日灸2次。也可以采用艾条悬灸，每个穴位每次灸15～20分钟。

足三里可以健脾除湿、消胀止痛；期门多用于疏调局部经气；阳陵泉则具有清利腑气的作用；丘墟为足少阳胆经原穴，能疏肝利胆、通经活络。肝气郁结加太冲以疏肝理气；脾胃实热加中脘、曲池、内庭，可起到清利热邪、理气止痛的作用；脾胃湿热加阴陵泉、解溪以清热利湿；恶心呕吐加内关、中脘以达到宽中理气、和胃降逆的作用。

急性胰腺炎的患者应禁止食用油腻的食品，饮食要做到荤素搭配，尽量做到少食多餐。戒烟酒，禁食辛辣刺激性食物。碳酸饮料会在肠道内产生二氧化碳，也可能导致胰腺炎的发作，因此尽量不要饮用碳酸饮料和具有促进胃液分泌的含咖啡因的食品。病情控制后，可以逐步恢复饮食。

让自己每天都神清气爽——病在神经的艾灸治疗方案

调调元阳睡得香——失眠的治疗方案

失眠，在传统中医里称为“不寐”，是一种经常性不能获得正常睡眠的病症，主要表现为入眠困难，或睡眠时间不足，或睡后梦多，或睡眠不深以致醒后疲倦，严重者可彻夜不眠。引起失眠的原因有很多，比如情绪激动、精神过度紧张、过度的悲哀和焦虑、过度的兴奋、神经衰弱、难以解决的困扰、意外的打击等，使大脑皮质兴奋与抑制失调，导致难以入睡而产生失眠，具体可将其归纳为以下五类：

（1）七情内伤。大致有三种情况，一种是肝气郁结，郁而化火，冲激肝魂、魂摇则睡卧不宁；一种是心火素盛、稍有怫郁，心火扰动而致不寐；还有一种是平日多思多虑，损伤心脾，以致神不守舍，心神失养。

（2）肝郁血瘀。肝藏魂，主疏泄；心藏神，主血脉。如思虑不遂、精神抑郁，以致肝气不达、血气失畅，瘀阻血脉、心神失养而失眠。

（3）久病、年老以及禀赋不足。久病或年迈的人往往气血亏虚、营气不足，营主血，血虚则心失所养、神不守舍，以致失眠。

（4）饮食不节。饮食不节，致使脾胃受伤；宿食停滞，酿成痰热；胃气不和，阳气浮越于外而夜寐不安。

（5）暴受惊骇。突然受惊吓，神魂不宁，恐惧不安，以致夜不安寐；或者本身即心胆虚怯之人，遇事易惊，于是夜睡不酣，乱梦纷扰。

中医认为，虽然失眠的病因很多，涉及五脏六腑，但其病机则主要与营卫气血运行失度密切相关。患者往往先是由情志失调失眠，继而失眠反过来又加剧了情志的混乱，造成气血失衡。因此，治疗失眠关键在于调畅脏腑气血，而在脏腑中肝主谋虑、疏泄和藏魂，与气血调畅的关系最为密切，于是“治肝为先，调畅气血枢机”就成了治疗顽固性不寐的最佳方法。

采用艾灸疗法治疗失眠时，可从选择下列两种方法：每日睡前用艾条悬灸双侧神门穴，每次灸20分钟，或用3～5克的朱砂研成细面之后，用一块白布涂上糨糊，再将朱砂均匀洒在上面，敷在双脚涌泉穴上，外面用胶布固定，每天睡觉前用热水洗脚后进行贴敷。

每日进行经络和穴位按摩，也是促进睡眠的一种很好的方法。按摩的经穴为神门、合谷、内关等，反射区为肾、膀胱、输尿管、肺、垂体、腹腔神经丛、甲状腺、甲状旁腺、心、肝、脾、胃、大肠、小肠等，反射点为头穴、心肺穴、肾穴。

按揉神门、内关、肾、膀胱、输尿管、肺、心肺穴、肾穴、腹腔神经丛各200次，其余各穴50～100次。每日按摩1次，两周为一个疗程。如患者能坚持每天自我按摩，效果会更好。对于严重失眠的患者，按摩腹腔神经丛的次数可以增至400次。

此外，可以让病人在入睡之前洗温水澡，促使自主神经得以松弛。水温以39℃～40℃为宜，时间以10～20分钟为宜。需要提醒患者的是水温不要超过43℃，否则会使神经系统紧张，加重失眠。睡前泡脚既可消除疲劳，又可有助于安眠。病人的思想和精神状态对疾病的影响很大，因此治疗过程中，进行适当的心理疏导，保持患者心理平衡至关重要，患者应调整并缓和生活节奏，避免精神紧张。临睡时饮适量热牛奶或莲子粥。起居和饮食要有规律性，积极锻炼身体，气功修炼以动功为宜。

艾灸搞定更年期眩晕

眩晕，通常称为头昏眼花，是一种常见的症状。轻者发作短暂，平卧闭目休息一会儿就可恢复正常；发病严重的病人就好像乘坐在船上，感觉天旋地转，以至站立不稳。多数病人的病情时轻时重，兼见其他症状且持续很长一段时间。多见于高血压、动脉硬化、贫血、神经官能症、耳源性眩晕等疾病。

更年期的女性经常发生头晕目眩的症状，这种头晕往往并非旋转性，表现为头沉、头昏等症状，眩晕程度因人而异。头晕目眩并不可怕，只要应对有方，完全可以有效防止这种症状的发生。易发生眩晕症状的更年期女性，日常生活最好避免太强烈的光线，避免太嘈杂的环境，保持生活环境平和安静。当眩晕发作时，要尽快平躺休息，避免头部活动，以免摔倒造成其他身体伤害。眩晕症状好转后，要慢慢做一些头部和肢体的活动，逐渐摆脱虚弱的身体状态。应遵守饮食宜忌。

中医认为，眩晕之症多由风、火、痰、湿所致。眩晕患者或心脾两盛，气血生化之源不足，或因房事不节，肾精暗耗导致眩晕者为虚证；若因情志失调，郁怒动肝，致肝阳上亢，或嗜食甘肥湿盛生痰，痰浊上扰，导致眩晕者为实证。

艾灸治疗更年期眩晕时，以健脾化痰、滋肾平肝为治疗原则。采用大蒜敷灸法治时，取独头大蒜、马铃薯（去皮）各等量，共捣烂后每晚临睡前敷灸双足涌泉穴，次日清晨除去，10次为一个疗程。或用盐附子敷灸涌泉穴，以达到治疗更年期眩晕的目的，每晚临睡前取等量的盐附子和生地，共捣烂后用水调成糊状，敷灸在双侧涌泉穴上，次日清晨除去，10次为一个疗程。隔姜灸百会穴，也是治疗更年期眩晕的好方法，将鲜姜切成厚约0.3～0.5厘米的姜片，上面用针刺数孔，将熟艾绒做成底部直径约1～1.5厘米的艾炷，放在姜片上点燃施灸，以患者能忍受最热的感觉为度，如果患者感觉过热，可在放艾炷的姜片下再置一姜片，以调整施灸温度。每日1

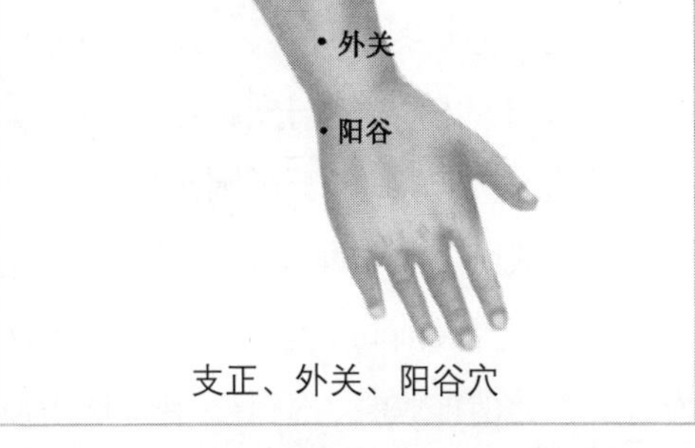

支正、外关、阳谷穴

次，每日灸7～10壮，10日为一个疗程。

手部按摩可作为更年期眩晕治疗中的一个辅助方法。临床治疗表明，内耳性眩晕、迷路炎、晕动病、基底动脉供血不足和全身疾病引起的眩晕，运用手部按摩配合中药等方法治疗，效果较好。按揉或拿捏内关200次，阳谷、支正各50次；点按垂体、小脑与脑干、大脑、内耳迷路、耳、眼、肝、肾各200次，肾上腺、甲状腺、脾、颈项各100次；掐按头穴500次。每日按摩1次，1个月为1疗程，可根据治疗情况持续3～4疗程。

更年期眩晕患者要注意饮食起居，调摄寒温，避免过度疲倦；定期测量血压，戒烟酒，慎房事，保持情绪稳定，避免精神刺激。眩晕发作时，宜平卧闭目，需保持环境安静，饮食宜清淡，少食多餐。若眩晕反复发作者，不宜高空或水上作业。高血压者如突发眩晕，应考虑中风的先兆。

灸除三叉神经痛，令面部活动自如

“三叉神经痛”有时也被称为“脸痛”，是一种发生在面部三叉神经分布区内反复发作的阵发性剧烈神经痛，容易与牙痛混淆。本病属于祖国医学“厥头痛”、“头风”、“面痛”等范畴。本病发生的原因，目前尚未十分明确，一般认为与受寒、精神刺激、感染、肿瘤压迫以及血管畸形等病变有关。

三叉神经痛是指发生在面部一侧或双侧三叉神经分布区域内的痛如放电、刀割样的疼痛症状、常人难以忍受的神经性疾病，是神经外科、神经内科常见病之一。发病率高，年龄多在40岁以后，多发生于中老年人，女性尤多，其发病右侧多于左侧。在头面部三叉神经分布区域内，发病骤发、骤停、闪电样、刀割样、烧灼样、顽固性、难以忍受的剧烈性疼痛。说话、刷牙或微风拂面都会导致阵痛，阵发性的剧烈疼痛，历时数秒或数分钟，疼痛呈周期性发作，发作间歇期同正常人一样。三叉神经痛患者常因此不敢擦脸、进食，甚至连口水也不敢下咽，从而影响正常的生活和工作。因此被人称此痛为“天下第一痛”，又称痛性抽搐。

本病是以面部三叉神经分布区周期性发作、阵发性剧烈疼痛为特征的神经系统疾病。三叉神经是支配颌面部感觉与运动功能的脑神经，在面部有三个分支，即三叉神经眼支（第一支）、上颌支（第二支）和下颌支（第三支），分别支配眼裂以上、眼裂和口裂之间、口裂以下的感觉和咀嚼肌运动。疼痛部位限于三叉神经分布区，以第二、三支（面颊、上下颌部）为常见。第一支（额部）较少发生。

祖国医学认为三叉神经痛是经络阻滞不通所致，临床取下关、颊车、地仓、颧髎通经活络，疏调局部经气；合谷为手阳明经经穴，清泄阳明、疏风镇痛；翳风为手少阳和足少阳之会穴，清热散邪；阳白为足少阳与阳维脉之会穴，清热散风。风寒盛者加风池、风门，疏风散寒止痛；风热盛加大椎、曲池清热散风。

艾灸治疗本病时，以通经活络为主要原则。第一组处方为下关、合谷、颊车、翳风；第二组处方为颊车、合谷、地仓、阳白、颧髎。风寒盛者加灸风池、风门；风热盛者加灸大椎、曲池。具体灸法以艾条悬灸为主：将艾条点燃后，在距离皮肤2厘米处施灸，每次选用四至五个穴位，每个穴位每次灸10～15分钟，每日施灸1次。

预防三叉神经痛，应做到以下几点：保证规律的生活和饮食，保证足够的睡眠和休息，避免过度劳累。适当参加体育运动，锻炼身体，增强体质。保持心情舒畅，切忌冲动、生气，抑郁寡欢。进食较软的食物，因咀嚼诱发疼痛的患者，则要进食流食，切不可吃油炸食物、刺激性食物、海鲜产品以及热性食物等。三叉神经痛患者平时应多吃些含丰富维生素及有清火解毒作用的食物。

疏肝解郁，灸除抑郁消沉

现代年轻人常用“郁闷”一词来形容心情压抑、忧郁，心中的委屈难以抒发等状态。有些患者会伴有胸闷、心绪不宁、胁肋胀满等症状，与抑郁症有类似之处。

如果你有以下症状，那么你就有抑郁倾向。

（1）意志消沉。轻者心情不佳、苦恼、忧伤，终日唉声叹气；重者情绪低沉、悲观、绝望，有自杀倾向。有些病人也可出现焦虑、易激动、紧张不安。

（2）过分贬低自己的能力。强烈的自责、内疚、无用感、无价值感、无助感，严重时可出现自罪、疑病观念。对日常生活的兴趣丧失；对各种娱乐或令人高兴的事体验不到乐趣；对既往爱好不屑一顾，常闭门独居，疏远亲友，回避社交。

（3）精力丧失，疲乏无力。无明显原因的持续疲劳感。轻者感觉自己身体疲倦；力不从心，生活和工作丧失积极性和主动性。

（4）睡眠障碍。患者通常入睡无困难，但几小时后即醒，醒后又处于抑郁心情之中，比平时早2～3小时，醒后不复入睡，陷入悲哀气氛中。伴有焦虑症者表现为入睡困难和噩梦多，还有少数的抑郁症患者睡眠过多，称为“多睡性抑郁”。

（5）进食减少，体重减轻。多数病人都有食欲不振、胃纳差症状，美味佳肴不再具有诱惑力，病人不思茶饭或食之无味，常伴有体重减轻。但也有少数患者有食欲增强的现象。

郁证多因七情所伤、情志不遂，或郁怒伤肝，导致肝气郁结，故病位主要在肝，但可涉及心、脾、肾，其中尤以心脉所伤为重。艾灸疗法治疗郁证，主要以疏肝解郁、安神定志、养血宁心、活血化瘀、健脾化痰为治疗原则。内关和期门为主要的灸治穴位，施灸时可只灸其中1个穴位，也可同时灸治。兼有失眠、焦虑、健忘等症状的患者，建议首选内关；兼有急躁、容易情绪化，女性中有比较明显的月经异常或经期症状变化者，建议首选期门。上述两个穴位，均采用艾条悬灸的灸法，每次每个穴位灸10～20分钟，每日灸1次，5～7日为一个疗程，间隔2日后再灸下个疗程。

喜怒哀乐本是人的基本情绪，每一个人都经历过伤心、焦虑、沮丧和抑郁等消极情绪，这些消极情绪往往可以随着时间的流逝而得到自我治愈，而按压太阳穴则可以加快恢复正常情绪的速度。指压太阳穴，会对脑部血液循环产生影响，对于头痛、头晕、用脑过度造成的神经性疲劳、三叉神经痛，都能使症状有所缓解。

按压太阳穴时要两侧一起按，两只手十指分开，两个大拇指顶在穴位上，用指腹、关节均可。顶住之后逐渐加力，以局部有酸胀感为佳。产生这种感觉后，就要减轻力量，或者轻轻揉动，过一会儿再逐渐加力。如此反复，每10次左右可休息较长一段时间，然后再从头做起。

温热艾灸，令头痛顿消

头痛是现代人的一种常见病症。很多人靠止痛药来缓解头痛，是药三分毒，长期使用止痛药会给身体带来毒副作用，为其他疾患埋下病根。中医认为“不通则痛”，头痛是因为经络不通。

神经性头痛主要是指紧张性头痛、功能性头痛及血管神经性头痛，多由精神紧张、生气引起，主要症状为持续性的头部闷痛、压迫感、沉重感，有的病人自诉为头部有“紧箍”感。大部分病人为两侧头痛，多为两颞侧、后枕部及头顶部或全头部。头痛性质为钝痛、胀痛、压迫感、麻木感和束带样紧箍感。

在中医看来，头痛症状相同，但发病的原因不同，所以治疗时要找到根源，分清不同的头痛，然后有针对性地进行施治。

如果是两边痛，则可能是胆经出了问题。治疗时就拍胆经。拍胆经的时间最好在子时，早睡的人可以提前一些。胆经在人体的侧面，拍的时候从臀部开始一直往下就可以，每日拍够300下。

头里面的中空痛，多半是肝经出现问题，头痛患者可以按摩肝经。肝经在凌晨1点到3点的时候“值班”，但是我们不可能在凌晨1点到3点的时候醒来，那么我们可以在晚上19点到21点的时候按摩心包经，因为心包经和肝经属于同名经，所以在19点到21点时按摩心包经也能起到刺激肝经的作用。

后脑勺痛就是膀胱经的问题。《黄帝

内经》上说，膀胱经有问题人会发冷，穿厚衣服也觉得冷，流鼻涕、头痛，颈背好像被人拉拔一样难受，腰好像要折断一样疼痛，膝弯部位不能弯曲，小腿肚像撕裂一样疼痛，股关节屈伸不灵活……

膀胱经大部分在背后，自己一般情况下够不到，所以这类头痛患者可以找家人帮助按摩后背，或者找一个类似擀面杖的东西放在背部，上下滚动以刺激相关俞穴，疏通经气。可循经进行头部按揉，或者用手像梳头似的进行刺激，对头昏脑涨也有很好的缓解作用。

除了对背部和头部进行按揉梳理外，还可以对腿部进行按揉，因为膀胱经的循行深层解剖有坐骨神经，所以循经进行按揉可以缓解坐骨神经疼和腰椎间盘突出所致的腿部疼痛、麻木等症状。按揉腿部时一定要加力，因为大腿的肌肉很发达。

前额痛就是胃经出了问题，和痤疮一样，都是归属于胃经的病。治疗时要从胃经入手。而左边偏头痛和右边偏头痛是不同的，因为左主肝，右主肺。如果左边偏头痛，就很有可能是肝血的问题，而右边头痛可能是肺气的问题。治疗时要分清症状，对症施治。

中医经络学说认为，前头痛属阳明头痛，后头痛属太阳头痛，偏头痛属少阳头痛，巅顶痛属厥阴头痛。所以前头痛需取手阳明大肠经的合谷穴和足阳明胃经的内庭穴；偏头痛需取手少阳三焦经的外关穴和足少阳胆经的绝骨穴；巅顶痛取足厥阴肝经的太冲穴。其四组俞穴，均可疏通脑部经络。

灸法在治疗偏头痛时，分为四组处方，第一组为合谷、内庭、太阳、上星、头维、印堂，用于治前头痛；第二组为昆仑、后溪、天柱、风府、风池、玉枕，用于治疗后头痛；第三组为外关、绝骨、风池、率谷、头维、太阳，用于治偏头疼；第四组为太冲、百会、四神聪，用于治疗巅顶痛。头痛失眠者加灸安眠穴；伴有心悸者加内关穴；血压高者加血压点。病人可根据自己的病情来选择灸治的处方。

疼痛发作期，每日灸2～3次，10次为一个疗程，疗程间可不休息。待疼痛缓解，每日灸治1次，疗程间可休息1日；疼痛停止后，可隔日灸1次，继续2～3个疗程，以巩固疗效或以图根治。重灸远端俞穴，灸治时间宜长；头部俞穴宜温和灸或隔姜灸，灸治时间宜短。

灸治面瘫，令面部神经恢复正常

面瘫，学名面神经麻痹，也称面神经炎，是以面部表情肌群运动功能障碍为主要特征的一种常见病，一般症状是口眼歪斜。它是一种常见病、多发病，不受年龄和性别限制。患者面部往往连最基本的抬眉、闭眼、鼓腮、努嘴等动作都无法完成。

多数病人往往在清晨洗脸、漱口时突然发现一侧面颊动作不灵、嘴巴歪斜。病侧面部表情肌完全瘫痪者，前额皱纹消失、眼裂扩大、鼻唇沟平坦、口角下垂，露齿时口角向健侧偏歪。病侧不能做皱额、蹙眉、闭目、鼓气和撅嘴等动作。鼓腮和吹口哨时，因患侧口唇不能闭合而漏气。进食时，食物残渣常滞留于病侧的齿颊间隙内，并常有口水自该侧淌下。由于泪点随下睑内翻，使泪液不能按正常引流而外溢。

目前所知的面瘫的诱因主要有两个：一是疲劳，二是面部及耳后受凉后出现面神经麻痹。也有人认为在于颈椎骨骼错位歪斜压迫神经引起神经痉挛而形成面部神经痉挛麻痹，导致面部肌肉完全瘫痪；还有病毒引起的神经病变，如流感病毒、水痘病毒、单纯疱疹病毒等，造成前额皱纹消失、眼裂扩大、鼻唇沟平坦、口角下垂，露齿时口角向健侧偏歪等症。

中医认为，本病发生的原因，多因脉络侵入阳明、少阳之脉，以致经气阻滞、气血不调、经脉失养、肌肉纵缓不收而致。运用灸法进行治疗时，以通风活络、行气活血为治疗原则。临床取翳风、合谷疏解风邪、通经活血；颊车、地仓、阳白用于疏调局部经气、通经活络。风邪盛者加太阳、风池，祛风通络；正气虚加足三里、内庭补益脾胃、益气生血。以上穴位用艾条悬灸法，每日施灸1～2次，每个穴位每次灸3～5壮。

面瘫伴有口眼歪斜者用艾条或香烟灸患侧耳门、听会、下关、颊车四穴，每日灸2次，每次灸5分钟，并用胶布（宽4厘米，长14厘米）贴患侧，方法是以一端先紧贴于嘴角，将嘴角及面部肌肉推平，一边推一边紧贴胶布，然后将另一端紧贴于耳后，每隔1～2日换1次胶布。采用上述方法治疗，一般都能在两周左右痊愈。

发疱灸治疗面瘫有两种方法，一种是用斑蝥3只、巴豆（去壳）3枚，研成粉末，用植物油调成糊状，将药物涂于无菌敷料上约1元硬币大小，敷于外地仓及下关穴部位，术者用手指牵拉患者颜面不同部位，观察鼻唇沟，稍移向患侧，或手指牵拉太阳穴附近，观察眼裂闭合至最小时，以指压处定为贴药部位，疗效更佳。敷药后夏秋季保留5个小时，冬春季保留8个小时，去敷料后即可见大小不等的水疱，待其自行干枯结痂脱落即可。每7日敷灸1次，每次敷2个部位，大多数患者经1～3次治疗后痊愈。另一种是取斑蝥1～3只，巴豆2～3粒，麝香0.02克，鲜柳枝头（带叶3～5片）1枝，鲜生姜1块（约5～10克），共捣为泥，贴于患侧下关穴或太阳及颊车穴。当贴药处有热性刺痛感时，即将药物除去，起水疱后可用消毒针头刺破。每隔7～10日贴药1次，大多数患者贴药1～3次后痊愈。

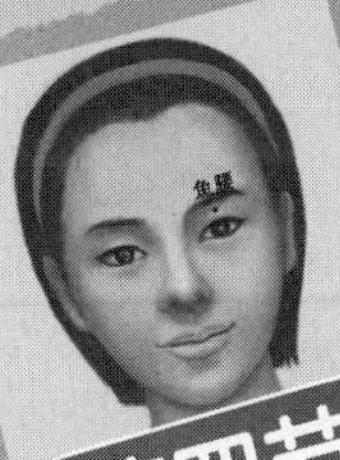

第四节

艾灸与美——以自然疗法，打造天下最完美的女人

茕茕艾火通经络，由外及内美容颜——艾灸美容的原理

利用艾灸温通经络，消除女人肌肤隐患

人体五脏六腑、内分泌腺、血管等的活动，无不受自律神经的支配，而自律神经遍布全身，直接反映内脏机能的活动。皮肤粗糙、雀斑、皱纹、青春痘等问题都是脏腑机能失去平衡的表现，只要刺激人体的自律神经，增强人体机能的活动能力，就可使脏腑功能恢复正常。

经络美容法就是根据经络控制自律神经，联系五脏六腑的理论，对相应的经络部位施以适当刺激，从而达到美容的目的。经络美容法能彻底消除妨碍女性肌肤美丽的隐患，促进肌肤发生质的变化，使女性更加靓丽。“只有实现了内在的健康，才能实现外在的美”，这是经络美容理论的核心。

经络美容法是通过对人体阴经中的肾经、肝经及阳经中的胃经、大肠经、小肠经、三焦经、膀胱经的刺激，来达到美容的目的。

刺激膀胱经可改善肥胖的体质，改善因子宫发育不全或妊娠期、产褥后引起的雀斑，改善皮肤过敏等；刺激肝经可以祛除肥胖者的雀斑，改善灰黑色的皮肤，并有瘦身效果；刺激胃经可以防止皮疹，改善瘦弱型体质；刺激三焦经可以预防化脓，治疗粉刺，提早消除皮肤疾患；刺激小肠经和大肠经，可治愈皮疹，改善瘦型体质；刺激肾经可以祛除瘦型体质的雀斑。

除了刺激经络外，还可以刺激穴位，即在经络上对于自律神经有强刺激的点位，用指压作强刺激或用电刺激。此外，也可用毛刷或手掌刺激肌肤表面。

经络的存在和利用，给针灸疗法和流传至今的几百种民间疗法，都找到了科学根据。尽管民间疗法形式多种多样，而其根本的作用原理仍然是经络系统在发挥着“行血气、营阴阳”的作用，通过各种途径战胜疾病，从而达到医疗保健的效果。其中艾灸疗法可以通过“穴位——经络——脏腑”这一作用途径来温经散寒、活血通络、调理脏腑。中医认为，外邪伤及经络而致经络“不通则痛”或“不荣而痛”，而艾灸则可以通过温经通络，达到“通则不痛”的目的。

所以，不要把自己的身体全部交给医生，也不要把自己的脸都交给化妆品，经络就是我们随身携带的大药。经络是运行身体内气和血的通路，经络畅通就是身体健康、祛除疾病的关键。要想活得长，全靠经络养，疏通经络，就能让你保持健康，让你永葆青春。而艾灸疗法则是温通经络的一种自然疗法，且简便易行，是女性朋友的美容良方。艾灸疗法通过对经络穴位的温热刺激，可以温经散寒，加强机体气血运行，使人体经络保持通畅，从而达到美容养颜的目的。

调节内分泌，艾灸让美丽从内到外散发

对于内分泌失调，大家也许并不陌生：你脸上长斑了、出痘了，朋友会告诉你内分泌失调；你最近情绪不好，脾气暴躁，老公会说你内分泌失调；你最近工作不在状态、心不在焉、丢三落四，同事说你内分泌失调；月经不调、乳房肿块、妇科肿瘤，医生会告诉你是内分泌失调所致……这些症状是否已经引起了你的重视？

女性25岁以后，身体状况开始出现下滑，很多以前不曾遇到的问题，比如面部黄褐斑、痤疮粉刺、乳房肿块、子宫肌瘤等问题相继出现。据有关医学资料统计表明：黄褐斑、痤疮粉刺，中青年女性的患病率为28.2%，其中有27.5%~31%的患者，同时患有多种内分泌失调导致的疾病，如月经不调、子宫肌瘤、乳房肿块、卵巢囊肿或其他妇科病。在30岁以上的女性人群中，乳房肿块的患病率高达38.8%~49.3%，乳房肿块有可能转化为乳腺癌。而子宫肌瘤的患病率也高达20%，女性有可能因此切除部分或整个子宫而不孕，甚至发生癌变。

内分泌失调导致的疾病和症状不仅如此，还可能导致肌肤干燥、皮肤暗淡无光、皮肤过敏、皱纹早现、月经紊乱、带下异常、乳房松弛、局部肥胖、失眠多梦、情绪波动、烦躁忧虑、燥热不安、疑神疑鬼、疲乏无力、对性生活淡漠甚则厌恶、无性高潮、夫妻关系紧张等等。可见内分泌失调不仅仅影响容貌，还时刻威胁着女性健康。在最近的医学调查中显示，内分泌失调导致的上

述疾病，正在向低龄化发展，少女也已成为内分泌失调威胁的对象。

《灵枢·本藏》中说：“卫气和则肉解利，皮肤润柔，腠理致密。”皮肤是身体的镜子，会非常真实地反映身体的健康状况。要想让皮肤白嫩有弹性，就必须保证内脏的健康并促进全身的新陈代谢。

经常刺激足少阴肾经的某些穴位，能调节人体内分泌，可达到理想的皮肤美容效果。在中医中，脚心集中了所有增强全身内脏机能的穴位，主要是涌泉穴。涌泉穴属足少阴肾经，与肾功能、激素分泌有着密切的联系，因此，通过刺激涌泉穴来改善肾功能，促进激素分泌，使全身机能旺盛，皮肤自然变得紧致有光泽。艾灸就是刺激涌泉穴的良方。施用艾灸时，艾叶的温热的药性和艾火的热力会直达深部，可以通过刺激涌泉穴来疏通整条肾经，从而达到调节内分泌的作用。

提到补肾，人们往往会认为这是男人的事情。其实，这是完全错误的观点。女性也容易患上肾虚，女性肾虚会造成性冷淡、不孕、出现月经失调以及白带清稀、胎动易滑等症状。肾气的盛衰还关系到女性体内分泌系统的储备，而内分泌的损耗，如同灯油耗尽，生机将灭。可以说，肾精的耗损是导致女性早衰的根源。如果你正在为内分泌失调而备感焦虑，采用艾灸疗法熏灸或隔药灸神阙穴，可以使人体真气充盈、精神饱满、体力充沛、面色红润，从而达到美容养颜的作用。

保持美丽容颜，从强壮脏腑做起

在中医看来，人体就是一个小宇宙，是一个整体，人体的各部分之间有着密切的联系，身体的内部状况会在外部有所体现，所以养颜不需要四处搜寻各种功效的化妆品，只要我们调理好五脏六腑，使身体内部协调了，肌肤自然会自内而外地通透美丽。

我们身体内的血液都是由心脏进行分配的，心的功能正常，人的脸色才会红润有光泽，如果心的功能出现异常，反映到人的面部就是气色不好、苍白无华。俗话中还有“貌由心生”的说法，因此养颜就要先养心。心所营运的血脉充盈，则神志清晰、思考敏捷、精神旺盛，否则会导致精神病变，而出现心烦、失眠、健忘、精神错乱等不良症状。所以，女人要美丽、要有魅力，就要从“心”做起。

在五脏之中，肝与皮肤关系最密切。肝主藏血，若肝血充足则筋脉得以滋养、指甲坚韧红润、眼睛明亮、视物清晰。如果肝的功能失调，首先就会表现为指甲变形脆裂、双目无神、失去美感。

脾为后天之本、气血生化之源，主运化，有统血的作用，开窍于口，其华在唇。我们生命活动所需要的水谷精微都是通过脾的运化功能而输布全身的。脾若健运，则气血旺盛、面色红润、肌肤弹性良好；反之，脾失健运，气血津液不足，不能营养颜面，其人必精神委靡、面色淡白、萎黄不泽。所以，女性应该注重养脾，保持其功能健运。

肺在体合皮，其华在毛，开窍于鼻。肺还主宣发和肃降，它能将我们体内的毒素通过发汗和大便的形式排出体外。所以，养肺是美女们进行美容保养不可忽视的重点。

肾为先天之本，主藏精，主生长、发育及生殖。肾是人体生命的根源，决定着我们生长发育及衰老死亡的全过程。在整个生命过程中的生、长、壮、老的各个阶段，其生理状态的不同，决定于肾中精气的盛衰。肾精充盈、肾气旺盛时，五脏功能正常运行，气盛则容貌不衰；当肾气虚衰时，人的容颜黑暗，鬓发斑白，齿摇发落，皱纹满面，未老先衰。因此，养肾固精才能保持身体康健，容颜不老。

艾灸不仅可以激发人体内的正气、调节人体生理功能、强壮人体脏腑的功能，使人保持健康的身体，还可以预防病毒和疾病对人体的侵害，起到防病强身的作用。《千金方》中说：“吴蜀地游宦，体上常须三两处灸之，勿令疮暂瘥，则瘴疠、温疟、毒气不能着入也。”，而《医学入门》中也有“凡一年四季各要熏一次，之气坚固，百病不生”的记载。可见古人常用灸法来预防疾病强身健体。

中医讲究整体观，“有诸内，必形于外”，只要五脏六腑的功能保持健运，我们就会拥有好身体好气色。所以，女性们不要总是把功课做在外面，多多关注我们的身体内部，利用艾灸疗法把五脏安抚好，美丽自然会由内而外散发出来。

艾灸能使女性阴阳平衡，令女性青春常驻

在中国的传统文化中，天地万物都分阴阳，《素问·阴阳应象大论》说：“阴阳者，天地之道也，万物之纲纪，变化之父母，生杀之本始”，所以说，阴阳的矛盾对立统一运动规律是自然界一切事物运动变化固有的规律，世界本身就是阴阳二气对立统一运动的结果。如阴和阳，天气轻清为阳，地气重浊为阴；水性寒而润下属阴，火性热而炎上属阳；男人为阳，女人为阴。一般来说，凡是剧烈运动的、外向的、上升的、温热的、明亮的，都属于阳；相对静止的、内守的、下降的、寒冷的、晦暗的，都

属于阴。只有阴阳处于平衡状况，世间万物才能正常运行。

所谓阴阳平衡就是阴阳双方的消长转化保持协调，既不过分也不偏衰，呈现一种协调的状态。对于人体来说，阴阳平衡的含义就是脏腑平衡、寒热平衡及气血平衡。其总原则是阴阳协调，实质是阳气与阴精（精、血、津、液）的平衡，也就是人体各种功能与物质的协调。阴阳平衡的机体特点是：气血充足、精力充沛、五脏安康、容颜焕发。如果我们的身体内部阴阳调和，各个部位正常运转，我们就是健康的、美丽的；如果阴阳失调，任何一个方面偏或者太过，我们就会出现亚健康、疾病、早衰等各种症状。所以，要想容颜美丽，保持阴阳平衡是最基本的条件。

"阴虚"是阴阳失衡的表现之一，具体指：体内储备的营养物质不足，对全身脏腑组织的滋养功能减退；兴奋与抑制失衡，出现机能亢奋的症状。阴虚体质的表现可分为两种：一种是由于体内营养物质（阴液）不足，而导致的皮肤营养不良、缺水明显，可见皮肤干燥、缺乏弹性、易出现皱纹，表皮角化层增厚、粗糙无光泽。另一表现为由于虚热和机能亢奋，而导致颧颊部皮肤油光，产生痤疮。另外还会造成黑色素活跃，使皮肤黑色素增多，面部可见色素沉着，或出现黄褐斑，或面色晦暗、眼圈发黑。

《灵枢·官针篇》中说："阴阳皆虚，火自当之……经陷下者，火则当之；结络结坚，火所治之。"《针灸易学》则云："气盛则泻之，气虚则补之……则以艾火灸之。"由此可见，艾灸可以通过泻实、补虚来调整人体阴阳，使其保持在平衡状态，使体内的偏盛或偏衰得到纠正，令五脏六腑得以平衡，从而达到阴平阳秘的状态。

艾灸疗法既能治病，又能防病健身，能激发和提高机体的免疫能力，增强机体的抗病能力。采用艾灸疗法中的天灸，可以缓解阴虚内热引起的五心烦躁、心烦气躁、肤色晦暗、痘痘丛生、焦躁不安等症状。

现代社会竞争激烈且生活节奏不断加快，都市的白领女性常因过度劳累、失眠、熬夜及饮食不规律引起手足心热、盗汗、咽干、口燥的阴虚症状。而这些症状进而会直接影响到肌肤的状态，使肌肤变得暗淡无光泽。因此女性朋友要想青春常驻，一定不要忘记用艾灸疗法来滋阴养颜。

艾灸温阳，让女人百病不侵、容颜不老

一个美丽的女人首先应该是健康的，西施捧心般的柔弱之美已经不符合

现代人的审美标准，现代美女就是要健康、阳光、充满活力。这就要求我们一定要养住体内的阳气，只有阳气旺盛，我们才能百病不侵，容颜不老。

对于女人来说，最怕的莫过于衰老，衰老是自然规律，是谁都无法避免的。但我们可以通过自身的努力延缓衰老。养好体内的阳气就能让衰老来得慢一些，享受身体温暖舒适、容颜青春秀丽的惊喜，任时光流去，犹自美丽无敌。

总而言之，只要阳气旺盛，你就可以不怕生病、不怕衰老。而这一切的前提就是：你应该学会固摄阳气、养护阳气，让自己的体内一年四季温暖如春。做到这些，健康美丽就会与你如影随形。

《黄帝内经·素问》中认为："寒湿之中人也，皮肤不收，肌肉坚紧，荣血泣，卫气去，故曰虚。"虚证是因为体内有寒湿，而且中医认为虚证的本质就是衰老。很多女性的更年期提前就是由于寒湿在体内作祟。外寒跟体内的热交织在一起，又为湿邪。湿为阴邪，遏伤阳气，阻碍气机。换句话说，阳虚的原因是体内湿邪当道。

有人可能会有些疑惑，湿邪真的这么可怕吗？有句古话叫："千寒易除，一湿难去。湿性黏浊，如油入面。"被湿邪侵害的人好像身上穿了一件湿衣服，头上裹了一块湿毛巾，湿腻腻的很难受。湿与寒在一起叫寒湿，与热在一起叫湿热，与风在一起叫风湿，与暑在一起就是暑湿。湿邪不去，吃再多的补品、药品，用再多的化妆品都只是在做表面功夫，起不到根本作用。

不过，湿邪再可怕还是有对付它的办法，那就是养阳，这是祛除体内湿气的最好武器。《扁鹊心书》认为："人至晚年，阳气衰，故手足不暖，下元虚惫，动作艰难，盖人有一息气在则不死。"艾灸疗法可以通过温热的艾火将艾叶的药性自皮肤引入经络脏腑，可以温补人体肾阳、脾阳之不足，祛除体内湿邪。充足的阳气就如同我们体内的一轮暖阳，温暖我们的身体和容颜。

艾灸可补益中气，为女性容颜提供充足的养分

气是一种不断运动着的、具有活力的精微物质，其性质属阳，来源于父母的先天之气、食物经消化后生成的水谷精微之气和肺吸入的自然界清气。它是构成人体的最基本物质，也是维持人体生命活动的最基本物质，是使人体器官发挥机能的动力。气流布全身各处，走到腑脏就叫"腑脏之气"，至血脉内外则称"营卫之气"，至经络就叫"经络之气"。人体到处都充盈着气，可以说，气聚合在一起便形成有生命的机体，气散开则导致机体灭亡。

中医认为气在人体中有多种作用，

每一种都对女性的容颜有不同的影响。

气可以激发各脏腑组织器官的功能活动（如饮食的消化吸收与糟粕的排泄等），推动血液、津液的生成和运行。女性如果气虚，致使血液不能正常运行，面色就容易发青发紫，头发干枯失去光泽，双目黯然无神。

气可以保持脏腑器官位置的相对稳定；统摄血液，防止溢于脉外；控制和调节汗液、尿液、唾液、精液等体液的分泌和排泄，防止不正常的流失。如果女性气的固摄功能失常，致使人体水液流失过多，面部就会因水液缺乏而干燥、粗糙。

气的运动是人体热量的来源，维持并调节着人体的正常体温，保证人体各脏腑及经络的生理活动正常进行，并使血液和津液始终流动着而不致凝滞、停聚。如果温煦作用失常，在寒冷的冬季，女性面部就容易生冻疮。

气具有抵御邪气的作用。一方面，气可以护卫肌表，防止外邪入侵；另一方面，气又可以与入侵的邪气作斗争，驱邪外出，使病体康复。女性身体内的气若亏虚，防御作用减弱，则易于感受外邪，影响容颜。

气如同一位护花使者，保护着女性的容颜不受威胁，所以女人要美丽，要如水般柔嫩，就要懂得涵养身体里的气，“一者，少语言，养真气。二者，戒色欲，养精气。三者，薄滋味，养血气。四者，咽津液，养脏气。五者，莫嗔怒，养肝气。六者，节饮食，养胃气。七者，少思虑，养心气”。

《灵枢·经脉》记载：“陷下者灸之。”人以阳气为本，阳气盛则体魄健，若阳气不足，中气下陷则体弱多病。实践证明，艾灸疗法可以调养五脏六腑，补充人体中气之不足，对于气虚下陷所导致的多种疾病如子宫下垂、面色萎黄、形体消瘦等，均有良好的治疗作用。艾灸疗法可以推动气血的运行，令其“补之”、“升之”，使之为女性面容提供充足的养分。

艾灸养颜：刷新颜面，美貌从这里起飞

灸除苍白的面色，令女性面如桃花

一般来说，中国人的健康面色应该是白里透红、隐约微黄。但是有些人可能由于身体不够健康的原因，面部缺少血色而显得苍白无光泽。每个女人都希望自己的皮肤“白里透红、与众不同”，那么如何改善肤质呢？向足三里求助就行了。

足三里穴是胃经的要穴。《黄帝内经》中多次提到足三里的功效，如《内经·灵枢·五邪》中说：“补三里以温胃中……邪在脾胃，则病肌肉痛，阳气有余，阴气不足，则热中善饥；阳气不足，阴气有余，则寒中肠鸣腹痛。阴阳俱有余，若俱不足，则有寒有热。皆调于三里”。

“三里”即理上、理中、理下。具体来讲，胃处在肚腹的上部，用按揉足三里的方法治疗胃胀、胃脘疼痛时，要往上方使劲，就是“理上”；腹部正中出现不适，就需要“理中”，只用往内按就行了；小腹在肚腹的下部，治疗小腹上的病痛时，就得在按住足三里的同时往下方使劲，这叫“理下”。

我们知道，胃是人体的一个“供养仓库”，是“水谷气血之海”，是全身能量的来源，脾胃功能差的时候，身体为了保护自己，就会自发调节，少吃东西以减轻脾胃的负担，同时，再好的东西吃进去也不能充分吸收，这样造成气血生成少，不能滋养皮肤，所以脸上看起来没有血色和光泽。

艾灸足三里，既能补脾健胃，促使饮食尽快消化吸收，增强人体免疫功能，扶正祛邪，又能消除疲劳，恢复体力，使人精神焕发，青春常驻。足三里是人体长寿的重要穴位，号称人体的第一保健大穴，民间也有“拍击足三里，胜吃老母鸡”的谚语。

在灸治时，可采用艾条温和灸的方法，具体操作方法如下：取足三里、血海、肠俞、脾俞、肾俞穴。让受术者俯卧在床上，术者点燃艾条，在距离上述穴位皮肤2厘米处施灸，先灸背部的穴位，后灸下肢部位的俞穴，每个穴灸3～5分钟。隔日灸治1次，10次为一个疗程。

除艾条温和灸外，还可以采用温灸盒配艾条灸的方法：取中脘、气海、足三里穴，受术者仰卧在床上，术者将点燃艾条的温灸盒放在受术者的中脘和气海穴上，可灸治20～30分钟。另外再将一根艾条点燃后，温和灸足三里穴，可灸治10～15分钟。隔日施灸1次，10次为一个疗程。

以上两种方法对于女性面色苍白疗效显著，但不可见效后就马上停止灸治，而应耐心长期坚持。在采用艾灸疗法治疗的同时，还应注意身体锻炼，增强体质。

眉毛脱落不用怕，灸法可以令眉毛浓密乌黑

眉毛对一个人的外貌影响很大，很多有关成语就说明了这个道理：眉清目秀、眉目传情、眉飞色舞、愁眉不展等，《红楼梦》中贾宝玉第一次看到林

黛玉的时候，就是被林黛玉的“两弯似蹙非蹙罥烟眉”所吸引，并且以此送给她个外号“颦颦”。诗经中的《硕人》也写到“螓首蛾眉”，这都是在刻画女子眉毛的美。

中医认为，眉毛属于足太阳膀胱经，它依靠足太阳经的血气来营养，只有膀胱经气血旺盛，眉毛才能浓密。比如说在《黄帝内经》中就指出：“美眉者，足太阳之脉血气多，恶眉者，血气少也。”这里所说的“恶眉”，古人解释为“眉毛无华彩而枯瘁”。由此看来，眉毛长粗、浓密、润泽，说明足阳明经血气旺盛；反之，眉毛稀疏、细淡、枯脱，则说明足阳明经气血不足。此外，眉毛的浓密稀疏还和肾经有一定关系。眉毛浓密，说明肾气充沛，身强力壮；而眉毛稀淡，说明肾气虚亏，体弱多病。

要是眉毛脱落了，可以选择吃药、种植眉毛，用化妆品来掩饰，那有没有

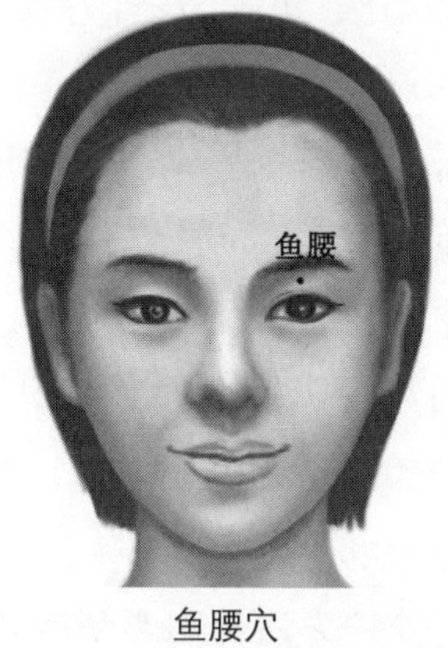

鱼腰穴

一种既经济，又简便，还有效的方法呢？回答是肯定的。

艾灸疗法是你自己在家里解决眉毛脱落的一个良方。将艾条点燃后，在印堂、攒竹、鱼腰、丝竹空、太阳等穴位进行悬灸，每个穴位灸10～15分钟。如果家中没有艾条，也可以用双手的食指或中指腹在这些穴位进行按摩。在平日闲暇之时，用双手食指指腹置于两眉中间的印堂穴上，然后向两侧推去，从眉头推向眉尾，推10～20次。以上方法都有一定的养眉、乌眉和美眉的作用，只要坚持，你一定会发现眉毛越来越乌黑浓密。

很多爱美的女性很注重对眉毛的修理，没事就拿个小镊子对着镜子一番折腾。用小镊子拔眉，疼痛不说，这样做的结果还会令再长出的眉毛更加杂乱，而且还会出现眼皮松弛的现象。这是因为眉毛多长在靠眼周的位置，这个部位的肌肤本来就很脆弱，拔眉毛时反复拉扯的动作很容易令肌肤松弛、产生皱纹。

眉毛周围神经血管比较丰富，若常拔眉毛，易对神经血管产生不良刺激，使面部肌肉运动失调，从而出现疼痛、视物模糊或复视等症状，还有引发皮炎、毛囊炎的可能。此外眉毛拔除后，使毛囊张开，如果不及时采取收敛护理，很容易感染发炎，造成红肿或暗沉。所以女性最好不要拔眉，可以选择用眉刀刮修整眉毛。

灸除眼部疲劳，让眼眸重现神采

眼睛既是视觉器官，又是心灵的窗口，是人们传递情感的信使。在现代社会，很多人整天对着电脑，这样会使眼睛感到疲劳、干涩，长期下去不但会影响视力，还会使眼睛失去往日的光彩。我们不妨用简便的艾灸疗法来拯救我们的眼睛，让我们的眼睛恢复昔日的美丽和明亮。

在人的面貌中，眼睛给人的印象最深刻，所以我们一定要注意保养自己的眼睛，美丽的容颜配上动人的眼睛才够完美。《黄帝内经》中说："五脏六腑之精气，皆上注于目而为之精。"也就是说，人体各个脏腑精气的盛衰，都可以表现在眼睛上。

《黄帝内经》中讲到的"五劳所伤"中有一伤就是"久视伤血"，这里的"血"指的就是肝血，因为眼睛与肝脏联系紧密。"肝藏血"，即肝脏具有贮藏血液和调节血量的功能，而且"肝开窍于目"，双眼受到血的给养才能视物，而用眼过度，就会使肝血亏虚，使双目得不到营养的供给，从而出现眼干涩、看东西模糊、夜盲等。另外，长期久坐用眼，除双目供血不足外，颈椎、腰椎也会产生劳损，总得不到缓解，也会对肝脏造成损害。这种情况下，很容易出现双眼疲劳、视力下降，甚至面色萎黄、头晕眼花的症状。

女性一般都比较心细，大事小事想得特别多，容易耗损肝血。再加上女性特有的月经、怀孕、产子、哺乳等生理特征，肝血相对男性来说耗损得更多。眼睛是肝的窗户，肝血不足让很多女人过早出现人老珠黄的现象，以及眼角下垂、眼皮松弛往下耷拉、鱼尾纹、眼睛显得呆滞没精神等情况。

采用艾灸疗法对眼睛进行保健时，多采用光明、肝俞、期门、翳明、太阳、阳白、四白等穴。光明穴是防治眼病的要穴，配肝俞和期门，可以起到养肝明目的作用；翳明是防治养病的奇穴；太阳、阳白、四白这三个穴位可以改善眼区的血液循环管，保护眼睛养护视力。采用艾条温和灸，将艾条点燃后在距离皮肤3厘米左右处施灸，也可以采用隔姜灸的方法，在穴位处贴上切好的姜片，将大小适中的艾炷放在姜片上施灸。以上两种灸法，每2～3日灸治1次，10次为一个疗程，疗程间可以休息5～7日，每个季度灸1～2个疗程即可。需要注意的是，眼周的穴位在灸治时不要形成瘢痕。

太冲穴是疏通肝气的穴位，按揉太冲穴也可起到明目的功效。每晚睡前洗脚时，按揉太冲穴5分钟左右，按压后可以喝少量的水来帮助体内毒素的代谢。

任何养护方法都需要坚持和用心，

只要注意饮食，合理用眼，再加上每天坚持转眼、按揉太冲穴，在感觉眼睛干涩难受时用冷水冲洗，你就能拥有一双水波流转的明眸。

用艾灸呵护“唇”情女人

除了迷人的双眼，嘴唇也是女人非常吸引人的地方。性感、红润的嘴唇往往会带来非同凡响的效果。哪个爱美的女性不想拥有丰润而富有光泽的双唇呢？可是总有些女士的双唇不尽如人意，要么干裂，要么发暗，甚至偏紫色，毫无光泽可言，她们的手脚总是冰凉，如果遇上下雨或者刮风，唇色会变成暗紫色。

现在有很多女性的体质天生偏寒，所以手脚容易发凉，再加上现在流行的露脐装、低腰裤和超短裙，使女性的身体更加寒凉。中医学讲，寒主凝滞，体内太寒，血液流动太慢，就会形成血瘀，血行变慢，新鲜的血液，也就是鲜红色动脉血不能及时补充，所以会表现出静脉血的颜色，是暗红色的，所以受寒的女性的唇色会发紫、发暗。要驱寒就要温阳，就要点燃身体内的小火炉，最简便的方法就是灸神阙穴和关元穴。

神阙穴就在肚脐眼的地方，我们可以取少量的盐放在肚脐内，上面放一元硬币大小的生姜片，再放满艾绒，点燃，当你感觉很烫的时候，把姜片拿下来，绕着肚脐上下左右移动。每日睡觉之前灸，因为此时阳气最少。

关元穴在肚脐正下方四横指的地方，每日灸10分钟，可以隔姜灸，也可以只用艾条灸。除了灸神厥穴和关元穴之外，还可以刺激血海，因为刺激血海可以活血化瘀，用大拇指点揉或者按揉，然后按揉血海2～3分钟，直到感觉浑身暖和为止。只要你长期坚持，相信你的双唇会如樱桃般鲜嫩红润，富有光泽。

女性25岁之后，皮肤开始自然衰老，皮下脂肪减少，肌肉弹性衰退，脸部皱纹就会增多，鼻唇沟纹也会在40岁左右出现。艾灸能有效减缓唇纹的出现。下面就为大家介绍两种简单有效的艾灸方法：取迎香、地仓、承浆、太阳穴，将点燃的艾条在距离穴位2厘米处施灸，以局部有温热感为度，局部皮肤会有发红的现象。每个穴位灸10～15分钟，每日灸治1次，10次为一个疗程，疗程间休息2～3日。这个方法比较适合让家人来帮助施灸，如果不想麻烦家人，也可以自己采用艾条温和灸的方法来进行灸治，取迎香、地仓、三阴交、脾俞穴，灸法同上。此法配合穴位按摩效果最好，每天在合谷、地仓、承浆、迎香这四个穴位按摩两次，每次每个穴位按摩60下。

如果唇部皮肤老化，可采用下面的方法来进行急救，唇部皮肤衰老的步伐就会渐渐慢下去。

（1）嘴巴做张合运动，每次尽量将嘴唇张开至最大，然后再将嘴闭上，重复10次，有助于保持唇部肌肉的弹性。

（2）用双手的食指、中指和无名指的指腹从中间往两侧按摩嘴唇四周的肌肉，可以起到缓解肌肉紧张的作用。

（3）用双手中指指腹以画圈的方式按摩两侧嘴角，力道不要过重。

（4）将一支干净的笔杆用鼻尖和上唇夹住，然后向各个方向转动脸部肌肉。这个动作既有趣，又锻炼了唇部肌肉，真是两全其美。

艾灸疗法使女性皓齿微露，冷香上枝头

对众多女性来说，甜美、灿烂的笑容和曼妙身材一样重要。灿烂的笑容是一种非常有效的交流方式，很容易打破人与人之间的隔膜，让别人觉得亲切。很多人会用各种美丽武器让自己漂亮，却往往忽视了牙齿的美白。

女人在微笑的时候是最迷人的，但试想一下，朱唇微启，露出的不是如贝的皓齿，而是黄黄的或者不整齐的牙齿，笑起来可能就不美了。所以，千万不要忽略了牙齿的美白和保养。现在流行的牙齿美白方式是到齿科进行激光或冷光美白，好处是能在最短的时间内快速美白牙齿，缺点是价格略贵，也有可能造成日后牙齿敏感等问题。

用正确的方法刷牙，也是护齿必不可少的环节。我们平常用到的多是横刷法，这会伤害到牙龈，所以提倡竖刷法。刷上颌后牙时，将牙刷置于上颌后牙上，使刷毛与牙齿呈45度，然后转动刷头，由上向下刷，各部位重复刷10次左右，里外面刷法相同。刷下颌后牙时，将牙刷置于下颌后牙上，刷毛与牙齿仍呈45度角，转动刷头，由下向上刷，各部位重复10次左右，里外面刷法相同。上、下颌前牙唇面刷法与后牙方法相同。刷上前牙腭面和下前牙舌面时，可将刷头竖立，上牙由上向下刷，下牙由下向上刷。刷上下牙咬合面时，将牙刷置于牙齿咬合面上，稍用力以水平方向来回刷。

牙痛是口腔疾患中的常见症状，正如俗语所言“牙痛不是病，疼起来真要命”，本症发作时疼痛异常剧烈，常影响患者的饮食和睡眠，耽误工作。根据致病原因，中医将其分为实证与虚证两类，其中实证是由体内蕴热，过食辛辣厚味，复感风邪，侵袭阳明经络，郁而化火，火邪循经上炎而导致的；虚证多发生于肾阴不足之人，所谓“肾主骨，齿为骨之余，肾阴不足，阴虚生内热”，虚火上炎导致牙痛。在此基础之上，牙痛又被细分为风火、胃火、虚火三种类型，每种类型的症状表现各不相同。

风火牙痛多表现为牙痛阵发、遇风发作、得冷痛减、牙龈红肿，或伴有恶寒发热，口渴、舌红苔薄白等；牙痛剧烈、牙龈红肿较甚，或有溢脓，伴有口臭口渴、便秘溲赤、舌红苔黄等症状出现的时候，多为胃火牙痛；而虚火牙痛则多见牙痛隐隐，时作时止，牙龈无明显红肿，牙齿松动，牙痛日轻夜重，舌红苔少等症状。

艾灸治疗牙痛效果显著，止痛快、效力强。对因龋齿感染、坏死性牙髓炎、智齿等所致的牙痛，应同时进行病因治疗。在牙痛的治疗上，应以“散风泻火，填精益肾”为原则，在主穴的基础上，根据类型增加相应配穴，治疗效果更佳。具体操作方法如下：取合谷、下关、颊车三个穴位为主穴，风火型牙痛配外关、风池；胃火型配内庭、劳宫；虚火型配太溪、行间；牙龈红肿较剧者配阿是穴。

将艾条点燃后，在距离皮肤2厘米处施灸，太溪、行间二穴用补法，其余穴位采用泻法，牙龈红肿较剧者，采用阿是穴放血法。每个穴位灸治10～20分钟。如果家中没有艾灸的相关器具，按摩相应穴位也能取得一定疗效。

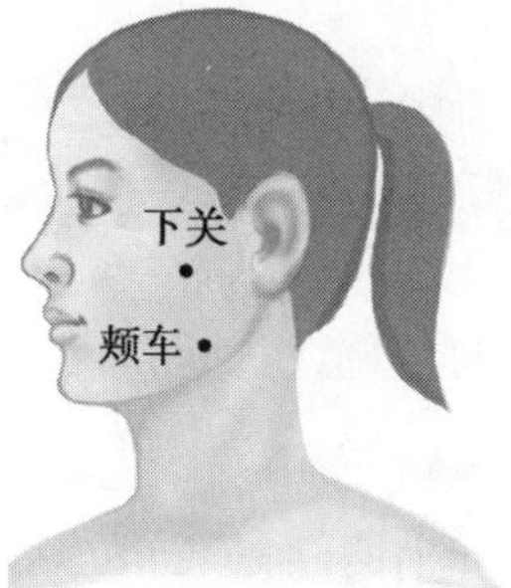

下关、颊车穴

“发”现美丽，灸出三千青丝

走在大街上我们会发现，好多年轻人就已经有了白头发，这是怎么回事呢？中医认为，发为肾之华。华，就像花朵一样，头发是肾的外现，是肾的花朵。而头发的根在肾，如果你的头发花白了，就说明你的肾精不足，也就是肾虚了。这时候就要补肾气了。

《黄帝内经·素问》中说“肾者……其华在发”，这就是说头发随着人的一生，从童年、少年、青年、壮年到老年的演变，均和肾气的盛衰有直接而密切的关系。因为肾藏精，精生血，血的生成源于先天之精，化生血液以营养毛发。人的元气乃由肾中精气所化生，元气为人体生命运化之原动力，能激发和促进毛发的生长。可见，要想使自己的头发飘逸有光泽，就要注意补肾。补肾最好的办法就是按摩太溪穴和涌泉穴。

太溪穴是肾经的原穴，它是补肾的近道。从脚踝内侧中央起，往脚趾后方触摸，在脚踝内侧和跟腱之间有一个大凹陷，这凹陷中间，可感到动脉跳动之处即是太溪穴。每日坚持用手指按揉太溪穴，除了要有酸胀的感觉之外，还要有麻麻的感觉。

涌泉穴是人体少阴肾经上的要穴。它位于脚底中线前、中1/3交点处，屈脚趾时，脚底前凹陷处即是。每日睡前用手指按压涌泉穴3分钟，或者艾灸，都有很好的疗效。

建议大家每日睡觉之前先用热水疱脚，然后按揉太溪穴3～4分钟，再按压涌泉穴，只要能长期坚持下去，一定会有很好的效果。

艾灸疗法通过对穴位、经络的温热和药理性刺激，调整脏腑功能，滋补肝肾，补益气血，起到乌发、生发、营养润泽毛发的作用。年轻人头发早白，取百会、头维、肾俞、足三里、膈俞这几个穴位，采用艾条悬灸的时候，每次选2～4个穴位，将艾条点燃后在距离皮肤2厘米处施灸，每次每个穴位灸15～20分钟，隔日灸1次。若采用艾炷瘢痕灸，每次选取下肢或背部的穴位两至三个，将黄豆大的艾炷放置在穴位上，点燃施灸，每个穴位每次灸3～5壮。

若采用艾灸疗法对头发进行养护，则取足三里、太溪、关元、中脘、脾俞、肾俞、肝俞、膈俞等穴，采用艾条温和灸，将艾条点燃后，在距离皮肤2厘米处施灸，每次选用2～4个穴位，每个穴位灸10分钟左右，以局部皮肤红晕为度。每日或隔日灸治1次。当然，也可以采用艾炷直接灸的方法，每次选用两至四个穴位，将米粒大的艾炷放在穴位上，点燃施灸，每个穴位每次灸3～4壮，每周施灸1次。

采用艾炷瘢痕灸或艾炷直接灸的方法，灸后在施灸部位覆盖消毒纱布，以防感染。若在艾灸疗法治疗的同时配以头部按摩，效果会更好。此外，还要保持精神愉快，避免用脑过度和精神紧张，多食瘦肉、肝、蛋类、豆制品、海产品、麦片、胡桃肉、黑芝麻、花生、杂粮等。若因某些慢性疾病引起头发早白，要去医院进行诊治。

艾灸润肤：防止肌肤“触礁”

用艾灸和地心引力作战，拒绝肌肤松弛老化

随着年龄的增长，眼角便容易出现一些细小的鱼尾纹，这是因为眼角周围的皮肤细腻娇嫩、皮下脂肪较薄、弹性较差，再加上眼睛是表情器官，睁眼、闭眼、哭、笑时眼角都要活动，故容易

出现皱纹，而且一旦出现则较难去除。

年龄在容貌上的展现，除了能从皱纹上看出，肌肤的松弛也是年龄的泄密者。很多女性注意防范皱纹，所以她们的脸上也光滑如初。但人们还是可以看出年龄的变化，为什么呢？这其中很大的原因就是肌肤松弛。

肌肤松弛会使女人的面部形态发生变化，比如有了双下巴，也不再棱角分明。由于松弛的原因，皮肤在地心引力的作用下，开始往下垂，而原来面部的最高点也在往下游移。所以，即使你目前脸上还看不出皱纹，旁人仍然可以感觉到岁月的沧桑。

随着年龄的增长，皮肤也会发生相应的变化，女性到25岁以后，皮肤的弹力纤维和胶原纤维渐渐发生变化，人到中年，由于内分泌逐渐减少，随着年龄的增长，皮肤会变得松弛，皱纹也会逐渐加深，色斑也会出现。所以女性朋友在二十几岁就应该开始注意增加皮肤的弹性、促进内分泌的平衡、延缓肌肤衰老，过了30岁，就应该更加警醒了。

中医认为肌肤衰老、松弛及皱纹的产生是由于气血不足、气滞血瘀造成的。因此主张疏通经络、滋阴养血、润燥生津、濡肌除皱。艾灸能使面部气血通畅，并能调整内分泌功能，从而有利于消除皱纹和预防未老先衰。

肌肤衰老也意味着人体逐渐衰老。人体肾气逐渐减少，肌肤衰老，皱纹就会产生。肾是先天之本，肾精充足，人体衰老的速度就会减慢；脾是人体的后天之本，可以促进机体的营养吸收。在灸治时，取穴以肺俞、脾俞和肾俞为主。取滑肉门配三阴交、合谷、曲池，能从根本上调理早衰的肌肤。将艾条点燃后，在距离皮肤2厘米左右处施灸，每次每个穴位灸5～10分钟，隔日灸1次，10次为一个疗程。

通过艾灸治疗后，可使面部皮脂腺分泌协调，促进皮肤光洁柔润。但艾灸疗法属全身调整性疗法，治疗周期长，非短时间所能奏效，故应坚持长期治疗才能收效。在采用艾灸疗法灸治的同时，还应注意皮肤保养，尽量避免长时间日晒，还需戒烟并变换调整睡眠体位，这对预防加重皱纹有积极意义。此外，还应积极治疗所患慢性疾病，加强营养，使身体壮实，气血充盛，皮肤丰润，这是防止皱纹提早出现或加重的关键。

适当地按摩可以有效缓解脸部肌肤松弛的问题：双手食指和中指沿着鼻翼，斜向上提，接着整个手掌覆盖脸颊继续向上，重复整个动作，直到脸颊变红变热为止。如果感觉不到发热，那按摩基本上就属于没有效果。最有效的穴位，除了鼻翼两侧的迎香穴之外，还有位于脸颊两侧的颊车穴。按摩这些穴位能够让松弛下来的脂肪重新回复原位。颊车穴的寻找办法是沿着下巴向两侧上方移动，一直到骨头拐弯的地方，会有一个小洞，按摩时会有非常强烈的酸胀感，越酸效果越好，每天坚持按摩这两个穴位，脸颊下垂就能够治愈。

艾灸“换肤术”，帮你退掉暗黄肌肤

“白里透红，与众不同!”这则广告词揭示出人们追求皮肤美的心理标准。中国人生来就是黄皮肤，健康的黄种人的肤色是黄中带白、白里透红，而且“黄中带白，白里透红”正是东方人所特有的美丽和生机。人们在“面色”上追白求红，因为白、红代表着青春和健康。为了求美，一些女性不惜花重金购买各种高档化妆品，期望收到肤娇颜美的效果，而结果却收效不大。

面色暗黄大致可分为以下几种类型：

（1）由于饮水不足、肝脏虚弱或肝火旺盛引起肝虚型面色暗黄。肝直接影响血脉，肝火旺或肝气郁结都会造成气血不通，影响面部的血液循环，皮肤自然暗淡无光。有研究称，80%的人皮肤问题都与肝、脾、肾功能失调有关。

（2）经常性不吃早餐或吃饭不规律，不注意合理的营养易引起脾胃不和型面色暗黄。一方面，不注重蛋白质的吸收，会导致消耗自身蛋白过多，长期形成面色暗黄；另一方面，不规律的饮食易造成脾胃不和、贫血等问题，同时还可能消化不良，如此即造成面色暗黄。

（3）长期睡眠不足，或作息不规律，易影响肝脏机能，不利于肝脏正常工作，毒素长期不能有效排出，引起熬夜型面色暗黄。另外，上班一族长时间面对电脑，经辐射作用，面色暗黄表现得更明显。

（4）情绪是非常神奇的东西，它能让你光彩动人，也能使你面色暗黄。压力过大，会使心中郁结过度，内在的废气会积累毒素，阻碍你的细胞健康运作，表现在面部即为压力型面色暗黄。

（5）吸烟型面色暗黄产生的原因是香烟里的尼古丁，会令皮肤产生大量的自由基，血液和淋巴的循环不畅，皮肤毒素不能有效排出，不仅会令面色暗黄，且可能导致色素沉淀。

另外，造成面色暗黄的原因还可能是由肝炎引起的，产生这种病理性的面色暗黄时，应及时去医院治疗，等肝病痊愈之后，面色会自然返白。

中医认为，皮肤与脏腑、经络、气血等有密切关系，只有脏腑功能正常、经脉通畅、气血充盈，肌肤才能光洁细腻，容颜才不易衰老。面色暗黄与肝、脾、肾三脏功能失调关系最为密切。正如《内经·调经论》说：“血气不和，百病乃变化而生。”而艾灸可以调和气血，令皮毛得以滋养，增加面部的气血运行，使肌肤得以润泽，还可以延缓衰老，防皱除皱。

用艾灸除去面部黄气，所取主穴为神阙、足三里，并配以关元、中脘、中极、命门、大椎。这些穴位可以起培补肾元、健运脾胃、活血化瘀的作用。具体操作方法是：将鲜姜切成直径2～3厘米，厚约0.2～0.3厘米的姜片，中间刺孔，用吸水纸吸去姜汁，再将其置于神厥穴及双侧足三里，每日或隔日治疗1次，每次灸20～30分钟，10次为一个疗程。大部分人经过一个疗程的治疗后，面色得到明显改善，经过2个疗程的治疗后，肤色红润，面上黄褐色祛除，身体问题大为改善。

要打造亮白肌肤，内部脏腑的养护很重要，同时也应注意外部的养护，定期清理面部角质和污垢，以免长期累积灰尘造成肌肤暗沉，掩盖了原本应是莹白透亮的肌肤。

利用艾灸击退黑眼圈及眼袋

许多女性由于睡眠不好造成了眼袋及黑眼圈的出现，甚至有不断加深的现象。但是天天睡觉，又采用冰敷，用尽了各种美容方法，效果却总是不好。中医认为，这是肾虚的原因。女性朋友平时养好肾，那就是对自己的容颜负责。

眼眶四周的皮肤不但特别薄弱，皮下组织也特别少，聚集在此的血管又多，皮肤下血流的颜色容易呈现在眼皮上。肌肤的功能需要由血管运送氧气和营养来带动，但由于眼部周围的血液循环容易停滞，当血液流经此处的大静脉时，接近皮肤表层下方就会出现蓝黑色的眼晕——黑眼圈。周围血管回流不畅，造成淋巴代谢减缓，也会使得多余的水分及血液积聚在眼睛下方，形成肿胀。

按照中医的观点，如果有了黑眼圈，就说明体内的营养消耗过多，已经有了肾气虚损的征兆。如果黑眼圈是有些发青的黑，则说明肝也虚了，因为肝主藏血，有“开窍于目”的功能，肝血充足，眼睛得到充分滋养，才能正常工作，用眼多了，肝血损耗自然多。尤其是晚上，正是补阴血的时候，该补不补，反而变本加厉地过度使用，久而久之，肝血也就虚了。所以，这时候就需要肝肾同补了。

补肝当然离不开膈俞和肝俞这两个穴位，它们都是足太阳膀胱经上的穴位。膈俞又叫“血会”，是理气宽胸、活血通脉的要穴。膈俞穴位于身体背部，当第七胸椎棘突下，左右旁开两指宽处。肝俞是肝的背俞穴，也就是肝在后背的反应点，具有疏肝利胆、理气明目的功用。

由于这两个穴位都在后背，自己按揉有些费劲，因此可以与家人、朋友、同事之间相互按揉，每次按揉5分钟；也可以用类似擀面杖、棒球棒之类的东西，在后背上下滚动；或者利用健身器材来刺激后背，这样可以刺激到所有背俞穴。

艾灸疗法在祛眼袋和黑眼圈方面，疗效很好。在治疗眼袋时，以健脾利湿、补中益气、运化水液为主要治疗原则。取脾俞、足三里、三阴交，将艾条点燃后，对准穴位，在距离皮肤2厘米处施灸，每次每穴灸15～30分钟为宜，每日或隔日灸1次，10次为一个疗程。也可以采用复方大黄敷灸的方法，将等份的大黄、姜黄、南星、白芷、紫荆皮、大柏皮、赤小豆、寒水石放在一起研成细末，再用生地汁调成膏状，每天晚上睡觉前敷灸在眼袋所在的区域，次日早晨洗去，30次为一个疗程。

用艾灸疗法治疗黑眼圈时，取水分、脾俞、三阴交、肾俞穴，以增强肌体对营养的吸收能力，使新陈代谢的机能旺盛，促进血液循环的加快和造血机能的提高。将点燃的艾条在距离穴位所在处皮肤2厘米处进行灸治，每次每个穴位灸15～30分钟，每日或隔日灸1次，10次为1疗程；或将等份的艾叶和酒糟放在锅内煮熟，放置到其温度不至于烫伤眼部皮肤后，将其涂在眼皮上，停留20～30分钟后清洗干净即可。

滋肾阴的首要穴位当属太溪穴，用手指按揉或用仪器按摩都可以，每次3～5分钟，直到有酸胀和窜向脚底的麻麻的感觉就行了。其次，要在睡前按揉三阴交3分钟，三阴交是足三阴经的交会穴，能同时调理肝脾肾，对女人补阴非常重要，所以三阴交又叫“女三里”，这里比较敏感，按下去有胀痛的感觉。

温热艾灸能赶走蝴蝶斑

很多女人过了30岁，就发现两颊渐渐飞上了“蝴蝶”，黑色或者褐色的斑点密布脸颊，看起来就像蝴蝶的翅膀，这就是我们平常所说的黄褐斑，又被称为蝴蝶斑。

中医认为，肝主疏泄，负责疏通气运行的管道。如果长期情绪低落、郁郁寡欢，气又出不来，就很容易堵塞血运行的通道，因为气为血之帅、血为气之母，是推动血行的动力，气不走了，那血也走不动了。血行缓慢，脸上色素沉淀也就越来越多了。

蝴蝶斑的形成大多与肝、脾、肾三脏功能失调有关，而绝非仅是面部皮肤局部的病变引起。肾气不足、肝郁气滞、血瘀或脾气不旺、肝血不足不能润泽颜面均能致生褐斑。因此，只有使气血充盛、脏腑功能正常、阴阳协调，黄褐斑才会随之消失。

治疗黄褐斑最有效的方法还是中医疗法。这是因为，中医善于从疾病根源入手，治标又治本，从而收到理想的效果。中医认为，要想从根本上祛除黄褐斑，必须从调整内分泌入手。导致内分泌失调的原因有很多种，比如情绪及情志不畅、肝气不得正常疏泄、气滞血瘀等，加上每月月经，造成气血流失，也容易引起内分泌失调，失眠、饮食不规律、劳累等生活中的很多因素也会引起内分泌失调。

要祛斑，光靠往脸上抹东西是不够的，要找出根源。太冲、合谷和血海，就是人体自身的祛斑法宝，每天按揉这三个穴位，就可达到疏肝理气、活血化瘀的目的，这样才能从根本上除掉斑点。

《黄帝内经·灵枢》曰："五脏有疾，当取之十二原……阴中之少阳，肝也，其原处于太冲，太冲二。"太冲穴是足厥阴肝经原穴，具有平肝、泻热、降逆、清理头目的作用。它是肝的"出气筒"，用手指或者笔帽之类钝头的东西按压都可以。合谷穴，中医称其为"开四关"，它能调整全身的气机。将食指拇指并拢，合谷就在手背肌肉最高点。每天睡觉前各刺激两穴位3分钟，闷气就都出去了。活血化瘀的穴位当然非血海莫属，每日坚持按揉两侧血海3分钟就可以了。

艾灸疗法在治疗黄褐斑时，以四白、迎香、肝俞、脾俞、气海、足三里、三阴交、太溪、褐斑局部为主要灸治部位。褐斑局部及临近穴位有疏通气血、活血化瘀及除斑作用；肝俞可疏肝解郁、理气化滞；脾俞、肾俞能调补脾肾，清热除湿；气海则具有益气补肾、调理冲任的功效；足三里健脾益气生血；三阴交调补三阴经、行气活血；太溪滋肾、清虚火、调冲任。

在灸治时，每次选用五至六个穴位，将点燃的艾条在距离皮肤2厘米左右处施灸，每个穴位灸15～30分钟，每日灸1次，15次为一个疗程。也可采用艾炷无瘢痕灸的方法，在褐斑区域灸3～7壮，以局部皮肤温热舒适、皮肤红晕为度，隔日1次，7次为1疗程。

用药物敷灸神阙穴，是治疗黄褐斑简便易行的方法。取血竭、参三七、葛根、杭白芍、川芎、香附各12克，乳香、没药、白芷各10克，冰片、甘草各6克。将上述药物中除血竭和冰片外的9种药物焙干后研成粉末，再将血竭、冰片分别研成极细的药末，两种药粉混合均匀后备用。使用时，先将肚脐用温开水洗净、擦干，取药粉3～4克，用米醋调成糊状，敷于脐部，外面用油纸或塑料薄膜覆盖，再用纱布或绷带固定。每5～7日换药1次，3次为一个疗程，连用2～3个疗程。

当然，在中医内治的同时，还要养成好的生活习惯，保持良好的情绪；科学饮食，多吃水果，饮食以新鲜蔬菜及高蛋白、低脂肪的食物为主。另应注意降温、多喝开水，以补充体内水分。

灸除体内湿热，让痘痘彻底消失

在我们身边，因为体内湿热而满脸痘痘的人越来越多。湿热较重的人，体内一定是湿热胶结的，就是黏合在一起，如同油和面裹在一起。在生活里，通常人们对湿的理解就是水分过多。而中医说的“水湿”，则有外湿和内湿两种。

外湿，大多是因为外界环境潮湿或者是你涉水了、淋雨了、住的房子潮湿等，这些外来的水湿进入人体形成了湿。内湿，常常与人体的消化功能有关系。找中医调理过的人都会听到这样的话，脾是“运化水湿”的，如果你过食生冷食物，饮酒过度，脾就不能很好地“运化”，吃喝进去的食物不能转变为营养，供给身体各部门“薪水”，反过来这些东西又不能及时排出，体内必然就有混浊的物质存在了，就造成了“内湿”停滞。

为什么说到湿，必然和热联系在一起呢？因为热和湿是同时存在的。在自然界中，我们可以看到这样的现象，比如夏季，天气很热，湿度也大，使人感到潮湿闷热，那么很显然，湿和热同时进入了我们的身体，如果停留在身体里太久，像是在捂着一种东西，久了必然产生一个热度，可是这个热度不像火苗热度那么高，而是缠绵的、分解不清的那种。

南方到了梅雨季节，湿和热混杂凝聚、缠绵难解，这时候有些人就会出现吃饭不香、迷糊犯困、全身沉重乏力等反应。有的小孩子这时候还容易出现低烧，中医管它叫“夏季热”，这是一种由湿化热的现象。还有一些人平时不长痘，吃了辣椒、涮了火锅后就长，也是因为体内已经具备了湿热基础。

艾灸疗法在治疗面部青春痘时，主要以清除体内湿热为主。艾灸性温，艾火又是纯阳之物，两者结合，可以有效清除体内积聚的湿热之气。在治疗时，可以采用艾条雀啄灸的方式在胃脘、足三里、丰隆三个穴位施灸，或在曲池、合谷二穴用艾条悬灸。

美丽无瑕的肌肤是每一个爱美的女子所渴望拥有的，可是层出不穷的痘痘却成为无数女子烦恼的根源。健康专家称，痘痘是一种毒，它是人体内积聚众多毒素在面部皮肤上的一个表现。脸颊、前额上长痘痘，而且颜色偏红，口气重，肚胀，有时还便秘，是由胃火旺造成的。改善这种状况的办法就是按揉胃经的两个大穴——天枢和内庭。

天枢穴位于肚脐两边两个大拇指宽度的地方。要用大拇指指肚按揉天枢穴，使的力量要稍大一点，以能感到疼痛为止，同时按在穴位上轻轻旋转。内庭在两脚背上第二和第三趾结合的地方。要每天用手指肚向骨缝方向点揉200

下，力量要大，依据个人的承受能力，以能接受为度，早上7～9点按摩最佳。具体操作方法：每天早晨起床后，先用大拇指点按两侧内庭2分钟，泻胃火；再按揉两侧天枢2分钟，通便；饭后半小时，再按揉天枢2分钟。

荧荧灸火，擦去面部斑点

雀斑指的是发于面部的散在的黑褐色斑点。“面部状若芝麻散在，如雀卵之色”，故称为雀斑。雀斑多呈点状或圆形、卵圆形，或呈各种不规则的形态。多分布在鼻与两颊周围，大小如同针尖至米粒大，直径一般在2毫米以下，呈淡褐色至深褐色不等；分布数量少者几十个，多者成百，多数呈密集分布，但互不融合，孤立地布散在面部周围，严重者也可见于手背、颈、耳前后、耳腔、肩臂等躯体暴露的部位，多数呈对称性。

雀斑一般始发于5到10岁左右的儿童，女性明显多于男性，也可发生于青春期后的少女。雀斑颜色的轻重、斑点个数的多少与遗传程度、光照强度、年龄大小、地域、工作环境相关，甚至与心情、睡眠是否充足都有一定关系。但这些关系中，主要与雀斑的遗传基因密切相关。

中医认为，雀斑多因禀赋肾水不足，或虚火上炎，日晒热毒内蕴结为斑；或腠理不密，外卫不固，风邪相搏，肌肤失去荣润而成雀斑。

艾灸疗法在治疗本病时，以在大椎、曲池、三阴交和雀斑局部进行灸治为主。灸治雀斑局部，可疏通经络气血、祛风散热除斑；大椎、曲池可以疏风清热、行气活血；三阴交补肝脾胃、凉血活血。曲池、大椎是防止风邪外袭和祛除风邪效果较好的穴位。三阴交是足太阴经、足少阴、足厥阴、三阴经交叉的穴位，经常施灸，可以调节三阴经阴血，使阴阳平衡。本组穴位既能祛风以保护面部，又可以调节阴血滋养面部，对于面部雀斑是标本兼顾的美容良方。

具体操作方法是，将艾条点燃后在上述穴位进行悬灸，每个穴位每次灸10～20分钟，以局部皮肤红润为度，每日或隔日灸1次，10次为一个疗程。

自幼发病、有家族遗传史或雀斑色深而大的患者，可用艾条温和灸雀斑局部、大椎、曲池、三阴交穴，每次每个穴位灸10～20分钟，每日或隔日灸1次，10次为一个疗程。采用艾炷隔姜灸时，每次每穴3～4壮，每日或隔日灸1次，10次为一个疗程。

若患者没有家族遗传史或雀斑色淡而小，则可采用艾条温和灸颊车、颧髎、下关、曲池、印堂穴，每次每个穴位灸10～15分钟，每日或隔日灸1次，10次为一个疗程。或用艾炷隔姜灸颧髎、颊车、下关、曲池、印堂穴，每次每穴灸3～4壮，每日或隔日灸1次，10次为一个疗程。

色斑最怕日晒，夏季日晒充足，色斑活动频繁，斑点数目增多，颜色加深，损害变大。各种辐射、不良刺激均可产生类似日光照射的后果，甚至比日光照射的损伤还要大，其结果是导致色斑加重。慎用各种有创伤性的治疗，包括冷冻、激光、电离子、强酸碱等腐蚀性物质，否则容易造成毁容。戒掉不良生活习惯，如抽烟、喝酒、熬夜等。多吃水果和蔬菜，如西红柿、黄瓜、柠檬、猕猴桃等。注意休息和保证充足的睡眠。避免刺激性的食物，如咖啡、可乐、浓茶等。保持良好的情绪，精神焕发则皮肤好，情绪不好则会有相反的作用。

灸除黧黑的面色，重现粉嫩容颜

有些女性拥有着很好的身材和精致的五官，但是面色却呈现出黧黑的颜色。有些人对于自己面色的改变并不在意，因疏于治疗而导致体内疾病。

脸色可以反映人体的内脏功能及人体代谢是否正常。因肾阳不足而引起面色发黑者，多伴有腰膝酸软、耳鸣耳聋、形寒肢冷、尿清便溏、或尿少、腰部以下水肿、宫寒不孕、舌淡胖嫩的症状。而因肾精亏耗引起面色发黑的患者，则有发脱齿摇、口燥咽干、脚心热、舌质红的症状。面色发黑且瘀血内阻者，多有肌肤甲错、口干、月经不调、小腹刺痛或肿块、唇青舌暗，或有瘀斑的症状。

如果健康人在日常生活中，无诱因而出现面色发黑的症状，且身体无其他异常表现，则应检查肝功以排除病理状态可能出现的原因。若无肝脏疾病，则可能是由于自身免疫调节、内分泌失调、激素水平异常造成的面色晦暗，也可能是睡眠不好、长期便秘或服用某些药物等导致的皮肤色素沉着。从中医角度讲，脸色发黑可能是肾虚的表现。妇女妊娠斑属正常现象。

面色黧黑一语见于《金匮要略》，在《中藏经》称为“面色苍黑”。此色多为阳气不足、寒湿太盛或血运不畅、瘀血阻滞所致。《灵枢·五色》篇：“五色命脏……黑为肾。”《证治准绳·察色要略》：“黑色属水，主寒，主痛，乃足少阴肾经之色也。”由此可见黑为肾色，与寒水之邪关系密切。另外肝经气机郁滞或紊乱也可导致面色发黑。

现代医学认为，面色发黑与多种致病因素，如光照、接触焦油类物质（低劣化妆品中含有焦油衍生物）、内分泌失调（包括性腺、脑垂体、肾上腺皮质、甲状腺）等有关。此外，维生素A、维生素C、维生素D的缺乏，也是面色发黑的原因之一。面色黧黑伴有胸胁满闷、烦躁易怒、常喜叹息者为肝经气机郁滞；体有形寒肢冷、小便清长者为肾阳不足；有眩晕耳鸣、五心烦热者为肾阴不足。治疗应当从肝、肾二经着手。

灸疗法在治疗面色发黑时，采用的是非艾灸法中的药物敷脐法：取乳香、没药、穿山甲、葛根、山楂、厚朴、鸡血藤各100克，桂枝、甘草各30克，细辛、冰片各15克，白芍150克。将山楂、葛根、甘草、白芍用水煎两次，合并药液，浓缩成膏。穿山甲、厚朴、桂枝放在一起研成细末，与乳香、没药一起溶于95%的乙醇中。将其他药物混合，烘干，研成细末，加入冰片，充分混合后备用。使用时先将患者肚脐用温水清洗干净，擦干，取药粉适量敷于脐窝中，上面用软纸覆盖，再加药棉压紧，外面用胶布固定，3～7日换药1次，4次为一个疗程。

中医认为，若面色黑而无光泽，就表明患者肺气虚弱。如果寒气在身体中更久，或更大量的寒气入侵时，会逐渐转移到肺脏，形成中医所说的肺虚现象，所谓肺虚是肺的寒气太多，导致肺功能逐渐减低。在人体中，肺脏除了担负我们所熟知的呼吸功能之外，还是身体分布水分到各个部位的主要机构。当寒气侵入肺脏时，肺脏的能力随之下降，身体吸收及处理水分的能力也就跟着下降。这时大多数的水分一进入人体就会很快排出体外，感觉一喝水就想上厕所，小便也多数呈现清澈无味。由于水分吸收的障碍，使得人体组织里的水分比例越来越少，外表越来越瘦，同时皮肤上的光泽也日渐减少，并且越来越黑。因此，面色发黑者平时应加强体育锻炼，增强肺脏功能，促进体内水分的排出。

灸法可恢复下垂的上眼睑，令双眸闪现

上眼睑下垂，是指眼睛的上眼睑部分或全部不能自行抬起而下垂，掩盖部分或全部瞳孔，从而影响到视觉功能者。其又被称为眼肌麻痹。中医则称其为“难目”或“眼废”。上睑下垂的异名较多，如《诸病源候论》称“睢目”、《圣济总录》称“眼睑垂缓”。

上眼睑下垂，可分为先天和后天两种。两者又都可为单侧或双侧，即一个上眼睑下垂或两个上眼睑都下垂。先天性上眼睑下垂，多因上眼睑提肌先天薄弱、乏力，亦可因动眼神经先天发育欠佳所致，后者常同时还有上直肌发育不良的情况。后天性上眼睑下垂，可因神经性疾患、外力损伤、骨折压迫、瘢痕挛缩、水肿、血肿或肿瘤所致。

先天性患者，需在长大后进行手术，才能露出瞳孔而看清事物。后天急性上眼睑下垂的患者，多因外伤所致，除上眼睑下垂外，还伴有眼球外斜等症

状。而后天慢性上眼睑下垂的患者，多由重症肌无力引起，具有晨轻夜重、休息时轻、劳累后加重的特点。

上眼睑下垂在程度上分为轻度、中度和重度三种。轻度的和中度的上眼睑下垂，表示上眼睑提肌尚有一定功能，不过，若为一侧，则表现为一个眼大，另一个眼小，也很不美观。重度上眼睑下垂，表示提肌完全失去功能，患者几乎不能睁眼，不仅外观丑陋，而且严重影响学习、工作和生活。

此病多因脾虚气弱，升举无力，或因脾胃虚弱，水谷不化，精血不足，脉络失和，肤腠开疏，风邪客于胞睑；或因禀赋不足，命门火衰，脾阳不足，胞睑失于温养；或因胞睑外伤，营卫失和，胞睑失养所致。其特点是单眼或双眼上眼睑下垂，轻者半掩黑睛与瞳神，重者上眼睑覆盖黑睛，欲睁不起。双侧上眼睑下垂者，常需仰视，抬眉，皱额以助睁眼瞻视，严重者，可见吞咽困难，视一为二，卧床不起，病情危重。

因脾气不足引起的上眼睑下垂多表现为眼睑变窄，看事物时需用手分开眼睑或仰头而视，并且多在累劳后或午后加重，而在休息后或清晨减轻，同时伴有体倦乏力、少气懒言等症状。在采用艾灸疗法治疗时，以健脾益气、养肌升阳为主要原则。三阴交为足太阴脾经之俞穴，又是足太阴、少阴、厥阴三经的交会穴，具有健脾益气、补益气血的作用。所以在灸治时，用艾条温和灸双侧的三阴交穴，每次灸5～10分钟，以局部皮肤潮红为度，每日灸1次，10次为一个疗程。

由于风邪袭络而引起的上眼睑下垂，其发病多因吹风扇或受到风邪袭扰，而令眼睑骤然下垂、开睁无力，一般以单侧下垂多见，同时伴有头痛、恶寒、发热等症状。采用艾灸疗法进行治疗时，以疏风通络、益气养血为主要原则。中脘具有强健脾胃的作用，有补后天之本的功效；关元、足三里则是强壮身体、补益气血的穴位；三阴交可以健脾胃、补中气、益气血。操作时采用艾炷隔姜灸的方法，将鲜姜切成0.3～0.5厘米厚的姜片，贴敷在穴位上，再将艾炷放置其上，点燃后施灸。每个穴位灸4～5壮，每日灸1次，10次为一个疗程。

在治疗的同时，应合理安排作息时间，注意劳逸结合，不可过度劳累。如果患者有重症肌无力的病症，则应去医院进行检查并配合医生的治疗。先天性上眼睑下垂的患者，如果用艾灸疗法灸治效果不明显时，则可考虑利用手术进行治疗。

灸除炎症，令毛囊炎消失于无形

毛囊炎是化脓球菌侵犯毛囊口周围，而局限于毛囊上部的炎症。发病初期以红色充实性丘疹为主要症状，以后迅速发胀为脓疱，中间有毛发贯穿，周围有炎性红晕，继而干燥结痂，愈后不留痕迹。毛囊炎患部疖肿较大时，可有发热、头痛及乏力等全身症状，白细胞数增高。面部疖肿如合并颅内感染时，面部肿胀严重，可伴寒战、高热、头痛等海绵窦感染性栓塞。因此，毛囊炎的治疗，不容忽视。

现代医学认为，本病之病原菌为金黄色葡萄球菌，偶有表皮葡萄球菌、链球菌、假单孢菌属和类大肠杆菌，主要发生于免疫力低下或糖尿病患者，多因抓搔，皮肤受损，使病原菌乘机入侵毛囊而引起炎症。此病症的发生也与职业或与某些治疗因素有关。经常接触焦油类物质，或长期应用焦油类物质或皮质类固醇激素药物，以及皮肤经常接受摩擦等刺激，均为本病的诱发因素。

中医学认为，毛囊炎多由于平素喜食肥甘厚味，过食辛辣煎炸、烧烤食物或过多烟酒，而使湿热内生，湿热内蕴，外受热邪，熏蒸肺系，蕴结肌肤，郁久化热，热盛肉腐成脓，脓毒流窜，相互贯通，发为本病。或素体虚弱，卫外不固，外感热毒，正虚邪实，缠绵持久，日久难愈；或因皮肤不洁，复遭风毒侵袭，风外搏结所致。

艾灸疗法治疗本病时，以清热祛风、除湿解毒、益气养阴为主要原则。用线香灸的灸法灸治大椎、养老、手三里、臂臑，用艾条雀啄灸的方法灸阿是穴3～5分钟，以局部皮肤红润为度。隔日灸1次，5次为一个疗程。也可采用隔蒜灸阿是穴的方法，将新鲜的独头蒜切成厚约0.2厘米的薄片，上面用针穿孔，将蒜片放置在患处，并在上面放置艾炷点燃施灸，当患者感到灼痛时，即可更换艾炷。每次连灸10壮，每日灸1次，10次为一个疗程。

毛囊炎的治疗应及时，避免因长时间得不到有效治疗而引发深部发展，如果形成疖后，患者则需要开刀引流。部分患者早期不重视，或者是使用激素类、抗生素药物（罗红霉素、阿奇霉素），由于激素类、抗生素药物见效特别快，误导患者以为治好了，等激素药效过后就会又复发，并且因长期用抗生素类药物，使身体有了

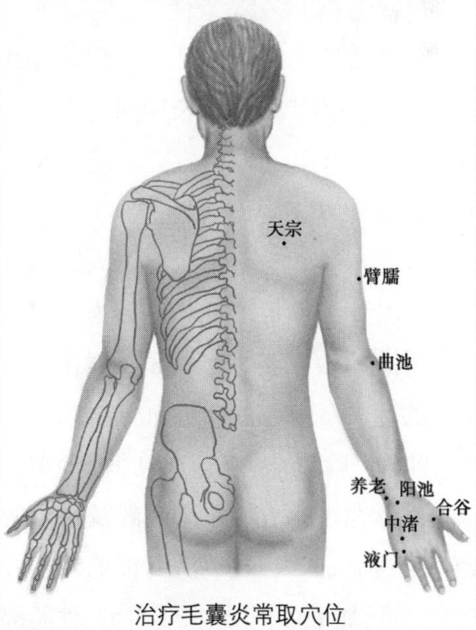

治疗毛囊炎常取穴位

耐药性，以后再使用就没有任何效果，最终导致反复发作，甚至症状加重。毛囊炎发病时外用要以肤平乐治疗为主，如果毛囊炎症状严重者及多发性毛囊炎者，可口服抗生素配合治疗。

治疗毛囊炎首先要注意皮肤的清洁卫生，同时要避免搔抓等刺激。特别是头部，由于毛发多、皮脂腺和汗腺较丰富、排泄物也多，所以更应该保持清洁卫生。患者平时要尽量少食刺激性食物、动物性脂肪，戒除吸烟及饮酒的习惯，多吃水果和蔬菜并保持每天通便。糖尿病患者应该及时进行治疗糖尿病，这样可以防止诱发毛囊炎。积极治疗瘙痒性皮肤病、全身慢性消耗性疾病，积极锻炼身体，提高机体免疫力，增强抗病能力。

细节决定健康：灸疗的禁忌及其适应证

灸除脸部赘肉，告别婴儿肥

很多女性虽然拥有窈窕的身材，但却拥有一张圆嘟嘟“婴儿肥”的脸，还是会让人觉得美中不足。于是，希望脸部变小一点也就成了很多爱美女性关注的问题。

有些女性平时缺乏足够的防紫外线护理，在强烈紫外线的长期照射下，肌肤渐渐失去了活力与弹性。而随着年龄的增长，肌肤细胞逐渐老化，于是就出现了面部松弛，也会给人留下大饼脸的印象。此时，女性朋友就应该为肌肤补充营养，有效刺激肌肤表面，强化肌肤细胞的活力，恢复面部肌肤的弹性。

此外，脸部的经络疏通也非常重要。从中医学角度来看，手阳明经及足阳明经都经过脸部，通过刺激面部的阳明经俞穴，可以消除颜面部位的赘肉，使脸部恢复活力。具体操作方法是：取面部的百会、太阳、承泣、球后、迎香、颊车、地仓、承浆、阿是穴（胖肿部）、合谷等穴位，将艾条点燃后在距离穴位2厘米处施灸，每日灸1次，每次每穴灸10～15分钟，10次为一个疗程。疗程间可休息3～5日。如果配合脸部按摩，效果会更好。

许多女性已经开始注重身体的锻炼，但是脸部不同于身体的其他部位，在锻炼身体的过程中，难以得到足够的运动。此时，面部按摩就成了瘦脸的良方。各位美女，按照下面的步骤做，你就会拥有纤瘦嫩白的小脸，很快可以变得不同凡响。具体手法如下：

（1）从额头到太阳穴，双手按压3～4次。

（2）双手中指、无名指交替轻按鼻翼两侧，重复1～2次。再以螺旋方式按摩双颊：由下颌至耳下按摩，耳中、鼻翼至耳上部按摩，重复两次。

（3）以双手拇指、食指交替轻按下颌线，由左至右反复3次。

（4）以双手手掌由下向上轻抚颈部，然后沿耳后向上升，在头顶交汇于百会穴，用指尖轻轻按压两分钟。

（5）手指移至眼睛与眉毛间的侧面，向后约1横指处，快接近发际处轻轻按压3分钟，能促进面部新陈代谢。

（6）沿脸部下颚轮廓向上滑，就可发现一凹陷处（颊车穴），它可以有效消除因摄取过多的糖分所造成的肥胖。

（7）将手放到喉斜下方肌肤的内侧（天突穴），它能刺激甲状腺，促进新陈代谢，去除脸部多余的水分。

其实很多女性原本拥有较好的脸部轮廓，但是却因自己的不良生活习惯，导致面部浮肿。而对脸部而言，即使是轻微的浮肿，也会使面部轮廓足足大出一圈。通常面部浮肿是由于盐分摄入过量引起的。此类女性应控制日常饮食中的食盐摄入量，并饮用足量的水，水不仅可以带走体内过多的盐分，还可以为肌肤补水。

艾灸颈部，击退年龄的泄密者

认真地在镜子前审视自己的颈部：据说一条皱纹代表年近30，每多一条就添寿10年。的确，岁月留痕，当你的眼角仍保持细嫩的肤质时，颈部却已经显露了衰老的迹象。

颈部皱纹产生的原因很简单，首先是我们对颈部护理的长期忽视，不注意颈部的防晒保湿，致使颈部皮肤丧失水嫩平滑；其次是，颈部的皮肤十分细薄而且脆弱，其皮脂腺和汗腺的分布数量只有面部的1/3，皮脂分泌较少，锁水能力自然比面部要差许多，易干燥，使颈部皱纹悄然滋生；再就是，日常生活和工作中的不良姿势，会过多地压迫颈部，诸如枕过高的枕头睡觉、经常伏案工作、很少抬头活动颈部、用脖子夹着听筒煲电话粥等，这些都会催生颈部皱纹。此外，电脑辐射、秋冬季节的天气干燥也容易导致颈部干燥起皱。

颈部是人体比较直观的部位，也是泄露女人真实年龄的敏感区域。颈部血液循环良好，才能显得人整体丰润而有生气。很多女人在毫不吝啬地往脸上“堆砌”各类护肤品时，却忽视了对颈部的呵护。

艾灸能刺激血液循环，消除堆积在颈部的毒素和多余脂肪，恢复颈部皮肤的弹性。在操作时，取三阴交、膈俞、下关、天柱这四个穴位，让家人将艾条点燃后，在距离穴位皮肤2厘米处施灸，每日灸1次，每次每个穴位灸15分钟，10次为一个疗程，疗程间隔2～3日。如果想自己在家进行操作，那么就选取气海、合谷、太阳、扶突这四个穴位，灸法及疗程同前。

使用艾灸疗法的同时，可每日配合按揉合谷、下关、太阳、阳白穴，疗效更佳。

艾灸是最健康绿色的丰胸秘方

丰满的乳房是构成女性曲线的重要部分。《黄帝内经》认为：女子进入青春期后，由于肾气逐渐充盛，从而“天癸至，任脉通，太冲脉盛，月事以时下”。“肾气”在这里主要是指人体的生长发育和主生殖的生理功能。任脉和冲脉，则是两条下与内生殖器官相接、上与乳房相连的经脉。同时冲脉还有存贮血液的作用，因而称之为“血海”。当血海满溢的时候则上可化为乳汁，下可形成月经，并按时来潮。因此，乳房的发育，是与肾气和血是否充足密切相关的。如果肾气不充沛，天癸不足，则任脉不得通，冲脉不能盛，最终导致血不足，乳房便不能充分发育。

把女性乳房发育的原理往回推，就知道血对于乳房发育的重要性，而血又依赖于脾胃。脾胃为人的后天之本，人体的可持续发展是由脾胃来决定的。如果脾胃的消化吸收功能强，吃了食物之后，生出的营养物质就多，血也就多。

中医认为，脾经、胃经、肾经都经过乳房，这三条经络的气血运行对乳房的发育都非常重要，艾灸疗法可以调整这三条经络中的气血运行，以达到丰胸的目的。取足三里、三阴交、脾俞、胃俞、肾俞、膺窗、乳根、天溪等穴，将艾条点燃后，在距离穴位2厘米处施灸，以局部感到温热为度，每个穴位灸10～15分钟，每日灸治1次，10次为一个疗程，疗程间可休息2～3日。如果想自己在家灸治，可取足三里、三阴交、中脘、章门、京门、膺窗、乳根、天溪这几个穴位，灸法同上。如果在脾俞、胃俞、肾俞艾炷施发疱灸或瘢痕灸，疗效会更佳。

采用自我乳房推拿法，也可以轻轻松松达到丰胸的目的。具体做法如下：双手四指并拢，用指腹由乳头向四周呈放射状轻轻按摩乳房一分钟，在操作时动作要轻柔，不可用力过猛。用左手掌从右锁骨下向下推摩至乳根部，再向上推摩返回锁骨下，共做3遍，然后换左手推摩左侧乳房；用右手掌从胸骨处向左推左侧乳房直至腋下，再返回胸骨处，共做3次，然后换左手推右侧乳房。只要坚持做胸部按摩，不但可以使胸部健壮丰满，凸现女人的曲线美，还能达到清心安神、宽胸理气的目的，令人气血通畅、精神饱满、神清气爽。

此外，女性朋友还可以在沐浴的时候交替用冷热水冲击胸部，增强血液循环，也能使乳房更加有弹性。生活中要保持良好的习惯，姿势要正确，不要经常弯腰驼背。良好的生活习惯是人体发育的保障。只有休息好，血气才能充足，元气才能充足，乳房才可以良性发育。睡眠时避免俯卧，尽量采用平躺或者侧躺的睡觉姿势。

用温热艾灸赶走难看的“拜拜”肉

手臂是淋巴结汇聚之处，很容易有赘肉堆积。当你向朋友挥手告别时，尴尬地发现上臂的肉也在晃动，仿佛也在说“拜拜”，这就是手臂内侧赘肉被称为“拜拜”肉的原因。“拜拜”肉的存在让很多美女对吊带装望而生叹，当你看着别人裸露着结实的臂膀，却只能把自己的两臂藏在袖子里，因为它们很容易暴露自己的粗胳膊。

这里告诉你几种简单的瘦手臂妙方，只要持之以恒，就能减掉手臂上的脂肪，锻炼出结实的臂肌。

纤细匀称的双臂需要从基本的按摩开始，小臂的按摩以平直柔和为佳，上臂的按摩以手半握抓紧为佳，以促进皮下脂肪软化。你不妨每天花十几分钟为双臂进行按摩，在疏通淋巴组织之余，还可减轻浮肿现象，配合具消脂祛水功效的纤手产品，效果更佳。具体按摩步骤如下：

（1）由前臂开始，用手紧握前臂，并用拇指之力由下而上轻轻按摩，做热身动作。

（2）利用大拇指和食指握着手臂下方，以一紧一松的手法，慢慢向上移，直至腋下。

（3）以打圈的方式从手臂外侧由下往上轻轻按摩。

（4）再沿手臂内侧由上往下，继续以打圈的方式按至手肘位置。

（5）在手臂内侧肌肉比较松弛的部位（即“拜拜”肉位置），用指腹的力量，以揉搓的方法向上拉。

（6）用手由上而下轻抚手臂，令肌肉得以放松。

整套动作可每晚做一次，每只手臂各做一次。

艾灸是一种有效去除“拜拜”肉的方法。它操作简单方便，而且是通过经络调节人体生理功能的自然疗法，因而受到广大女性朋友的欢迎。用艾灸疗法去除“拜拜”肉时，其具体操作如下：取手臂上的侠白、手五里、肘髎、曲池四个穴位，采用艾条悬灸法或艾炷直接灸的方法，每日灸治1次，10次为一个疗程。疗程间可休息3~5日。只要坚持用艾灸疗法进行灸治，就能去掉臂膀的赘肉，使皮肤光洁圆润，手臂修长、无赘肉。

漂亮女人的修“腹”之路

腹部处在身体的最中央，也是特别引人注目的部位。一个“大腹便便”的女人，即使有漂亮的脸蛋，也不会让人有惊艳的感觉。

腹部是全身最容易堆积脂肪的部位。这里的脂肪因距心脏较近，最易被“动员”出来，进入血液循环造成危害，是名副其实的“心腹之患”。所以，腹围在

90～100厘米以上者，腹部的脂肪是非减不可了。只有减掉腹部的脂肪，隆起的腹部才能变平坦。

每天朝九晚五坐在办公桌前的白领女性，腹部多有“怀胎十月”之嫌，如果平日里按照下列方法去做，相信这样的烦恼不久就会烟消云散。

艾灸是通过灸火对穴位及经络的刺激来调理脏腑，加速皮下脂肪代谢而达到减肥之目的的。在用来减腹部赘肉时，多取天枢、上巨虚、三阴交、曲池、足三里、脾俞、阴陵泉、丰隆、中脘、关元等穴。采用艾条悬起灸时，每次选用三至五个穴位，每次每个穴位灸15～30分钟，隔日灸1次，1个月为一个疗程。至少要连续灸治四个疗程方可见效，此法必须坚持使用，日久必有良效。采用艾炷隔姜或隔蒜灸时，每次选用四个穴位，用黄豆大的艾炷每次每穴灸5～7壮，每日或隔日灸1次，1个月为一个疗程，疗程间休息3～5日，至少灸治4个月。艾炷隔附子饼灸消除腹部赘肉的效果也是比较明显的，在具体操作时，每次选用3～4个穴位，用枣核大的艾炷每次在每个穴位灸5～10壮，每日或隔日灸1次，连灸1～6个月。

若在艾灸疗法的基础上配以自我按摩的方法，效果会更好。用手或电动按摩器以肚脐为中心，3寸左右为半径，做圆周按摩，先顺时针按摩50周，再逆时针按摩50周；或用手在关元穴上揉按，每次40分钟。以上两种方法每日按摩1～2次，2～3个月为一个疗程，对于消除腹部脂肪效果很好。也可在家人间相互按摩，方法是双手放在对方的背部两肩胛骨之间，由上向下再由下向上，反复用双手掌推按，每次30～40分钟，以背部烘热、微微汗出为度。

女性朋友应多做些腹部锻炼。一般可以采用以下四个动作：躺在地上伸直双脚，然后提升、放回，不要接触地面。每日保持3～4次，重复做15遍；膝盖屈成60度，用枕头垫脚，右手放于左膝，同时抬起身，使肩膀离地，做10次后，换手再做10次；放松全身，用鼻子吸进大量空气，再用嘴慢慢吐气，吐出约7成后，屏住呼吸，缩起小腹，将剩余的气提升到胸口上方，再鼓起腹部，将气降到腹部，接着将气提到胸口，再降到腹部，再慢慢用嘴吐气，重复做5次，共做两组；左脚站立不动，提起右脚，双手握着用力扭转身体，直到左手肘碰到右膝，左右交替进行20次。

艾灸疗法，让你拥有纤纤细腰

裙衫飘飘，婀娜体态尽显风光，赏心悦目当属苗条如柳的玲珑俏佳人。粗腰者看在眼里，心头急似火。节食、减肥药、减肥茶、拼命健身出汗，招数使尽求苗条，也不管是否科学。结果未能如愿，反而带来诸多不良后果，可谓“衣带渐宽终不悔，为‘美’消得人憔悴”。

腰，在女性的S形曲线中起着承上启

下的作用。腰身臀形若恰到好处，在视觉上就能给人曲线玲珑、峰峦起伏的美感；反之，就会显得粗笨。所以，每个女人都要注意塑形美体，让自己有个细腰翘臀的玲珑身材。

腰细，是女性曲线美的关键所在。腰围和臀围之比为0.72是女性曲线的最佳状态，若小于此数值，就被称之为苹果形身材，若腰围和臀围之比达到或大于0.8，就可以称之为“水桶腰”了。而且，苹果形和桶形身材的女性更容易患冠心病，所以，减肥瘦腰尤为重要。

女性的一生之中，在16~46岁之间有三次明显的体型变化，其中以38岁前后3年之内的变化最大。在这段时间内，女性开始出现肌肉下垂、腰间脂肪赘肉增加及小肚子突出的现象。造成这种现象的原因主要有肌肉老化、内分泌失衡及疲劳等。《黄帝内经》认为：人体脂肪囤积的原因是脾阳不足，使体内水湿无法运化，造成“痰饮”，从而形成大量脂肪。现代人缺乏运动，上班又是以车代步，久坐不起，让脂肪大量堆积，从而导致“大腹便便”。

艾灸疗法用于去除腰部赘肉有两组处方，第一组穴位是三阴交、章门、天枢、大横；第二组穴位是太溪、三焦俞、气海俞。在实际应用中，两组处方可以交替灸之。具体操作方法是：将艾条点燃后，在距离穴位2厘米左右处施灸，每次每个穴位灸10~15分钟，每日灸1次，10次为一个

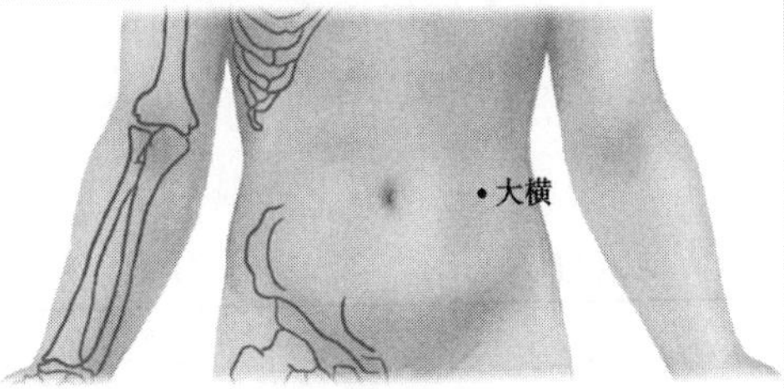

大横穴

疗程，疗程间可以休息2~3日。

按摩腰部的经络和穴位，不仅可以促进局部的气血运行，还可以调节脏腑的功能，使全身的肌肉强健、皮肤润滑、形体健美。具体步骤如下：

（1）双手叠加，用掌面在两侧腰部、尾骶部和臀部上下来回按揉2分钟，然后双手掌根部对置于腰部脊柱两侧，其他四指附于腰际，掌根部向外分推至腋中线，反复操作2分钟，接着以一手的小鱼际推擦足太阳膀胱经第一侧线，从白环俞穴开始，至三焦俞穴止，重复操作2分钟，最后再推擦膀胱经第二侧线至肓门穴，反复操作1分钟。

（2）双手掌叠加，有节律地用掌根部按压命门、腰阳关穴各半分钟，接下来双手拇指端分置于腰部脊柱两侧的肾

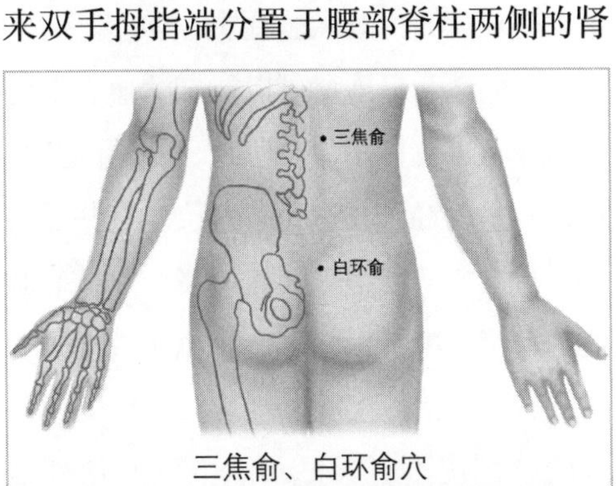

三焦俞、白环俞穴

俞穴，向内上方倾斜用力，持续点按1分钟，再以一肘尖着力于一侧腰部的腰眼处，由轻而重地持续按压腰眼半分钟，然后压对侧腰眼，用双手拇指指腹按揉气海俞、大肠俞、关元俞和次髎穴各半分钟，最后五指并拢，掌心空虚，以单掌或双掌拍打腰部和尾骶部1分钟。

女性朋友可以在晚上睡觉之前躺在床上，用手轻捶自己的左右腰部，100次以上就可以。人体的经脉都是上下纵向而行，只有带脉横向环绕一圈，就像一条带子缠在腰间。经常敲打带脉不仅可以减掉腰部赘肉，还可以治愈很多妇科疾病。

艾灸还你光滑紧实的玉背

许多女性在工作时，身体往往保持一种姿势好几个小时，如果背部肌肉长时间不活动，就会变得疲惫、僵硬，类似突然转身这样的剧烈动作就会使肌肉受伤。而每当工作结束后，我们最喜欢的姿势就是瘫坐在椅子上，以为这样就能使全身放松，得到休息。其实这种姿势给背部肌肉带来超负荷的负担，远超过正襟危坐。

中医认为，捶背可以行气活血、舒经通络。背部脊柱是督脉所在，脊柱两旁是足太阳膀胱经，共有53个穴位。这些经穴是运行气血、联络脏腑的通路，捶打刺激这些穴位，可以促使气血流通和脏腑的功能的调节，治疗疾病。现代医学也证明，人的背部皮下有大量功能很强的免疫细胞，由于人手平时不容易触及背部，所以这些有用的免疫细胞处于“休眠”状态，捶背时，刺激这些细胞，激活了它们的功能，于是它们就“醒”过来奔向全身各处，投入杀菌和消灭癌细胞的战斗行列。

有些女性背部脂肪的堆积较多，脊柱处的凹陷消失，有向“虎背”发展之嫌。不仅不健康，而且曲线美消失，因此，减掉背部多余脂肪十分重要。艾灸疗法就是背部减脂的最佳选择。施灸时取委中、身柱、神道、至阳、心俞、膈俞穴，可以请家人帮助操作，将点燃的艾条在距离穴位2厘米左右处进行灸治，以局部感到温热为度，每日灸1次，每次每个穴位灸10～15分钟，10次为一个疗程。两个疗程间可以休息2～3日。

艾灸疗法可以配合捏脊使用。患者取俯卧位，术者拇指、中指和食指指腹捏起脊柱上面的皮肤，轻轻提起，从龟尾穴（在尾骨端与肛门之间）开始，边捻动边向上走，至大椎穴（低头时，用右手摸到脖子后方最突出的一块骨头，就是第七颈椎，该处下方的空隙处就是大椎穴）止。从下向上做，单方向进行，一般捏3～5遍，以皮肤微微发红为度。居家时，可以让爱人帮你完成，既巩固两人之间的感情，又可保健。

此外，在捏脊、灸疗后再在脊背部拔罐5～10分钟，疗效更佳。在日常生活中，我们也可以随时随地做一些小动作来给脊背“瘦身”：俯卧在床上，用肘膝关节慢慢支撑并抬高身体，坚持15~20秒钟，再将身体放回床上，如此反复30次，每日做1~2次。在走路或站立时，将前臂横放在背后，也能起到紧实背部肌肉的作用。

漂亮女人的纤腿艾灸秘籍

时装秀上，你是不是每每看到模特们那一双双紧实纤细的美腿就艳羡不已呢？你是不是总是仰天长叹：“谁让我就这么高呢？”那你可就大错特错了，也许上天确实没有给你一双长长的腿，但是请记住，美腿标准可不是以长短论的。就像现在流行塑身而不是减肥一样，美丽的腿形才是让你自信的源泉。

大腿内侧的皮下脂肪是很容易堆积的，按摩大腿的方法是取坐位，腿部全部离开地面，臀部支撑身体平衡，双手按住膝盖上部大腿中部，轻轻按摩。这样可以消除腿部的浮肿，让双腿肌肤更加有弹性，使腿部线条变修长。艾灸瘦大腿的秘籍是将艾条点燃后在距离承扶、殷门、委中、血海这四个穴位的皮肤2厘米处施灸，每日灸1次，每次每穴灸10~15分钟，10次为一个疗程，疗程间休息2~3日。

减小腿要从去除臃肿的小腿肥肉开始。双手掌心紧贴腿部，四指并拢，大拇指用力压住腿部肌肉，从脚跟的淋巴结处中速向上旋转，两手旋转的方向必须相反，每条腿各按摩2~3分钟。睡前将腿抬高，成90度直角，放在墙壁上，坚持二三十分钟再放下，将有助于腿部血液循环，减轻脚部浮肿。艾灸疗法只需每日灸三阴交、足三里、委中、承山这四个穴位，就能达到瘦小腿的目的。其灸法及疗程同瘦大腿的灸法。

大腿和臀部的交接处常会出现橘皮组织，最好用收敛性强的护肤品，同样用抓和捏的方式让它吸收，也可以达到促进血液循环、加强新陈代谢的效果。穿着调整型裤子可以改善你的线条，让大腿线条变得好看，长期穿的话，肉也会集中在应该集中的地方。但是，这种方法不宜提倡，因为可能会给大家带来不舒适的感觉。

有些孕妇，在妊娠中、晚期会出现下肢浮肿，轻者限于小腿，先是脚踝部，后来慢慢向上蔓延，严重的可引起大腿、腹壁或全身浮肿。之所以出现这种情况，是由于怀孕后盆腔血液回流到下腔静脉的血量增加，而增大的子宫又压迫了下腔静脉，使下身和下肢的血液回流受阻，因而下肢静脉压力升高，以致小腿浮肿。所以，要想消除浮肿，就要使血液流通顺畅，而要使血液上下顺畅，就要按揉陷谷穴。按压此穴可以消除脸部浮肿、水肿、脚背肿痛。

其实，走路是最好的美腿方法，只要每天坚持走路或慢跑半个小时以上，并配合按摩、灸法及下蹲运动，不仅可以达到瘦腿的目的，同时还可锻炼腰部。

或许我们很多人都无法拥有模特那样的身高，也没有那样的魔鬼身材，但是只要我们不放弃努力，坚持健美，我们也能拥有纤细匀称的美腿。

艾灸疗法，打造圆润紧实的翘臀

腰和臀，在女性的S形曲线中起着承上启下的作用，腰身臀形若恰到好处，在视觉上就能给人曲线玲珑、峰峦起伏的美感，反之就会显得粗笨。所以，每个女人都要注意塑形美体，让自己有个细腰翘臀的玲珑身材。

站得太久，血液不易自远端回流，造成臀部供氧不足，新陈代谢不好，长久下去还可能引起小腿的静脉曲张。上班族女性，因久坐办公室不常运动，脂肪渐渐累积在下半身，这样容易造成臀部下垂。好多人坐着的时候怎么舒服怎么坐，东倒西歪的。其实，不能斜坐在椅子上，因为斜坐时压力集中在脊椎尾端，造成血液循环不良，使臀部肌肉的氧气供给不足，对大脑不利。也不能只坐椅子前端1/3处，因为这样坐全身重量都压在臀部这一小方块处，长时间下来会感觉很疲惫。

腰部是窈窕身材的关键，因此，爱美的女性除了注意饮食外，还应重视腰部锻炼，以增强腰肌张力和柔韧性。躺在床上，然后用手轻捶自己的左右腰部，100次以上就可以。挺胸、提肛、举腿是良好的站姿，脊背挺直，收腹提气，此时再做一下肛门收缩的动作，可收缩臀部。需要长时间站立的女性，不时动一下，做做抬腿后举的动作，对塑造S形曲线大有好处。

要想拥有纤细的腰身，最简单的方法就是在饮食上注意，多吃杏仁、鸡蛋以及豆制品。杏仁中所含的矿物质镁是身体产生能量、塑造肌肉组织和维持血糖的必需品。稳定的血糖能有效防止因过度饥饿引起的暴饮暴食及肥胖。杏仁最神奇的功能就是它可以阻止身体对热量的吸收。研究发现，杏仁细胞壁的成分可以降低人体对脂肪的吸收，所以，女性朋友要想让腹部平坦，可以每天吃十几粒杏仁。

此外，艾灸疗法也是瘦臀的一个不错的方法。取环跳、承扶、白环俞这三个穴位，将艾条点燃后，在距离穴位皮肤2厘米左右处施灸，每个穴位每次灸15～30分钟，每日或隔日灸1次，10次为一个疗程。

在日常生活中，女性朋友也应该注意以下问题：休息站立或者等候公交车时，脚尖着地，脚后跟慢慢抬起，同时用力夹紧臀部，吸气，然后慢慢放下，呼气，坚持做就会见到成效。坐时应脊背挺直，坐满椅子的2/3，将力量分摊在臀部及大腿处。如果长时间坐累了，想靠在椅背上，请选择能完全支撑背部力量的椅背。尽量合并双腿，长久分开腿的姿势会影响骨盆形状。坐时经常踮起脚尖，对塑造臀部线条很有好处。尽量不要长时间双腿交叉坐，否则会造成腿及臀部的血液循环不畅。

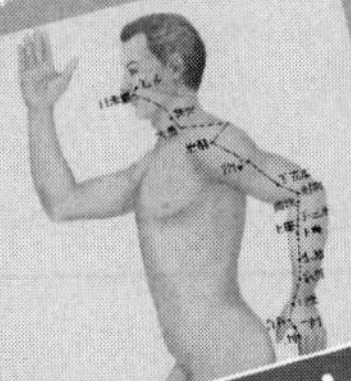

第五节

循着经络做灸疗，选准穴位最重要——十四经脉艾灸除病术

督脉上的艾灸除病大穴

腰阳关——让腰痛不再可怕

在我们人体上，有这样两个相互呼应的“关隘”，这就是任脉上的关元和督脉上的腰阳关。关元穴在腹部，关是关口，元是元气，关元就是元阴元阳相交之处。而腰阳关就相当于关元穴在背部的投影。腰是指位置在腰上，阳是指在督脉上，督脉为阳脉之海。腰阳关就是督脉上元阴元阳的相交点，这个穴在人体的位置极其重要，是阳气通行的关隘。

腰阳关位于腰部，背后正中线，第四腰椎棘突下凹陷中，是专门治疗腰部疾病的穴位，尤其对于现代人经常犯的腰痛僵硬治疗效果非常好。中医认为，腰为肾之府，腰痛与肾的关系极其紧密。外邪多侵袭或内伤均能伤肾，而致经脉不利，导致腰痛。腰痛的病机多为腰部经脉失养，腰府虚乏，而致关节不利。腰阳关为督脉要穴，灸之可通调督脉气血，缓解腰痛。具体方法为：艾条悬灸，可艾炷直接灸，每次10~20分钟。每日1次，5~7日为一个疗程，间隔2日可行下一个疗程。如果疗效不满意，还可加灸大杼，方法及疗程与腰阳关相同，但顺序一定是先灸腰阳关，再灸大杼。

除此之外，按摩法也不失为一个好方法。发现腰部疼痛的时候，可以躺下来，趴着，用热毛巾或者热水袋，在腰阳关的位置热敷，保持这个部位的热度，每次敷20分钟到半小时即可。如果身边没有合适的物品，也可以采用按摩的方式，用大拇指在腰阳关的位置打转按摩，每次按揉100下，可以很好地改善疼痛的症状。

中医将人体的颈、胸、腰椎分为三关，分别为风寒关、气血关、寒冷关。我们的腰阳关穴就在第四腰椎，正好处于寒冷关的中间地带，而这里又是阳气通行的关隘。很多老人到了冬天经常感到后背发凉，很大一个原因就是这里的经络不通，阳气无法上行。这时候，只要打通了腰阳关，阳气顺行而上，所有的问题自然就能迎刃而解了。

命门——滋肾壮阳，打开生命之门

命门穴是督脉上的要穴，位于后背两肾之间，第二腰椎棘突下，与肚脐相平对的区域。取穴时采用俯卧的姿势，命门穴位于腰部，在后正中线上，第二腰椎棘突下凹陷处。指压时，有强烈的压痛感。

命门，即人体生命之门的意思，该穴是先天之气蕴藏所在，是人体生化的来源，是生命的根本。对男子所藏生殖之精和女子胞宫的生殖功能有重要影响，对各脏腑的生理活动起着温煦、激发和推动作用，对饮食物的消化、吸收与运输，以及水液代谢等都具有促进作用。近代中医的观点，多认为命门藏真火，而称之为命门火。

命门穴是滋肾壮阳、养生保健的重要穴位。根据中医文献记载，刺激命门穴常用于治疗腰痛、耳鸣、头痛、神经衰弱、阳痿、遗梢、早泄、泄泻、遗尿、脱肛、月经不调、痛经、赤白带下、腰脊强痛、膝冷乏力、下肢麻痹等病症。现在，临床则常用于治疗脊椎炎、腰椎肥大、截瘫、小儿麻痹后遗症、贫血、消渴、硬皮病、荨麻疹、盆腔炎、子宫内膜炎、不孕症、血栓闭塞性脉管炎、阴部湿疹、皮肤肿瘤等疾病。

如果采用艾灸方法来刺激命门，可以有以下四种方式：

（1）艾炷直接灸：无瘢痕灸10～15壮，每周1次，1个月为一疗程，可连续灸1～3个疗程。

（2）艾条悬起灸：温和灸10～20分钟，每日或隔日1次，连续灸3～6个月为一个疗程。

（3）隔附子灸：每次3～5壮，每日或隔日1次，连续灸1个月为一疗程。

（4）隔姜灸：每次3～7壮，每日或

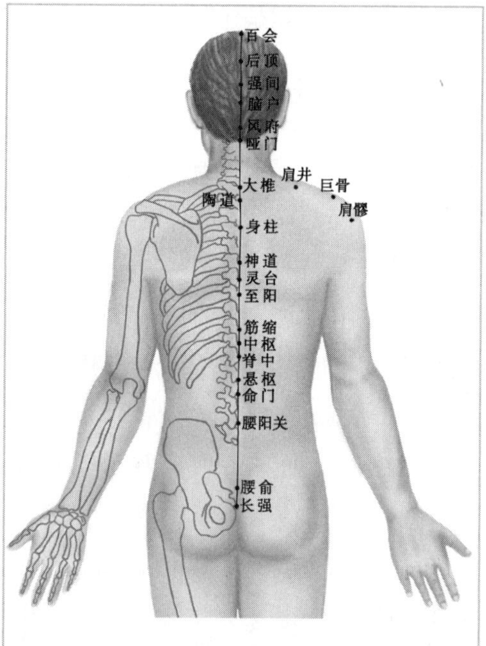

督脉

隔2日1次。此种方法最适宜肢冷腹寒、阳气不足的患者。

除了艾灸之外，掌擦命门穴也可起到强肾固本、温肾壮阳、强腰膝固肾气、延缓人体衰老等功效。采用这种方法，还可疏通督脉上的气滞点，加强与任脉的联系，可以促进真气在任督二脉上的运行，并能治疗阳痿、遗精、腰痛、肾寒阳衰、行走无力、四肢困乏、腿部浮肿等症。其方法为：用掌擦命门穴及两肾，以感觉发热发烫为度，然后将两掌搓热捂住两肾，意念守住命门穴约10分钟即可。

身柱——补益虚损，通治儿科百病

身柱是督脉上的穴位，在人体后背部，在后正中线上，第三胸椎棘突下凹陷处。从字面上理解，身柱实际上就是“全身支柱”的意思，它就像一个承上启下的柱子，在后背两个肩胛骨的中间，上接头部，下面和腰背相连。

中医认为，身柱有理肺气、补虚损、解疗毒、宁神志的功效，同时，它又有“小儿百病之灸点”的称号，是小儿保健灸的重要穴位，能通阳理气、补益虚损，通治儿科百病。《养生一言》中便有这样的说法：“小儿每月灸身柱、天枢，可保无病。”因此，灸身柱是保证儿童健康成长的重要措施之一，父母可以多多了解。

现代研究认为，灸身柱还可以调节人的神经系统，对于神经衰弱、失眠、头痛等病症有缓解作用，并且可以防止疲劳，促进机体体力的恢复。灸身柱对小儿的胃肠道疾病，如消化不良、吐乳、泄泻、食欲不振等有防治作用。此外，对精神委靡、夜哭，呼吸系统的哮喘、气管炎、百日咳、感冒、肺炎等都有防治作用。

对于身柱穴，艾灸方法主要有以下几种：

（1）艾炷灸：用手将艾绒搓成半个米粒大或比铅笔芯还要细的小艾炷，长度大约为1～2厘米，请患者取俯卧位，等艾炷燃尽之后再换一炷，每次1～3壮，隔2～3日灸1次，也可每周1次。

（2）艾条悬起灸：用适量艾绒卷成香烟大小的艾条，可用温和灸或雀啄灸法，每次以灸5～10分钟为宜，隔1～2日灸1次，每月可灸10次左右。

（3）灯火灸：每次1壮，隔2～3日1次。如果没有灯芯草，可以用线香代替。

（4）隔姜灸：每次5～7壮，艾炷如黄豆大，隔日或每周灸1次。

对于身柱穴，除了采用艾灸疗法之外，家长们也可以在睡前时常给孩子揉一揉，这样不仅可免去孩子吃药打针的痛苦，还能让孩子深深体会到父母的疼爱与关怀。由于这个穴位在背后，按摩时可能不好着力，我们可以拿一枚硬币，用硬币的边缘在身柱穴处上下滑动按摩。不过，值得注意的是，此穴处于脊柱之上，力度一定不能太大，否则会伤到孩子稚嫩的身体。

大椎——清脑宁神，消炎退热是良方

大椎又名百劳穴，在第七颈椎与第一胸椎之间，是督脉、手足三阳经、阳维脉之会，有“诸阳之会”和“阳脉之海”之称。这个穴位在背部的最高点，背部就是阳面，所以大椎是阳中之王。如果是怕冷的人，是身体的阳气不足的表现，那么我们只要在大椎施行艾灸，就能起到升阳之效。

我们这样说，大家就可能会以为大椎穴仅仅是补阳的，那可就大错特错了。专家指出：“（大椎）还可清脑宁神，增强智力，调节大脑功能。现代研究发现，大椎穴具有良好的消炎，退热，解痉，消除黄疸，预防流脑、流感，增加白细胞的作用。”事实上，一些相关资料也记载，大椎穴有解表、疏风、散寒，温阳、通阳、清心、宁神、健脑、消除疲劳、增强体质、强壮全身的作用。而现代研究则发现，艾灸大椎穴可以治疗感冒发热、百日咳、支气管炎、肺炎、肺结核、肺气肿、中暑、肝炎、黄疸、血液病、白细胞减少、脑炎、脑脊髓膜炎、咽炎、淋巴结炎、扁桃体炎、乳腺炎、乳腺增生、发际疮、疔疮、丹毒、静脉炎、风疹、荨麻疹、神经衰弱、神经分裂症、颈椎病、湿疹、银屑病、痤疮、面部黄褐斑。

艾灸大椎穴，采用艾条和艾炷都可以，如果是艾条灸，最好采用悬起灸，每次温和灸15～20分钟，以局部潮热微红为度，通常灸一次之后需要隔1～2日再灸。如果是艾炷灸，则需取麦粒大小的艾炷直接在穴位上施灸，每次5～7壮为宜，最好是发泡或无瘢痕灸，每周灸1次即可。

和身柱穴一样，大椎穴也是儿童的保健大穴，它对于小儿麻痹后遗症、小儿舞蹈病、小儿百日咳等多种病症都有奇效。长期使用本穴，还可有效治疗体内寄生虫、扁桃腺炎、尿毒症等病。如果孩子不配合艾灸，父母可以采用按摩的方法，先让孩子背坐或俯卧，大拇指指尖向下，用指腹或指尖按揉；或者屈起食指在穴位上刮，效果会更好。每次大约按揉2～3分钟即可。

百会——降压保健，解决癫痫头重之患

中医认为：头为精明之府、百脉之宗，人体的十二经脉都会聚在此，是全身的主宰。百会穴位于头顶部正中央，有“三阳五会”之称（即足三阳与督

脉、足厥阴肝经的交会穴），是人体众多经脉会聚的地方，是头部保健的重要大穴，它能够通达全身的阴阳脉络，连贯所有的大小经穴，是人体阳气汇聚的地方，有开窍醒脑、固阳固脱、升阳举陷的功效。

百会穴位于后发际正中直上7寸，在头顶正中线与两耳尖连线之交点处。我们很容易就能找到它，将双耳向前对折，取两个耳朵最高点连线的中点，也就是前后正中线的交点就是。或者将大拇指插进耳洞中，两手的中指朝头顶伸直，然后就是做环抱头顶状，两手指按住头部。此时两手中指尖相触之处，就是百会穴。用指施压，会感到轻微的疼痛。

关于百会穴的艾灸功效，历代医书多有记载，如《圣惠方·明堂》中就说：灸百会善治“顶上痛，风头重，目如脱，不可左右顾，癫疾，耳鸣，小儿惊痫，热病汗出而善呕”，又治“鼻塞，少心力，忘前失后，心神恍惚，及大人小儿脱肛”。《千金方》中说：“百会、玉枕主卒起僵仆，恶见风寒。”《图翼》中记载：“鼻衄。又：女人血风，胎前产后风疾。又：悲哭欲死，四肢冷气欲绝。”《真髓》则说：“许多癫痫患者，只要百会一穴，就可以治愈头重，因为百会是一切经脉聚集的地方。又：脑贫血，灸百会一次即愈。是救急疗法的最好方法。因所受之寒，上升头部而致脑贫血的，用百会有效。同时再灸手三里，使向下行。”

可以说，百会穴既是长寿穴又是保健穴，此穴经过锻炼，可开发人体潜能，增加体内的真气，调节心脑血管系统功能，益智开慧，澄心明性，轻身延年。现代临床上常用于治疗高血压、低血压、休克、遗尿、神经衰弱、抑郁症、竞技综合征、眼睑下垂、舞蹈病、精神分裂症、鼻炎、鼻窦炎、脚气等。具体的灸法主要是艾条灸，通常每次灸10～15分钟即可。除了艾灸之外，对此穴还有其他一些使用方法，下面为大家一一介绍：

（1）按摩法：睡前端坐，用掌指来回摩擦百会至发热为度，每次108下。

（2）叩击法：用右空心掌轻轻叩击百会穴，每次108下。

（3）意守法：两眼微闭，全身放松，心意注于百会穴并守住，意守时以此穴出现跳动和温热感为有效，时间约10分钟。

（4）采气法：站坐均可，全身放松，意想自己的百会穴打开，宇宙中的真气能量和阳光清气源源不断地通过百会进入体内，时间约10分钟。

在日常保健中，百会穴经常被用来降血压，方法也很简单，这里顺便给大家介绍一下：手掌紧贴百会穴做顺时针旋转，每次做36圈，首先可以宁神清脑、降低血压；其次可美发。用食指或中指按压百会穴，逐渐用力深压捻动，然后用空拳轻轻叩击百会穴，每次进行3分钟。这样可以促进血液循环，增强头皮的抵抗力，从而减少脱发断发。另外，梳头时应顺着毛囊和毛发的自然生长方向，切忌胡乱用力拉扯。因为头部有督脉、膀胱经、胆经等多条经脉循行，所以最好顺着经络的循行梳头，这样轻而易举就能调理多条经脉了。

人中——我们身上自带的“120”

古人认为，人中和寿命有关，人中短的人命短，人中长的人寿命也长。《相书》中也说：鼻下人中长一寸，年龄长百岁。真的是这样吗？我们先来说说人中的重要性。

人中关涉两个重要的经脉，人体前阴和后阴的中间叫汇阴穴，从汇阴穴的里面延伸出一条经脉，叫督脉，这是人体的一条大阳经，而且是最重要的阳经；从前胸正中线一直上来，到头部这里也有人体的一条重要的阴经之脉，叫任脉。人中就是这两条最重要的任督二脉的交汇处，在古代这个穴位叫“寿宫”，就是说长寿与否看人中；还叫“子停”，就是将来后代的发育情况如何也要看人中，因为人中是阴经和阳经的沟渠，从它可以看出阴阳的交合能力如何。

在古代的面相学中，人中是一个重要的观察点，讲究人中要长、宽、深。如果人中平、短、浅，好好地休息几天就可以改善，人中的沟渠会慢慢变深。人中的深浅可以修，但是长短不能改变。古代相面时认为，人中特长的人会长寿，后代的发育也会比较好，因为这样的人阴阳交合能力比较强，后代比较强壮，他的精力也比较旺盛；如果人中是歪的，说明阴阳交合出了问题，会出现腿痛或者脊背痛的问题。

人中在我们身体上就类似于“120”的作用，是个重要的急救穴，艾灸该穴位就是简单有效的急救方法，可以用于治疗中暑、头晕、昏迷、晕厥、低血压、休克等，除此之外，现代临床还常用于破伤风、癔症、精神分裂症、遗尿、尿潴留、面肌痉挛、呃逆、舞蹈病、晕动病、急性腰扭伤等急性病。艾灸方法很简单，如果是艾炷的话，灸1～3壮即可；如果用艾条，灸3～5分钟即可见效。当然，如果手边没有艾草，按压此穴也可，但时间、力度和按压手法都有讲究。如果是轻度的头昏或中暑，可以用指肚按揉人中穴，每次持续数秒，按揉2～3分钟一般即可缓解症状。如果病人已经晕厥、昏迷，则应该用指甲掐或针刺人中穴，适当的节律性刺激最为合适：每分钟掐压或捻针20～40次，每次持续0.5~1秒，持续1~2分钟即可。指掐人中穴是在模拟针刺效果，力度不要过大，以稍用力为宜。

需要注意的是，灸艾或按压人中只是一种简便的应急措施，病人家属还应及时与医院联系，进一步抢救，以免延误病情。

为什么刺激人中就能让晕倒的人醒过来呢？在中医看来，人突然晕倒的原因可能就是阴阳失和，艾灸人中就是在刺激任督二脉，这是人体最重要的阴阳二脉，从而可以阴阳交合，人自然就醒过来了。

在西医看来，刺激人中，一是具有升高血压的作用，血压是主要生命指征之一，任何原因造成的血压过低都会危及生命。在危急情况下，升高血压可以保证各脏器的血液供应，维持生命活动。二是刺激人中对另一主要生命指征——呼吸活动也有影响，适当的节律性刺激有利于节律性呼吸活动的进行。不管怎样，人中的重要性毋庸置疑，在遇到突发情况时刺激人中，可能会挽救我们的生命。

任脉上的艾灸除病大穴

会阴——促进阴阳交接，调节生殖功能

会阴穴是人体任脉上的要穴。它位于人体肛门和生殖器的中间凹陷处（男性在肛门与阴囊根部连线之中点，女性在肛门与大阴唇后联合连线之中点）。会阴，顾名思义，就是阴脉经气交会之所。此穴与人体头顶的百会穴为一直线，是人体精气神的通道。百会为阳接天气，会阴为阴收地气，二者互相依存，相适相应，统摄着真气在任督二脉上的正常运行，维持体内阴阳气血的平衡，它是人体生命活动的要害部位。

会阴穴名首见于《针灸甲乙经》，“会阴，一名屏翳，在大便前，小便后，两阴之间，任脉别络，挟督脉冲脉之会，刺入二寸，留三呼，灸三壮”。在此之前《素问·气府论》则有“任脉之气所发者二十八穴……下阴别一”的记载。之后的针灸专著有名为下极、金门、海底、下阴别者，但在穴归类中皆称为会阴。《千金翼方》将其归入足少阴肾经，《针灸经穴图考》归入督脉，其他针灸专著均归任脉。

对于会阴穴的保健功效，历代医书中也多有记载，如《针灸铜人经》：“灸三壮，主会阴、谷道瘙痒。”《针灸

甲乙经·卷九》：“小便难，窍中热，实则腹皮痛，虚则痒瘙，会阴主之。”《针灸聚英·卷一》：“卒死者，针一寸，补之。溺死者，令人倒驮出水，针补，尿屎出则活。余不可针。”《普济》：“女子经不通，男子阴端寒冲心。”《针灸资生经·卷四》：“产后暴卒，灸会阴，三阴交。”现代医学界研究发现，艾灸会阴穴，能疏通体内脉结，促进阴阳气的交接与循环，对调节生理和生殖功能有独特的作用，临床上常用于治疗阴痒、阴挺、阴囊肿痛、脱肛、痔疮、小便不通、遗尿、遗精、阳痿、不射精、月经不调、闭经、昏迷、癫狂、先天性腰散

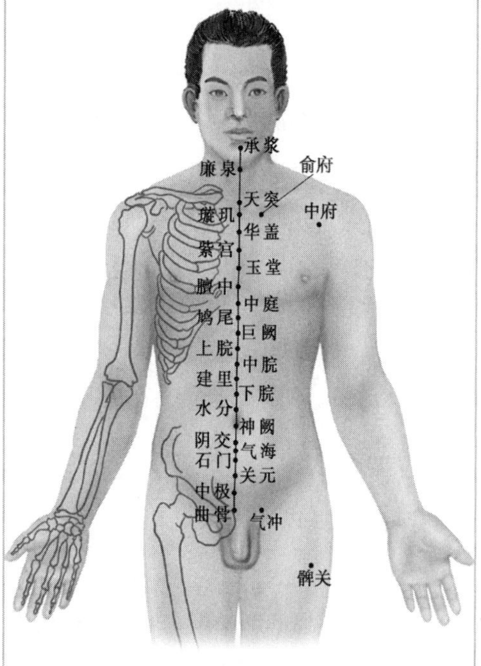

任脉

椎裂引起的排尿困难等症。

艾灸会阴穴的方法很简单，如果用艾炷灸可灸3～5壮，如果用艾灸可灸5～10分钟，注意艾灸不要过量，每次时间太久或经常灸会引起阴虚症状，如手足心热，有些穴位过量施灸会引起血热狂妄行，灼肉生痰，形成痈疽疮疡。每次灸前灸后必须喝水以排毒，同时制约阳气过盛产生热证。对于慢性前列腺炎患者可采用特殊的灸法：令患者仰卧屈膝，暴露阴部，臀部略垫起，用艾架固定在会阴穴上施灸。每日下午灸治，每次20～40分钟，灸后患者须注意休息。

除了艾灸之外，会阴穴的保健方法还有以下几种：

（1）点穴法。睡前半卧半坐，食指搭于中指背上，用中指指端点按会阴108下，以感觉酸痛为度。

（2）意守法。姿势不限，全身放松，将意念集中于会阴穴，守住会阴约15分钟，久之，会阴处即有真气冲动之感，并感觉身体轻飘飘的，舒适无比。

（3）提肾缩穴法。取站式，全身放松，吸气时小腹内收，肛门上提（如忍大便状），会阴随之上提内吸，呼气时腹部隆起，将会阴肛门放松，一呼一吸共做36次。

关元——让人元气充足、延年益寿

关元位于前正中线脐下3寸处，是任脉与足三阴的交会穴，同时也是小肠经的募穴，故对足三阴、小肠、任脉这些经行部位发生的病都有疗效。在临床上，本穴可以主治各种虚损及泌尿生殖系统病症。具体如遗精、早泄、阳痿、遗尿、小便不利、尿频、尿闭、尿血、便血、脱肛、疝气、泄泻、痢疾、月经不调、不孕、崩漏、经闭、痛经、赤白带下、阴挺、产后恶露不止、中风脱症、虚劳冷惫、羸瘦无力、消渴、小腹冷痛等。

另外，由于关元为一身元气之所在，且位于脐下胞宫之上，是男子藏精、女子藏血之处，故能温肾固本、补气回阳、理气和血。为全身养生保健、强壮体质的重要穴位，前人有“当人身上下四旁之中，故又名大中极，为男子藏精、女子蓄血之处也”的说法。长期刺激关元穴可使人元气充足、延年益寿。

刺激关元穴用灸比较好，只要每日坚持用艾条悬起的方法温灸10~20分钟，每日或隔日一次，以局部红晕为度，两周后就会感觉性功能有明显的提高，对那些总是感觉腰部发凉、阳痿、早泄及体质虚弱导致的眩晕、无力、怕冷的人效果最好，还可以治疗突发的昏厥。除了这种方法之外，还可用隔姜灸与隔附子灸，下面为大家详细介绍：

（1）艾炷隔附子灸。每次灸3~5壮，艾炷如黄豆大，以局部有湿热舒适感或潮红为度，隔日1次，每月灸10次。

（2）艾炷隔姜灸。每次灸3~10壮，艾炷如黄豆或枣核大，每日或隔日1次，或3日灸1次。10~15次为一个疗程。

艾灸关元穴对老年保健极有帮助。长期灸关元穴，会感觉后腰两肾部位有明显的发热感，有热气自关元穴斜向两侧上方发出，非常舒服。很多老年人睡眠不好，灸一段时间的关元穴就能改善，效果很好。寻找关元穴时，可采用仰卧的姿势。

如果艾灸不方便的话，也可以采用按摩的方法来刺激关元穴，但在按摩之前一定要让手指热起来，不要用冷冰冰的手去刺激腹部皮肤，尤其是女性，一定要注意下腹部的保暖。但是，由于关元和子宫等靠得很近，所以未婚未育的女性不能乱灸关元穴，否则很可能造成不孕症，而孕妇则是绝对禁灸此穴。

值得注意的是，凡是位于腰部的穴位，无论是腹部还是背部，都极其重要。由于腰部是肾所在的位置，这些穴位多少与肾气都有一些联系。因此，即使自己平时没有刺激这些穴位，也要注意腰部的保暖。

气海——虚劳羸弱，用艾灸气海补一补

武侠作品里经常说“丹田之气”，这里的“丹田”就是指气海穴。气海穴位于身体前正中线上，肚脐正中下1.5寸。此穴与人的元气相通，是元阳之本、真气生发之处，能鼓舞脏腑经络气血的新陈代谢，使之流转循环、自动不息，生命因此得以维持，故又有“性命之祖”之称，也称为“十二经之根”、“五脏六腑之本”。又因为丹田是“呼吸之门”，又是任、督、冲三脉所起之处，全身气血汇集之所，故此也称为“气海”。

古代医家认为，丹田之气由精产生，气又生神，神又统摄精与气，作用非常重要。精是本源，气是动力，神是主宰，丹田内气的强弱，决定了人的盛衰存亡。气功中所谓的“气降丹田”，其实就是腹式呼吸，是将所吸入的氧气运至丹田深处并逐渐下降到小腹脐下，这时会感到有一团热气汇聚在丹田处，热气再往下沉至会阴间，这样的呼吸能使全身血液鼓荡，加速流通，从而起到上述功效。

中医理论认为，气海穴具有补肾固精、升阳益气、补虚固本、调理冲任等功效，对虚劳羸弱、中风脱证、小腹痛、水肿、鼓胀、脘腹胀痛、泄泻、便秘、脱肛、遗精、阳痿、遗尿、尿闭、淋证、疝气、月经不调、痛经、闭经、崩漏、带下、产后胞衣不下、恶露不尽等病症有疗效。现在临床常用于治疗神经衰弱、精子缺乏症、功能性子宫出血、尿潴留、肠麻痹、胃下垂、呃逆、衰老、子宫脱垂、不孕症、肥胖症、脱发等症。

据《旧唐书》卷一百六十五载，柳公度年八十余，步履轻便，当有人问其养生之术时，他说：“吾初无术，但未尝以元气作喜怒，气海常温耳”。灸气海能生发和培补元气、滋荣百脉、益肾固精、保健强身、解除疲劳等。据《窦材灸法》记载：“上消病，日饮水三至五升，及心肺壅热，又吃冷物，伤肺肾之气……春灸气海，秋灸关元三百壮，口生津液。”意思是说，灸气海能预防治疗糖尿病。

古语说：“冬不炉，夏不扇”，强调冬天不要过分依赖炉火，否则会伤害人体闭藏的阳气；而夏天也不要过度使用扇子，而要适当出些汗，否则人体内阴气可能收敛太过。总之，养生最重要的一点就是让人体阴阳相协，水火相济。气海穴位于两肾之间，必须得保证它有足够的动力与水相制衡，所以艾灸气海穴是一个很好的保健方法。那么，具体如何艾灸呢？可采用以下四种方法：

（1）艾炷直接灸。通常会采用无瘢痕灸或发泡灸。每次灸5～7壮，隔日1次，或3日1次，10次为一个疗程，疗程

间期须隔数日。

（2）艾条悬起灸。温和灸，每次15～20分钟，以下腹部有温热感、皮肤潮红为度，隔日或3日灸1次。

（3）隔附子灸。艾炷如黄豆大小，每次灸3～5壮为宜，隔1～3日1次，10次为一个疗程，疗程之间须间隔5～10日。

（4）艾炷隔姜灸。如果采用如黄豆或枣核大的艾炷，每次保持5～7壮即可，多则不超过10壮；如果采用大姜片且艾炷如麦粒大小（每次姜片上可放3～4枚小艾炷），则需灸15～20壮。隔1～3日1次。

（5）温灸器灸。每次20～30分钟，温度以能耐受为度，每日1次，10次为一个疗程，每两个疗程之间应休息5～7日。

神阙——温补元阳，摆脱腹部疾病折磨

神阙实际上就是我们的肚脐眼，为什么称其为“神阙”呢？在这里，神，指元神；阙，指宫阙。神阙，就是指元神出入和居住的地方。中医理论认为，神阙穴是心肾交通的门户，可起到调和阴阳的作用。艾灸神阙穴，可以温补元气、健运脾胃、固脱复苏，尤其对治疗腹部疾病有极好的疗效，如腹泻、便血及病后大便不通。据《窦材灸法》载：“肠癖下血，久不止，此饮食冷物，损大肠气也，灸神阙穴三百壮。”

现代医学也证实了灸神阙的科学性。脐在胚胎发育过程中，是腹壁最后闭合之处，表皮角质层最薄，屏障功能最弱，艾灸的药性易穿透扩散，且脐下无脂肪组织，渗透力强，物性很容易被吸收。脐部皮肤除了具有一般皮肤所具有的微循环外，还有丰富的静脉网和腹下动脉分支，药性可以通过脐部直接进入体循环。有关专家曾经做过实验，艾灸患有关节炎大白鼠的神阙穴，其炎症区坏死程度及细胞浸润明显减轻；隔盐灸正常小白鼠的神阙穴，其杀伤细胞活性会在24小时内迅速升高，72小时至120小时复原，如果连续灸，则活性升高可以维持更长的时间。这表明，灸神阙穴就可以提高NK细胞（自然杀伤细胞）的活性，从而达到抗病、强身、保健的作用。

除上述功效之外，艾灸神阙穴对休克、中风脱证、四肢厥冷、肠鸣腹痛、痢疾、脱肛、水肿鼓胀、小便不利、失禁、淋证、不孕等症均有一定疗效。现在临床则常用于治疗急慢性胃肠炎、神经性呕吐、肠结核、肠粘连、消瘦、衰老、面色萎黄、荨麻疹、干燥综合征、晕动病、面部黄褐斑等病症。

一般来说，神阙穴多采用隔盐灸，其方法为：将一小把粗盐填在肚脐眼上，上置半个枣核或黄豆大的艾炷，每次灸5～10壮，隔日1次，以穴位处温热舒适为度。上面也可先放上切成薄片的

姜片，然后再置艾炷，这种情况下，每次少则灸3～5壮，多则灸20～30壮，隔日1次，每月灸10～15次，最好于每晚9点钟左右灸之，以局部稍显红晕为度。

除此之外，还有一种叫做神阙灸脐法的保健灸法，其法是，先以生五灵脂24克、生青盐15克、乳香3克、没药3克、夜明砂6克（微炒）、木通9克、干葱头6克、麝香少许，研成细末备用（以上诸药在中药店有售）。施灸时取面粉适量，用水调和作圈置于脐周。取药末6克，另将槐树皮剪成圆币形，将脐上的药末盖好，每岁一壮，灸治一次换一次药末，每月可灸1次，午时灸为宜，多用于身体虚弱者，并可强健脾胃功能，预防疾病。

当然，传统的脐疗不只是艾灸，还有很多种方法，下面再为大家介绍几种常用的脐疗方法，受莫名烦恼困扰的朋友不妨一试：

（1）丹硫膏。丹参、远志、硫磺各10克，研成细末。每次取药末1克，用水调成糊状，敷于脐部，用消毒纱布覆盖，再用胶布固定，每晚换药1次。具有养血、宁心、安神的功效。

（2）交泰丸。黄连、肉桂各等量，研成细末，用蜜调为丸，每丸重1克。每次取1粒药，放入脐内，用纱布覆盖，再用胶布固定。每晚换药1次。适用于心肾不交型失眠症。

（3）酸枣仁糊。酸枣仁10克，研成细末，用水调成糊状，放入肚脐中，外用伤湿止痛膏固定，每日换1次，连续3～5日。可养心安神、生津敛汗，适用于心肝血虚导致的失眠。

（4）柏子仁糊。柏子仁10克，研成细末，放入肚脐中，外用伤湿止痛膏固定，每日换1次，连续3～5日。可润肠通便、养心安神，适用于血不养心所致的虚烦失眠。

（5）珠黄散。珍珠粉、丹参粉、硫磺各等量，研成细末，和匀，放入瓶中备用。用时取药末0.5～1.5克，撒入肚脐中，按紧，用胶布固定，每5～7日换药一次，至失眠症痊愈为止。

以上方法由于是将药物填于脐中，故称其为填脐疗法。我们知道，任何疗法都有“禁区”，填脐疗法也不例外。有严重心血管疾病、体质特别虚弱者、处在怀孕期或哺乳期的女性以及过敏性皮肤者，特别是腹部皮肤有炎症、破损、溃烂者均不适合进行脐疗。除此之外，还要注意有无药物过敏史，以避免在用药时引起过敏。这些注意事项同样适用于艾灸疗法。

另外，运用填脐疗法治疗之时，一定要特别注意保暖。不要在室外进行治疗，也不要让脐部对准风口。保持室内温暖，适当覆盖衣被。尤其是腹泻、感冒、体质虚弱的患者，以及老人和小儿更要注意保暖。

中脘——温中健胃，让胃病远离

中脘，又名上纪、胃脘、大仓、太仓、中管等，属任脉，位于腹部正中线，脐上4寸。在这里，“中”是相对于上脘穴、下脘穴二穴而言的，而“脘”则是空腔的意思。该穴名意指任脉的地部经水由此向下而行。本穴物质为任脉上部经脉的下行经水，至本穴后，经水继续向下而行，如流入任脉下部的巨大空腔，故名。

中脘穴有调胃补气、化湿和中、降逆止呕的作用。据《针灸甲乙经》记载：“胃胀者腹满胃脘痛，鼻闻焦臭妨于食，大便难，中脘主之，亦取章门。”又载：“伤忧思气积，中脘主之。”《玉龙歌》也说：“黄疸四肢无力，中脘、足三里。”现代根据实验观察发现，艾灸中脘穴后能使胃的蠕动增强、幽门立即开放、胃下缘轻度提高、空肠黏膜皱襞增深、肠动力增强。艾灸中脘有利于提高脾胃功能，促进消化吸收和增强人的抵抗力，对于胃脘胀痛、呕吐、呃逆、吞酸、食欲不振等有较好疗效。

一般来说，艾灸中脘穴可采用四种方法，下面我们一一进行介绍。

（1）艾炷直接灸。每次最好保持在3～5壮，艾炷一般要小一些，并且要用无瘢痕灸，通常3～5日灸1次。

（2）艾炷隔姜灸。每次5～7壮，艾炷可以略大一些，如青豆大小，隔日1次，这种方法对于胃中虚寒怕冷的人尤其合适。

（3）艾条悬起灸。以温和灸为主，每次最好保持在20分钟左右，隔日1次，连续1～2个月方可收效。

（4）温灸器灸。每次温灸的时间需要稍长一些，大约在30分钟左右，每日1次即可，但如果是在冬季，天气比较寒冷，或者自身虚寒较重，也可以每日灸2次。20日为一个疗程。间歇2～3日再灸，连灸2～3个月。

一些上了年纪的人会觉得胃肠的功能特别差，吃什么也不消化，还会感到胃部经常出现疼痛，或者是恶心干呕，闹肚子也是家常便饭了。这种情况就需要用艾灸疗法，因为老年人一般都会阳气不足，对寒凉的刺激就会非常敏感。所以在艾灸的时候一定要选择隔姜灸，选择比较新鲜的姜，切成合适的薄片，不要太薄，然后在姜片上扎几个孔，选在中脘穴和神阙穴上，对准姜片进行艾灸。随着姜的药气进入到体内，到达胃部，寒凉的感觉就会消失，而消化不良等现象就逐渐得到改善。

除了艾灸之外，摩揉法也是中脘穴的常用保健方法，即是双掌重叠或单掌按压在中脘穴上，顺时针或逆时针方向缓慢进行圆周推动。注意手下与皮肤之间不要出现摩擦，即手掌始终紧贴着皮肤，带着皮下的脂肪、肌肉等组织做小范围的环旋运动，以使腹腔内产生热感为佳。操作不分时间地点，随时可做，但以饭后半小时做最好，力度不可过大，否则可能出现疼痛和恶心。

膻中——疏通气机不生病，延缓衰老寿命长

膻中隶属任脉，同时也是心包经的募穴，八会穴之气会。本穴位于前正中线上，平第四肋间，两乳头连线的中点。事实上，膻中的名称也正说明了穴位的所在：膻，指胸部，中，指中央，膻中，即是指胸部的中央。

中医认为，膻中穴能为人体提供的最重要的物质就是气。所以，但凡与气有关的疾病，如气机瘀滞、气虚等病症都可以找膻中穴来医治。而艾灸膻中穴，则具有理气活血、宽胸利隔、宁心安神、健胸丰乳、催乳等功效。现在临床常用艾灸膻中的方法来治疗支气管炎、胸膜炎、冠心病、心绞痛、心律失常、乳腺炎、乳腺增生、食管炎、食管痉挛、梅核气、肋间神经痛、肺痨等症。一般来说艾灸膻中如果艾炷灸的话，须灸3～5壮；如果用艾条灸，则须5～10分钟。

除了上述病症之外，艾灸膻中还具有养生保健的功效，主要体现在两个方面：调理气机，让孩子不易生病；延缓衰老，防止衰老过快。下面一一详解。

在现实生活中，你会发现有些孩子特别容易生病，对此民间称之为“体弱多病”，但实际上这些孩子往往并不算体弱，筋骨肌肉的成长都比较好，只是容易生病。这是为什么呢？事实上，这种情况大多是因为气机不利，给外邪以可乘之机，或因为气机不利而导致脏腑功能出现异常，而并非阴阳虚弱，先天不足以致元阳衰弱的情况则更加少见。因此，保健的重点在于调理气机，即在于疏通，而非补养。前面我们说过，艾灸膻中的作用在于调理气机。方法为：悬灸，感觉以温和为度，每次5～10分钟，每日1次，5日为一个疗程，每月一个疗程，可以连续数月，也可以隔月进行。如果体质明显好转，即可停止灸疗。

接下来再说一说灸膻中可以延缓衰老。老年朋友经常会有这样一种现象，即感觉自己某段时间衰老得特别快，无论是体力还是精力，都比以前更迅速地下降了。但只是一个笼统的感觉，没有具体的症状，到医院检查也没什么问题。这种情况实际上并不是因为气血流失，而是气机失调造成的假象。人进入老年阶段后，会逐渐地气血亏虚，但除非出现外伤或重大疾病，否则这是一个缓慢渐进的过程，不会出现突然间大量丢失气血的问题。如果有衰老过快的感

觉，实际上是因为气血亏虚的时候容易发生气机逆乱，脉气不稳，气血营养就不能顺利到达身体各个部位，故会感到供应不足，导致短时间内体力和精力感觉突然下降。这时，治疗的重点在于调理气机，而不是忙着大补气血。灸膻中就是最简便有效的方法：悬灸，每次10～20分钟，每日1次或隔日，5～7次为一个疗程。灸时以感觉温热为度，不可火力过猛。治疗时应缓慢调整呼吸，使心情平静、呼吸匀整，等症状缓解之后即可停止，不必完成整个疗程。

胆经上的艾灸除病大穴

风池——醒脑开窍，聪耳明目

风池，别名热府穴，在项部，当枕骨之下，与风府相平，胸锁乳突肌与斜方肌上端之间的凹陷处。风，指穴内物质为天部的风气；池，屯居水液之器，指穴内物质富含水湿。风池名意指有经气血在此化为阳热风气。本穴物质为脑空穴传来的水湿之气，至本穴后，因受外部之热，水湿之气胀散并化为阳热风气输散于头颈各部，故名风池。

风池穴具有清热解表，醒脑开窍，聪耳明目，通经活络之功效。临床上，常用艾灸风池来治疗热病无汗、头痛、眩晕、鼻出血、目赤肿痛、迎风流泪、耳鸣耳聋、失眠健忘、中风瘫痪、落枕、颈项强痛、肩背痛、高血压、脑震荡、风疹、荨麻疹、瘙痒症、急性结膜炎、电光性眼炎、视网膜动脉阻塞、青光眼、内分泌突眼症、近视、面肌痉挛、神经性皮炎、疥

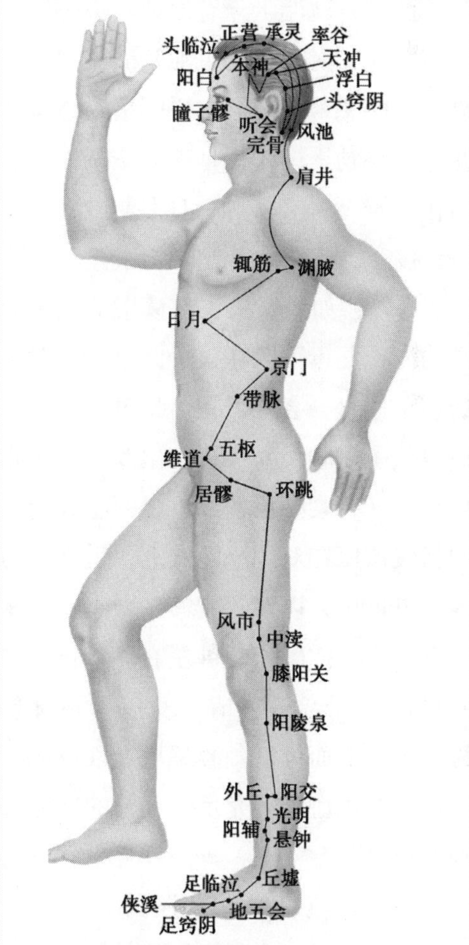

胆经

癣、痤疮、脱发等症。

关于此穴的艾灸方法，由于风池有头发覆盖，最好使用艾条灸，点燃艾条后，悬于穴位之上，艾灸时应将艾条稍稍抬高，并以另一手拨开头发，艾条距离皮肤2～3厘米进行熏烤。每次灸5～10分钟。

除了艾灸法之外，针对不同的症状，还可采用相应的手法按摩风池，以达到保健功效。比如，每天坚持按摩双侧风池穴，就能十分有效地防治感冒。无感冒先兆时，按压风池穴酸胀感不明显；酸胀感若很明显，说明极易感冒，此时就要勤于按摩，且加大按摩力度。当出现感冒症状，如打喷嚏、流鼻涕时，按摩也有减缓病情的作用。

另外，如果家里正在读书的孩子经常头疼，父母可以在孩子读书读累时，让孩子休息一会儿，在休息过程中，一边跟孩子聊聊天，一边伸出双手，十指自然张开，紧贴后枕部，以两手大拇指的指腹按压在双侧风池穴上，适当用力地上下推压，以孩子能够稍微感觉酸胀为度，连续按摩15分钟左右。这样一方面可以加深亲子感情，使孩子精神放松，另一方面可以刺激颈后血液供应，使大脑的供血供氧充足，大脑的功能得到良好发挥。

我们知道，风池穴还具有清热降火、通畅气血、疏通经络的功能，有止痛作用迅速、效果良好的特点。不少高血压患者差不多都有这样的经验，只要头颈后面“板牢了”，往往一量血压，就比较高了。现代针灸研究发现，针刺风池具有扩张椎基底动脉的作用，能增加脑血流量，改善病损脑组织的血氧供应，使血管弹性增强，血液阻力减少。因此，经常按风池穴可以预防高血压。血压已经高了怎么办？再配合刮拭人迎穴，血压会降下来一些。

肩井——肩上一口井，护佑你一生

肩井穴属于足少阳胆经，手足少阳、足阳明、阳维之会，位于大椎穴与肩峰连线中点，肩部最高处。取穴时一般采用正坐、俯伏或者俯卧的姿势，此穴位于人体的肩上，前直乳中，当大椎与肩峰端连线的中点，即乳头正上方与肩线交接处。肩，指穴在肩部也；井，地部孔隙。肩井穴名意指胆经的地部水液由此流入地之地部。本穴物质为胆经上部经脉下行而至的地部经水，至本穴后，经水由本穴的地部孔隙流入地部，故名肩井穴。

关于肩井的艾灸功效，古代医书是这样记载的。《明堂》云：“肩背痹痛，臂不举，寒热凄索，气上不得眠卧。”《千金》云：“难产。又：上气咳逆短气，风劳百病。又：卵偏大癫。”《千金翼》曰：“颈漏。又：癫狂。”《资生经》中说：“妇人堕胎后，手足厥逆。”《俞穴学》中说：“乳痈，中风，痛疬。”

如果把身体看做一口井，肩井穴就相当于一个井口，要保持井口通畅不受堵，才能让经脉通畅，因此平时需要刺激肩井穴，保持井口干净。中医认为，身体很多经脉是否通合，都与肩颈所在的经脉有关。平时精神太集中或者压力太大的时候，颈部会不自主地往前探，这时候整个肩部就会拘谨、收紧，造成肩部肌肉过度紧张，或者是痉挛，刺激肩井穴会感到放松舒服，头晕头痛都能得到缓解。刺激方法多用温灸法：持扶阳罐温灸该穴位，时间为3~5分钟，用罐体的红外线及磁场刺激该穴位，可防治肩酸痛、头酸痛、肩部僵硬、落枕等肩部疾病。或用艾条灸5～15分钟。

除艾灸之外，按摩也可起到相同功效，其法为：按揉肩井穴时先以左手食指压于中指上，按揉右侧肩井穴5分钟，再以右手按揉左侧肩井穴5分钟，力量要均匀，以穴位局部出现酸胀感为佳。每日早晚各一次。除此之外，还有一个很好的按摩方法，即拇指和四指并拢放在肩部，捏起来，再放下去，再捏起来，这样反复做，会感到肩部很舒服。

除肩部疲劳外，很多工作的人会感觉全身疲劳、困倦、气色不足，这种情况往往是脾虚导致。脾虚表现在腹胀、无食欲、消化功能差、倦怠、疲劳、头晕、四肢无力、大便稀溏、怕冷、面色萎黄、腹泻、肥胖浮肿，女性还可能出现月经不调。判断脾虚最简单的方法，是从镜子里看自己舌头边上是否有齿痕，舌头胖瘦如何，有无白色的苔，颜色是否正常，身体是否疲劳。

用肩井穴缓解疲劳、提高脾气，可与大包穴配合治疗。大包穴是脾经最终末的一个穴位，是脾之大络。脾管人体的后天之本，气血生化之源，气血生发出来以后，由这个大络把它散布到身体的各个地方去，如果脾的整个运化有问题了，就找大包。该穴位深部相对应的器官有胸膜腔、肺、膈、肝（右侧）、胃（左侧），故不可深刺。

首先双拳相握，对在一起，然后放到腋窝下，一般是放到与乳头相平的位置，用拳顶在这个地方，顶住的时候，拳的手指的缝隙刚好顶到肋骨的缝隙，以这里为支点，往里稍微用力一点，转肩，顺时针转，逆时针转都可以。这个方法其实是以大包为支点清理肩井穴，因为自己很难摸到肩井穴。这个动作让肩部转起来，刺激到了大包穴，也刺激到了肩井穴。在做这个姿势的时候，若能转肩以后再收肩，坚持10秒钟，然后做仰头，坚持10秒钟放松，再转2分钟，如此反复，就连颈椎都锻炼了。

阳陵泉——强壮筋骨，调节肝胆功能

阳陵泉，别名筋会穴、阳陵穴，前人依其所在部位而命名。阳，阳气；陵，土堆；泉，源源不断。胆属阳经，膝外侧属阳，腓骨小头部似陵，陵前下方凹陷处经气像流水入合深似泉，故名“阳陵泉”。阳陵泉是胆经的合穴，是气血汇集的地方，同时也是八会穴中的筋会，许多的筋都汇集到这里，因此是强壮筋骨、疏通经脉的常用保健穴，可治疗许多和筋有关的疾病。如《灵枢·邪气藏府病形篇》里有这样的记载：“筋急，阳陵泉主之。”《马丹阳天星二十穴歌》里讲到：“膝肿并麻木，冷痹及偏风，举足不能起，坐卧似衰翁，针入六分止，神功妙不同。”

除了治疗与筋有关的疾病外，阳陵泉还有一个特殊的作用，就是可以治疗胆结石。如《灵枢·邪气藏府病形篇》中有云：“胆病者，善太息，口苦，呕宿汁，心下澹澹，恐人将捕之，嗌中吤吤然数唾，在足少阳之本末，亦视其脉三陷下者灸之，其寒热者，取阳陵泉。”这里说的就是治疗胆腑的病症。

对于阳陵泉的取穴法，历代文献有很多种说法，如《灵枢·本输篇》中说：“伸而得之”，是让患者将下肢伸直，然后取穴；《针灸大成》中说：“蹲而取之”，是嘱病人取下蹲姿势再定穴；而《中国针灸学》又说：“坐，屈膝重足……取之”。近人据临床经验发现，这几种方法对于老年人、儿童、体质虚弱者均不适宜，而最好的方法则是采用仰卧位或侧卧位取穴，仰卧时对下肢微屈，在腓骨小头前下凹陷中取之。这种方法取穴病人可感到舒适耐久，并容易引起经气，得气快，感传好。

这个穴位既可以针，也可以灸，当然对一般家庭治疗来说，艾灸无疑是最安全实用的，可采用艾条悬起灸，也可采用艾炷直接灸，前者每次温和灸10~20分钟，每日或隔日1次，连灸1~3个月方可见效；后者建议用麦粒大小的艾炷，每次灸1~3壮为宜，最好采用无瘢痕灸或发泡灸，每周或每月灸2次，灸2~3个月为一个疗程。

对于胆结石患者来说，当肝脾和胆疼痛的时候，还可以采用按摩阳陵泉方式来缓解，当然配合阴陵泉一起按摩会起到更好的效果。按揉时我们可大拇指弯曲，用指腹垂直揉按穴道，有酸、胀、痛的感觉。先左后右，两侧穴位每次各揉1~3分钟。在穴位上，阳陵泉在外，阴陵泉在内，一起刺激这两个穴位，使其里外迎合，达到人体最平衡的状态。

丘墟——稳定情绪，缓解心理压力

丘墟。丘，土堆或土坡也；墟，故城遗址或废墟。丘墟名意指在胆经的风气作用下，地部的脾土为空虚之状。本穴物质为悬钟穴降行而至的水湿风气，在风气的吹刮下穴内脾土为空虚之状，只有皮骨而无脾土（肌肉），故名丘墟。

丘墟穴位于人体双脚外踝突出位置的前下方，解剖学的定位是趾长伸肌腱的外侧凹陷处。一般选取丘墟穴的时候都采用仰卧的姿势。从中医的理论讲，丘墟穴属于人体少阳胆经上的一个重要穴位，可以使人头脑清晰、情绪稳定，所以认为丘墟对人在承受不幸时，释放心理压力有很重要的作用。

每个人都会面对一些不幸的事情，而人体自身也有一些调控的能力。但是随着现代生活压力越来越大，工作越来越紧张，每天神经都在高负荷地运转。当出现一些不幸的时候，人们就会感到难以承受，甚至痛不欲生。现代医学也证明身体出现疾病，首先是源自精神上的异常，也有说这个世界每一个人都存在心理疾病的说法，这就意味着人体的疾病并不是仅仅局限在生理上的改变，还应该注意情绪上的异常表现。

如果人出现精神不稳定、烦躁不安的情况，多半都和疾病有关联，不是直接引起非常严重的疾病，就是会导致其他的病痛加重。在受到精神上的打击的时候，往往会出现不理智的情况，身体出现疾病也就是再所难免的了。

无论是工作上的还是生活上，紧张因素都变得越来越多，现代人也就随时在高强度的压力下生活。各种各样的打击频繁发生，对于当事人来说，这些烦恼都使内心变得忧郁无助，长时间持续就会引起失眠、神经衰弱、郁郁不欢。

遇到这种精神的打击应当立即给予治疗，不要等身体出现明显的不适，甚至疼痛都已难忍的时候才悔之晚矣。但是治疗的方法却不是很多，经络穴位恰恰是有效的手段之一。出现不高兴的事情，艾灸一下丘墟穴，根据经络的原理，调节身体肝胆的功能，不仅仅能使心情舒畅，压力也会缓解，那么精神情绪上的一些紧张也会慢慢消失。其方法为：每穴用艾条悬灸5分钟，每日1~2次。还可以用艾炷，每穴放2~4壮，每日1~2次。当然，也可选用艾灸盒温和灸，这样艾灸比较方便。情况缓解之后，可改用按摩方法：先将肌肉放松，一边缓缓吐气一边强压穴位6秒钟，如此重复10次。

如果经常对丘墟穴做一下刺激的治疗，那么人内心的性格、想法都会出现变化，当遇见不幸的事情，自然承受能力也会提高，心胸宽广了，压力也会减少，疾病当然也不会主动找上门来。

足临泣——通气血，防瘀滞，对治经期乳胀

足临泣，位于人体脚背的外侧，在第四脚趾关节的后方，在取穴定位的时候可以采用仰卧的姿势。从解剖学的定位上看，足临泣位于第四、五跖骨结合部前方，小趾伸肌腱外侧凹陷中。足，自然指脚；泣，古语说与“涩”相通，也就是凝滞不通的意思。所以这个穴位最大的作用就是疏通气血，防止瘀滞。对于这个穴位名称，也有这样的解释：人在低头站立哭泣的时候，大颗大颗泪珠落下来，正是落在这个位置，所以称之为足临泣。

中医认为，足临泣是人体足少阳胆经上的主要穴位，主治：目赤肿痛、胁肋疼痛、月经不调、乳痈、足跗疼痛等，还包括胆经头痛、腰痛、肌肉痉挛、眼疾、胆囊炎、中风、神经官能症等。在日常保健中，专家经常用灸足临泣的方法来治疗经期乳胀，其原理就在于：经期血行失常，容易发生气机逆乱或郁滞，导致肝胆经异常，而经期乳胀就是其中之一，故治疗时取胆经之足临泣，可以疏肝利胆、调理气机。其方法如下：

悬灸，每次10～20分钟，每日1次，5～7日为一个疗程。如果独灸足临泣效果不明显，可加灸乳根以增强局部气血的疏通，可在双乳的乳根穴左右做回旋灸法，感觉以温热为度，每次5～10分钟。每次治疗时当先灸足临泣，再灸乳根。治疗可从月经前两天开始，或在月经前出现乳房胀痛症状时开始，当症状消除或明显改善即可停止。习惯性经期乳胀患者，可以每月进行1次，数月后一般会出现病症整体好转，如果连续两个月没有好转，即可停止灸疗；对于非习惯患者，此法可作为临时治疗手段。孕妇禁用。

在利用足临泣治疗疾病的时候，人们会发现一个奇怪的事情，那就是这个穴位并不是仅局限在经络相关的作用方面，对于很多意想不到的疾病，足临泣都有不错的治疗效果。特别是现代生活中亚健康状态下出现的一些疾病，说大不大说小不小，说不大是因为去医院通常会建议注意休息，说不小是因为这些小毛病确确实实对人体产生了不舒服的感觉。此时按摩足临泣往往会收到意外的效果，所以也有人称足临泣是人体的神医。下面就是一个实际应用中的例子。

女性时常诉苦穿高跟鞋倦累异常，穿着不合脚的鞋子走路，产生倦累感是难免的。现在奇装异服纷纷出笼，并且不分老幼都有用鞋子来配合服装的倾向，有些人想使自己变“高”，于是便穿12～13厘米高的高跟鞋。

本来鞋子选用的目的是为了保护脚部，现在为了美观，才会导致脚痛、脚

累、骨骼变形等。能支撑体重，能稳健地行走，这样的脚才是健康的脚。因此应该尽量选择适合自己脚型的鞋子，这才是最科学的方式。但事实并非如此，鞋子追随流行早已经变成了根深蒂固的观念。

“人类是鞋子的奴隶”，现在的确是有这种倾向。穿上高跟鞋使自己的脚变形，借助鞋来增高自己，实际上并非用脚站立，而是用脚尖站立，由于趾节骨、中足骨、脚腕关节等受到不良姿势的压力，所以会感到疲倦。生活中我们的确应该懂得应该如何去除穿高跟鞋的倦累感。

治疗穿高跟鞋倦累感，只要艾灸足临泣就可以，如果还嫌麻烦，那么指压也能收效，只要一边吐气一边强压足临泣6秒钟，重复20次即可。

这里，我们提醒大家，不论你穿高跟鞋是否感到倦累，最好采用刺激足临泣的方法，否则倦累感由小积大，到时候就很难恢复了。这种缓解穿高跟鞋的倦累感的办法，可以说是预防此种疾病的一个重要手段。

肺经上的艾灸除病大穴

中府——益气固金，灸治小儿哮喘

中府穴，别名膺中外俞、膺俞、膺中俞、肺募、府中俞，是调补中气的要穴。中，中气也，天地之气，亦指中焦、胸中与中间；府，聚也。中府，即天地之气在胸中聚积之处。中府穴位于胸前壁外上方，距前正中线任脉华盖穴6寸，平第一肋间隙处。取穴法有三种，可任意选择：

（1）仰卧位，在胸壁的外上部，平第一肋间隙，距胸骨正中线6寸处取穴。

（2）两手叉腰立正，锁骨外端下缘的三角窝处为云门，此窝正中垂直往下推一条肋骨（平第一肋间隙）即本穴。

（3）男性乳头外侧旁开两横指，往上推3条肋骨即本穴。

中府是指天地之气在胸中聚积之处，中府穴是肺的募穴，即肺脏气血直接输注的地方，最能反映肺的情况，是诊断和治疗肺病的重要穴位之一。肺结核和支气管哮喘病人，在穴位上常有异常反应。同时，刺激该穴还有宣肺理气、和胃利水、止咳平喘、清泻肺热、健脾补气等功效，经常用来治疗咳嗽、气喘、胸痛、支气管炎、肺炎肺结核、支气管扩张。又因为此穴是手、足太阴之会，故又能健脾，治疗腹胀、肩背痛等病。在日常保健中，灸中府对小儿哮喘有显著疗效。

小儿哮喘是儿童常见的慢性呼吸道疾病。近年来其发病率在世界范围内呈上升趋势。由于哮喘常反复发作，难以根治，所以严重影响患儿的身心健康，也给患儿家长带来了沉重的经济负担和精神压力。然而，小儿哮喘也不是不可战胜的，实践证明，灸中府就是一种极好的防治妙法，其法如下：

通常中府穴要与膻中、定喘二穴配合治疗，其顺序为定喘、中府、膻中，艾条悬灸，以温和为度，每次每穴灸10～15分钟，每日1次，5～7日为一个疗程，疗程期间需间隔两日。初期可集中治疗2～3个疗程，如效果明显，再进行两个疗程巩固一下；如效果不明显，须在集中治疗之后，每个月进行一个疗程，持续5～6个月方可见效。在具体治疗中，中府穴左右两侧可互换灸治。

尺泽——肺部健康的守护神

尺泽穴，又名鬼受、鬼堂，最早出自《灵枢·本输》，为手太阴肺经的合穴。尺，“尸”（人）与“乙”（曲肘之形象）的合字，指前臂部；泽，浅水低凹处。尺泽因其位置特点而名。《黄帝内经·明堂》杨上善注：“泽，谓陂泽水钟处也。尺，谓从此向口有尺也。尺之中脉注此处，留动而下，与水义同，故名尺泽。”

尺泽穴位于肘部横纹中，肱二头肌腱桡侧凹陷处，可将手掌向上，微屈肘，在肘横纹上，肱二头肌腱桡侧缘处取穴。很多有肺脏疾病的人发病的时候都会很难受，喘不上来气非常多见，尺泽穴就是解决这类问题的钥匙，整个呼吸的不适都要靠尺泽穴来减缓。所以尺泽可以说是身体里专治肺部的神医。

根据历代中医文献的记载，尺泽穴的主治范围可包括以下两类：

咳嗽、气喘、胸部胀满等

我们知道，一般肺部如果出问题，不外乎就是咳嗽、喘、咳痰，上火以后甚至会出现干咳、咯血的症状。尺泽穴是手太阴肺经的穴位，而且是“合”穴，《四总穴歌》中说“合”穴治内腑。所以，咳嗽、气喘，或者是经常容易感冒，平时总感觉胸部胀满，还有爱抽烟的朋友想保护你的肺的话，坚持刺激尺泽穴就是非常好的保健方法。艾炷灸3～5壮，艾条灸5～10分钟。

肘、臂肌肉痉挛疼痛

还是同样的理由，尺泽是手太阴肺经穴位，它的位置就在肘关节附近，因此，当你觉得肘部关节屈伸不利，或是肌肉酸痛不适的时候，赶紧艾灸尺泽穴，使肘部的关节、肌肉气血通畅了，疼痛不适自然而然也就消除了。灸法同上。

在日常生活中，灸尺泽常常被用来治疗儿童感冒咳嗽。儿童感冒有一个特点，很容易遗留咳嗽症状，即当感冒的其他症状消失后，往往还会咳嗽，并且有的孩子咳嗽持续的时间还很长，甚至数十日都很常见。这是什么原因呢？原来，儿童的身体特点与成人不同，相对来说，他们“易损、易养、易乱”，易损就是说身体娇柔，容易损伤；易养的意思是说，身体处于生长旺盛时期，补养靠平日饮食就行了，而不必刻意使用补药；易乱就是气机变化迅急不定。由于这些原因，小儿在病邪祛除之后，肺气没有立即通畅，从而导致感冒后遗留咳嗽。此时，灸尺泽可谓对症施术。其方法为：悬灸，以感觉温和为度，每次10～20分钟，每日1～2次，最好是晨起后1小时和入夜后1小时各1次，咳嗽症状消失后即可停止治疗。

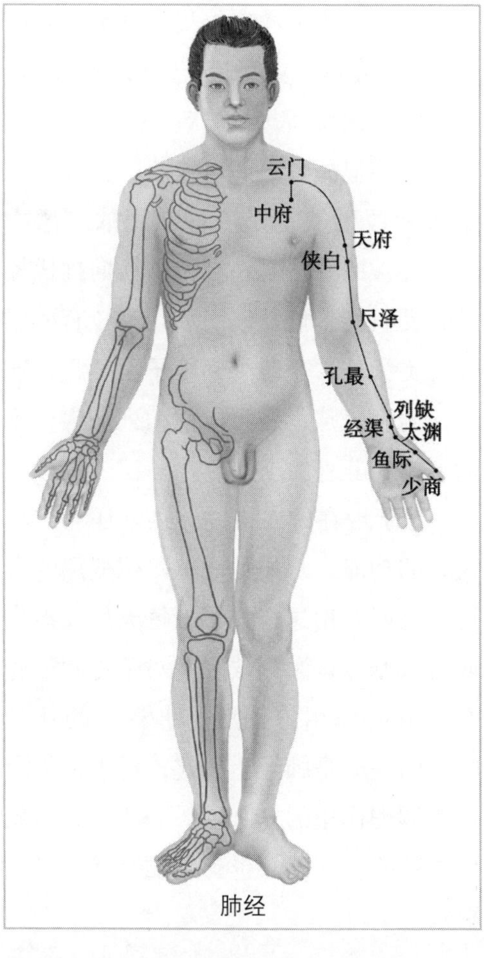

肺经

关于尺泽之名的由来，还有一种说法：尺在这里暗指肾的意思，泽是雨露的意思，就是恩泽、灌溉，尺泽意思就是补肾的穴位。因此中医认为，尺泽穴是最好的补肾穴，通过降肺气而补肾，最适合上实下虚的人，高血压患者多是这种体质。肝火旺、肺亦不虚、脾气大但很能克制自己不发火的人常会感到胸中堵闷，喘不上气来。此时可按摩肺经的尺泽穴。值得注意的是，按揉本穴时，用力要大，这样才能有好的效果；儿童除外，不可太过用力。同时，按揉本穴时也不宜时间过长，每日3～5次，每次2～3分钟即可。

列缺——治疗头部疾病的手上工具

列缺穴，别名童玄、腕劳，位于前臂桡侧远，桡骨茎突的上方，腕横纹上1.5寸，呈凹陷状。将两臂自然抬起，两只手从虎口处自然交叉，食指自然地搭在手腕上突起的骨头处，食指尖所指向的位置就是列缺穴。列，裂也，破也；缺，少也。列缺名意指肺经经水在此破缺溃散并溢流四方。本穴物质为孔最穴下行而来的地部经水，因其位处桡骨茎突上方，下行的经水被突出的桡骨（巨石）所挡，经水在此向外溢流破散，故名列缺。

李白在《梦游天姥吟留别》一诗中写道："列缺霹雳，丘峦崩摧，洞天石扉，訇然中开。青冥浩荡不见底，日月照耀金银台。"意思是说：惊雷闪电，将山峦震倒，神府之门打开，里面是一片金光璀璨，和之前的云山雾罩截然不同。在这里，列缺指闪电，列是分开，缺则是指破裂。闪电的形状就是一分为二的，中间有一条裂缝，所以称之为列缺。

中医中的列缺穴也有通上彻下的功能：这个穴在解剖上的位置就正好位于两条肌腱之间。而且列缺是肺的络穴，从这里又开始走入大肠经，一分为二，贯穿于两条经络之间，正好应了列缺之名。在《四总穴歌》中说："头项寻列缺"，也就是说，列缺的主要作用是治疗头部疾病。当人们头晕目眩时寻列缺，能很好地提精神，使人头脑清醒。

关于列缺穴的功能，很多中医典籍中都有记载。《黄帝内经》里说列缺穴主要治疗偏头疼、头疼、落枕等疾病。《针灸大成》中有一首脍炙人口的四总穴歌，其中一句"头项寻列缺"，就是说脖子往上的病都可以用该穴位来治疗和调节。

列缺穴还是八脉交会穴之一，通任脉，有宣肺散邪、通调经脉之功，对于预防颈椎病有独到的效果，可迅速缓解颈椎突发性疼痛。主治落枕、偏头痛、口歪眼斜，对感冒、哮喘、咳嗽、牙痛等有辅助疗效，适用于头部、颈部经常出现病痛的人。偶感风寒而引起的头痛，也可以通过刺激列缺穴来疏卫解表。

艾灸列缺穴通常用艾条悬灸，每次灸5～10分钟，如果用艾灸炷则需5～7壮。症状出现后每日可灸1～3次，症状消失或明显好转后即可停止。另外，用手指弹拨列缺也是一种常用的刺激方法。弹拨的手法是在穴位做横向推搓揉动，使肌肉、筋腱来回移动，以有酸胀等感觉为佳。平时感到脖子不适，发现脖子僵硬疼痛，就可以拨动列缺穴，不适感就能迅速减轻。

对于现在的人来说，列缺还有一项很好的功能，那便是戒烟。想戒烟的人可要好好利用这个穴了。每天用大拇指或者按摩棒刺激列缺穴，对于克制烟瘾有很好的作用。抽烟伤害最重的就是肺，而列缺是肺经上的穴，对于肺肯定是有调理作用的，所以，一些从事容易伤害肺的工作的人也有必要经常按摩列缺穴。

太渊——补肺治胸闷，养心防心衰

太渊穴，别名太泉，属于手太阴肺经。一提到“渊”，大家都会不自主地想到深渊，就是指水很深。太，隐含的意思就是大，太渊就是指宽广很深的水。在神话传说中，太渊是天池，也就是西王母的瑶池，在昆仑山，昆仑河的源头。此处穴位位于手内横纹的凹陷处，经水的流向是从地之天部流向地之地部的，就如同经水从山的顶峰流进地面深渊的底部，因此得名太渊穴。

在人体中，太渊就是指气血藏得很深的地方。确实，太渊是肺经的原穴，原同“源”，就是生命的源泉。原穴储藏的是肾的先天之气，脏腑经络的气血得到原气才能发挥作用，维持生命的正常活动。所以，这里的气血非常旺盛。而肺，又是相傅之官，调节一身之气，它的原穴必定气血充足，取太渊之名。

太渊穴位于腕掌侧横纹桡侧，桡动脉搏动处。这里，先给大家介绍一个简便取穴法：正坐，手臂前伸，手掌心朝上，用一只手的手掌轻轻握住另一只手腕，握住手腕的那只手的大拇指弯曲，用大拇指的指腹和指甲尖垂直方向轻轻掐按，会有酸胀的感觉，即是太渊穴。

中医认为，刺激太渊穴可清热宣肺、止咳平喘、利咽消肿、通血脉，对于咳嗽气喘、咯血、吐血、心悸胸痛、咽喉肿痛、腕骨痛、冻伤、手皲裂等病有疗效，现代临床则常用于治疗流感、鼻炎、百日咳、支气管炎、脉管炎、无脉症等。在日常生活中，如果感到胸闷憋气了，不妨灸一灸这个穴位。其方法为：艾条回旋灸，每次5～15分钟，以感觉温热为度，不可火力过猛，症状出现时使用，症状消失或明显好转后即可停止。如果效果不明显，可加灸经渠穴以增强疗效，方法及疗程同太渊。

除上述病症之外，在日常保健中，太渊穴还有一个功效，即调解心脏、预防“心衰”。这种情况一般多发生于老年人。年纪比较大了，就会感觉心脏的功能出现问题，血液运行也慢了。究竟怎样才能让心脏强壮起来呢，毕竟心脏是人体中最重要的器官。所以一定要掌握一个好方法来保护自己的心脏，防止出现心衰的情况，此时太渊穴就是保健要穴。

中医有一个观点是说血液通行在脉之中，而心主宰血液，所以脉是心脏的反应。而太渊穴就在腕口脉搏的地方，没有比太渊更能反映心脏的功能强弱的了，当然反过来能够调节心脏最好的位置就是太渊穴。确实在医学上也发现，太渊穴有预防心衰的作用。

老年人一般都会起得很早，天还没有亮的时候就醒了，一般在这个时间也是最好的感受心脏功能的时间。将右手搭在左手手腕上，自己来感觉心脏的跳动节律，如果有不规律的情况发生，太渊穴就是最佳的解决方案，直接在床上按摩一段时间，等到心率平稳了，再进行日常的活动。

因为心衰的原因是心脏的功能太弱了，也就是气血过于亏虚。那么从气血深藏的地方开始刺激，就会让气血的运行变快，上行供给其他的器官组织。如果年纪大了心脏出现不适，比如说走路、跑步，或者从事其他的运动，上气不接下气了，就可以立刻坐下来，用手刺激一下太渊穴，提升一下气血，保持身体长久的活力。

少商——醒脑开窍，启闭苏厥的急救良方

少商穴，别名鬼信穴，是肺经上最后一个穴位，在拇指上，是肺经传入大肠经的起始处。少，与大相对，小也，阴也，指穴内气血物质虚少且属阴；商，古指漏刻，计时之器，滴水漏下之计时漏刻也。该穴名意指本穴的气血流注方式为漏滴而下。本穴物质为鱼际穴传来的地部经水，因经过上部诸穴的分流散失，故而在少商的经水更为稀少，流注方式就如漏刻滴下。少商在拇指之端，其滴下的位置是从地之上部漏落到地之下部，即由体表经脉流向体内经脉。

中医认为，少商穴具有清肺利咽、醒脑开窍、启闭苏厥之效，为急救穴之一，临床上常可用于治疗咳嗽、鼻出血、咽喉肿痛、热病昏厥、中暑呕吐、癫狂、中风闭证、小儿惊风、手指挛痛、流感、急性咽喉炎、扁桃体炎、腮腺炎、白喉、百日咳、精神分裂症、休克、胎位不正等病症。在《针灸大成》中，由于位于手指末端，容易造成操作错误，少商穴曾被列为禁灸穴，后来很长一段时间人们都不对其使用艾灸法。事实上，如果采用艾条灸法，此穴还是可灸的，而且保健功效也很显著，尤其是在于醒脑开窍、启闭苏厥等方面，可以说是一个急救的良药，当有人昏厥之后，灸少商5～10分钟往往能收效。

当然，如果不愿艾灸，或条件不允许，按摩也是一个不错的选择。不过，少商在我们大拇指的指角，无法像其他穴位一样按摩，这时候可以找来一根棉棒，或者将牙签倒过来，甚至取一根圆珠笔，用它的笔尖都可以。总之，不管在哪里，也不管是什么东西，只要是圆钝头的东西即可。必要的时候，还可采用刺血疗法。少商放血，就相当于将肺经过热的气血引出去，还肺一个清凉的天地。刺血的时候，先用酒精将针和皮肤都消毒，然后捏起一点点少商处的皮肤，用针快速在皮肤上刺两下，同时挤3~5滴血，然后迅速用棉棒轻轻按住，以便于止血（此法有一定危险，非专业人

士勿用）。

除了上面所说的一些疾病之外，少商穴还有一个用处，那就是阻止打呃。在生活中，我们经常会连续不断地打嗝。其实，引起打嗝的原因有多种，包括胃、食管功能或器质性改变，也有因外界物质、生化、物理刺激引起的。比如：进入胃内的空气过多而自口腔溢出、精神神经因素（如迷走神经兴奋、幽门痉挛）、饮食习惯不良（如进食、饮水过急）、吞咽动作过多（如口涎过多或过少时）等，而胃肠神经官能症、胃肠道慢性疾病引起胃蠕动减弱所致时则发病频繁且治疗时不易改善。打嗝虽然不是什么大毛病，但在有些场合，打嗝很让人尴尬，但往往又很难控制。这时候，我们不妨用一用手指的少商穴。方法很简单：用指压少商穴，同时配合用意念把上逆之气往下引，至下腹丹田处，再由下吞咽口水，如此数次即可止住，少商穴在大拇指侧距指甲一分处，按压以有酸痛感为度，持续15秒到1分钟即能生效。也可以用右手做剑指，指喉头处，从上往下导引，同时意念配合往下吞，只三两下即止，大家不妨一试。

肝经上的艾灸除病大穴

大敦——疗效众多的保健妙穴

老百姓常说："人吃五谷杂粮，哪有不生病的。"的确如此，得病以后给自己、给家人都会带来很多痛苦。为了不生病，或者少生病，我们在平时就应该注意预防，学会养生保健，防患于未然。其实在我们的身上就有很多的仙药田，随处可得，随手可得，帮我们防治百病，大敦穴就是其中之一。

大敦，即大树墩也，在此意指穴内气血的生发特性。本穴物质为体内肝经外输的温热水液，而本穴又为肝经井穴，五行属木，时值为春，水液由本穴的地部孔隙外出体表后蒸升扩散，表现出春天气息的生发特性，如大树墩在春天生发新枝一般，故名大敦。

大敦穴是足厥阴肝经的第一个穴位，在足大趾末节外侧，距趾甲角0.1寸。正坐伸足或仰卧位，从拇趾爪甲外侧缘与基底部各作一线，于交点处取穴。关于此穴的功效，《针灸甲乙经》云："卒心痛，汗出。"《千金方》中说："主目不视，太息。又主卒疝暴痛，阴跳上入腹，寒疝阴挺出偏大肿脐腹中。"《千金翼》又说："狂走癫厥如死人，灸足大敦九壮。”《铜人》则说：“治卒疝，小便数，遗溺，阴头中痛……妇人血崩不止。”

总体来说，大敦穴具有疏肝理气、调血解痉、清热醒脑等功能，对治范围可包括生殖、神经、消化、心血管等多个系统的疾病，主要对治疾病包括昏厥、阴挺、阴肿痛、月经不调、崩漏、小便失禁、遗尿、癃闭、淋证、病痛缩阴、便秘、癫狂痛等，现代临床则常用于治疗子宫脱垂、功能性子宫出血、腹股沟斜疝、阴囊鞘膜积液、精索静脉曲张、附睾睾丸炎、滞产等。由此可见，说大敦是“疗效众多的养生妙穴”的确不是虚言。下面，我们就选择一些灸大敦最常见的功效给大家详细介绍。

灸大敦治疗疝气

疝气并不是很常见的一种病，是指人体组织或器官一部分离开了原来的部位，通过人体间隙、缺损或薄弱部位进入另一部位。最常见的症状就是在大腿根或者肚脐鼓出来一个包，躺着或者用手揉揉可以回去，一般发生在咳嗽、喷嚏、排便等腹压增高的时候，发育不良的婴幼儿和体弱多病的老年人多见。很多家长对孩子疝气并不放在心上，认为疝气“进进出出”，对身体没什么影响。其实这种想法是不正确的，虽然在大多数情况下，疝气可以自行进出，但是偶尔也会发生嵌顿、上不去的情况，这就麻烦了，如果不能及时恢复，时间一长会造成疝内肠段的缺血性坏死，甚至会发生肠穿孔而危及生命。因此，疝气可不是小问题，应当引起注意。如果你身边有这样的病人，你可以告诉他用灸大敦穴的方法来治疗，这个穴位可是治疗疝气的特效穴，一般用艾炷灸，每次5～7壮，如果用艾条灸则需10～15分钟。除了大敦穴外，还可以配合太冲、气海、地机穴一起来治疗，疗效更好。

灸大敦治疗癫痫

癫痫发作时，患者经常突然昏倒，口吐白沫。此病有两大特点：一是突然

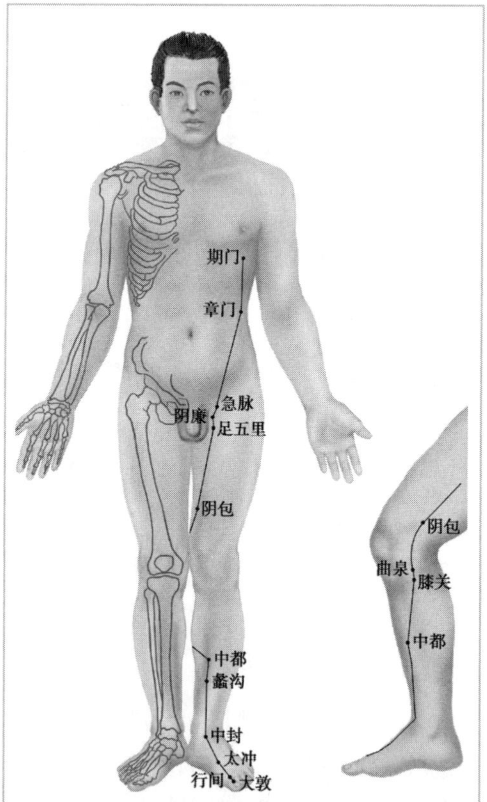

肝经

发作，二是反复发作。大敦穴是足厥阴肝经的井穴，具有开窍醒神的作用。有癫痫病史的患者，平时可每天早晚按压大敦穴，预防发病；如果遇到癫痫发作的患者，也可以用艾炷灸的方法帮他刺激大敦穴，促进他苏醒。

灸大敦缓解焦虑急躁

大敦穴自古以来就被视为镇静的要穴。现代人生活压力很大，经常需要工作到很晚，早晨起来感觉头昏脑涨，一点工作状态也没有。休息质量差不仅会影响工作效率，而且长此以往还会影响身体健康。这时，不妨试试用艾条灸一灸大敦穴，如果手边没有艾条，用手指按压大敦就可以起到缓解焦虑急躁的作用，按压时要用力按压7～8秒钟，再慢慢吐气，每日晚上睡觉前重复10次左右。这是什么道理呢？中医认为肝主疏泄，如果平时工作紧张，压力大，就会使肝的疏泄功能受到影响，身体里的气血运行不畅，因此出现头晕乏力、眼睛干涩等症状。按压大敦穴可以促使肝功能恢复正常，也就起到了治疗的作用。

总之，大敦穴是肝经的起始穴，可以用来治疗肝经经过部位的疾病，也可以治疗由肝引起的各种疾病，只要掌握这两点，你就可以用大敦来轻松应对上述各种问题了。最后提醒你一点，这个穴位在孕妇生孩子前后都不宜艾灸。

行间——让懒人变勤，痛风不再痛

说到行间，最早并不是用来指代穴位的，而是用来说军队的，即“行伍之间”。如《商君书》云：“行间之治连以五，辨之以章，束之以令，拙无所处，罢无所生。”《史记·卫将军骠骑列传》也记载：“青幸得以肺腑待罪行间，不患无威。”那么，行间穴应该如何解释呢？行，行走、流动、离开也；间，两者当中也。该穴名意指肝经的水湿风气由此顺传而上。本穴物质为大敦穴传来的湿重水气，至本穴后吸热并循肝经向上传输，气血物质遵循其应有的道路而行，故名。

行间穴就在脚背上，大脚趾和二脚趾之间的赤白肉际处，离大敦穴很近，而且它们都是足厥阴肝经的穴位，因此，它们两个就像是两兄弟，可以治疗的病差不多。不过，这兄弟俩也各有所长。大敦穴是大哥，善于疏肝理气，就好像是擅长耕地的农夫，能把土地整理得井井有条；行间是老二，善于清肝泻火，就好像是擅长浇水的农夫，能让干旱的土地不再干渴。

艾灸行间穴可以治疗的疾病有很多。先说头面五官的疾病，比如头痛、头晕、眼睛红肿疼痛、鼻子流血、周围性面神经麻痹引起的口眼歪斜等，都可以用行间来治。行间穴还经常用来治疗泌尿和生殖系统疾病，这是由于肝经的循行经过这些器官，比如说尿频、尿急、尿痛、尿血、小便不利、疝气、崩漏、月经失调、痛经、白带异常、外阴瘙痒、外阴或阴囊肿胀、阴囊湿疹等。行间还可以治疗中风，中风是中医的名词，相当于西医的脑出血或者脑梗死等脑血管病。“中风”的意思是说中于风，往往是由于肝风内动、肝阳上亢引起的，行间作为肝经的荥穴，有很好的清肝火作用，因此可以用来治疗中风。肝开窍于目，所以行间穴对假性近视也有治疗作用。

前面已经说了许多行间穴的灸治功效，其实还有一种病我们没有谈到，那就是懒病。这种现象现实生活中很常见，许多年轻人会经常或某段时间内出现慵懒无力的状态，到医院检查又查不出什么问题，于是大家就认为这些人好吃懒做，但实际上与身体机能下降有关，而造成此局面的最主要原因就是精力暗耗、中气不足、肝失条达三个方面。首先是精力暗耗，现代人通常是轻体力重脑力，表面上没有消耗精力，但实际长时间地集中注意力和思维运动消耗的精力比体力更甚；其次思维运动过度，体力劳动却很少，两者之间不平衡，导致气机郁滞、脾失健运、中气不足；最后，气机郁滞，中气匮乏，就会引起肝失疏导，而肝性喜条达，如果疏导不利，通常就会在情志方面表现出来，人也就会慵懒无力。这时候就应当温振中阳、养精疏肝，而艾灸行间恰恰有此功效。其方法为：艾条悬灸，每次灸10～20分钟，以温热为度，隔日1次，10次为一个疗程。如果疗效不显著，还可加灸气海、鸠尾，能起辅助作用，方法与行间相同，但顺序则为气海、鸠尾、行间。

灸行间还有一个特殊功效，那就是治疗痛风，痛风为常见病，常被称为是“富贵病”。很多人刚20岁，却已经是老病号了。痛风是由嘌呤代谢障碍引起的一种疾病，常发生在大脚趾上，突然发作，局部红肿热痛，往往让人疼痛难忍，严重的甚至影响走路。痛风如果不控制好，经常反复发作的话，还会影响肾功能，最终走向尿毒症。虽说开始可能是个小病，但发展到最后也很严重。如果你也有这个问题，除了要多喝水、不吃嘌呤含量高的食物外，还可以艾灸行间穴。因为行间穴就在大脚趾附近，灸行间穴可以使新陈代谢增快，促进局部的血液循环，代谢产生的废物也就能很快被运走，从而使症状缓解。灸法多用艾条灸，每次5～10分钟。除此之外，也可以用手指来按压双侧行间，每次3～5分钟，每日2次。要是想增强刺激的话，可以用牙签等来点刺，但要注意不要刺破皮肤，以免感染。

太冲——让人神清气爽、心平气和的良方

太冲穴是肝经的原穴，原穴是脏腑原气汇聚的地方，可以双向调节脏腑气血。这个穴位在足背侧，当第一跖骨间隙的后方凹陷处。取穴时，可正坐垂足或仰卧位，于足背第一、二跖骨之间，跖骨底结合部前方凹陷处，当拇长伸肌腱外缘处即是太冲穴，在这里还可以感觉到脉搏的跳动。

太冲也是肝经上用得最多的一个穴位，可以说是个明星穴位。为什么称其为“太冲”呢？太，大的意思；冲，冲射之状。“太冲”的意思是指肝经的水湿风气在此穴位向上冲行。《黄帝内经》中有“五脏六腑之有疾者，皆取其原”的说法，所以太冲穴可以治疗和肝有关的各种疾病，在养生保健以及临床治疗领域有广泛的作用。

中医讲，肝为将军之官，将军能统领千军万马，可以看出来古人对肝极其重视，由此我们也可以看出肝是人体极其重要的器官。太冲穴也如将军一样，时时刻刻保护着我们的身体，而且是有求必应。当我们感到头昏脑涨时，太冲穴会让我们神清气爽；当我们感到有气无力时，太冲穴会给我们补充气血；当我们心慌意乱时，太冲穴会让我们平定心神；当我们怒气冲天时，太冲穴会让我们心平气和。它不怒而威，能量无穷。下面让我们看看它的威力究竟有多大吧。

首先，人在暴怒的时候，血管会发生扩张，致使头颈部充血，表现出来脸红脖子粗。在连续不断的怒火刺激下，中枢神经对血管的调节机能失调，影响颜面健康肤色，使皮肤色泽变暗，并失去弹性而加速松弛，出现皱纹，使细胞加快角化而衰老。生活中如果我们仔细观察，就会发现，脾气暴躁、爱生气发怒的女人，容易出现皱纹，老得也快。虽然我们都知道生气会伤身体，但生气在所难免。告诉你一个很好的补救方法，那就是灸太冲穴。其方法为：艾条悬灸或艾炷直接灸，艾炷每次3～5壮，艾条每次5～15分钟，每日1次，5～7日为一个疗程，间隔2日可进行下一个疗程。如果效果不够理想，可加灸行间和肝俞，须先灸太冲，再灸行间，最后灸肝俞。

其次，很多人经常会生气，对于女性而言，危害就更大了，发怒不仅仅可以影响面色，加速皮肤衰老，还极易诱发乳腺增生、月经不调等妇科疾患。这个穴位最适合那些爱生闷气、有泪往肚子里咽的人以及那些郁闷、焦虑的人。脾气大的人有时是因为肝火太旺，情绪很难控制，肝火很大的人按这个穴位上会觉得很疼，所以要多灸一灸。常灸太冲穴可给心脏供血，

对情绪压抑、生闷气后产生的反应有疏泄作用，每次悬灸点按5～10分钟。当然，也可以通过揉太冲穴来治疗，从太冲穴揉到行间穴，这两个穴位一起使用，可以增强疗效。

最后，很多女性月经总是提前或者延长，总是没规律，月经的颜色深红，量比较多，有的还会有血块，经前几天特别烦躁不安，想发脾气。这是肝热引起的。治疗的话，可以在经期来之前7天开始灸太冲，艾条悬灸，每次10～20分钟，效果不明显可加灸行间、归来、三阴交，先灸太冲与行间，然后灸归来和三阴交，后两个穴位顺序不限，同样是艾条悬灸，每次10～20分钟。

每个人都会衰老，但是却因人而异，即使同样年纪的人，他们的老化程度也不一定一样。比如，时常运动的人和从事体力劳动的人肌肉老化较慢；坐办公室的人身体运动量少，所以肌肉老化较快。肌肉老化不但会影响血液循环，而且也会影响体内各部，尤其是对性交有显著的影响，这主要是因为影响了阴茎的勃起。如果肌肉老化，性交就变成了单纯的生殖行为，而无法彼此享受性爱。现代由于交通工具的发达，人们运动量锐减，所以不论年轻与否，最好平常就灸太冲穴，以防止肌肉过早老化，从而增强性能力。

总之，太冲这个穴位有调理气血、平肝息风的作用，而且还是镇静镇痛的要穴，人体上、中、下各个部分的病症，它都可以治疗。发烧上火，太冲能清热；身体虚寒，太冲可增温；月经不调，太冲可调理；遗精阳痿，太冲能改善。

章门——除黄疸、治食积，强化肝胃功能

章门穴，别名长平、胁窌、季胁。章，通“障”；门是守护、出入的地方。刺激章门穴，就好像打开四围的屏障，所以称为章门。此穴在侧腹部，在十一肋游离端的下方处。取穴时仰卧位或侧卧位，在腋中线上，合腋屈肘时，在肘尖止处是该穴。

中医认为，刺激章门具有疏泄肝胆、健脾和胃、活血化瘀的功能，对于积聚痞块、腹胀肠鸣、胃脘痛、呕吐泄泻、完谷不化、黄疸、疳积、腰背痛不能转侧、胁肋疼痛等症有疗效，现在临床则常用于治疗肝炎、肝脾肿大、胆结石、消化不良、呃逆、肠炎等。艾灸章门，尤其对于治疗黄疸症有极好的疗效。

在现实生活中，引发黄疸的原因有很多，但是表现症状很相似，如目黄、脸黄、尿黄、身黄等全身性的泛黄现象。在治疗上，不同的病机引发的黄疸要用不同的方法来治疗，但是作为人体的穴位来讲，却不存在这个问题。只要发现自己的肝功能不太好，或者出现类似于黄疸的症状，平时作为一种保肝护

肝的措施，如情绪经常感到压抑、经常需要喝酒等，都可以时不时地刺激章门穴。有条件的可以每天拿艾条在这里缓慢地灸5～10分钟，没有条件的也可以用手指进行按摩，效果非常好。

此外，章门配合下脘穴，对于小儿消化不良收效也非常显著。其方法为：艾条悬灸，以温和为度，火力不宜过大，每穴每次灸10～15分钟，其顺序为章门、下脘，每日一次，饭前半小时结束治疗，3～5日为一个疗程，疗程期间间隔两日再进行下一个疗程。这个方法既可治疗慢性消化不良，也可治疗偶发性消化不良，但具体疗程及方法还有差别。偶发性食积，每次时间可延长至每穴20～30分钟，症状出现后每日1次，症状明显好转即停止，最长不可超过7次。如果是慢性消化不良，初期需要集中治疗2～3个疗程，如效果好，症状消失后即可停止，如效果不明显，之后每月可进行一个疗程，可持续5～7个月。

章门穴也是连接五脏的门户，可以通达五脏、调节五脏，是人身体八大要穴之一。经常按摩章门穴可以防治乳腺增生等妇科疾病。它还有减肥的功效，敲打章门穴可以增加胆汁分泌，胆汁分泌多了，人体消化能力就强了，就能把人体多余的脂肪消化掉。

大肠经上的艾灸除病大穴

合谷——抗击疼痛，给五官一些安慰

合谷穴是手阳明大肠经的原穴，位置在手背第一、二掌骨间，第二掌骨桡侧的中点处。这里先给大家介绍一个简便取穴的方法：以一手拇指的骨关节横纹，放在另一手拇、食指之间的指蹼缘上，在拇指尖下就是此穴。还有一种简便方法，把拇指、食指合拢，在肌肉的最高处取穴。

之所以称为合谷穴，就是因为这个穴正好在大拇指和食指的虎口间，拇指和食指像两座山，虎口则好像是两山之间的山谷，合谷穴正好在这个山谷中，因此而得名。合谷穴是手阳明大肠经上的一个很重要又好用的穴位，中医认为它具有疏风止痛、通络开窍之功，可以治疗很多疾病。具体来说，可包括以下几个方面：

（1）治疗头部、面部五官疾患：如头痛、头晕、眼斜口歪、流鼻血、牙痛、痄腮等，中医学著作《四总穴歌》中言“面口合谷收”，明确指出了合谷

穴能够治疗头面部的诸多疾患。

（2）缓解各种痛证：包括手指痛、手臂痛、头痛、牙痛、腹痛、痛经等各种疼痛疾病，中医讲“不通则痛，不荣则痛”，由此可知，形成疼痛症状的病机无非就是两条，一是气血不通，瘀滞则痛；二是气血不足，不能濡养而导致疼痛。合谷穴是一个特殊的穴位，它集攻邪和补虚的双项作用于一身，通过不同的刺激手法、力度可以起到补虚或者攻邪的作用，从而达到止痛的目的。

（3）双向调节人体汗液代谢：多汗或者无汗都是人体汗液代谢失常的表现，通过刺激合谷穴能将人体异常的排汗调整至正常。

（4）治疗感冒发热、皮肤疹疾，合谷穴有解表透疹的功效，因此，对于感冒发热、皮肤隐疹有宣发透表的作用。

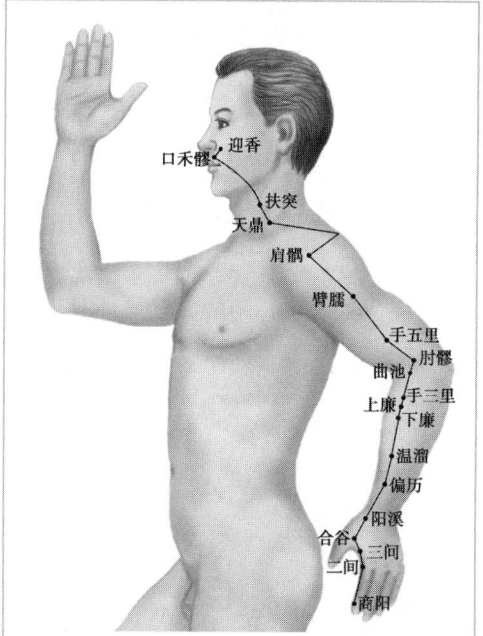

大肠经

（5）治疗大便异常：合谷穴本身就是手阳明大肠经的穴位，因此，治疗便秘是它的本职工作。

在现在医学界，临床上多用合谷穴治疗感冒发热、流行性感冒、面神经麻痹、面肌痉挛、三叉神经痛、咽炎、扁桃体炎、鼻炎、支气管炎、哮喘、结膜炎、电光性眼炎、风疹、荨麻疹、带状疱疹、丹毒、疔疮、神经性皮炎、颞颌关节功能紊乱、单纯性甲状腺肿、小儿消化不良、急性胰腺炎、前臂神经痛、痤疮、酒渣鼻、面部黄褐斑、疥癣、面部疖疮、冻疮、唇裂等。

使用艾灸疗法刺激合谷穴，可采用艾条灸、艾炷直接灸、艾炷隔姜灸、艾炷隔蒜灸四种，下面为大家一一介绍使用原则：

（1）艾条灸：艾条灸以温和灸为主，每次须灸10～20分钟，病情严重者可隔日1灸，而病情较轻者则每周1灸即可。

（2）艾炷直接灸：必须使用无瘢痕灸，每次3～5壮即可，病症严重者隔日1次，病情较轻者每周1次即可。

（3）隔姜灸：将姜片用针扎孔置于穴位，上置枣核大小艾炷施灸，每次5～7壮，隔1～3日1次。此种方法具有宣肺健脾的功效，最适合脾肺不好的患者。

（4）艾炷隔蒜灸：用蒜泥或蒜片置

于穴位，上面放中等艾炷施灸，每次可灸3～5壮，每日或隔日1次。这种方式对于治疗头面五官疾病最有帮助。

合谷穴有宣通气血、促使阳气升发而扶正祛邪的功效，可以提高人体免疫力，孕妇和婴儿感冒了不能吃药，艾灸方法也不合适，就可按摩合谷穴缓解症状。用右手的拇指按摩左手合谷穴，左手拇指按摩右手合谷穴，每次按100下，每日按摩三次，很快就会有效果。另外，妈妈感冒了，怕传染给小孩，也可以按摩小孩的合谷穴，以增强他的抵抗力。如果是着凉受寒或者受风了，还可以加上翳风和风池、风府等穴位。

在按摩时，力量可以大些，没有副作用和危险，以感到酸胀且能够忍受为度。不过要注意，体质较差的病人，不宜给予较强的刺激。

手三里——通经活络、消除疼痛的首选

手三里穴，别名三里、鬼邪、上三里。手，指穴所在部位为手部；三里，指穴内气血物质所覆盖的范围。“手三里”穴名意指大肠经冷降的浊气在此覆盖较大的范围，本穴物质由上廉穴传来，上廉穴的水湿云气化雨而降，在手三里穴处覆盖的范围如三里之广，故名手三里。

手三里穴是手阳明大肠经的穴位。位置在前臂背面桡侧，肘横纹下2寸处。有很多的人都已经非常熟悉足三里这个穴位了，认为养生益寿的重要方法就是要刺激足三里。其实手三里和足三里都是对人体比较重要的穴位，两者相辅相成。而且手三里对于脾胃的调理有非常好的作用。

关于手三里的保健功效，历代医书也多有记载，如《明堂》中说手三里可治“腹膜肘寒，腰痛不得卧”，《针灸甲乙经》则认为它能治“痎疟，心下胀满痛，上气。又：瞶目，目䀮䀮，少气。又：嗜卧，四肢不欲动摇，身体黄”，《外台秘要》曰：“风劳惊恐，久吐血，肘不欲举，风痛”，《治疗学》中说：“遇到疖、疔、痈等时要灸此穴30壮甚至100壮。可以使尚未化脓的病灶消散，开始化脓的病灶加速化脓而易医易愈。一般多和合谷穴并用。亦是蓄脓症（鼻渊）、肥厚性鼻炎的必要穴”，《腧穴学》则又说：“腹胀，吐泻，齿痛，失喑，颊肿，瘰疬，偏瘫，手臂麻痛，肘挛不伸”。

根据医书记载，结合现代医学研究，手三里穴的主治范围包括以下三个方面：

牙痛、面颊肿痛

手三里穴是手阳明大肠经的穴位，通常牙痛、面颊肿痛都是由于胃肠有实热所导致的，因此，时常有类似症状的

人可以温灸手三里穴，还可以配合之前提到的合谷穴一起点按效果会更好。

腹胀、吐泻等胃肠不适

同样的理由，因为手三里穴是手阳明大肠经的经穴，治疗胃肠不适本来就是它的职责所在，因此，常常出现腹胀、尤其是吃过饭后腹胀明显的人，可以点按手三里穴，配合之前提到的内关穴，效果会更明显。

手臂麻痛、肘部肌肉痉挛无力等

因为手三里穴的位置就在手臂靠近肘关节处，对于手臂麻痛、肘部肌肉痉挛无力等这些症状的治疗属于近治作用，因此，当你感到手臂麻痛、肘部肌肉痉挛无力等，总之是胳膊怎么着也不得劲，就可以温灸手三里穴，效果不错。

由此可见，手三里具有疏风通络、健脾和胃、清肠止泻等功效，尤其在消除疼痛方面疗效显著。那么，对这个穴位应该如何来灸呢？一般来说艾炷灸或温针灸可用到5～7壮，而如果是用艾条灸，最好达到10～20分钟。除此之外，按揉也是一个好方法，很简单：顺时针方向按揉100次有泻火、攻邪、镇痛的效果。逆时针方向按揉100次则是调补气血，有补益之功，起到调养、止痛的效果。这里再告诉大家一个更简单的方法：将一侧的手臂放在桌面上，然后将另一侧的手肘放在穴位上，用手肘来轻轻地按揉此穴。

曲池——提高视力，让眼睛明亮

曲池穴，别名鬼臣、洪池、阳泽。曲，隐秘也，不太察觉之意；池，水的围合之处、汇合之所。曲池名意指本穴的气血物质为地部之上的湿浊之气，本穴物质为手三里穴降地之雨气化而来，位处地之上部，性湿浊滞重，有如雾露，为隐秘之水，故名曲池。

曲池穴位置很容易找，这里给大家介绍一个简便方法：屈肘成直角，在肘横纹外侧端与肱骨外上髁连线中点。完全屈肘时，在肘横纹外侧端处。简单点说，就是先将右手手掌摊开，左臂微微弯曲，用右手的掌侧，来敲打左手的手肘处，也就是曲池的位置。

曲池穴作为大肠经的合穴，这里的阳气达到顶峰，就好像万支河流入海。《针灸甲乙经》中记载："伤寒余热不尽。胸中满，耳前痛，齿摘，目赤痛，颈肿，寒热，渴饮辄汗出，不饮则皮干热。目不明，腕急，身热，惊狂，躄痿痹重，瘈疭，癫疾吐舌，曲池主之。"意思是说，曲池穴对很多疾病都有治疗或缓解的作用。

古人认为，曲池是"目灸"的名穴。艾灸曲池，能够使眼睛明亮、视力提高，对眼睑炎、结膜炎等眼病的疗效都非常好。另外，曲池又为大肠经的合穴，具有调节胃肠功能，对于防治腹泻、便秘等肠腑疾患很有帮助。曲池穴位于肘关节处，艾灸此穴可以温经散寒、舒筋活络，使上肢的功能更加灵活。因此，对于肩周炎、肘关节炎、网球肘等常见病也有极好的防治作用。除此之外，曲池穴的清热祛风作用也非常强，是退热的主穴。可用于治疗各种炎性发热、感冒、风疹等。

谈到具体的艾灸方法，对曲池可有以下三种：

（1）艾炷直接灸。多用无瘢痕灸或发疱灸，如青豆大的艾炷，每次3～5壮，隔日或每周1次。

（2）艾炷隔姜灸。姜片穿孔，上置枣核大艾炷，每次须灸5～7壮方可见效，以局部温热潮红为度，隔日1次。最适用于上肢功能保健。

（3）艾条悬起灸。家庭常用艾条即可，以温和灸和回旋灸为主，每次10～15分钟，每日或隔日1次。

除了上述功效之外，在日常保健中曲池穴还有降低血压的重要作用。高血压发作的高峰期在早上6～10点，下午15～17点。如果在这两个时段，间歇性地按摩曲池穴，就可以起到平稳血压的作用。有高血压病症的患者，在闲着的时候可以多按摩曲池。在按摩过程中，点的时候要轻重适中，节奏和谐；按的时候要沉稳有力；揉的时候用力而不轻浮。

胃经上的艾灸除病大穴

地仓——治疗孩子流口水的大穴

地仓穴，跷脉手足阳明之会。地，脾胃之土也；仓，五谷存储聚散之所也。该穴名意指胃经地部的经水在此聚散。本穴物质为胃经上部诸穴的地部经水汇聚而成，经水汇聚本穴后再由本穴分流输配，有仓储的聚散作用，故名。地仓之所以在头之地部，而不在脾胃所主的腹部，乃因地仓为一身之粮仓，国家之粮库，为君皇所管辖，头乃皇室之位，故穴在头而不在腹。

地仓又名会维、胃维。会，相会也；胃，胃经气血也；维，维持、维系也。会维、胃维名意指穴内的气血物质对人体的正常运行有维系的作用。胃为人的后天之本，人的头部及身体中下部的气血要靠本穴输配，本穴气血的输配正常与否直接维系着人体的各种生理功能是否正常，故而名为会维、胃维。

地仓穴位于人体的面部，口角外侧，上直对瞳孔。取穴：沿着嘴角向外画一条线，这两条线的连接点就是地仓穴。中医认为，艾灸本穴具有疏风行气、通经活络、利口颊之功效。《明堂》中说，此穴能治“口缓不收，不能言语，手足痿躄不能行”。《金鉴》中说：“口眼歪斜灸地仓，颊肿唇弛牙噤强，失音不语目不闭，动视物目眈眈。”现代中医学界普遍认为，艾灸地仓穴对于面瘫、面肌痉挛、三叉神经痛、流涎、鹅口疮、面痒、口唇皲裂、面颊疔疮等症有疗效。

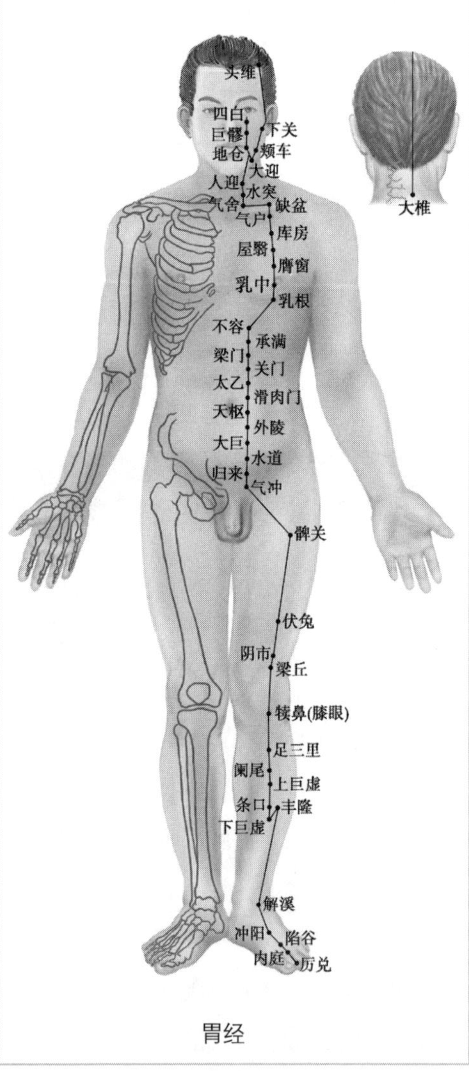

胃经

在日常生活中，地仓穴有一个很大的作用，尤其是对于小孩子来说，更是值得引起注意的一个穴位。因为，本穴是治疗口角流水、口角炎、面瘫最好的穴位。小孩子容易流口水，做妈妈的不妨在孩子睡觉之前，以一种亲子游戏的方式来帮助孩子刺激两角的地仓穴，只要用艾条灸3～5分钟即可，既不让孩子受吃药打针皮肉之苦，还能增进与孩子之间的感情。当然，如果孩子对艾灸不配合，按摩也可以，但值得注意的是，给孩子按摩的时候要注意力度，不可太用力。每次施治时间为3～5分钟，一日3次左右。

颊车——治上牙齿痛的命定大穴

颊车穴位于面颊部，下颌角前上方约一横指（中指），当咀嚼时咬肌隆起，按之凹陷处。定位该穴道时一般让患者采用正坐或仰卧仰靠姿势，以方便实施者准确地找寻穴位和顺利地实施各种刺激方法。为什么定名颊车呢？颊，指穴所在的部位为面颊；车，运载工具也。颊车名意指本穴的功用是运送胃经的五谷精微气血循经上头。本穴物质为大迎穴传来的五谷精微气血，至本穴后由于受内部心火的外散之热，气血物质循胃经输送于头，若有车载一般，故名颊车。

事实上，颊车还有许多别名，如曲牙、鬼床、机关、牙车等，每一个别名都有其原因，显示了这个穴位对人体的作用。如曲牙，曲，隐秘之意；牙，肾所主之骨也，指穴内物质为水。曲牙名意指本穴上传头部的气态物中富含水湿。本穴物质为大迎穴传来的水湿气态物，水湿浓度较大，如隐秘之水一般，故名曲牙。如鬼床，鬼，与神相对，指穴内物质为地部经水；床，承物之器也。鬼床名意指穴内经水被它物承托而行。本穴物质为大迎穴传来的水湿气态物，其运行是循胃经上行下关穴，气态物中水湿浓度较大，如同载水上行一般，故名鬼床。又如机关，机，巧也；关，关卡也。机关名意指本穴有关卡大迎穴传来的地部经水的作用。本穴因位处上部，大迎穴外传的地部经水部分因地球重力场的原因自然被关卡在本穴之外，关卡的方式十分巧妙，故名机关。再如牙车，牙，肾所主之骨也，指穴内物质为水；车，运载工具也。牙车名意指本穴有运送胃经经水上头的功能。理同曲牙之解。

中医认为，颊车穴可“祛风活络，利牙关”，其主治范围主要包括面部疾病。如《明堂》云：“颊肿口急，颊车骨痛，齿不可以嚼。”又《俞穴学》云：“口眼歪斜，失音，颈项强痛。”在现代医学上它常被用来治疗面瘫、牙关紧闭、齿痛颊肿、咬肌痉挛、颞颌关节炎、腮腺炎、下颌脱臼等病。而人们最常用的则是用灸颊车的方法来治牙痛。我们也知道合谷穴也可以治疗牙痛，它们是有分工的。颊车治疗上牙齿痛，而合谷穴则是治疗下牙疼痛的好手。当感觉上牙齿痛的时候，鼓起腮帮子，找到颊车，用艾条灸3～5分钟。颊车穴还可以缓解因为咬硬物造成的腮痛。这个时候，人们往往认为是牙齿出现了问题，会看牙医，其实我们自己就可以灸一灸颊车穴，效果也不错。

乳根——乳房保养的关键大穴

乳根穴隶属足阳明胃经。乳，穴所在部位也；根，本也。该穴名意指本穴为乳房发育充实的根本。本穴物质为胃经上部经脉气血下行而来，由于气血物质中的经水部分不断气化，加之膺窗穴外传体表的心部之火，因此，本穴中的气血物质实际上已无地部经水，而是火生之土。由于本穴中的脾土微粒干硬结实，对乳上部的肌肉物质（脾土）有承托作用，是乳部肌肉承固的根本，故名。

乳根穴位于胸部，当乳头直下，乳房根部，第五肋间隙，距前正中线4寸。可仰卧位，乳头直下，在第五肋间隙中取穴。中医认为，刺激乳根穴具有理气宽胸、降逆通乳之功效，现在多用于治疗产后乳汁分泌不足、乳腺炎、乳腺增生、乳房过大或过小。

乳根穴对女性来说是一个至关重要的穴位，而它最大的作用就是女性的乳房保健。现代社会生活节奏快，工作、家事繁忙，特别是拥有家庭的职业女性，更是每天忙忙碌碌，几乎顾不上注意自己的保健。有些比较讲究的女性可能会注意容颜的保健，常常去做皮肤护理及美容，却不知乳房也需要保健。

通常来说，乳房保健的目的主要有几种：其一，保证乳房健康发育，并在先天的基础上促使乳房饱满，形状美好，保持弹性；其二，注意乳腺增生等问题，预防乳腺炎、乳腺癌或其他疾病；其三，避免乳房下垂，保持乳房形状和坚挺程度；其四，避免乳房出现大小不一等发育问题；其五，哺乳结束后恢复乳房形状。那么，如何实现乳房的保养呢？艾灸乳根就能做到。根据不同要求，艾灸方法分为两种：

（1）没有明确疾病，以保持乳房活力为目的。艾条悬灸，以乳根、膻中及乳房整体（乳头和乳晕除外）的温和灸法为主，每次10分钟，每日1次，5～7日为一个疗程，每月进行一个疗程即可。

（2）已经形成乳腺增生。需要加灸太冲、期门以及增生部位，其治疗顺序为：膻中、乳根、太冲、期门、增生部位。膻中须悬灸，以温和为度，每次10分钟；乳根两侧回旋灸，以温和为度，每次5～10分；太冲与期门悬灸，火力稍重，每次5～10分钟；增生部位悬灸，以温和为度，每次5分钟。5次为一个疗程，可连续灸2～3个疗程，如治疗期间乳房增生部位变大、变硬、疼痛、非治疗时间发热，或是乳房内有痒感、溢乳等现象，应当立即停止治疗。

天枢——调理肠胃，通便秘、止腹泻全有效

天枢穴，隶属足阳明胃经穴位，是阳明脉气所发处。在这里，枢是枢纽的意思。《素问·六微旨大论》：“天枢之上，天气主之；天枢之下，地气主之，气交之分，人气从之，万物由之。”张景岳注：“枢，枢机也。居阴阳升降之中，是为天枢。”天地气相交之中点为天枢，古人穴位并不是瞎编的，每个穴位都有独到的含义。其实，天枢这个名称已经告诉我们，吸收的营养物质从这个穴位开始分成清与浊，清归上，浊归下。大白话就是精微物质变成血液，垃圾的东西从大肠排出体外，天枢是个中转站。

事实上，天枢穴不仅是胃经上的重要穴位，还是大肠经的募穴。所谓募穴，就是集中了五脏六腑之气的胸腹部穴位。因为与脏腑是“近邻”，所以内

外的病邪侵犯，天枢都会出现异常反应，起着脏腑疾病“信号灯”的作用。从位置上看，天枢正好对应着肠道，因此对此穴的灸疗，能促进肠道的良性蠕动，增强胃动力。所以，腹泻、便秘之类的疾病都可以找天枢穴来解决。

《灵枢·灵兰秘典》云：“大肠者，传导之官，变化出焉。”大肠是胃降浊功能的延续，两腑以降为顺，大肠的传导功能失司可影响及胃。大肠的功能失常就会引起腹泻，六腑之病取其合，因此取大肠募穴天枢穴来治能取得非常好的效果。正如《胜玉歌》所说：“肠鸣时大便腹泻，脐旁两寸灸天枢。”当然，除了艾灸之外，还可以用按摩天枢的方式来治腹泻。其方法为：先排便，然后仰卧或取坐位，解开腰带，露出肚脐部，全身尽量放松，分别用拇指指腹压在天枢穴上，力度由轻渐重，缓缓下压（指力以患者能耐受为度），持续4~6分钟，将手指慢慢抬起（但不要离开皮肤），再在原处按揉片刻。经过治疗，患者很快就会感觉舒适，腹痛、腹泻停止，绝大多数都能一次见效。

如果说灸天枢可治腹泻说得通，那么为什么还能治便秘呢？要知道，便秘和腹泻不正是相反的吗？我们前面讲过，艾灸也讲补与泄，同一个穴位，采用不同的方法，就可以治疗不同的疾病。灸天枢治便秘的方法为：艾条悬灸，每次10~20分钟，每日1次，5~7日为一个疗程，间隔2日可进行下一疗程。便秘兼有消化不良，大便并不干硬结块，只是排便困难或者经常三五天才有便意的，多属于脾气虚，可加灸脾俞穴，先灸脾俞穴，艾炷直接灸，每次3壮或10分钟，然后再灸天枢，疗程与天枢相同。如果是便秘兼有腰膝酸软、尿频、素体怕冷等症状或是老年患者，多属肾阳虚，可加灸关元、肾俞，先灸关元、肾俞，艾炷直接灸（或隔附子灸），每次3壮或10分钟，最后灸天枢。如果是身体健壮，以便秘干硬结块为主要症状，这多是阴虚热盛引起的，可加灸照海穴，悬灸，每次10~20分钟，先灸照海，再灸天枢，疗程与天枢相同。

梁丘——胃痉挛的快速止痛药

梁丘穴，别名鹤顶穴，为人体足阳明胃经上的重要穴道。该穴位于髂前上棘与髌底外侧段连线上，髌底上2寸，取穴方法有两种：其一，伸展膝盖用力时，筋肉凸出处的凹洼处，即为梁丘穴；其二，从膝盖骨右端，约三个手指左右的上方也是该穴。

梁，屋之横梁也；丘，土堆也。梁丘名意指本穴的功用为约束胃经经水向下排泄。本穴物质为阴市穴下传的地部经水，至本穴后，因本穴位处肌肉隆起处，对流来的地部经水有围堵作用，经水的传行只能是满溢越梁而过，故名梁丘。

梁丘又是足阳明胃经的“郄穴”，“郄”就是“孔隙”的意思。郄穴的特点是善于调治各种急性病，而本穴的特征是屯积的胃经水液，如胃经的水库一般，针刺本穴有水库开闸放水的作用，能最快地调节胃经气血的有余与不足状态，故为足阳明郄穴。通常阳明经的郄穴一般是用来治疗急性病的，梁丘在治疗急性胃痛、胃痉挛方面效果非常好，更是治疗一般胃肠病的常用穴位。夏天的时候天气太热，很多人都喜欢吃凉的，如果过于贪凉饮冷，很容易出现胃部疼痛，这时我们就可以用手指按摩梁丘穴，可以起到很好的止疼作用。

现在很多人都不爱运动，或者没有时间运动，还有很多人冬天穿得少，年轻的时候还不觉得，等到了四五十岁毛病就都出来了，比如腰膝酸软无力、膝盖冰冷等。也可以用梁丘穴位来治疗，它能够促进下肢气血的运行，使经脉通畅，从而使疼痛得到缓解。

虽然我们不可能随时都把针带在身上，而且没有学过针灸的人也不会用针。但是，通过对穴位的艾灸就可以解决这个问题。对胃痉挛这种病，艾灸梁丘穴就有很好的效果。但由于胃痉挛通常是急性发作，很多时候手边没有艾条，这时就可以用按摩的方法，当肚腹部急剧疼痛的时候，要赶紧坐下来按摩梁丘穴，用大拇指使劲地在穴位上施加压力，尽可能用力，施加压力的时候最好能感觉到疼痛。每次压20秒，停下来休息5秒，再继续下一次施压。另外，它对胃炎、腹泻、痛经以及膝关节周围的病变和关节炎也有效。如果每天用艾条灸5～10分钟，对于由于受凉引起的疼痛，效果会更好。

足三里——补胃健脾、益气壮阳长寿灸

足三里位于小腿的前外侧，在犊鼻下3寸距胫骨前缘一横指，是胃经的合穴。我们知道，胃是人体的一个给养仓库，胃部的食物只有及时地消化、分解、吸收，人体的其他脏器才能得到充足的养分，人才能身体健康、精力充沛。因而，艾灸足三里穴，不仅可以起到健脾和胃、促进消化吸收、增进饮食、防治肠胃道疾病等作用，而且可以补益肾精、舒通筋骨、健步强腰。

现代医学经过临床研究也发现，艾灸足三里对一切胃肠疾病、虚损劳疾、半身不遂、膝胫酸痛都有调治功效，临床上经常用于治疗急慢性胃炎、急慢性肠炎、消化性溃疡、反流性胃炎、幽门梗阻、肠梗阻、小儿消化不良等消化系统疾病及肝炎、高血压、高脂血症、哮

喘、泌尿和生殖系统疾病，甚至包括虚弱、消瘦、衰老、贫血、白细胞减少症、神经衰弱、癫狂、过敏性疾病、风疹、荨麻疹、肥胖症、下肢瘫痪、脚气、丹毒、脉管炎、痤疮等病症。

事实上，艾灸足三里最大的功效并不是治病，而是养生保健，益寿延年。据《江间式心身锻炼法》记载："无病长寿法：每月必有十日灸足三里穴，寿至二一百余岁。"因此，古人称足三里穴为长寿穴，称足三里之灸为长寿灸。唐代著名医学家王焘在其所著《外台秘要》中指出：人过了三十岁，阳气逐渐衰弱，灸足三里可以补气壮阳，就不会出现气短、两眼昏花等衰老现象。除此之外，《针灸大成》等医书中也明确记载了：经常灸足三里穴，可调和五脏六腑，使气血宣通畅达，能有效地预防中风的发生。对于身体虚弱、精力不济、易于疲劳者，也可以通过艾灸足三里达到强壮身体、养生保健的目的。

足三里艾灸方法，可以分为"艾条悬起灸"与"艾炷瘢痕灸"两种，下面我们为大家一一介绍。

（1）艾条悬起灸。将艾条点燃之后，慢慢靠近足三里穴，如果穴位处感到温热舒适，就固定不动，最好每次灸15～20分钟，以穴位处稍显红晕为度。频率可保持在隔日施灸1次，每月灸10次。有人认为，如果每月初一至初八（农历）连续施灸8日，保健效果会尤其好。

（2）艾炷瘢痕灸。这种方法是古人常用的保健法。据《针灸大成》记载："若要安，三里常不干。"意思是说，若要想身体安康，就要在足三里穴上施瘢痕灸。一般来说，此穴瘢痕灸可三年一次，尤其以初秋施灸为佳。每次可5～7壮，艾炷如麦粒大。

丰隆——酒肉过度生痰火，化浊祛痰灸丰隆

丰隆穴，为足阳明胃经的络穴，位于小腿前外侧，外踝尖上8寸，胫骨前缘外两横指（中指）处。可仰卧或正坐垂足，在外膝眼（犊鼻穴）下8寸，即外踝最高处与外膝眼联机之中点，距胫骨前缘两横指处取穴。

丰即丰满；隆指突起。足阳明经多气多血，气血于本穴会聚而隆起，肉渐丰厚，故名之。《会元针灸学》云："丰隆者，阳血聚之而隆起，化阴络，交太阴，有丰满之象，故名丰隆。"本穴物质主要为条口穴、上巨虚穴、下巨虚穴传来的水湿云气，至本穴后，水湿云气化雨而降，且降雨量大，如雷雨之轰隆有声，故名。胃经浊气在此沉降。

《灵枢·经脉》曾记载丰隆穴："具有调和胃气、祛湿化痰、通经活络、补益气血、醒脑安神等功效"，被

古今医学家公认为治痰之要穴。中医讲的痰湿，是体内代谢废物堆积。常吃辣的甜的，“肥甘厚腻”，会困住脾胃，湿排不出去。《丹溪心法》：“脾胃受湿，沉困无力，怠惰嗜卧。”意思是说，身重如同穿着没拧干的湿衣服，没精神。

中医讲“百病皆由痰作祟”，意思是说痰作为一种病理产物，可以引起很多种疾病。这里的痰既包括有形之痰，比如说我们咳嗽出来的痰，也包括无形之痰，比如说存在于肌肉、经络的痰。痰是由于脾虚产生的一种病理产物。丰隆是健脾祛痰的要穴，凡与痰有关的病症，如痰浊阻肺之咳嗽、哮喘，痰浊外溢于肌肤之肿胀，痰浊流经经络之肢体麻木、半身不遂，痰浊上扰之头痛、眩晕，痰火扰心之心悸、癫狂等，都可配取丰隆穴疗治。

对于胖人来说，一般属于痰湿体质，也就是体内的痰湿比较盛，这和平时的饮食习惯、饮酒有一定关系。如果平时爱吃肥甘厚味、饮食没有节制、暴饮暴食，或者经常饮酒，这些都会损伤脾胃，使水液代谢失常，聚而成痰。灸丰隆穴通过健脾的作用，使得水湿痰浊得以运化，脾胃强健了，自然也就不会有饮食积滞了。灸治方法如下：

可分为两种情况，一种是用于预防，一种是用于酒肉伤食之后的治疗。前者是指长期嗜食肥甘厚腻的饮食，或长期饮酒，或公私事务的应酬饭局多，可以用艾条悬灸法灸丰隆，每次10～15分钟，每日1次，3～5日为一个疗程，每月1～2个疗程。情形严重者可加灸梁门和下脘，灸法同丰隆，其顺序为梁门、下脘、丰隆。

如果是用于酒肉伤食的治疗，如出现食欲减退、胃脘胀满、呕恶嘈杂、便秘或大便黏腻难解等症状，则需要用艾炷直接灸或隔姜灸，选穴同上，3～5次为一个疗程，间隔2日可进行下一个疗程，症状消失或明显减轻后即可停止治疗。如果继续使用艾条悬灸，则灸丰隆的时间延长至每次15～20分钟。

丰隆穴还是瘦腰收腹的减肥良穴，经常灸一灸可以起到消食导滞、化痰消脂的作用。这和丰隆穴的特殊功用是分不开的。前面已经说过了，丰隆穴是胃经的络穴，脾胃对于消化吸收来说十分重要，灸丰隆穴，可以消食祛痰，从而起到帮助减肥的作用。

另外，经常灸丰隆，还可以缓解疲劳，预防中风。在治疗疾病的时候，可以根据病情，配合适当的穴位，加强疗效。比如说眩晕用丰隆配风池；如果感冒，咳嗽痰多，用丰隆配肺俞、尺泽。

脾经上的艾灸除病大穴

太白——脾气虚了，灸一灸太白就是大补

说到太白，相信大家最先想到的就是《西游记》里的太白金星。其实太白是古代星宿中的一个，相传它有平乱安邦的能力。我们身体的太白穴和太白金星一样，有着治理城郭的作用，不过它的城郭在人身上。这个穴位在脚的内侧，用手沿着赤白肉际，从大脚趾趾跟开始，往踝关节方向摸，摸到的第一个突起叫做跖骨小头，在它后下方有个凹陷处，那就是太白穴的所在了。

太白穴隶属足太阴脾经。太，大也；白，肺之色也，气也。太白穴名意指脾经的水湿云气在此吸热蒸升，化为肺金之气。本穴物质为大都穴传来的天部水湿云气，至本穴后受长夏热燥气化蒸升，在更高的天部层次化为金性之气，故名太白穴。由于太白穴是脾经的原穴，健脾补气的效果比其他穴都强，所以人们很重视它，把它称作“健脾要穴”。

脾经是个少气多血的经脉，气不足、血有余，所以常会出现脾气虚的症状。究竟脾气虚都有什么症状呢？消化不良，吃完东西不一会儿就腹胀，或者是觉得胃疼，大便总是特别稀，面色发黄、没有光彩，睡觉流口水，舌体胖大两边有齿痕，血液循环不到末梢、手脚冰凉、身体沉重、女性崩漏、白带量多、月经淋漓不尽，因气血上不到头部而头晕眼花、没有精神、总觉得特别累，连说话也是有气无力的，等等。这些症状都是脾的运化能力差造成的。虽然脾虚的症状有很多，但揉太白穴全都可以防治。因为它是原穴，能补充脾经经气的不足，主管脾脏和脾经上的问

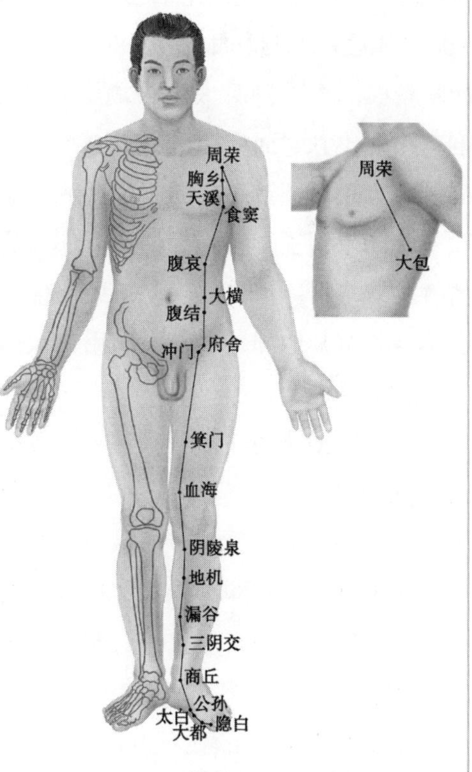

脾经

题，另外，灸太白穴还可以调节血糖，治糖尿病。

中医讲，脾胃为后天之本，气血生化之源，脾虚不仅仅会出现上述症状，时间长了，还会影响其他脏腑，出现其他病症。比如说肝旺脾虚，常表现为两胁胀痛、食后腹胀，或腹部胀痛、泻后痛减。心脾两虚的表现则是心悸健忘、失眠多梦、食少便溏、倦怠乏力、崩漏、便血、皮下出血等。很多贫血、紫癜、功能性子宫出血的患者就属于此种类型。要是肺脾气虚，就会有咳喘不止、气短乏力、痰多稀白、食欲不振、腹胀便溏、声低懒言、面色白、颜面或下肢水肿等。还有一种叫做脾肾阳虚，表现为面色白、畏寒肢冷、腰膝酸软、腹中冷痛、腹部胀满、久泻久痢、小便不利、面浮肢肿，甚则腹胀如鼓；或见小便频数、余沥不尽，或夜尿频多。如果到了脾肾阳虚的话，那么病情就比较重了。但是不管是单纯脾虚，还是合并有其他问题，都可以用灸太白穴来治疗。

灸太白的方法很简单：取艾条一段，在两侧太白穴施灸，采用温和灸法，每次持续3～5分钟。如果使用艾炷灸，每次灸1～3壮即可。其疗程可根据病程长短自行调节，症状消失或明显改善即可停止。

除灸法之外，还有一种好方法推荐给大家。就是用人参切片后，贴在太白穴上，外面用纱布叠成的小方块盖在上面，然后用胶布固定，如果没有胶布，也可以用膏药代替。两侧的太白穴都要贴上，放置12个小时以后再取下来。隔日贴一次就可以了。如果要是对胶布过敏的话，也可以直接用手来揉，按摩时要让穴位有轻微的胀痛感，每日坚持按揉3～5分钟。揉太白穴也有个窍门，就是用大拇指的内侧多硌它，这样健脾的效果会更好。如果用艾灸的话，健脾效果也很好。按揉太白穴来健脾的功效说简单点就像是吃山药薏米粥，既可以健脾，也可以利湿。

除了健脾之外，太白穴还可以解除身体疲乏，特别是脚上和腿上的疲乏。很多人都有这个体会，逛了一天的街，回到家里，马上就想把鞋子脱下来，用手揉揉捏捏脚趾脚背。其实这是一件很自然的事，却反映出我们身体的本能。在捏脚的过程中就刺激了各个穴位，不仅促进了局部的血液循环，也使全身的血液都流动起来，自然就会解乏了。太白穴就是这众多穴位中的一个。当然，如果想“精准打击”，迅速见效，最好还是用艾条灸，通常几分钟症状就会缓解。

三阴交——女性同胞的阳光天使

三阴交属足太阴脾经，位于小腿内侧，内踝高点上3寸胫骨内后缘。这里，先给大家介绍一个简便的找穴法：从内踝向上量四指，胫骨（小腿内侧骨）后缘凹陷处，用手按时比其他部位敏感，有点胀疼的感觉，这里就是三阴交了。

三阴交是足三阴经（脾经、肾经、肝经）的交会穴，对肝、脾、肾三脏的疾病有防治作用，具有健脾和胃化湿、疏肝益肾、调经血、主生殖的功能。中医学认为，三阴交能主脾胃虚弱、心腹胀满、不思饮食、痹痛身重、四肢不举、腹胀肠鸣、溏泄、小便不利、疝气、梦遗失精、脐下痛不可忍、漏血不止、月水不止等。

对于三阴交的艾灸功效，古书中多有详细记录。据《针灸甲乙经》记载：“足下热胫痛，不能久立，湿痹不能行，三阴交主之。”另外，《外台秘要》也说：“灸丈夫梦泄法，灸足内踝上名三阴交二七壮。”《千金要方》中也记载：“内踝上3寸绝骨宛宛中灸五十壮。主咳逆，虚劳寒损、忧恚，筋骨挛痛……凡二十二种病，皆当灸之也。”《眼科锦囊》载：“上睑低垂轻证者，灸三阴交。”

对三阴交使用艾灸疗法，艾条灸和艾炷灸皆可，前者以温和灸和雀啄灸为主，每次保持在20～30分钟，以能耐受为度，每日或隔日1次，至少连灸1个月方可见效；后者须采用瘢痕灸方可收效，艾炷如小麦粒，每次灸3壮，1次即可。病情较情的患者也可采用不发疱灸，每次5～10壮，隔日或每周1次，连续灸1～3个月方可见效。

尽管三阴交的作用极为广泛，但它最重要的功用还是治疗妇科病。中医将三阴交又称为“女三里”，认为它是妇科病的万灵丹。只要是妇科病，刺激此穴皆有效。三阴交能够根据个人体质不同，产生对机体有利的作用。它能通利又能收摄，能活血又能止血，能滋阴又能利湿。主治症状包括：痛经、月经不调、更年期综合征、过胖过瘦（增肥减肥）、脚底肿胀、手脚冰冷等多种妇科疾病。对三阴交穴的刺激，用艾条灸也较为有效。月经开始前5～6日起，每日花一分钟刺激本穴，远比生理痛后再刺激来得有效。不过，值得注意的是，孕初期的女性，一定不要刺激三阴交穴，更别和合谷一起刺激。因为三阳交和合谷穴同为流产的名穴，初孕时，胎儿本来就不稳定，如果刺激三阳交和合谷穴，则有流产的危险。

阴陵泉——健脾利水，解决小便不畅、风湿酸痛

阴陵泉是足太阴脾经的合穴，位于小腿内侧，胫骨内侧髁后下方的凹陷中就是它的所在，可正坐屈膝或仰卧位，在胫骨内侧髁后下方约胫骨粗隆下缘平齐处取穴。阴，水也；陵，土丘也；

泉，水泉穴也。阴陵泉穴名意指脾经地部流行的经水及脾土物质混合物在本穴聚合堆积。本穴物质为地机穴流来的泥水混合物，因本穴位处肉之陷处，泥水混合物在本穴沉积，水液溢出，脾土物质沉积为地之下部翻扣的土丘之状，故名阴陵泉穴。

中医认为，灸阴陵泉可“健脾利湿，理血调经，调补肝肾，通利三焦”。其治疗病症包括腹胀、腹痛、喘逆、水肿、泄泻、小便不通或失禁、遗尿、遗精、阳痿、月经不调、赤白带下、膝痛、痢疾、前阴痒痛、肥胖症等。从这些症状可以看出，阴陵泉最重要的一项作用就是利水消肿。

中医讲脾主运化，运化的是什么呢？就是水液，以及吃进来的食物中的精华部分。如果脾的功能出现问题，就好像是水流没有了动力，那水液就会停滞，聚积起来，这时人就会表现出来许多问题。如果水停在四肢，就会出现水肿；如果停在腹部，就会出现腹胀、腹泻等。水液都停在体内了，那小便自然就会变少，出现尿少、排尿困难等许多症状。

阴陵泉穴有健脾利湿、通利小便的作用。有些老年人会有这样的困扰，那就是小便排不干净，不管怎么用力也不行，严重的可能小便点滴而出，甚至一点也排不出来，这在医学上称为“癃闭”。如果能经常灸一灸阴陵泉，对这个问题有一定的缓解。其灸法为：艾炷灸每次3～5壮，艾条灸每次5～10分钟，老年人耐受力差，可根据状况自行调节。

在上述病症中，我们还提到“膝痛”。事实上，这只是中医的一个泛指，而现在的说法则是风湿酸痛。在这里，风湿并非特指风湿性关节炎和类风湿性关节炎，而是民间常说的感受风寒湿气导致的关节炎，其中包括受外伤后遇到恶劣天气引起的伤口疼痛、老年人或体质差者在天气变化时出现的关节酸痛等。对于这种情况，可在天气变化比较频繁的时期进行灸阴陵泉治疗，也可以在深冬或盛夏时节集中进行几个疗程的治疗。其方法为：艾条悬灸阴陵泉，每次10～20分钟，每日早晚各1次，5～7日为一个疗程，间隔两日可进行下一个疗程。如果是在发病期间进行治疗，在灸穴位的同时，最好在疼痛部位进行回旋灸10～20分钟。对于风湿及类风湿关节炎，治疗方法更为复杂，应咨询专业医师，但灸阴陵泉可作为辅助疗法。

另外，平时总喝酒的朋友，也应该经常灸阴陵泉。这是因为酒是湿邪，经常喝酒，就会使身体里湿热太盛，日久还能变生其他疾病。阴陵泉可以促进水湿的排泄，从而保护你的身体。

平时总是站着的人，比如说教师、售货员等，经常会觉得下肢很胀，严重的时候甚至用手一按还会留下个小坑，这是因为重力的作用，使血液、淋巴液等回流有一定困难。如果时常抬起腿或弯下腰、灸一灸阴陵泉，就可以促进血液和淋巴液的循环，帮助减轻肿胀的症状。

阴陵泉可以治疗的疾病不仅仅是尿潴留、尿少这些泌尿生殖系统疾病，还可以治疗腹胀、腹泻等消化系统疾病，对下肢疼痛、麻木、无力等也有效果。总之，只要是和脾相关的病症，都可以用阴陵泉来治疗。

血海——补血良方，解决女性血虚经少难题

血海穴是足太阴脾经的穴位，位于大腿内侧，髌底内侧端上2寸，股四头肌内侧头的隆起处。正坐屈膝位，在髌骨内上缘上2寸，当股内侧肌突起中点处取穴；或正坐屈膝，医生面对病人，用手掌按在病人膝盖骨上，掌心对准膝盖骨顶端，拇指向内侧，拇指尖所到之处即是血海穴。

血海这个穴位从名字上就可以看出来。血，受热变成的红色液体也；海，大也。该穴名意指本穴为脾经所生之血的聚集之处。本穴物质为阴陵泉穴外流水液气化上行的水湿之气，为较高温度较高浓度的水湿之气，在本穴为聚集之状，气血物质充斥的范围巨大如海，故名。如果身体里血液运行不畅了，或者是血液不足，或者是其他和血有关的疾病，都可以用这个穴位来治疗。

古医书上说：“缘何血海动波澜，统摄无权血妄行”，意思是说脾经统血的功能如果出现问题的话，气血就会乱走，这时候要刺激血海穴来引血归原，让气血走向循行通畅。也就是说，血海可以用来治疗各种和血相关的疾病。大家都知道，血对于女性来讲尤为重要，女性一生中会不断地生血再失血，这就是中医讲的“女子以血为用”。所以，血海可以用来治疗女子和血有关的疾病，比如说月经失调等。在临床上，很多专家都会用灸血海的方法来治疗血虚经少。其法如下：

悬灸血海，每次10～20分钟，每日1次，每个月月经前连续灸10日。如果效果不明显，可加灸归来、脾俞，其顺序为血海、归来、脾俞，灸法相同，以感觉温热为度，通常要坚持半年的时间方可见效。值得注意的是，血虚女性除月经时间短、量少之外，还有虚热症状，如五心烦热、口渴喜饮、盗汗等，这些虽然都是热证，但皆为虚热，不宜使用大寒药物祛热，否则可能导致寒凝血脉，甚至闭经、小腹冷痛。如果之前已经用了寒凉药物，或饮用冰镇饮料，或经期淋水被激，也可用上述法治疗。而如果尚未遇到此类情况，则应当注意避免。

生活中，人们读书、看电视、盯电

脑屏幕久了，眼睛就会酸胀、干涩不舒服，有的还会出现手脚麻木等现象，这就是肝血虚的症状。正如《黄帝内经》所说：“肝受血而能视，足受血而能步，掌受血而能握，指受血而能摄。”肝开窍于目，在液为泪，在体为筋，所以肝血虚了就不能营养眼睛和筋脉，就会出现眼睛酸胀、视物不清、手脚麻木的症状。当出现这种情况时，可选用灸血海来补足肝血：每日9～11点在脾经经气最旺盛时，艾条灸血海穴，每侧灸3分钟，以温热为度。

此外，灸血海对皮肤瘙痒有较好的疗效。这是因为皮肤瘙痒的根源就是气血不足、皮肤得不到气血充分的滋养而造成的，所以只要把气血引过来，问题就能迎刃而解。皮肤瘙痒症的病人可在血海上用艾条灸，或在平时多加按摩，按摩时可以采用瑜伽按摩式：盘腿而坐成莲花坐姿，用双手从大腿根部向膝盖的方向来推揉，然后从膝盖推到大脚趾，这样就按摩了整个脾经，在按摩的过程中对血海穴深刺激几次。坚持下去一定会取得很好的养生效果。

心经上的艾灸除病大穴

极泉——宽胸理气，对治暴饮暴食不舒服

极泉，最早出自《针灸甲乙经》，属手少阴心经，位于腋窝顶点，腋动脉搏动处。可将上臂外展，在腋窝中部有动脉搏动处取穴；或是曲肘，手掌按于后枕，在腋窝中部有动脉搏动处取穴。关于这个穴位的功效，古书中也有一些记载，如《铜人》云：“治心痛干呕，四肢不收”、《大成》曰：“主目黄，胁下满痛，悲愁不乐”、《循经》云：“肩膊不举，马刀侠瘿”。

在临床上，极泉穴的治疗范围包括心痛、胸闷、四肢不收、肩周炎、腋下瘰疬（颈淋巴结核）、腋臭、悲愁不乐、咽干、烦渴、干呕、目黄、臂肩不举、肘臂挛痛、冠心病、心绞痛、心包炎、脑血管病后遗症、肋间神经痛、癔症、乳汁分泌不足等症。在日常生活中，极泉穴对于暴饮暴食引起的胃难受很有效。

生活中，暴饮暴食的现象随处可见，尤其是在节假日里，不用工作，生活也就没有了规律，早餐不吃，中午晚上又大吃大喝，没有节制，结果是满足了口腹之欲，却让身体很不舒服，胃胀、胃酸、胃疼、打嗝等是最常见的症状。这时候人们才开始后悔，不该吃这么多，那么遇到这

些情况，该如何处理呢？很简单，我们只要按摩刺激左侧极泉穴，这些不适症状就可以很快缓解并消失。

中医认为“胃如釜”，胃能消化食物，是因为有“釜底之火”，这釜底之火是少阳相火。显然人体的少阳相火不是无穷的，大量的食物进入胃里后，使得人体用于消化的少阳相火不够，于是人体便调动少阴君火来凑数，即“相火不够，君火来凑”。可惜少阴君火并不能用于消化，其蓄积于胃首先是导致胃胀难受，所以，要想消除胃胀，就得让少阴君火回去。左侧极泉穴属于手少阴心经上的穴位，刺激这个穴位，就可以造成心经干扰，手少阴心经自身受扰，就会赶紧撤回支援的少阴君火以保自身。当少阴君火撤回原位了，胃胀自然就顺利解除了。

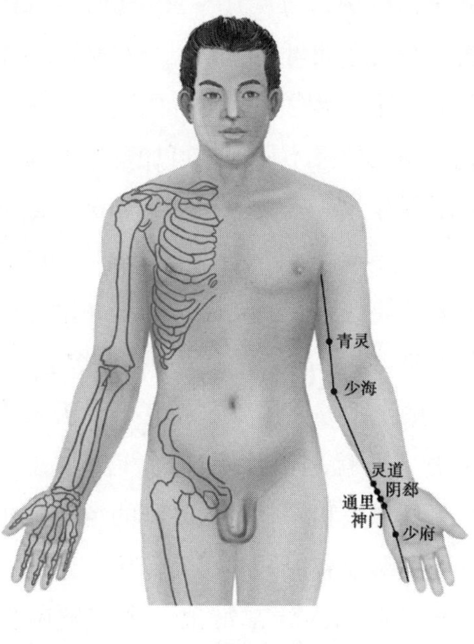

心经

灸极泉穴通常用艾条回旋灸，每次5～10分钟即可，既可在病症发作时做暂时性治疗，也可根据自己身体状况按疗程治疗。尤其是一些四五十岁左右的人，常会觉得自己前胸或者后背疼，但是到医院一检查发现什么问题也没有，这时极泉就可以帮你解决这个问题了。可以用手指弹拨极泉穴，可适当稍用些力，让局部有酸麻的感觉，要是觉得这种感觉顺着手臂向下传导直到手指那就更好了。这个穴位还对心情郁闷的人有帮助，可以帮你赶走忧愁。

除此之外，还可以刺激极泉，施治者一手托起被治者左侧上肢，使其腋窝暴露，另一手食、中指并拢，伸入腋窝内，用力弹拨位于腋窝顶点的极泉穴，此处腋神经、腋动脉、腋静脉集合成束，弹拨时手指下会有条索感，注意弹拨时手指要用力向内勾按，弹拨的速度不要过急，被治者会有明显的酸麻感，并向肩部、上肢放散。

少海——益气安神，缓解焦虑不宁

少海穴，别名曲节穴，为手少阴心经合穴，位于肘横纹内侧端与肱骨内上髁连线的中点处，可屈肘，在肘横纹尺侧纹头凹陷处取穴。少海，在古代是指我们现在的渤海。少，阴也，水也；海，大也，百川所归之处也。该穴名意指心经的地部经水汇合于少海穴本穴。本穴物质由青灵穴水湿云气的冷降之雨和极泉穴的下行之血汇合而成，汇合的地部水液宽深如海，故名。

少海穴有理气通络、益心安神、降浊升清的功效，治疗范围包括神经系统、呼吸系统、运动系统等多个系统的疾病，如神经衰弱、精神分裂症、头痛、眩晕、三叉神经痛、肋间神经痛、尺神经炎；肺结核、胸膜炎；落枕、前臂麻木及肘关节周围软组织疾患、下肢痿痹；心绞痛、淋巴结炎、疔疮、瘰疬等。灸少海穴，尤其对于缓解焦虑不宁有特效。

中医学源远流长，对焦虑也有独特的见解。早在《黄帝内经》中，就有各种有关情志病的论述，明确突出了喜、怒、忧、思、悲、恐、惊七情的致病特点，并且有“怵惕思虑者则伤神，神伤则恐惧自去流淫不止……恐惧者，神荡惮而不收”等记载，说明了思虑、恐惧的发病关系。另外，还有“惊则气乱、恐则气下”之类的描述，说明脏气与脑气不相接，便使脑的功能失调而产生神志和精神的变化。

另外，《金匮要略》指出：“妇人脏躁，喜悲伤欲哭，象如神灵所作，数欠伸，甘麦大枣汤主之。”，不仅指出了脏躁多发于女性，以“喜悲伤欲哭”为主要症状，并且还认识到本病的变幻多端，用“象如神灵所作”进行了恰当的概括。

清代名医吴谦等在《医宗金鉴》中明确指出：“脏，心脏也。心静则神藏，若为七情所伤，则心不得静，而神躁扰不宁也。故喜悲伤欲哭，是神不能主情也。”不仅讲述了脏躁的病位与病机，而且还把脏躁纳入精神类疾病的范畴。

中医学认为，焦虑不宁的病机属于心紊乱，有些患者可能还有肝气不疏等问题，外在表现有一定规律性，如女性伴随月经会出现周期性焦虑状况，而男性虽然周期性看上去不明显，但也有一定的周期性。对此，治疗的重点在于调治心神，而艾灸少海穴恰有此功效。其方法为悬灸，每次10～20分钟，每日2次，两次之间可间隔3～4个小时，3～5日为一个疗程，疗程期间以间隔2日为宜。如果效果不显著，可加灸极泉穴，以增强疗效，其方法为艾条悬灸，每次5～10分钟，每日1～2次，以温热为度，火力不要过强。需要注意的是在治疗过程中要将自己的注意力集中在穴位上。

除此之外，少海穴还有一个极大的作用，那就是治疗网球肘、高尔夫球肘。高尔夫和网球是很高雅的运动，在商务活动起着很好的媒介作用。但是，经常打球的人，常常被一个问题困扰着，因为打球的时候经常会挥动手臂，会造成肘部一种慢性的损伤。解决这个问题时我们可以利用少海穴，但这次不用艾灸，按摩就可以。打完球后我们将手臂抬起，手握拳自然放在肩膀上，手肘弯曲，肘尖对外，用一根按摩棒在肘尖内侧轻轻揉。因为这里的皮肤比较细腻，为防止擦破皮肤，可以事先点一两滴橄榄油。少海穴是治疗因为肘部运动过度而引起的高尔夫球肘、网球肘的绝佳穴位。

通里——味觉迟钝为心乱，灸治通里护心经

通里，手太阴心经之络穴，位于前臂掌侧，在尺侧腕屈肌腱的桡侧缘，腕横纹上1寸。仰掌，在尺侧腕屈肌腱桡侧缘，当神门与少海连线上，腕横纹上1寸处取穴。通，通道也；里，内部也。该穴名意指心经的地部经水由本穴的地部通道从地之天部流入地之地部。本穴物质为由灵道穴传来的地部经水，因本穴有地部孔隙通于地之地部，经水即从本穴的地之天部流入地之地部，故名。

中医认为，通里穴有宁心安神、和营熄风、通经活络、调理气血之功效。对头晕目眩、心痛、心悸怔忡、失眠、咽喉肿痛、暴喑、舌强不语、腕臂痛、遗尿、月经过多、崩漏等病症有疗效，现代临床上还常用于治疗心绞痛、心律失常、房颤、急性舌骨肌麻痹、神经衰弱、癔症性失语、癔症等。而对于老年人来说，它则是一个不错的保健穴位，如果老年人味觉迟钝了，不妨灸一灸通里。

在日常生活中，老年人味觉迟钝是一个很常见的现象，但通常自己不容易发现，很多时候是慢慢发觉家里的饭菜吃起来没有滋味了，这才明白是自己的味觉出了问题。那么，味觉迟钝是什么原因造成的呢？《黄帝内经》中说“舌为心之苗”，不能辨味或味觉下降归根究底是心脉气虚或心脉气乱造成的，治疗原则就应该通理心经气血，故选用心经之通里来治疗是恰当的。当然，还可以配合口腔局部的颊车穴，效果会更好。其灸治方法如下：

艾灸悬灸，通里穴每次10～15分钟，颊车穴每次5～7分钟，其顺序为先通里，后颊车，颊车穴两侧可交替使用，通里穴以温热为度，颊车穴感觉当再略弱一些，隔日灸治一次，症状消失或明显改善即可停止治疗。如果兼有心烦意乱、失眠健忘、耳聋耳鸣等症，可加灸太溪、心俞，其顺序为通里、太溪、心俞、颊车，隔日1次，10日为一个疗程。

当然，味觉迟钝的人也并非只有老年人，其实现在有很多人丧失了味觉。因为现在实在太流行吃辛辣食品了，比方说，一个人刚刚吃完很辛辣的食品，为了能继续品尝美味，就要把已经被刺激很深的味觉用另一种刺激来唤醒，通

常会选择吃一块巧克力。这样一会儿吃辛辣的东西，一会儿吃甜腻的东西，味觉很容易麻痹。在这样一个追求刺激的年代，饮食也失去了平淡清爽的特点，所以导致了味觉的消失。对于这类情况，也可以通过上述方法治疗。

除此之外，灸通里还可以安抚心神，帮助我们增长智慧。如果经常感到自己心慌、没办法安静下来做事、自觉心智不够的人，可以经常刺激通里穴。在日常生活中经常有这样一类人，总是丢三落四，捡了这个忘了那个，这就是因为心经的气血不足造成的，通里穴就可以帮助我们开心窍、通心神、长心眼。灸治方法为艾条灸，每次5～10分钟。对于上班族来说，如果感觉工作累的时候，在办公室里腾出几分钟的时间，握拳立起，将手的小鱼际放在桌子边沿上，从手腕内侧开始，沿着桌边向上推，一直推到手肘部位，这样反复推30～50次，在大脑得到了休息的同时，还可以疏通心经、增长智慧。

神门——打通心气，让失眠、痛经无影无踪

神门穴，别名兑中、中都、锐中穴，隶属手少阴心经。位于腕部，腕掌侧横纹尺侧端，尺侧腕屈肌腱的桡侧凹陷处。可正坐，仰掌，于手腕部位，手腕关节手掌侧，尺侧腕屈肌腱的桡侧凹陷处，腕横纹上取穴。神，与鬼相对，气也；门，出入的门户也。该穴名意指心经体内经脉的气血物质由此交于心经体表经脉。本穴因有地部孔隙与心经体内经脉相通，气血物质为心经体内经脉的外传之气，其气性同心经气血之本性，为人之神气，故名。

神门还是心经的原穴、腧穴，是精、气、神出入的门户，也是补益心气的要穴。经常刺激此穴，可以防治许多疾病，如心痛、心慌、双胁痛、自汗、盗汗、咽喉肿痛、失眠、健忘等症。现代社会，人们工作繁忙，生活节奏紧张，日常工作中，在用脑一段时间后，可在神门穴回旋灸，这样有助于提神醒脑，也有助于提高工作效率，这正是“磨刀不误砍柴工”。此外，神门穴在手腕上，心气郁结的时候刺激它，效果很好，就相当于给心气打开了一条“阳关大道”，让这些郁结的心气能够畅通无阻、横行自如，自然不会存在郁结的问题了。

一般来说，心气郁结最常见的表现就是失眠，故生活中很多人用灸神门的方法来治失眠，收效显著。其方法为：艾条悬灸，每次10～20分钟，每日1次，睡前灸，5～7日为一个疗程，每个疗程之间须间隔两日。如果除失眠之外，还兼有食欲不振、痰多涎多、大便溏稀或黏腻不爽，这通常是由湿邪伤脾胃所

致，可加灸脾俞穴，可用艾炷直接灸，每次1～3壮，疗程同神门，症状消失后可继续灸2～3次即可停止。如果失眠是由夜尿过多引起，通常是由于肾气衰弱所致，可加灸肾俞穴，艾炷直接灸，每次2～3壮，疗程同神门，症状消失后继续2～3次即可停止。如果老年人尿频，且尿色清长，可用隔附子灸灸肾俞。

对于经常痛经的女性来说，神门穴也是福音，它可以治疗痛经。有一种痛经属于心气下陷于胞宫引起的，具体表现是经前或月经期间小腹胀痛。此时，在两侧神门穴用艾条作温和的灸法。具体方法是：把一根长艾条均匀截成6段，然后取一小截竖直放在穴位上，用医用胶布固定，之后点燃远离皮肤的那一端；等到燃至3/4时，将艾条取下。这种灸法效果十分好。如果大家不方便用艾灸，可以直接用手指或指关节按揉神门穴。

神门穴可以治疗空调病，如吹空调后受凉导致的腹泻或口腔溃疡，可以把雪莲花的叶片外贴在两神门穴，用医用纱布和胶布固定，也可以直接按摩穴位。

按摩刺激左神门穴，还能提高消化系统功能，加速肠胃蠕动，从而起到治疗便秘的效果。左神门穴位于左手手腕处对准小拇指的一条粗经脉上。每天早晨起床时用右手食指指腹轻轻按摩此穴位7次，能有效改善便秘。

神门穴很好找，功效却不一般，大家应该经常关注神门穴，守护好精、气、神出入的门户，守护好自己的健康。

少冲——治黄疸、提神，少冲穴不可少

少冲穴，别名经始穴、大冲穴，为五输穴之合穴，五行属水。少，阴也；冲，突也。“少冲”的意思是指此穴中的气血物质从体内冲出。本穴为心经体表经脉与体内经脉的交接之处，体内经脉的高温水气以冲射之状外出体表，故名少冲。本穴属木，指本穴气血物质运行变化表现出的五行属性。本穴物质为心经体内经脉外出的高温水湿之气，其运行是由内向外、由下向上，因其水湿含量大，虽为上行但上行不高，只有木的生发特性，故其属木。

中医认为，刺激少冲穴可泄热救逆、宁心安神、开窍苏厥，对心痛心悸、中风昏厥、热病昏迷、面色紫暗、面口红肿、胸胁痛、癫狂、疥疮、喉炎、心肌炎、休克、肋间神经痛等有疗效。除此之外，灸少冲还可以治疗黄疸，其穴灸法为：艾炷灸1～3壮，艾条灸3～5分钟。治黄疸，也可用按摩方法：正坐，手平伸，掌心向下，屈肘时向内收；用另一只手轻握这只手的小指、大拇指弯曲，用指甲尖垂直掐按穴位，有刺痛的感觉，每日按揉1次，每次按掐3～5分钟即可。

在日常保健中，灸少冲有提神的功效。目前，国内约有4%~5%的人受到瞌睡困扰，很多车祸或工伤事故都与睡眠不足有关。据美国国家高速公路安全管理最新资料显示，因为瞌睡疲劳每年平均造成10万起车祸和1500人死亡，仅这些车祸所带来的财产和工作效率损失就达125亿美元。俗话说，春困秋乏夏打盹，那为了防止瞌睡，人们采用的办法可以说是五花八门，灸少冲可以说是一种比较简便的方法。当然，刺激方法除艾灸之外，按摩也是可以的，操作方法：要求右手大拇指和食指轻轻夹住左手小拇指指甲两侧的凹陷处，以垂直方式轻轻揉捏此穴位。此穴位是脑部的反射区，要慢慢地用力揉捏，不要用蛮力，左右手可以互相按。

除此之外，按摩手部的大鱼际穴也具有提神的功效。右手大拇指按压左手大拇指骨下掌面隆起的像鸡腿肉的这块区域，称作大鱼际，也是脾的反射区。先按左手，再按右手。按摩的方法很简单，拇指按下去后轻揉每个地方，感觉痛的地方可以多揉。选择的这个部位是脾的经脉的穴位，按压感觉到疼就起到活血化瘀、促进血液循环的作用，使脾发挥运送营养的功能，改善打瞌睡这一方面的症状。

小肠经上的艾灸除病大穴

少泽——通乳开窍，让缺乳妈妈高兴起来

少泽穴，别名小吉穴、少吉穴。少，阴也，浊也；泽，沼泽也。该穴名意指穴内的气血物质为天部的湿热水汽。本穴因有地部孔隙连通小肠经体内经脉，穴内物质为小肠经体内经脉外输的经水，经水出体表后汽化为天部的水湿之气，如热带沼泽汽化之气一般，故名。这个穴位位于手小指末节尺侧，距指甲根角0.1寸（指寸），可微握拳，掌心向下，伸小指，在小指尺侧，去指甲角0.1寸处取穴。

少泽穴是小肠经的井穴，具有清热利咽、醒神开窍、活络通乳的功效，临床常用来治疗热病、头痛、咽痛、目翳、晕厥、中风昏迷、乳痈、乳少、乳房过大或过小等病症。在日常生活中，人们常用灸少泽的方法来通乳，实际上也就是治疗产后缺乳（或乳少）。

缺乳，产后乳汁甚少或乳汁全无，中医又称产后乳汁不行，多因身体虚弱，气血生化之源不足或因肝郁气滞，

乳汁运行受阻所致。在现实生活中，很多种情况都可能造成缺乳，比如母体体质虚弱、乳腺发育不良；或产妇厌食、挑食以及营养物质摄入不足，使乳汁分泌减少；或产妇过度恐惧、忧虑，通过神经系统影响垂体功能等。通常情况下，气血虚弱的患者，除了少乳或无乳之外，还伴有乳房松软、胃纳不馨、神疲乏力、头晕心悸等症状；肝郁气滞的患者，则伴乳房胀痛、胁胀胸闷、烦躁易怒等症。

对于这种情况，很多人采用的方法是大补，实际上补只对体虚的人有用，否则滋补反倒会加重病情。这时，只要灸一灸少泽穴问题就解决了。从字面来看，少是小、幼小；泽是沼泽，低洼，水流聚集的地方，而少泽即是小水塘的

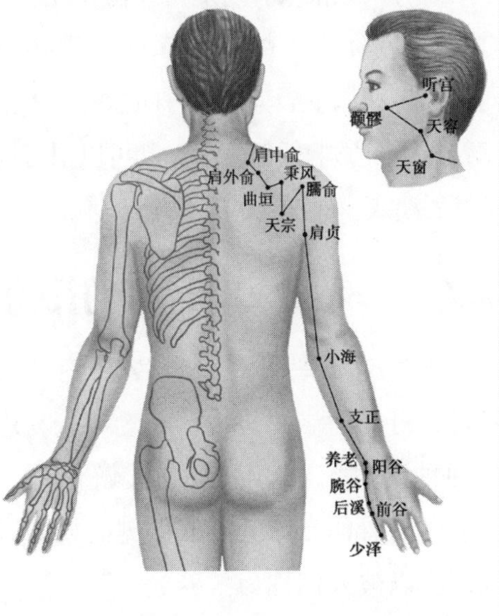

小肠经

意思。因此，刺激这个穴位，就可以使经脉里的水流动起来，水一旦流动，乳汁也就顺势而出了。灸少泽的方法很简单，通常只要每天用艾条悬灸3～5钟即可。如果效果不明显，还可以加灸膻中穴，方法与少泽相同。当然，还可以用推拿的方法，方法就更简单了：可以找几根牙签，或者小小圆钝头的东西，在小指甲的外侧轻轻按揉，按到酸胀就可以。每天按揉几分钟，自然就会起到通乳的效果。

另外，少泽配合膻中和天宗，还有美乳丰胸的作用。这几个穴位之所以能丰胸，是因为刺激这几个穴位能促使脑垂体释放激素，这些激素作用于卵巢，进而激活乳腺细胞，促进乳房发育，同时也把血液引流到胸部，给乳腺输送营养，从而达到丰胸的效果。按摩少泽穴不但能丰胸，还能促进神经末梢的血液循环，改善女性手脚总是冰冷的现象。

后溪——温暖颈椎，让你抬起头来做人

后溪穴，属手太阳小肠经，位于手掌尺侧，微握拳，在小指本节（第五掌指关节）后的远侧掌横纹头赤白肉际。取法：微握拳，在第五掌指关节尺侧后方，第五掌骨小头后缘，赤白肉际处取穴。

古医书说：“后溪专治督脉病”，就是说后溪专治督脉上的问题，督脉

上的问题都可以找后溪穴来配合治疗，所以后溪穴就是专门为督脉提供水源的地方。那么，督脉上都会出现哪些病症呢？毫无疑问，颈椎病就是最常见，也是最严重的督脉病之一。

现在得颈椎病的人非常多，患者的年龄也越来越小，甚至有小学生也得了颈椎病，原因很简单：伏案久了，压力大了，自己又不懂得怎么调理，所以颈椎病提前光临了。不仅仅得颈椎病，腰也弯了，背也驼了，眼睛也花了，脾气也糟了，未老先衰，没有足够的阳刚之气。这是当今很多人面临的一个严重问题。

很多人认为这些都是脑力劳动的结果，脑力劳动消耗人，其实不尽然。当长期保持同一姿势伏案工作或学习的时候，上体前倾，颈椎紧张了，首先压抑了督脉，督脉总督一身的阳气，压抑了督脉也就是压抑了全身的阳气，久而久之，整个脊柱就弯了，人的精神也没了。人体的精神，不是被脑力劳动所消耗掉的，而是被错误的姿势消耗掉的。

这些问题都能通过灸后溪得到缓解。后溪穴最早见于《黄帝内经·灵枢·本输篇》，为手太阳小肠经的俞穴，又是八脉交会之一，通于督脉小肠经，灸之有舒经利窍、宁神之功，能泻心火、壮阳气、调颈椎、利眼目、正脊柱。临床上，颈椎出问题了，腰椎出问题了，眼睛出问题了，都要用到这个穴，效果非常明显。它可以消除长期伏案或在电脑前学习和工作对身体带来的不利影响，只要坚持，百用百灵。灸治方法并不复杂，可用艾炷灸，也可用艾条灸，艾炷灸每次1～3壮，艾条灸每次5～10分钟。

对于上班族来说，并不一定非要定时定点灸后溪，事实上随时随地都可以刺激它，如果你坐在电脑面前，可以双手握拳，把后溪穴的部位放在桌沿上，用腕关节带动双手，轻松地来回滚动，就可达到刺激效果。在滚动当中，它会有一种轻微的酸痛感。每天抽出三五分钟，随手动一下，坚持下来，对颈椎、腰椎有非常好的疗效，对保护视力也很好。

另外，此穴位对驾车族也有很好的帮助，开车时，需要精力集中，长时间保持一个姿势，颈椎很容易受伤。在等待红绿灯的时候别心急，静下心来，一手握着方向盘，另一只手顺势在握方向盘的手上按摩，几乎不影响任何事情，却可以很好地按摩后溪穴，保护自己的颈椎。

养老——孝敬父母最好的礼物

养老穴为手太阳经之郄穴，有清头明目、舒筋活络的作用，对老年人易患的种种疾病，都有很好的缓解作用，几乎可以看作专为老年人保健而设的穴位，所以被人们称为“养老穴”。这个穴位位于前臂背面尺侧，当尺骨小头近端桡侧凹陷中，找起来也很方便：掌心向下，用另一手的食指按在尺骨小头的最高点上，然后掌心转向胸部，当手指滑入的骨缝中即是该穴位；或是屈肘，掌心向胸，在尺骨小头的桡侧缘上，与尺骨小头最高点平齐的骨缝中是穴。

总体来说，刺激养老穴有清热明目、舒筋活络的功效，而具体来说它可以治疗精神-神经系统、运动系统、五官科三大疾病，如脑血管病后遗症、肩臂部神经痛；急性腰扭伤、落枕、肩臂酸痛；近视眼、耳聋、眼花等众多老年性疾病。很多老年人都有起夜的问题，有的甚至每晚要起来五六次，甚至更多，严重影响睡眠，有这样经历的人可以适度地按摩养老穴调气活血，远离虚幻的便意。人随着年龄的增长，身体各部分都在逐渐退化，比如说耳聋眼花、上下楼梯或者久坐站立时，都会明显地感到膝盖不舒服或者疼痛，等等。这些和退化相关的疾病，我们都可以灸养老穴。其灸治方法为：艾条悬灸，每次10～20分钟，每日1次，5～7日为一个疗程，疗程期间须间隔两日方可进行下一疗程。

在现实生活中，很多老年人经常会遇到没有明确原因的肌肉酸痛，疼痛不强烈，但是往往酸软难耐。对于这种情况，如果是上肢酸痛，可灸养老穴，方法同上；如果是下肢酸痛，则可加灸阳陵泉穴，方法同养老穴灸法。除此之外，还可用按摩法刺激养老穴，按摩时可加阳谷穴，其方法为：两手屈肘在胸前，用一只手的四指放在另一只手的养老穴处，用指端做推擦活动，连做1分钟；接着两手屈肘于胸前，一手前臂竖起，半握拳，另一只手的四指托在前臂内侧，拇指指端放在阳谷穴处，用指端甲缘按掐，一掐一松，连做14次；最后两手屈肘在胸前，一手前臂竖起，半握拳，用另一只手的拇指指腹按揉阳谷穴处，连做1分钟。

膀胱经上的艾灸除病大穴

风门——宣通肺气，让感冒不再成为困扰

风门，别名热府、背俞、热府俞穴，属足膀胱经穴位，为足太阳经与督脉交会穴。该穴位于第二胸椎棘突下，旁开1.5寸处。这里给大家介绍一个准确取穴法：正坐或俯卧，风门穴位于背部，从朝向大椎下的第二个凹陷（第二胸椎与第三胸椎间）的中心，左右各2厘米之处（或以第二胸椎棘突下，旁开1.5寸），就是风门穴。

为什么称其为“风门”呢？风，言穴内的气血物质主要为风气也；门，出入的门户也。风门名意指膀胱经气血在此化风上行。本穴物质为膀胱经背俞各穴上行的水湿之气，至本穴后吸热胀散化风上行，故名风门，起着运化膀胱经气血上达头部的作用。

在中医看来，艾灸风门穴主要有三大功效：一是疏风解表、宣通肺气，对于感冒和呼吸系统疾病、体虚易患感冒者，艾灸效果非常好。二是清热泻火，据《类经图翼》中记载：“此穴能泻一身热气，常灸之。永无痈疽疮疥等患。”因此，艾灸风门对防治疔疮疖肿、痈疽、鼻炎等都有良效。三是祛风通络，防治中风。

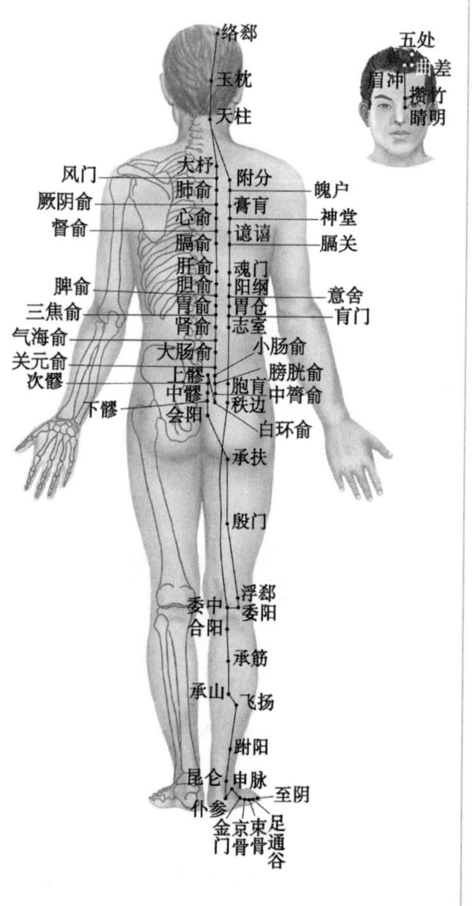

膀胱经

针对不同的病症，可采用不同的方法对风门穴进行艾灸，具体有以下三种：

（1）隔姜灸。艾炷可用如黄豆或半个枣核大者，每次须灸至10～15壮方可见效，以局部皮肤潮红温热为度，每日或隔日灸1次。这种方法多用于预防流感等。

（2）艾条灸。当以温和灸为主，每次可灸10～15分钟，隔日或3日1次。这种方法常用于中风、高血压等病症的防治。

（3）艾炷隔蒜灸。艾炷当选如黄豆大者，每次灸5～7壮，每日或隔日1次。此种方法可用于防治疔疮疖肿、鼻炎等。

当然，在现代中医学界，风门穴最常用的还是在于感冒的防治上。可以说，风门穴既是感冒的预防穴，也是治疗穴。尤其是在由秋入冬的时节，气温会越来越低，需要注意防寒防感冒，如果觉得项背发冷，似乎要感冒的时候，可以立即在风门穴和身柱穴灸30分钟，灸过之后，感冒一般可以避过，或者减轻。另外，感冒以后如果迟迟没有痊愈，也可以灸一下风门穴。

除了以上所说病症以外，平时也可以将灸风门穴和身柱穴作为日常保健的方法。常灸风门穴可以预防鼻炎、咳嗽、喘咳。当肩部酸疼、背部软组织损伤、头痛时，也可以灸风门和身柱穴。小孩消化不良可以灸身柱穴，灸时以皮肤潮红为度。如果小孩子不配合艾灸，采用按摩法也是一样的，家长可让孩子背坐，头微微向前俯，用中指的指腹按揉该穴位，每次左右两侧穴位各按揉2~3分钟，也可两侧穴位同时按揉。

心俞——健忘失眠心阴虚，灸治心俞补心气

现代社会竞争压力越来越大，很多人为了保住“饭碗”，不得不放弃休息时间而拼命工作，又没有时间锻炼身体，从而使身体健康状况越来越差，常常感到心慌、心烦、头晕耳鸣、工作时不能集中精力、健忘、睡眠质量也很差，这些都是典型的亚健康状态。而在中医看来，亚健康的根源就是心阴不足，也就是心阴虚了。

在五行中，心属火，火属阳，五脏又属阴，所以心是阴中之阳。在心阴心阳中，心阴的力量更为薄弱，也就更容易受到侵袭。现代人在工作和生活的重压下，极易耗费心血。血属阴，心血就是心阴，所以，心血耗费的多了，就会导致一些我们前面说的“虚热”症状。

气为血之帅，血为气之府，血在经络中的流通要靠气的推动，而气也要靠血来当它的运载工具，二者相辅相成、不可分割。所以，当心血阴虚的时候，气就没有可以搭载的工具了，不能运行到全身各处，出现诸如心慌、气短等症状也就不奇怪了。另外，“心主神明”，在心气血两虚的情况下，心脏的功能必然会下降，那么它就没有足够的力量去控制人的精神意志了，人也就相应出现精神恍惚、注意力不集中等症状。所以，当出现心阴虚的症状时，一定要注意补心血。在人体的经穴中，补心血的最佳穴位是心俞。

心俞位于人体背部，在第五胸椎棘突下，左右旁开两指宽处（或左右约1.5寸），是足太阳膀胱经的要穴，还是心的背俞穴，具有宽胸理气、宁心安神、通调气血的功效。因此，当心阴虚时，灸一灸这个穴位就能缓解。其方法为艾条悬灸或艾炷直接灸，每次10~20分钟，每日1次，5~7日为一个疗程，间隔两日可进行下一个疗程，症状消失或明显缓解之后即可停止，因为心脉调整之后进入良性循环，可借助自我调节获得健康。这种方法主要针对的是体质较好的青壮年、偶然出现健忘或精神恍惚等亚健康症状的人，如果是长期失眠健康、精神迟钝，或病症暂时出现，但却很严重，则可加配神门穴，以增强疗效，方法同心俞。当然，还有更严重的一种情况，那就是年老体弱者，属于“真虚”，这些患者大多伴有食欲不振、

形体疲惫、面色萎黄、腰酸腿软等症状，此时仅仅灸心俞来安神定志还远远不够，应加补益脾气的穴位，如脾俞、肾俞、气海等。

除了上述功效之外，灸心俞还可防治心肌炎、冠心病等心脏方面的疾病。当然，这种方法只能作为一种辅助疗法，而不能替代药物。其方法为：艾条悬灸心俞、肾俞、关元三穴，每穴每次10～20分钟，每日1次，或隔日1次，10次为一个疗程，每月一个疗程，感觉心温热为度。除了艾灸，按摩心俞也可缓解症状，尤其是对于老年心肌炎患者，其方法为：患者脱掉上衣后，趴在平板床上，下肢并拢，上肢放入肩平横线上。施术者可利用双手大拇指直接点压该穴位，患者自觉局部有酸、麻、胀感觉时，施术者开始以顺时针方向按摩，每分钟按摩80次，每日按摩2～3次，一般按摩5次左右，可起到明显疗效，再按摩2～3日可起到治疗效果。在治疗期间，患者应杜绝烟酒及任何辛辣刺激性食物，可以多吃些新鲜蔬菜和水果及豆制品和海产品。另外，坚持每晚用热水疱脚25分钟，可促进身体早日康复。

脾俞——健脾益气，治疗腹泻、糖尿病

脾俞隶属于足太阳膀胱经穴，位于背部，第十一胸椎棘突下，旁开1.5寸。脾，脾脏也；俞，腧，输也。脾俞作为脾的俞穴，其名意指脾脏的湿热之气由此外输膀胱经，有健脾和胃、利湿升清的功效。

中医认为，脾主运化水谷精微，人体的营养物质均来源于脾胃的运化输布，故称其为“后天之本”，“气血生化之源”。因此，艾灸脾俞就能健运脾胃，加强机体对营养物质的消化吸收和利用，补养气血、增强体质，对消化系统和血液系统均有很好的调整作用。

现代临床上，常用脾俞治疗胃溃疡、胃炎、胃下垂、胃痉挛、胃扩张、胃出血、神经性呕吐、消化不良、肠炎、痢疾、肝炎、贫血、进行性肌营养不良、肝脾肿大、慢性出血性疾病、肾下垂、月经不调、糖尿病、肾炎、小儿夜盲、荨麻疹、背痛等病症。

艾灸脾俞的方法主要有艾条灸、艾炷直接灸、艾炷隔姜灸三种，其中艾条灸采用悬起法，每次温灸30分钟，每日或隔日1次，连续灸1个月为一个疗程；艾炷直接灸多用无瘢痕灸法，每次5～7壮，每日或隔日1次，连续灸1～2个月方可见效；而隔姜灸同样每次5～7壮，但艾炷当如枣核大，每日或隔日1次，连灸1个月方可见效。

在日常保健中，大家最常用艾灸脾俞来防治经期腹泻和糖尿病，那是因为这两种病的根源都在于脾气虚，而艾灸脾俞穴则恰恰起到健脾益气的效果。

中医认为，年轻女性经期腹泻完全是脾气虚的缘故，尤其年轻的女孩子比较常见，因为处于这个年龄段的女孩子为了保持好身材常常会节食减肥，常吃一些青菜水果之类的食物，而远离肉类和主食，时间长了就会使脾虚寒。当来月经的时候，气血就会充盈冲脉、任脉，脾气会变得更虚。因为脾是主运化水湿的，脾不能正常工作了，那么水湿也会消沉怠工，不好好工作，也就不能正常排泄了，所以就会出现腹泻，如果泛滥到皮肤就会出现脸部水肿。可见，要想经期不腹泻就要补脾气，而补脾气最好的办法就是灸脾俞穴。每天坚持灸此穴3分钟就能缓解经期腹泻的症状。灸此穴最佳时间应在早上7～9点进行。

同样，糖尿病也是脾虚造成的。在中医理论中，能量类似于气，而气是无形的，但无形的气却能承载和驱使身体里有形的血液等物质。血糖是有形物质和无形能量转化的重要中间物，血糖异常则是气血之间的转化异常。因此，无论糖尿病具体可分成多少类型，其最基本的病机就是气血转化失常，而人体气血转化主要依赖于脾的功能，故治疗糖尿病最基本的就是健脾。治疗糖尿病的灸法多采用艾条悬起灸，每次10～20分钟，每日一次或隔日一次，10次为一个疗程，每月做一个疗程即可。

肾俞——补益肾精，让慢性肾病得缓解

肾俞，别名高盖。肾，肾脏也；俞，腧，输也。肾俞作为肾的俞穴，其名意指肾脏的寒湿水汽由此外输膀胱经，有益肾助阳、强腰利水的功效。本穴位于腰部，在第二腰椎棘突下，旁开1.5寸。俯卧位，在第二腰椎棘突下，命门（督脉）旁开1.5寸处取穴。

在中医理论中，肾为先天之本，是人体精气出入的源泉。如果一个人肾气充足，则说明他的精力充沛、行动敏捷、脑聪目明、生殖力强、消化吸收和新陈代谢都很旺盛。因此，艾灸肾俞穴就能补益肾精、温通元阳、强身壮腰、延缓衰老，是常用的保健方法。

在现代临床上，肾俞穴常被用来治疗肾炎、肾绞痛、遗尿、尿路感染、阳痿、早泄、遗精、精液缺乏等泌尿生殖系统疾病；肾下垂、膀胱肌麻痹及痉挛、胃出血、肠出血、痔疮、肝肿大等外科系统疾病；以及月经不调、腰痛、哮喘、耳聋、贫血、肋间神经痛、脑血管病后遗症等其他疑难杂症。

用艾灸法刺激肾俞，主要有以下四种方法。

（1）艾条悬起灸。每次用温和灸10～20分钟，每日或隔日灸1次，7～10次为一个疗程。一般来说，需要坚持施

灸3～6个月，方可见效。

（2）艾炷直接灸。此穴当用无瘢痕灸，每次3～7壮，隔日或3日1次，连续灸2～3个月方可见效。

（3）艾炷隔姜灸。每次5～10壮，以皮肤温热潮红为度，隔日或每周灸1次。此法对于肾阳不足、形寒肢冷者来说尤为适合。

（4）温针灸。先用针灸针来针刺肾俞穴，然后将艾绒搓成小团，插在针柄上，距离皮肤约3厘米，从接近皮肤的一端点燃，艾绒燃尽后可再灸第2壮。每次1～3壮即可，或灸1～2分钟，每日或隔日1次，1个月为1疗程。（此法专业性较强，非专业人士切莫使用。）

在中医理论中，肾病大体包括“水肿”和“淋证”两类，其中水肿在《黄帝内经》中直接被称为“水”，主要包括我们平常所说的肾性水肿，而淋证实际上就是指各种尿异常。中医认为，无论水肿还是淋证，基本病机都在肾与膀胱。当肾阳虚衰或膀胱气机不利时，身体里的水就不能正常气化吸收，变成尿液排出，就会出现身体浮肿及小便异常。因此，对于肾病的治疗，基本原则就是温肾阳、利膀胱，而艾灸肾俞则恰恰能有此功效。

治疗慢性肾病，具体的艾灸方法为：以肾俞为主穴，委阳为辅穴，艾灸悬灸，肾俞每次灸10～20分钟，委阳每次灸5～10分钟。隔日一次，10次为一个疗程，其顺序通常是先灸肾俞，再灸委阳。此套方法总体的作用是，在慢性肾病的恢复期稳定病情，预防病情进一步恶化或发生严重的并发症。但值得注意的是，这种方法只能作为肾病的辅助方法使用，不可替代常规疗法。

膏肓——宣肺通阳，病入膏肓也可医

每当形容一个人病无可治时，人们常会用到一个词：“病入膏肓”。但可能大多数人都不知道，膏肓其实是中医里一对重要的穴位。膏肓穴位于人体背部，在第四胸椎棘突下，旁开3寸，属足太阳膀胱经。这里告诉大家一个简便的取穴方法：患者平坐床上，屈膝抵胸，前臂交叉，双手扶于膝上，低头，面额抵于手背，使两肩胛骨充分张开，在平第四胸椎棘突下，肩胛骨内侧缘骨缝处按压，觉胸肋间困痛，传至手臂，即是膏肓穴，掐痕做标记。

膏肓灸法最早见载于《千金要方》卷三十第七，后人集为《膏肓灸法》二卷。我们都知道“讳疾忌医”的故事，当初扁鹊不能救晋侯之疾，正病入膏肓的缘故。对此，孙思邈说：“时人拙，不能求得此穴，所以宿疾难遣，若能用心方便，求得灸之，无疾不愈矣。”《针灸大成》云：“（灸膏肓穴）主治阳气亏弱，诸风固冷”。用以治风湿性关节痛，通过艾灸膏肓，并配合气海等穴，激发经气，温通经络，补火祛寒，散风逐湿，扶正达邪，标本两顾，是治疗风湿寒性关节痛的捷径。

除此之外，艾灸膏肓还可使人阳气宣通、身体健壮，此穴是补益虚损、宣肺通阳、预防结核及感冒、增强体质的重要穴位。日本民间很流行灸膏肓、风门二穴，一般小儿长到十七八岁时都要灸此二穴，以提高机体的抗病能力，预防结核和感冒。

膏肓灸法是中医针灸学中一种传统的特殊灸法，其独特之处就在于首先强调取膏肓穴的体位姿势，务必使两肩胛骨充分分离，“筋骨空处，按之患者觉牵引胸肋中、手指痛，即真穴也”。其次，施灸壮数宜多，“灸至百壮千壮”。不过，结合现代临床的具体情况，一般以十多壮为宜。其三，灸完膏肓穴后必须灸气海、足三里穴，“以引火气实下”、防气火壅盛于上。

膏肓灸法虽然操作起来较为烦琐，而且有艾烟熏燎的不便，但对那些尚缺少特效疗法的顽疾仍不失为良法。具体操作方法是：先以大艾炷灸膏肓穴，每次13壮；再使患者平卧，取气海、足三里穴，大艾炷各灸7壮。若需加灸至阴穴，则与灸膏肓穴同时进行，小艾炷两侧各7壮。每日一次，15日为一疗程，疗程间休息3日。

如果嫌这种方法过于烦琐，这里再给大家介绍几种艾灸膏肓的简便方法。

（1）艾条灸。通常采用温和灸法，每次15～20分钟，隔日或每周1次，直灸至身体康健为止。

（2）艾炷灸。一般采用瘢痕灸，艾炷如米粒或绿豆大，1～3个月灸1次即可，多灸无益。

（3）隔姜灸。穴位置姜片后放黄豆大艾炷，每次5～7壮，隔日或每周1次。

事实上，膏肓不仅是一个治病穴，同时也是一个警示穴，当我们疲惫不堪、全身无力的时候，这时候的身体信号就在提醒我们的五脏已经很脆弱了，需要好好休息调理，不要等到身体到了不可挽回的地步才重视。当我们越来越健忘、瘦弱、容易盗汗，就说明身体在走下坡路，五脏已经疲惫不堪了，需要好好休息。这个时候我们不妨停下手头的工作，认真地调理自己的身体，刺激膏肓穴。轻轻地按揉几分钟，闭目养神一会儿，好让身体恢复元气。

承山——痔疮、小腿抽筋，找到承山不用愁

承山穴，别名鱼腹、肉柱、伤山、鱼肠、肠山、鱼腹山、玉柱、鱼腰穴。承，承受、承托也；山，土石之大堆也，此指穴内物质为脾土。承山名意指随膀胱经经

水下行的脾土微粒在此固化。本穴物质为随膀胱经经水上行而来的脾土与水液的混合物，行至本穴后，水液气化而干燥的脾土微粒则沉降穴周，沉降的脾土堆积如大山之状，故名承山。起着运化水湿、固化脾土的作用。

当然，关于承山之名，还有一种说法。承筋穴在承山穴上面，它是凸起来的，就好像是山峰一样。承山穴在承筋穴的下面，就好像是山谷一样。从人的后面望去，承山穴就好像在下面托起一座山峰一样，因此被形象地称为“承山”。

承山这个穴位很好找，在小腿后面正中，委中与昆仑之间。在伸直小腿或足跟上提时腓肠肌肌腹下会出现一个尖角，在这个凹陷处就是承山穴的所在了。取承山穴时俯卧位，下肢伸直，足趾挺而向上，其腓肠肌部出现人字陷纹，于其尖下取穴；或者直立，两手上举按着墙壁，足尖着地，在腓肠下部出现人字陷纹，当人字尖下即是。

中医认为，灸承山具有舒筋活络、理肠提肛、利腰腿等功效，其主治范围包括：湿疹、坐骨神经痛、腰腿痛、腰痛、腿痛转筋、痔疮、便秘、疝气、腹痛、脚气、肛门痉挛、腓肠肌痉挛等疾病。这里，我们先为大家介绍一套治痔疮的灸法：艾条悬灸，或艾炷直接灸，前者每次10～20分钟，后者每次3～5壮，每日1次，5～7日为一个疗程，隔两日可进行下一个疗程。如果单独灸承山效果不明显，可以加灸承扶穴来增强疗效，须采用艾条悬灸，每次10～20分钟，疗程和承山灸法相同。另外，如果伴有明显出血，可再加灸膈俞穴，手法与疗程与承山相同，其顺序为承山、承扶、膈俞。

当然，灸承山治小腿抽筋的功效也是不容忽视的。相信很多人都有过小腿抽筋的经历，其实这是很常见的，缺钙、受凉、劳累等情况都可以诱发抽筋。发作的时候往往很突然，而且很痛苦。如果是在游泳的时候出现，还可能会危及生命。而承山穴最大的作用就是可以防止小腿抽筋。不管年轻人还是老年人，都可以在平时，尤其是运动前，灸一灸承山穴，以温热为度，或按摩至局部发热、发胀，这样就对抽筋有很好的预防作用。

女性朋友，尤其是年轻女性，都希望自己有纤细的双腿，可是因为上班总是坐着，也没什么时间运动，总会在小腿上、腰腹部留下赘肉，到了夏天，更是明显，让人很苦恼。告诉你一个好方法，不需要去健身房，也不需要大把的时间和钞票，就可以轻松减掉赘肉，那就是平时上班的时候，不论是坐着或是站着都可以，把脚后跟抬起，使小腿肌肉保持紧张，这样就可以充分地刺激承山穴，不但能美化腿部线条，还能防止腰肌劳损，是个一举两得的好方法。

申脉——给怕冷一族送去最好的礼物

申脉，别名鬼路、阳跷，为八脉交会穴之一，通阳跷脉。申，八卦中属金也，此指穴内物质为肺金特性的凉湿之气；脉，脉气也。该穴名意指膀胱经的气血在此变为凉湿之性。本穴物质为来自膀胱经金门穴以下各穴上行的天部之气，其性偏热（相对于膀胱经而言），与肺经气血同性，故名。

申脉位于人体的足外侧，在脚外踝中央下端大约1厘米的地方，这里是一个凹陷处。可采用仰卧或正坐的姿势取穴。在解剖学的定位也是在外踝下缘，趾长伸肌腱的外侧凹陷处。中医认为申脉主治：后枕部头痛、目眩、目赤痛、癫痫、失眠、腰腿酸痛等。事实上，申脉穴一个最大的功效则是治疗怯寒症。

怯寒症，顾名思义就是怕冷，所以人们又简单地称之为怕冷症。它有什么症状呢？我们知道，世界上有四季之分，所以人就会感到温热和寒冷。到了冬天，人们感觉到寒冷是很正常的，且通常情况下还是可以承受的，但对于患有怯寒症的人来说，冬天就意味着地狱，恨不得整天都缩在被窝里不出来。当然，这样说只是一个笼统的概念。一般所言的怯寒症，是因人而异的，有种种的形态。有腰部发冷型，有脚发冷型，也有肩及手腕发冷型等，以局部的怯寒症最多。但是因体质虚弱而消瘦及全身机能低下的人，全身都会冷，其痛苦很难忍受。有些人会抖个不停，有些甚至会局部发痛，以致无法动弹等。另外，关于怯寒症还有一种分法，将其分为两类：其一是与其他部位比较，怕冷处皮肤的温度甚低，这是因为该部位的血管收缩，血液的流量小所致；另一种是怕冷部位的皮肤的温度与其他部位的皮肤温度几乎相同，但总会有一冷就认为冻得不得了的感觉，特别是年轻的女性，即使血液流动得非常顺畅，但有错觉的人还是不少。

对于怯寒症，灸申脉是一个不错的选择。我们知道，人体的膀胱经上边的穴位非常多，而整个经络走行的距离也非常远，沿头部通过整个背部。在中医里人体的阳气都集中在背部，所以想要改善阳气不足的情况，那么必须要选取膀胱经上的穴位。而申脉穴就是这里面最重要的穴位。因为申脉穴位于人体的足部，所以从这里开始改善阳气，使身体内部得到振奋，所有的阳气都上升到上方，这样祛寒症就逐渐消失了。申脉的灸法为：艾炷直接灸3～5壮，艾条温和灸5～10分钟。

当然，对于不同位置的怯寒症，艾灸的穴位可以有所区别，肩膀和手腕寒冷可单灸申脉穴，除此之外，在灸申脉的基础上，全身寒冷可加灸气海穴，脚部寒冷加灸梁丘穴，腰部寒冷加灸腰阳关穴，上面所说的这些穴位都是祛除寒冷的有效穴位，可以结合自己的情况选择使用。

事实上，灸申脉还有一个作用，那就是增强人们的“耐性”。现在有很多人都会经常的说“我没有这份耐性”，不是对工作半途而废，就是在生活中没有足够的坚持。如果这种缺乏耐性的性格出现在工作和生活中，难免对事业以及爱情产生不良的影响。

所以很多的时候我们都在思考，为什么人会越来越缺乏耐性呢。如果在工作中能保有一份坚持不懈的态度，那么会让工作非常顺利，有时甚至不可思议的好像引发连锁反应一样，一顺百顺，什么事都得心应手。

在临床上的总结能够发现，在治疗疾病的过程中，选用申脉穴进行治疗一段时间后，那种对任何事情都感到厌烦的情况不见了，缺乏耐性的人变得能够集中精力做事，稳定性也会增强。所以如果当自己心烦意乱、没有耐性去做一些事情的时候，可以灸一下申脉穴。艾灸方法最好是艾条回旋灸，3～5分钟即可，不能过强刺激。

肾经上的艾灸除病大穴

涌泉——强身抗衰，老年人第一保健穴

涌泉穴是足少阴肾经的第一个穴位，在人体的脚底，不算脚趾的部分，脚掌的前1／3处有个凹陷，这就是涌泉穴的位置。我们可以看一下脚底，会发现在脚掌前1/3处，有个像“人”字一样的纹路，在这个“人”字交叉位置的凹陷处就是涌泉。如果还是找不到，就试试这种方法：向脚底方向弯曲脚趾，这时脚底会有一个明显的凹陷，这就是涌泉穴了。

涌泉是肾经的第一个穴位，具有滋补肾精、增强脏腑的活动机能、强身抗衰等功效，是老年人保健常用穴位之一。我国现存最早的医学著作《黄帝内经》中说：“肾出于涌泉，涌泉者足心也”，意思是说：肾经之气犹如源泉之水，来源于足下，涌出灌溉周身四肢各处。所以，涌泉穴在人体养生、防病、治病、保健等各个方面都显示出了它的重要作用。

由于涌泉的保健功效异常显著，它

又被称为“长寿穴”。这里还有个小故事：相传在古代广东福建地区曾有瘴气流行，这是一种有毒的气体，能引起疟疾，很多人都得病了甚至因此而丧生，但有个武将却多年安然无恙，而且面色红润、腰腿轻快。后来人们终于发现了其中的秘密，原来，他每天清晨就起床打坐，盘腿而坐，两脚脚心相对，把双

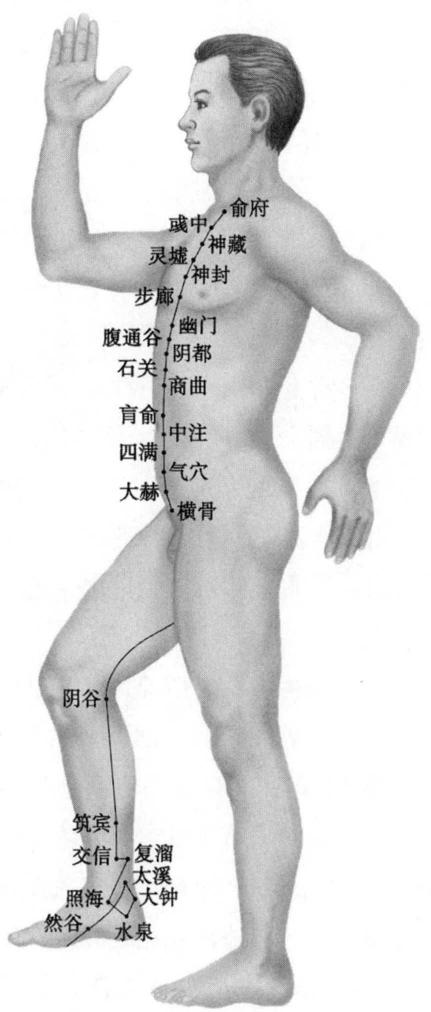

肾经

手擦热后不停地摩擦涌泉穴，直到身体微微出汗为止。之后，很多人都效仿他，不仅很少得病，而且就连多年的老毛病也不治而愈。

事实上，涌泉穴不仅是肾经的起始穴位，同时也是心、肾两条经相交接的地方，因此涌泉穴可以治疗和肾、心有关的多种疾病。肾为先天之本，是人体生命的原动力，五脏六腑要想正常工作，都离不开肾，所以肾经和肾的功能联系非常广泛，作用非常强大，涌泉穴的功能自然也就很强大，可以补肾填精、益髓壮骨，治疗肾及其经脉循行部位的病症，以及与肾有关的肝、脾、胃、心、肺等脏腑及骨、髓、脑的病症。具体来讲，有失眠健忘、头晕眼花、烦躁不安、精力减退、倦怠乏力、腰膝酸软、耳鸣耳聋，以及妇科病、男科病、神经衰弱、高血压、低血压、便秘、腹泻、咽喉肿痛等几十种病，而且绝对安全，没有副作用。

一般来说，艾灸涌泉是养生者最爱使用的一种方法，且通常用艾炷灸，既可以使用隔姜灸，又可以使用艾炷直接灸。前者须取俯卧位、双足背贴于床面、每次灸5～10壮，隔日1次，10次为1个疗程，疗程期间须间歇5～7日再灸；后者同样取俯卧位，双足脚心朝上向后平伸，每次灸3～5壮即可，艾炷如麦粒大小，灸至皮肤有灼痛感时迅速更换艾

炷，谨防起疱。

除了艾灸之外，中医刺激涌泉的方法还有很多种，大体可分为两种：一是用药物熏洗；二是用各种按摩手法或其他的物理性方法。下面为大家简略介绍一下：

（1）用热盐水浸泡双侧涌泉穴。热水以自己能适应为度，加少许食盐，每日临睡觉前浸泡15～30分钟。

（2）用按摩手法推搓、拍打涌泉穴。具体操作方法是：每晚用热水洗脚后坐在床边，将腿屈膝抬起放在另一条腿上，膝心歪向内侧，先用右手按摩左脚心，再用左手按摩右脚心，转圈按摩，直到局部发红发热为止。按摩时动作要缓和连贯，轻重要合适，刚开始时速度慢一点，等适应后逐步加快并加长时间。另外，也可以将双手搓热，然后搓两脚心，横搓、竖搓均可以，搓80～108下，也可更多一些。哪怕在洗脚或睡觉时两脚脚面与脚心交叉搓摩，也有一定的作用。当然以第一种最正规的方法收效最好。但无论用哪种搓法，都要注意两脚按摩的次数和程度的均衡。

然谷——胃口不好，别忘了灸一灸然谷

然谷穴，别名龙渊穴、龙泉穴。然，燃也；谷，两山所夹空隙也。该穴名意指肾经外涌的地部经水在此大量气化。本穴物质为肾经涌泉穴传来的地部经水，性温热，至本穴后水液大量气化水湿，经水如同被燃烧蒸发一般，故名然谷穴。具有升清降浊，具有益气固肾、清热利湿之功效。

然谷穴位于足内侧缘，足舟骨粗隆下方，赤白肉际，可正坐或仰卧位，在舟骨粗隆下缘凹陷处取穴。中医认为，艾灸此穴可“滋阴清热，利湿消胀，宁神”。它的适用范围极广，包括泌尿生殖、五官、妇产等多个系统的疾病，如膀胱炎、尿道炎、睾丸炎、精液缺乏、遗尿；喉痹、咽喉炎、扁桃体炎；月经不调、不孕症；心肌炎、阴痒、糖尿病、精神病、足跗肿痛等。不过，作为一个日常保健大穴，它的开胃功能是不容忽视的。

在日常生活中，没有胃口最常见的原因就是生气。不管是暴怒，还是郁怒，都是会影响食欲的。这是因为，生气的时候，肝火比较旺，中医讲，肝克脾，也就是说肝会影响脾的功能，肝火旺就会使脾比较虚弱，因此就会影响食欲。

还有一种常见的情况，那就是脾胃的功能本身就比较弱，部分老年人就属于这种情况。如果脾胃功能比较弱的话，不仅仅是没有食欲，而且吃完饭也不容易消化。这些年来，很多人尤其是年轻女性，过分追求减肥，经常过度节食，这对脾胃也是一种损伤，长期下来，食欲就会明显下降，甚至形成厌食

症。也有一部分小朋友，比较挑食，长得又瘦又小，让家长很着急。

不管是哪种原因所引起的食欲不振，都会对身体造成影响，甚至形成伤害。这是因为消化系统对我们身体来讲，是主要的能量来源，如果没有足够的营养物质的摄入，身体就无法正常工作。中医讲，脾胃是气血生化之源，说的就是这个道理。打个比方说，身体就好像是汽车，食物就好像是汽油，想省油可以理解，但是如果不给油，车肯定是没有办法跑起来的，人体也一样。

食物对我们的生存来讲有着极其重要的意义，可要是由于各种原因没有胃口，根本不想吃饭怎么办呢？别着急，灸然谷穴就可以帮你解决这个问题。通常灸然谷既可用艾炷灸又可用艾条灸，艾炷灸每次3～5壮，艾条灸每次5～10分钟。如果是偶然胃口不好，灸一次即可解决问题，如果是长期的，则需要每天一次，经过一段时间的治疗，等症状明显好转之后即可停止。当然，也可以用按摩方法：找准位置后，用大拇指用力往下按，按下去后马上放松。大拇指按下去的时候，穴位局部会有酸胀的感觉，如果这种感觉同时向小腿延伸，那么效果就更好了。按的时候，可以双脚交替进行，也可以同时按摩两侧。每日按摩1次，每次3分钟，只要坚持经常按然谷，一定可以增强脾胃的功能，再也不会有食欲不振、消化不良的苦恼了。

你会不会觉得奇怪，为什么肾经上的穴位，却可以治脾胃的病呢？这要从中医的基本理论讲起。《黄帝内经》有句话说："肾者，胃之关也"，"关"可以理解为关口、关卡的意思。在通常情况下，我们吃的这些东西首先要经过胃的消化吸收，然后再通过其他脏腑，运输到全身各处。一方面，肾就好像是水液出入的关口，如果这里出了问题，水液就不能排出，都堆积在胃里，或者溢于全身。另一方面，肾是先天之本，人体生命活动都要依靠肾。如果肾不能正常工作，其他脏腑的功能也就受到影响，无法工作。肾对胃有很大影响，因此肾经上的然谷穴可以用来治疗食欲下降。

刺激然谷穴后，我们能很快感到嘴里唾液腺兴奋，唾液分泌得多了，很快人就会产生饥饿感。这时候吃东西千万不要暴饮暴食，吃到八分饱就可以了。平常体弱多病、素来胃口不好的人，以及小孩子尤其要注意，以免损伤脾胃功能。

事实上，然谷穴的作用不仅仅如此，还可以治疗阴虚火旺的各种症状，比如说心烦失眠、口渴喜饮、咽喉肿痛等等。这是因为然谷穴是肾经的荥穴，荥穴有很好的清火的作用。因为然谷是肾经上的穴位，众所周知，肾主生殖，因此然谷也可以用来治疗泌尿生殖系统疾病。值得一提的是，然谷穴还可以用来治疗糖尿病。中医把糖尿病称作消渴病，认为是体内阴虚，并由此引起燥热，所以表现出来多饮、多食、多尿以及消瘦的症状。然谷穴是肾经上的穴位，对于以多尿为主要症状的下消病症，尤为适合。

太溪——补肾回阳，修复先天之本

太溪隶属足少阴肾经，别名大溪、吕细。太，是大的意思；溪，溪流的意思。“太溪”的意思是指肾经水液在此形成较大的溪水。本穴在足的内侧，内踝后方和脚跟骨筋腱之间的凹陷处。可以以坐姿或者仰卧的姿势来取穴。

太溪穴是足少阴肾经的腧穴和原穴，腧穴就是本经经气汇聚之地，原穴就是肾脏的原气居住的地方，太溪穴合二为一，是肾经经气最旺的穴位。这个穴位在内踝高点与跟腱之间的凹陷中，穴位上有动脉可见。这个穴位之所以被称作太溪，是因为这里有血脉经过，肾经水液在此形成较大的溪水。这里流淌着源源不断滋养人体的肾脏之水，与肾脏的健康息息相关。

中医认为，肾是人体的先天之本，有藏精主生殖的功能，其内深藏着人体的元阴元阳，因此，灸太溪具有滋肾阴、补肾气、壮肾阳、理胞宫的功能，是古代医籍中记述的“回阳九穴”之一。主治月经不调、遗精、阳痿、小便频数、便秘、消渴、咯血、气喘、咽喉肿痛、牙痛、失眠、腰痛、耳聋、耳鸣等。

太溪穴是肾经的原穴，每次温灸5~10分钟便具有滋肾阴、补肾气、温肾阳之功效，相当于吃了几颗六味地黄丸。太溪穴是补肾回阳、修复先天之本的要穴。太溪穴处肾经的经气最旺，具有明显的提高肾功能的作用。要想滋阴补肾、修复先天之本，就必须激活肾经。

《会元针灸学》中有这样的记载：“太溪者，山之谷通于溪，溪通于川。肾藏志而喜静，出太深之溪，以养其大志，故名太溪。”所以说，要想滋阴补肾、修复先天之本，就必须激活肾经，而要激活肾经，就要从太溪穴着手，也就是从源头开始，太溪穴就是肾经的源头。通过灸此穴位，让它再撞击、通络别的穴位，最后把整条肾经都打通，正所谓“牵一发而动全身”，最后，你就会发现整个身心在不知不觉中都改善了。

有人经常足跟痛，这就是肾虚。在平时灸一灸太溪穴，顺着太溪穴把肾经的气血引过去。只要太溪穴被激活了，新鲜血液就会把瘀血冲散吸收，然后再循环带走。为什么会痛？痛就是有瘀血，停在那里不动了，造成局部不通，不通则痛。你把好血引过去，把瘀血冲散，自然就不痛了。揉太溪穴就是帮助冲散瘀血。

有人经常咽喉干，喝水也不管用，没有唾液，这是肾阴不足的表现。揉太溪穴就能补肾阴。可以一边灸一边做吞咽动作，这样效果会更好。

如果家里有高血压、肾炎病人，也可以经常给他们灸太溪穴，可使血压有一定程度的降低，而且对尿蛋白有一定的治疗效果。手脚怕冷或发凉的人，可以在睡前灸太溪穴，在每天反复刺激之下，慢慢会感觉到暖和的。

太溪穴不但是肾经上的大穴，而且还是全身的大补穴。众所周知，足三里穴是人体的第一长寿穴，它是胃经上的合穴，偏重于补后天，而太溪穴偏重于补先天。所以，要补肾回阳、修复先天之本就得从灸太溪穴开始。

此外，太溪穴在治疗脱发掉发方面具有非常好的效果。生活中，如果长时间的紧张，处于过大的压力之中，人体会出现一些不适症状，头发过多的脱落、掉发便是常见的一种不良的现象。但是过多的掉发不仅影响美观，还会连锁的引起失眠、饮食不佳等更严重的疾病症状。

中医认为，头发跟肾中精气是否充盈有很大的关系，所以调节治疗脱发、掉发、发质的改变及出现黄发、白发，都可选用肾经的太溪穴来进行辅助治疗。

总之，如果想要身体健康长寿，防止过早衰老，那么一定要抓住太溪穴，它是决定人体健康的关键穴位。

照海——滋阴补肾，对治五心烦躁

照海穴，位于在足内侧，内踝尖下方凹陷处。正坐垂足或仰卧位，在内踝正下缘之凹陷处取穴。照就是照耀、光明的意思；海自然是有水的地方。该穴名意指肾经经水在此大量蒸发。本穴物质为水泉穴传来的地部经水，至本穴后此水形成一个较大水域，水域平静如镜，较多地接收天部照射的热能而大量蒸发水液，故名。具有吸热生气的功效。

照海又名阴跷、漏阴。所谓“阴跷”，乃穴内气血有地部的经水和天部的阳气，气血特性体现了阴急而阳缓的阴跷脉特性，故名阴跷。所谓“漏阴”，漏，漏失也；阴，阴水也。漏阴名意指肾经经水在此漏失。本穴物质为地部经水，因受天部照射之热，经水气化蒸发如漏失一般，故名漏阴。

中医认为，刺激照海穴可滋阴补肾、清利下焦、清心宁神、调经利尿，对于月经不调、痛经、赤白带下、阴挺阴痒、小便频数、癃闭、疝气、目赤肿痛、咽喉干痛、便秘、癫痫等症有疗效，现代临床则常用于治疗肾炎、高血压、失眠、慢性咽炎、梅核气、足跟痛等，尤其对于阴虚导致的五心烦热有奇效。

如果是阴虚体质，加上月经期间，

阴津（血）大量流失，导致身体更虚，不能敛阳，阳气浮在表面上，所以五心（双手双足以及心）烦热；阴虚津少，滋润不足，就老觉得口发干，想喝水；同时，阴虚则热胜，火热煎熬阴血，使得月经偏少。这个时候，灸照海穴就能补阴。《甲乙经》说：热病烦心，就是指阴虚火旺引起的虚热。降虚火要选照海穴，它既然是肾经的穴位，同时又是八脉交会穴，上连脑下连肾，可以引上炎的虚火下行。感觉身体不适的朋友可在每日下午5～7点悬灸照海穴5～10分钟，如效果不明显还可加灸两侧太溪穴，也可用按摩方法刺激：按揉两侧太溪穴和照海穴各3分钟，再用手指从太溪穴经照海穴推10次左右。

心包经上的艾灸除病大穴

郄门——宁心安神，善治胸部疾病

郄门，手厥阴心包经郄穴。郄，孔隙也；门，出入的门户也。该穴名意指心包经的体表经水由此回流体内经脉。本穴物质为曲泽穴传来的温热经水，行至本穴后由本穴的地部孔隙回流心包经的体内经脉，故名郄门穴。此穴位于前臂掌侧，在曲泽与大陵的连线上，腕横纹上5寸。准确取穴法为：仰掌，微屈腕，在腕横纹上5寸，在曲泽穴与大陵穴的连线上，于掌长肌腱与桡侧腕屈肌腱之间取穴。

郄门穴位于前臂内侧之中部，居手三阴经中间，对三阴经全都有影响，故灸之善治胸部各种疾病。同时，它又属于心包经，而心包即膻中，《素问·灵兰秘典论》中说："膻中者，臣使之官，喜乐出焉"。意思是说，心包是心脏的外围，有传达心主命令和意志的职责，可以代心行事、代心受邪。因此，郄门穴还有宁心安神、理气宽膈、解痉镇痛的功效。

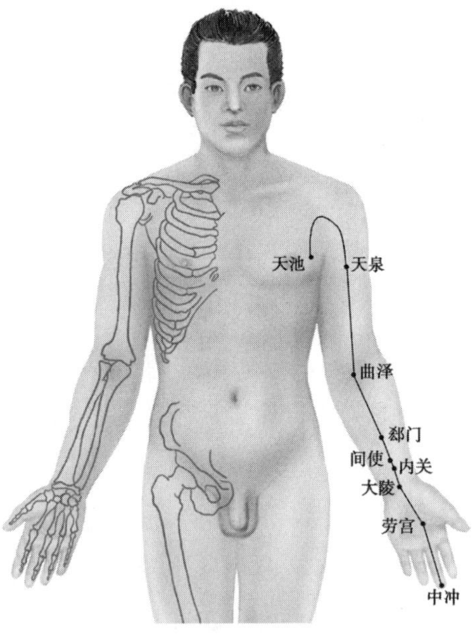

心包经

在古代相关文献中，对于艾灸郄门的功效都有记载，如《千金方》中说："犯疔疮方，灸掌后横纹后五指，男左女右七壮即瘥，已用得效。疔肿灸法虽多，然此一法甚验，出于意表也。"而《针灸甲乙经》中则说："心痛，衄血呕血，惊恐畏人，神气不足，郄门主之。"

随着中医学的不断发展，人们对郄门作用的认识也越来越广泛，现代临床上常用其治疗的疾病主要包括三大类。

（1）心血管系统疾病。用于冠心病、心绞痛发作或预防、风湿性心脏病、心肌炎、心悸亢进、心律不齐、心包炎、心动缓慢等。

（2）神经系统疾病。膈肌痉挛、癔症发作、精神刺激性休克、肋间神经痛、前臂神经痛或麻痹等。

（3）其他杂病。胸膜炎、胸痛、胸闷、休克、乳腺炎等。

既然郄门穴功效如此广泛，那么应该如何来使用呢？最常用的艾灸法是艾条灸，每次温灸10～20分钟即可，到正规药店中购买灸条，具体的艾灸疗程最好根据不同病症咨询医师。除艾条灸之外，艾炷灸也可以，每次灸3～5壮即可，多灸无益。

内关——心烦抑郁，灸内关帮你打开心结

内关穴，别名阴维穴，是手厥阴心包经的络穴，特殊的是它还是八脉交会穴之一，和阴维脉（阴维脉是奇经八脉中的一条经脉，主治心腹痛、胸胁痛等病症）是相通的。内关穴的位置在前臂的掌侧（即取穴时应将手心朝上），在掌长肌肌腱与桡侧腕屈肌肌腱之间且距离腕横纹上2寸处。

为什么叫"内关"呢？内，内部；关，关卡。"内关"是指心包经的体表经水由此穴位注入体内，具有疏导水湿、宁心安神、理气镇痛的功效。四穴总歌有这样一句话，"酸痛取阿是穴胸胁内关谋"，意思就是酸痛的病取阿是穴，而胸胁的病症则找内关穴。内关穴位于心包经上，心包是替心脏行使职权的，是心脏的保护伞，治疗疾病也和心脏有关系。所以，可以算得上是心脏的关口，关于心脏病、心绞痛等，心脏问题都可以找内关穴。此外，手掐内关穴还能治疗晕车、晕船。具体来说，灸内关穴对以下几类病症有效：

（1）心系疾患。内关穴是手厥阴心包经的穴位，治疗心系疾病如心痛、心慌、胸痛、心胸憋闷等症是它的本职所在。

（2）神智疾患。如癫狂症、抑郁症、失眠等症。中医上讲，心主神智，内关穴又是手厥阴心包经的穴位，因此，对于神智方面出了问题的疾病，内关穴是可以治疗的。

（3）胃部不适。如胃痛、呕吐、呃逆等症。内关穴之所以可以治疗胃部不适，其一是因为它是八脉交会穴之一，并且经气与阴维脉相通，前面就提到了阴维脉的主治是心腹痛、胸胁痛的病症；其二是因为《四总穴歌》中有言，“公孙内关胃心胸”，明确地指出内关穴不仅可以治疗心胸部位的疾患，还可以治疗胃部不适，因此，时常有胃部不适的人，可以点按此穴来缓解症状。

（4）手腕挛急疼痛。内关穴的位置临近手腕处，因此，不难理解对于手腕部疾患的治疗属于它的治疗范围所在，时常点按有助于放松局部的肌肉，畅通气血。

除上述病症之外，灸内关穴的功效主要在于疏通心结、解除抑郁消沉。清初医家陈士铎重视七情致病，他认为郁生诸疾，这里的“郁”指抑郁。一般来说，气郁体质很容易产生抑郁情绪，而反过来心情抑郁对身体也是有很大的影响的。心情不好，就中医来说，就是“气滞”，则会引起气行不畅，气不行则血不行，气血不行，则会出现“气滞血瘀”、“气血亏虚”等症状，这些症状出现后就会引起身体各脏器功能紊乱，身体的各种疾病也就产生了。因此，一旦觉得心情不好就应该想办法缓解，而内关穴就是宣泄情绪的关口，调心养心、气血充盈就是保之大道，任何营养品都比不上。

内关穴的灸治法为：艾条悬灸，每次10～20分钟，每日1次，5～7日为一个疗程，间隔两日可进行下一个疗程。如果效果不明显可加灸期门穴，灸法及疗程同内关。值得注意的是，郁病通常病程较久，容易反复，可能一段时期内疗效不够稳定，这时不必过分忧虑，坚持下去自然会起作用。当然，比较严重的抑郁状态，应当接受其他治疗，如心理治疗、药物治疗等，灸内关只能作为辅助疗法。

除了艾灸，刺激内关穴还可用按压法，其方法为：以一手拇指指腹紧按另一前臂内侧的内关穴位，先向下按，再做按揉，两手交替进行。对心动过速者，手法由轻渐重，同时可配合震颤及轻揉；对心动过缓者，用强刺激手法，平时则可按住穴位，左右旋转各10次，然后紧压1分钟。此方法在没有艾条的情况下可选用。

劳宫——安定心神，让小儿不再夜啼

劳宫，别名五里、掌中、鬼路。劳，就是劳作的意思；宫，宫殿的意思。“劳宫”的意思是指心包经的高热之气在此处穴位带动脾土的水湿气化。本穴位于手掌心，在第二、三掌骨之间偏于第三掌骨，握拳屈指时中指尖处。

在手掌有两条比较大的掌纹相交成人字形，沿中指中线向手掌方向延伸，经过人字相交点的下方区域，这个重合的地方即是劳宫穴。可屈指握掌，在掌心横纹中，第三掌骨的桡侧，屈指握拳时，中指指尖所点处取穴。

劳宫穴对应的相当于是手掌心，而在身体内部它却对应着非常重要的心脏。可以说劳宫穴是心脏在外部的观察哨，而掌心也是手部治疗的核心，所以劳宫穴当之无愧地承担起了非常重要的角色。具体来说，灸劳宫穴可治疗范围包括以下几个方面：

（1）心系疾病。劳宫穴是手厥阴心包经的穴位，治疗各种心系疾病，比如心前区疼痛、心慌、心胸憋闷等症。

（2）神智疾患。如中风昏迷、癫狂、中暑、更年期情绪失常等症。中医上讲，心主神智，劳宫穴又是手厥阴心包经的穴位，因此，对于神智问题的疾病，劳宫穴是可以治疗的。

（3）热证。如口疮、口臭等由心火引起的热证。劳宫穴是手厥阴心包经的荥穴，《四总穴歌》中有言："荥主身热"，可见任何一条经上的荥穴都可以治疗热证，劳宫穴也不例外，可用于治疗由心火引起的口疮、口臭、小便灼热等症，这些症状可以通过点按劳宫穴得以缓解。阴虚的病人最常见的症状便是五心烦热、心烦不安、手心脚心发热感，有向外冒火的感觉，晚上睡觉的时候，即使天冷也喜欢把手脚放在被子的外面，灸劳宫穴就可以解决这个问题。

（4）手部的疾患。如手掌痛、鹅掌风等手部疾患。劳宫穴的位置就在手掌心，因此，不难理解对于手部疾患的治疗属于它的治疗范围所在。

可以说，劳宫穴最大的作用就是安定心神，所以在日常保健中，灸劳宫还有一个很大的功劳，那就是治疗小儿夜惊不寐。这主要包括两种情况：一种是小儿夜啼，一种是儿童夜惊症。前者多见于6个月以内的婴幼儿，表现为夜间啼哭不安，或定时发作，甚至通宵达旦，而白天却没有什么异常反应。后者则通常发生在入睡后不久，儿童突然从睡梦中坐起，意识处于模糊状态，表现为极度恐慌、惊叫或呻吟，同时还伴有心动过速、呼吸急促、大量出汗及瞳孔散大等症状。无论哪种情况，其根源都在于阴阳不交，治疗应以收摄心神为主，灸劳宫可谓对症施治。其方法为：艾条悬灸，以温和为度，每次5～10分钟，每日1次，3～5日为一个疗程，间隔两日可进行下一个疗程。建议连续治疗不超过3个疗程。当然，也可以每次发作时进行暂时性的治疗。

既然劳宫穴能够安定心神，那么在紧张的时候刺激它就可以缓解紧张情绪。我们经常有这样的感受，在进行面试或者考试时，总会紧张得手心出汗，很多人用的方法就是多做几个深呼吸，让自己的心平静下来，但也有些人是越呼吸越紧张。这个时候最好的办法，就是刺激劳宫穴，在考试时一般无法艾灸，可用双手互相在对侧按摩，用力掐按3～5分钟，就可以让心情放松下来。

三焦经上的艾灸除病大穴

外关——散风解表，让痛风不那么痛

外关穴隶属手少阳三焦经。外，外部也；关，关卡也。该穴名意指三焦经气血在此胀散外行，外部气血被关卡不得入于三焦经。本穴物质为阳池穴传来的阳热之气，行至本穴后因吸热而进一步胀散，胀散之气由穴内出于穴外，穴外的气血物质无法入于穴内，外来之物如被关卡一般，故名外关穴。

外关穴位于手背腕横纹上2寸，尺桡骨之间，阳池与肘尖的连线上。取穴方法也很简单：取此穴位时应让患者采用正坐或仰卧，俯掌的姿势，外关穴位于前臂背侧，手脖子横皱纹向上三指宽处，与正面内关相对（或当阳池与肘尖的连线上，腕背横纹上2寸，尺骨与桡骨之间）。中医认为，刺激外关穴有清热解毒、散风解表、通经活络、利胁镇痛之功效，对于热病头痛、目赤肿痛、齿痛颊肿、耳鸣耳聋、胁肋痛、肘臂屈伸不利、手指痛、手颤等病症有极好的疗效，现代临床上常用它来治疗感冒、肺炎、急性结膜炎、中耳炎、腮腺炎、遗尿、胃下垂、神经性皮炎、手癣、冻疮、近视等疾病。近年来，有的专家用这个穴位治疗痛风，取得了不错的效果。

痛风，是新陈代谢异常性的疾病，由于血液里的尿酸过高，引起尿酸盐聚积而沉淀在关节、泌尿道及软组织等地方所引起肿痛的病症。一般情况下，男性发病率高于女性，此病主要侵犯男性和老年女性，多数患者有家族史。临床特征为急性或慢性痛风性关节炎，反复急性发作。

中医学认为：脾位于中焦，其生理功能主要是运化、统血、主肌肉和四肢。脾为“后天之本”，主运化水谷精微，人身的肌肉四肢皆赖其煦养，清阳之气靠脾气的推动以布达，所以脾脏的功能健旺与否，往往关系

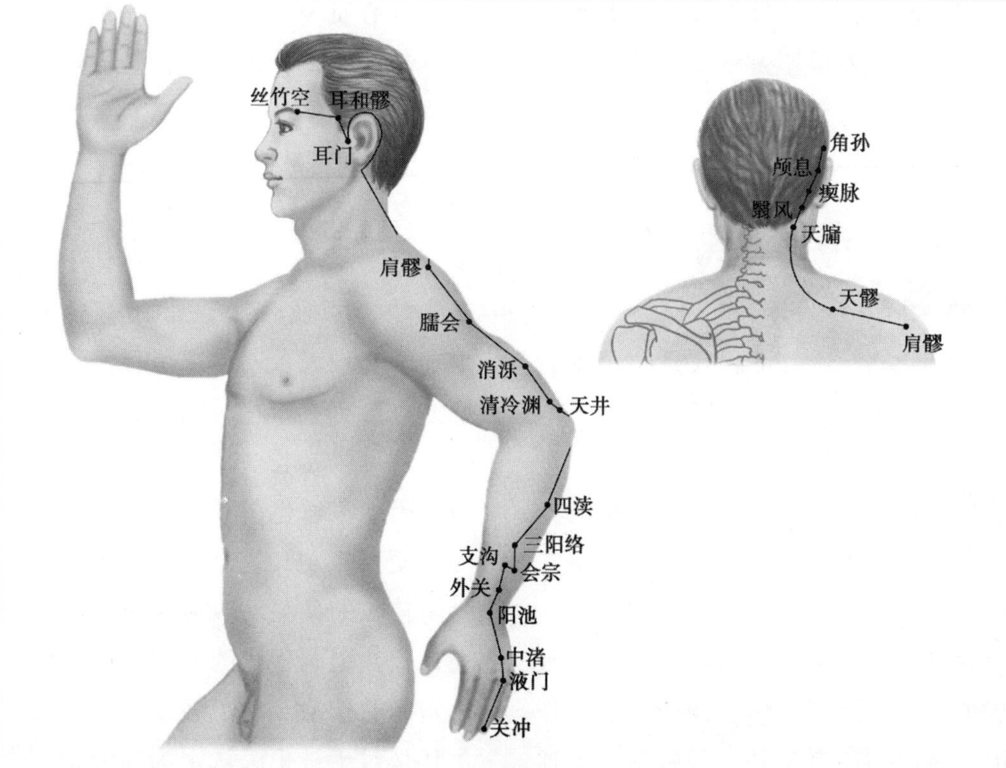

三焦经

到肌肉的壮实与否。所以，关节炎、脚趾痛等均为疾病的症状或称为表象，而不是病因，脾脏患病才是痛风疾病的病因所在。在治疗时重点应在于治疗脾脏，恢复脾脏的运化功能，使其经脉滑利、气血流畅、代谢加快，促使病情逐渐好转。同时还要对其他脏腑的经络做全面调整，避免并发症的发生，有利于痛风病症的恢复。这时外关就成了首选穴位。

外关穴的灸治方法为：如果用艾炷灸，每次5～7壮；如果用艾条灸，每次5～10分钟。如果效果不明显，还可以加灸脾俞与阳陵泉，灸法可参考相应穴位的灸法。作为日常保健方法，还可以每天按摩这三个穴位，方法为：每天用手指指腹或指节向下揉压脾俞穴和阳陵泉穴，并以画圆的方式按摩；用拇指的指腹向下按压外关穴，并以画圆的方式按摩，左右手交替进行。

在日常生活中我们会发现，很多小孩在白纸上写字的时候，写出来的往往不是一条直线，要么就是一条斜线，要么就是弯弯曲曲的，这实际上就是手部不平衡导致的。对于这种情况，平时多给孩子按摩外关穴是很有效的，如果效果不是那么明显，也可以加上内关穴，内外关一起刺激，就可以达到平衡。

支沟——清利三焦，肠燥型便秘就选它

支沟穴，又名飞虎穴，位于手背腕横纹上3寸，尺骨与桡骨之间，阳池与肘尖的连线上。可伸臂俯掌，于手背腕横纹中点直上3寸，尺骨与桡骨之间，与间使穴相对取穴。支，指树枝的分叉；沟，沟渠。“支沟”的意思是指三焦经气血在这个穴位吸热扩散，有清利三焦、通腑降逆的作用。对此，还有另外一种解释，支通“肢”，是上肢的意思，沟则是指水沟，而水沟大家都知道是一条狭长的水道，支沟穴在前臂尺骨和桡骨的缝隙之中，就好像是上肢的一个小沟渠。

中医认为，刺激支沟穴可清三焦、和少阳、疏经络、利胸胁，通腑气，对治范围包括五官、消化系统、妇科、运动系统等，如暴喑、咽肿、耳聋耳鸣、目赤目痛；习惯性便秘、呕吐泄泻；经闭、产后血晕不省人事、产后乳汁分泌不足；上肢麻痹瘫痪、肩背部软组织损伤、急性腰扭伤；肋间神经痛、胸膜炎、肺炎、心绞痛、心肌炎、急性舌骨肌麻痹等。在日常保健中，用灸支沟的方法治便秘是最常见的。

对不同的病人来说，便秘有不同的含义。常见症状是排便次数明显减少，每2～3天或更长时间排便一次，无规律，粪质干硬，常伴有排便困难感的病理现象。可以说，便秘在程度上有轻有重，在时间上可以是暂时的，也可以是长久的。由于引起便秘的原因很多，也很复杂，因此，一旦发生便秘，尤其是比较严重的、持续时间较长的便秘时，应及时到医院检查，查找引起便秘的原因，以免延误原发病的诊治。对于轻度便秘而言，尤其是对于被中医认定为肠燥型（中医认为过食辛辣厚味，过服温补之品等可致阳盛灼阴；热病之后，余热留恋肠胃，耗伤津液；或湿热下注大肠，使肠道燥热，伤津而便秘，这种便秘又称为热秘）的轻度便秘，使用灸支沟的方法是很有效的。支沟穴的灸治方法为：艾炷灸或温针灸3～5壮，艾条灸10～20分钟。

支沟穴在手上，除了艾灸之外，按揉起来也很方便。当有便秘现象的时候，我们可以将中指指尖垂直下压，揉按穴位，会有酸痛的感觉。每天早晚各揉按1次。坚持下去就能促进脾胃的运化，也能够保证三焦的气血

运行更顺畅。注意：对此穴的按摩手法不宜过重，施治时间2～3分钟，每日3～5次。

消泺——解除胸闷离不了它

消泺穴在外侧，清冷渊与臑会穴连线的中点处。正坐垂肩，前臂旋前，先取三角肌后下缘与肱骨交点处的臑会穴，在臑会与清冷渊之间的中点处是该穴。消，溶解、消耗也。泺，水名，湖泊之意。该穴名意指三焦经经气在此冷降为地部经水。本穴物质为清冷渊穴传来的滞重水湿云气，至本穴后，水湿云气消解并化雨降地，降地之雨在地之表部形成湖泊，故名。

消泺又名臑窌、臑交，这也是有原因的。首先说臑窌：臑，动物的前肢，前为阳、后为阴，此指穴内气血为天部之气；窌，地窖也。臑窌名意指穴内的天部之气在此化为地部经水，理同消泺名解。再说臑交：臑，动物的前肢也，此指穴内气血为天部之气；交，交会也。臑交名意指穴外臂部的天部阳气交会于本穴。本穴物质为天之下部的水湿云气，其性寒湿，其变化为冷降，穴内气血对穴外天部的阳气有收引作用，臂部外散的阳气因而汇入穴内，故名臑交。

中医认为，灸消泺有着清热安神、活络止痛的作用，对头痛、头晕、颈项强痛、臂痛背肿、癫痫、牙痛等症皆有疗效。而在日常保健中，最常用的消泺功效则是缓解胸闷，这里，还要从一个故事说起。

一紧张就胸闷的小林，读书、看报、看电视都会莫名地胸闷憋气，上腹堵胀，胸口就像勒上了禁锢的外壳，不停喘息，经过西医多次体检也没查出一点毛病来，都认为是神经紧张造成的。在一次聚会上，一个朋友无意间用拳头捶了他胳膊一下，原本是玩笑之举，没想到，他却觉得胸闷好多了，真是奇怪。其实，这是敲到消泺穴了。

肩髎——疏通经络，解决五十肩难题

肩髎穴隶属手少阳三焦经。肩，指穴在肩部也；髎，孔隙也。该穴名意指三焦经经气在此化雨冷降归于地部。本穴物质为臑会穴传来的天部阳气，至本穴后因散热吸湿而化为寒湿的水湿云气，水湿云气冷降后归于地部，冷降的雨滴如从孔隙中漏落一般，故名。

肩髎位于肩部，肩髃后方，在肩关节外展时于肩峰后下方呈现凹陷处。取穴方法有两种：一是上臂外展平举，肩关节部即可出现两个凹陷窝，后面一个凹陷窝即是本穴；二是垂肩，于锁骨肩峰端后缘直下2寸，在肩峰与肱骨大结节之间取穴。中医认为，刺激肩髎穴可以祛风湿、通经络，对肩痛、臂垂不能举、肩关节周围炎、中风上肢瘫、肩周炎、胸膜炎、肋间神经痛等有效。下面，我们来具体为大家说说这个穴位的功效。

事实上，根据现代医学的说法，肩髎穴的主要作用是调整肱三头肌的状况。三角肌，就是我们将手臂举到正侧面的重要肌肉。肩膀有担任调整肌肉机能的作用，手持重物或进行激烈运动之际，会产生肩膀举不起来或疼痛、手臂困倦的症状，此乃肩膀的三角肌轻度发炎之故，也就是我们通常所说的肩周炎。

肩周炎多与慢性劳损有关系，也会因为风寒等外邪侵袭而致病。一般来说，人过50岁以后，身体的正气变弱，身体抵御能力不足。当身体外感风寒，或者劳累过度、扭伤，以及由于坐卧习惯不良导致筋脉长期受到压迫时，都会使肩部的气血瘀滞、运行不畅，从而产生炎症。由于肩周炎以前多发生在50岁以后的人群中，所以肩周炎也叫五十肩。一般来说，女性的发病率高于男性。现在年轻人发病率也很高，多因坐姿不当导致。对此，最简便的方法就是灸一灸肩髎穴，其灸治方法为：艾炷灸或温针灸3～7壮，艾条灸5～15分钟。

当然，肩周炎也并非只有50岁以上的人才得，年轻人如果长期持续手持重物，会产生连手肘都无法伸直的症状，此乃因肱三头肌过度伸展以致血液循环恶化所造成的，时间长了也会得肩周炎。对于这种情况，建议通过吊树拉筋的方式来治疗，也是对肩髎的一种刺激，其方法为：选一棵大树向外伸出的树枝，树枝要粗大，以能承受你的体重为佳，而且，树枝要尽量与地面保持平行，双手牢牢抓住树干，身体自然垂下，不要摇晃。注意，严重肩周炎患者或老人小孩在进行此类拉筋时脚不能离地，而且最好有旁人保护。

第二章

刮痧保健

——排出血毒，让疾病远离

●刮痧疗法是中国传统医学的重要组成部分，它以中医的脏腑经络学说为理论基础，博采针灸、按摩、拔罐等中国传统非药物疗法之长，治疗方法极具特色而又自成体系，堪称中国传统医学的瑰宝。

刮痧疗法独有的祛瘀生新、排毒养生功效能让人们轻松养出一副好身体。所以，为家人刮痧，让他们拥有健康幸福的生活是每个人的心愿。

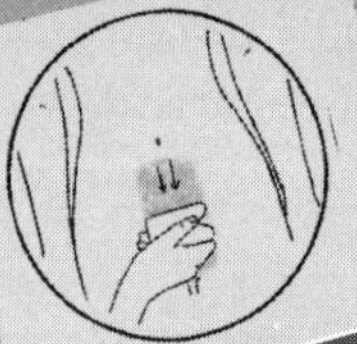

第一节

民间一绝——刮痧疗疾，非药物疗法的佼佼者

探秘奥妙无穷、底蕴深厚的刮痧疗法

刮痧疗法的昨日今天

刮痧疗法起源于旧石器时代，人们患病时，出于本能用手或者石片抚摩、捶击身体表面的某一部位，有时竟然能使疾病得到缓解。通过长期的实践与积累，逐步形成了砭石治病的方法，这也是“刮痧”疗法的雏形。刮痧疗法的具体操作方法就是用刮痧板蘸刮痧油反复刮动，摩擦患者某处皮肤以治疗疾病。现代医学认为，痧是皮肤或皮下毛细血管破裂，是一种自然溶血现象，易出现在经络不通畅、血液循环较差的部位，它不同于外伤瘀血、肿胀。刮痧可使经络通畅，瘀血肿胀吸收加快，疼痛减轻或消失，所以刮痧可以促进疾病的早日康复。

刮痧有着神奇的疗效。刮痧可以退烧，因为发烧时皮肤的毛孔都闭塞，刮痧可以使毛孔张开，里面的风寒可以排泄出来，起到退烧的功效。刮痧还能消炎，炎症使局部充血、红肿，是代谢产物积聚的表现，刮痧使局部的血液循环得到改善，加快新陈代谢，局部的病理产物如细菌、毒素等可以更快地排泄出去，这样炎症就可消退。另外，刮痧还能治疗颈椎病、腰腿疼、肩周炎、骨质增生，并且有调节内脏的作用。

明代郭志邃著有《痧胀玉衡》一书，完整地记录了各类痧症百余种。明代医学家张凤逵在其书《伤暑全书》中，对于痧症这个病的病因、病机、症状都有具体的描述。他认为，毒邪由皮毛而入的话，就可以阻塞人体的脉络，阻塞气血，使气血流通不畅；毒邪由口鼻吸入的时候，就阻塞络脉，使络脉的气血不通。这些毒邪越深，郁积得越厉害，那么它就越剧烈，如燎原之势，对于这种情况，就必须采取急救措施，也就是必须用刮痧放血的办法来治疗。运用刮痧疗法，将刮痧器皿在表皮经络穴位上进行刮治，直到刮出皮下出血凝结成米粒样的红点为止，通过发汗使汗孔张开，痧毒（也就是病毒）随即排出体外，从而达到治愈的目的。

现代的刮痧是利用刮痧器具，刮拭经络穴位，通过良性刺激，充分发挥营卫之气的作用，使经络穴位处充血，改善局部微循环，起到祛除邪气、疏通经络、舒筋理气的作用，以增强机体自身潜在的抗病能力和免疫机能，从而达到扶正祛邪、防病治病的作用。近代著名中医外治家吴尚先对刮痧给予了充分肯定，他说："阳痧腹痛，莫妙以瓷调羹蘸香油刮背，盖五脏之系，咸在于背，刮之则邪气随降，病自松解"。现代科学证明，刮痧可以扩张毛细血管，增加汗腺分泌，促进血液循环，对于高血压、中暑、肌肉酸疼等所致的风寒痹症都有立竿见影之效。经常刮痧，可起到调整经气、解除疲劳、增加免疫功能的作用。

刮痧保健、刮痧治病，现代医学的绿色生态疗法

现代医学上把刮痧疗法称作"绿色生态疗法"，它是祖国医学中的重要组成部分。刮痧实际上是把经络学说的点、线、面结合起来。能把点、线、面结合起来进行机体防治的方法，只有刮痧疗法。

刮痧疗法包含了推拿的一经络一线、针灸的一穴位一点、拔罐的一皮部一面的所有特点。刮痧比单纯地推拿、单纯地针灸、单纯地拔罐疗效显著。在治疗和保健上，可以说现代刮痧这门技术、技能是不用按摩的按摩术、不用针灸的针灸术、不用拔罐的拔罐术、不用针刺的放血疗法。

刮痧疗法从古沿用至今，长盛不衰，其奥秘在哪里？真有"刮痧病除"的神奇疗效吗？我们来看看刮痧的几大特点。

简便易行

所用的工具和操作方法简单。只需要一块刮板、一瓶刮痧美容乳或者润滑油就可以。治疗方法也简便易学，只要掌握一些身体的穴位，基本的刮拭操作方法就足够。

天然无毒

俗话说：是药三分毒，刮痧不用针药，只是在皮肤表面刮拭身体的特

定部位，就可达到改善微循环、活血化瘀、治疗疾苦的效果。

疗效迅速

“不通则痛，通则不痛”这是中医对疼痛病理变化认识的名言。刮痧以出痧疏通经脉的治疗方法可以形象地感知这句至理名言。刮拭过程随着痧的排出，经脉瞬间通畅，疼痛及其他不适感立刻减轻，甚至消失。

治疗范围广

刮痧已经广泛用于治疗各科常见病，凡适用于针灸、按摩、放血疗法的病症均适用于刮痧疗法。

刮痧疗法对身体的保健作用

刮痧是以中医脏腑经络学说为理论指导，集针灸、按摩、点穴、拔罐等非药物疗法之所长，用水牛角为材料做成刮痧板，配合香蔓刮痧疏导油进行的一种自然疗法，对人体有活血化瘀、调整阴阳、舒筋通络、调整信息、排除毒素、自家溶血等作用，既可预防保健又可治病疗疾。它的保健和治疗作用主要有以下一些特点：

预防保健作用

刮痧疗法的预防保健作用又分为健康保健预防与疾病防变两类。刮痧疗法的作用部位是体表皮肤，皮肤是机体暴露于外的最表浅部分，直接接触外界，且对外界气候环境等变化起适应与防卫作用。皮肤之所以具有这些功能，主要依靠机体内卫气的作用，卫气调和，则“皮肤调柔，腠理致密”。健康人常做刮痧（如取背俞穴、足三里穴等）可增强卫气，卫气强则护表能力强，外邪不易侵表，机体自可安康。若外邪侵表，出现恶寒、发热、鼻塞、流涕等表证，及时刮痧（如取肺俞、中府穴等）可将表邪及时祛除，以免表邪侵入五脏六腑而生大病。

治疗作用

刮痧疗法的治病作用可表现在以下方面：

（1）活血化瘀。刮痧可调节肌肉的收缩和舒张，使组织间压力得到调节，以促进刮拭组织周围的血液循环，增加组织流量，从而起到活血化瘀、祛瘀生新的作用。

（2）调整阴阳。刮痧可以改善和调整脏腑功能，使脏腑阴阳得到平衡。如肠道蠕动亢进者，在腹部和背部等处使用刮痧手法可使亢进者受到抑制而恢复正常；反之，肠道蠕动功能减退者，则可促进其蠕动恢复正常。

（3）舒筋通络。刮痧可以放松紧张的肌肉，消除肌肉疼痛，这两方面的作用是相通的。消除了疼痛病灶，肌紧张也就消除；如果使紧张的肌肉得以松弛，则疼痛和压迫症状也可以明显减轻或消失，同时有利于病灶修复。

（4）信息调整。人体的各个脏器都有其特定的生物信息（各脏器的固有频率及生物电等），当脏器发生病变时，有关的生物信息就会发生变化，而脏器生物信息的改变可影响整个系统乃至全身的机能平衡。而刮痧疗法就可以通过刺激体表的特定部位，产生一定的生物信息，通过信息传递系统输入到有关脏器，对失常的生物信息加以调整，从而对病变脏器起到调整作用。

（5）排除毒素。刮痧过程可使局部组织形成高度充血，血管神经受到刺激使血管扩张，血流及淋巴液增快，吞噬作用及搬运力量加强，使体内废物、毒素加速排除，组织细胞得到营养，从而使血液得到净化，增强全身抵抗力，进而减轻病势，促进康复。

（6）行气活血。气血（通过经络系统）的传输对人体起着濡养、温煦等作用。刮痧作用于肌表，可以使经络通畅、气血通达，则瘀血化散，局部疼痛得以减轻或消失。

刮痧疗法的治疗原则

刮痧的治疗原则，是根据疾病发生发展的性质决定的，疾病的性质虽然错综复杂，千变万化，但不外乎阴阳、表里、虚实、寒热八纲。因此，在临床刮痧时，必须根据中医基本理论，对疾病进行诊断，确定八纲，才能决定刮痧治疗原则。

确立阴阳总纲

阴用补法泻于阳，虚证寒证属于阴。阴阳是中医的基本理论核心，也是八纲的总纲。一般来说，病在表、在腑，属实、属热者为阳；病在里、在脏，属虚、属寒者为阴。临床上阳证用泻法，阴证用补法，这是刮痧治病的基本原则。

由表里看深浅

经络皮肉属于表，脏腑筋骨属于里，里要深刮表要浅刮。表里是指疾病所在部位的深浅而言，病在经络、在皮肉者，属表，刮痧宜浅刮；在脏、在腑、在筋骨者，为里，刮痧治疗时要深刮。

由寒热看性质

虚证多寒热属实，虚寒之症多用补，快重刮法用于实。寒热是指疾病的性质而言，一般说寒证是人体阴气盛或阳气虚不能抵御寒邪而导致的疾病，刮痧疗法时，应根据寒邪在表在里、属虚属实等不同情况采用平补平泻或用补法。热证实人体阳气盛成阴不足，不能抗御热邪而导致的疾病，可见于五脏六腑或全身病症，既可见于表证，也可见于里证。刮痧时，一般都用泻法。

由虚实看盛衰

气盛有余属于实、气虚不足属于虚，补中有泻泻加补，要做适当的处理。虚实是指人体正气的盛衰和病邪的消长。凡人体阴阳、脏腑、经络、气血不足导致的疾病，刮痧治疗时，当用补法。当形实、邪实多导致的病变，则应用泻法刮拭，以泻其实。至于虚中有实或实中有虚者，则应根据虚实的轻重，采用先补后泻或先泻后补，或补泻兼施的刮法，做适当处理。

在进行刮痧时，除了上面要遵循的原则外，要想提高刮痧的效果，还需要了解影响刮痧效果的因素。

病情

从疾病角度讲，病情的轻重对身体造成的损害程度不同，决定身体康复的程度不一样。

病程

一般病程长，疗效则缓慢，因为病程的延长，病理变化将会逐渐沿着固有的规律和方向演变，限制和影响恢复的程度，因此预防保健比单纯治疗更有现实意义。

体质

体质因遗传和后天不同，故疾病的恢复、治疗保健的效果与机体内在的因素有关。

情绪

良好的心理状态，积极乐观的情绪也是影响疗效的因素之一，好的心态有利于机体很快恢复。

生活规律

合理膳食、少烟酒、保持充足的睡眠均有利于机体平衡、恢复健康，所以刮痧期间的生活规律也很重要。为取得良好的刮痧效果，努力创造有利因素、消除不利因素是非常重要的。

细节决定成败：刮痧注意事项要谨记

刮痧保健的必备器具

刮痧工具，最早出现于春秋战国时期。古代用汤勺、铜钱等作为刮痧板，用麻油、水等作为润滑剂，这些器具虽然取材方便，但对有些穴位达不到有效的按压刺激，还会增加疼痛感。现代刮痧多选用专业刮痧工具，与身体解剖形态完美契合，刮拭效果好而且能最大限度地保护皮肤，减轻疼痛。

专业的刮痧板种类

1.刮痧板

刮痧板是刮痧的主要器具。水牛角味辛、咸、寒，辛可发散行气、活血润养；咸能软坚润下；寒能清热解毒，具有发散行气、清热解毒、活血化瘀的作用。玉性味甘平，入肺经，润心肺、清肺热。据《本草纲目》介绍：玉具有清音哑、止烦渴、定虚喘、安神明、滋养五脏六腑的作用，是具有清纯之气的良药，可避秽浊之病气。玉石含有人体所需的多种微量元素，有滋阴清热、养神宁志、健身祛病的作用。

水牛角及玉质刮痧板均有助于行气活血、疏通经络且没有副作用。

2.美容刮痧玉板

美容刮痧玉板四个边形状均不同，其边角的弯曲弧度是根据面部不同部位的曲线设计的。短弧边适合刮拭额头，长弧边适合刮拭面颊，两角部适合刮拭下颌，鼻梁部位及眼周穴位。

3.全息经络刮痧板

全息经络刮痧板为长方形，边缘光滑，四角钝圆。刮板的长边用于刮拭人体平坦部位的全息穴区和经络穴位；一侧短边为对称的两个半圆角，其两角除适用于人体凹陷部位刮拭外，更适合做脊椎部位及头部全息穴区的刮拭。

4.多功能全息经络刮痧板梳

长边和两角部可以用来刮拭身体平坦部位和凹陷部位，另一边粗厚的梳齿便于梳理头部的经穴，既能使用一定的按压力，又不伤及头部皮肤。

专业的刮痧油和美容刮痧乳

刮痧油是刮痧疗养必不可少的润滑剂，但是刮痧油是液体的，如果用于面部时，很容易流到或滴到眼睛里和脖颈处，所以在面部刮痧时最好用美容刮痧乳。刮痧油和美容刮痧乳含有药性平和的中药，对人体有益而无刺激及副作用。

（1）刮痧油。刮痧油用具有清热解毒、活血化瘀、消炎镇痛作用而没有毒副作用的中药与渗透性强、润滑性好的植物油加工而成。刮痧时涂以刮痧油不但能减轻疼痛、加速病邪外排，还可保护皮肤、预防感染，使刮痧安全有效。

（2）美容刮痧乳。美容刮痧乳用具有清热解毒、活血化瘀、消炎镇痛、滋润皮肤、养颜消斑、滋养皮肤的功效。

（3）毛巾和纸巾。刮拭前清洁皮肤要选用清洁卫生、质地柔软，对皮肤无刺激、无伤害的天然纤维织物。刮拭后可用毛巾或柔软的清洁纸巾擦拭油渍。

潜心领悟：刮痧运板方法的运用

正确的拿板方法是把刮痧板的长边横靠在手掌心，大拇指和其他四个手指分别握住刮痧板的两边，刮痧时用手掌心的部位向下按压。单方向刮拭，不要来回刮。刮痧板与皮肤表面的夹角一般为30~60度，以45度角应用的最多，这个角度可以减轻刮痧过程中的疼痛，增加舒适感。

运板方法如下：

角刮法

单刮痧板的一个角，朝刮拭方向倾斜45度，在穴位处自上而下刮拭。双角刮法以刮痧板凹槽处对准脊椎棘突，凹槽两侧的双角放在脊椎棘突和两侧横突之间的部位，刮痧板向下倾斜45度，自上而下刮拭。用于脊椎部。

面刮法

将刮痧板的一半长边或整个长边接触皮肤，刮痧板向刮拭的方向倾斜30～60度，自上而下或从内到外均匀地向同一方向直线刮拭。

平刮法

操作方法与面刮法相似，只是刮痧板向刮拭的方向倾斜的角度小于15度，向下的按压力大。适用于身体敏感的部位。

推刮法

操作方法与面刮法类似，刮痧板向刮拭方向倾斜的角度小于45度，刮拭速度慢，按压力大，每次刮拭的长度要短。

立刮法

将刮痧板角度与穴位区呈90度垂直，刮痧板始终不离皮肤，并施以一定的压力做短距离前后或左右摩擦刮拭。

揉刮法

以刮痧板整个长边或一半长边接触皮肤，刮痧板与皮肤的夹角小于15度，均匀、缓慢、柔和地作弧形旋转刮拭。

点按法

将刮痧板角部与穴位呈90度垂直，向下按压，由轻到重，按压片刻后立即抬起，使肌肉复原。多次重复，手法连贯。

按揉法

平面按揉法：用刮痧板角部的平面以小于20度按压在穴位上，做柔和、缓慢的旋转运动，刮痧板角部始终不离开接触的皮肤。

垂直按揉法：将刮痧板90度按压在穴位上，其余同平面按揉法。

刮痧补泻手法

“虚者补之，实者泻之”，这是中医治疗的基本法则之一。补和泻是治疗上的两个重要原则。“补”，主要用于治疗虚证；“泻”，主要用于治疗实证。从表面上看，刮痧疗法虽无直接补泻物质进入或排出机体，但依靠手法在体表一定部位的刺激，可起到促进机体功能或抑制其亢进的作用，这些作用是属于补和泻的范畴。刮痧疗法的补泻作用，取决于操作力量的轻重，速度的急缓，时间的长短，刮拭的方向以及作用的部位等诸多因素，而上述动作的完成都是依靠手法的技巧来实现的。

刮痧补法

刮拭按压力小，速度慢，每一板的刺激时间较长，辅以具有补益及强壮功能的穴、区、带，能使人体正气得以鼓舞，使低下的功能恢复旺盛，临场常用于年老、久病、体虚或形体瘦弱之虚证及对疼痛特别敏感的患者。

刮痧泻法

泻法是运板压力大、板速快、每一板的刺激时间短，能疏泄病邪、使亢进的功能恢复正常的运板法，临场常用于年轻体壮、新病体实、急病患者，当出现某种功能异常或亢进之症候，如肌肉痉挛、抽搐、神经过敏、疼痛、热证、实证等，以泻法运板刮之，可使之缓解，恢复正常功能。

刮痧平补平泻法

是补和泻手法的结合，按压力适中，速度不快不慢，刮拭时间也介于补法和泻法之间的一种通调经络气血的刮痧运板法，是刮痧临证时最常用的运板法。适用于虚实兼见证的治疗和正常人保健。

刮痧操作步骤

在进行刮痧前，施术者需先向患者做简要解释，以消除其紧张恐惧心，以取得信任、合作与配合。然后准备齐全刮痧器具与用品。检查刮具边缘是否光滑、安全，并做好必要的消毒工作。在刮痧前要先弄清刮痧的步骤，要按照步骤一步一步进行，不可胡乱刮拭，否则会伤害到身体。

选择适宜的室温

以空气新鲜、冷暖适宜的室内环境为最佳。室温过高时应避免空调和风扇的冷风直吹。

刮拭体位选择

适宜的体位便于刮痧者操作。又能使被刮拭者肌肉放松。

1.坐位

多用于对头面部、颈项、肩部、上肢和背部区域的刮拭。常见的头痛、感冒、颈痛、肩痛等刮痧时多选择坐位。

2.仰靠坐位

患者背部靠在椅背坐于椅上，暴露颈项前部及胸前部位。这种体位多用于对面部、颈前和胸部、肩部、上肢部位的刮拭。常见的面部美容，或对有咽部不适、慢性支气管炎、气管炎、心脏病者进行颈痛、肩痛和全身保健刮痧时多选择仰靠坐位。

3.站位

患者前倾稍弯腰站于床、桌或椅前，双手扶着床、桌边或椅背，使背部、下肢暴露，关节、肌肉舒展，便于操作。此种体位多用于对背部、腰部、臀部和下肢部位的刮拭。常见的背痛、腰痛、腿痛及下肢不适等多选择站位。

4.仰卧位

患者面朝上仰卧在床上，暴露面、胸、腹及上肢内侧（见图1）。仰卧位多用于对面部、胸部、腹部和上肢内侧部位的刮拭，尤其适用于老年人、妇女和全身保健者。常见的面部美容、心肺不适的胸部刮拭、腹泻、腹痛、减肥和全身保健刮痧等多选择仰卧位。

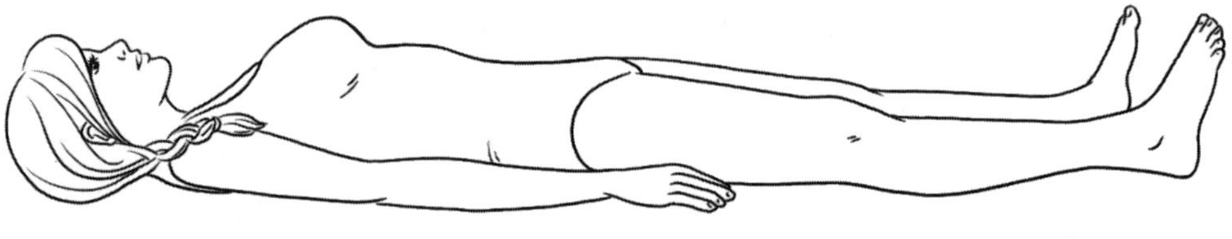

图1

5.俯卧位

患者面部朝下，俯卧床上，暴露头、颈、背、臀及下肢后侧（见图2）。俯卧位多用于对头后部、颈后、肩上、背腰、臀部和下肢内、外、后侧的刮拭，尤其适用于全身保健时选用。常见的颈痛、肩痛、背痛、腰痛、疲劳、腿痛、失眠、全身保健或背部刮痧配合拔罐、走罐等多选择俯卧位。

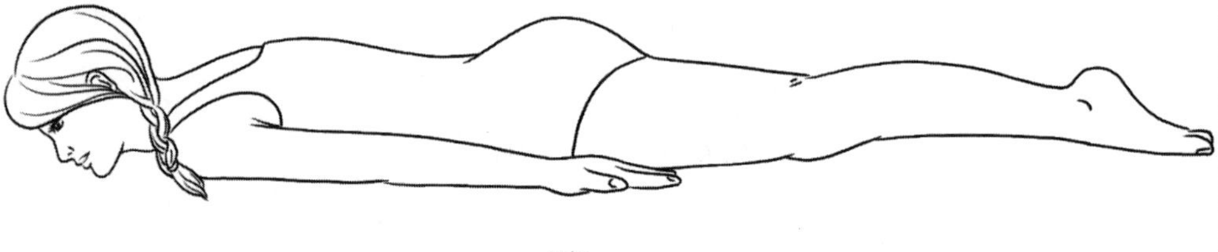

图2

6.侧卧位

患者侧身卧于床上，暴露侧半身及身体前后（见图3）。侧卧位多用于对肩部、臀部和下肢外侧的刮拭。常见的肩周疼痛、髋部疼痛以及下肢一侧骨关节疼痛时多选择侧卧位。

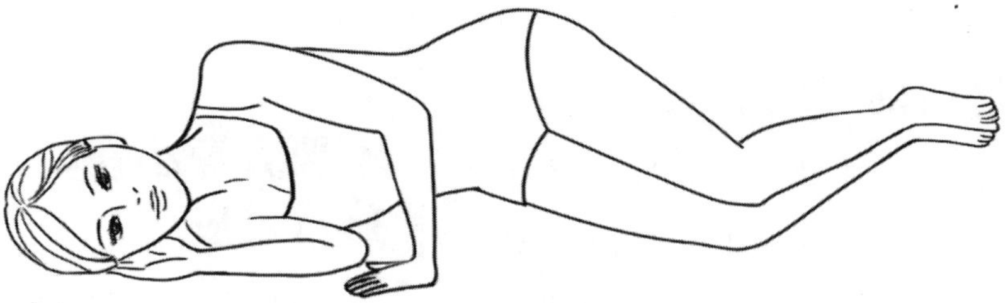

图3

刮痧操作

根据体质、病症和治疗目的，充分暴露选定要刮痧的部位，涂上刮痧介质，进行刮拭。

整理结束

刮拭完毕，用清洁的纸巾按压在所刮之处，边擦拭残留油渍，边进行按揉，有利于毛孔回缩复原。

刮痧的要领与技巧

刮痧疗法中按压力和刮痧的角度决定刮痧治疗的效果，而且速度的快慢和刮痧的时间决定刮痧的舒适感。所以，刮痧的时候要注意一下要领和技巧，以下介绍的刮痧要领和技巧在具体的刮痧治疗过程中能帮大忙。

刮拭角度

刮拭角度以利于减轻被刮拭者疼痛感和方便刮拭者刮拭为原则。当刮痧板与刮拭方向的角度大于45度时，会增加疼痛感，所以刮拭角度应小于45度。在疼痛敏感的部位，最好小于15度。

按压力

刮拭过程中始终保持一定按压力，若只在皮肤表面摩擦，不但没有治疗效果，还会形成表皮水肿。按压力也不是越大越好，要根据具体体质、病情和局部解剖结构（骨骼凸起部位、皮下脂肪少的部位、脏器所在处，按压力应适当减轻）区别对待。用重力刮痧时，需逐渐加大按压力，使身体适应，以减轻疼痛。

刮拭速度

每次刮拭速度应平稳、均匀，不要忽快忽慢。疼痛感与刮拭速度有关，刮拭速度越快，疼痛感越重；速度越慢，疼痛感越轻。

刮拭长度

一般以穴位为中心，总长度约8～15厘米，以大于穴区范围为原则。如果需要刮拭的经脉较长，可分段刮拭。

刮痧时的注意事项

治疗刮痧时，皮肤局部汗孔开泄，出现不同形色的痧，病邪、病气随之外排，同时人体正气也有少量消耗。所以，刮痧的时候要做好一些小细节，从细节处保护好身体。

避风和注意保暖很重要

刮痧时皮肤汗孔处于开放状态，如遇风寒之邪，邪气会直接进入体内，不但影响刮痧的疗效，还会引发新的疾病。刮痧半小时后才能到室外活动。

刮完痧后要喝一杯热水

刮痧过程使汗孔开放，邪气排出，会消耗部分体内津液，刮痧后喝1杯热水，可补充水分，还可促进新陈代谢。

刮痧3小时内不要洗澡

刮痧后毛孔都是张开的，所以要等毛孔闭合后再洗澡，避免风寒之邪侵入体内。

不可一味追求出痧

刮痧时刮至毛孔清晰就能起到排毒的作用。有些部位是不可以刮出痧的，室温低也不易出痧，所以，刮拭的时候不要一味追求出痧，以免伤害到皮肤。

每次只治疗一种病症

刮痧的时候要一次只治疗一种病，并且不可刮拭时间太长。不可连续大面积刮拭，以免损伤体内正气。

不要大惊小怪，正确看待刮痧后反应

刮痧治疗半小时左右，皮肤表面的痧逐渐融合成片，深层的包块样痧逐渐消失，并逐渐由深部向体表扩散，而深部结节状痧消退比较缓慢，不论是哪一种痧，在刮拭12小时之后，皮肤的颜色均成青紫色或青黑色。

刮痧后，皮肤毛孔微张，局部皮肤有热感，少数人自觉有寒凉之气排出，有的部位会出现颜色不同的痧象，有时候会在皮肤下深层部位触及大小不一的包块状痧，这些都是属于刮痧后的正常痧象，这些痧象给你发出了身体不健康的信号。

刮出的痧一般5～7日即可消褪。痧消褪的时间与出痧的部位、痧的颜色和深浅（即疾病的病位，病性）有密切关系，胸背部、上肢、皮肤表面、颜色比较浅的痧消退较快，下肢、腹部，颜色深的痧以及皮肤深部的痧消退比较缓慢。阴经所出的痧一般较阳经消失缓慢，一般会延迟2周左右。

痧象的出现主要是指除面部外的其他部位，这是一种正常的生理反应。一般有下面几种情况：

（1）刮拭后，未出现明显的痧象或只有少量红点，这表明受术者无病。

（2）痧象鲜红、呈玫瑰色、大面积，表明受术者体内血热或体内蕴热。

（3）痧象鲜红、并伴有痛痒，表明受术者体内有风热。

（4）痧象色暗或发紫，表明受术者体内气血瘀滞。

（5）痧象发黑或呈黑紫色，天气寒冷时肌肤疼痛，表明体内多血疲或风寒。

（6）痧象在皮肤上出现不久，有少量液体分泌，表明受术者体内有湿。

（7）在刮痧过程中，痧象由深转淡、由暗转红，斑块由片变点，表明病情转轻，治疗有效。

正确认识痧症现象

痧症是一个专属于中医的词汇，西医里是没有痧症之说的。所谓痧，就是刮痧时在病人皮肤上出现的紫红颜色、类似细沙粒的点，人们根据出现的这些症状，把它取名叫痧症。痧症又称为“瘴气”等，包含两方面的含义，从广义来讲，一方面是指“痧”疹征象，即痧象；另一方面是指痧疹的形态外貌，即皮肤上出现的小红点。痧症不是一种独立的病，而是许多疾病在发展变化过程中，反映在体表皮肤的一种共性表现，故有“百病皆可发痧”之说。痧是许多疾病的共同症候，统称之为“痧证”。

那么，在现代医学中，痧症相当于什么病呢？目前还不能确定。不过，痧证所包括的范围很广，现存中医古籍中，有关痧证的记载涉及内、外、妇、儿等多种疾病。《痧惊合璧》一书就介绍了40多种痧症，连附属的共计100多种。根据其所描述的症状分析：“角弓反张痧”类似现代医学的破伤风；“坠肠痧”类似腹股沟斜疝；“产后痧”似指产后发热；“膨胀痧”类似腹水；“盘肠痧”类似肠梗阻；“头疯痧”类似偏头痛；“缩脚痈痧”类似急性阑尾炎等。此外民间还有所谓寒痧、热痧、暑痧、风痧、暗痧、闷痧、白毛痧、冲脑痧、吊脚痧、青筋痧等，名目繁多。

狭义上的痧症就是特指一种疾病。古人认为，痧证主要是内风、湿、火之气相搏而为病。天有八风之邪，地有湿热之气，人有饥饱劳逸。夏秋之际，风、湿、热三气盛，人若劳逸失度，则外邪侵袭肌肤，阳气不得宣通透泄，所以夏秋之际常发痧证。

痧证主要有两个特征：一是痧痕

明显。刮痧后，皮肤很快会出现一条条痧痕和累累细痧（出血点），并且存留的时间较长；二是痧症多胀。所谓胀，就是痧症多出现头昏脑涨、胸部闷胀、全身酸胀等。

除具有上述两项特征以外，还有许多种病的症状是和痧症有关系的。例如，由于高温引起的痧症：头昏脑涨，烦躁欲吐，全身疲倦，两眼发花；由于中暑引起的痧症：头晕心悸，恶心呕吐，以及小腿的腓肠肌痉挛性疼痛；由于急性肠炎引起的痧症：频繁呕吐，腹痛腹泻；由于食物中毒引起的痧症：肚腹胀疼，发作急剧，呕吐腹泻，四肢麻木，甚至因严重失水而引起的腓肠肌痉挛，即俗话说的“转筋痧”；由于空气窒息引起的痧症：头昏脑涨，呼吸困难，恶心呕吐，面色青紫，甚至出现神志昏迷。从上述症状看来，中暑、日射病、急性肠炎、食物中毒，以及由于窒息引起的血液和组织严重缺氧以及中毒等病，都可用刮痧疗法治疗。

细细研究：刮痧适应证和禁忌证

刮痧对内科、外科、皮科、妇科、儿科、五官科、骨科等疾病都能有效。现代刮痧从工具到理论都有了巨大变化，尤其是理论上选经配穴，辩证施术使其治疗范围大大扩宽。刮痧对于疼痛性疾病、脏腑神经失调的病症具有显著的疗效，但对于危重病人和比较复杂的疾病，应该采用药物和其他手段来治疗。

刮痧的最佳适应证

（1）刮痧可保健身体。预防疾病，延缓衰老。亚健康部位早期诊断，有效改善亚健康。

（2）刮痧可治疗疼痛性疾病。比如，头痛、牙痛、各种神经痛、腰痛、腿痛、颈痛、肩痛等骨关节疾病。

（3）刮痧可治疗一些外感病。感冒发热、咳嗽气喘、肠胃病、食欲不振、糖尿病、乳腺增生、痛经、月经不调，以及各种神经血管失调的病症。

刮痧的禁忌证

（1）严重心脑血管疾病者急性期、肝肾功能不全者禁止刮拭。体内有恶性肿瘤的部位，应避开肿瘤部位在其周边刮拭。

（2）有出血倾向的病症、严重贫血者禁止刮痧。

（3）女性在怀孕期间、月经期间禁止刮拭腰骶部。

（4）韧带、肌腱急性扭伤，及外科手术疤痕处，均应在3个月之后方可进行刮痧疗法。

（5）感染性皮肤患者、糖尿病患者皮肤破溃处、严重下肢静脉曲张局部禁止刮拭。

十四条经络的刮痧保健疗法

经络防病治病的功效是不容忽视的，所以我们要注意保养经络，让它畅通无阻。有人把对经络的保养问题做了一个比喻：经络就像道路，生活习惯就如同道路上的红绿灯，各种不良生活习惯就是这些红灯，红灯的停止是为了绿灯的畅通。这是多么形象且生动的比喻，在我们的一生中，处处都设有红灯，如大量吸烟、长期贪杯、纵欲风流、长期熬夜、饱一顿饥一顿、暴饮暴食、情绪总处在极度紧张和疲惫的状态中，以及各种违背自然规律的生活习惯，这些红灯会堵塞你的经络。处处闯红灯，你的健康之路还能走多远？你的身体将会比交通堵塞的道路还要糟糕。

对经络的保养确实非常重要，早在2500年前的《黄帝内经》中对经络保养问题就有所提及，而古代医家皇甫谧更是注重经络的保养。他告诉人们要起居有常，做任何事情都要有节制，对现在的人们来说，保养经络使之畅通，除了做到以上几点外，还可以通过刮拭经络来养生治病。

手太阴肺经刮痧线路

取桑枝一束，煎汁。然后把桑汁涂在手太阴肺经上。由中府、云门向少商方向划动，即由臂走手，以沿线侧出现红紫色痧点为度。可配用的刮痧药液以由紫苏、杏仁为主组成。主治肺病，兼治鼻炎及大肠病。

手阳明大肠经刮拭线路

取桑枝一束，煎汁后。将汁涂在手阳明大肠经上，由手指商阳穴向上臂、上颈走迎香、禾髎穴。以沿线侧出现红紫色痧点为度。可配用的刮痧药液以由辛夷、木香为主组成。主治大肠病、鼻炎等，兼治肺病。

手太阳小肠经刮拭线路

可采用淡竹叶一束煎汁后刮拭手太阳小肠经，从手指少泽穴起逐渐刮上手臂、走肩上头止于耳前的听宫、颧髎穴。以沿线侧出现红紫色痧点为度。可配用的刮痧药液以由通草、黄连为主组成。主治小肠、舌病，兼治心病。

手少阳三焦经刮拭线路

取榆树枝煎汁后蘸汁刮拭手少阳三焦经，刮拭方向从手指关冲穴上行手臂至颈头部眼角处丝竹空穴。以沿线侧出现红紫色痧点为度。可配用的刮痧药液由菖蒲、栀子组成。主治三焦病，兼治心包病。

足阳明胃经刮拭线路

取枳树枝煎汁后蘸汁刮拭足阳明胃经。由头目部承泣穴下面径入缺盆，经胸腹下入到下肢脚趾厉兑为止。以沿线侧出现红紫痧点为度。可配用的药物刮痧液主要由白芷、苍术组成。主治胃病，兼治脾病。

足少阴肾经刮痧线路

取柳枝煎汁后蘸汁刮拭足少阴肾经。由足涌泉向上经腿肚、大腿及胸腹部至胸中或中及俞府。以沿线侧出现紫红痧点为度。

足太阳膀胱经刮拭线路

取柳枝煎汁后蘸汁刮拭足太阳膀胱经。方向是由足趾至阴穴直上小腿、臂背，上行到头部至通天穴。以沿线出现红肿透斑为度。可配用的刮痧药液由萆薢、山药组成。主治膀胱病，兼治肾病。

足太阴脾经刮痧线路

取枳树枝煎汁后蘸汁刮拭足太阴脾经，刮拭方向从隐白经上足背，上行腹胸直至腋前周荣、胸乡穴。以刮至循线红肿、出现痧点为度。可配用的药物刮痧液主要由白术、砂仁组成。主治脾病，兼治胃病。

手厥阴心包经刮痧线路

取榆树枝煎汁后蘸汁刮拭手厥阴心包经，是由手指末端的中冲穴经上手臂入腋下。以循经两侧出现紫红色痧斑为度。配用的刮痧液由羊角、茯苓组成。主治手厥阴心包病，兼治手少阴三焦病。

手少阴心经的刮痧线路

取竹叶杖煎水刮拭本经穴位。由手指末端的少冲穴刮至神门穴，渐次经肘入腋窝。以刮拭至循经两侧出现红肿为度。可配用的刮痧药液主要由连翘、淡竹叶组成。主治心脏病，兼治小肠病症。

足少阳胆经的刮拭线路

取桃枝煎汁后蘸汁刮拭足少阳胆经。由头至脚。以循经两侧出现红色痧点为度。可配用的刮痧药液由茵陈、白芍组成。主治胆病，兼治肝病。

足厥阴肝经刮痧线路

取桃枝煎汁后蘸汁刮拭足厥阴肝经。由脚趾端大郭穴上行至腹中为止。以刮拭后循经线路出现红紫痧点为度。可配用的刮痧药液主要由柴胡、吴茱萸组成。主治肝病、眼病，兼治胆病。

任脉刮痧线路

取桂枝嫩枝煎水后蘸汁，循经进行刮拭。刮拭方向是由上至下。以循经线路上起红色痧点为度。可配合的刮痧药液由干姜、附子组成。主治任脉病，兼治一切阴寒病。

督脉刮拭线路

取槐树枝煎汁后蘸汁刮拭督脉。刮拭方向为由上至下，由百会下行至长强穴。以沿线侧出现红紫痧点为度。可配合的刮痧药液由川牛膝、泽泻组成。主治督脉病，兼治任脉病。

继承传统，开拓创新——特种刮痧法

头部刮痧法

刮拭头部具有改善头部血液循环、疏通全身阳气等作用，可预防和治疗脑栓塞、脑血管意外后遗症、神经衰弱、头痛（各种类型）、高血压、眩晕、记忆力减退、头发早白、感冒、脱发等。

头部刮痧的方法：

（1）刮拭尖部两侧：从头两侧太阳穴开始至风池穴，经过的穴位包括头维、颔厌、悬颅、率谷、天冲、浮白、脑空等。

（2）刮拭前头部：从百会穴开始至前头发际，经过的穴位包括前顶、通天、囟会、上星、神庭、承光、五处、曲差、当阳、头临泣等。

（3）刮拭后头部：从百会穴开始到后头发际，经过的穴位包括后顶、强间、脑户、玉枕、脑空、风府、哑门、天柱等。

（4）刮拭全头部：以百会为中心呈放射状的方式向全头部刮拭。经过全头穴位和运动区、感觉区、言语区、晕听区、视区、胃区、胸腔区、生殖区等。

头部刮痧的注意事项：

（1）头部刮痧时不需涂抹活血油。

（2）头部刮痧时手法应采用平补平泻或补法刮拭。

（3）若刮拭局部有痛、酸、胀、麻等感觉，是正常现象，坚持刮拭即可消失。

（4）给患者头部刮痧时宜双手配合，一手扶持患者（被刮者）头部，一手刮拭，以保持头部稳定和安全。

面部刮痧法

面部刮痧主治颜面部五官的病症并有养颜祛斑美容的功效。如可治疗眼病、鼻病、耳病、面瘫、口腔疾病、雀斑、痤疮以及防衰美容等。

刮拭面部的方法：

（1）刮拭前额部：前额由前正中线分开，分别由内向外刮拭两侧，前额包括前发际与眉毛之间的皮肤。经过的穴位有印堂、攒竹、鱼腰、丝竹空等。

（2）刮拭两颧部（承泣至巨髎，迎香至耳门、耳宫的区域）：分别由内向外刮拭，经过的穴位有承泣、四白、巨髎、下关、听宫、听会、耳门等。

（3）刮拭下颌部：以承浆中心，

分别由内向外上刮拭。经过的穴位有承浆、地仓、大迎、颊车等。

面部刮痧的注意事项：

（1）面部刮痧不需涂抹活血油。若需湿润可用水蒸汽或清水（温热最佳）湿润脸部皮肤。

（2）面部刮痧宜用补刮，禁用泻刮。

（3）面部刮痧宜用刮板棱角或前缘1／3的部位刮拭，便于掌握刮拭脸部而不损伤皮肤。

（4）面部刮痧以疏通经络、促进气血循环为目的，不必出痧。

（5）面部刮痧宜采用时间短、力量轻、次数多（即一日数次）的刮拭方法。

颈部刮痧法

颈部刮痧主治病症：刮拭颈部可主治颈、项病变如颈椎病，还可治疗头脑、眼睛、咽喉等方面的病症，如感冒、头痛、近视、咽炎等。

颈部刮痧的方法：

（1）刮拭颈部正中线（督脉颈部循行部分）：从哑门穴开始至大椎穴。

（2）刮拭颈部两侧到肩上：从风池穴开始至肩井、巨骨穴。经过的穴位包括肩中俞、肩外俞、大髎、秉风等。

颈部刮痧的注意事项：

（1）颈部正中线（督脉颈部循行部分）刮痧时，尤其在第七颈椎大椎穴处，用力要轻柔（用补法），不可用力过重。如患者颈椎棘突突出，亦可用刮板棱角点按在两棘突之间刮拭。

（2）刮颈两侧到肩上时，一般应尽量拉长刮拭，即从风池穴一直刮到肩井附近，中途不做停顿。颈部到肩上肌肉较丰富，用力可稍重，一般用平补平泻手法较多，即力量重、频率慢的手法。

背部刮痧法

刮拭背部可治疗全身五脏六腑的病症，如刮拭心俞可治疗心脏疾病如冠心病、心绞痛、心肌梗死、心律失常等，刮拭肺俞可治疗肺脏疾病如支气管哮喘、肺气肿、咳嗽等。

背部刮痧的方法：

（1）刮拭背部正中（督脉胸椎、腰椎和骶椎循行部分）：从大椎穴至长强穴上。

（2）刮拭背部两侧（包括胸椎、腰椎和骶椎两侧）：主要刮拭背部是太阳膀胱经循行的路线即脊椎旁开1.5和3寸的位置。

背部刮痧的注意事项：

（1）背部正中线（督脉背部循行部分）刮拭时手法应轻柔（用补法），不可用力过大，以免伤及脊椎。身体瘦弱脊椎棘突突出者，可由上而下用刮板棱角点按两棘突之间刮拭。

（2）背部两侧刮拭可视病人体质、病情用泻刮或平补平泻的刮法，用力均匀，尽量拉长刮拭。

（3）背部刮痧不但可以治疗疾病，还可诊断疾病。如刮拭背部在心俞部位出现明显压痛，或出现大量痧斑，即表示心脏有病变或预示心脏即将出现问题。其他类推。

胸部刮痧法

刮拭胸部主治心、肺疾病，如可治疗冠心病、心绞痛、心律不齐、慢性支气管炎、支气管哮喘、肺气肿等。另外可治疗和预防妇女乳腺小叶增生、乳腺炎、乳腺癌。

胸部刮痧的方法

（1）刮拭胸部正中线（任脉胸部循行部分）：从天突穴经膻中至鸠尾穴，从上向下刮。

（2）刮拭胸部两侧：从正中线由内向外刮拭。

胸部刮痧的注意事项

（1）刮拭胸部正中线时应用力轻柔，不可用力过大。

（2）胸部两侧刮拭一般采用平补平泻或补法。对于久病体弱、胸部肌肉消瘦的患者，刮拭时可用刮板棱角沿两肋间隙之间刮拭。妇女乳头部禁刮。

腹部刮痧法

刮拭腹部主治肝胆、脾胃、肾与膀胱，大、小肠病变，如胆囊炎、慢性肝炎、胃及十二指肠溃疡、呕吐、胃痛、消化不良、慢性肾炎、前列腺炎、便秘、泄泻、月经不调、卵巢囊肿、更年期综合征、不孕症等。

腹部刮痧的方法：

（1）刮拭腹部正中线（腹部任脉循行部分）：从鸠尾穴至水分穴，从阴交穴至曲骨穴。

（2）刮拭腹部两侧：从幽门、不容、日月向下，经天枢、肓俞至气冲、横骨。

腹部刮痧的注意事项：

（1）空腹或饭后半小时内禁在腹部刮拭。

（2）脐中即神阙穴禁涂油和刮痧。

（3）肝硬化腹水、胃出血、腹部新近手术、肠穿孔等患者禁刮腹部。

四肢刮痧法

四肢刮痧可主治全身病症，如手太阴肺经主治肺脏病症，足阳明胃经主治消化系统病症、四肢肘、膝以下穴位可主治全身疾病。

四肢刮痧的方法

（1）刮拭上肢内侧部：从上向下（经过手三阴经即手太阴肺经、手厥阴心包经、手少阴心经）刮拭。

（2）刮拭上肢外侧部：从上向下（经过手三阳经即手阳明大肠经，手少阳三焦经、手太阳小肠经）刮拭。

（3）刮拭下肢内侧部：从上向下（经过足三阴经即足太阴脾经、足厥阴肝经、足少阴肾经）刮拭。

（4）刮拭下肢前面部、外侧部、后面部：从上向下（经过足阳明胃经、足少阳胆经、足太阳膀胱经）刮拭。

四肢刮痧的注意事项

四肢刮拭应尽量拉长，遇关节部位不可强力重刮。四肢皮下不明原因的包块、感染病灶、皮肤破溃、痣瘤等处，应避开刮拭。四肢多见的急性骨关口创伤、挫伤之处，不宜刮痧。下肢静脉曲张、水肿患者，刮痧时应从下向上刮拭。

膝关节刮痧法

膝关节刮痧主治膝关节的病症，如增生性膝关节炎、风湿性关节炎、膝关节韧带、肌腱劳损、髌骨软化等。另外对腰背部疾病、胃肠疾病有一定的治疗作用。

膝关节刮痧的方法

（1）刮拭膝眼：先用刮板的棱角点按刮拭双膝眼，由里内外，宜先点按深陷，然后向外刮出。

（2）刮拭膝关节前面部（足阳明胃经经过膝关节前面部分）：膝关节以上部分从伏兔经阴市至梁丘，膝关节以下部分从犊鼻、足三里，从上向下刮拭。

（3）刮拭膝关节内侧部（足三阴经过膝关节内侧部分）：刮拭穴位有血海、曲泉、阴陵泉、膝关、阴谷等。

（4）刮拭膝关节外侧部（足少阳胆经经过膝关节外侧部分）：刮拭穴位有足阳关、阳陵泉等。

（5）刮拭膝关节后面部（足太阳膀胱经经过膝关节后侧部分）：刮拭穴位有殷门、浮郄、委中、委阳、合阳等。

膝关节刮痧的注意事项

（1）年老体弱、关节畸形、肌肉萎缩者宜用补刮即力量小、速度慢的刮痧方法刮拭。

（2）膝关节结构复杂，刮痧时宜用刮板棱角刮拭，以利于掌握刮痧正确的部位、方向，而不致损伤关节。

（3）膝关节内积水患者，不宜局部刮痧，可选用远端部位或穴位刮拭。

（4）膝关节后方及下端刮痧时易起痧疱，疱起时宜轻刮。遇曲张的静脉可改变方向，由上而下刮。

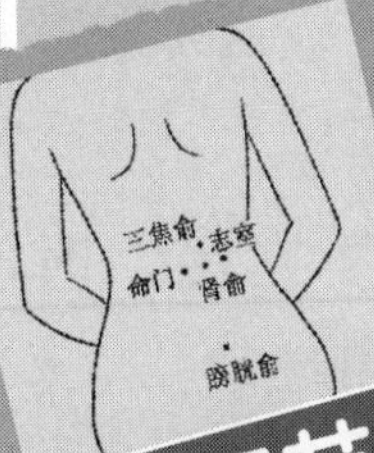

第二节

五脏主藏——藏象和谐，身体才常青

肝是将军：藏血疏泄都靠它

肝为“将军之官”，统领健康全局

肝为将军之官，对人体健康具有总领全局的重要意义，要呵护好自己的肝脏，切勿因一些不良生活习惯，使肝脏成为最大的受害者。在保养肝脏之前，不妨先来认识一下人体内的这位“将军之官”。

肝脏的位置是在右边，就像春天，所以肝脏主生发。中医理论认为，肝主要有两大功能，即主藏血和主疏泄。

肝主藏血一部分是滋养肝脏自身，一部分是调节全身血量。血液分布全身，肝脏自身功能的发挥，也要有充足的血液滋养。如果滋养肝脏的血液不足，人就会感觉头晕目眩、视力减退。另外，肝脉与冲脉相连，冲为血海，主月经，当肝血不足时，冲脉就会受损，于是女子容易出现月经不准、经血量少色淡，甚至闭经的情况。肝调节血量的功能主要体现在：肝根据人体的不同状态，分配全身血液。当人从安静状态转为活动状态时，肝就会将更多的血液运送到全身各个组织器官，以供所需。当肝的藏血功能出现问题时，则可能导致血液逆流外溢，并出现呕血、衄血、月经过多、崩漏等病症。

肝主疏泄。疏泄，即传输、疏通、发泄。肝脏属木，主生发。它把人体内部的气机生发、疏泄出来，使气息畅通无阻。气机如果得不到疏泄，就是“气闭”，气闭就会引起很多的病理变化，譬如出现水肿、瘀血、女子经闭等，肝就是起到疏泄气机的功能。如果肝气郁结，全身各组织器官必然长期供血不足，影响其生长和营运功能，这样，体内毒素和产生的废物不能排除，长期堆积在体内，就会发展成恶性肿瘤，也就是人们闻之色变的“癌”。

此外，肝还有疏泄情志的功能。人都有七情六欲、七情五志，也就是喜、怒、哀、乐这些情绪。这些情志的抒发也靠肝脏。假如一个人怒气冲天，实际上就是肝的功能失调，谋略、理智全没了，全靠情绪去做事，这就会造成很多严重的后果。所以在这里要强调的是：要想发挥聪明才智最重要的是保证肝的功能正常。

养肝三要：心情好，睡眠好，饮食好

春季人体新陈代谢与肝脏关系极大，春季养生宜顺应阳气生发的特点，以养肝为第一要务。中医认为，春季肝气旺盛而生发，但是如果肝气生发太过或是肝气郁结，都容易损伤肝脏，到夏季就会发生寒性病变。

心情好：慎激动，少争执，莫惊乱

中医认为，肝属木，与春季生发之阳气相应。如果不学会自我调控和驾驭情绪，肝气抑郁，则会生出许多疾病来，肝主惊，惊则气乱。春季养肝要减少与他人不愉快的纷争，尽量避免七情过于激动而影响情绪。要培养乐观开朗的性格，多培养兴趣爱好，对春季养肝颇有裨益。

睡眠好：睡眠要充足，时间要规律，环境要安静

《黄帝内经》云：“人卧血归于肝。”现代医学研究证实睡眠时进入肝脏的血流量大量增加，有利于增强肝细胞的功能，提高解毒能力，并加快营养物质的代谢，抵御春季多种传染病的侵袭。因此，保证充足的睡眠和提高睡眠质量有助于春季养肝。

青少年和中年人每天需保证8小时的睡眠，60岁以上老年人应在7小时左右，80岁以上的老年人则要睡8～9小时。体弱多病者可适当增加睡眠时间。

晚饭不要吃得过饱，睡前切勿饮浓茶及咖啡，睡前应用热水洗脚，以帮助提高睡眠质量。

睡姿讲究“卧如弓”，以右侧卧位为宜。保证安静的睡眠环境，卧室内空气保持新鲜，不在卧室摆放不利于睡眠和夜间耗氧量大的花草，温度、湿度适宜，床铺、被褥干净舒适，这些都有利于获得优质的睡眠。

饮食好：平补为主，少酸增甘，少油腻，忌生冷

平补养肝，春季滋补以清平为主，适当多吃些温补阳气的食物，少酸增甘，忌吃油腻、生冷、黏硬食

物，以免伤及肝脾。注意摄取足够的维生素和矿物质，从而提高人体免疫功能，增强抗病能力。

春季是吐故纳新、采纳自然阳气养肝的好时机，而适当运动则是最好的方法之一。中医认为，肝主筋，坚持锻炼能舒筋活络，有益肝脏。可根据自身体质状况，选择适宜的运动方式，如散步、慢跑、做体操、打太极拳、舞剑、打球、郊游和爬山等。

下面给大家介绍几款养肝食谱：

1.胡萝卜粥

【材料】胡萝卜5根，粳米125克。

【做法】将胡萝卜洗净后切丝，与淘洗干净的粳米同入锅中，加清水适量，用大火烧开后再用小火熬煮30分钟左右，直至煮成稀粥。

【功效】养肝明目，补脾健胃。

2.枸杞红枣羊肝汤

【材料】羊肝100克，枸杞子30克，红枣10枚，桂圆肉15克，姜片、精盐各适量。

【做法】将枸杞子、红枣、桂圆肉去杂，洗净。羊肝洗净，切成片。瓦煲内加清水适量，先用大火煲至水滚后，放入枸杞、红枣、桂圆肉和姜片，改用中火继续煲30分钟，再加入羊肝片继续煲至熟透，加入精盐调味即成。

【功效】补肝明目，养颜强身。

肝胆系统刮痧：疏肝利胆，肝胆相照

“肝胆相照”这一成语，比喻以真心相见。其实这在中医里也很有讲究，《黄帝内经》中说：“肝者，将军之官，谋虑出焉。胆者，中正之官，决断出焉”。足厥阴肝经在里，负责谋虑；足少阳胆经在表，负责决断。只有肝经和胆经相表里，肝胆相照，一个人的健康才有保证。

虽然负责谋略和决断的是心，但心是“君主之官”，负责全局，具体的工作则交给肝和胆。肝和胆的谋虑和决断又不同于心。中医的心包括心和脑，心和脑的谋虑和决断主要在思维和意识之中，它是理性的；而肝与胆的谋虑和决断主要在潜意识中，它是感性的，是本能的。一个人胆小就是胆小，你很难让他通过理性思考变得胆大起来。但如果你让他的肝和胆发生一点变化，他的胆子就会本能地大起来。

常言道“酒壮人胆”，酒精进入人体之后，首先影响的是肝，肝与胆相表里，肝又影响到胆，肝与胆发生了变化，人的谋虑和决断自然会发生变化。

改变肝胆会影响人的谋虑和决断；反之，人的谋虑和决断也会对肝和胆造成影响。一个人长期谋虑不决，就会使肝胆受损，这也成为某些疾病的诱因。

日常生活中可以用刮痧方法来保护肝胆。首先用平刮法从内向外沿着肋骨走势刮拭右胁肋部肝胆体表的投影区。然后从上向下刮拭期门（在胸部，当乳头直下，第六肋间隙，前正中线旁开4寸。取法：仰卧位，先定第四肋间隙的乳中穴，并于其下二肋处取穴。对于女性患者则应以锁骨中线的第六肋间隙处定取）和日月（位于人体上腹部，当乳头直下，第七肋间隙，前正中线旁开4寸。取法：正坐或仰卧位，在乳头下方，当第七肋间隙处取穴）；接着用双角法自上而下刮拭肝胆脊椎对应区，并用平刮法从内向外沿肋骨走势刮拭背部右侧肝胆体表投影区；最后用面刮法，沿着经脉的循行部位从上向下刮拭胆经阳陵泉（位于膝盖斜下方，小腿外侧，腓骨小头前下方凹陷中）、光明、肝经曲泉到大墩穴。

偏头痛：从肝胆着手，一刮病除

说到偏头痛，人们都会想到三国时期的一个人物——曹操。《三国志》和《三国演义》中都有对曹操头痛的记载，专家认为曹操所患的偏头痛与情绪有很大关系。

曹操起兵平定袁绍的时候就每每头痛，而真正头痛开始严重的时候，则是在消灭袁绍，“挟天子以令诸侯”之后。此时曹操掌握了“君权”，他除了平定地方起义之外，还要在朝廷之内排除异己，可谓昼夜焦虑、寝食难安。

其实像曹操这种类型的偏头痛，也可以称为是“情绪性偏头痛”，造成的主要原因是肝阳上亢，这种病人除了偏头痛外，一般还会伴有性情急躁易怒、失眠多梦、头晕，胆经不畅等症状。

对于由于肝阳上亢引起的偏头痛的治疗有很多种方法，而刮痧疗法是最自然、无毒副作用的治疗方法。在偏头痛发作初期可以首先用泻法刮大椎、大杼、膏肓、神堂，以出现痧痕为度。然后刮丝竹空、率谷、风池、太阳、合谷、列缺这几个配穴至出现疼痛为止，每日刮治1次，至愈为度。

对于女性，引起偏头痛还有一种原因，就是经期。经期性偏头痛困扰着很多的女性朋友。杨小姐就是一位深受经期偏头痛折磨的女性，她说：“每次例假来的时候，感觉是种生死的挣扎，就像是重生一回。每月看着日历，每当那几天快来的时候，心里就紧张，没心情工作。因此，也影响到了自己的婚姻，弄得家里乌烟瘴气的。”她多处求医都不见效果，后来经一位朋友推荐刮痧法，抱着试试的想法，找了位学针灸的医师了解了人体穴位的知识。当经期过后，她用刮痧法配以点揉法：先刮风池，点揉翳风、头维、率谷、太阳，每穴3～5分钟，再刮合谷、列缺，然后刮阳陵泉、丰隆、血海、足三里、足临泣，按同一方向刮至皮肤出现痧痕为度。在经期的时候不要刮拭。杨小姐坚持刮了两个疗程，症状明显减轻了，连每次经期烦躁不安的情绪也得到了很好的缓解。

除了上面的两种方法，再推荐几种别的治疗偏头痛的刮痧方法。

（1）用刮痧法配指针揉压法。先刮脊柱两侧（自颈椎至胸10）自上而下刮3行（正中线及旁开0.5寸），刮至皮肤微红为度，再刮一侧肩上区，从内到外，至痧痕出现，再用泻法重点刮一侧（先刮患侧，再刮健侧，交替使用），胸8～10及其两侧（正中线督脉、脊柱0.5寸及脊柱旁1.5寸）5行和异常反应部位，再刮一侧膝弯曲、小腿外侧区、足背区，由轻到重，以出现痧痕为度。然后用手指揉压太阳、头维、合谷穴，每穴3～5分钟，以得气感为度。每日或隔日1次，以治愈为度。

（2）先点揉翳风、头维、太阳，然后刮上肢前臂的合谷、列缺，再刮下肢阳陵泉至足三里，最后刮血海穴。用补泻兼施法，刮至出现痧点痧斑为度。每日或隔日1次。

在这里在延伸下刮拭的方法，可以扩大选择面，找一种最适合自己的方法。首先要用水牛角刮痧梳子以面刮法刮拭全头，先刮侧头部，将刮痧板竖放在发际头维穴至耳上处，从前向后刮至侧头部下面发际边缘处。再用平面按揉法刮拭双侧经外奇穴太阳穴。

对于肝阳上亢性的偏头痛，除了刮痧之外，还可以在饮食上进行调理，如天麻炖猪脑。

【材料】猪脑1副、天麻10克、生姜1片。

【做法】把猪脑洗净剔去血筋，与天麻、生姜共同放入适量清水中用瓦盅内炖熟。

【用法】每日或隔日服1剂，趁热服食。

【功效】猪脑能治神经衰弱、头风及眩晕；天麻性味甘平，有平肝息风、安神止痛的功能。

刮痧可缓解精神压力，治疗乳腺增生

乳腺增生是妇女常见病、多发病之一，多见于25～45岁女性，其本质上是一种生理增生与复旧不全造成的乳腺正常结构的紊乱，症状是双侧乳房同时或相继出现肿块，经前肿痛加重，经后减轻。在我国，囊性改变较少见，多以腺体增生为主，故多称乳腺增生症。

造成乳腺增生的原因非常复杂，专家们的看法到目前为止也不完全一致，但有两个因素是大家都比较认同的。一个是内分泌紊乱，如果女性体内卵巢分泌的激素量不太正常，就容易出现这种毛病。内分泌紊乱的表现还有月经量过多或过少、经期不是很准确，等等。

另外一个重要的因素就是精神因素。现代女性工作和生活的压力都很大，一些女性因而出现由精神因素引发的内分泌失调、自主神经紊乱、睡不好觉、脾气暴躁，这些都会对乳腺产生不良影响。还有，现在人们的饮食好了，有高血压、高血糖病的人也很多，这也容易使女性出现内分泌失调，雌激素水平和腺体结构都出现一定程度的紊乱。

用中医治疗乳腺增生的方法很多，比如针灸疗法、火针疗法，但是百姓自己操作有难度，刮痧则是简便易学可以协助治疗乳腺增生的疗法。

可以选择用全息刮痧板刮拭背部乳房的对应区（即背部与前胸乳房对应的部位），先涂刮痧油，然后从上向下、从内向外依次刮拭。对于刮板下发现的结节、砂粒、条索状物要重点刮拭，这些部位相对应的胸前处就是乳腺增生的部位。再刮拭脊椎以及两侧的膀胱经、相平行的夹脊穴可以巩固治疗的效果。刮拭过程中痧出的越彻底，乳腺增生物消退的越彻底。还可以在膻中刮，从上到下刮起，从内向外刮拭。刮拭穴位及乳房对应区，使壅滞的经络疏通，解除乳腺小管的阻塞而使肿块消失或减小，疼痛减轻。

有一位乳腺增生的患者，今年34岁，离异，患乳腺增生4年，经多方治疗，服药无效，后经这样刮痧几次后，乳房结节、胀痛消失。

对于由于精神压力引起的乳腺增生，除了全息刮痧法外，还可以重点选择几个穴位来刮拭。如：选择肩井、天宗、外关、膻中、丰隆、太溪、行间、侠溪穴。先刮肩部肩井、背部天宗，再刮胸部膻中，然后刮前臂外关，最后刮下肢部丰隆、太溪及重刮足背行间、侠溪。再用泻法，刮至出现痧痕为度。每日或隔日1次。

乳腺增生的治疗方法，除了刮痧治疗外，日常生活中要注意调节情绪，饮食上少吃辛辣刺激的食物，还有一种对乳腺增生有很好的防治效果的精油疗法。有两组精油配方可供选择：

一是绿花白千层3滴、乳香2滴、没药2滴、迷迭香2滴、葡萄15毫升；

二是木香3滴、杜松2滴、洋甘菊2滴、葡萄子油15毫升。

选择其中一种配方调配好按摩精油，涂于患处，并配合按摩。注意，孕妇切忌使用。

药物不能从根本上降压，高血压的刮痧调治法

在现实生活中，不少人常常把高血压和高血压病混同起来，认为只要发现高血压就是高血压病，或者把高血压病简称为高血压，其实这是两个不同的概念。

高血压只是一种症状，不能算是独立的疾病。许多疾病如急慢性肾炎、肾盂肾炎、甲亢等，都可能出现血压升高的现象。但由于这种高血压是继发于上述疾病之后，通常称为继发性高血压或症状性高血压。

而高血压病是一种独立的疾病，又称为原发性高血压，约占高血压病人的90%。它对人体的最直接影响是增加心脏的负担，使心脏的每一次搏动更为“费力”，还会激活体内多种生物因子，日久则会引起心肌肥厚、心脏扩大，随即并发高血压性心脏病，最终可导致心力衰竭，部分患者可因心律失常发生猝死。

从临床表现看，原发性高血压可分为缓进型和急进型。缓进型病情进展缓慢，多为20～40年，早期症状轻微，如头痛、头胀、头晕、耳鸣、失眠，一般仅在精神紧张、情绪激动或劳累时方出现轻度而短暂的血压升高，经休息后血压即可恢复正常。进入中、后期，血压可逐步升高并趋向持续性或波动幅度小。进一步发展可出现脑、心、肾等器质性损害和功能障碍及相应症状。急进型多见于青年人，发病急骤、病情重、发展快。常于一两年内出现严重的心、肾、脑的损害而发生脑血管意外、心力衰竭和尿毒症。

药物治疗高血压，只能起到控制作用，而且大把大把的苦药，折磨得人们苦不堪言，有一种方法可以让你既远离大把大把的苦药，又能摆脱经常跑医院的困扰，那就是经络刮痧。在对高血压患者实行刮痧疗法的时候，首先让患者采取端坐位，在头部施术部位抹上刮痧油后，用泻法点状刮拭印堂、人迎、风池穴，至“痧痕”显现；接着让患者取俯坐位或俯卧位，在背部施术部位抹上刮痧介质后，用泻法线状刮拭颈部与背部的督脉（由上而下）、足太阳经（由下而上），至“痧痕”显现；然后让患者

取端坐位或仰卧位，在上肢和下肢的施术部位抹上刮痧介质，用泻法点状刮拭曲泽、曲池、合谷、太冲、丰隆穴，至“痧痕”显现。

注意：对每一施术部位施术时间约10分钟，7次为一疗程，通常每日施术1次。症状轻微者可隔日1次，血压偏高、症状明显者可每日2次，至症状消失为止，一般需1～4个疗程。血压趋正常后可停止施术，以后偶尔出现血压升高时，可以用补法刮拭1～2次。

对治高血压，除了上面的刮痧疗法外，还可以采用面刮法刮拭百会穴，以感到头皮发热为止。用按压力大速度慢的手法，面刮颈部血压点。并用刮痧板边缘垂直按压耳背降压沟；用泻法长刮督脉及膀胱经，至出痧为止；用角刮法刮拭曲池穴；用长刮法刮拭上肢背侧；用平面按揉法按揉足三里，足部双侧太溪；用垂直按揉法按揉太冲穴。

制怒：用刮痧稳定焦虑情绪

焦虑是一种没有明确原因的、令人不愉快的紧张状态。适度的焦虑可以提高人的警觉度，充分调动身心潜能。但如果焦虑过火，则会妨碍你去应付、处理面前的危机，甚至妨碍你的日常生活。

在生活中，有些人经常忧心忡忡、焦虑不安、烦躁好动、唠唠叨叨等，这就是焦虑过度的表现。这些人总担心生活中出现不良之兆，对未来满怀恐惧，常常为一些小事弄得鸡犬不宁。如某某家的人患病了，会不会传染给自己家；再过五六天就没有肥皂了，是不是应该早点去买回来，不然，到要用的时候没有了怎么办，等等。

怒火也是造成焦虑的一个重要的因素。《黄帝内经》中说：“喜怒不节，则伤脏，脏伤则病起。”经常发怒的人，容易患高血压、冠心病，而且可使病情加重，甚至危及生命。这是因为，愤怒可以使食欲降低，影响消化，经常发怒可使消化系统的生理功能发生紊乱。

有一个人的眼睛受伤了，然后他就产生了种种对未来可怕后果的想象，为此他遭受了两天两夜的折磨。他几乎彻夜难眠，想象着自己正躺在医院里，医生们开始做手术，而他的眼球可能要被摘除；他还想到，自己的另一只眼睛也慢慢地受到了感染，自己成了一个盲人；成了盲人的自己，整天生活在黑暗中，进出需要别人的搀扶，成了一个活着的废物……他的整个思想完全陷入对可怕未来的臆想之中，他几乎要发疯了！在事情发生的几天后，朋友在街上看到他，他又神采奕奕了。朋友询问了他眼睛的情况，他说：“哦，现在已经好了。只是一小粒煤渣掉了进去，引起了感染。”

有位心理学家曾说过，“我们生活中80%以上的情绪问题都是由自己造成的”，自然，焦虑的产生也不例外。俗话说：“解铃还须系铃人”，既然焦虑大都是由自己造成的，那么也可以通过一些方法掌控自己的情绪，把焦虑驱赶出去。

刮痧疗法是排除焦虑的很好的选择，刮痧可以疏肝理气、养心安神、放松身心。刮拭的手法要根据患者体质、年龄、胖瘦、承受力等不同采取不同的手法，以补泻结合的手法重点刮拭督脉、足太阳膀胱经，刮拭按百会、四神聪、太阳、风池、风府、大椎；接着刮颈侧至肩井一带，然后重点刮拭肩井穴；再沿脊柱及脊椎两侧线：从风池、哑门至腰阳关、大肠俞刮拭，重点按心俞、肝俞、胆俞、脾俞、肾俞；最后点按胸部、上肢以及下肢的诸穴位。治疗焦虑症除了自然疗法外，还应该注重药物疗法。下面，就根据焦虑产生的不同机理，推荐几种非常有效的中草药验方。

肝气郁结者用“龙胆泻肝汤”

【组成】龙胆草12克，泽泻9克，木通3克，当归6克，柴胡12克，生地黄9克，车前子12克。

【用法】水煎服，每日1剂。

【功效】龙胆草清肝泻火；泽泻、车前子清利肝经湿热；当归、生地黄养血和肝；柴胡舒畅肝胆之气；甘草和中，共奏清肝利湿泻火之功效。

气郁化火者用“丹栀逍遥散”

【组成】柴胡10克，白芍12克，白术10克，茯苓12克，当归12克，薄荷10克，甘草10克，生姜5克，丹皮12克，栀子12克。

【用法】水煎服，每日1剂。

【功效】丹皮、栀子清热除烦；柴胡疏肝理气；当归、白芍养血柔肝，疏肝理气而不燥。此方具有稳定情绪之功效。

抑郁症：健康心态关键在于疏通肝气

抑郁症是一种常见的精神病，是由于长期精神不佳引起肝气不畅，身体处于一种亚健康状态。主要表现为悲观、绝望、烦躁、饮食习惯改变、失眠、兴趣减少或注意力分散、有自杀念头、对履行社会职责有抵触感、极度疲劳感、反应迟钝或敏感等。若长期存在上述症状，应尽快进行心理咨询，以便得到及时治疗。另外，刮痧自我调养也是一种很好的治疗方法。

首先采用厉刮法，选择额中带、额旁1带（右侧）额旁2带（左侧）、额顶带后1/3区域的头部全息区进行刮拭。在头部的刮痧，不用刮痧油，刺激性要强，使刮痧板与区域呈90度角，前后或左右刮拭，尤其是当感受到手下有明显颗粒或不平感，且患者有疼痛时，说明有瘀滞或反应点存在，要给予适当的力度和手法。两侧头部属于少阳经区域，对治疗头痛、头晕特别有效。可以采用刮痧板的梳状区进行由前到后的刮压，呈一问号状走向，力度以本人能承受为限，手法是面刮的方法，每个部位的刮拭次数最好在15次左右，不要太长或太短，这样对头面部的一些反映和表现会有明显的改善。这也是治疗的重点区域，在有抑郁情绪存在时，实行此方法，会较好地改善情绪，对全身的调节也起着至关重要的作用。

接着刮拭膀胱经的心俞至脾俞、任脉的膻中穴、胃经上的双侧乳根穴。在刮痧时，首先要涂抹刮痧油，这样在操作时，会更有效，反映也较为明显。按照经络的走向，顺经为补、逆经为泻的要领，不可来回刮拭。要有一定的力度（不可太重，否则会让患者无法接受），应采取面刮法，单独某个穴位可采取角刮法，每个部位的刮痧次数在15次以内，不可过于追求出痧的现象，以免对皮肤造成损害和出血，这样会引起感染。

在操作时需要注意的是，有出血倾向的疾病、有化脓性炎症、渗液溃烂的局部皮肤表面、原因不明的肿块及恶性肿瘤、妇女月经期下腹部、骨折患部是绝对不能刮拭的，以防造成严重的反应。

做到以上几项，会对改善抑郁症的一些不良反应和表现有较为理想的作用，也希望大家能够合理饮食。建议患者以高蛋白、高纤维、高热能饮食为主，并注意服食润肠的食物，以利于排泄的畅达。也要补充充足的水分，维持脏腑的正常需要，润滑肠道，利二便，促进体内有害物质的渗出。抑郁症患者还要多进食红色食物，比如苹果，具有驱寒和缓解疲劳的作用；橙色食物如胡萝卜等，是强力的抗氧化物质，不仅能减少空气对人体的危害，还能延缓衰老；黄色食物如玉米、香蕉等是排除体内毒素的最佳帮手。抑郁症患者可多吃巧克力等甜食，能有效舒缓情绪。

国医大师为糖尿病患者开的秘方

在中医里，糖尿病被称为消渴病，临床主要有三消（亦称三多）症状——多饮、多食、多尿，且多数患者伴有不同程度的懒言少气、倦怠劳累、虚胖无力或日渐消瘦、舌质胖大或有齿痕等正气虚弱现象。糖尿病的致病因素是综合性的，主要与情志不畅、嗜酒、喜食厚味有关，不论何等因素，皆由“火炎于上，阴亏于下，水火不相济所致”。

糖尿病较难治愈，多数患者一生都饱受其折磨，但这并不意味着没有治愈的可能，只要对症下药，再加上患者自身的积极配合，便能够恢复健康。其实治愈糖尿病的关键在后期。这个时候，患者的“三多”症状已经消失了，但血糖、尿糖却没有减少，甚至比前一阶段更高，伴有疲倦乏力、口干、腰脊下肢酸软的现象。

对于糖尿病的治疗，中医上推崇药物疗法和自然疗法。在自然疗法中首选的当是刮痧疗法，可以参考下面的刮拭方法：

（1）用面刮法自上而下刮拭脊椎胰腺对应区（脊椎第八胸椎至第二腰椎及两侧3寸宽的范围）。

（2）用平刮法由内向外刮拭左胁肋部胰腺体表投影区和左背部胰腺体表投影区。

（3）点揉中脘、水分、关元、气海、阳池穴，以局部有酸痛胀感为度。

（4）用平面按揉法或面刮法刮拭足三里、三阴交，并用推刮法刮拭下肢内侧糖尿病结节（位于小腿内侧中点，胫骨后缘的疼痛敏感点）。

糖尿病患者也可通过自我按摩来平衡阴阳、调和气血、疏通经络、益肾补虚，以达到祛病保健之功效。具体手法包括以下三种：

（1）抱腹颤动法：双手抱成球状，两个小拇指向下，两个大拇指向上，两掌根向里放在大横穴上（位于肚脐两侧一横掌处），小拇指放在关元穴上（位于肚脐下四指宽处），大拇指放在中脘穴上（位于肚脐上方一横掌处）。手掌微微往下压，然后上下快速地颤动，每分钟至少做150次。此手法应在饭后30分钟，或者睡前30分钟做，一般做3～5分钟。

（2）叩击左侧肋部法：轻轻地叩击肋骨和上腹部左侧，约为2分钟，右侧不做。

（3）按摩三阴交法：三阴交穴位于脚腕内踝上3寸处，用拇指按揉，左右侧大约各做2～3分钟。

另外，值得注意的是，刮痧治疗糖尿病禁用泻刮法，刮拭前一定要涂刮痧油，避免皮肤破损感染。

国医妙方对治肝硬化

肝硬化属中医“积聚”、“症瘕”范畴（肝硬化腹水属“鼓胀”范畴），是一种常见的慢性肝脏疾病，是各种肝损伤的共同终末阶段，它是由多种原因引起的肝纤维化发展而来的。发病年龄为20～50岁，男性多于女性。引起肝硬化的原因很多，与经济水平、生活习惯、营养条件、饮酒习惯、肝炎流行等因素有关。临床上按其病因分为：肝炎后、酒精性、胆汁性、瘀血性、化学性、代谢性、营养不良性、免疫性、印度儿童型、隐源性肝硬化等10个类型。其中，我国以病毒性肝炎引起的肝硬化最为常见。

一般来说，部分早期肝硬化患者会有如下表现：

（1）全身症状：主要有乏力、易疲倦、体力减退。少数病人可出现脸部色素沉着。

（2）慢性消化不良症状：食欲减退、腹胀或伴便秘、腹泻或肝区隐痛，劳累后明显。

（3）体征：少数病人可见蜘蛛痣，肝脏轻度到中度肿大，多见于酒精性肝硬化患者，一般无压痛。脾脏可正常或轻度肿大。

在临床上，这些早期肝硬化的症状往往与原有慢性肝病类似，故而不能引起病人的重视，错过最佳的治疗时机。因此，建议有慢性肝病的患者，最好定期进行专业的医疗检查。

对早期肝硬化的治疗，推崇刮痧疗法。用平泻手法，在刮痧的范围涂上刮痧油。选取督脉的至阳（第七胸椎棘突下凹陷中）、膀胱经的肝俞（第十胸椎棘突下、脊椎旁开1寸5分）、肝经上的期门（乳中线上、乳头下两肋）、任脉上的上脘（脐上5寸）和水分（脐上1寸）、脾经上的阴陵泉（膝下内侧）、三阴交（内踝尖上3寸、胫骨后缘）、胆经上的阳陵泉和丘墟（外踝前下缘），进行刮拭。每日1次。

专家发现肝硬化的治疗难易程度往往与硬化的程度成正比，硬化程度越浅越容易治疗。因此，肝硬化患者，一定要早发现、早治疗，切勿延误病情。肝硬化晚期出现腹水，取单味甘遂用甘草煎浓汁浸泡后晒干研为细末，装入肠溶胶囊吞服，每服1～2克，第二日要用健脾益气之剂来补，以防攻伐太过。当肝硬化腹水并上消化道出血时，宜急用止血法，用白及粉、三七粉各3克顿服，每日4次，或用云南白药每日8克分服。另外，大家应坚持太极拳之类的柔软运动，注意饮食营养及节减房事，下面为早期硬化患者开出了一剂食疗方：用500克左右的鳖或龟，加怀山药30克、薏苡仁15克，炖服，每周1次或10日1次。

脾是大内总管：气血分配要找它

脾是身体的“后勤部长”

中医认为脾为“仓廪之官”，用现代的话说脾就是身体内部的后勤部长。

脾主生化。脾属土，土是主生化的，人离不开这个土。为什么很多人坐飞机会晕机、感觉不舒服呢?就是因为人的双脚离地了，离开了土，没有了根，感觉心里没着没落的，就会不舒服。

脾最大的功能就是主运化，可以运化水液、水谷，把吃进去的粮食、水谷精微等营养物质以及水液输送到其他的脏器，起到了一个传输官的作用，相当于现在的后勤部长。这种作用对生命来说是非常重要的，中医把它称作后天之本。先天的根本在于肾，后天的根本在于脾。

脾的第二大功能，是主升清。脾把食入的粮食进行消化，其中的精华通过脾的“升清”作用送到心肺而传输到全身，糟粕则排出。脾和胃是互为表里的，“脾胃和”，脾可以把清气往上升，而跟脾相对应的是胃，胃是主降的，脾是主升的，两者共同起着运化升清、降浊的作用。如果升清的功能减弱了，那脾气就会往下降，就会导致胃脏的下垂、脱肛。

脾还有统血的作用，就是统摄、约束血液行于脉内而不外溢。如果脾气虚弱，失去了约束血的力量，就会出现一些出血病症，如皮肤紫癜、产后出血不止、呕血、便血、尿血等。治疗脾虚引发的出血症状重点在于补脾气，中成药“归脾丸”就是治疗这类出血症的有效药物。

最后，脾还主肌肉，肌肉是归脾来管的，肌肉的营养是从脾的运化吸收而来的。一般而言，脾气健运，营养充足，则肌肉丰盈，所以要想使肌肉结实，就要养好脾。

中医认为“脾开窍于口，其华在唇，在液为涎”，因此，要观察脾的运化功能是否正常，很简单，看嘴唇就行了。脾的运化功能好，嘴唇就会滋润、丰满，否则就会比较干瘪。“在液为涎”也好理解，经常见到一些小孩爱流口水，衣服前面总是湿的，还有一些大人，中风后也会流口水，这都是由脾虚导致的。另外，“诸湿肿满，皆属于脾”，也就是说，身体出现莫名的消瘦、流口水、湿肿等症状，都是属于脾病，从脾上治肯定是没错的。

为什么压力大的人脾脏易出问题

近年来，随着社会竞争的加剧，职业发展的困惑、上司的期望、管理难题、人际关系、经济压力、家庭矛盾、健康危机等带来的压力，把很多人压得喘不过气来，身体不适也会随之而来，尤其是肠胃问题更是雪上加霜。

中医有“思虑伤脾”之说，思虑过多就会影响脾的运化功能，导致脾胃呆滞、运化失常、消化吸收功能障碍，从而出现食欲不振、脘腹胀闷、头目眩晕等症状。所以缓解压力就可以健脾，那么生活中人们应该怎么减压呢？下面几种对策，仅供参考：

“笑一笑十年少”，“哭一哭也无妨”

当自己感到郁闷时能够“笑一笑”当然是最好的，实在笑不出来的时候就“哭一哭”。在传统习惯中男人哭泣被认为是软弱的表现，是被人瞧不起的。但是心理学家研究发现，眼泪能杀菌，“哭”是一种极好的情绪宣泄方式，而且比其他的宣泄方式更有益于身体健康。所以男人感到压抑时可以放声痛哭，如果怕没面子可以找个没人的地方痛快地大哭一场，等情绪好转后再树立自己的男子汉形象也不迟。

多听悦耳动听的音乐

悦耳动听的音乐可以通过人的听觉影响大脑皮层，使内分泌系统增加分泌一些有益于健康的激素和酶，所以当一个人听到自己喜欢的音乐时，呼吸会加深，神经会松弛，疲劳便得以消除。

劳逸结合，疲劳时学会放松

每个人都有感到无能为力的时候，在自己情绪低落或精力不足的时候，要给自己充分的放松和休闲机会，不要过分地强迫自己而不顾身体的实际情况拼命蛮干。

找一个没人的地方自言自语

因为自己声音的音调有一种使人镇静的作用，可以产生安全感，所以在感到心情不好的时候，找一个没人的地方自言自语一会，可以发泄内心长年所遭受的思想和感情上的压抑，从而获得精神状态和心理状态的平衡协调。

降低对自己过高的期望值

每个人都想更高、更快、更完美地做事情，也不断地给自己设定目标，这自然会给自己带来无穷的压力和烦恼。因此，要正确认识自己的能力，量力而行。不要忘了：健康才是事业发展的本钱！

肥胖症：刮痧从病根治起

肥胖症是指体内脂肪堆积过多和（或）分布异常，体重增加，是一种多因素的慢性代谢性疾病，已被世界卫生组织定为一种疾病。肥胖总属本虚标实之证，治疗以健脾利湿、益肾化痰为大法。

关于肥胖症，中医自古就有记载。《灵枢·卫气失常》已经把肥胖者分为膏型、脂型、肉型。而宋代杨仁斋则指出："肥人气虚生寒，寒生湿，湿生痰……故肥人多寒湿。"元代朱丹溪首次提出"肥白人多痰湿"的观点。清代《石室秘录》中有"肥人多痰，乃气虚也，虚则气不运行，故痰生之"的记载，强调肥胖者痰湿的形成与气虚的关系。清代名医叶天士指出"夫肌肤柔白属气虚，外似丰溢，里真大怯，盖阳虚之体，惟多痰多湿"，阐明肥胖者的病理属性是本虚标湿，气虚阳虚为本，多痰多湿为标。

肥胖症，虽然不会像癌症之类的病症能直接危害到生命，但是它给健康带来的危害也是不容忽视的，会造成女子月经不调、男子阳痿及早泄、舌淡而胖。对肥胖症的治疗，可以在饮食和药物上加以调养。但是有一种最好最天然的调养方法——刮痧。

梁女士，38岁。近五六年来形体逐渐肥胖，并伴眩晕、闭经、漏乳等症，体重增至88千克。患者形体呈均匀性肥胖，眩晕耳鸣、步履不实、时欲倾跌，肢体重滞不利、手握不紧、心悸间作，咳吐大量白色稠黏细沫痰，痰出则神清气爽，口干欲饮，月经常延期或闭，舌苔腻，脉象沉滑。经多方投医均未收到良好的治疗效果。后来经人推荐采用刮拭疗法，取膻中、中脘上下部位、脐周、天枢、关元、肾俞、三阴交、丰隆、足三里穴，在涂抹刮痧油之后，行刮痧治疗，隔日1次。2周后，形肥减，腹围小，眩悸均轻，大便三四日一行。4周后体重已降至76.5千克，肢体灵活，两手伸缩自如，体力增加。

梁女士的肥胖症是典型的痰湿型。当然引起肥胖症的原因有很多，只有对症下药，才能取得最佳的治疗效果。下面在推荐几种有效的刮拭方法：

【选穴】膻中（位于胸部，在前正中线上，平第四肋间，两乳头连线的中点），中脘上下部位（仰卧位，在上腹部，前正中线上，脐中上4寸）、脐周、天枢（脐中旁开2寸）、关元（在下腹部，前正中线上，脐中下3寸）、肾俞（在腰部，第二腰椎棘突下，旁开1.5寸）、三阴交（在内踝尖直上3寸，胫骨后缘）、丰隆（外踝尖上8寸，条口穴外1寸，胫骨前嵴外二横指处）、足三里（外膝眼下3寸，胫骨外侧约一横指处）。

【刮拭顺序】先刮背部肾俞，然后刮胸部膻中，再刮腹部中脘上下、关元、脐周、天枢，刮至下肢内侧三阴交，最后刮足三里至丰隆。

【操作方法】补泻兼施。在需刮痧的部位涂抹适量刮痧油。先刮背部肾俞穴，由上至下，至皮肤发红、皮下紫色痧斑痧痕形成为止。再刮拭腹部正中线中脘上下、关元，应一次到位，中间不宜停顿，至皮肤发红、皮下紫色痧斑痧痕形成为止。腹部脐周穴和天枢穴，不宜重刮30次，以出痧为度。最后重刮下肢外侧足三里穴至丰隆穴，用刮板角部，重刮30次，可不出痧。

治疗肥胖症，除了用刮痧疗法健脾利湿、益肾化痰外，还要注意运用活血化瘀通络的药物。

【组成】取生大黄（后下）4克，炒莱菔子12克，山楂肉15克，泽兰15克，泽泻15克，荷叶15克，决明子15克，海藻15克，天仙藤15克，炒苍术10克，大腹皮15克，鬼箭羽15克，川芎10克，法半夏10克。

【用法】常法煎服，11剂。

【功效】此方服用1个月，在原方基础上又加制首乌12克、片姜黄10克，连续服用3个月，腹围会明显缩小，肢体灵活，体力增加。

健脾消积，掐断小儿腹泻的病根

婴儿期腹泻多为水样便或蛋花汤样便，有急性及慢性肠炎之分。婴儿腹泻病因很多，可由肠道内或肠道外感染、饮食不当及气候改变等引起，但重型腹泻多为肠道内感染引起。

如果孩子是急性腹泻，短期内禁食，减轻肠道负荷，适应于较重腹泻及有频繁呕吐者。禁食时间6～8小时，营养不良者禁食时间短些，禁食期间给予静脉输液。禁食后，给予部分母乳及米汤，米汤含有淀粉，易于消化吸收，可供给少量热量。然后给予脱脂奶。约7日过渡到全脂奶。再给予胡萝卜汤，因其富有电解质及果胶，有利于大便成形。如果为慢性腹泻，根据肠道功能逐渐增加营养素，特别是蛋白质供应。尽可能争取母乳喂养。除短期内用5%米汤、脱脂奶及稀释奶治疗外，争取蛋白奶喂养。

治疗小儿腹泻，刮痧也是个很不错的选择。在进行刮痧前，应该把门窗关好，不要让孩子受凉。准备活动就绪后，选择胸椎1～4节与腰骶椎及其两侧轻轻刮5行，至出现痧痕为止，再刮上、下腹正中线，最后找到天枢（天枢穴，屈膝，大腿前面，髌骨上缘上6寸，髂前上棘与髌骨外侧的连线上）及膝眼穴（膝眼穴，屈膝，在髌韧带两侧凹陷处，在内侧的称内膝眼，在外侧的称外膝眼），每日或者隔一日刮拭一次。

除了上面比较简单的刮痧方法外，还有一种配中药捏痧法。让孩子俯卧在床上，选择脊椎（从长强至大椎）及脾俞、小肠俞为捏痧区域，用右手食指和拇指轻轻提捏脊柱皮肤、肌肉，从长强穴（尾骨尖端与肛门之中点凹陷处，为“督脉所起之源”，是保证人体气血升降循环的关键穴位）至大椎穴（颈下最高的脊椎部位），来回10次，使皮肤潮红。然后用食、中指两指的指腹，分别揉按脾俞、小肠俞各10分钟。每日1次，均在空腹时间进行。这种中药配合捏痧法，对治疗小儿真菌性肠炎、腹泻有很好的治疗效果。

上面这两种方法是对小儿腹泻的刮痧，在婴儿期的孩子如果腹泻，一般不选择上面的两种方法，以上两种方法治疗力度比较大，弱小的婴儿可能承受不了，可以轻轻地刮拭华佗夹脊穴。

华佗夹脊穴在小儿的胸椎第10、11、12节的夹脊部位，在刮拭前先在孩子身上擦适量的生姜汁或麝香风湿油，选择瓷汤勺来刮拭，轻重要以勿使皮肤破损为度，每侧一般刮200次左右，至皮肤潮红，每日1次，连续治疗2～3次。

小儿腹泻时，要特别注意孩子的饮食，在刮痧治疗期间最好多给孩子进食米汤类。下面这款“山楂神曲粥”对于小儿健脾消积很有帮助，大家不妨一试：

【材料】山楂30克，神曲15克，粳米100克，红糖6克。

【做法】将山楂洗净，神曲捣碎，一起放入沙锅，加水煮半小时，去渣取汁备用。将粳米洗净，放入沙锅，加少量水煮沸，改文火加入药汁煮成粥，加入红糖即可食用。

【功效】健脾胃、消食积，适用于消化不良、小儿腹泻。

面色暗沉：用刮痧健康脾脏靓容颜

晓嫚在学校里曾是众人皆知的校花，拥有很多追求者。可自从嫁人后，不知道为什么，曾经白皙的皮肤变得干黄，曾经平坦的小腹部也高高隆起，皱纹也开始在她的脸上蔓延。后来她询问了中医，中医的回答一语中的：脾胃功能差，则气血不能滋养面部，脾不好，湿气越来越重，造成的痰湿体质，身材也就越来越走形。俗话说胃是人的“第二张脸”，胃不好，胃气弱，脸色自然不好。

中医学认为，脾胃是脏腑气化升降的枢纽，乃气血生化之源，所以保养脾胃十分必要。名医朱丹溪在《局方发挥》中说："胃为水谷之海，多血多气，清和则能受，脾为消化之气，清和则能运"。

脾胃为后天之本，气血生化之源。脾胃功能健运，则气血旺盛、面色红润、肌肤弹性良好；反之，脾失健运，气血津液不足，不能营养颜面，其人必精神委靡、面色淡白、萎黄不泽。前面讲到的美女晓嫚就是因为脾胃功能减弱，才让她失去往日的美丽容颜。原来身体里的脾胃还有这么大的作用，掌管着人的容貌气色，爱美的女士可不能忽视这个"大人物"。

现代化的生活，由于食物过于精细、工作压力大、运动量少、烟酒过度、环境恶化等原因，导致女性的脾胃功能减弱，使得许多女性面色无华、晦暗，肌肤粗糙，斑点增多，再高明的美容师，恐怕也难掩其憔悴之态。

所以，女性一定要保养好身体里掌管容貌气色的脾胃，把它养好了，它自然会发挥作用，让你美丽出众、光彩照人。调理脾胃可以饮食内养，美容刮痧法可作为外部保养，它可以配合内调使粗涩、萎黄、晦暗的面部皮肤变得红润光泽。

脾胃引起的面色晦暗，在调养的时候首先要治本，先要养护脾胃。刮拭督脉是保健脾胃的好方法，可以选择督脉上的百会、大椎、命门、腰阳关、瞳子髎、承泣、足三里、丝竹空、血海、中脘、曲池、合谷穴来刮拭。如果出现血瘀的症状加血海、三阴交，用泻刮法（重的刮拭手法）；气血亏虚加脾俞、胃俞，用补法（轻的刮拭手法）。

刮拭督脉后，再选择脸部刮拭。受术者采取坐式或平卧式，两目闭合。术者立于受术者头上或头后，先用热毛巾擦洗病人的选中的刮痧部位的皮肤，然后在要刮拭的部位和经穴上涂红花油或其他介质，先从其眼目、鼻旁、口角、两耳等处分刮，然后合刮于脸面部，主穴用泻刮法，配穴用补法，阿是穴即皱纹局部。

具体的分部刮拭方法如下：

（1）眼目：受术者闭眼，术者用刮板边角对着两眼上睑，从内眼角向外眼角轻轻刮摩10～20次。

（2）鼻旁：术者用拇指按住鼻孔侧面，左右轮换。用刮板边角刮摩两旁迎香穴处，左右分别10～20次。

（3）口角：术者以刮板边角沿着口角四周，分别轻轻刮摩，其上下左右分别刮摩10～20次。

（4）两耳：术者以刮板边、角刮

两耳之前方耳门上，从上到下刮摩，左右两耳分别刮摩10～20次。

（5）脸面：用刮板平刮，由眼目朝下，或是由鼻、口角向外耳处刮，反复操作10～20次。

虽然刮痧美容越来越被人们所接受，但食疗也是不可忽视的。这里为大家介绍几种美容食谱，仅供参考：

龙莲鸡蛋汤

【材料】龙眼肉15克，莲子肉50克，鸡蛋2枚，生姜2片，枣4枚，盐少许。

【做法】将鸡蛋隔水蒸熟，去壳，用清水冲洗干净；龙眼肉、莲子肉、生姜、枣分别用清水洗干净；莲子肉去心，保留红棕色莲子衣；生姜去皮，切两片；枣去核。瓦煲内放入适量清水，先用猛火煲至水滚，然后放入以上材料，改用中火煲两小时左右，加少许盐即可食用。

【功效】静心安神，养血润肤。

美容粥

【材料】白米100克，鸡汤1200毫升，川芎3克，当归10克，黄芪5克，红花2克。

【做法】将米淘洗干净，用清水浸泡；当归、川芎、黄芪切成薄片，与红花一起装入小布袋中；将白米及装药小布袋一起放入锅内，加鸡汤、适量水大火煮开，小火煮稠，捞出布袋即成。一日1～2次，趁温热时服用。

【功效】改善机体的功能，增强女性面部皮肤功能，使其滋润、细嫩，对预防和治疗影响容貌的疾病都有好处。

子宫出血：刮痧、拔罐迅速止血

功能失调性子宫出血，简称功血，是指内外生殖器无明显器质性病变，由于神经内分泌系统调节紊乱而致月经周期紊乱、经量过多、经期延长，甚至不规则的阴道流血，属中医学“崩漏”范畴。大多数情况下，血热或血瘀是造成子宫出血的原因，有时候也可能是肝肾虚热或心脾气虚，导致冲任失调而经常出血，肾阳虚也可引发子宫出血。辨证分型及治法如下：

实热型

症状：出血量多，或淋漓日久不止，色深红，烦热，口干，夜卧少寐，伴胸胁胀满、大便秘结，脉弦数或滑数有力，舌质红苔黄燥。

刮痧疗法：嘱患者采取俯卧或者坐立姿势，在脊柱两侧，腰骶椎及其两侧涂上刮痧油，先在脊柱两侧（大椎至长强）轻刮3行至出现潮红为止，再重点刮腰骶椎及其两侧5行，至出现痧痕为止。然后患者换姿势，采取仰卧，术者选择下腹部、腹股沟区、膝弯区为刮拭区，然后在配穴上以针点刺太冲、大敦，熏灸隐白穴至皮肤转红并感烘热为度。每日1次，病愈即止。

其他疗法：一般用清热固经汤加知母、玄参；如兼胁胀便秘者，用逍遥散去白术加丹皮、栀子、炒蒲黄、血余炭、制大黄、醋炒香附。

虚热型

症状：出血持续时间长，色鲜红，量时多时少；午后低热，颜面潮红、眩晕耳鸣，有时心悸、口燥唇红、脉细数、舌质红少苔。此为肝肾虚热的崩漏证，临床上比较多见。

刮痧疗法：对于虚热型崩漏患者，可以采用捏痧、叩打法。患者取俯卧位，术者用双手竖拳叩打腰骶部，约10分钟后腹部出现舒适感，接着从尾椎部捏至大椎穴止。往返20分钟，尔后平推小腹，以腹部有热流感为度，再在关元穴拔火罐约10分钟。每日1次。

其他疗法：六味地黄汤加龟甲、龙骨、牡蛎、白芍、枸杞子、白菊花、女贞子、旱莲草；或知柏地黄汤合左归饮加减。

气虚型

症状：出血量时多时少，色淡红，面色少华或萎黄，时觉头晕、心悸、肢重倦怠、食欲不振。脉虚弱无力，舌质红或浮胖，有薄苔。此属心脾气虚的崩漏证，常见于崩漏日久或更年期妇女之气血不足者。

刮痧疗法：用泻刮法先刮拭前臂曲池，然后刮下肢血海至三阴交，最后重刮足部隐白，刮至以出现痧痕为度；再用补法，刮腹部关元，下肢三阴交、太溪、隐白、然谷，刮至微微现痧痕为止；如果选择用补法，可先刮背部脾俞至肾俞，再刮腹部关元，然后刮下肢内侧三阴交，最后刮下肢外侧足三里。

其他疗法：先用固本止崩汤，或举元煎加阿胶、艾叶炭、海螵蛸；血止后用归脾汤或补中益气汤加减调理。

阳虚型

症状：淋漓出血（或大量出血），血色较为清稀，腹部隐隐作痛，且喜按喜热，腰腿酸软无力，四肢欠温、肿胀，面部水肿，大便溏薄；脉象沉而无力，或濡弱，舌质淡润，面色苍白或晦暗。

拔罐疗法：选取气海、中极、关元采用单纯拔罐法，留罐10～15分钟。然后选大敦、隐白采用三棱针点刺出血，不拔罐。隔日1次，5次为一个疗程。

其他疗法：偏于肾阳虚的金匮肾气丸去泽泻、丹皮，加菟丝子、巴戟天、仙灵脾。也有人说，加减真武汤亦有效；偏于脾阳虚的前方加党参、白术、黄芪、炮姜。

血瘀型

症状：出血紫暗色，且有小块，下腹部刺痛，拒按，按上去似有包块，等血块排出后腹痛可暂时得到缓解，但仍胀痛。脉沉弦或涩，舌边有紫斑点，唇色暗红。

拔罐疗法：选择脾俞、肾俞、命门、气海、神阙，先用单纯拔罐法留罐2分钟，起罐后，再隔盐灸神阙穴。其方法是用食盐、生地炭各等份，共研细末，每次取5克填于患者脐孔内（略高于皮肤表面），然后将艾炷置于盐药面上，点燃灸治。每次灸治15分钟。

其他疗法：逐瘀止崩汤或祛瘀消症汤加三七末1.5克（分吞）。另有积瘀生热、血热妄行而崩漏不止者，用功血方，颇有疗效。近人报道：白地汤亦有效。

经常腹胀，说明你的脾虚了

中医认为，脾气主升，能把饮食中的精气、津液上输于肺，然后再输布于其他脏腑以化生血气。通常所说的脾有益气作用的“气”，就是代表人体机能的动力，而这种动力的产生，则有赖于脾发挥正常的运化能力。如果脾虚，就不能行气，反而引起气滞腹胀。所以，这种时候非但不能泻，还得靠补中益气的方法来治脾虚，补好了脾，自然能够行气解腹胀。

选择刮痧方法来补中益气，比饮食调理要见效快。当然调理脾虚腹胀是不能依靠单一的方法，刮痧期间应配合饮食才能取得最佳的效果。

先用木香30克煎水清洗腹部。选择瓷勺作为刮痧用具，开始力度要轻柔，刮拭幽门（脐上6寸，旁开0.5寸处）及横骨穴（脐下5寸，旁开0.5寸处）。刮痧顺序以圆形刮拭，范围渐次手法扩大，力度渐渐加重，以局部微红为度。

《本草纲目》中还记载了很多能补中益气的食物和药材，如人们所熟知的补气良品人参、黄芪，其实除了这些名贵中药材，日常生活中的一些食物也有很好的补气作用。在这里推荐几款能补气的食物：

马铃薯

《本草纲目》里说它味甘、性平，能够补气健脾。宜于脾虚体弱、食欲不振、消化不良。不过要注意发芽的马铃薯芽与皮有毒，不能食用。

香菇

味甘、性平，宜于脾胃虚弱、食欲不振、倦怠乏力。但香菇也属于发物，如果得了麻疹和皮肤病、过敏性疾病应忌口。

鸡肉

味甘、性温，能补中益气、补精添髓。宜于脾胃虚弱、疲乏、纳食不香、慢性泄泻。

兔肉

味甘、性凉。也能补中益气，凉血解毒。宜于脾虚食少、血热便血、胃热呕吐反胃、肠燥便秘。不过兔肉性凉，所以容易拉肚子的人要少吃。

肾是先天之本：养肾就是养生机

藏精纳气都靠肾，给生命提供原动力

肾，俗称“腰子”，作为人体一个重要的器官，是人体赖以调节有关神经、内分泌免疫等系统的物质基础。肾是人体调节中心，人体的生命之源，主管着生长发育、衰老死亡的全过程。

《黄帝内经》说：“肾者，作强之官，技巧出焉”，这就是在肯定肾的创造力。“作强之官”，“强”，从弓，就是弓箭，要拉弓箭首先要有力气。“强”就是特别有力，也就是肾气足的表现，其实人的力量都是从肾而来，肾气足是人体力量的来源。“技巧出焉”是什么意思呢？技巧，就是父精母血运化成胎儿，这个技巧是你无法想象的，是由父精母血来决定的，是天地造化而来的。

肾的功能主要有四个方面：主藏精，主水液代谢，主纳气，主骨生髓。

肾藏精，主生长发育和生殖

肾的第一大功能是藏精。精分为先天之精和后天之精。肾主要是藏先天的精气。精是什么？精是维持生命的最基本的物质。这种物质基本上呈液态，所以精为水，肾精又叫肾水。肾还主管一个人的生殖之精，是主生殖能力和生育能力的，肾气的强盛可以决定生殖能力的强弱。

《内经·上古天真论》云：“女子……七七，任脉虚，太冲脉衰少，天癸竭，地道不通，故形坏而无子也。丈夫八岁，肾气实，发长齿更……五八，肾气衰，发堕齿槁……而天地之精气皆竭矣。”在整个生命过程中的生、长、壮、老的各个阶段，其生理状态的不同，决定于肾中精气的盛衰。故《素问》说：“肾者主蛰，封藏之本，精之处也。”平素应注意维护肾中精气的充盛，维护机体的健康状态。

肾主管水液代谢

《素问·逆调论》："肾者水脏，主津液。"这里的津液主要指水液。《医宗必读·水肿胀满论》说："肾水主五液，凡五气所化之液，悉属于肾。"中医学认为人体水液代谢主要与肺、脾、肾有关，其中肾最为关键。肾虚，气化作用失常，可发生遗尿、小便失禁、夜尿增多、尿少、水肿等。尤其是慢性肾脏病的发生发展与肾密切相关。

肾主纳气

肾的第二大功能是纳气，也就是接收气。《医碥》中记载："气根于肾，亦归于肾，故曰肾纳气，其息深深。"《类证治裁·喘证》中说："肺为气之主，肾为气之根。肺主出气，肾主纳气，阴阳相交，呼吸乃和。若出纳升降失常，斯喘作矣。"气是从口鼻吸入到肺，所以肺主气。肺主的是呼气，肾主的是纳气，肺所接收的气最后都要下达到肾。临床上出现呼吸浅表，或呼多吸少，动则气短等病理表现时，称为"肾不纳气"。

肾主骨生髓

《素问·痿论》说："肾主身之骨髓。"《病机沙篆》指出："血之源在于肾。"《侣山堂类辨》认为："肾为水脏，主藏精而化血。"这里髓包括骨髓、脊髓、脑髓。老年人常发生骨质疏松，就与肾虚、骨骼失养有关。中医认为血液的生成，其物质基础是"精"和"气"，精包括水谷精微和肾精，气是指自然之清气。慢性肾衰患者常出现肾性贫血，就与肾虚密切相关。

中医学认为，肾是先天之本，也就是一个人生命的本钱，人体肾中精气是构成人体的基本物质，与人体生命过程有着密切的关系。人体每时每刻都在进行新陈代谢。肾脏将这些有害物质通过尿排出体外，以调节机体水、电解质和酸碱平衡，保持生命活动的正常进行。所以要保持健康、延缓衰老，应保护好肾脏功能。

为什么现在的人动不动就肾虚

肾虚指肾脏精气阴阳不足。肾虚主要分为肾阴虚和肾阳虚。中医所指肾虚的种类有很多，其中最常见的是肾阴虚、肾阳虚。肾阳虚的症状为腰酸、四肢发冷、畏寒，甚至还有水肿，也就是表现为"寒"的症状，性功能不好也会导致肾阳虚；肾阴虚的症状为"热"，主要有腰酸、燥热、盗汗、虚汗、头晕、耳鸣等。

现代社会，肾虚不再仅仅是男人的代名词，女人也同样会肾虚。女人肾虚是什么原因导致的呢？

情志过度

中医说，情绪过激会伤害到脏腑。对于肾而言，最怕的就是恐惧。肾是强者，不能恐惧，恐惧过度会导致肾气不固，气陷于下，会出现大小便失禁的现象。俗话说“吓得屁滚尿流”就是过度的恐惧伤了肾所致。

房事过度

大家都知道，纵欲，对性生活不加节制会严重地伤肾。房事过度，易耗伤肾精，出现腰膝酸软、头晕目眩、耳鸣、精神不振、男子遗精、早泄、阳痿，女子月经不调等症状。

久病不愈

中医说“久病及肾”，意思是说得病时间久了，会影响肾，出现肾阴、肾阳的亏虚。所以，慢性疾病患者在调治疾病的同时，也不要忘了补肾。

由心引起

心在上焦，肾在下焦，心火应向下去温煦肾水，达到阴阳平衡才正常。如果心阳虚衰，无力温煦肾水，会导致肾水寒（虚），最终导致心肾阳虚。这时候往往全身发凉，尤其下肢发凉严重，自己感觉心慌、心跳等，出现这种情况时，不但要治肾，还需治心。可在肾俞、关元、太溪的基础上加用心俞、厥阴俞、膻中、巨阙等穴，在心经和心包经进行刮痧、拔罐。

保护肾，促进肾、膀胱、生殖器官的康复，很多老中医都推荐用刮痧疗法。刮痧疗法可以根据各部位经穴和全息区的阳性反应，判断肾、膀胱和生殖器官健康状况，对肾、膀胱和生殖器官健康发展的趋向有早期的诊断作用。

在对肾区刮痧保健时，可以选择4种不同的方法来刮拭：

刮拭背部

用面刮法和双角刮法自上而下刮拭腰部肾脏（第11胸椎～第3腰椎）和腰骶部膀胱的脊椎对应区。重点刮拭督脉命门穴，膀胱经三焦俞、肾俞、志室、膀胱俞穴，每天隔衣刮拭至皮肤有热感，保健效果更佳。

刮拭腹部

用面刮法从上向下刮拭小腹部膀胱体表投影区，重点刮拭任脉中极穴、胆经京门穴。

刮拭下肢经穴

沿着经脉的循行部位，以面刮法从上向下刮拭委中、飞扬、大钟、交信、涌泉穴，并按拍打法的操作要求拍打腘窝委阳、阴谷穴。肾脏保健3～6个月拍打1次即可。

刮拭手足全息穴区

用面刮法或平面按揉法刮拭手掌小鱼际和足底肾、膀胱的全息穴区。

治疗区域：

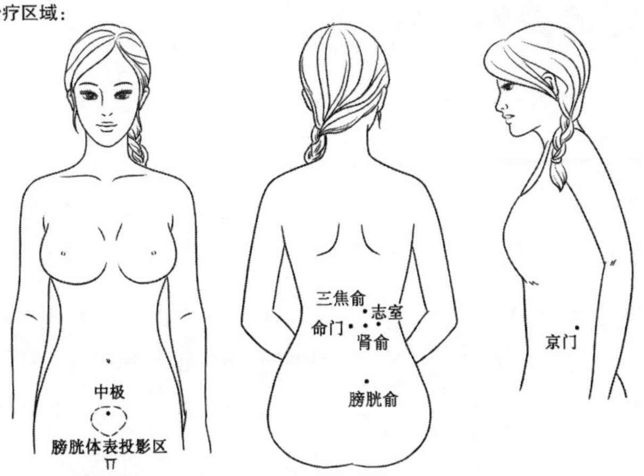

治疗方法：面刮法

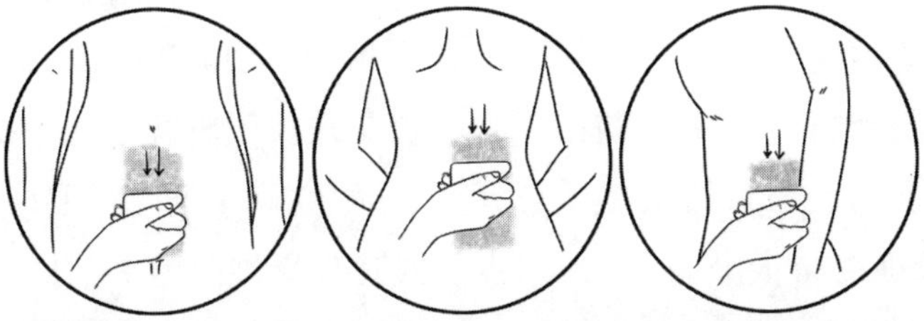

治疗区域：

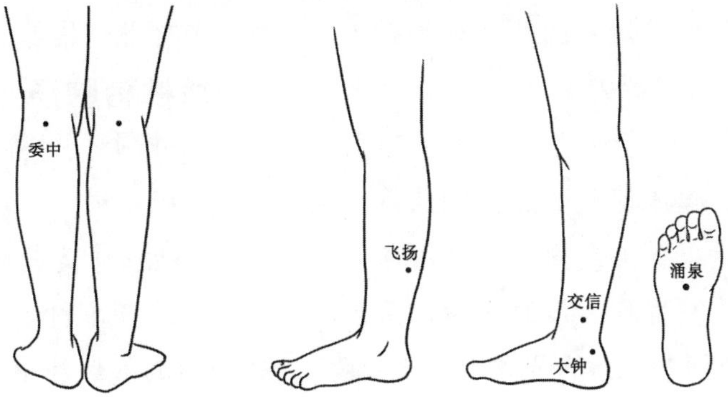

治疗方法：面刮法

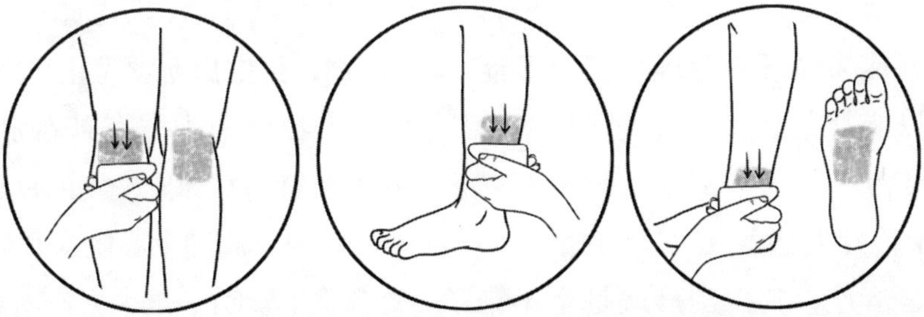

刮痧对付脱发，疗效独到

中医认为，肾主骨，生骨髓。人体的骨头，外面有筋肉，里面有骨髓，筋肉和骨髓内外滋养，骨头才得以生长发育。所以说肾强，骨髓充足，骨骼发育就好，人就能变得魁梧有力，且善于运动。同时，脑为髓海，它就是一块最大的骨髓，是人体骨髓汇集的地方。骨髓充足，必然大脑发达，精力旺盛，灵感多，长于思考，才华过人，毛发柔顺。相反，肾气不旺盛的人就比较孱弱，由于骨髓有限，难免会分配不均，如果给大脑分配多一些，那么肾就变得很虚弱。

专家认为脱发最根本的原因是肝肾亏虚、气血不足。因此，在治疗上就应该以补肝养肾为主。

一位男性脱发患者，37岁，有脱发史。早晨起床梳头时脱落的头发一抓一把，后来更加严重，成片脱落。就诊时，头发稀疏、没有光泽，头皮上有几块指甲大小的光滑皮肤，伴有身体消瘦、头昏、腰酸、怕冷、舌质暗淡、舌苔薄白、脉细等症。经诊断，专家认为属肝肾亏虚、气血不能上荣，以能补益肝肾、益气养血生发的方式治之。

对于治疗脱发，专家还主张内外兼治综合治疗，其中刮痧就是个不错的选择。在刮拭时嘱托患者采取坐位势，术者先用中等力度刮拭阿是穴（病痛局部、与病痛有关的压痛或缓解点），至皮肤潮红为止；然后以轻、中力度从头维呈扇形向头顶部刮拭；再选择星状放射法刮拭百会穴（在头部，当前发际正中直上5寸，或两耳尖连线的中点处。取法：正坐或俯伏，在后发际中点上7寸；或与两耳尖连线的交点处取穴），以局部热感为佳。如果患者年老体虚、肝肾不足者可再选择加肝俞、肾俞、三阴交（三阴交穴位于脚腕内踝上3寸处）、太溪穴（内踝尖和足跟上大筋的中点）或背部脊椎两侧来刮拭。

在刮痧期间为加强疗效，可配合食疗。在此，推荐一种常用食疗汤：

胡桃猪脑汤

【材料】胡桃仁、何首乌各30克，猪脑适量。

【制法】先将何首乌加适量清水煎煮，去渣取汁，然后把胡桃仁同猪脑一同倒入药汁中，加少量食盐调味即可。

【用法】饮汤吃物，每日1剂或隔日1剂，至生出新发为止。

【功效】本方有补益肝肾之功，其中何首乌是养发生发的良药。

此外，脱发患者饮食宜清淡。多食富含维生素B1、维生素B6、维生素E的食物及富含蛋白质的食物，如黑豆、黄豆、黑芝麻、瘦肉、土豆等。忌食辛辣、温燥、油腻的食物。不宜饮浓茶、咖啡，应适当减少洗头的次数。

刮痧治失眠：心肾相交好睡眠

周五晚上11点30分了，某杂志社编辑小付还在加班修改稿子。在一般情况下，他们的工作时间比较正常的，但是每到周五晚上就要通宵工作。小付做的杂志是一本周刊，周一就要和读者见面，因此杂志社的记者、编辑都会赶在周五晚上把稿子做好。由于每个周五都要加班，小付渐渐地适应了每逢周五就甩开膀子大干一场的生活。

可是，自从上个月他换工作之后，就开始失眠了。平时睡眠还算正常，可一到周五对小付来说就是一种折磨，那个晚上他肯定睡不着，小付为此常常困惑不已。难道自己落下了“加班综合征”？他十分不解。

稍微懂点健康常识的人都知道，每天夜里的23点～凌晨1点是人体的生发之机。这个时候体内的阳气发功，是应该休息的时候。因此，中国古代讲要睡子午觉，要练子午功，所追求的一个最基本的境界就是要保持心肾相交。心是南方，属火；肾是北方，属水。所谓心肾相交，就是心火虽然在上，但是不能让它下渗，要让它气化升腾起来润心。这个交通就是心肾相交，这是身体最和谐的一种状态。这就要求人们顺应子时的生机，就是在养护人体的生机。如何养护生机呢？唯一能做的便是“睡觉”，因为睡眠可以做到心肾相交。

小付每个周五的子时（23：00～1：00）肯定是在加班，既然养成了这种习惯，那就是人体默认了他的这种作息规律，所以即使他换了工作，不再加班通宵工作，也照样睡不着。正常情况下，心主火在上，肾主水在下，在子时心火下降，肾水上升，水火相济，得以维持人体正常的水火、阴阳平衡。水亏于下，火炎于上，水不得上济，火不得下降，心肾无以交通，故心烦不寐。

那么这类失眠应该怎样调治呢？那就是想办法让心肾交通。每天早上起床后用水牛角刮痧梳，以面刮法刮拭全头至头皮发热，注意寻找并重点刮拭疼痛点；然后再用单角刮法刮拭头部耳后安眠穴（胸锁乳突肌和头夹肌中）；最后每天晚上用面刮法刮拭全足底，将足底刮热后，重点用单角刮法刮拭涌泉穴（在足底部，卷足时足前部凹陷处，约在足底2、3趾趾缝纹头端与足跟连线的前1/3与后2/3交点上）。

除了刮痧外，失眠患者还可以配

合耳压疗法。首先要找出相应穴位，先消毒，再将菜子、绿豆或药粒消毒，压迫穴位，以胶布固定。按压时，要由轻到重，使局部产生酸、麻、胀、痛感为宜，每次按压1～5分钟。下面是治疗失眠的3种比较常用的方法：

王不留行子耳压法

【选穴】取心俞、肝俞、肾俞、神门（靠小指侧腕内横纹上高骨下凹陷）、玉枕等穴。头痛者加用太阳点、额点；注意力不集中、健忘者用神经衰弱点、神经官能点。

【操作方法】将王不留行子置于胶布上，分贴上述穴位，每次贴一侧，隔1～2日换一侧，贴后用手按压，有痛感为宜。每日按压4～5次，每次5分钟，7次为1疗程，间隔5～7日后可继续治疗。

经常失眠的朋友，应当首选这一方法来治疗失眠。这种方法对治疗顽固性失眠，心脾两虚、心肾不交型失眠疗效极佳。

绿豆耳压法

【选穴】选神门、心俞、肾俞、神经衰弱点为主穴，配穴用枕点、皮质下点、脑干点、脑点。每次治疗时选用2～3穴，主配穴联合使用。

【操作方法】选优质绿豆，先用剪刀断成两半，将其断面贴于胶布中心备用，再用大头针圆头从所选耳穴周围向中心点均匀按压，找出敏感点。将准备好的绿豆胶布对准耳穴贴好压紧，用手指揉按贴压的耳穴，以出现酸、麻、胀、痛感为宜，每日自行按压2～3次（最好在中午及晚睡前均按压1次），每次2分钟。一周更换1次。夏日每周更换2次，6次为1个疗程。

耳鸣、听力下降，只需补肾虚

耳鸣、听力下降是一种在没有外界声、电刺激条件下，人耳主观感受到的声音，是发生于听觉系统的一种错觉，其声响有高有低、音调多样，或如蝉鸣，或如风声，或如流水声夹杂蟋蟀的叫声。耳鸣可为阵发性，亦可为持续性，有的耳鸣伴有耳聋，也有的单有耳鸣而不耳聋。中医认为，老年人耳鸣、听力下降主要是由于老年人肝肾亏虚造成的。

人们经常说“年老气虚”，其实这里主要就是说肾气虚。为什么肾虚与耳鸣、听力下降有关系呢？

首先，肾为人体的先天之本，肾阴肾阳是全身各个器官的阴阳之本。所以，若肾气虚弱，全身器官的能源供应就跟不上，自然各个器官的功能就下降。因此，补肾就是增加全身器官的“能源”，肾气充足了，力量强大了，耳朵就能多获得一些气血，供维护其功能之用。

其次，中医认为，身体上的五官九窍都和不同的脏腑有着密切的联系，而耳朵和肾的形状十分相似。因此，“肾主耳”，耳为肾之外窍。老年人肾中的精气随着年龄的增长也正在逐渐衰弱，耳朵得不到足够的精气来濡养，自然会出现耳鸣、听力下降。

因此，要治疗老年人耳鸣、听力下降，根源就在于补肾。传统中医提倡采用自然疗法——刮痧。在进行刮痧时嘱托患者坐位，施术者为其刮拭百会和四神聪，从百会沿正中线向后刮至大椎穴。从耳部和髎穴处向下经耳门、听宫，刮至听会穴。从角孙穴沿耳周呈弧形向后刮拭，经颅息、翳风等，刮至天容穴。用点、颤的手法刮拭手背的中渚、外关穴。肝胆火盛者加刮太冲、丘墟穴。痰湿郁结者加刮足三里至丰隆穴，点揉手心劳宫穴。肾虚者加刮肾俞、关元、太溪穴。

另外，也可以尝试中医传统的自我按摩方法“鸣天鼓”。此法简单易学，是一种以手叩击风池穴的方法，对年老肾亏引起的耳聋、耳鸣、健忘、头晕、思维能力下降等有一定的疗效。

唐代“药王”孙思邈的养生铭中就明确提到“亥寝鸣天鼓，寅兴嗽玉津”。他发明的养生十三法中有一法名“耳常鼓”：双手掩耳，将耳朵反摺，双手食指按住中指，以食指用力弹后脑风池穴，咚咚有声。

具体的操作方法是：双肘支在桌子上，闭目低头，用两掌心紧贴双耳，十指放于后脑，食指抬起，搭放于中指之上，两食指同时用力，从中指上滑下弹击脑后枕骨的凹陷处（风池穴），此时会发出“咚、咚”的声音，犹如鸣鼓一样。

鸣天鼓每天可做3次，每次可做60下左右，动作的轻重程度视耳鸣、耳聋的情况而定，如听力较差，动作可适当重一点，反之则轻些。此法动作简单，易学易行，可作为老年人日常护耳的保健方法。

刮痧加功能锻炼，根治尿失禁

生活中，有不少老年人每当打喷嚏、咳嗽、大笑或腹部用力时，尿液就会不由自主地从尿道溢出，裤子经常是湿的，让这些老年人非常烦恼。

这种情况就是常说的老年性尿失禁。有关调查表明，65岁以上的老年人中尿失禁的发生率高达10%。尿失禁虽不能致命，却严重影响患者的生活质量，特别是日常生活和社交活动。许多患者为此不敢参加社会活动，甚至不敢走亲戚，不敢串门，给许多老年人带来了身体上的痛苦和心理上的压力，严重影响了老年人的身心健康。

中医认为，老年人之所以会出现尿失禁的情况，主要是因为老年人的肾气随着年龄的增长日益虚弱，肾主水液，肾中精气的气化功能，对于体内津液的输出和排泄，维持体内津液代谢的平衡，有着极为重要的调节作用。肾调节水液的主要表现就是主管小便的开与合问题。正常情况下，人应该是开合有度，也就是该排时就排，不该排的时候就不排。如果肾在排泄方面出了问题，小便该排时不排，就是“开门”不利，就可出现尿少，小便不利，水肿等病症；如果“关门”不利，轻者则可出现小便多，重者就是小便不该排的时候排了，也就是尿失禁等病症。患者可用刮痧来治疗尿失禁。

（1）用刮痧法先刮肾俞、膀胱俞穴5行，再刮委阳、阴陵泉、三阴交穴，均刮至出现轻微痧痕为止；再点揉中极、关元穴各5分钟或刮5行；再揉按商丘、太溪穴各5分钟。手法宜轻柔，用补法。隔日操作1次。

（2）用刮痧法和拔罐法。先在脊柱两侧从大椎至长强轻刮3行，重点刮腰骶椎5行，其次刮下腹部3～5行，刮后用艾条灸中极、关元穴各3分钟，再刮下肢部委阳、阴陵泉、三阴交和足三里穴。均刮至出现痧痕为止，力度中等。

此外，为配合刮痧穴位疗法，老年人还可以每天坚持进行功能训练，以使穴位疗法达到事半功倍的效果。

（1）间断排尿练习。即在每次排尿过程中，病人控制暂停排尿3～5秒钟后，再继续将尿液排出。

（2）提肛练习。病人取立、坐或侧卧位，与呼吸运动相配合。深吸气时，慢慢收缩尿道口和肛门，此时病人感到尿道口和肛门紧闭，并有使肛门向上提的感觉，接着屏气5秒钟，然后呼气时慢慢放松尿道口和肛门。这样每次连续收缩、放松练习10下，每天练习3次。

上述两种练习方法都是对盆底肌和尿道括约肌的收缩练习，从而增强了膀胱和尿道括约肌的收缩力，不至于腹部压力一升高就出现尿失禁。患者在进行上述练习时一定要持之以恒，一般要练习3～6个月才能见效。

在治疗期间，还要加强对尿失禁患者的护理，经常清洗会阴部，勤换尿布。晚间少饮汤水和稀饭，以免增加尿量，影响睡眠。

当然，尿失禁重在预防，老年人要保持乐观、豁达的心情，学会调节情绪；注意卫生，防止尿道感染；保持有规律的性生活，可降低压力性尿失禁发生率；加强体育锻炼，积极治疗各种慢性疾病；注意饮食清淡，多吃含纤维丰富的食物，防止因便秘而引起的腹压增高。

肾经当令发低烧，刮痧提升肾气

李俊是一个刚刚结婚的小伙子，可是蜜月还没度完就跑了好几家大医院。新娘子心里就忐忑不安，自己刚刚嫁过来，还没开始计划过日子呢，就遇到个病怏怏的老公，情绪也受到了很大的影响。其实李俊也没有多严重的病症，就是每天下午17～19点发烧，总是出一身汗，烧就退了。第二天又会继续。虽然是不疼不痒，但是却在无形中消耗身体的元气，20多岁的年轻小伙子，一下子变得无精打采。

李俊的病况从中医的角度来讲，低烧，没有外感症状，属于内伤发热。内伤发热的原因很多，所以要从其他的方面来判断发病原因。小李发烧的时间是17～19点，也就是酉时，酉时是肾经当令。就是说，这段时间肾值班，此时发低烧，属于肾气大伤。通常会表现出口干、舌热、咽喉肿痛、心烦、易受惊吓，还有心胸痛，腰、脊、下肢无力或肌肉萎缩麻木，脚底热、痛等症状。

针对这些问题，可以通过刺激穴位来缓解。治疗方法很简单，在后背的大椎、肾俞刮痧和留罐，在神阙穴留罐（轻吸，留10分钟即可），用刮痧板厚边角点按涌泉穴与足底肾反射区。

大椎属督脉，督脉主一身之阳气，在大椎穴刮痧、拔罐可通畅周身之阳经，大椎穴是退热要穴，具有显著的双向调节作用，对外感发热和内伤发热都有很好的作用；肾俞是肾的背俞穴，有培补肾气、振奋元阳的功效。

神阙属任脉，任脉为阴经之海，与督脉相表里，共同司管全身诸经，是全身经气汇集之地。在神阙穴留罐可振奋五脏六腑、四肢百骸、皮肉筋骨，从而达到祛除病邪、康复机体的作用。

涌泉穴是肾经的井穴，刺激涌泉穴可引火归源，有退热的作用，无论实火虚火均可取之。

另一种方法是沿着肾经的循行路线进行刺激，因为肾经联系着很多脏腑器官，通过刺激肾经就可以疏通很多经络的不平之气，还能调节安抚相连络的内脏器官。可以刺激肾经上的重点穴位，如涌泉穴、太溪穴等。

除此外，也可在下午五六点的时候，练练护肾功。

（1）端坐，两腿自然分开，与肩同宽，双手屈肘侧举，手指伸向上，与两耳平。然后双手上举，以两胁部感觉有所牵动为度，随后复原。

可连续做3～5次为一遍，每日可酌情做3～5遍。做动作前，全身宜放松。双手上举时吸气，复原时呼气，且力不宜过大、过猛。这种动作可活动筋骨、畅达经脉，同时使气归于丹田，对年老、体弱、气短者有缓解作用。

（2）端坐，左臂屈肘放两腿上，右臂屈肘，手掌向上，做抛物动作3～5遍。做抛物动作时，手向上空抛，动作可略快，手上抛时吸气，复原时呼气。此动作的作用与第一个动作相同。

（3）端坐，两腿自然下垂，先缓缓左右转动身体3～5次。然后两脚向前摆动10余次，可根据个人体力，酌情增减。做动作时全身放松，动作要自然、缓和，转动身体时，躯干要保持正直，不宜俯仰。此动作可活动腰膝、益肾强腰，常练此动作，腰、膝得以锻炼，对肾有益。

（4）端坐，松开腰带，宽衣，将双手搓热，置于腰间，上下搓摩，直至腰部感觉发热为止。此法可温肾健腰，腰部有督脉之命门穴，以及足太阳膀胱经的肾俞、气海、大肠俞等穴，搓后感觉全身发热，具有温肾强腰、舒筋活血等作用。

（5）双脚并拢，两手交叉上举过头，然后弯腰，双手触地，继而下蹲，双手抱膝，默念“吹”但不发出声音。如此，可连续做10多遍。

应对高血压，从肝肾两脏入手

作为一种世界性的常见疾病，高血压严重地危害着人类的健康，此病在各国的患病率高达10%～20%，甚至会导致脑血管、心脏、肾脏的病变。现在我国高血压患者大约有1亿，基本上都在服用降压药。其实，高血压最可怕的是它带来的隐患，比如心、脑、肾最容易受到波及，当然危害性最大的还是心脑血管病。所以，得了高血压之后，最重要的是从日常生活入手，防止疾病的进一步发展，控制好血压。这样的话，即使血压没有降到正常值，身体的各个器官也会适应这种状态，重新达到一种新的平衡，一样能够健康地生活。

高血压一般分肝阳上亢和肝肾阴虚两种类型。肝阳上亢的人经常脸色发红，脾气也相对比较暴躁，特别容易着急，这种人血压的波动比较大。肝肾阴虚的人经常会觉得口渴、腰酸腿软、头晕耳鸣等，一般血压波动不大。但是不管什么类型的高血压患者，都要好好地利用人体自身快速降血压的三个关键部位——太冲、太溪和曲池。因为不管是什么类型的高血压，肝阳上亢或者肝肾阴虚，都是肝肾两脏的问题，前者以实证为主，后者主要是肝肾阴虚。

肝五行属木，主藏血，性升发，肾属水，水生木。肝木如果没有肾水的滋润，它就生发太过，血管的压力会加大，血压就会升高；如果肾水充足的话，就可以柔克刚，把肝的那份“刚性”给中和一下，血管也会变得相对柔韧，血管弹性变好了，就能大大减少心脑血管发病的概率。

刮痧可以疏肝理气，平肝降逆，不让肝气生发过紧，刮拭方法如下：

（1）以面刮法刮拭百会穴，感到头皮发热为止；用按压力大速度慢的手法，面刮颈部血压点。并用刮痧板边缘垂直按压耳背降压沟。

（2）用泻刮法长刮督脉及膀胱经，至出痧为止。

（3）用角刮法刮拭曲池穴，用长刮法刮拭上肢背侧。

（4）用平面按揉法按揉足三里，足部双侧太溪，用垂直按揉法按揉太冲。

另外，用中药泡脚也是比较简易有效的降压方法：取钩藤30克剪碎，放到盆里煮，不要大火，10分钟以后端下，稍微凉一点的时候加一点冰片，然后把双脚放进去，泡20分钟。长期坚持，就会有明显的降血压作用。

在饮食上，高血压患者一定要戒掉一切寒凉的食物，多吃补肾补肝的食品。平时应保持心情舒畅、豁达，也能让心经、心包经畅通，有利于控制血压。

肺是宰相：脏腑情况它全知

“命悬于天”，就是命悬于肺

肺在五脏六腑的地位很高，《黄帝内经》中说：“肺者，相傅之官，治节出焉。”也就是说肺相当于一个王朝的宰相，一人之下，万人之上。宰相的职责是什么？他了解百官、协调百官，事无巨细都要管。肺是人体内的宰相，它必须了解五脏六腑的情况，所以《黄帝内经》中有“肺朝百脉”之说，就是说全身各部位的血脉都会聚于肺，然后输布全身。所以，各脏腑的盛衰情况，必然在肺经上有所反应，中医通过观察肺经上的“寸口”就能了解全身的状况。寸口在两手桡骨内侧，手太阴肺经的经渠、太渊两穴就处在这个位置，是桡动脉的搏动处，中医号脉其实就是在观察肺经。

肺主要有以下三大功能，即肺主气，主肃降，主皮毛。

（1）肺的第一大功能是主气，主全身之气。肺不仅是呼吸器官，还可以把呼吸之气转化为全身的一种正气、清气而输布到全身。《黄帝内经》提到“肺朝百脉，主治节”。百脉都朝向于肺，因为肺是皇帝之下，万人之上，它是通过气来调节治理全身。

（2）肺的第二大功能是主肃降。肺居在西边，就像秋天。秋风扫落叶，落叶簌簌而下。因此肺在人身当中，起到肃降的作用，即可以肃降人的气机。肺是肺循环的重要场所，它可以把人的气机肃降到全身，也可以把人体内的体液肃降和宣发到全身各处，肺气的肃降是跟它的宣发功能结合在一起的，所以它又能通调水道，起到肺循环的作用。

（3）肺的第三大功能是主皮毛。人全身表皮都有毛孔，毛孔又叫气门，是气出入的地方，都由肺直接来主管。呼吸主要是通过鼻子，所以肺开窍于鼻。

因此，肺的三大功能决定了它在身体中的地位是宰相。那么该如何养护肺呢？

中医提出“笑能清肺”，笑能使胸廓扩张，肺活量增大，胸肌伸展，笑能宣发肺气、调节人体气机的升降、消除疲劳、驱除抑郁、解除胸闷、恢复体力，使肺气下降，与肾气相通，并增加食欲。清晨锻炼时，若能开怀大笑，可使肺吸入足量的大自然中的“清气”，呼出废气，加快血液循环，从而达到心肺气血调和的作用，保持人的情绪稳定。

在日常生活中应注重饮食，饮食养肺还应多吃玉米、黄豆、黑豆、冬瓜、番茄、藕、红薯、猪皮、贝母、梨等，但要按照个人体质、肠胃功能酌量选用。此外，养肺要少抽烟，注意作息，保持洁净的居室环境等。

还有一点就是保持周围空气的清新，因为肺的主要生理功能是进行体内外气体的交换，吸清呼浊，即吸入氧气，呼出二氧化碳，保证机体对氧的需求。所以日常生活中肺的养生保健，最重要的是周围空气要清新，不管是家里还是单位，多开窗通风，保持干净，不要让垃圾长时间在屋里滞留。

肺有毛病，先通皮毛——“善治者治皮毛”

肺属金，对应白色。中医认为，面色发白，有过敏体质的人，往往肺不好、抵抗力差，呼吸系统容易有问题。肺是管皮肤的，它开窍于鼻，其华在毛。肺能将身体里的气血和津液输布到皮肤、毫毛中来，起滋润、营养作用，它还能调节汗孔开合，调节体温和抵抗外邪。肺气充沛，则皮毛就会得到温养而润泽，体温适度并不受外邪侵袭；若肺气虚弱，则皮毛失养，汗孔失于调节而多汗或少汗，体温就会失常，容易惹病。

“善治者，治皮毛，其次治肌肤，其次治筋脉，其次治六府，其次治五脏，治五脏者，半死半生也。”未病先防，是最理想的积极医疗措施。因为疾病初起，邪气侵袭人体的浅表，此时医治恰当，比较容易，能获佳效。拖延越久，邪入越深，治疗越难。邪入五脏，病根已深，正气已衰，病情已发展到危重阶段，即使良医，亦往往感到棘手。

《素问·热刺》云：“肝热病者，左颊先赤。心热病者，颜先赤。脾热病者，鼻先赤。肺热病者，右颊先赤。肾热病者，颐先赤。病虽未发，见赤色者刺之，名曰治未病。”根据赤色之见而刺之，则“病虽未发”当为已受邪，此时通过恰当的治疗就能防止疾病的形成。《素问·调经论》认为，在“血气未并，五脏安定”之时仍可有微病发生，此时亦当抓住有利时机，如适中经络，未流传脏腑，即医治之，并可采用多种方法，四肢才觉重滞，即导引、吐纳、针灸、膏摩，勿令九窍闭塞，从而使机体气血畅行，驱邪外出，“无令恶血得入于经，以成其疾”。

《黄帝内经·素问·六节藏象论》中说：“肺者，气之本其华在毛，其充在皮。”肺主气，分管呼吸，是人体内外清气和废气的交换场地，人正是通过肺吸入自然界的清气即氧气，呼出体内的废气，也就是二氧化碳。这样新旧交替、吐故纳新，才使身体中的气体不断和外界交换。肺者，相傅之官。主气司呼吸，为气之主。主通调水道，肺的宣发和肃降对体内水液的输布、运行和排泄起着疏通和调节的作用。《黄帝内经》又云：“肺气通于鼻，肺和则鼻能知臭香矣。”面部和肺部联系最紧密的器官就是鼻子了。鼻子是气体出入的通道，与肺直接相连，所以称鼻子是肺之窍。鼻子的通气和嗅觉作用必须依赖肺气的作用。只有肺气畅快，嗅觉才能正常，感冒的时候鼻塞咳嗽，对食物的味觉和嗅觉就钝化许多，也是体内毒气排不出去的时候。所以说“肺气通于鼻”。体内既然有毒，那么毒素一定不会让脸色好看。只有了解到怎样排“肺气”才能“和颜悦色”。

养护肺气，可以采用刮痧疗法：

（1）用单角刮法从上而下刮拭胸

部正中器官的投影区，然后用平刮法沿着胸部肋骨的走向，从体正中线向两侧刮拭；再用平刮法从上向下刮拭肚脐周围大肠投影区。

（2）用面刮法自上而下刮拭背部以肺俞为中心的脊椎对应区、腰骶部脊椎大肠对应区。重点刮拭膀胱经肺俞（位于背部，第3胸椎棘突下，左右旁开2横指处）、魄户、大肠俞（穴位于腰部，第4腰椎棘突下，左右旁开2横指处）。

（3）用面刮法刮拭太渊（位于腕掌横纹桡侧端，桡动脉搏动处）、列缺（位于前臂掌面桡侧缘，桡骨茎突上方，腕横纹上2横指处，能感觉到脉搏跳动之处）、偏历穴。

（4）用面刮法或用平面按揉法刮拭手掌和足底，肺和大肠的全息穴区。

肺炎分三证，大师对治各有奇方

肺炎是指终末气道、肺泡和肺间质的炎症。主要临床表现为发热、呼吸急促、持久干咳，并可能伴有单边胸痛、深呼吸和咳嗽时胸痛、痰内含有血丝等症。专家认为，肺炎大多属于温病中的风温范畴，应用中医卫气营血的辨证方法，基本上可以反映其病理演变，同时可作为指导治疗的理论依据。由此，将肺炎分为卫分证、气分证和心营证三种类型，每种类型的病情程度不同，症状表现不同，故治疗方法也不同。

卫分证

此为肺炎发病的初始阶段，外邪由口鼻而入，或由皮毛内侵，肺卫受感，从而见卫表不和、肺失宣肃的表热证。主要表现为发热、微恶风寒、无汗或少汗、头痛、咳嗽、口干微渴、舌尖边红、苔薄白或黄等。临证常以“辛凉解表，疏风透热，轻宣肺气”为治则，轻者选辛凉轻剂桑菊饮，较重者选刮痧配辛凉平剂银翘散。

1.刮拭方法

【选穴】大椎、肺俞、身柱、大杼，再刮心俞、膻中、曲池、尺泽。

【操作方法】用泻刮法依次刮大椎、肺俞、身柱、大杼，再刮心俞、膻中、曲池、尺泽。刮至皮肤出现痧痕为止，操作范围较广。最后以三棱针点刺少商、中冲穴，各放血1～2滴，或点刺十宣。

2.辛凉平剂银翘散

【出处】《温病条辨》。

【组成】连翘9克，银花9克，苦桔梗6克，薄荷6克，竹叶4克，生甘草5克，荆芥穗5克，淡豆豉5克，牛蒡子9克。

【用法】水煎服，亦可制丸剂或散剂服用。

【功效】辛凉透表，清热解毒。

气分证

气分证多属由卫入气，少数可因新感引动肺经伏热，临床表现以里热偏盛为特点。在治疗上，多以清热泻火，泄肺化痰为原则，并且根据发病程度不同选方不同。对气分初热，咳喘、身热少汗者，用麻杏石甘汤治之；气分大热，高热汗多不解、烦渴、面赤、咳喘气粗、舌边尖红赤者，用白虎汤治之；痰热较甚、咳痰量多、质黏色白或黄、苔黄腻者，配千金苇茎汤清化痰热；痰热结胸、胸脘痞满胀痛、呕恶口苦、苔黏腻色黄，于小陷胸汤加枳实汤以苦辛通降；若寒热起伏，胸胁苦满，可用小柴胡汤、蒿芩清胆汤；肺热郁闭，痰热有内侵心包趋势者，急以三黄石膏汤宣表清里。

1.刮拭方法

【选穴】大椎、大杼、尺泽、外关。

【操作方法】用泻刮法先刮大椎，再刮两侧大杼至心俞线，然后刮尺泽、外关。手法力度宜重，操作范围广，以出现痧痕为止。咳嗽加刮配穴，热甚用三棱针点刺十宣放血，各出血1~2滴。

2.白虎汤

【出处】《伤寒论》。

【组成】知母9克，石膏（碎）30~45克，炙甘草3克，粳米9克。

【用法】水煎至米熟汤成，去渣温服。

【功用】清热生津。

心营证

一般而言，热入心营多属肺经热毒炽盛，加之身体正气不足，阴血内亏所致。临床呈现热扰心神或窍闭神昏的特点。在治疗上，以清营泄热，化痰开窍为原则。对于热灼营阴、高热暮甚、烦躁、舌质红绛者，用清营汤；如肺热发疹，可用银翘散去荆芥、豆豉，加丹皮、赤芍等药；若邪入心包、神志不清，酌选菖蒲郁金汤、万氏牛黄丸，病势重者用安宫牛黄丸、至宝丹。值得注意的是，许多患者在恢复期因热伤肺津而出现咳呛痰少而黏，或夹血丝，胸部刺痛，手心灼热，身疲乏力等症状。用养阴清肺之法治疗，可有助于恢复。

1.刮拭方法

【选穴】风门、肺俞、膈俞、心俞。

【操作方法】用刮法先刮风门、肺俞，再刮膈俞、心俞。痰多加刮丰隆；喘甚加刮定喘。刮至皮肤出现痧痕为止。每日1次。

2.沙参麦冬汤

【出处】《温病条辨》。

【组成】沙参9克，玉竹6克，生甘草3克，冬桑叶4.5克，麦冬9克，生扁豆4.5克，花粉4.5克。

【用法】水煎服，每日1剂，分两次服。

【功用】清养肺胃，生津润燥。

老年人由于体质日趋衰弱，免疫力降低，是肺炎的高发人群，在日常生活中应当注意以下几点：

（1）尽量多饮水，吃易消化或半流质食物，以利湿化痰液，及时排痰。

（2）忌烟酒，慎用辛辣刺激性食品，以避免产生过度的咳嗽。

（3）肺炎常伴有高热，机体消耗甚大，故应提供高能量，进食高蛋白且易于消化的食物。可适当多吃水果，以增加水分和维生素。维生素C能增强人体抵抗力，维生素A对保护呼吸道黏膜有利。

哮喘大多由“外邪犯肺”所致

哮喘的发病原因是由于体质过敏，吸入过敏性抗原微粒，如花粉、灰尘、霉菌及其他致敏性物质等，造成细支气管平滑肌发生痉挛，黏膜充血、水肿和分泌增加。病人发病时出现胸闷、气急、哮鸣、气喘、咳嗽和咳痰。哮喘发作时，可用药物治疗缓解。哮喘发作后，恢复正常，可以完全没有症状。

中医理论认为，哮喘最初多是由感冒引起，外邪犯肺，必先于表，如不用宣肺的辛温、辛凉解表医治，往往不能彻底治疗，使外邪不断传里未能透达，损伤肺气（破坏了气管内壁纤毛上皮），气机失调，以致肺气不能下行归肾，肾不能摄纳来自上部的肺气。所以由最初感冒症状引起的恶寒、流鼻涕、头痛、咳嗽发烧等“肺卫表证”的正常反应、抗病反应，而转入以喘为主“肺脾肾里证”状态的过敏反应、变态反应，即功能亢进的抗病反应，因此形成哮喘。

哮喘患者自身要注意减少诱发哮喘的因素，一旦确认相关的致敏物质，就应减少接触这些物质。

王老师，今年50多岁了，患有10年左右的哮喘史。一次他在给学生讲课时，突然胸口闷，呼吸困难，赶紧喷哮喘喷剂，没有起到什么大作用。当时是夏天，天气热，教室里学生多，空气浑浊。这下可把同学们给吓坏了。有一个学生，爷爷是个老中医，他自己本身也是个中医爱好者。他让同学先把窗子打开，急速地跑回宿舍，拿来刮痧板和刮痧油。他先在王老师胸前涂上刮痧油，首先用刮痧板在他胸前进行刮痧，胸前的膻中穴出现了很多紫黑的痧斑；在背部刮拭定喘、肺俞穴；在手内侧肺经上从尺泽穴刮拭至太渊穴。只见他动作迅速熟练，刮拭完后王老师呼吸随即正常。同学们都惊讶地看着这个男孩儿，他说他经常在自己不舒服的时候刮刮痧，自己也爱好这些，所以手法比较熟练。

王老师看着自己的这位学生，觉得是他救了自己一命，非常感激他。他说自己患哮喘已经很多年了，一直没有根治。每次发作时都是用哮喘喷雾。今天，可能是天气太热，空气不好，病情就又发作了。

这位学生刮拭的膻中穴属任脉，为气之会，是宗气所聚之穴。同时，它又是心包之募穴，有宽胸、降气、平喘的功效；定喘穴是经外奇穴，有疏通理气、止咳平喘的功效；肺俞穴为肺的背俞穴，属足太阳膀胱经，有宣肺气、清肺热、补虚的功效。在肺经上，从尺泽刮拭至太渊，有宽胸理气、止咳平喘的功效。这几个穴加在一起，对气虚、气喘都有很好的疗效。

除了刮痧，拔罐对哮喘也有很好的治疗效果。选择足太阳膀胱经上，从大杼到大肠俞一条线进行刮痧加走罐、留罐。治疗六七次病情就能几乎接近稳定。

此外，哮喘虽然无法治愈，但可以预防，坚持规律性的预防诊疗是哮喘控制的关键。哮喘病人必须学会自我管理，和医生“并肩作战”，制订一个渐进的管理方案，明确地诊断从而选择合适的药物，确定并避免导致哮喘发作的诱因，进行长期的监测，并不断调整哮喘的治疗方案。

根治咳嗽，不妨试试刮痧

在生活中，一咳嗽就服用止咳药成了许多人的习惯，其实，这种做法弊大于利。因为咳嗽是人体的一种防御方式，是人体排出体内垃圾的一种方式。

人体内肺泡的薄膜就像纱窗一样，每隔一段时间就会布满灰尘、污物，如不及时清洗，灰尘和污物就会越积越多，从而影响通风效果。同理，人体内的肺泡是气体交换的重要场所，当肺泡的薄膜布满了灰尘或污物时，人的身体就会做出保护性反应，通过咳嗽来震动肺部，使停留在肺泡薄膜上的灰尘和污物脱离，这些“垃圾”脱落后就会和人体的体液结合成痰。在呼吸道内膜表面上，有许多细小的肉眼看不见的纤毛，它们会把“垃圾”运送到咽喉，然后排出体外。

如果一个人工作场合的空气中总是布满粉尘，那么这个人就可能会经常无缘无故地咳嗽，并且痰特别多，这就是他的身体在通过咳嗽、排痰来把体内的粉尘排出体外，从而保护他的肺部。

止咳药虽然能暂时缓解咳嗽的症

状，但是会导致大量的灰尘和污物滞留在肺部，当这些“垃圾”越积越多的时候，肺的功能就会受到影响，导致健康受损。这就好比是火上浇油，后果不堪设想。

现在城市里的污染越来越严重，空气中充满着粉尘、金属微粒以及废气中的毒性物质，它们通过呼吸道进入肺部，不仅损害肺脏，还会通过血液循环而“株连”全身。这时，在身体还没有做出防御反应的时候，人们也可以借助主动咳嗽来“清扫”肺部，每天到室外空气清新的地方做深呼吸，深吸气时缓缓抬起双臂，然后主动咳嗽，使气流从口、鼻中喷出，咳出痰液，从而让肺更健康地呼吸。

对于久咳不愈者，可以试试刮痧来调养。以瓷质圆凹形刮痧器具围绕大椎穴进行中度刮拭，逐渐呈同心圆式扩大。刮拭前，如能以下列中药推擦，效果更佳。

（1）用净麻黄、象贝母、前胡、天竺子、腊梅花各15克，细辛10克，浸入250毫升白酒中，一周后再以此药酒涂擦于大椎等穴位处，然后进行推擦。

（2）用白芥子、净麻黄、草劳子各15克，肉桂、干姜各5克，一同研细，以50克凡士林调匀后，制成油膏，涂擦于大椎等穴位，再进行推擦。

（3）用青盐250克，加入肉桂粉、干姜粉各10克，调匀后炒热。装入布袋，以此推擦背部大椎等穴位处。

（4）用净麻黄10克，款冬花、紫苑、苏子、桂枝各20克。煎汤，以药汁涂擦背部大椎等处，然后进行推擦。

久咳久喘惹肺胀，刮痧收敛肺气护心门

肺胀又称为肺气肿，是指终末细支气管远端（呼吸细支气管、肺泡管、肺泡囊和肺泡）的气道弹性减退，过度膨胀、充气和肺容积增大或同时伴有气道壁破坏的病理状态。这种病症大多见于老年人及有较长吸烟史的人。对此病的治疗，专家主张以收敛为主，视其病情分别采取急则治标、缓则治本的方法。具体可分为以下几类：

寒饮候（外寒内饮）

咳逆上气，喘满，两目怒视如脱，咳痰清稀，吐出吹拂不断，语声前轻后重，胸中痞满，口干不欲饮，咽喉不利而紧痒，身酸楚，恶寒，小便不利，面色青白不泽，舌体肥大，舌质红，苔薄白而润。临证常以“温肺散寒，降逆涤痰”为治则，其方法如下：

1.刮痧疗法

先自上而下刮脊柱两侧，轻刮3行，再重点刮胸椎1～5节及其两侧

（脊中督脉、脊中旁开0.5寸、脊中旁开1.5寸、脊中旁开3寸），力度稍重，刮7行。然后轻刮肩胛区，以夹、扯法在颈前搓痧，再刮胸骨柄区、前后肋间区，由内向外斜刮，均用补法，以有痧痕为止。每日1次。

2.小青龙汤

【出处】《伤寒论》。

【组成】麻黄9克，芍药9克，细辛6克，干姜6克，炙甘草6克，桂枝9克，五味子6克，半夏9克。

【用法】水煎服。

【功效】解表散寒，温肺化饮。

痰热证

咳逆，喘息动肩，不能平卧，两目怒视欲脱，面目水肿，身微恶寒，或微发热，肢节酸楚，咳痰色黄，口干渴而不饮，舌红，苔薄黄而润。临证常以“外疏风热，内散饮邪”为治则。其方法如下：

1.刮痧疗法

用刮痧法配点揉法。先刮大椎、定喘、肺俞、肾俞，再刮膻中，点揉气海、关元，每穴3～5分钟，然后刮尺泽、太渊穴及上肢前部、足三里。用补法，以有痧痕为止。每日1次。

2.越婢加半夏汤

【出处】《金匮要略》。

【组成】麻黄12克，石膏25克，生姜9克，大枣15枚，甘草6克，半夏9克。

【用法】水煎，分三次温服。

【功效】宣肺泄热，止咳平喘。

痰浊阻肺候

有轻重之别。轻者，咳、喘、咳痰清白、喉间痰鸣、胸闷、动则气短；重则喘息不得平卧，胸高，咳声连续不断，咳痰黏稠且多，喘息动肩，语声重浊，纳呆，便秘，面色灰白而暗，舌胖白质红，苔白腻而厚润。临证以“宣肺利气，祛痰平喘”为治则。其方法如下：

1.刮痧疗法

选取大椎、肺俞、膻中、足三里。先刮拭背部的大椎、肺俞，再刮胸部的膻中，然后刮下肢部的足三里。用补法或平补平泻刮法。每日1次。

2.温肺桂枝汤

【出处】《医醇剩义》。

【组成】桂枝1.5克，当归6克，茯苓6克，沉香1.5克，苏子4.5克，橘红3克，半夏3.6克，瓜蒌实12克，桑皮6克。

【用法】水煎，加姜汁5毫升冲服。

【加减】若咳痰不爽，加指迷茯苓丸；若便秘，喘不得卧，腹胀，加透罗丹。

【功效】温肺降气。

肺肾两虚候

喘息气短，呼多吸少，动则尤甚，神惫汗出，胸闷憋气，咳嗽少痰，腰膝酸软，舌质暗，苔薄白。临证多以“两益肺肾，降气平喘”为治则，其方法如下：

1.刮痧疗法

选取大椎、肺俞、定喘、肾俞、脾俞、膻中、足三里。先刮背部的大椎、定喘、肺俞、肾俞，再刮胸部膻中，然后刮下肢部的足三里。用补法或平补平泻刮法，以出痧痕为度。

2.中药方

【组成】全瓜蒌24克，炙黄芪、南沙参各20克，炙紫苏子12克，葶苈子、苦杏仁、五味子、补骨脂、麦冬各10克，大枣5枚，蛤蚧（研末分冲）1对。

【用法】水煎服。

【功效】固密肺气，肃降肺气。

肺结核有变异，中医刮痧可力敌

肺结核是一种慢性传染病，病原体为结核杆菌。中医根据临床症状和病因病机，最早将其列入“虚损”、“虚劳”、“马刀挟瘿”、“痨瘵”等范畴。晋代以后，通过长期临床观察，发现本病有广泛的传染性，所以又有“传尸”、“尸注”、“鬼疰”等说法，而现代则通称为肺痨。

虽然现代医学发明了异烟肼、链霉素等一批特效药，有效地控制了结核病，但由于结核杆菌出现了耐药性，结核病大有死灰复燃之势。中医应该在肺结核的治疗上起到更重要的作用，尤其是对于空洞型肺结核的治疗，更应发挥自身的优势。

空洞型肺结核，全称为慢性纤维空洞型肺结核，它是由肺结核未及时发现或治疗不当，空洞长期不愈，空洞壁增厚，病灶出现广泛纤维化而形成的。这种肺结核病程迁延，症状起伏，一般抗结核药物没有什么效果，且常伴发慢性气管炎、支气管扩张、继发肺感染、肺源性心脏病等，严重的还会使肺广泛破坏、纤维增生，形成“毁损肺”，导致死亡。专家向患者推荐了一剂空洞型肺结核的验方——托毒固金汤。此外，中医刮痧方法可以作为辅助疗法。其方如下：

刮痧方法

【选穴】大椎、结核穴、肺俞、天柱、璇玑、华盖、玉堂、膻中、尺泽、太渊、鱼际、足三里。

【操作方法】用补法或平补平泻刮法。先刮背部的大椎、结核、肺俞、天柱，再刮胸部的璇玑、华盖、玉堂、膻中，由上向下刮，然后刮上肢部的尺泽、太渊、鱼际及下肢部的足三里穴。刮至微微出现痧痕为止。隔日1次。

托毒固金汤

【组成】黄芪50~100克，生地黄、大枣、牡丹皮、当归、川芎、山茱萸各20克，白术15克，茯苓、山药、麦冬各30克。

【用法】水煎服，可据证加减，1个月为一疗程。

肺结核的治疗除了药物之外，关键还必须调养并重，在用药过程中更要休息适当，营养充分。所谓的休息不仅要避免重体力劳动，还要保持精神愉快，不要想入非非，禁止性生活。另外，食物营养要多样化，除了米饭、蔬菜、水果、肉类之外，患者还应多吃一些豆类，尤其是黄豆和黑豆。因为黄豆甘平，能入脾以补后天，促进气血的恢复；黑豆甘涩，能补肾涩精，调养肾的生殖功能。

心是君主：供养身体的君王

心为“君主之官”，君安才能体健

心位于胸腔之内，横膈之上，外有心包裹护，内有孔窍相通。中医学对心的形态结构有较明确的记载，如《类经图翼·经络》说：“心象尖圆，形如莲蕊。”

有的中医把心分为血肉之心和神明之心。血肉之心主血脉，神明之心主神志。如明代医家李梃在《医学入门》中说：“有血肉之心，形如未开莲花，居肺下肝上是也。有神明之心……主宰万事万物，虚灵不昧者是也。”

心为神之居、血之主、脉之宗，在五行属火，配合其他所有脏腑功能活动，起着主宰生命的作用。故说：“心者，君主之官。”

心的主要生理功能有两个：

心主血脉

心主血脉包括主血和主脉两个方面。全身的血，都在脉中运行，依赖于心脏的推动作用而输送到全身。脉，即血脉，是气血流行的通道，又称为“血之府”。心脏是血液循环的动力器官，它推动血液在脉管内按一定方向流动，从而运行周身，维持各脏腑组织器官的正常生理活动。中医学把心脏的正常搏动、推动血液循环的这一动力和物质，称之为心气。另外，心与血脉相连，心脏所主之血，称之为心血。心血除参与血液循环、营养各脏腑组织器官之外，又为神志活动提供物质能量，同时贯注到心脏本身的脉管，维持心脏的功能活动。因此，心气旺盛、心血充盈、脉道通利，心主血脉的功能才能正常，血液才能在脉管内正常运行。

心主神志

说到心主管神志，先看这样一个故事：

鲁国的公扈、赵国的齐婴两人生病之后，一道去请神医扁鹊为其诊治。扁鹊先对公扈说："你有远大的抱负，又善于思考问题，遇事能有很多的办法，但较为柔弱。"接着又转向齐婴："你则正好与公扈相反。你对未来缺乏长远的打算，思想比较简单，然而气质却很刚强，为人处世少用心计，却喜欢独断专行。"最后，扁鹊对他俩说："现在如果让我将你们的心来个互换，你们就都可以好了。"

于是扁鹊便将两人的胸腔打开，取出心来，交换安放。手术完毕之后，又在伤口处敷上神药，等他们苏醒后，发现病果然好了。他们一同辞谢了扁鹊之后，就各自回家了。

可由于心已互换，结果公扈就回到了齐婴的家，而齐婴则回到了公扈的家。这两家的老婆孩子都不认识回家的人，于是都发生了争吵。公扈、齐婴无法可想，只好请扁鹊出面解释。扁鹊就把事情的原委告诉了这两家人，这样才使争吵得以平息。

故事当然是假的，但由此可以看出古人认为人的精神活动完全是由心主宰的。现代医学认为，人的精神、意识、思维活动属于大脑的生理功能，是大脑对外界客观事物的反映。但是，中医学从整体观念出发，认为人体的精神、意识、思维活动是各脏腑生理活动的反映，因此把神分为五个方面，分别与五脏相应。故《素问》说："心藏神、肺藏魄、肝藏魂、脾藏意、肾藏志。"人体的精神、意识、思维活动，虽然与五脏都有关系，但主要还是归属于心的生理功能。心是藏神之所，是神志活动的发源地。

中医认为"心之在体，君之位也；九窍之有职，官之分也。心处其道，九窍循理；嗜欲充益，目不见色，耳不闻声。故曰：上离其道，下失其事。"意思是说心对于人体，如同君主在国中处于主宰地位；九窍各有不同的功能，正如百官各有自己的职责一样。如果心能保持正常，九窍等各器官也就能有条不紊地发挥其作用；如果心里充满着各种嗜欲杂念，眼睛就看不见颜色，耳朵就听不见声音。所以说心要是违背了（清静寡欲的）基本规律，各个器官也就失去了协调性和其应有的作用。

有鉴于此，人们要善于养心，对此可从以下几个“心”做起：

静心

就是要心绪宁静，心静如水，不为名利所困扰，不为金钱、地位钩心斗角，更不能为之而寝食不安。

定心

每个人都有一本难念的经，但事在人为，乐在创造。要善于自我调整心态，踏实度日，莫为琐事所烦忧。豁达乐观，喜乐无愁。纵有不快，也一笑了之，岂非惬意？

宽心

要心胸开阔。宰相肚里能行船，心底无私天地宽。让宽松、随和、宁静的心境陪伴你，岂非是快乐每一天？

信心

面对生活中的失意与坎坷，不灰心、不气馁，对生活抱有十足的信心，坚信通过努力，发挥自己的智慧和潜能，就能渡过难关。

善心

要有一颗善良之心，时时都能设身处地为别人着想，好善乐施献爱心，向需要帮助的人伸出热情的援助之手，自己的心境也会得到慰藉。

心经当令时，午睡一刻值千金

心经起始于心中，隶属于心脏周围血管等组织（心系），向下通过横膈，与小肠相联络。它的一条分支从心系分出，上行于食道旁边，联系于眼球的周围组织（目系）；另一条支脉，从心系直上肺脏，然后向下斜出于腋窝下面，沿上臂内侧后边，行于手太阴肺经和手厥阴心包经的后面，下行于肘的内后方，沿前臂内侧后边，到达腕关节尺侧豌豆骨突起处（锐骨骨端），入手掌靠近小指的一侧，沿小指的内侧到指甲内侧末端。

《黄帝内经》中说，当心经异常时，反映到人体的外部症状包括心胸烦闷、疼痛、咽干、口渴、眼睛发黄、胁痛、手臂一面靠小指侧那条线疼痛或麻木、手心热等。心经在午时当令，也就是上午11点到下午13点，这段时间敲心经就可以缓解这些症状，还可以放松上臂肌肉，疏通经络。按揉和弹拨心经上的重点穴位还可以改善颈椎病压迫神经导致的上肢麻木等，如少海穴（位于肘横纹内侧端与肱骨内上髁连线的中点处）；还有治疗失眠的功效，如神门穴（位于腕横纹尺侧端，尺侧腕屈肌腱的桡侧凹陷处）。

在心经当令的这段时间，调养身体最好的办法是午睡。因为这时正是上下午更替、阳气与阴气的转换点。因为身体不可能扰乱天地阴阳的转换，最好还是以静制动、以不变应万变，这样对身体才有好处。所以说，中午吃完饭后要午睡一会，睡不着即使闭目养神也是好的。中医讲究顺时养生，不仅是顺应四时，也要顺应一天里的十二个时辰。

古人提倡午时练功以达到心肾相交。所谓心肾相交就是要让心火与肾水相交，阴阳调和。但是心在上，为火，容易往上飘，而肾在下，为水，容易向下走，这样心肾不相交，心火会让人一直很精神，处于兴奋状态，引起失眠。

心安，人体自会风调雨顺——养心安神的刮痧保健

《黄帝内经》把人体的五脏六腑命名为十二官，其中，心为君主之官。它这样描述心："心者，君主之官。神明出焉。故主明则下安，主不明，则一十二官危。"君主，是古代国家元首的称谓，有统帅、高于一切的意思，是一个国家的最高统治者，是全体国民的主宰者。把心称为君主，就是肯定了心在五脏六腑中的重要性，心是脏腑中最重要的器官。

"神明"指精神、思维、意识活动及这些活动所反映的聪明智慧，它们都是由心所主持的。心主神明的功能正常，则精神健旺，神志清楚；反之，则神志异常，出现惊悸、健忘、失眠、癫狂等症候，也可引起其他脏腑的功能紊乱。另外，心主神明还说明，心是人的生命活动的主宰，统帅各个脏器，使之相互协调，共同完成各种复杂的生理活动，以维持人的生命活动，如果心发生病变，则其他脏腑的生理活动也会出现紊乱而产生各种疾病。因此，以君主之官比喻心的重要作用与地位是一点儿也不为过的。

养心安神的方法很多，比如冥想、打坐，刮痧也是个不错的选择。

刮拭方法如下：

（1）用单角刮法自上而下缓慢刮拭膻中（在胸部，当前正中线上，平第4肋间，两乳头连线的中点）、巨阙（位于上腹部，前正中线，胸骨下缘向下2指宽处）、关元穴（位于下腹部，前正中线上，肚脐下4横指处），接着再用平刮法从内向外刮拭胸部心脏体表投影区，及肚脐周围小肠体表投影区。

（2）用面刮法自上而下刮拭背部脊椎心脏对应区、左肩胛区心脏体表投影区和腰部脊椎小肠对应区。

（3）用面刮法刮拭手掌和足底心区和小肠全息穴区，以垂直按揉法按揉第2掌骨心区。

刮痧也能调治心绞痛

心绞痛是心肌一时性缺血所引起

的症状。临床特点是胸骨后有压缩感的，令人忧虑不安的发作性疼痛，可由体力活动而诱发，停止活动或服用硝酸甘油后即可停止发作。

心绞痛的起病方式可以是突然的，也可以是缓慢的。大约半数病人起病比较突然，常常是在劳累之后（如上楼、快步行走、持重物等）立即发生，以后则不断复发。另外，半数病人起病缓慢，常在劳动后感到胸骨后轻微疼痛，以后逐渐加重，成为比较典型的发作。不论起病方式如何，心绞痛一旦发生，它的特点是突发性的、短暂疼痛。

疼痛的部位常常是在胸骨中段及其附近，有时高可达胸骨柄，低可达剑突下部。疼痛的放射区则相当广泛，最典型的是向左肩并沿左臂及左前臂内侧一直放射到第四、五手指，疼痛较重时可向两肩及两上肢放射。

治疗心绞痛药物众多，如中药麝香保心丸，含服后可迅速奏效。然而，天有不测风云，如果心绞痛发作时随身无上述药物，用刮痧的方法，就会起到立竿见影的效果。

先选取心包经的内关、郄门穴；然后在刮拭任脉的天突和膻中穴；最后刮拭膀胱经上的心俞、厥阴穴。

此外，还可以按压至阳穴，位于背部第七胸椎棘突下。当你低头时，颈部显著隆起的骨突为第七颈椎，其下方即为大椎穴，往下沿脊柱数，在第七个骨突下方。为了缓解心绞痛，按压至阳穴时可取一个五分硬币，将硬币边缘放于至阳穴上，然后适当用力按压。以出现酸胀感为度，不可用力过大，以免损伤皮肤。按压时间越长效果越好，一般按压4分钟即可。

按压至阳穴不仅在心绞痛发作时可立即奏效，而且还可用于预防心绞痛发作。一般每日按压3~4次，或在从事较重体力劳动前、情绪不佳时按压至阳穴，可以防止心绞痛发作。对抗心绞痛药物产生耐药性的病人，按压至阳穴可起协同作用，增强抗心绞痛药物的效果。

另外，心绞痛得到缓解之后，还可配合以下食疗方进行调理。

梅枣杏仁

【材料】1个乌梅、2个枣、7个杏仁。

【用法】乌梅、枣、杏仁一起捣，男酒女醋送下。

【功效】此法对心绞痛治疗有特别的效果。

绿豆胡椒散

【材料】绿豆21粒，胡椒14粒。

【用法】绿豆、胡椒共同研碎为末，用热汤调和服下。

木耳散

【材料】木耳30克，白酒适量。

【用法】将木耳洗净焙干，研为细末，用白酒调匀服下，分3次用完。

中医疗法，让冠心病知难而退

冠心病是因冠状动脉粥样硬化，心肌血液供应发生障碍引起的心脏病。冠状动脉受累特点是其内膜有脂质的沉着，复合糖类的积聚，继而纤维组织增生和钙沉着，并有动脉中层病变，常导致管腔狭窄或闭塞。冠心病属于中医的胸痹、真心痛、厥心痛范畴。本病常伴有高血压、高脂血症、糖尿病等。脑力劳动者多见，对人们健康危害大，为老年人主要死因之一。

中医学认为冠心病是虚实夹杂的本虚标实证。临床表现随个体不同而有很大差别，论治时视病情变化而定；急则治其标，缓则治其本，或标本同治，使心胸之阳舒展，血脉运行畅通。治本采用温阳益气、滋阴养血之法；治标则以祛寒、化痰、活血等法。总之，要辨虚实、明标本进行补虚或泻实，或标本兼顾，进行辨证分型治疗，才能取得良好的效果。

心阴虚型

主证：胸闷痛、心烦易怒、头晕耳鸣、口干咽燥、目眩、夜寐不安、或有潮热盗汗、舌质红、舌苔少、脉细数、或沉细而数。

辨证：心阴不足，血不养心则胸闷痛、夜寐不安；精血亏少；不能上营于头目则头晕耳鸣、目眩、口干咽燥；肝阴不足，情志抑郁故心烦易怒。阴虚生内热，迫津液外来，故潮热盗汗；舌脉变化为阴虚之证，故宜滋阴潜阳，活血通络。

刮痧治则：滋阴潜阳，活血通络。

先刮厥阴俞、心俞、神堂、至阳，点揉天突、膻中、巨阙，再刮曲泽、内关及上肢前侧、足三里、三阴交，然后按揉太溪，均刮至出现痧痕为止。每穴点揉3～5分钟，至有得气感为止。

心阳虚型

主证：心前区痛，或心痛彻背不易缓解，心悸、气短、自汗，动则加重，畏寒肢冷、舌胖嫩、暗淡、脉沉细或沉迟。

辨证：心阳不足、鼓动无力、血行不畅，则心前区痛；心血痹阻胸中。转行于背则心痛彻背；不能温煦四肢，故畏寒肢冷；舌、脉为心阳不足之征象。

刮痧治则：温通心阳。

先用泻刮法刮大椎、大杼、膏肓、神堂，刮至出现痧痕为止。再刮配穴风池、肩井、肝俞、侠白、尺泽、内关、膻中、气海、涌泉。

心血瘀阻型

主证：心胸发作性疼痛，多为刺痛、绞痛、痛处固定，或痛引肩背、胸闷气短、心悸、舌暗紫，有瘀点或瘀斑，脉细涩或结代。

辨证：瘀血痹阻脉络，胸阳不通，不通则痛，故见胸痛如针刺，或呈绞痛，痛处固定不移；气滞不畅，故胸闷气短、心悸；唇舌暗紫，或有瘀斑，脉细涩或结代，为气滞血瘀之象。

刮痧治则：理气活血，化瘀通络。

【选穴】选取两组穴：一为大椎、心俞、玉堂、灵道、神门；二为大杼、厥阴俞、神堂、膻中、少府。

【操作方法】用补法和泻刮法刮拭第一组穴，出现痧痕为止。接着刮拭第二组穴。每日1次。

当急性期症状缓解后，还应根据脏腑偏虚进行辨证，以扶正固本，以善其后。在缓解期可以用一下方法进行刮拭巩固效果：

（1）用泻刮法直刮拭背部厥阴俞、神堂、心俞、至阳穴，直到出痧为止。

（2）用泻刮法直刮上肢曲泽、太渊、大陵、内关穴，刮30次左右直至出痧为止。

（3）用单角刮法从上向下刮拭膻中穴。

（4）用补法平刮胸部天突、膻中、巨阙穴，刮至出痧为止。

中医刮痧可调理心悸

心悸这个名词可能有一部分人是不清楚的，说白了心悸就等同心慌。为什么可以说心悸等于心慌呢？因为心悸实际上是在形容心脏的跳动出现了问题，那心慌的时候也是心脏的跳动加快。所以一旦出现心慌等表现，就要积极调理，千万不要忽视这个小问题。

心慌偶尔出现的话可以不采用任何的方法，但是要注意心慌是否连续出现。也就是说心悸是心脏刚出问题时的表现，所以出现心悸时要区分是不是第一次出现，也要了解心悸会引起哪些不好的症状。心悸时间长了，可能就会出现冠心病、心绞痛。可以使用中医刮痧来调理心悸。

发作期施术方法：

（1）患者取俯卧位或俯坐位。在施术部位抹上刮痧介质，泻法线状刮拭背部督脉（由上而下）、足太阳经（由下而上）；泻法点状刮拭心俞、厥阴俞穴，至痧痕显现。

（2）患者取仰卧位或仰坐位。在施术部位抹上刮痧介质，泻法线状刮拭胸部任脉（由上而下）、足阳明经（由下而上）与肋间（由内而外），至痧痕显现。

（3）患者取端坐位。在施术部位抹上刮痧介质，泻法点状刮拭上肢内关、通里穴，泻法点状刮拭下肢足三里穴，至痧痕显现。

（4）上述施术方法每天1次。

除此外以下5招对缓解心动过速有奇效：

（1）呼吸憋气法：深吸气后憋住气，直至不能坚持屏气为止，然后用力做呼气动作。

（2）刺激咽喉法：用手指或压舌板刺激咽喉部，引起恶心、呕吐，可起到终止发作的作用。

（3）压迫眼球法：闭眼向下看，用手指在眼眶下压迫眼球上部，先压右眼。同时搭脉搏数心率，一旦心动过速停止，立即停止压迫，切勿用力过大。

（4）压迫颈动脉窦法：患者处于平卧位，家属帮助压迫一侧颈动脉窦（在甲状腺软骨水平，颈动脉搏动处压向颈椎），每次10～20秒，无效时换另一侧。压迫时动作宜轻巧，不宜用力过猛，同时应摸脉搏以监测心率。

（5）潜水反射法：用5℃左右的冰水浸湿毛巾或冰水袋敷整个面部，每次10～15秒，一次无效时可每隔3～5分钟再试1次。本法可强烈兴奋迷走神经，对小婴儿更有效。

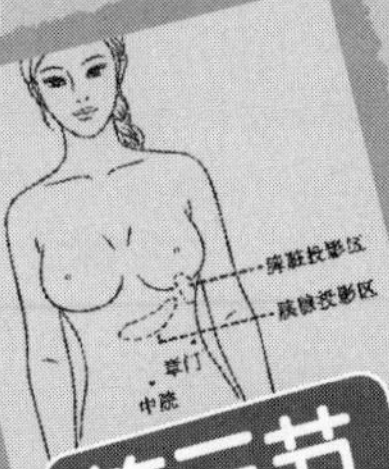

第三节 六腑主泻——泻尽毒素，周身轻松

胃是“仓廪之官”：主管营养的组织与运输

胃为后天之本，为仓廪之官

人体的生长发育、维持身体正常运行所需要的一切营养物质都靠脾胃供给。胃为后天之本，也是气血生化之源。人体内的精血全是通过胃消化食物而来。

同时，胃是六腑之海，胃在六腑之中就像大海一样，六腑的运化全在于胃能否消化吸收。胃的好坏以及运化正常与否都对人体有着巨大的影响。那么胃的好坏跟什么有关呢，实际上跟吃、睡和情绪等都有关。

胃以降为顺，就是胃在人体中具有肃降的功能。胃气是应该往下行、往下降的，如果胃气不往下降，就会影响睡眠，导致失眠，这就叫做“胃不和则卧不安”。

胃是一个特殊的器官，酸甜苦辣、荤素五谷，都要在胃里消化，而胃又是一个颇为娇嫩的器官，不注意保养便可能出现问题。例如饮食不规律，饥一顿饱一顿，加之酒泡、烟熏、毒浸、细菌炎症的侵袭或者服用伤胃的药物，就会扰乱胃的消化规律，产生消化障碍，出现胃胀、胃痛、反酸、消化不良等初期浅表性胃炎症状。

初期的浅表性胃炎如果得不到有效治疗，再加上病菌的反复感染，而饮食规律又不能恢复，就可能会发生萎缩性胃炎。慢性萎缩性胃炎如不注意保养和治疗，就可能演变为癌症。由此可见，胃病患者特别是为“老胃病”长期困扰的患者，尤须注意调养保健，才不会让病情变得更加严重。

俗语说胃病“三分治，七分养”，胃病是一种慢性病，不可能在短期内治好，治病良方就是靠“养”，急不来。从诱发胃病的这些病因来分析，如果可以改变不健康的生活方式，调整饮食习惯，改善情绪等等，就能起到缓解胃病的作用。

尽管胃病的种类较多，其致病因素也较复杂，但胃病往往与饮食关系最为密切。因此胃病的日常调养应以饮食调养为主。

平时应当注意食用有营养的食物。多吃些高蛋白食物及高维生素食物，保证机体的各种营养素充足，防止贫血和营养不良。对贫血和营养不良者，应在饮食中增加富含蛋白质和血红素铁的食物，如瘦肉、鸡、鱼、肝、肾等内脏。高维生素的食物有深色的新鲜蔬菜及水果，如绿叶蔬菜、西红柿、茄子、红枣等。每餐最好吃2～3个新鲜山楂，以刺激胃液的分泌。

注意食用酸碱平衡。当胃酸分泌过多时，可喝牛奶、豆浆，吃馒头或面包以中和胃酸，当胃酸分泌减少时，可用浓的肉汤、鸡汤，带酸味的水果或果汁，以刺激胃液的分泌，帮助消化，要避免引起腹部胀气和含纤维较多的食物，如豆类、豆制品、蔗糖、芹菜、韭菜等。

当患有萎缩性胃炎时，宜饮酸奶，因酸奶中的磷脂类物质会紧紧地吸附在胃壁上，对胃黏膜起到保护作用，使已受伤的胃黏膜得到修复。酸奶中特有的乳糖分解代谢所产生的乳酸、葡萄糖醛酸能增加胃内的酸度，抑制有害菌分解蛋白质产生毒素，同时使胃免遭毒素的侵蚀，有利于胃炎的治疗和恢复。

少吃味精、酸辣及过咸食物。当以清淡食物为主，过量食用味重、酸辣之品会刺激胃酸分泌，加重病情。但少量的生姜和胡椒可暖胃并增强黏膜的保护作用。

少吃太油腻或煎炸食品。饮食当尽量选择易消化的食物为主，可适量进食肉类，但炒煮一定要熟，烹饪蔬菜不要半生。

少吃冰冻和过烫食物。为避免对胃过度刺激，饮食要温度适中，喝汤或饮水均不宜过热。

少吃含酸量多的水果。胃酸分泌过多的病人，注意不要吃杨梅、青梅、李子、柠檬等含酸量较多的水果。否则，可使病情加重，并严重妨碍溃疡的正常愈合。

另外，有胃病的人还应该戒烟、酒、咖啡、浓茶、碳酸性饮品（汽水）、酸辣等刺激性食物，这些都是最伤胃的。胃的脾性喜燥恶寒，因而冷饮和雪糕也必须要戒，食物以热为好，这对于任何人都是一个考验，特别是在酷暑时节。有两种饮料应该多喝，一是牛奶，二是热水。牛奶在胃里可以形成一层保护膜，每天早上起床后先喝一杯牛奶，再吃东西，是再好不过的。多喝水，特别是热水，因为人在大部分情况下会把缺水误认为是饥饿。

刮痧保健脾胃，净化消化系统

中医认为，“脾胃内伤，百病由生。”脾胃为后天之本，气血生化之源，关系到人体的健康，以及生命的存亡。内伤脾胃，就容易感受外邪，招致百病。所以，中医十分强调脾气对人体的重要作用，认为养生要以养护脾胃为主。

怎么养护脾胃呢？首先，养脾要和养胃结合起来。因为脾胃起升清降浊的作用，所以饮食千万不要过饱，过饱之后就增加了脾胃的负担，会引起很多的问题。宴会上推杯换盏，吃

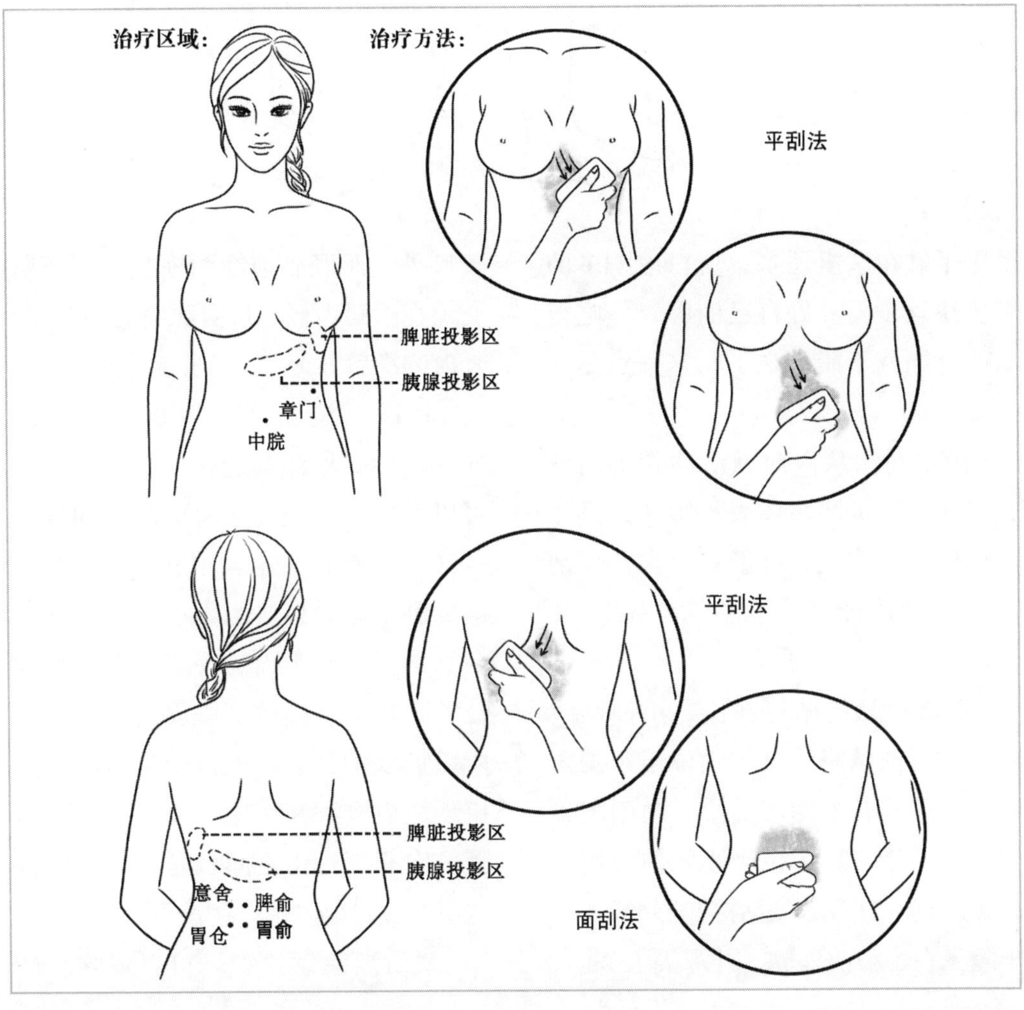

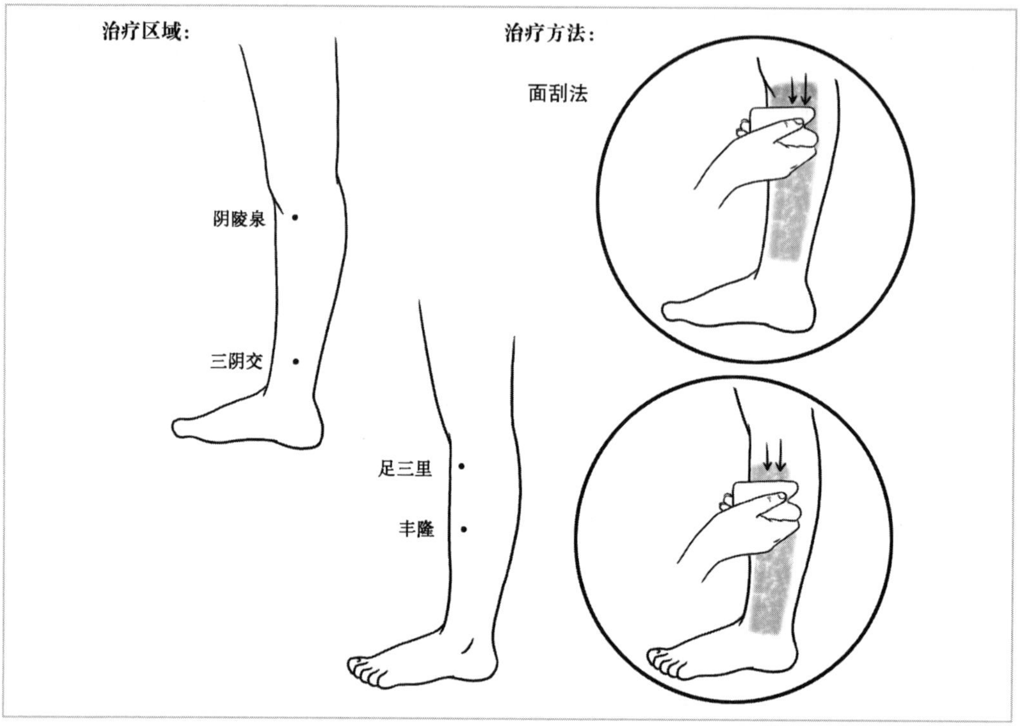

得比平常在家里还多，所以应酬多的人要注意，要养好自己的脾胃，吃得七八分饱就不能再吃了，这一点是非常重要的。

用平刮法从内向外沿肋骨走向背部左侧脾脏、胰腺体表投影区，重点刮拭任脉中脘穴、肝经章门穴。面刮发刮拭膀胱经脾俞、意舍、胃俞、胃仓。

沿着经脉的循行部位，用面刮法从上到下刮拭阴陵泉（穴位于小腿内侧，膝下胫骨内侧凹陷中，与阳陵泉相对）、足三里（位于小腿前外侧，外膝眼直下4横指，胫骨前嵴外缘）、丰隆（在小腿前外侧，外踝尖上8寸，条口外，距胫骨前缘两横指）、三阴交（在小腿内侧，足内踝尖上3寸，胫骨内侧缘后方）。

其次，适当运动可以帮助“脾气”活动，增强其运化功能。青年人可以做仰卧起坐，在每天起床和睡前做20～40次；老年人则宜用摩腹功，即仰卧于床，以脐为中心，顺时针用手掌旋转按摩。因为脾胃是在中焦的位置，如果直接按摩脾胃会不舒服，所以可以拍打、按摩位于上面的中丹田（膻中穴）和按摩下面的下丹田。膻中穴和下丹田之间就是脾胃，所以这两个位置要多做一些按摩。

最后要注意饮食。可以多吃利脾

胃、助消化的食物，而不要吃那些不利于消化的食物。夏天尤其要注意养脾，因为脾位于人体中部，按中医学所划分的季节，有“脾主长夏”之说。长夏还有一种说法就是农历的六月。这个时候天气炎热，湿热蒸炎，四肢困倦，精神疲惫，身热气高，人体消耗较大，需要加强脾的护养。人们往往喜欢多食冷饮，生冷食品容易伤脾，造成脾失健运，造成很多人不思饮食、乏力等。通过养脾可开胃增食，振作精神。另外，夏天过后是秋冬季，脾胃功能不好者，应注意秋冬季的养护。

胃痛分寒热，病除痛自消

凡由于脾胃受损，气血不调所引起胃脘部疼痛的病证皆称为胃痛，又称为胃脘痛。历代文献中所称的“心痛”、“心下痛”，多指胃痛而言。导致胃痛的原因有很多，包括工作过度紧张、食无定时、吃饱后马上工作或做运动、饮酒过多、吃辣过度、经常进食难消化的食物等。胃痛可能有若干因素，但大多数是由胃酸反流引起的。也就是原本待在胃内的液体逆流进入食道。

脾胃气虚者大多兼有胃寒，其临床症状为胃脘痞胀，隐痛，嘈杂，空腹为甚，得食则缓，食量减，大便易溏，容易疲倦，遇冷或饮冷则痛发作或加重。对于此类胃痛，采用补脾益胃佐以理气之法，临证常用刮痧配古方六君子汤。

刮痧疗法

【选穴】脾俞、胃俞、中脘、章门、气海、足三里穴。

【操作方法】用刮痧配点揉，先刮脾俞、胃俞，再点揉或刮中脘、章门、气海，然后刮足三里。至出现痧痕为止，每日1次。

六君子汤

【组成】人参9克，白术9克，茯苓9克，炙甘草6克，陈皮3克，半夏4.5克。

【用法】上为细末，做一服，加大枣2枚，生姜3片，新汲水煎服。

【功用】益气健脾，燥湿化痰。

【主治】脾胃气虚兼痰湿证。症见食少便溏、胸脘痞闷、呕逆等。

另有，热证胃痛的病机以肝郁化火，横逆犯胃为主，一般慢性胃炎皆属热证，患者症状以脘痛、腹胀满、口苦、嗳气为主。脘痛的特点为时而隐痛，痛无定时，伴有灼热、嘈杂感；久痛者常呈刺痛之症，且痛点总在同一部位。对于此类胃痛，专家认为当以调气清热和胃为治则，专家拟定了一个配合刮痧疗法的基本方，随症加减应用，疗效切实。

刮痧疗法

【选穴】脾俞、胃俞、肝俞、大肠俞、中脘、天枢、内关、合谷、足三里。

【操作方法】先用平补平泻刮法刮背部的脾俞、胃俞、肝俞、大肠俞，再刮腹部的中脘、天枢，然后刮上肢部的内关、合谷，最后刮下肢部的足三里穴，刮至微现痧痕为度。每日或隔日1次。

中药方

【组成】炒白芍9克，清炙草3克，苏梗5克，制香附9克，生白术9克，平地木15克，旋覆花9克，代赭石15克，八月札15克，炒黄芩5克。

【用法】水煎服。

【功效】理气清热和胃，适用于慢性胃炎。

胃的病变主要在脘，脘即是腔，饮食不当便容易损坏胃腔，即损坏胃的内膜。因此，养胃之道在于护膜。这里推荐几个小方法：

（1）白芨粉按1：8的比例加水，调成糊状内服，不仅能止血，且能改善胃脘胀、痛、嘈杂等症与炎症、溃疡等病理变化，是当前胃病“护膜”的首选良药。若与藕粉相调，卧位服药，还有改善食管黏膜病变的效用。

（2）黄芪、山药、饴糖、大枣等辨证配用，皆有护膜的功效。

（3）属于寒证的胃痛，不可多用久用辛温燥烈之品，如姜（良姜或干姜）、桂（桂枝或肉桂）、川椒等。同时，理气的药物也要注意不要过于辛燥，以免损伤胃膜。

（4）脾胃气虚患者，可配食山药粥、红枣粥。阴虚胃热的患者，可配食藕粉、蜂蜜、牛乳等，既有营养价值，又有护膜的作用。

刮痧补阴养胃，胃炎就会“知难而退”

胃炎与饮食习惯有密切的关系，摄入过咸、过酸、过粗的食物，反复刺激胃黏膜，还有不合理的饮食习惯，饮食不规律，暴饮暴食等都可导致胃炎。

食用过冷、过热饮食，浓茶、咖啡、烈酒、刺激性调味品、粗糙食物等，是导致胃炎的主要原因。胃炎在临床治疗上并不是件易事，需要长期调养。在饮食药物上调理，中医也更推崇自然疗法——刮痧。

在进行刮痧时：

【选穴】大椎、大杼、膏肓、神堂。

【配穴】上脘、中脘、下脘、承满、梁门、内关、足三里、膈俞、脾俞、胃俞、气海、大肠俞。

【操作方法】用刮痧法，先刮主穴至出现痧痕为止，再刮配穴，继用补法刮配穴。每日1次。

预防胃炎还应戒烟限酒，尽量避免阿司匹林类药物的损害，生活应有规律，避免进食刺激性、粗糙、过冷、过热食物和暴饮暴食，注意饮食卫生，不吃腐烂、变质、污染食物。饮食中可多吃卷心菜，其中的维生素具有健脾功效，起到预防胃炎的作用；山药能促进消化，增强胃动力；玫瑰花茶可缓解胃部不适，避免胃炎滋生。

胃炎患者要多吃高蛋白食物及高维生素食物，可防止贫血和营养不良。如瘦肉、鸡、鱼、肝肾等内脏以及绿叶蔬菜、西红柿、茄子、红枣等。

注意食物酸碱平衡，当胃酸分泌过多时，可喝牛奶、豆浆，吃馒头或面包以中和胃酸；当胃酸分泌减少时，可用浓缩的肉汤、鸡汤、带酸味的水果或果汁，以刺激胃液的分泌，帮助消化。急性胃炎患者宜吃有清胃热作用的清淡食品，如菊花糖、马齿苋等。慢性胃炎患者宜喝牛奶、豆浆等。胃酸少者可多吃肉汤、山楂、水果等，少吃花生米。

刮痧消除胃火，遏制口臭

有些人，一张口便发出令人厌恶的臭味，这就是人们通常所说的口臭。口臭，毛病不大，但却常使人尤其是年轻人，产生自卑感，造成精神负担，影响社交活动。

朱丹溪说口臭是上火的表现，由胃火引起。胃腑积热，胃肠功能紊乱，消化不良，胃肠出血，便秘等引起口气上攻及风火或湿热，口臭也就发生了。

火分虚实，口臭多为实火，由胃热引起。胃热引起的口臭，舌质一般是红的，舌苔发黄，这时只要喝用萝卜煮的水，消食化瘀，口臭很快就会消除了。胃热引起的口臭多是偶尔发生，如果是经常胃热、消化不良的人，可以选用刮痧疗法来治疗。

（1）握拳，利用手指关节在腹部胃肠反射区横向做刮痧动作，由内向外刮拭；再围绕肚脐做顺时针刮拭，然后逆时针刮拭，各50次。

（2）左手握拳，利用手指关节从右手大臂外侧臑俞穴开始刮拭至手肘关节少海穴，再到小指部位的少泽穴，反复刮10次，换方向做同样动作。

（3）同样握拳用指关节在足三里穴，自上而下反复刮拭10次后，换方向做同样动作。也可以用平面按揉法按揉此穴。

刮痧的同时应配合敲胃经，一直敲到小便的颜色恢复淡黄清澈为止。

若口臭伴有口干、牙床肿痛、腹胀、大便干结症的，充分按揉足二趾趾面，并按揉足部内庭（在足背，当2、3趾间，趾蹼缘后方赤白肉际处）、冲阳（在足背最高处，拇长伸肌腱与趾长伸肌腱之间，足背动脉搏动处）、公孙穴（在足内侧缘，第1跖骨基底的前下方）各1分钟；再从小腿向足趾方向推足背及其两侧各30次。

如果还没有预期的效果，可以采取闪火拔罐方法。选择大小适宜的玻璃罐和真空罐，仰卧法，用闪火法将罐吸拔于水沟（在面部，当人中沟的上1/3与中1/3交点处），大陵穴（在腕掌横纹的中点处，当掌长肌腱与桡侧腕屈肌腱之间），留罐15～20分钟。然后俯卧位，将罐吸拔于脾俞、胃俞穴，留罐15～20分钟。每天1次，15次为1个疗程。

随着人们生活方式的改变，由胃热引起的口臭已经很少，最常见的口臭还是胃寒的原因，这类人多是舌苔普遍发白，口臭时有时无，反复发作。那么对于这类由胃寒引起的口臭，平时就要多喝生姜水，如果怕麻烦，也可以将姜切成薄片，取一片含在嘴里。

每个人都希望自己口气清新，在社交谈话时给对方留下良好的印象。那么有口臭的人一定要分清自己的疾患是何种原因引起的，然后对证施治。此外，平时还要注意口腔卫生，定期洗牙，以预防口臭。

反胃的复方自愈调理

反胃是一种谷食不化，终至吐出或食入即吐的病症，发病比较危急。多是由于饮食不节，极度饥饿，伤害到脾阳，或者年纪较大，阳气衰弱，命火不足导致中焦脾胃阳虚而致病。

对于反胃的治疗，中医推崇自然疗法——刮痧。主要的刮拭方法有以下几种。

刮法一

【选穴】胃俞、肾俞、足三里。

【操作方法】刮至出现痧痕为止，每天刮拭一次。

【随症加减】如果是脾胃虚寒，加脾俞和中魁穴，其中以针点刺中魁穴，手法力度中等，才操作范围广；脾肾阳衰者加气海、掌门、水分穴，刮拭的手法力度中等，操作范围较局限；气阴两虚者加配中脘、梁门、天枢穴，刮拭力度要轻，操作范围较广泛。

刮法二

【选穴】脾俞、胃俞、意舍、胃仓，关元、府舍、中脘、内关、足三里穴。

【操作方法】先刮背部的脾俞、胃俞、意舍、胃仓，再刮腹部的关元、府舍、中脘，后刮上肢前臂、内关及下肢部的足三里穴。用泻刮法或平补平泻法，刮至出现痧斑为度。每日或隔日1次。

治疗胃下垂的特效方法

胃下垂的人有一个明显的特征：每次饭后总觉得胃胀、胃痛，或者反胃、烧心、有下坠感。时间一长，就更不想吃东西，常常几天都不大便。

对胃下垂的治疗，除了常规的药物疗法，还可以选择刮痧疗法。

刮法一

【选穴】百会、脾俞、胃俞、中脘、大横、气海、关元、足三里。

【操作方法】先采取点揉百会，再刮脾俞、胃俞，点揉中脘、大横、气海、关元，然后刮足三里。刮至出现痧痕为止，每穴点3～5分钟。用补法，每日一次。

刮法二

【选穴】大椎，大杼、膏肓、神堂、肝俞、膈俞、脾俞、三焦俞、承满、梁门、足三里、上脘、中脘、关元、气海。

【操作方法】用主穴配配穴的方法。先刮主穴大椎、大杼、膏肓、神堂。然后再选择配穴肝俞、膈俞、脾俞、三焦俞、承满、梁门、足三里、上脘、中脘、关元、气海。每日用补法刮拭配穴。

刮法三

【选穴】天柱、大杼、膏肓、膈俞、脾俞、三焦俞、中脘、气海、足三里。

【操作方法】用补法依次进行刨刮至出现痧痕为止，刮后并在神阙穴上拔罐10～15分钟，后在中脘、神阙、气海穴上施以温灸。每日1次。

治疗胃下垂还有一个很有效的辅助方法，这个需要家人帮助进行操作。病人趴在床上，露出后背，双手放在后背上使肩胛骨翘起来，然后家人手心朝上，四指并拢插到肩胛骨下面，开始向外上方顶，一般把手指插进去3厘米左右，这时候病人会感觉胃在向上提，维持这种感觉2分钟，然后松开手，再重复3～5次，对治疗胃下垂效果相当好。

如有疝气等其他内脏下垂的情况，完全可以参照前述方法来进行治疗。

内脏下垂还要在生活中各个方面注意调养。饮食一定要清淡，少吃生冷油腻的东西；注意休息，不能工作或者活动时间太长，本来脾气就虚弱了，一定要给它休养恢复的机会和时间；产妇一定要注意多休息，不要劳累。

小肠是服务生：担任吸收精微之职

小肠是吸收食物的受盛之官

小肠是食物消化吸收的主要场所，盘曲于腹腔内，上连胃幽门，下接盲肠，全长3～5米，分为十二指肠、空肠和回肠三部分。十二指肠位于腹腔的后上部，全长25厘米。它的上部（又称球部）连接胃幽门，是溃疡的好发部位。肝脏分泌的胆汁和胰腺分泌的胰液，通过胆总管和胰腺管在十二指肠上的开口，排泄到十二指肠内以消化食物。空肠连接十二指肠，占小肠全长的2／5，位于腹腔的左上部。回肠位于右下腹，占小肠全长的3／5。空肠和回肠之间没有明显的分界线。

《素问·灵兰秘典论》曰："小肠者，受盛之官，化物出焉。"受盛就是"承受和兴盛"，就是小肠接受由胃传送下来的水谷，将其解析变化成精微物质，并大量吸收，使体内的精微物质非常富足，故称"兴盛"。这些精微物质就是"精"，精就是能兴盛人体脏腑功能和真阳元气的最基本的物质。

小肠将经过进一步消化后的食物，分为水谷精微和食物残渣两部分，前者上输于脾，后者下注于大肠。同时，也吸收大量的水液，而无用的水液则渗入膀胱排出体外。因而，小肠的辨别清浊的功能，还和大便、小便的质量有关。如小肠的辨别清浊功能正常，则二便正常；反之，则大便稀薄而小便短少。

小肠与心相表里。受盛之官与君主之官互为表里，可见小肠地位非同小可。小肠正常与否，直接关系贵为君主之心的安康。所以，人们要学会保养小肠。

善待小肠经，心脏没毛病

一到下午两点多就脸红、心跳的人应该去医院检查一下心脏，但是不要去找西医而要去找中医，因为西医和中医诊病的观点是不同的，西医在很大程度上是靠数据和指标诊断的。而中医非常在乎病人的个人感觉，他有可能在给你把脉的时候，从脉象上看出癌症的现象。如果下午两三点出现脸红心跳的现象，实际上是心脏在示警了，因为脸红就是一个心火外散的现象。

刚刚出生的婴儿，皮肤基本上是黄里偏红的那种，因为小孩的光是被细毛含在里面的，所以小孩不会出现红光满面。老人是因为脸上那一层细毛退掉了，没有东西含着，所以脸上才出现了光。所以，千万别以为红光满面是什么好事。尤其是出现了红色桃花状，就好像化了妆一样，这是很危险的。特别是在眉毛的正中间，如出现红如灯花状的相是非常不好的症状。因此13~15点的时候，若出现了一些症状，要往心脏那里想。

未时对应的生肖是羊。“羊”字下面加“大”字就是“美”，在中国传统文化里，美的概念首先是要满足口腹之欲，因此未时是主滋味的，这个时间有助于吸收和消化。

从养生角度，此时最好能午睡一会儿，为食物在身体里的吸收和消化，提供良好的环境保证。当然，如果实在睡不着或没有条件，也可以选择练气功、邀友弈棋、看看报纸，或者做点家务。

胸闷：刮痧排便畅通心情

中医认为，心与小肠相表里，小肠不通时，浊气不能下行就只能上冲了，小肠经联络心脏，浊气会影响心脏功能，出现胸闷、胸痛、心悸等症。遇到这种状况可以用刮痧的方法来缓解病况。具体方法如下：

刮拭心脏体表投影区

（1）在胸部正中胸骨处涂抹刮痧油，用刮痧的方法之单角刮法从胸部正中缓慢向下刮拭至膻中穴。

（2）在左前胸部涂抹刮痧油，用刮痧板的边缘以小于15° 的角度从内向外刮拭左前胸部。

（3）用刮痧的方法之面刮法从上向下刮拭左背部肩胛区。

刮拭心俞、天宗、至阳

（1）用面刮法从上向下刮拭两侧心俞穴。

（2）用面刮法从上向下刮拭两侧天宗穴。

（3）用面刮法从上向下刮拭两侧至阳穴。

刮痧外，还要注意保持大便通畅。大便一通，浊气自然下降，小肠气机通畅，可引心火下行，心脏气机通畅，胸闷不适的症状自然消失。

胸闷多由以下几方面所致：

情志失调

忧思恼怒，气机失常，脾不化津，聚湿生痰，肝气郁结，气滞血瘀，痰瘀交阻，胸中气机不畅，则为胸闷。情绪不好、爱生气的人常有此症。

饮食不当

过食膏粱厚味、肥甘生冷，损伤脾胃，运化失常，聚湿生痰，痰阻脉络，气滞血瘀而成胸闷。

其他病所致

冠心病、胸膜炎、肺气肿等疾病可出现胸闷。

现代的上班族们，由于工作紧张、压力大或者饮食不当，可能会有胸闷、心悸的现象，如果你有这种症状请不用慌，只要你每天坚持敲消泺穴就能治愈。因为胸闷是上焦气郁而成，而消泺穴正是三焦经的一个穴位，所以如果平时感到胸闷，可以按摩或者敲击此穴位，会使胸闷消失。

肩周炎：刮痧畅通小肠气

肩周炎，肩关节周围炎的简称，是指肩关节及其周围软组织退行性改变所引起的肌肉、肌腱囊、关节囊等肩关节周围软组织的广泛慢性炎症反应。此病表现为肩部疼痛和肩关节活动受限，好发于中老年人。

肩周炎的发病特点为慢性过程。初期为炎症期，肩部疼痛难忍，尤以夜间为甚。睡觉时常因肩部怕压而取特定卧位，翻身困难，疼痛不止，不能入睡。如果初期治疗不当，将逐渐发展为肩关节活动受限，不能上举，呈冻结状。常影响日常生活，吃饭穿衣、洗脸梳头均感困难。严重时生活不能自理，肩臂局部肌肉也会萎缩，患者极为痛苦。本病临床分为风寒阻络与气血瘀滞型。治疗肩周炎最好的方法就是采用经络疗法，比如刮痧、经络按摩、拉筋和拔罐法。

风寒阻络

症状：以肩部窜痛，遇风寒痛增，畏风恶寒为主要症状。

刮拭方法：

【选穴】选取肩髃（在肩部三角肌上，臂外展或向前平伸时，肩峰前下方凹陷处）、肩贞（在肩关节后下方，臂内收时，腋后纹头上1寸）、臂臑（在臂外侧，三角肌止点处，当曲池与肩髃连线上，曲池上7寸）、曲池（在肘横纹外侧端，屈肘，当尺泽与肱骨外上髁连线中点）、外关（在手背腕横纹上2寸，尺桡骨之间，阳池与肘尖的连线上）、手三里（在前臂背面桡侧，阳溪与曲池连线上，肘横纹下2寸）、阿是。

【操作方法】在所选穴位上涂上刮痧油，用刮板角部刮肩部的肩髃、肩贞以出痧为度，接着刮上臂三角肌下臂臑穴，刮拭时力度要加大，由上而下刮拭；然后刮上臂的曲池、手三里、外关；最后刮上臂外侧，由曲池，经手三里至外关穴，由上至下，用刮板角部刮拭，中间不要停顿，刮30次，出痧。

气血瘀滞

症状：以肩部肿胀，疼痛拒按，夜间为甚，舌黯或有瘀斑为主要症状。

刮拭方法：

【选穴】选取肩髃（在肩部三角肌上，臂外展或向前平伸时，当肩峰前下方凹陷处）、肩髎（在肩部，肩髃后方，肩关节外展时于肩峰后下方呈现凹陷处）、阿是、阳陵泉（在小腿外侧，当腓骨头前下方凹陷处）。

【操作方法】在需刮痧部位涂抹适量刮痧油。用泻刮法分别刮拭肩髃、肩髎、肩前俞、阿是穴，宜用刮板角部，出痧为度。最后刮下肢内侧穴，由上至下，用刮板角部重刮，刮30次，出痧。遇关节部位不可重刮。

肩周炎的经络疗法，除了刮痧外还可以采用按摩和拉筋法。

首先，选取耳穴。基本穴位为肩点、肩关节点和锁骨点，其中肩点为按压的重点。若伴有疼痛者，在基本穴位的基础上再选取神门、肾上腺点和内分泌点。其次，选取手穴。若病在右肩，则取左脚和左手上的肩点；若病在左肩，则取右脚和右手上的肩点；如果病在两肩，或者比较严重，则最好双手双脚上的肩点都取。最好，对于肩部剧痛者，在耳穴与手穴的基础上，再加取腿部的阳陵泉穴。

另外，这里再向大家推介一种立位拉筋法，对于肩周炎疗效较好。方法如下所述：

（1）找到一个门框，双手上举扶两边门框，尽量伸展开双臂；

（2）一脚在前，站弓步，另一脚在后，腿尽量伸直；

（3）身体正好站与门框平行，头直立，双目向前平视；

（4）以此姿势站立3分钟，再换一条腿站弓步，也站立3分钟。此法可拉肩胛部、肩周围、背部及其相关部分的筋腱、韧带。大家可以用此法自己在家治疗肩颈痛、肩周炎、背痛等症。

腹痛：用刮痧调理小肠功能

腹痛是十分常见的临床症状，引起腹痛的原因很多，可涉及身体的各个系统，有的病因是轻微的，有的却可能是严重的疾病，甚至在很短时间内可对生命构成威胁。对于一些轻微的腹痛，可以采取刮痧方法来治疗。刮拭方法如下：

嘱托患者取仰卧位。在施术部位抹上刮痧介质后，泻法线状刮拭腹部任脉、足阳明经、足少阴经，至痧痕显现。然后，还是用泻法点状刮拭中脘（仰卧位。在上腹部，前正中线上，脐中上4寸。取法：在脐上4寸，腹中线上，仰卧取穴）、关元（在下腹部，前正中线上，脐下3寸。取法：在脐下3寸，腹中线上，仰卧取穴）、天枢（在腹部，平脐，距离脐中2寸。取法：仰卧，人体中腹部，肚脐向左右3指宽处，即为天枢穴）、内关（在前臂掌侧，当曲泽与大陵的连线上，腕横纹上2寸，掌长肌腱与桡侧腕屈肌腱之间。取法：伸臂仰掌，在腕横纹上2寸，掌长肌腱与桡侧腕屈肌腱之间取穴）、足三里（足三里穴在外膝眼下3寸，距胫骨前嵴1横指，胫骨前肌上）、三阴交（在小腿内侧，足内踝尖上3寸，胫骨内侧缘后方。取法：正坐或仰卧位，在内踝高点上3寸，胫骨内侧面后缘取穴），至痧痕显现；如果症状缓解，第二天改用补法刮拭上述经络、俞穴。

除刮痧外，还可以配合以下3种方法来治愈：

（1）患急性肠炎和腹痛腹泻时，可取食醋100～200克，倒入锅内，用文火加热片刻，将2个鸡蛋打入醋内，煮熟后吃蛋饮醋，1～2次即可见效。

（2）受寒引起的腹痛或急性膀胱逼尿肌麻痹，造成小便不通，可将盐放在布袋里热敷腹部，均有功效。

（3）有人食用西瓜后，小腹胀痛，可取盐少许，含化咽下，片刻即消痛。

膀胱是身体的排毒通道

膀胱为州都之官，是身体的排毒通道

《素问·灵兰秘典论》曰：“膀胱者，州都之官，津液藏焉，气化则能出矣。”膀胱的特点有三：其一，与肾相表里，肾为先天之根，故为都；其二，人体水分泻下之前停留于此，水来土囤，故有州意；其三，人体水分由火之气化于此，如同大地清气上升为云，云遇寒降下为水，完成天地相交。

膀胱位于小腹中，与尿道相通，主要功能是将多余的水液、有害物质转化为尿。人体内的水分以及许多有害物质在肾脏的作用下，进入膀胱转化为尿，最后再由尿道排出体外。膀胱将多余的水液、有害物质转化为尿，离不开肾的大力协助，单靠膀胱“单打独斗”，此过程根本无法顺利进行。

中医指出，肾与膀胱相表里。肾是做强之官，肾精充盛则身体强壮，精力旺盛；膀胱是州都之官，负责贮藏水液和排尿。它们一阴一阳，一表一里，相互影响。所以说，如果排尿有问题，就是肾的毛病。另外，生活中人们经常会说有的人因为惊吓，小便失禁，其实这就是“恐伤肾”，恐惧对肾脏造成了伤害，而肾脏受到的伤害又通过膀胱表现出来了。

同样，肾的病变也会导致膀胱的气化失调，引起尿量、排尿次数及排尿时间的改变，而膀胱经的病变也常常会转入肾经。“风厥”多是由于膀胱经的病症转入了肾经所致。《黄帝内经》中说：“巨阳主气，故先受邪，少阴与其表里也，得热则上从之，从之则厥也。”足太阳膀胱经统领人体阳气，为一身之表，外界的风邪首先侵袭足太阳膀胱经，膀胱与肾相表里，膀胱经的热邪影响到肾经，肾经的气机逆而上冲便形成了“风厥”。

另外，膀胱还是人体最大的排毒通道，而其他诸如大肠排便、毛孔发汗、脚气排湿毒、气管排痰浊，以及涕泪、痘疹、呕秽等虽也是排毒的途径，但都是局部分段而行，最后也要并归膀胱。所以，要想祛除体内之毒，膀胱必须畅通无阻。

一般来说，在日常生活中养护膀胱要注重以下五大原则：

男士排尿时的注意事项

男士排尿时，尽量把裤子褪得足够低，以免压迫尿道，阻碍尿流。阴囊处是尿道最宽也最有可能积存尿液的地方，所以在排尿结束之前，最好在阴囊下面轻轻地压一压，使可能残存的尿液都排出来。否则，在你排尿完毕后，有可能会有尿液流到短裤上。

不要憋尿

如果尿液潴留过多，超过膀胱的储量，便会向输尿管回流，时间长了可能导致尿毒症，膀胱的括约肌也会因此变得松弛。其次，尿液长时间不能排泄，对盆腔也是个不良刺激，长期反复，会使盆腔器官功能紊乱，造成抵抗力下降。对于一些老年男性来说，随着身体各器官的不断衰退，经常憋尿会导致前列腺肥大，容易引发排尿困难。

这样避孕损害膀胱

有的男士为了达到避孕效果，射精前用手指压住会阴部的尿道，不让精液射出。那精液流到哪里去了呢？精液发生倒流进入膀胱了，在房事后第一次排尿时会在尿液中发现有白色混浊物，就是精液。经常这样做除了会造成性功能障碍外，还容易发生逆行射精现象，即使不压迫尿道，也会无精液射出。精液经常流入膀胱，会使尿道和膀胱产生憋胀和灼热等不适感，并容易引起尿道炎症。

戒烟

研究表明，香烟中含有尼古丁、焦油、烟草特异性亚硝胺等多种毒性致癌物质，经常大量吸烟的人，尿中致癌物质的浓度比较高。

多饮水

饮水量的多少，直接影响膀胱内尿液的浓度，对膀胱癌的发生有重要影响。饮水量少者膀胱中的尿液必然减少，而致癌物质从肾脏排泄到膀胱后，在尿液中的浓度也相对较高。这些高浓度的致癌物质会对膀胱黏膜造成强烈的刺激。同时，饮水量少者，排尿间隔时间必然延长，这就给细菌（如大肠杆菌）在膀胱内繁殖创造了有利条件。膀胱癌患者，大多数是平时不喜欢饮水、饮茶的人。

膀胱病的两大信号：遗尿和小便不通

膀胱的功能是储藏和排泄尿液。如果膀胱发生病变，储存尿液功能出现问题，就会出现尿频、尿急、遗尿、尿失禁等。如《素问·脉要精微论》所说：“水泉不止者，是膀胱不藏也。”小便失禁是膀胱不能储藏津液的表现，如果膀胱排尿功能失调，就会出现小便不利、淋漓不尽，甚至小便癃闭不通等问题。由此可见，遗尿和小便不通是膀胱发生病变的两大信号。

《素问·宣明五气篇》说：“膀胱不利为癃，不约为遗溺。”遗尿不仅常发生在小孩身上，有的大人也会遗尿，这就是是膀胱经出现了问题。点按中极穴（膀胱的募穴），微微用力按压5分钟左右，然后按揉膀胱经上的膀胱俞（第二骶椎棘突下，旁开1.5寸），每天两次即可，按压时以本人感觉有酸胀感为宜。如果膀胱俞定位不准，可以在其背部脊柱两旁小儿本人两指宽的地方点按揉压，可以从后颈部一直点揉到尾骨，小儿感觉酸痛的地方揉的时间长一些。最后以脊柱两侧的痛点消失为准。不仅小儿调理如此，大人也可如此调理。

“癃闭”，就是人们常说的尿潴留，表现为排尿不痛快，点滴而短少，或不通。病势较缓者为“癃”；小便不利，点滴全无，病势较急者为“闭”。古人认为，下窍闭起自上窍闭，因而上窍通下窍也通，所以通利小便常用通上窍的方法来解决，这有着“提壶揭盖”之意。其中嚏法可以说是最简单、最有效的通利小便的方法。即以打喷嚏的动作，开肺气、举中气，通利下焦之气，使小便通利、顺畅。用消毒棉签向鼻中取嚏，平时可以经常按摩足三里、三阴交、中极、阳陵泉、水泉等穴位，也有助于通利小便。当然病情严重者，还是尽快需要去医院诊治。

膀胱与肾相表里，主一身水气之通调，水分不足或过剩都会致病，包括小孩子尿床，大人尿频，尿急，尿痛，尿道发炎，压力性尿失禁（指因受外界压力，如咳嗽、大笑、打喷嚏时无法控制尿，以致尿液流出的情形）等。同时又因“肾主骨，肝主筋，肾水滋养肝木”，水少则木枯，水亏则筋病。所以那些筋骨经常酸痛，坐骨神经、头项腰背疼痛，冬季特别容易感冒伤风的人，也与膀胱经有关。妇女更年期反复发作、不易根治的急慢性膀胱炎，主要因为肾水不足。

对于这些病症，治疗时多以补益肾气、提升中气为主。可采用艾灸神阙、关元、中极等穴位的方法。具体做法：点燃艾条，在这些穴位上轮换熏，每个穴位处微红，并且感到灼热难忍时换穴再灸。每次半小时左右，每天进行一次，连续灸一周，如果症状消失，即可停灸。再次复发时，如法再灸一周。如此反复施灸，会收到意想不到的效果。

预防尿道炎，刮痧膀胱经是首选

尿道炎是妇女最常见的细菌感染病之一，尤其在夏季，更容易发作。

急性尿道炎的症状主要包括排尿疼痛、频繁、下腹疼痛，有人还会出现尿液带血，变得混浊。由于女性尿道较短，又接近肛门，再加上性生活频繁，女性受细菌感染的机会便相应增加。尤其是性生活较频繁者，以及怀孕妇女会常受其害。

尿道炎患者应该及时就诊，以对症下药。对于尿道炎的治疗除了药物治疗外，还可以采用刮痧方法：

选取脾俞、肾俞、膀胱俞、中极、关元、足三里、阴陵泉、三阴交穴。在选取穴位范围内涂上刮痧介质。先刮背部的脾俞、肾俞、膀胱俞；再刮关元、中极穴；然后刮足三里、阴陵泉、三阴交。均取双侧，从左到右刮拭，均刮至出现痧痕为度。用泻刮法，每日1次。

中医认为尿道炎多由于湿热下注，影响肾和膀胱而引起。红枣味甜，多吃容易生痰生湿，导致水湿积于体内，引发排尿不畅。同时，由于红枣性温、偏湿热，多食易致湿热下注而加重患者小便不畅、尿频尿急、淋漓热痛的症状，故有尿路炎症的人不宜多食。患有尿道炎的患者日常生活中还要注意以下几点：

（1）性交后应尽快排尿，以冲走细菌、减少积聚。因为一些抗生素可能影响到口服避孕药的效用，因此在就诊时最好向医生咨询，看看是否需要采用安全套等其他避孕措施。

（2）尿道、阴道口及肛门部位必须保持清洁，尤其注意大小便后分别清洁尿道口与肛门，避免尿道受细菌感染。

（3）多喝开水及多吃流质食物，定时排尿，不可憋尿，最好每3小时一次，有助于清洗尿道。

（4）养成便后洗手的好习惯，勤洗澡，勤换内裤，宜穿透气好、吸湿性强的棉织品内裤。

（5）避免穿过紧的衣服或束裤，它们可能会造成组织不适，产生闷热和增加细菌繁殖的机会，应该多穿棉质内裤，不容易引起不适感。

得了尿频不用急，腰部刮痧按摩有疗效

中医传统理论认为，肾气充足，贮尿、排尿功能才能有条不紊。因而，通过腰部刮痧按摩，益肾强肾，在一定程度上能够改善机体尿液代谢，从而防止夜尿、尿频等症状的发生。

有一位朋友，40岁出头，说起来正处于男人最有魅力的时候。婚姻、孩子、事业都还算很满意，就是有个烦恼——有前列腺炎，而且还患了尿频。有时候带着孩子出去玩，停完车就得着急着到处找厕所，为此总是苦恼不堪。后来有位中医推荐他用刮痧疗法刮拭脚心涌泉穴。在刮痧前先在穴位上涂上刮痧油，用补法持续3～5分钟，还嘱咐他，平时还应适当控制水分摄入，避免贪饮，这样才能真正达到穴位刮痧的疗效。坚持了一个多月，疗效显著。

对付尿频，平时还可以搓热掌心，置于后腰两侧凹陷处，手心着力，上下来回摩擦，直到腰部发热，热感浸透皮肤为止。此法可于起床后及临睡前操作，腰部擦热之后可以休息一下，再次搓热掌心，反复进行数次。

另外，还可以用摩腹法和热敷法。每天躺下后，取仰卧姿势，两腿伸直，找准关元穴（肚脐往下3寸处，再向下1寸是中极穴）后，闭目深呼吸，然后摩擦双手至热，将双手的食指和中指并拢，右手二指按在关元穴上，左手二指按在中极穴上进行按摩，顺时针及逆时针各按摩100次。

天气寒冷时，把热水袋放在关元穴及中极穴和肚脐下方1.5寸的气海穴上热敷，没多久也会有效的。

刮痧加四金汤，治疗泌尿结石

泌尿系结石又称尿石症，是泌尿系统的常见病，根据发病部位可分为肾结石、输尿管结石、尿道结石和膀胱结石，其中以肾结石和膀胱结石最为常见。一般直径在0.4厘米以下的光

滑圆形结石，可以自动排出，肉眼可见。如结石大于0.6厘米，或呈方形、多角形、表面粗糙者，很少能自行排出。在结石排出过程中，容易擦伤肾盂和输尿管黏膜，引起出血、感染，从而引发小便淋漓涩痛等症状，中医称之为“石淋”。

结石很大部分为非湿热型，如按“石淋”辨治多无效。肾结石的产生，是阴寒凝聚，冰结而成，医治方法在于治肾温阳，“肾中阳旺，阴寒自消，蒸渗有权，则结石或碎解、或溶化、或下降而缓解。若肾结石又兼湿热者，则温阳与清利兼施，或先清利后温阳，权衡轻重施宜”。如果结石产生于输尿管、膀胱，则在腑属阳，是由于热灼津液煎熬形成的，治法应以通为用，须从清热、利湿、通淋论治。

在泌尿结石的治疗上，多以刮痧和四金汤为基本方，然后根据结石所处部位及客观情况不同，辨证加减。

结石在脏，以温阳为主，兼以活血、利湿、通淋为辅

1.刮痧疗法

【选穴】肾俞、志室、三焦俞、关元俞、三阴交、阳陵泉。剧痛难忍配阿是穴；小便短赤配期门、中极穴。

【操作方法】用平泻刮法先刮主穴，最后在阿是穴上拔罐；中极穴加指压。每日1次。

2.中药方

【组成】制附片（先煎1小时）25克，肉桂（后下）10克，巴戟天20克，仙茅20克，石燕20克，琥珀20克，鸡肉金20克，海金沙（布包）20克，冬葵子15克，郁金15克，桃仁15克，王不留行15克，牛膝15克，乌药15克，金钱草30克。

【用法】水煎服。配合饮水、拍打等辅助治疗。

结石在腑，下焦湿热，以通利清化为主

1.刮痧疗法

【选穴】脾俞、三焦俞、肾俞、膀胱俞、次髎、志室、京门、气海、中极、阴陵泉、三阴交。

【操作方法】用中泻或者补法依次刮痧所选穴位，刮至出现痧痕为止，每日1次。

2.四金汤

【组成】金钱草30克，海金沙（布包）20克，鸡内金、郁金、冬葵子、石韦、枳壳、乌药、瞿麦各15克，牛膝、桃仁各12克，茵陈25克。

【用法】水煎服，3次分服。每日1剂。

结石不动，为气滞血瘀所致，用清热利湿，行气化瘀法

1.刮痧疗法

【选穴】肝俞、脾俞、肾俞、膀胱俞、京门、志室；中极、三阴交病随证配穴。下焦湿热配三焦俞、阴陵泉、大敦；气滞血瘀配气海、血海、关元、阳陵泉。

【操作方法】用泻刮法先刮拭主穴出现痧痕为止。每日1次。再随证加刮配穴，手法力度中等，操作范围广。

2.芍药甘草汤

【组成】白芍30克，甘草10克，延胡索15克，罂粟壳12克。

【用法】绞痛时急煎顿服，以免痛甚伤气，并配合饮水、跳跃运动等辅助治疗。

李东垣治小便不利

李东垣是金元时期著名的医学家，是中医“脾胃学说”的创始人。李东垣认为脾胃是元气之本，元气是健康之本。脾胃伤，则元气衰；元气衰，则疾病生。这是李东垣内伤学说的一个基本论点，据此创制了“甘温除大热”之法。李氏根据脾胃的重要性而创立的补脾法，丰富了中医学治疗理论。李东垣的可贵之处在于，他能联系实际，研读经典著作，常能提出一些与他人不同的治法，挽救行将垂绝的病人。

一次，汴京酒官王善浦患小便不利，眼珠突出，腹胀如鼓，膝以上坚硬欲裂，饮食几废，生命危在旦夕。请来的医生，都给他服甘淡渗泄的利尿药物，均不见效。

眼看病情越来越重，病家慕名请李东垣诊治，李东垣仔细检查后说：“这个病太复杂，按一般常法不能奏效，须得精思熟虑，让我回家想想吧。”病家见他说得在理，也就同意了。

东垣回家后，联系病人的症状，默诵《内经》，苦苦冥思，未得其解。夜已很深，他干脆和衣而卧。半夜，他忽然掀被跃起，连声说道：有办法了！他随即拿起刮痧工具直奔病人家，他给病者旋转刺激中注、肓俞、商曲三穴，以刺激皮肤发红微热为度。七日后，病人的病情完全康复。

《素问·灵兰秘典论》说：“膀胱者，州都之官，津液藏焉，气化则能出矣。”东垣想：病人小便出不来，是气化不利的缘故。前面的医生用淡渗的阳药本能促气化，为什么不奏效呢？王冰在注释《内经》时说：“无阳者，阴无以生；无阴者，阳无以化。”气化过程靠阴精和阳气共同作用完成，甘淡渗泄药虽能化阳，但

病人病久伤阴，有阳无阴，所以气化仍不能正常进行。

所以，他想到了刮痧，然后配中药一服——“群阴之剂”。病人治疗后，疾病果然慢慢康复了。

大肠是传导之官：负责传化糟粕

大肠照顾好，糟粕毒素才能顺利导出体外

大肠是人体消化系统的重要组成部分，为消化道的下段，成人大肠全长约1.5米，起自回肠，包括盲肠、升结肠、横结肠、降结肠、乙状结肠和直肠六部分。全程形似方框，围绕在空肠、回肠的周围。大肠在外形上与小肠有明显的不同，一般大肠口径较粗，肠壁较薄。

《素问·灵兰秘典论》曰：“大肠者，传导之官，变化出焉。”大肠的这一功能是胃的降浊功能的延伸，同时与肺的肃降有关。水谷化为血，血里边更加精微的东西一旦被吸收就成为津液。津液在脾胃处不一定被消化吸收彻底，有一部分要经过大肠和小肠的进一步吸收和分泌，分出清和浊，清为液，由小肠吸收，浊为糟粕，由大肠传导出去。把精华的液渗透出来，就是“津”。大肠就像管理道路运输一样，既能够传导糟粕，也能传导津液，所以称之为“传导之官”。

大肠的功能，是将体内的垃圾排出体外。如果大肠在排除垃圾的过程中，不能充分发挥自己的功能，那么滞留在肠内的垃圾就会在肠内腐烂、发臭，制造出大量的有害物与有害气体和毒素。同时大肠还有一定的分泌功能，如杯状细胞分泌黏液中的黏液蛋白，能保护黏膜和润滑肠道，使粪便易于下行，保护肠壁防止机械损伤，免遭细菌侵蚀。

一般来讲，现代人的饮食纤维素不足，因此大大减少了肠道的蠕动，使肠道运动低下，生出便秘。如果体内产生毒素物质，就会在大肠壁上引发大肠炎等各种疾病。另外，由于现代人的饮食在加工过程中，营养大量流失，使得机体免疫力下降，有害细菌、病毒等就会感染大肠，也会引发肠炎、肠无力等各种疾病。

总之，肠道内微生态环境对人体健康至关重要。于是，科学家提出了“肠道年龄”的新概念。所谓肠道

年龄，实际上就是随着生理年龄的增长，肠道内菌群势力分布变化的阶段反映，并作为一种反映体质状况的健康数据。通过肠道菌群之间的平衡程度，人们可判断肠道是否有老化现象。调查发现，10～20岁青少年的肠道年龄呈明显老化趋势，而女孩子尤为显著。有些正值花季的少女如按肠道年龄推断，却有60岁。这一现象，与他（她）们不良的饮食习惯等生活因素密切相关。有一些中老年的公司职员，因工作紧张繁忙，经常参加酒宴应酬，过重的精神压力而产生焦虑、抑郁等情绪，导致神经内分泌系统功能失调，肠道生理功能紊乱，使肠道内微生态环境失去平衡，进而造成肠道老化。

肠道老化、菌群失调，可危及生命健康。这是因为肠道内有益菌群如双歧杆菌减少了，而那些荚膜杆菌、梭菌、大肠杆菌及腐败性细菌等有害菌便会大肆生长繁殖，兴风作浪，产生有害毒素，肠道内硫化氢、氨、酚等有毒物质增多，被吸入血液后，就会对心、脑、肝、肾等重要脏器造成危害，引发多种疾病，使人体过早衰老。对中老年人来说，由于肠道的张力和推动力逐渐减退，牙齿缺损，咬不烂食物，加上吃的东西过于精细，运动量小等原因，致使胃肠道的消化、蠕动功能差，极易引起便秘，粪便在肠道停留时间过长，菌群生态发生改变，有害菌群增殖而影响健康。如果经常吃高蛋白及高脂肪类食物，可促使胆囊向肠道排泄胆汁增加，某些细菌将部分胆汁转化为二次胆汁酸，这些胆汁酸是一种促癌物质，和其他致癌物质共同刺激肠壁，易引发大肠癌。

“肠道年龄”事关每个人的健康。那么，怎样才能让肠道“青春”永驻呢？

首先要关注膳食结构的平衡合理。一日三餐的饮食应做到粗细搭配，荤素都吃，尤其是要常吃些全谷类、薯类、豆类、蔬菜瓜果等富含膳食纤维的食物。研究表明，膳食纤维不仅能促进肠道蠕动，加快粪便排出，而且能抑制肠道内有害细菌的活动，加速胆固醇和中性脂肪的排泄，有利于肠道内微生态环境的稳定。这与古代医家提出的“要想长生，肠中常清”的道理是一样的。此外，做到吃饭定时定量，不暴饮暴食，不酗酒，注意饮食卫生等，对保持肠道年轻都至关重要。

其次是坚持适度的运动锻炼。人们可选择自己喜爱的运动项目，并持之以恒地参加锻炼，还可常做俯卧撑、揉腹等，这不仅有利于增强腹肌，还可促进肠道蠕动，加速粪便排出，使肠道内菌群保持平衡，防止肠道老化。

再次是要有愉悦的情绪。肠道是人的“第二大脑”，情绪的好坏关乎肠的安危。诸如过度紧张、焦虑、压抑、恼怒、忧愁等不良情绪，皆可导致胃肠道生理功能发生紊乱，引起肠道内微生态环境失衡。因此，要学会调控和驾驭自己的情绪，保持一颗淡泊宁静的平常心，对维护肠道内环境稳定大有裨益。

最后是要合理用药。时下不少人小病大治，无病吃药，滋补成风，特别是滥用抗生素现象异常普遍。结果破坏了肠胃环境，有益菌被杀灭了，有害菌变得猖獗，肠道内微生态环境恶化，致使出现了许多疾病。因此，人们要学会合理用药。

大肠经是人体血液的清道夫，一定要好好利用

一个团体总有被忽视的成员，他们总是在那里默默无闻地工作，很少有出头露面的机会。看起来他们似乎无足轻重，位卑言轻，但他们的作用，却是不可或缺，有时甚至是无可替代。大肠经就是这样一个无名英雄，好像没有什么大而显赫的功效，但有些特殊的疾病，真得它亲自出马才行。

大肠经起于食指末端的商阳穴，沿食指桡侧，通过合谷、曲池等穴，向上会于督脉的大椎穴，然后进入缺盆，联络肺脏，通过横膈，入属大肠。

大肠经为多气多血之经，阳气最盛。用刮痧和刺络的方法，最能驱除体内热毒，如果平时经常敲打，就可以清洁血液通道，预防青春痘。还能对荨麻疹、神经性皮炎、日光性皮炎、牛皮癣、丹毒等有缓解作用。

在五行里，肺与大肠同属于金，肺属阴在内，大肠为阳在外，二者是表里关系，肺是负责运化空气的，大肠负责传导糟粕。因此，大肠经的邪气容易进入肺经，当然肺经的邪气也可以表现在大肠经上。

大肠经出现问题，有的人会出现雀斑、酒渣鼻，有的人会腹泻、腹胀、便秘。如果这时候没有采取措施阻止外邪的进攻，外邪就会长驱直入进入人体的内部——肺经，这时就会出现较为严重的肺病。所以人们出现雀斑、酒渣鼻等问题时，要按摩大肠经以“治未病”，及时击退疾病的入侵。

那么，大肠经应该如何敲打呢？其实方法很简单，先给身体冲个澡，然后拍打两条手臂外侧几分钟后，等到手臂外侧已经有些微红，用刮痧石、刮痧板涂上些中草药油，如果

在家里刮痧条件不具备的话，用家里的食用油也有一样的效果，只是在刮痧后，记得用纸巾擦干表面的油脂残留。一般来说，如果体内有毒，当刮痧板稍用力压刮时，就会出痧，否则只是红而不会有明显的出痧现象。

除了上述一些疾病之外，大肠经对于咳嗽也有一定疗效。一般来说，咳嗽有两种，一种是干咳，就是指喉咙有点痒痒的感觉，咳的时候也一直在喉咙，吃东西的时候不咳，睡着的时候不咳，但躺下去时与早晨三四点的时候，会咳得厉害一点。遇到这种情况可以在太冲穴压一会儿，喉咙口的痒痒感觉没有了，就不想咳了。从理论上讲，这种咳嗽是生气造成肝气上逆，所以平肝可以止咳。另外一种是肠咳，指没有预警地突然有一股气从腹部冲上来，患者就会咳一阵子，过后又没有什么感觉了。这种咳嗽咳的时候，有的人很辛苦，有时有点像呛的感觉。这是因为患者腹部大肠或者小肠有一个病灶，如有水肿，堵住了肠里气体的排放，当达到一定腹压的时候，气体要冲出去，下面不通，就往上面来了。治疗这种咳嗽只要敲大肠经就可以了。

腹泻：刮痧以补大肠之“津”为其治法

大肠是传导之官，如果大肠出了问题，就很容易出现便秘和腹泻的症状。如果阳明火盛，会把大肠中的津液过多地吸出或渗出肠道以外，肠道内津液干涸，就会发生便秘，及大便干燥；如果阳明虚衰，吸收肠道内水液的能力就弱，大肠本应吸收或渗出的液体就会滞留肠中，出现溏泻的症状，就是腹泻。

有些人长年累月大便不成形，每日大便次数在3次以上，有的还伴有不同程度的腹部疼痛或不适。这就是慢性腹泻，是消化系统疾病的常见症状，以粪便稀薄、次数增加、病程超过2个月为诊断要点。由于慢性腹泻往往拖沓缠绵，治疗起来比较麻烦，成为了肠胃疾病中最顽固的一种。

治病要治本，细究慢性腹泻的具体原因，主要有胃源性、肠源性腹泻，内分泌失调性和功能性腹泻之分。中医认为，肠道问题是慢性腹泻的主要原因。因此，要彻底治愈还要从刮痧治“肠”开始。

对于腹泻的刮痧方法很简单。嘱咐患者俯卧位，刮拭大椎穴，由肺俞向下刮至大肠俞。仰卧位，刮中脘、关元、天枢等穴位。由足三里沿小腿外侧经上巨虚刮至下巨虚。由阴陵泉沿小腿内侧经三阴交、太溪等穴，刮至公孙穴处，由曲池穴刮至合谷穴。急性腹泻加刮肘窝部的尺泽、曲泽、足太阳膀胱经的委中等穴处，手法宜重；肾阳虚的患者加刮命门穴，加用摩法。

除了刮痧外，驱除脾胃寒气有个最简便的方法，那就是喝面粉白糖水。

【原料】面粉50克，白糖少许。

【用法】将面粉炒焦，加适量白糖，用开水调匀。每日饭前服用，一日2次，2～3天即可见效。

此外，还可以用经穴疗法来对付慢性腹泻。人体的神阙穴是寒气入侵人体的主要通道之一。驱除寒气也可以从神阙穴下手。神阙穴位于人体的肚脐眼。取独头蒜1个，生姜3片，捣烂后外敷于肚脐上，然后用胶布固定住，每晚更换，3～4日即可见效，简单又快捷。

除了了解这些治疗慢性腹泻的方法外，还要从日常生活入手，养成良好的饮食和生活习惯，如多吃热食，少喝冷饮，少吃反季节水果等，从根本上阻止寒气侵入脾胃。

痔疮：与便秘形影不离的兄弟

痔疮是发生在人体排泄口——肛门的一种疾病，痔疮是人类特有的常见病、多发病，它的生长、发展与人们的生活习惯、工作学习环境、行走劳累、饮食睡眠有很大关系。俗话说“十人九痔”，实际上严格来说，当为“十人十痔”。人的一生中，只要你正常生活，不可能在肛门部不产生一丝一毫的静脉瘀积以及曲张，除非排泄物不经过肛门。因此，可以说，人人都会有或轻或重的肛门疾病。所谓无痔疮，只不过是无症状而已。鉴于此，每个人都要学一点防治痔疮的知识。

痔疮最主要的症状是便血和脱出，大便时反复多次地出血，会使体内丢失大量的铁，引起缺铁性贫血。

林先生，今年40岁，IT企业中层骨干。由于工作需要，长期坐在电脑桌前，一工作就是四五个小时不活动。三十几岁时就患了痔疮，每次一发作，被折磨得苦不堪言。中间做过手术，病情缓和了一年多，由于饮食上不太注意，后来又复发了。他去过很多医院，医生都是开些中成药，吃完了再看效果。用药期间病情是会好些，可是药也不能总是这么吃啊，对身体是有伤害的。后来他听朋友介绍去看了中医，大夫给他检查完后，没有像其他医院一样给开一大堆药品，而是找来刮痧板和刮痧油为其治疗。

医生嘱林先生俯卧位。在施术部位抹上刮痧油后，泻法线状刮拭腰部督脉（由上而下）、足太阳经（由下而上）；继而泻法点状刮拭长强、肾俞、次髎穴，至痧痕显现。接着让林先生改为端坐位。在施术部位抹上刮痧介质后，泻法点状刮拭百会、孔最、足三里、承山穴，至痧痕显现。医生用上面的刮痧方法给林先生治疗了三四次，林先生的症状有所改善后，医生改用补法刮拭腰部督脉（由下而上）、足太阳经（由上而下）和上述诸穴。隔天1次，坚持1月，以巩固疗效。

医生还教给林先生一些日常治疗痔疮的小秘方，如用脚尖走路可以减轻痔疮的困扰，让身体进入健康的“良性轨道”。具体做法如下：走路时，双脚后跟抬起，只用两脚尖走路。在家中早晚2次，每次各走100米左右。长期坚持下去有利于提肛收气，又能让肛门静脉瘀血难以形成痔疮。

另外，冷敷也是个不错的方法。具体操作方法是：每天大便后，用毛巾或手指蘸冷水敷或清洗肛门。因为冷水洗不但能清洁肛门，还能使肛门收缩，防止由于排便引起的肛门发胀和下垂。只要坚持这一种简单的方法，就能不得痔疮，得了痔疮的人坚持用这个方法也能减轻痛苦。

刮痧配大黄牡丹汤，对治阑尾炎

急性阑尾炎是由于寒温失调或饮食失节或喜怒无度，而使“邪气”（淤秽之物如粪石之类）与“营卫”互相搏结于肠道，致使运化失职，糟粕积滞，气血瘀阻，积于肠道而成肠痈。如果诱发肠痈的瘀热没有出路，那么瘀热与血肉便腐败成脓。本病为实证、热证。因此，有效而便捷的治法便是祛邪从下而出，邪有出路，则脓不成而证自安。

自从西医在中国迅速发展后，危重病人都送入了医院急诊室，中医治疗急症的机会几乎没有了。事实上中医治疗急症有许多散在的宝贵经验，问题是没有加以系统总结，使之成为有效的常规治疗手段。

急性阑尾炎，在中医当中被称为缩脚肠痈，是一种常见的急腹症。起病原因大多为脾胃功能失调，再加上其他诱因，如饮食不节、突然奔跑等，致使糟粕积滞，气血瘀阻，积于肠道。如果诱发肠痈的瘀热没有出路，那么瘀热和血肉便会腐败成脓。因此，可用“下法”治疗本病，刮痧配大黄牡丹汤。

刮痧疗法

（1）嘱患者采取俯卧位，刮大肠俞、关元俞、次髎。仰卧位，刮拭大横、天枢、手法宜轻。上肢刮曲池、合谷，下肢刮足三里、上巨虚、阑尾穴、阴陵泉、三阴交。

（2）选取大肠俞、上巨虚、阑尾穴、阳交。寒热配大椎；高热配十宣；恶心呕吐配中庭、内关；疼痛剧烈配公孙、内庭。用泻刮法，先刮主穴至痧痕显现，再随证加刮配穴，其中十宣穴以三棱针点刺放血各1～2滴。每日1次。

大黄牡丹汤

【组成】生大黄12克（必须后下），芒硝9克（冲服），桃仁6克，冬瓜仁24克，粉丹皮12克。

【用法】上药（除芒硝外）加水6升，煎至1升，去渣后再加入芒硝，煎沸，一次服完。

【功效】泻热破瘀，散结消肿。

【加减】痛甚者加蒲公英或田七末；热甚者加紫花地丁、金银花；出现包块者（阑尾脓肿）加皂角刺；虚者于后期酌加党参或吉林参以扶正。

只要急性阑尾炎诊断一成立，越早用“下法”越好。用药三至四个小时后，若仍不见泻下，可再服一剂，必于当天达到泻下之目的。得泻后，第二天仍用“下法”，直到痊愈。但后期泻下药应有所减轻，而增加清热解毒药。当然，病情恶化，如合并弥漫性腹膜炎时，“下法”则宜慎用。如果本病发展成为阑尾周围脓肿时，仍然可以用“下法”。值得注意的是，即使腹痛已除又没有发热，病看上去好像痊愈，仍需要服大黄牡丹汤三剂以彻底治愈。

另外，病情较重的患者可以配合针灸治疗和外敷法。

针灸疗法

针刺阑尾穴（双侧），用泻刮法深刺之，运针10~20分钟，接电针机半小时，再留针1小时。每天1次，连刺3天。此点多有压痛，进针时须刺在痛点上。如果效果不佳，可以再强刺激足三里。有发烧、恶心、呕吐者加曲池、合谷、内庭等。每日针2～3次，至症状消失。体质较差、病情较轻者，宜用较弱刺激。

外敷法

三黄散外敷。用蜂蜜适量加水调匀敷患处，药干即换。

胆是中正之官：阳气生发的原动力

《黄帝内经》中的“胆识论”和养胆说

《黄帝内经》里说：“胆者，中正之官，决断出焉。凡十一脏，取决于胆也。”什么是“中正”呢？比如说，左是阴右是阳，胆就在中间，它是交通阴阳的枢纽，保持着人体内部的平衡。胆功能正常，身体就健康；胆功能出了问题，人就显得虚弱不堪了。

为什么五脏六腑取决于胆？为什么不是取决于心，取决于肺，取决于肝、肾、脾呢？按一般人的想法，应该是心脏第一，可《黄帝内经》为什么把胆提到那么高的位置呢？

《素问·本输》称“胆者，中精之府”，内藏清净之液，即胆汁，胆汁是苦的，具有杀菌消毒的作用。在人体各内部循环系统里，由心脏带领各系统进行运转，胆调动刺激各内脏的活动，胆气升，五脏旺，没有胆的刺激、督促、监督、鞭策，身体内部系统的运转速度、效率会慢慢降低，有的系统可能还会捣乱。虽然是心主神明，但没有胆做监督，心也慢慢地变糊涂，先出现偶尔听力下降的现象，到后来心的领导能力会越来越弱，内部的各个系统会各自为政，各个元神（或叫神、魂、魄、意、志）等开始占山为王，各管自己而不接受统一协调的命令，甚至会互相克制而互相残杀，就会出现一些内脏及所控制的领域很强大，另外有的内脏及其领域就被克制住了，此时潜伏的疾病就开始在弱小的地方发作，内战一打，身体内部的抵抗能力下降了，身体外部的各种病毒也开始进军了，“侵略”战争开始了。由此而论，“凡十一脏，取决于胆也”便不是一句空话了。

具体来说，胆有两大功能。一是胆藏精汁，主疏泄；一个是胆主决断，调情志。

胆藏精汁，主疏泄

胆汁在肝的疏泄作用下进入胆囊，浓缩；同时，又在肝胆二气的疏泄作用下流入小肠，对食物做进一步的消化吸收。因此，胆汁疏泄正常，对脾胃、小肠的功能活动都十分有益。相反，如果胆失疏泄，胆汁藏泄功能发生障碍，就会影响到脾胃，使小肠的消化吸收功能失常，主要表现为食欲不振，厌油腻食物，腹胀，便溏，或胁下胀满疼痛等症。如胆汁上逆，会出现口苦，呕吐黄绿苦水等；如果胆汁外溢，会导致巩膜和肌肤发黄而产生黄疸等症。

人在子时前入睡最宜养胆。而且子时为阳生之时，此时入睡，有利于协调平衡人体的阴阳。

胆主决断，调情志

中医认为，胆的生理功能，与人体情志活动密切相关，主要表现为对事物的决断及勇气方面。胆气豪壮者，剧烈的精神刺激对其所造成的影响不大，且恢复也较快。所以说，气以胆壮，邪不可干。如果胆的功能失常，就会出现情志方面的变化。胆气虚弱的人，在受到精神刺激的不良影响时，易生疾病，表现为胆怯易惊、善恐、失眠、多梦等精神情志病变。

一般来说，人们对事物的判断和对行动的决心，都是从胆发出来的。俗话说，“胆有多清，脑有多清。”如果胆不清了，头脑自然一片混乱，头脑不清自然无法做决断；胆清了，头脑也清醒，决断也容易做了。

胆对人体有如此大的功效，但现在很少有人知道如何保养它，所以胆结石等胆管疾病出现在很多人的身上。那么该怎样保养，预防胆管类疾病呢？北周医家姚僧垣认为保养胆脏就要注重饮食、保持快乐的心境。

养成健康的饮食习惯，建立合理的饮食结构

据了解，由于经常不吃早餐，会使胆汁中胆酸含量减少，胆汁浓缩，使得胆囊中胆结石形成，因而导致不吃早餐者胆结石的发病率大大高于饮食有规律者。

另外，临睡前喝一杯全脂牛奶，可防胆结石。因为牛奶能刺激胆囊，使其排空。这样胆囊内胆汁就不易潴留、浓缩，结石就难形成。

在饮食上要尽量少吃油腻的食物，更不能因为早上赶着上班或者赖床而不吃早餐。因为在空腹的时候，胆汁容易郁积，极有可能引起结石症状。饮食偏荤喜甜者，也因脂肪和胆固醇摄入多，易形成胆结石。甜食过多又会促进胰岛素分泌，会加速胆汁中胆固醇的沉积而形成胆结石。

调节情志，保持心情舒畅

中医认为，情绪的过度压抑和过度亢奋均属神志不畅，而两种极端的性格都可导致胆囊炎或者胆石症。总体看来这是一种身心疾病，情绪不好后心理问题就会直接影响到生理。肝和胆是互为表里的，胆的功能要通过肝脏的功能来体现，如果情绪不好，就会影响到肝脏的疏泄功能，同样就会影响到胆汁的排泄和分泌功能。胆汁是帮助消化的，胆汁正常的时候应该从胆囊排出来，排到肠道里帮助消化，尤其是消化脂肪类物质。导致胆的病变除了情志以外，就是肝气疏泄太过或者不及。此外还和饮食有关，比如吃得过于油腻，饮食不节就容易导致胆囊病变。另外还和外感湿邪有关系。

右上腹隐隐作痛，可能是胆囊炎在作祟

在我们的日常生活中，有些人偶尔会感觉右上腹隐隐作痛，就怀疑是肝出了问题。于是去医院花了好多钱做乙肝五项、肝功能、肝B超检查，

结果却显示他的肝没有任何问题。回到家之后，他的疼痛还是没有任何好转，有时甚至更加厉害。这是怎么回事呢？这样的情况，大多数是因为得了胆囊炎，却误认为是肝有问题。下面就来拨开胆囊炎的重重迷雾，让患者不再迷茫。

胆囊炎可分为急性和慢性。它是细菌性感染或化学性刺激引起的胆囊炎性病变，与胆石症常常共同存在。胆囊炎患者应该注意饮食，食物以清淡为宜，少食油腻和炸烤食物。保持大便畅通。多走动，多运动。并且要做到心胸宽阔，心情舒畅。如果能按照以上要求去做，并进行适当的饮食治疗，对胆囊炎能起到良好的防治作用。饮食治疗的目的是要清除促进胆囊炎发病的因素和保持胆汁排泄的通畅。

除饮食调理，胆囊炎患者也可以采用刮痧的方法来保健。

（1）刮拭时，嘱托患者坐位或俯卧位，刮拭背部的曲垣、心俞、膈俞、肝俞、胆俞，从前向后沿肋骨刮拭胁肋部，重点刮拭日月、章门，腹部刮拭梁门、太乙，下肢刮拭足三里、胆囊、太冲及手上的合谷穴。

（2）发作期还可以用泻刮法刮拭天宗、胆俞及肩胛部期门、日月、梁门；缓解期用平泻刮法刮拭胆俞、日月及上腹部阳陵泉、胆囊、光明、丘墟及小腿外侧。刮拭至出现痧痕为止。每天1次。

另外，胆囊炎患者也可以用民间的拔罐疗法来疗养，这是一种天然的治疗方法，无毒副作用。

【选穴】胆俞。

【操作方法】先在胆俞穴上拔罐，留罐10～15分钟。起罐后，用右手拇指在胆俞穴上用力按摩15分钟。每天1次，6次为1个疗程。

值得注意的是，在胆囊炎发作时，宜禁吃固体食物数天，仅喝蒸馏水或矿泉水。接着再喝果汁3天，可喝梨汁、甜菜根汁、苹果汁等。然后才开始恢复固体食物，用生甜菜切碎加2汤匙橄榄油、新鲜柠檬汁、新鲜的苹果酱食用，这个饮食计划对患者很有帮助。

坐骨神经痛，刮痧疏通胆经才是治本之策

坐骨神经痛在体内各种神经痛中居于首位，是常见病。患者往往表现为右腿疼痛，从大腿外侧到脚部，疼得厉害的时候1秒钟都坐不下去。这是由经络不通造成的。大腿外侧只有胆经一条经络，所以胆经络不通，是造成坐骨神经痛的原因。

那么，怎样才能缓解和调养坐骨神经痛呢？

坐骨神经痛是身体排除寒气时的症状之一。当肺排除寒气时，会使胆的功能受阻，当胆经受阻的情形严重时，就造成了胆经疼痛，也就是坐骨神经痛。由于疼痛是由肺热引起的，因此，刮痧按摩肺经可以疏解肺热，肺热消除了，胆经立即就不痛了。

当胆经发生疼痛时，嘱患者取俯卧位，在施术部位抹上刮痧介质后，用泻法线状刮拭腰部督脉（由上而下）、足太阳经（由下而上）和下肢部足太阳经（由足部至腿部）、足少阳经（由足部至腿部），直到痧痕显现。泻法点状依次刮拭2～5夹脊、八髎（上髎、次髎、下髎、中髎）、环跳、风市、飞扬穴，至痧痕显现；用泻法点状刮拭随症选穴，腰椎旁痛点加腰阳关、大肠俞；臀部痛点加承扶；腘窝部痛点加承山；腓部痛点加阳陵泉；踝部痛点加申脉、昆仑；施术的第二天，如症状减轻则改用补法刮拭上述经络、俞穴。反之，则仍用泻刮法，直至症状减轻。

对坐骨神经痛还有一种刮拭方法，用泻刮法或平补平泻法刮背部的脾俞、肾俞、气海俞、关元俞、大肠俞，再刮下肢部的环跳、秩边、殷门、阳陵泉、委中、承山，重刮阿是穴。痛剧着加用三棱针点刺委中、阿是穴出血少许。每日或隔日1次。

当胆经发生疼痛时，按摩肺经的尺泽穴会感觉疼痛，压住正确的穴位后，停留在穴位1分钟可以立即止住疼痛。为减少发病的概率，平时可以经常按摩尺泽穴。每日睡前用热毛巾或布包的热盐敷腰部或臀部，温度不可太高，以舒适为宜。

如果疼痛发生于季节变化时，由于春季肝的升发或夏季心火的旺盛，都会因为脏腑平衡的原因，造成肺热的症状。因此，保健时，春天需先祛除肝热，夏天则先祛除心火，再祛除肝热，如果还不能祛除疼痛时，再按摩肺经祛除肺热。秋天时则直接按摩肺经，多数都能缓解疼痛。冬天肝气会由于肾气下降而相对上升，因此，必须先按摩肾经，再按摩肝经和肺经。由于肺和胆的问题通常都不是短时间形成的，当发生胆经疼痛症状时，问题必定已经相当严重了。因此，不可能在短期内完全祛除疾病，必须先温养血气，血气能力达到相当充足的水平，人体才有能力逐渐祛除肺中的寒气。寒气祛除了，胆功能才能逐渐恢复。

此外，还要注意工作时坐硬板凳，休息时睡硬板床。要劳逸结合，生活有规律，适当参加各种体育活动。运动后要注意保护腰部和右腿，内衣湿后要及时换洗，防止潮湿的衣服在身上被焐干。出汗后也不宜立即洗澡，待落汗后再洗，以防受凉、受风。

对付黄疸症，刮痧是好手

目黄症及肤黄症为黄疸症的初级或轻症阶段，包含甲、乙型肝炎和其他梗阻性黄疸，而急性黄疸型肝炎、重症肝炎、瘀胆型肝炎和某些器质性梗阻性黄疸则属于赤巴窜脉症。

治疗目黄症和肤黄症，如属热象，宜采取清热解毒，泻胆疏肝法。当赤巴功能无明显减弱时，可先用诃子、樟牙菜共煎，待凉内服；如有腹胀、恶心者可加用藏木香或广木香、甘草；合并有胃脘疼痛，脉细数按之即空，可交替使用九味渣驯散；如便干则加用大黄。藏医在本病的治疗上，有许多传统验方，如八味樟芽菜散、九味牛黄加味散、秘诀寒方散等，可斟酌使用。

另外，属寒象的黄疸症，采取升养胃火、泻胆养肝的方法，最好选用药物性味温和，寒热适中的药方：石榴、黑冰片、豆蔻、诃子、肉桂、波棱瓜子、荜拨、蔷薇花。对于黄疸程度较重、选用上述药物较难奏效时，可在嘎纳久巴散中加用熊胆、牛黄、藏红花。而对于赤巴窜脉症的治疗，用牛黄青鹏散。

除了上面的药方外，还可以配合刮痧疗法。

（1）刮足厥阴肝经和足太阴脾经：由膝部内侧的曲泉和阴陵泉穴，沿小腿内侧向下经地机、三阴交等穴，刮至太冲穴；刮足少阳胆经：由阳陵泉穴沿小腿外侧向下，刮至丘墟穴。

（2）刮足太阳膀胱经：由背部膈俞穴沿脊柱两侧经肝俞、胆俞、脾俞刮至胃俞穴。刮督脉，由大椎穴沿后正中线刮至阳穴。

（3）刮足厥阴肝经之期门穴及足少阳之暮穴日月穴；刮任脉，由胸前膻中穴沿前正中线向下，经巨阙刮至中脘穴。

三焦是人体的总指挥：负责调动运化元气

三焦为决渎之官，负责调动运化元气

《灵枢》说三焦经“主气所生病者”。三焦是六腑之一，脏腑是中医的基本概念，通俗地说脏是没有腔的人体内脏器官，腑就是有腔的人体内脏器官，比如胃是一个容器腔，肠也是一个腔，三焦属于腑，其实它就是把五脏六腑都包括在里面的大腔。《难经·三十八难》云：“三焦者，主持诸气，有名而无形。”现在有观点认为三焦是中医学内分泌系统的概称，这个理解虽然不全面，但三焦确实与内分泌系统有一定的联系。

根据中医理论，三焦经是主一身之气的。百病从气生，当人体的气机顺畅后，自然就不会生病了，但如果气机的通路被堵住，疾病问题就全来了。因此，三焦是人体上一个最大的腑，主一身之气，说白了就是脏腑气机的通道。

那么气到底是什么呢？气是中医学中指构成人体及维持生命活动的最根本、最微细的物质，同时也具有生理机能的含义。它实际上与现代物理学意义上的气不尽相同。古人认为，“气”是构成世界的基本物质。“气”除了作为一种物质存在以外，还是生命的基始，是万物生机活力的本源，《淮南子·原道训》说：“气者，生之元也。”气是生命的本源，因此“有气则生，无气则死，生者以其气”（《管子·枢言》）。这一点很重要，它对于中医学“气”的理论影响很大。

风、寒、暑、湿、燥、火原本是自然界中六种不同的气候变化，在正常情况下，称为“六气”。“六气”一般不会导致发病。只有当气候变化异常，六气太过或不及，即夏天过分的炎热，冬天特别的寒冷，谓之太过；假若冬天变为暖和，夏天反而寒凉，这为不及。或非其时而有其气，这是指季节气候的异常，如近年来由于全球气候变暖，冬天应该是寒冷的季节，却出现了暖冬。再就是气候变化过于急骤，加上人体正气的不足，抵抗力下降时，六气才能成为致病因素，伤及人体而发生疾病。在这种情况下，中医学将反常的六气称为“六淫”，所以又称为“六邪”。

精和气同是人体生命活动的物质基础，彼此能相互化生，故中医学认为“精能化气，气能生精。”气在生命活动中，具有十分重要的作用。人体的生长、发育、衰老、死亡和疾病的发生发展都与气的盛衰、运动变化有关。

有人觉得自己内分泌失调，但到底哪里失调，去医院查不出来，自己更说不清楚，吃药也不管用。其实就是身体中的气机紊乱了，这个时候，调节一下主气运行的三焦经自然会有效果。比如女性朋友的乳腺增生病，就是由长期的气郁不疏造成的，心里有郁结之气，肝气不疏，三焦经经气不通，就会产生各种症状。

现代女性压力大，常会出现痛经、月经不调、闭经的毛病，往往会被诊断为“内分泌失调”。但是去医院治疗作用有限，有时医生为了强调治疗效果，甚至会开一些激素类的药物，让病人内服外用，大家都知道激素类药物不好，能引起药物依赖、肥胖等副作用。长期不愈的症状有很多种，这时好好调一下三焦经，气调顺了，身体就能正常地运行了。当女性朋友出现这些症状不知所措的时候，不妨揉揉自己的三焦经，效果会很明显。

三焦经是从无名指外侧1毫米处的关冲穴开始，顺着手背、胳膊背部上到头，顺着耳朵转大半圈，到眉毛旁边的丝竹空穴。三焦经的症状多与情志有关，且多发于脾气暴躁之人，打通此经，可以疏泄“火气”，因此可以说三焦经是暴脾气人群的保护神。及早打通此经，还可预防更年期综合征的困扰。此经穴位多在腕、臂、肘、肩，“经脉所过，主治所及”，所以对风湿性关节炎也有特效。觉得自己气不顺的朋友可以用手按摩这条经，或者用按摩棒敲打，效果也会不错。

下面再介绍几个可以很好疏通郁结之气的穴位，建议大家指压按摩，以有酸麻胀痛感为度。在敲完三焦经和下列的穴位按摩后，会有不一样的感觉。

支沟穴

此穴在外关上1寸。与外关穴的功用较为类似，也可舒肝解郁，化解风寒，但同时还善治急性头痛、急性腰扭伤、胆囊炎、胆石症、小儿抽动症。古书皆言其善治便秘，但其最为特效的是治疗“肋间神经痛”，俗称“岔气”。当岔气时，用拇指重力点按支沟穴，即时见效。

中渚（俞木穴）

此穴在手背侧，四、五掌骨间。俞主“体重节痛”，木气通于肝，肝主筋，所以此穴最能舒筋止痛，腰膝痛、肩膀痛、臂肘痛、手腕痛、坐骨神经痛，都是中渚穴的适应证。此穴还可治偏头痛、牙痛、耳痛、胃脘痛、急性扁桃体炎。此外，四肢麻木、腿脚抽筋、脸抽眼跳等肝风内动之证，都可掐按中渚来调治。

液门（荥水穴）

津液之门，在无名指、小指缝间。此穴最善治津液亏少之症，如口干舌燥，眼涩无泪。“荥主身热”，液门还能解头面烘热、头痛目赤、齿龈肿痛、暴怒引发的耳聋诸症，此穴还善治手臂红肿、烦躁不眠、眼皮沉重难睁、大腿酸痛疲劳诸证。液门善治口干舌燥等津液亏少之证，中渚最能舒筋止痛。

三焦经的功效远不止这些，自己

可以在治疗中慢慢探寻和体验。

减少眼尾纹的秘方——敲揉三焦经

人的眼周皮肤是全身最薄的部位，30岁以后，眼周胶原蛋白和弹力蛋白开始老化，由胶原纤维和弹力纤维组成的细筛网状结构也开始变得稀疏，再加上现代人使用电脑产生的电磁辐射和化妆品等选用不当产生的化学刺激，眼周皱纹开始不断出现。女性朋友眼周的小皱纹提示衰老的来临。

干燥、寒冷、洗脸水温过高、表情丰富、生活不规律、吸烟等均可导致纤维组织弹性减退，同时受到肌肤自然老化影响，内分泌功能日渐减退和日光紫外线对皮肤的损伤的影响，机体对肌群小纤维及相关细胞的营养作用开始变得衰弱，蛋白质合成率下降，肌群小纤维数量减少，真皮层内的成纤维细胞活性减退或丧失，使得真皮层胶原纤维和弹力纤维减少、断裂，从而导致皮肤弹性降低，眼角皱纹增多。眼睛四周的皮肤只含有少量的脂肪，且眼皮是人体最薄的皮肤，非常脆弱，晚上喝水较多，早上起来易水肿，白天受到各种电化学刺激又易退水，眼周皮肤在脱水和缺水的情况下很容易长出皱纹，并随着年龄的增长而不断加深。

中医认为如果作息不规律，夜晚不睡觉，早上不起床，就会出现鱼尾纹。因为人在夜晚不睡觉的时候耗阳气和伤阴气，整个经络和经筋都不能得到濡养。年老或者早衰，也就是阴阳气大衰，经络和经筋会筋纵痿软，就出现了眼尾纹。

三焦经经络循行从两侧外眼角开始，斜向上至额角部位，再直向下至耳尖部。根据中医学远道治病的理论，气血津液通过经络输注到眼睛及其周围组织，所以刮痧或者敲揉三焦经，就可减少眼尾纹。

下面再介绍一些防治眼尾纹的中医方法：

敲三焦经

三焦经主要分布在上肢外侧中间，还有肩部和侧头部。敲三焦经主要是敲手臂这一段。左右手可以交替去敲，敲完一遍后换左手敲击右臂，两侧交替敲击大约10分钟。敲的时候必须有酸痛的感觉才好。敲三焦经不仅能增强机体免疫力，调节全身体液循环、增强免疫力，还能刺激大脑皮层、放松神经，改善头痛、目痛、头痛、咽喉痛、出汗等多种身体不适症状。

穴位按压

（1）按压鱼腰：鱼腰位于眉毛的正中间，是非常重要的美容穴。按压时可闭上双眼，将两手中指按压在鱼腰上，以有酸麻胀痛的感觉为度。按压1分钟左右。

（2）按压丝竹空：将双手搓热，然后一边吐气一边用搓热的双手中指指腹按压丝竹空穴。丝竹空位于眉梢处凹陷处，适度按压可以淡化眼尾纹，对眼睑下垂也有一定的改善作用。

（3）按压四白：四白穴又叫“美白穴”、“养颜穴”，按压这个穴位，不仅可减轻眼角鱼尾纹，还可美白。四白穴位于眼眶下面的凹陷处，就是当你向前平视时瞳孔直线下方，在眼眶下缘稍下方能感觉到一个凹陷，这就是四白穴。四白穴在眼周围，坚持点按可祛除眼部的皱纹。

（4）按压瞳子髎。瞳子髎也能祛除眼部的皱纹。瞳子髎位于眼眶外缘1厘米处，一面吐气一面按压，每次压3～5秒，休息2～3秒，再压3～5秒，每一部位重复3～5次，这样才能达到好的效果。

耳聋不用担心，刮痧来帮您

耳朵的疾病常见于耳鸣、耳聋两种。肾开窍与耳，肾的精气充足则会耳聪，听觉灵敏；如果精气不足，则会耳鸣。此外，过度疲劳、睡眠不足、情绪过度紧张时，也可能产生耳鸣。对于前者引起的耳鸣治疗时应该去补肾精、补元气。后者只需将这些不良的生活方式戒除即可。

对于耳聋的治疗可以取三焦经来治疗。三焦经就是手臂外侧靠无名指的那一条线，它还有一个名字叫“耳脉”，因为这条经绕着耳朵转了大半圈，所以耳朵的疾患可以说是通治了。

如果患了耳聋，可以采用刮痧方法：

（1）选取脊椎两侧、耳区，颈椎1～5节及其两侧，肘弯区。配穴：合谷、中渎、侠溪。用点揉法先在脊柱两侧（从大椎至尾椎）轻刮3行，至出现痧痕为止，并重点刮颈椎1～5行，至出现痧痕为止。用泻刮法再刮耳区及肘弯区，耳区亦可用梅花针重叩刺，然后点揉配穴，每穴3～5分钟。每日1次。

（2）选取3组穴，分组来刮拭。先用点揉法刮痧第一组穴位太阳、耳门、听宫，每穴刮拭3～5分钟；再刮第二组曲泽、中渚，刮后留罐5～15分钟；然后以三棱针点刺第三组侠溪、丘墟、太冲、大椎、肝俞（每次选两个或三个穴位），每穴放血1～2滴。每日1次。

此外，如果平时生活中坚持进行下面的保健按摩，对耳鸣的防治也有效果。

（1）先用食指和大拇指轻柔按摩听会穴（在耳屏的前下方与小豁口平齐，张嘴的凹窝处）5分钟左右，约

350～400次。

（2）两掌搓热，用两掌心掩耳，十指按在头后部。再将食指叠在中指上，敲击枕骨下方约50次，使耳内听到类似击鼓的声音。

（3）用已搓热的两手掌心捂住两耳，手掌将耳朵完全封闭，然后两掌突然松开，这样重复捂耳30次。

（4）用食指和大拇指，先从上至下按捏耳郭，然后从下至上按捏，这样反复按捏至双耳有发热感，共按捏耳郭100次。

（5）按摩合谷穴（伸掌，大拇指、食指两个手指并拢，在两指间肌肉最高处取穴）80次。

大量饮酒、吸烟、长期服药等，是导致耳聋的原因。另外，生气也会造成突然的耳聋。人一生气，不是这儿堵了，就是那儿憋了。人一生气，整个三焦都会受阻，耳朵这个孔窍的气机就容易被闭住，于是就出现耳聋的症状。所以，一定要把度量放开，没事儿别瞎生气。

肥胖症，可以“补”出健康身材

人体内脂肪积聚过多，体重超过标准体重的20%以上者，称为肥胖症。有关专家研究显示：肥胖可导致人的寿命缩短，男性肥胖者的死亡率是正常人的1.5倍，女性是1.47倍。所以，解决肥胖问题刻不容缓。

肥胖的人在活动后还很容易出现心慌、气短、疲乏、多汗，所以人们常常用“虚胖”来形容胖。胖人的虚只能用补来解决。

有句话叫“血虚怕冷，气虚怕饿”。血少的人容易发冷，而气虚的人容易饿，总想着吃。针对这种食欲旺盛的情况，最好的方法就是补气，中医常会采用刮痧配合食疗。针对此种肥胖症状，先用泻刮法刮拭大椎、大杼、膏肓、神堂，刮至出现痧痕为止，然后选择华盖、膻中、上脘、中脘、气海、尺泽、鱼际、外关、足三里、期门、掌门、三阴交配穴进行刮拭。待体重显著减轻后，继用补法刮拭配穴。

刮痧后，还可用十几片黄芪泡水喝，每晚少吃饭，用10颗桂圆、10枚红枣（红枣是炒黑的枣，泡水喝），不至于因为晚上吃得少了而会感到饥饿，同时红枣和桂圆又补了气血。另外，平时要多吃海虾，这也是补气、补肾最好的方法。当把气补足后，就会发现饭量能很好地控制，不会老是觉得饿了。坚持一段时间后，体重就会逐渐下降。

对于那些吃得少，也不容易饿的胖人来说，发胖是因为血虚，采用刮痧法把气血补足了，赘肉自然就消失了。刮痧时先刮背部肾俞，然后刮胸部膻中，再刮腹部中脘上下，脐周、天枢、关元，刮下肢内侧三阴交，最后刮下肢外侧足三里至丰隆穴。用补泻兼施法，刮至出现痧痕为度。隔日1次。平时要多吃鳝鱼、黑米、海虾，同时再多吃牛肉，身体自然就会有劲。

另外，用按摩的方法也可以减肥，每天早上醒来后将手臂内侧的肺经来回慢慢搓100下，再搓大腿上的胃经和脾经各50下，能有效地促进胃肠道的消化、吸收功能，并能促进排便，及时排出身体内的毒素与废物。中午的时候搓手臂内侧的心经，慢慢来回上下地搓100次，然后再在腰部肾俞穴搓100下，因为中午是阳气最旺盛的时候，这时是补肾、强肾的最好时机。晚上临睡前在手臂外侧中间的三焦经上来回搓100下，能有效地缓解全身各个脏器的疲劳，使睡眠质量提高，好的睡眠也是人体补血的关键。

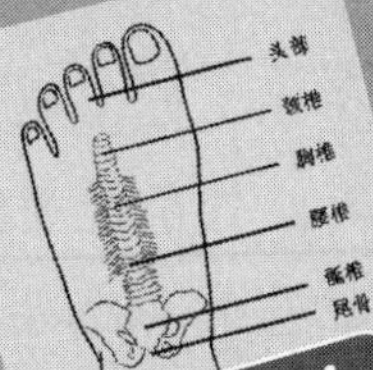

第四节

益寿延年，维护体内硬件——身体部位刮痧

头部保健刮痧：健脑益智，有益全身

三千青丝，丝丝顺滑——乌发的刮痧调治法

“发动”，才会“心动”。一头亮丽润泽的秀发，不仅会给他人带来美的享受，同时也能展现自己的独特风貌。为此，女性朋友们平时要花点心思养护头发，让颜面更光鲜靓丽。中医认为“气血同源”、“气能生血”、“血为气之母”，气血对肌肤、毛发具有润泽的作用。明代医学家王肯堂在其书《证治准绳》中说：“血盛则荣于发，则须发美；若气血虚弱，经脉虚竭，不能荣发，故须发脱落。”《医学入门》中说：“血盛则发润，血衰则发衰，血热则发黄，血败则发白矣。”

以上都说明，人体毛发的枯荣是由于气血盛衰决定的。头发属于少阴、阳明；耳前的鬓毛属于手、足少阳；眼上的眉毛属于手、足阳明。如果气血盛，则毛发长得又快又好；如果气多血少，则虽然黑但长得慢；如果气少血多，则长得又少又差；如果气和血都少，则毛发不生；如果气和血都过盛，毛发就会黄而赤；如果气血皆衰，头发就会发白并脱落。

可见，要使自己的秀发又黑又亮，就要使自己的气血充实起来，这是保持秀发魅力的根本办法。乌发秀发，刮痧是个不错的选择。方法如下：

用刮痧板梳沿着经络的方向梳理头部中间的督脉，还有两侧的膀胱经、胆经。通过刮痧板梳对经络的刺激，可促进气血的循环，使局部的毛囊得到气血的滋润，从而使头发变黑、变密。

用面刮法刮拭肺俞、脾俞、肾

俞、血海、足三里等，刮拭的力度由轻到重。局部刮痧可促进血液循环，提升气血，补充给头部足够的营养，令头发乌黑亮丽。

中国人自古以来就以乌发为美，拥有一头乌黑发亮的头发不仅看上去非常的漂亮，而且也是健康与否的重要标志，要想拥有一头乌黑秀美的头发就请关注自己的气血吧！平时适当吃些益肾、养血、生发的食物，如黑芝麻、核桃仁、桂圆肉、花生、大枣等，对防治脱发大有裨益。另外，每天必须摄入一定量的主食和水果蔬菜。因为主食摄入不足，容易导致气血亏虚、肾气不足，直接导致头发稀疏。每个健康成年人每日主食的摄入量以400克左右为宜，最低不少于300克。最后还要减轻精神压力，因为压力会造成内分泌失调，使皮脂腺分泌增加而导致脱发。相信只要坚持做到以上几点，让自己的气血充盈起来，就可以帮你防止头发衰老，拥有健康秀美的头发不再是难事。

落枕：刮痧可治的小毛病

落枕或称“失枕”，是一种常见病，好发于青壮年，以冬春季多见。落枕常见的发病经过是入睡前并无任何症状，晨起后却感到项背部明显酸痛，颈部活动受限。这说明病起于睡眠之后，与睡枕及睡眠姿势有密切关系。

在日常生活中，落枕病因主要有两个方面：一是肌肉扭伤，如夜间睡眠姿势不良，头颈长时间处于过度偏转的位置；或因睡眠时枕头不合适，过高、过低或过硬，使头颈处于过伸或过屈状态，均可引起颈部一侧肌肉紧张，使颈椎小关节扭错，时间较长即可发生静力性损伤，使伤处肌筋强硬不和，气血运行不畅，局部疼痛不适，动作明显受限等。二是感受风寒，如睡眠时受寒，盛夏贪凉，使颈背部气血凝滞，筋络痹阻，以致僵硬疼痛，动作不利。

对于落枕，一般可以采取以下几种方法调治：

刮痧疗法

嘱患者俯坐位。施术者站于患者背后。用泻法线状刮拭颈部督脉（由上而下）、足太阳经（由下而上）和肩部手少阳经（由内而外）、手太阳经（由内而外），直至痧痕显现。继而用泻法点状刮拭阿是穴、天柱、大椎、肩井，至痧痕显现。令患者改为端坐位，手放大腿上或屈肘放桌上。用泻法点状刮拭后溪、落枕穴，至痧痕显现。

如一次刮拭后患者痊愈，第二天则用补法线状刮拭颈部督脉（由下而上）、足太阳经（由上而下）和肩部手少阳经（由外而内）、手太阳经（由外而内）；补法点状刮拭天柱、大椎、肩井、后溪、落枕穴。

如一次刮拭后，颈部或肩部仍然疼痛、牵强，第二次仍用泻法刮拭上述经络、腧穴，待症状好转后再用补法巩固疗效。

刮痧配合疗法

（1）症状较轻者，可先用热毛巾敷患处数次，涂上风油精或红花油，或在患处贴上伤湿止痛膏，症状可很快消失。

（2）用热毛巾敷患侧，稍停，颈部向患侧旋转，坚持旋转到最大限度，停10秒钟左右。然后颈部缓慢转向健侧，转到最大限度后同样停10秒钟左右。颈部左右反复旋转约5～10分钟。此间可更换毛巾，使其保持一定的热度，但应注意防止烫伤。

（3）患者坐在凳子上，两臂自然下垂，头先向左转，再向右转，连续转动20次。然后挺起胸部，头先向下低到下巴挨着胸部为止，再向后仰，停3秒钟后再低头，反复做20次。再次将胸部挺起，将颈部尽量向上伸，再尽量往下缩，连续伸、缩15～20次。

（4）两手背第二、三掌骨间掌指关节下约0.5寸处各有一落枕穴。取此点用拇指直立切压，再顺着掌骨间隙上下移动按压，约2～3分钟，症状会立即消失。急性落枕按压1次即可缓解。

需要注意的是，发生落枕后，切不可用“端脖子”或“拔萝卜”的手法强转硬扭，否则有导致四肢瘫痪的危险。

刮痧有益于治疗颈椎病

长时间低头看书，长期在电脑前工作的人常感觉脖子后面的肌肉发硬、发僵，颈肩疼痛，而且头晕恶心，手指麻木，腿软无力。这是颈椎病的典型症状。

中医认为，只有身体各方面，包括肌肉、骨骼、筋脉、经脉等都平衡了，才能保证身体整体上的阴阳平衡，才能保证经脉上的气血通畅，才能保持正常的运转状态。那么，如何对付顽固的颈椎病呢？

刮痧方法

如果前后俯仰颈痛，病在膀胱经，就先刮膀胱经；如果左右转侧疼痛，病在小肠经，就先刮小肠经；痛连后背的就从膏肓、厥阴俞开始刮，然后再刮脖子；只是中间颈椎痛的，从后发际顺脊椎向下刮，直至刮不出痧为止。

一名患者，男性，55岁，右侧肩关节疼痛，并放射到肘腕部，伴有麻木感。头昏，颈部僵硬。经拍片确认为颈椎2～5椎前沿唇样骨质增生，用刮痧治疗。泻法刮拭大椎、颈肩及背部上1/3处，出现紫红色疙瘩，配合刮拭2~5颈椎左右各处，列缺、手三里、曲池、合谷、足三里、承山，刮拭7次后疼痛、麻木全部消失，应坚持每天保健刮痧。

药枕法

【组成】当归100克，羌活100克，藁本100克，制川乌100克，黑附片100克，川芎100克，赤芍100克，红花10克，地龙100克，血竭100克，菖蒲100克，灯心草100克，细辛100克，桂枝100克，紫丹参100克，防风100克，莱菔子100克，威灵仙100克，乳香100克，没药100克，冰片10克。

【用法】将上药除冰片外共研细末，和入冰片，装入枕芯，令患者枕垫于头项下，每日使用6小时以上，3个月为一疗程。

【功效】适用于各型颈椎病。

药包热敷法

【组成】伸筋草、透骨草、荆芥、防风、防己、附子、千年健、威灵仙、桂枝、路路通、秦艽、羌活、独活、麻黄、红花各30克。

【用法】上述药物研成粗末，装入长15厘米、宽10厘米的布袋内，每袋150克。用时将药袋加水煎煮20~30分钟，稍凉后将药袋置于患处热敷，每次30分钟，1日1次，2个月为1疗程。热敷时以皮肤耐受为度，每袋药用2~3天。

【功效】适用于各型颈椎病。

耳穴压豆法

【材料】王不留行子。

【用法】选择颈椎耳穴相应部前后对称贴压，3天换贴1次，治疗期间酌情进行耳穴局部按摩。双耳贴压10次为一疗程。

【功效】主治各型颈椎病。

颈椎骨质增生的复方自愈调理

颈椎增生症亦称颈椎病，是颈椎骨质的退行性、增生性改变。随着年龄的不同阶段发展，颈椎及椎间盘可发生不同的改变，在颈椎体发生退行性改变的同时，椎间盘也发生相应改变。由于骨质增生，形成对神经、血管及周围软组织直接、间接的压迫或刺激，从而出现一系列症状，造成颈椎增生的原因有很多。如颈部酸楚疼痛，活动不利，一侧肩臂麻木、疼痛，后头部疼痛，头晕等。

劳损与不良姿势：头颈部长期处于单一姿势位置，喜欢躺在床上看电视、看书、高枕、端坐睡觉等人群容易患颈椎骨质增生；常见人群如会计、作家、教师，软件开发人员等需要长时间低头工作者；学生由于功课负担过重、看书写字坐姿不当也易发颈椎疾病。长时间吹空调或无节制地操作电脑，缺乏运动，如果加上长期摄取的含钙食物又少，颈椎很容易产生骨质增生现象。

头颈部外伤：一些病人因颈椎骨质增生、颈椎间盘突出、椎管内软组织病变等使颈椎管处于狭窄临界状态中，颈部外伤常诱发症状的产生。

风寒湿因素：外界环境的风寒湿因素可以降低机体对疼痛的耐受力，可使肌肉痉挛、小血管收缩、软组织血循环障碍，继而产生无菌性炎症。因此，风寒湿因素不仅是诱因，也可作为病因引起病变产生症状。

对颈椎增生的治疗以补益肝肾、益气养血、祛风散寒除湿、活血化瘀为大法，所以刮痧疗法是首选。刮痧方法如下：

（1）将新鲜路路通30克、新鲜桑寄生60克，捣烂，以布包浸于麻油中1周后，先以油擦涂于颈部至胸部，然后以布包由大椎穴向下方刮拭至云门（锁骨下缘，前正中线旁开6寸）、中府穴（前正中线旁开，平第1肋间隙处）各30次。云门、中府乃全身关节之一“骨锁”，刮拭此2穴能开关节、行经气、活气血，可治疗颈椎增生病。

（2）将刮痧油涂于肩峰区，以八棱麻刮拭天髎（第7颈椎棘突下与肩峰线中点的后方1寸处）、曲恒穴（肩胛骨上窝内侧端凹陷中），直至该处红肿透出痧斑。

治疗慢性支气管炎，刮痧配“加味小青龙汤”

慢性支气管炎是一种常见病、多发病，致病原因是由急性支气管炎未及时治疗，经反复感染，长期刺激造成的，同时也是重感冒或流行性感冒的并发症。

慢性支气管炎以老年人发病率较高，患者可能会连续咳嗽好几个月。此外，由于肺部氧气与二氧化碳的交换空间减缩，心脏必须更努力地工作，来维持足量的血液，这样可能导致心脏疾病。积累多年临床经验，再加上对中医文献典籍的研究，专家提出了用刮痧配小青龙汤变法治疗慢性支气管炎的主张。

刮痧疗法

（1）采用主穴配合配穴刮拭。先用泻法刮痧大椎、大杼、膏肓俞、神堂，刮至出现密集紫红色疙瘩为止。再刮风池、身柱、曲池、天突、定喘、列缺；如果外感或发热者配合谷，胸闷配内关，痰多配丰隆、足三里。每日一次。

（2）对于支气管炎咳嗽，先刮颈部大椎，再刮背部的风门、肺俞、身柱，然后刮胸部的中府、膻中，最后刮足背部的太冲。再点刺肺俞、太冲穴放血少许，用泻法，以刮至出现痧斑为度。每日1次。

加味小青龙汤

【组成】麻黄12～15克，桂枝10～20克，细辛6～12克，干姜9～15克，龙胆草9～15克，黄芩12～30克，甘草9～15克，五味子9～12克，桃、杏仁各12克，制半夏15克，紫菀15克，前胡12克，枳壳15克。

【用法】每日水煎1剂。

【功效】温肺化饮，清化痰浊。

【主治】各种急慢性支气管炎及哮喘。

慢支患者日常还要注意饮食调养，可以多吃一些玉米、黄豆、大豆以及水果，有助于养肺。另外，秋季饮食应“少辛增酸”、“防燥护阴”，适当多吃些蜂蜜、核桃、乳品、百合、银耳、萝卜、秋梨、香蕉、藕等，少吃辛辣燥热与助火的食物。同时，饮食要清淡。

此外，中秋后室内要保持一定湿度，以防止秋燥伤肺，还要避免剧烈运动使人大汗淋漓，耗津伤液。

三叉神经痛的复方调理

“三叉神经痛”有时也被称为“脸痛”，容易与牙痛混淆，是一种在面部三叉神经分布区内反复发作的阵发性剧烈神经痛，三叉神经痛是神经外科、神经内科常见病之一。多数三叉神经痛于40岁起病，多发生于中老年人，女性尤多，其发病右侧多于左侧。该病的特点是：发病骤发骤停，有闪电样、刀割样、烧灼样、顽固性、难以忍受的剧烈性疼痛。

对于三叉神经，传统的药物疗法，只能是治标不治本，能在短时间内有效止痛，却不能根治。中医提倡刮痧疗法。刮拭方法如下：

（1）选取风池、肩上区、太阳、巨髎、阿是穴、肘弯区、合谷、足临泣。用刮法刮两侧风池（自上而下拉长些）、肩上区（从内到外）反复进行至皮肤出现痧痕为止，再点揉太阳、巨髎、阿是穴，力度由轻到重，以有得气感为止。然后再刮肘弯区、合谷、足临泣，以出现痧痕为度。每日1次。

（2）分取两组穴。一为肩俞、大椎、支沟、合谷、足临泣；二为太阳、下关、颊车、阳白、四白、巨髎、地仓。先取泻法刮拭第一组穴位，依次刮治各穴位，以出现痧痕为止。接着用三棱针点刺各穴，以出血为度，或者用点揉法点揉各个穴位，每穴2～3分钟。每日点揉1次。

除了刮痧疗法治疗之外，三叉神经痛患者在日常生活中也要加强自我调养，具体可以从以下几个方面着手：

（1）饮食要有规律，宜选择质软、易嚼食物。因咀嚼诱发疼痛的患者，则要进食流食，切不可吃油炸物，不宜食用刺激性、过酸、过甜食物以及热性食物等；饮食要营养丰富，平时应多吃些含维生素丰富及有清火解毒作用的食品；多食新鲜水果、蔬菜及豆制类，少食肥肉多食瘦肉，食品以清淡为宜。

（2）吃饭，漱口，说话，刷牙，洗脸动作宜轻柔，以免引起三叉神经痛。

（3）注意头、面部保暖，避免局部受冻、受潮，不用太冷、太热的水洗面；平时应保持情绪稳定，不宜激动，不宜疲劳熬夜、常听柔和音乐，心情平和，保持充足睡眠。

（4）保持精神愉快，避免精神刺激；尽量避免触及“触发点”；起居规律，室内环境应安静，整洁，空气新鲜。同时卧室不受风寒侵袭。适当参加体育运动，锻炼身体，增强体质。

面部五官保健刮痧：养颜美容，保健全身

常刮痧，防近视于未然

人们熟悉的眼保健操是根据中医学眼科推拿、经络理论，结合体育医疗综合而成的自我按摩法。它通过对眼部周围太阳、风池等穴位的刮痧按摩，使眼部气血通畅，改善眼肌、视神经营养，以达到消除睫状肌紧张或痉挛的目的。实践表明，常刮痧，平时注意用眼卫生，可以预防、控制近视眼的新发病例与发展，起到保护视力、防治近视的作用。

刮拭方法：患者取坐位，颈项脊背暴露，先刮拭大椎，从头部的百会穴向后沿正中线刮至后枕部，刮风池，从风池刮治颈部，再从心俞刮至肾俞穴处；然后嘱患者取仰卧位，刮拭眼周部位的穴位，用点揉法，刮拭睛明、攒竹、鱼腰、阳白、丝竹空、瞳子髎、太阳、承泣、四白穴，再点揉耳后的翳风。用刮法刮拭下肢的足三里，点揉光明、合谷穴。

除了刮痧可以治疗近视外，拔罐也可起到保健和治疗的作用，选穴方法如下。

闪罐法（假性近视）

【选穴】足三里、光明、三阴交、肝俞、肾俞。

【操作方法】取光明穴用闪罐法，反复吸拔10余次；取足三里、三阴交3穴用坐罐法，留罐10分钟左右；取肝俞、肾俞2穴用走罐法，至局部出

现暗紫色瘀斑为止。隔1天1次。

综合罐法（近视）

【选穴】神门、合谷、外关、光明、足三里、三阴交、关元、心俞、肝俞、肾俞。

【操作方法】取光明、三阴交两穴用闪罐法，反复吸拔10余次；取神门、合谷、外关、足三里、关元5穴用坐罐法，留罐10分钟左右；取心俞、肝俞、肾俞3穴用走罐法，至局部出现暗紫色瘀斑为止。隔日1次，10次为1个疗程。

近视眼大多是由不良的用眼习惯引起的，但也与饮食偏好有关，由于经常偏食或挑食，造成营养不能供给身体和眼睛生长的需要，导致近视眼发生。已经患了近视眼的青少年，要少食酸性和甜性的食品，因为食糖过多，会使血中产生大量的酸，阻碍食物中钙离子的吸收，这对近视的发生和发展有一定的影响。另外，近视眼患者除补充蛋白质、钙质和磷质、维生素等，还需补充锌、铬等元素。黄豆、杏仁、紫菜、海带、羊肉、黄鱼、奶粉、茶叶等食物中锌的含量较高；牛肉、谷物、肉类、肝类等物品中含铬较为丰富。

用刮痧巧治结膜炎

结膜炎，中医称之为“天行赤眼”，老百姓则称“红眼病”。由于本病发作时，有畏光、流泪、刺痛和有稀薄的分泌物，同时眼睑肿胀，眼结膜因扩张的血管和出血使之成为红色。这就是红眼病名称的由来。如不及时治疗还会转成慢性结膜炎。

清代叶天士是一代名医，他治病颇有高招。一次，他遇上一位病人两眼通红，眼泪直往下淌，病人不断地用手去揩，显露出十分忧虑的神情。叶天士见状，详细地询问病情，然后郑重地告诉病人说：“依我看，你的眼病并不要紧，只需吃上几服药便会痊愈。严重的是你的两只脚底七天后会长出恶疮，那倒是一个麻烦事儿，弄不好有生命危险!”病人一听，大惊失色，赶忙说：“好医生，既然红眼病无关紧要，我也没心思去治它了，请你快告诉我有什么办法渡过这个难关?”

叶天士思索良久，正色说道：“办法倒有一个，就怕你不能坚持。”病人拍着胸脯保证。于是叶天士向他介绍了一个奇特的治疗方案：每天用左手摸右脚底360次，再用右手摸左脚底360次，一次不少。然后在选两组穴位来刮拭，一为太阳、四白、睛明、攒竹、丝竹空、瞳子髎、曲池、外关、合谷；二为睛明、太阳、风池、肺俞、肝俞、肾俞。先用点揉法点揉所选的第一组全部穴位，再用泻法刮上肢曲池、外关、合谷，刮至出现痧痕为度；点揉第二组全部穴位，再用平泻平补法刮背部肺俞、肝俞、肾俞，刮至出现痧痕为止。隔日1次。如此坚持方能渡过难关。

病人半信半疑，但想到这是名医的治法，便老老实实地照着做，七天后果然脚底没长出毒疮。更令他惊异的是红眼病竟不知不觉地痊愈了。他高兴地向叶天士道谢，叶天士哈哈大笑，向他和盘托底，说道："实话告诉你吧，脚底长毒疮是假的，我见你忧心忡忡，老是惦记着眼病，而你的眼疾恰恰与精神因素的关系很大，于是我想出这个办法，将你的注意力分散、转移到别处。除掉心病，眼疾便慢慢好了。"病人听完，惊奇不已，连声赞叹叶天士医术高明。

医生治病通常用分散病人注意力的方法来达到缓解疼痛的目的，这还可以增加病人的自我控制能力，如听音乐可使大脑皮层兴奋灶转移。另外，病人把注意力集中到病情以外的方面，也更利于病体的康复。

刮痧妙方让你摆脱沙眼的苦恼

沙眼是由沙眼衣原体引起的一种慢性传染性结膜角膜炎，是青少年时期的常见眼病。孩子说眼睛不舒服，眼睛内像有沙子的感觉，有强光刺激还会流泪。出现这种情况，多半是患了沙眼。

所谓的沙眼，并不是沙子真的进入眼内，而是因眼结膜表面形成粗糙不平的外现，形似沙粒而得名。沙眼急性发作时，眼睛发红、有异物感、怕光、眼部分泌物增多、迎风流泪、眼结膜上可见滤泡及乳头状增生。孩子患了沙眼，如果在急性期得不到及时治疗，会逐渐进入慢性期，早上起床时出现眼屎粘住眼睫毛的情况，继续发展成重症，则会出现并发症，如眼睑内翻、倒睫、角膜溃疡，且眼球干燥等症状更加明显，甚至会影响视力。

关于沙眼的治疗，中医分为药物、手术、刮痧三大类，其中，手术需要专门的医生操作。这里向大家介绍用刮痧配合药物治疗沙眼的几种方法：

刮痧方法

（1）选取两组穴位：一为肝俞、光明、风池、大椎、曲池、三阴交；二为阳白、攒竹、瞳子髎、听宫、承泣、四白。用点揉法先刮第1组穴，依次刮出痧痕为止；再点揉第2组穴，每穴3～5分钟，亦可用毫针刺激。

（2）选取瞳子髎、阳白、睛明、太阳、大椎、脾俞、胃俞、曲池、肝俞、三阴交、血海、足三里、太冲。用点揉法点揉面部瞳子髎、阳白、睛明、太阳，再刮背部大椎、肝俞、脾俞、胃俞，然后刮上肢曲池，最后刮下肢血海、三阴交、足三里、太冲。用平补平泻手法。隔日1次。

内服药物治疗

1.除风清脾饮

【组成】陈皮、连翘、防风、知母、玄明粉、黄芩、玄参、川连、荆芥穗、大黄、桔梗、生地各10克。

【用法】研末，煎汤去渣，食远服。

【适应证】本方适合治粟疮症，症状为沙涩而痒，眼内好像有米粒一般，症状重的患者畏光流泪，翻开眼睑能看到形似粟米、红黄而软的颗粒。

2.归芍红花散

【组成】当归、大黄、山栀、黄芩、红花（以上各药用酒洗微炒）、赤芍、甘草、白芷、防风、生地、连翘各等份。

【用法】研末，每服9克，食远服，白水煎服。

【适应证】本方适合治椒疮，症状为眨眼睛时磨眼而多泪，或觉干燥痒痛，睡醒之后眼屎多，眼睑略有肿硬，不易睁开，翻转睑皮可见血滞而红，丝脉不清，有红而坚的颗粒，严重的疙瘩高低不平，并且以上眼睑为多。

早期白内障，找出病根，对症刮痧

人眼中有一个组织叫做晶状体，正常情况下它是透明的，光线通过它及一些屈光间质到达视网膜，人才能清晰地看到外界物体。一旦晶状体由于某些原因发生混浊，就会影响光线进入眼内到达视网膜，使人看不清东西，于是发生了白内障。也就是说，晶状体混浊导致视力下降就是白内障。

白内障是致盲和视力损伤的首要原因，多见于50岁以上老人，并且多为双眼发病，但两眼可有先后。在发病初期，眼前常有固定不飘动的黑点，亦可有单眼复视或多视。随着病情的加重，患者会感到视力模糊、怕光，所看到的物体变暗、变形，乃至失明。

虽然中医在古代没有白内障这一病名，但是有圆翳内障、如银内障等相关的记载，并且在治疗上取得了相当的发展。白内障的晚期必须经过手术治疗，而在发病初期是可以通过刮痧和药物来治愈的。不过，要根据不同的病机，采用不同的治疗方法。一般来说，可以分为以下几类：

证属肝肾不足，阴虚血少，目失涵养

症状：眼前见有点条状阴影飘浮，视物昏花，或伴有耳鸣耳聋、腰酸足软等。脉搏细数，舌质红、少苔，治宜平补肝肾、滋阴明目。

刮痧疗法：

【选穴】睛明、攒竹、鱼腰、风池、肝俞、肾俞、足三里。

【操作方法】先用点按法，用刮痧板的棱角按头部的睛明、攒竹、鱼腰，刮拭头部风池，再刮背部肝俞、肾俞，最后用补法刮下肢外侧足三里。刮至痧痕出现为止。

其他疗法：中药方。

【组成】制首乌15克，黄精15克，熟地黄15克，菟丝子15克，枸杞子12克，蕤仁10克，磁石15克，神曲12克，凤凰衣6克，枳壳10克。

【用法】水煎服。

【加减】如兼有眼睑启闭无力，久视易乏者，酌加白术12克、炙黄芪12克、升麻7克。

证属脾肾阳虚

症状：双目昏糊，视远不清，眼前蝇飞蝶舞，瞳神内黄精有少许淡淡纹理，可见脸色发白，神疲体乏，形寒肢冷，溺清便溏，或夜尿次频，舌质淡嫩，脉沉细。

刮痧疗法：

【选穴】一为百会、风池、肝俞、肾俞；二为太阳、丝竹空、攒竹、四白、合谷、太溪、太冲。

【操作方法】先用点揉法刮拭第一组穴位，刮至出现痧痕为止，再用补法点揉第二组穴位，每穴3～5分钟。每日1次。

其他疗法：中药方。

【组成】磁石（煅，醋淬）、龙齿（煅）、苁蓉（酒浸）、茯苓各60克，人参、麦门冬（去心）、远志（去心）、续断、赤石脂（煅，醋淬）、鹿茸（酥炙）各45克，地黄（干者）90克，韭子（炒）、柏子仁、丹参各37.5克。

【用法】上药为末，蜜为丸，如梧桐子大。每服30～50丸，空腹时用温酒送下。

【加减】酌加白术、炙黄芪、升麻等。

证属肝虚血少，肝阴不足，阴不潜阳，阴虚阳亢

症状：见头眩耳鸣，腰膝酸软无力，眼干，烦躁不眠，唇红颧赤，津少口干，口苦舌红，脉弦。治以滋阴降火、育阴潜阳、养血明目。

刮痧疗法：先在脊柱两侧，第6节颈椎至第1节胸椎与第9、10节胸椎及其两侧，肘弯区，涂上刮痧油。先刮拭脊柱两侧轻刮3行，出现潮红为止，并重点刮第6、7节颈椎，第1节胸椎与第9、10节胸椎和腰骶椎及其两侧5行，刮至出现痧痕为止，再刮肘弯区，然后用点揉法点揉太阳、膏肓、养老、光明、三阴交、足三里穴。每日1次，10次为1疗程。

其他疗法：中药方。

【组成】泽泻、茯苓各7.5克，生地黄（酒洗，晒干）、牡丹皮、山茱萸、当归梢（酒洗）、五味子、干山药、柴胡各15克，熟地黄60克。

【用法】上研为细末，炼蜜为丸，如梧桐子大，朱砂为衣。每服50丸，空腹时用淡盐汤送下。

白内障早期，除了用药之外，还可以用针刺疗法，但必须由专业医生进针，取穴风池、睛明、承泣、瞳子髎、丝竹空、头临泣、肝俞、脾俞等，每日取1～2穴，一般隔日行针一次。如果白内障已积久年深，针药已难见效，则必须进行手术治疗。

民间有一些治疗白内障的食疗偏方，有一定的疗效，现介绍如下：

（1）红枣7枚，枸杞子15克，加适量水煎服，每日一剂，连续服用。红枣含蛋白质、维生素C及钙、磷、铁等，可补血明目、提高视力。

（2）猪肝150克，鲜枸杞叶100克，先将猪肝洗净切条，与枸杞叶共同煎煮，饮汤吃肝，每日2次，可明目清肝，改善视功能。

（3）枸杞子20克，桂圆20枚，水煎煮连续服用有效。枸杞子富含胡萝卜素、维生素和钙、磷、铁等微量元素。桂圆肉富含维生素B2、维生素C和蛋白质。这些营养素均能益精养血、滋补明目。

（4）黑芝麻炒熟研成粉，每次以一汤匙冲入牛奶或豆浆中服用，并可加入一汤匙蜂蜜。黑芝麻富含维生素E、铁和蛋白质，可延缓机体衰老，改善眼球代谢，能维护和增强造血系统、免疫系统的功能。

补气升阳，青光眼的最佳疗法

青光眼，临床表现以眼压升高、眼球变硬、视力下降、视野缺损、头痛眼胀、视蒙、瞳神散大、视乳头凹陷萎缩为主征，属于中医的“绿风内障”、“青风内障”、“雷头风”范畴，多发于中年以上妇女，常两眼同时或先后发病，为眼科常见的致盲率较高的疾病。

青光眼的病因就在于视神经萎缩，而视神经萎缩的病理关键又在于清阳不升，目系失于濡养，脾胃为后天之本、生化之源，所以在治疗上就应当强调补脾胃，升清阳之气。在临床上，用参、芪补气，当归补血和营，取柴胡、升麻、葛根等药升发之性，引气血上行。与此同时，还要辅以辛散风药，如防风、蔓荆子、细辛、白芷等；或加入活血化瘀之品如桃仁、红花、川芎等，以通调气血，使目窍得养，目视精明。

治疗青光眼，药物疗法固然是很

好的选择。如果配合刮痧疗法，就会取得事半功倍的效果。而且刮痧疗法无毒副作用，不会伤害到身体的任何器官。

青光眼患者可以选用下面几种方法进行刮痧治疗：

急性闭角型青光眼

【选穴】睛明、攒竹、丝竹空、太阳、外关、合谷。

【操作方法】用点按法点按头面部睛明、攒竹、丝竹空、太阳，再用泻法刮外关、合谷。刮至出现痧痕为度。每隔日1次。

开角型青光眼

【选穴】睛明、攒竹、瞳子髎、阳白、四白、太阳，风池、内关、外关、合谷、足三里。

【操作方法】先用点按法点按头面部睛明、攒竹、瞳子髎、阳白、四白、太阳，接着刮头部风池，再用补法刮上肢外关、合谷、内关，最后刮下肢足三里。刮至出现痧痕为止。隔日1次。

治疗青光眼的关键是降低眼压，在刮痧的同时，可以配合中药疗法，下面这个方子是临床治疗青光眼的常用方，大家不妨参考一下：

青光1号方

【组成】丹参15克，川芎12克，当归15克，红花9克，枸杞子20克，炒白术12克，炒白芍12克，菟丝子15克，生黄芪20克，车前子（包煎）15克，泽泻15克，牛膝12克。

【用法】水煎服，每日1剂。

【功效】行气活血，适用于气滞血瘀型青光眼患者，证见情志不畅，舌暗，苔薄，视力下降。

青光2号方

【组成】猪苓15克，茯苓15克，白术15克，白芍药15克，泽泻15克，车前子（包煎）15克，枸杞子30克，覆盆子20克，女贞子20克，丹参20克，川芎15克，巴戟天15克，生黄芪20克，牛膝15克。

【用法】水煎服，每日1剂。

【功效】利水、益肾、明目，适用于肾虚水停型青光眼患者，见眼红胀痛，舌红、苔薄白，伴头痛、恶心。

治愈鼻窦炎的三个刮痧秘诀

鼻窦炎是一种常见病，以鼻塞、多脓涕、头痛及嗅觉障碍为主要特征，往往反复发作，经久不愈。《退思集类方歌注》的作者，是被老百姓亲切地称为白马医生的清代江南名医王旭高。王旭高认为鼻窦炎是因外感风寒、肺经风热，胆腑瘀热、脾经湿热、肺脾气虚等所致。鼻为肺窍，与外界相通，通过肺与脏相连。采用外治疗法治鼻窦炎，效果显著。对鼻窦炎的外治疗法有很多种方法，如刮痧、中药外敷、拔罐等效果都很不错，下面就介绍一下具体的施术方法：

刮痧疗法

（1）用平面按揉法按揉面部印堂、上迎香、迎香穴，用平面刮法刮拭攒竹，并用单角刮法刮拭头顶部百会和头颈部双侧风池。

（2）用面刮法刮拭下肢自阴陵泉刮至三阴交。

（3）用面刮法刮拭上肢列缺至太渊穴，用平面按揉法按揉手背合谷穴。

中药外敷

《本草纲目》载，苍耳子味甘，性温，有小毒，苍耳为常见野草，几乎处处都有，采摘苍耳子15克，加入清水100毫升，煮开后用蒸汽熏蒸鼻孔。药汤凉了后用棉签擦洗鼻腔，每日2次，2日1剂，坚持使用1～2个月。丝瓜是一味治疗鼻窦炎的妙品，找老干丝瓜2条，烧灰研末保存。每天早晨15克，用温开水送服，可化瘀、解毒。

还可截取距地面2～5厘米的丝瓜藤，洗净后研为细末。每次取10克用白糖水送服，日服2次，连服2周。如果没有丝瓜藤，可用西瓜藤替代，改用蜂蜜水送服。

牙痛不用止痛片，小小刮痧就搞定

口腔中最常见、多发的疾病当数蛀牙。初期的龋齿没有什么症状，仅在牙釉质的表面上有大小不一的黄褐色斑点，当龋洞逐渐侵犯牙本质后，龋病不仅使牙齿缺损，还常伴有不同程度的疼痛，或有咀嚼功能障碍等。

治疗龋齿应保持良好的口腔卫生，养成早晚刷牙、饭后漱口的好习惯，每次刷牙时间为3～5分钟，睡前刷牙尤为重要。应限制蔗糖食物的摄入，少吃零食和甜食。

俗话说，“牙痛不是病，痛起来真要命”，龋齿引起的牙痛让人无法忍受，一味服用止痛片对身体又有害处，中医刮痧疗法是个很好的选择。

在进行刮痧时，嘱患者采用坐位，由下关处向下经颊车刮至承浆穴处，由翳风刮至天容穴处，由风池刮至肩井穴处，使用刮痧板的角刮拭肝经的太冲和行间。用刮法刮拭足三里附近的部位，用刮板的角刮，点揉内庭。刮拭合谷、劳宫穴。虚火牙痛者加刮太溪穴，龋齿加刮二间，龈肿加刮角孙，头痛加刮太阳。

如果刮痧，还不能起到理想的止痛效果，还可以采用刺络拔罐法。

【选穴】阿是穴（在背脊椎第7颈椎以下至第5胸椎以上之间，中线两侧各旁开1寸和2寸处找出色泽粉红并有压痛之点，大约0.3厘米，即阿是穴）。

【操作方法】每次取2～4个压痛点，在痛点中心用三棱针点刺放血（每点刺1下，每次不超过4下，直刺深度0.3～0.5厘米）后，再拔罐，留罐5～10分钟。每天1次。

在刮痧完毕时，可以在病齿处塞一粒花椒，可即刻止痛。据李时珍记载，花椒能除风邪气、温中、去寒痹、坚齿发，牙痛时，这里向大家推荐一服食疗方，纯天然，简单又实用。

【材料】苍耳子25克，豆腐、粳米各100克。

【做法】将苍耳子用布包好，与豆腐和淘洗干净的粳米一同入锅煮成粥即可。每日服1剂，分数次食用。

【功效】此粥散风祛湿，清热生津，消炎镇痛。

另外，还可取花椒5克、粳米50克，花椒水煎，留汁加入粳米煮粥，空腹趁热服用。

口腔溃疡没完没了，怎么办

27岁的张小姐不仅长得漂亮，也很有工作能力，是公司不可或缺的人才。张小姐的老公也是数一数二的，对她非常好。然而，这样的幸福却被一个小小的口腔溃疡给破坏了。

以前张小姐得了口腔溃疡忍一忍就好了，实在不行了就去买个口腔喷雾，喷上一两次也就没事了。在张小姐眼里，口腔溃疡是一个小得不能再小的问题，所以也没放在心上，但这次两个月过去了，口腔喷雾也用了，但就是不见好。此时，张小姐还是没有在意，她认为这是最近压力太大，上火太严重造成的。后来在老公的催促下，张小姐才去了医院。诊断书出来后，吓了张小姐一跳，诊断结果为癌性溃疡。

的确，口腔溃疡是个小问题，但如果口腔溃疡超过半个月不能自愈，要到医院及时检查和诊治，绝对不能像事例中的张小姐那样大意。

那么，平时我们得了口腔溃疡该怎么办呢？可以试试刮痧疗法。

（1）复发性口腔溃疡。选取颊车、承浆、廉泉、曲池、支正、合谷、足三里、内庭。嘱患者坐位，先用泻法刮头部颊车、承浆、廉泉，再用平补平泻法刮上肢部曲池、支正、合谷，然后刮下肢部足三里、内庭。刮至出现痧痕为度。每日或隔日1次。

（2）选取地仓、合谷、通里穴；心脾蕴热加劳宫穴，阴虚火旺加照海穴。嘱患者坐位或仰卧位，先在刮拭局部均匀涂抹刮痧介质，然后用泻法刮面部地仓穴，再由上至下刮手部通里、合谷、劳宫穴，最后刮下肢部照海穴，刮至局部皮肤呈现紫色痧点为止。其中面部穴位地仓部要用刮板边角刮拭，手法不要太重，以免伤及皮肤。

如果是因为吃东西上火引起的口腔溃疡，可以用西红柿来治疗。西红柿富含维生素和矿物质，治疗内热上火效果特别好。方法是：将西红柿去皮，切成小块，拌上白糖连吃两次。

另外，口腔溃疡患者还可以食用绿豆鸡蛋花。方法：鸡蛋打入碗内拌成糊状，绿豆适量放陶罐内冷水浸泡十多分钟，放火上煮沸约1.5分钟（不宜久煮），这时绿豆未熟，取绿豆水冲鸡蛋花饮用，每日早晚各一次，治疗口腔溃疡效果好。

胃有火气、肝热，就很容易患口腔溃疡，有时还会伴随口臭。如果想简单地治好口腔溃疡，就每天坚持敲15分钟腿内侧的肝经和腿外侧的胃经。只要肝平了，胃好了，口腔溃疡自然就会痊愈。

扁桃体炎不用愁，一刮一药解烦忧

扁桃体炎是常见喉部疾病，有急性和慢性两种。急性扁桃体炎发病较急，患者恶寒、发热、吞咽困难且疼痛。慢性扁桃体炎症状较轻，常感到咽喉部不适，有时影响吞咽和呼吸。明代神医王肯堂先生总结扁桃体炎主要是因为内有积热，复感风邪，风热相搏，气血瘀滞，结于咽旁所致。

患扁桃体炎患者要多饮水，并可用淡盐水漱口，既可漂洗扁桃体上的分泌物，又有利于减轻咽喉部的水肿充血及疼痛感。刮痧是治疗扁桃体炎的好方法。

（1）选取人迎、扶突、天鼎三穴。先用槐木水涂洗上述3穴皮肤表面，以撮痧手法撮取以上3穴皮肤部位。致其皮肤发红出痧为度。

（2）选取天柱（颈部、哑门穴向外旁开1.3寸处）、肾俞（第二腰椎棘突下，脊椎旁开1.5寸）、天突（胸骨上窝正中）、孔最（前臂内侧）、合谷、太溪（足内踝与跟腱之间凹陷中、平齐内踝尖）、风府、两耳后颅息、两侧臂臑、曲池、间使、大陵、太渊。首先用瓷匙或厚铜钱的边蘸刮痧油或水，自上而下顺刮患者的皮肤，令皮肤发紫红色斑块为度，亦可用两个手指自上而下提捏患者的皮肤，使皮肤发紫红色。比较常用的次序是先提刮风府，继而提刮两耳后颅息，两侧臂臑，以及曲池、间使、大陵、太渊等穴；并且还可配合提刮背部，顺足太阳膀胱经，自上而下提刮，但体质虚弱者不宜采用。初感咽痛，亦可取颈窝部，擦香油少许，自上而下顺刮，左侧咽痛刮右侧，轻者可愈，重者见轻。此法能使经络疏通，发泄邪热。

（3）刮后颈法：先在患者后颈涂润滑油少许，用硬币1枚，在颈椎两侧由上至下如刮痧样刮数十下，可以缓解疼痛。

患了扁桃体炎在饮食上要清淡，选用绿豆汁、藕汁、梨汁等偏凉、偏寒性食物，多食新鲜蔬菜及水果，以利清热解毒。远离烟酒及辛辣刺激、油腻食物。

急性扁桃体炎患者可服用双花豆腐汤

【材料】金银花、野菊花各30克，鲜豆腐200克。

【做法】将豆腐加清水适量煲汤，再置入金银花、野菊花同煲10分钟，用食盐少许调味，饮汤（豆腐可吃可不吃）。

【功效】此汤疏散风热，清热解毒，是患急性扁桃体炎后的首选汤品。

慢性扁桃体炎可服清肺润燥汤

【组成】玄参、麦冬、生地黄、桑白皮、丹皮、白芍、天冬、贝母、昆布各10克，天花粉、白僵蚕各15克。

【用法】水煎，每日2次。

【功效】此方清肺润燥，养阴生津。肺阴虚型的病人服用尤佳。

刮痧祛湿排脓治愈中耳炎

中耳炎的常见症状为耳内有闷胀感或堵塞感、听力减退以及耳痛、耳鸣等，一般是由感冒或喉咙发炎等上呼吸道感染所引发的疼痛并发症。中耳炎大多是耳朵中部发炎、感染或浆液阻塞，患者常见于儿童。民间对中耳炎的防治通常会采用刮痧的方法。

（1）分组疗法。选取三组穴：一为太阳、耳门、听宫；二为曲泽、中渚；三为侠溪、丘墟、太冲、大椎、肝俞。先用点揉法点揉第1组穴，每穴3～5分钟，用刮法刮拭第二组穴，刮至出现痧痕为止，刮后留罐5～15分钟，然后以三棱针点刺第3组穴（每次选2～3个穴位），每穴放血1～2滴。隔日1次。

（2）选取主穴大椎、大杼、膏肓、神堂。配穴：哑门、廉泉、耳门、听宫、翳风、中渚、外关。先在选取的穴位范围内涂上刮痧油。用泻法刮主穴出现痧痕为止，再刮配穴，每日1次。

刮痧之外，还可以采用其他的物理疗法。弄湿耳朵后，将头偏一边，使耳朵朝上，滴入数滴白醋，晃动头部，使白醋抵达耳道的底部，再将头偏向另一边，使醋液排出来；闭目捏鼻鼓气10余次，然后以两手掌摩擦至发热时分掩两耳门，一按一松20次左右。每日2次。

中耳炎患者在饮食上也要多注意，尽量避免辛辣食物。推荐两款防治中耳炎的饮食疗法：

（1）槐花、菊花、绿茶等量，用沸水冲泡，代茶饮。

（2）薏米、金银花、红糖适量，一起煮粥服食，每天一次。

气血为纲，辨治喉痹——咽炎的刮痧处方

咽炎是咽部黏膜、黏膜下组织的炎症，常为上呼吸道感染的一部分。根据病程的长短和病理改变性质的不同，分为急性咽炎与慢性咽炎两大类。在中医学中，二者统统归入喉痹的范畴。对于本病的治疗，中医过去多从风燥痰热或阴虚火旺论治，也有专家以气血为纲，辨证论治，临床效果颇为显著。

根据致病机理，喉痹分为阳虚、瘀血、痰瘀三大类型，下面进行介绍。

阳虚喉痹

“足少阴肾脉循喉咙，挟舌本，若外感热病或急性乳蛾治不如法，过用寒凉滋腻之品，戕阳伐气，邪入少阴，以至火虚于下，寒凝其中，格阳而上，无根之火内灼咽喉”，从而形成阳虚喉痹。临床表现为咽喉微痛，或感肿胀，或似虫爬，咽部黏膜淡红，肥厚呈水肿样，伴有畏寒肢冷，神疲乏力，痰多色白，舌胖苔白等症。治疗方法如下：

1.刮痧疗法

【选穴】天突（在胸骨柄上缘凹陷处）、鸠尾（胸骨剑突下凹陷处）。

【操作方法】用右手食指、中指屈曲，指背蘸水，在病人喉咙两旁的天突、鸠尾或脖颈后第7颈椎上下，轻轻用力揪拔，发出“巴巴”的声响，直至出现紫红色橄榄状的斑块为度。

2.中药方

【组成】附子、大黄（酒炒）各4.5克，肉桂1.5克，甘草3克，姜半夏9克。

【用法】水煎服。

瘀血喉痹

咽喉素有关隘之称，不仅是饮食呼吸之要道，而且是气血循行之境地。如果六淫闭伏，七情不遂，日久不解，皆可导致气郁化火，气滞血瘀，瘀热上熏咽喉，形成瘀血喉痹。临床表现为咽喉刺痛，或感灼热，或觉堵塞，咽部黏膜深红，或有瘀斑，伴有口不欲饮，嗳气难出，烦躁易怒，舌紫苔黄等症。治疗方法如下：

1.刮痧疗法

【选穴】三阳络（腕背横纹上4寸，桡骨与尺骨之间）、四渎（前臂背侧，肘下5寸，桡骨与尺骨之间）。

【操作方法】以牛角刮痧板刮拭四渎及三阳络两穴各50次。

2.中药方

【组成】桔梗、赤芍、桃仁、红

花各9克，甘草3克，牛膝、柴胡各4.5克，川芎4.5克，当归、枳壳各6克，生地12克。

【用法】水煎服。

痰瘀喉痹（即梅核气）

足厥阴肝经循行喉咙，环口唇，一旦郁怒伤肝，肝失条达，气滞血瘀，肝郁犯脾，痰湿内生，以至痰湿与瘀互结，循肝经上结声户，就形成了痰瘀喉痹。临床表现为咽喉似有物阻，哽塞不舒，或胀痛不已，入夜尤甚，局部水肿、肥厚或结节，伴有痰多，胸闷作痛，胃纳不馨，舌暗苔白滑等症。处方如下：

1.刮痧疗法

刮脖子两侧和正前方。用刮痧板在脖子的前面和两侧，从上往下，刮红为止，如果感到不过瘾，没出现不适的感觉，可以继续刮出痧。每天2次。如果效果不明显，再继续顺着脖子正面往下，继续刮，到乳沟的位置，找敏感点重点刮，一般在颈窝下3指处会出痧；刮后背的膀胱经，即从大椎往下，沿着脊柱两旁，至命门以下；刮后背的肩胛骨周围的肺俞。春天犯咽炎，还可以按揉大腿内侧的肝经，重点是膝盖上下的几个疼点，大脚趾和二脚趾之间往上2指处的太冲穴，按胆经上脚踝前面的丘墟穴。

2.中药方

【组成】半夏、海藻、昆布、丹皮各9克，白薇、花粉、诃子各12克，陈皮、蝉衣各6克，赤芍15克，生牡蛎30克。

【用法】水煎服。

【加减】如病情反复发作，可加黄连3克，水红花子、桃仁、僵蚕各9克，紫草12克。

现代人的生活节奏加快，进行体育锻炼的机会减少，且长期处于疲劳、紧张的状态，使身体抗病能力减弱。偏食和饮食不规律使人们体质下降，且刺激性食物使咽部经常处于充血状态。张口呼吸或干咳都会加重咽炎的症状。因此本病在治疗期间和治愈之后，吸烟者必须戒烟，饮酒者也应戒掉。保持室内的湿度，防止粉尘和化学气体的刺激等。同时还应防止感冒和口鼻疾病，以免引起咽炎的出现。不要自行选择抗生素进行治疗。

骨骼健康才是真正的健康——刮痧保健骨骼

骨骼刮痧保健

骨骼本身是由很多很密的网状组织构成的，包含蛋白质、矿物质（钙）等。如果某些原因导致骨骼含有的矿物质逐渐减少，发展到一定程度，骨骼就会变得很脆弱，无法承担身体活动产生的压力，并且容易折断，严重影响人的正常生活。可见，骨骼健康在人体健康中有着举足轻重的作用。

人由小变老，骨骼退化是一种自然规律，但是，生活在都市里的女性体力劳动很少，加上女性天生就不爱锻炼，导致四肢躯干的功能退化明显加快，其中废退性的骨骼关节疾病是目前的主要问题。

刮拭方法如下：

治疗区域：

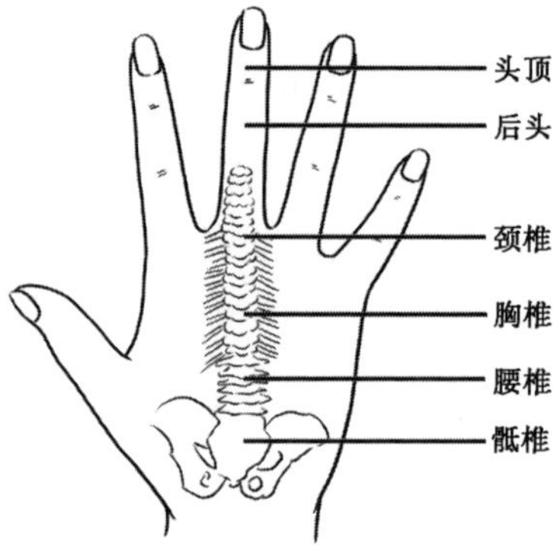

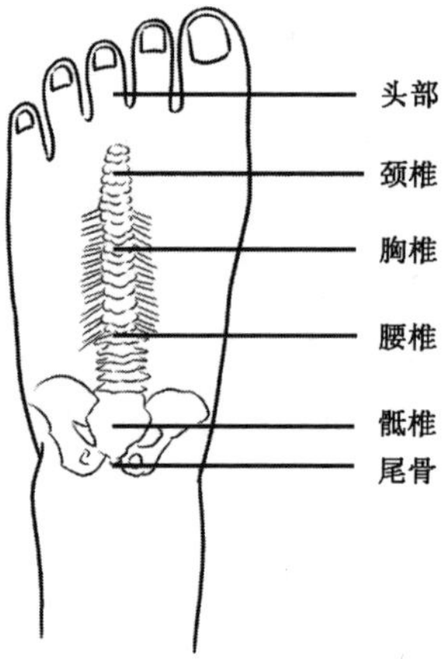

治疗方法：平刮法

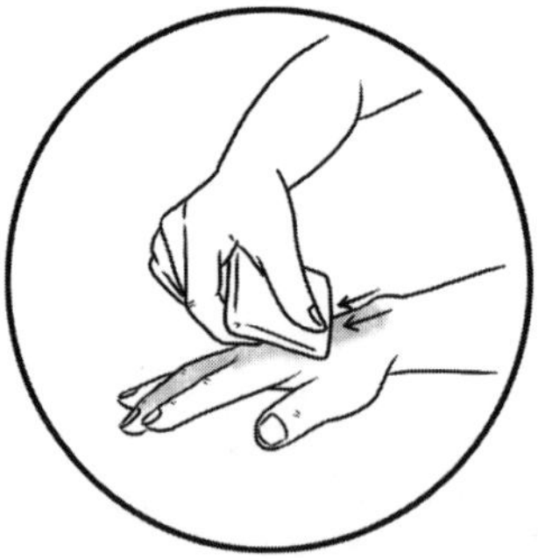

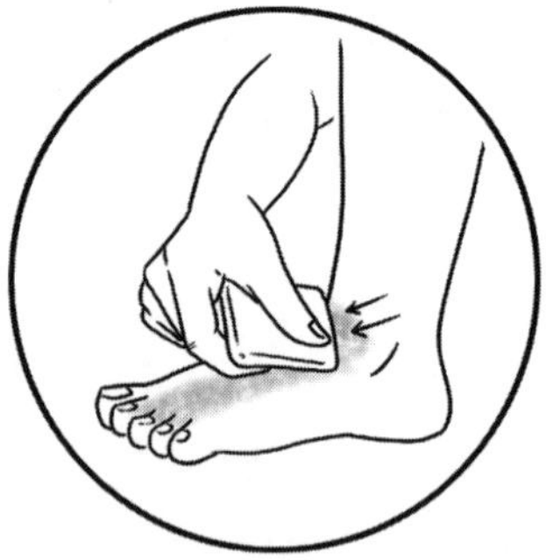

（1）用面刮法刮拭背部膀胱经大杼、肝俞、魂门、脾俞、肾俞、志室、章门、京门等穴。

（2）用面刮法从上向下刮拭下肢中都、地机、水泉、外丘、梁丘（位于大腿前面，膝盖骨外上角上2拇指的凹陷处）、金门等穴。

（3）用面刮法刮拭正中脊椎正中棘突部位和两侧肌肉，用双脚刮法分段从上向下刮拭脊椎棘突和横突部位。

（4）用平刮法刮拭手背第三掌骨脊椎的全息区，双足弓部位脊椎的全息区。

网球肘的刮痧复方调理

网球肘就是肱骨外上髁炎，又叫肘外侧疼痛综合征。属缓慢发病，主要表现为肘关节外侧酸痛、无力，前臂旋转活动受限。如在端壶倒水、扫地、拧衣时出现疼痛或疼痛加重。中医认为是由气血虚损，风寒湿邪侵袭所导致，属于“筋痹”、“伤筋”范畴。

对网球肘的治疗，可以采取刮痧疗法。选取手太阴、手阳明、手少阴、手太阳、足阳明经及其穴位为主，可选中府、极泉、缺盆、曲池、合谷、少海、阳溪、阳谷穴。以点揉法点揉中府、极泉、缺盆、压痛点。其他穴位用轻刮法刮拭。再以肘部为中心，分别向上、向下刮拭。

刮拭完后，在日常还可以按压一下穴位：

（1）揉按肩井：以一手中指指端放在患侧肩部肩井穴处，适当用力揉按0.5～1分钟。

（2）揉拉肩髃：以一手中指指端放在患侧肩部肩髃穴处，适当用力揉按0.5～1分钟。

（3）拿捏肩周：以一手的大拇指与其余四指对合用力，从上到下拿捏患侧肩周0.5～1分钟。

（4）掐曲池：以一手拇指指尖放在患侧肘部曲池穴处，由轻渐重掐0.5～1分钟。

（5）按揉手三里：以一手拇指指腹按在患侧手三里处，其余四指附在穴位对侧，适当用力按揉0.5～1分钟。

（6）推揉肱骨外上髁：以一手拇指指腹按在患侧肱骨外上髁处，适当用力做上、下推揉动作0.5～1分钟。

（7）掌揉肘痛处：以一手掌心放在患侧肘痛处，做顺时针、逆时针的揉动0.5～1分钟，以局部发热为佳。

（8）点按疼痛点：以一手拇指指端放在患侧肘部最疼痛点，适当用力点按0.5～1分钟。

骨质增生，刮痧、敲肾经就能解决

骨质增生是中老年的常见病和多

发病，40岁以上的中老年人发病率为50%，60岁以上为100%，也就是说，每个人进入老年阶段都将罹患此病。而且，近年来骨质增生发病趋向年轻化，30岁左右的青年患有骨质增生的已为数不少。

严格来说，骨质增生不是一种病，而是一种生理现象，是人体自身代偿、再生、修复和重建的正常功能，属于保护性的生理反应。单纯有骨质增生而临床上无相应症状和体征者，不能诊断为骨质增生症。只有在骨质增生的同时，又有相应的临床症状和体征，且两者之间存在必然的因果关系，才可诊断为骨质增生症。

骨质增生症属中医的“痹证”范畴，亦称“骨痹”。

中医认为“肾主藏精，主骨生髓”，若肾经精气充足则身体强健，骨骼外形和内部结构正常，而且不怕累，还可防止小磕小碰的外伤。而“肝主藏血，主筋束骨利关节”，肝经气血充足则筋脉强劲有力，休息松弛时可保护所有骨骼，充实滋养骨髓；运动时可约束所有骨骼，避免关节过度活动屈伸，防止关节错位、脱位。如果肾经精气亏虚，肝经气血不足，就会造成骨髓发育不良甚至异常，更厉害的会导致筋脉韧性差、肌肉不能丰满健硕。没有了营养源泉，既无力保护骨质、充养骨髓，又不能约束诸骨，防止脱位，久之，关节在反复的活动过程中，便会渐渐老化，并受到损害而过早、过快地出现增生病变，防治骨质增生可常刮痧和敲肝肾两经。

骨质增生患者刮痧时，先用泻法刮拭大椎、大杼、膏肓、神堂，刮至出现痧痕为止。再用补法刮配穴列缺、手三里、涌泉、照海、足三里、承山。每日1次。

骨质增生是肾经所主的范围，肾经起点在足底。中医认为热则行，冷则凝，温通经络，气血畅通，通则愈也。敲肾经及热水疱脚就可以产生温通经络、行气活血、祛湿散寒的功效，从而达到补虚泻实、促进阴阳平衡的作用。所以敲肾经及热水疱脚是预防和辅助治疗骨质增生的好方法。

除了常敲经络和刮痧外，还要注重日常饮食，平衡人体营养的需要。专家认为，阴阳平衡、气血通畅是人体进行正常生理性新陈代谢的基础。人体正气虚弱，经络不畅，势必导致气血凝涩而成病变。

急性腰扭伤的刮痧复方调理

因活动失衡而致的腰部肌肉、韧带、筋膜、椎间小关节的损伤，称为急性腰扭伤。亦称“闪腰岔气”。急性腰扭伤多发生于腰骶、骶髂关节、椎间关节或两侧骶棘肌等部位。

祖国医学认为腰痛的病因是外伤劳损，外感风寒湿热，并与脏腑经络有密切关系；认为腰痛除可受不同程度的外力而引起，并与肾虚、外感风寒湿热有密切关系。

本病发生突然，有明显的腰部扭伤史，严重者在受伤时腰部有撕裂感和响声。伤后腰部立即出现剧烈的疼痛，当即不能活动。疼痛呈持续性。也有的当时无明显的疼痛，可以继续工作。推拿休息后或次日出现腰部疼痛，表现为腰部剧烈疼痛，活动受限，行走不利。对急性腰扭伤除了及时住院治疗，还可以配合刮痧疗法：

（1）选取两组穴位：一为腰俞、大肠俞、委中；二为委阳、阳陵泉、昆仑。用泻法先刮第一组穴，再刮第二组，均至出现痧痕为止。并随症加减配穴：气滞配气海、太溪、腰阳关；血瘀配膈俞、血海、悬钟。

（2）选取阿是穴、水沟、阳陵泉、委中、膈俞、次髎、夹脊。用平补平泻法先刮面部水沟穴，再刮腰背部的夹脊、阿是穴、膈俞、次髎，最后刮下肢部的委中、阳陵泉。

踝关节扭伤的刮痧复方调理

踝关节伤筋以关节扭伤为常见，多因为在不平的路面行走、跑步、跳跃或下楼梯时踝拓屈位足突然向内或向外翻转，踝外侧或内侧韧带受到强大的张力作用所致。临床表现主要是踝部出现明显肿胀疼痛，不能着地，内、外踝前下方均有压痛，皮肤呈青紫色。内踝扭伤时，可能伴有外踝骨折，因此内、外踝均肿胀疼痛，应仔细检查（若有骨折，需由骨科医生按踝部骨折处理）。外踝扭伤者，将其踝关节内翻时外踝部疼痛会加剧。

刮痧疗法：

【选穴】分两组穴位：一为风市、足三里、解溪、昆仑、丘墟、申脉、金门、照海、商丘；二为阴陵泉、三阴交、太溪、照海、金门。用泻法先刮下肢风市、足三里，再刮足部解溪、昆仑、丘墟、申脉、金门、照海、商丘。

【操作方法】刮至出现痧痕为止。用补法刮下肢阴陵泉、三阴交，再刮足部太溪、照海、金门。刮至出现痧痕为度。隔日1次。

除了刮痧外，治疗踝关节扭伤还可以运用按摩方法。

（1）嘱患者仰卧，家人以大鱼际轻擦损伤部，以透热为度。

（2）以拇指指腹，在损伤的局部用轻柔的按揉法进行治疗，时间为1～3分钟。

（3）患者坐位，施术者一手由外侧握住足跟，用拇指压于韧带所伤之处，另一手握住跖部，用摇法治疗1分钟。

（4）施术者双手握住足部，在拔伸力量下将足跖屈，再背屈同时，以拇指向内向下用力按压韧带损伤部位，以患者能耐受为度，如此反复操作5～8次。

（5）施术者双手掌相对用力，自膝关节向下，反复搓揉至踝关节周围。以局部发红透热为度。时间为2～5分钟。

刮痧舒筋活络，让足跟痛“灰溜溜”走开

足跟痛，又叫跟骨刺，足跟痛是因为钙质在体内不断沉淀而引起的尖形小突起，多发生于40～60岁之间的中老年人和体重超重的人。

中医认为，足跟痛是因为年老肾虚、体质虚弱，肾阴阳俱亏。不能温煦和滋养足部少阴肾经循行路上的筋骨，跟骨失养，致使其劳损而发生疼痛，或风、寒、湿邪侵袭，致使气滞血瘀，经络受阻而发生疼痛，对足跟痛推荐刮痧疗法。

（1）在阿是穴，踝关节内外侧，小腿内、外、后侧、膝弯区，足背区，足底区涂上刮痧油。重点刮拭阿是穴和踝部内、外侧区出现痧痕为止，刮后并以手指强力点揉阿是穴5～10分钟，再刮足背、足底区，然后刮小腿内、外、后侧区及膝弯区。每日1次。

（2）在昆仑、解溪、申脉、照海、太溪、阿是穴上涂上刮痧油。用补法先刮足内侧的照海，再刮昆仑、解溪、太溪、申脉，最后刮阿是穴。刮至出现痧痕为止。隔日1次。

足跟痛在饮食上的策略是多补充维生素B_6。维生素B_6可帮助钙质吸收和预防骨刺形成。它多分布在肉、蛋、奶类和蔬菜中，例如胡萝卜、菠菜、黄豆、玉米等。要补充维生素C。维生素C具有抗炎功效，对胶原蛋白质结缔组织有利。多食含钙的食物，钙主要分布于水产品、奶类、蛋类及豆类中。此外，也要多食含镁的食物，如蔬菜、谷类。

下面推荐两款食谱：

羊骨粉

【材料】羊胫骨。黄酒各适量。

【做法】将羊胫骨炙至焦黄色，研成细末，用黄酒送服，每次3～6克，每天2次。

【功效】舒筋活络，补钙壮骨。

米仁根赤豆汁

【材料】生米仁根、赤小豆各30克，土牛膝12克，木瓜、牡丹皮各9克。

【做法】将上料加水煎服。

【功效】舒筋活络，可用于足跟痛。

筋长一寸，寿延十年——筋刮痧保健

筋的刮痧保健

中医认为人身共有485道大筋，包括现代医学的肌肉、肌腱、韧带、筋膜、腱鞘、滑囊、关节囊、神经和血管，甚至关节软骨、关节盂缘等。人们就靠这么多的大筋维护着，完成各种活动。筋的最基本功能是伸缩，牵引关节做出各种动作。筋需要经常活动，也就是抻拉，保持伸缩力、弹性。

人体的衰老不只是跟皱纹、白发有关系，还有身体的柔韧度。而身体的柔韧性与筋有直接的关系。筋的保健可以延缓衰老，促使关节灵活有力，更可以增强肝脏的生理功能。

刮拭方法

（1）用面刮法按压力要小，刮拭四肢的骨关节部位（肌肉不丰厚的骨关节部位一定要涂刮痧油）。

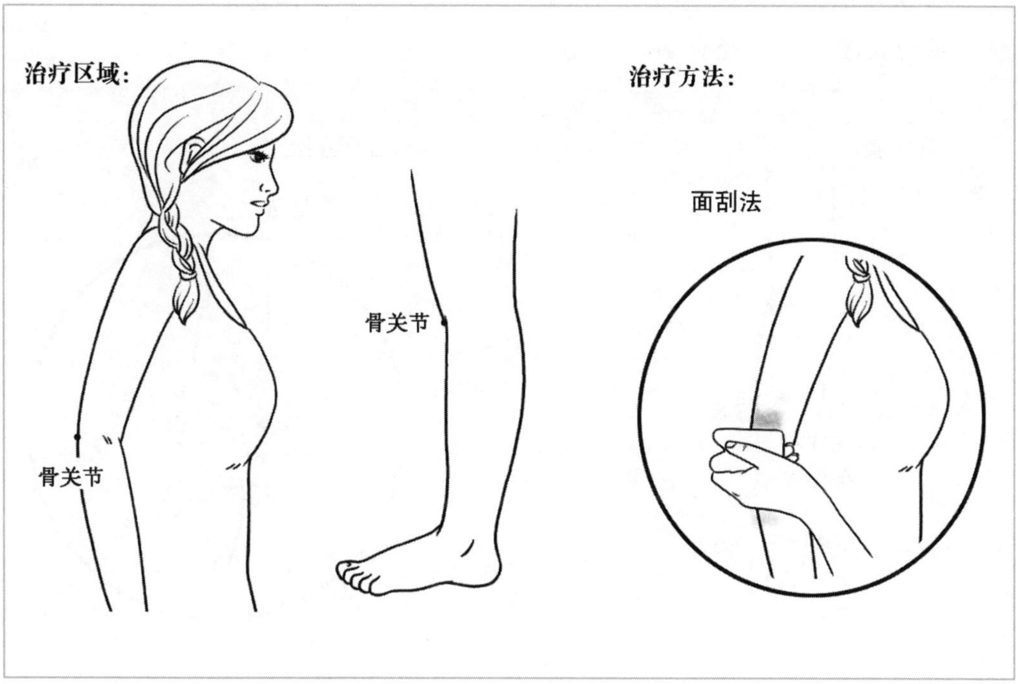

（2）用平刮法沿背部、胸部正中线、肋骨走向，向右侧刮拭肝胆的体表投影区。

治疗区域：

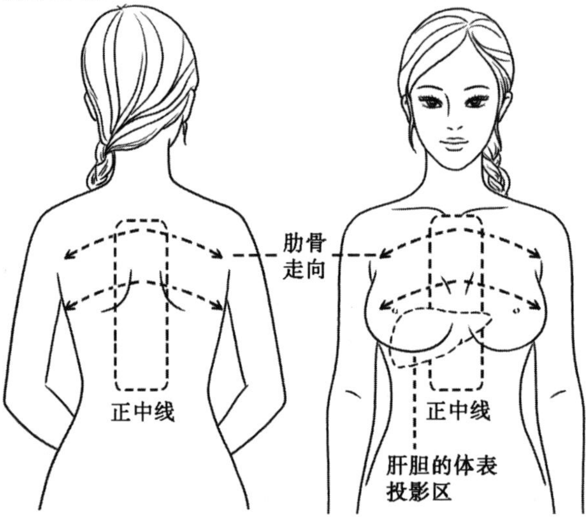

治疗方法：

平刮法

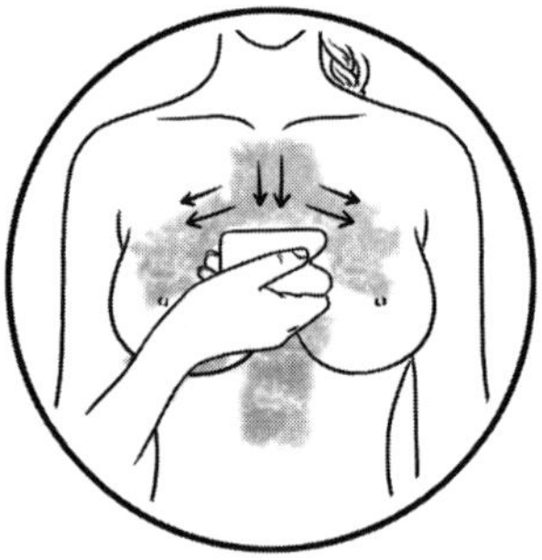

（3）用面刮法刮从上向下刮拭上肢大肠经温溜，三焦经会宗、外关、中渚、小肠经养老穴。

治疗区域：

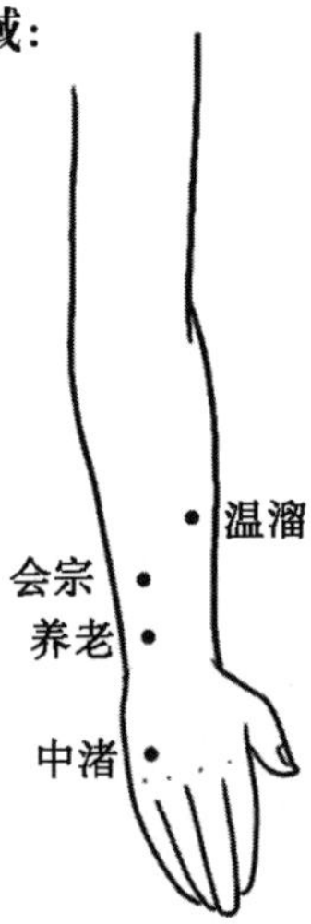

治疗方法：

面刮法

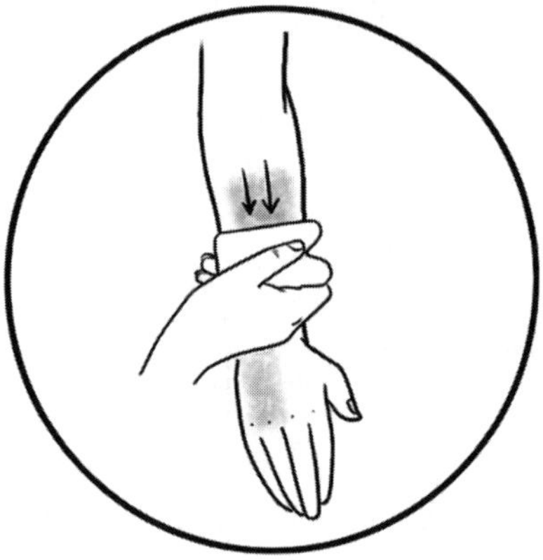

（4）用面刮法刮拭肩部胆经肩井穴，背部督脉筋缩穴，膀胱经肝俞穴、魄门穴、胆俞穴、阳纲穴。

治疗区域：

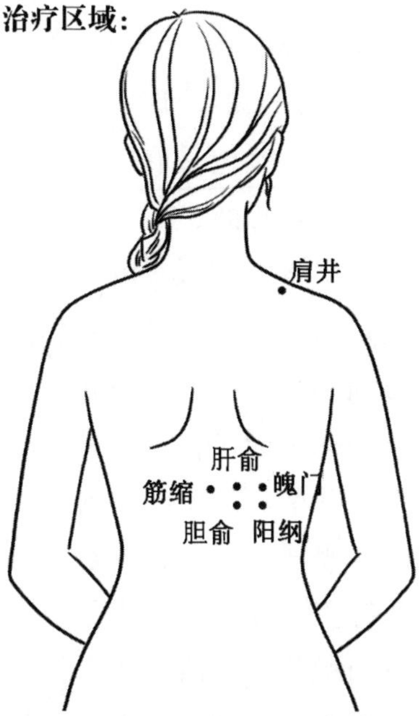

治疗方法：

面刮法

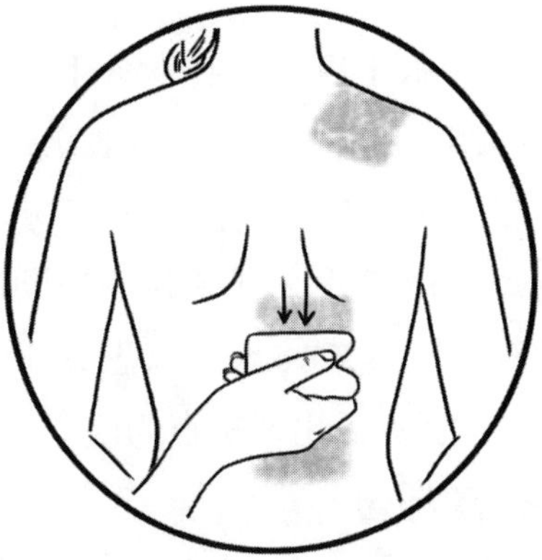

刮痧对筋的保健作用

（1）保护各骨关节的功能，强健肌腱、韧带的力量和柔韧性，保护骨骼，维持筋的正常生理功能，延缓骨关节的衰老。

（2）对颈肩腰椎疾病有很好的疗效。还能够预防四肢疼痛。

对付类风湿性关节炎，最见效方法是“益肾壮督”

类风湿性关节炎，又称类风湿，在中医里属于“痹证”、“痹病”范畴，属于自身免疫炎性疾病，临床主要表现为慢性、对称性、多滑膜关节炎和关节外病变。该病好发于手、腕、足等小关节，反复发作，呈对称分布。早期有关节红肿热痛和功能障碍，还可能出现关节周围或内脏的类风湿结节，并可有心、肺、眼、肾、周围神经等病变，晚期关节可出现不同程度的僵硬畸形，并伴有骨和骨骼肌的萎缩，极易致残。

类风湿性关节炎不同于一般的痹证，故将其称为“顽痹”。类风湿性关节炎病变在骨，正所谓“肾主骨生髓”，骨的生长发育全赖骨髓的滋养，而骨髓乃肾中精气所化生，因此肾督虚是本病的本质。对治类风湿性关节炎，刮痧疗法配合“益肾壮督”的治顽痹思路，并研制出了益肾蠲痹汤，在发病初期效果很好。

刮痧方法

（1）选取浮郄（屈膝或俯卧位，在肱二头肌腱内侧，委明穴上1寸）。取艾叶30克煮热，以布包好后蘸刮痧液刮拭浮郄穴，30～60次。以局部红而出现隐约痧点为度。

（2）取上巨虚（在骸骨下缘，骸韧带外侧凹陷中下6寸，胫骨前缘1横指处）、下巨虚（在上巨虚下3寸，胫骨前端一横指处）以提痧手法揪提上巨虚及下巨虚各40次。以患者能够耐受，局部泛红后出现斑点为度。

益肾壮督

【组成】当归10克，熟地黄15克，淫羊藿15克，川桂枝10克，乌梢蛇10克，鹿衔草30克，制川乌10克，甘草5克。

【用法】水煎服。

【加减】风胜的患者加钻地风30克；湿胜的患者加苍术、白术各10克，生、熟薏苡仁各15克；关节肿胀明显的患者加白芥子10克、穿山甲10克、泽泻30克、泽兰30克；寒胜的患者加制川、草乌各10～20克，并加制附片10～15克；疼痛加剧的患者可加炙全蝎（研粉吞服）3克，或炙蜈蚣1～2条，刺痛患者加地鳖虫10克，三七粉3克，延胡索30克；体虚的患者宜将淫羊藿加至20～30克，并加菟丝子30克。

类风湿性关节炎还具有起病缓慢、病情缠绵的特点，治疗的关键在于早期诊断，及时治疗。因此，既要用传统方法，又应采取现代医学检测手段，“双重诊断，一重治疗”，以免误诊、漏诊。同时，由于类风湿性关节炎是周身性、终身性疾病，在治疗上必须始终坚持整体观念，辨证结合辨病，标本同治，并宜采取综合措施，内外并治。除辨治之内服药外，还应配合熏洗、药浴、外敷、膏贴、理疗、针灸、推拿等外用手法，这样可以协同增强，提高疗效。另外，还有一个重要问题，就是患者要坚持长期服药，即使症状缓解后，还需继续服药6～12个月，才能巩固疗效，减少或防止复发。

腰椎间盘突出的复方自愈调理

腰椎间盘突出症是骨科临床常见病，主要是椎间盘组织在退变、老化等内因基础上，再遇扭伤、劳损、受寒等外因，使腰椎发生病变，刺激或压迫神经，从而引起一系列病症。有的患者腰痛明显，甚至影响行动；有的患者无明显症状，仅在咳嗽、喷嚏、排便或扫地等日常生活中发作。

研究表明，腰椎间盘突出症以青壮年居多，尤其是学生、电脑工作者、汽车司机及年轻白领等“座族”

人士，成了发病群体的主力军。例如，众多司机朋友在工作中，长期处于坐位及颠簸状态，腰椎间盘承受的压力较大，尤其是踩离合器时，椎间盘压力增大约一倍，长期反复的椎间盘压力增高，自然会加速椎间盘的退变或突出。所以，这类人士更要特别爱护腰部，注意坐姿，莫让腰部受凉，适当多运动。

对于腰椎间盘突出症的患者来说，虽然很难根治，但预防复发则是可以做到的。首先，不能长时间坐着和蹲着，坐位时将腰部伸直，防止腰背肌的牵拉、劳损。其次，弯腰抬重物时，应先蹲下将腰挺直后再抬。最后，平时应睡硬板床，以防止腰部在睡眠时长时间被动弯曲。此外，还可以使用腰部支具，可有效防止腰部再次受伤。

除此之外，对于腰椎间盘突出，还可以采用以下几种传统疗法进行治疗：

刮痧疗法

【选穴】2组穴位，一为肾俞、大肠俞、关元俞、环跳、承扶、殷门、风市、委中、阳陵泉、承山；二为命门、腰阳关、气海俞、大肠俞、关元俞、委中、阳陵泉、承山。

【操作方法】用平补平泻手法刮拭腰部肾俞、大肠俞、关元俞，再刮下肢部环跳、承扶、殷门、风市、委中、阳陵泉、承山。刮至出现痧痕为度。隔日1次。用平补平泻手法刮腰部命门、腰阳关、气海俞、大肠俞、关元俞、委中、阳陵泉、承山。隔日1次。

通过体位、姿势自我调理

1.卧位

腰椎间盘突出症病人应睡较硬的床垫，仰卧时膝微屈，腘窝下垫一小枕头，全身放松，腰部自然落在床上。侧卧时屈膝屈髋，一侧上肢自然放在枕头上。

2.下床

从卧位改为俯卧位，双上肢用力撑起，腰部伸直，身体重心慢慢移向床边，一侧下肢先着地，然后另一下肢再移下，手扶床头站起。

3.坐姿

坐在椅子上，腰部挺直，椅子要有较硬的靠背，椅子腿高度与病人膝的高度相等。端坐时，膝部略高于髋部，若椅面太高，可在足下垫一踏板。

4.站起

从座位上站起时，一侧下肢从椅子侧面移向后方，腰部挺直，调整好重心后起立。

药疗法

对于腰椎间盘突出，活血舒筋是治病的关键，在发病初期，可选用清代赵竹泉先生的补肾活血汤，效果比较明显。处方如下：

【组成】熟地黄10克，杜仲3克，枸杞子3克，破故纸10克，菟丝子10克，当归尾3克，没药3克，山茱萸3克，红花2克，独活3克，肉苁蓉3克。

【用法】水煎服，每日1剂。

【随症加减】若下肢放射痛明显者，加地龙12克、威灵仙15克；疼痛甚者，加乳香5克、细辛5克。

腰肌劳损，每天半小时即可解决

有一种很常见的腰病，在以腰骶关节为中心约一巴掌大的地方，或隐隐作痛，或酸痛不适，早晨起床时减轻，活动后加重，不能久坐、久站，弯腰困难。这就是人们常说的腰肌劳损。这类患者虽然大都能正常生活和坚持工作，但时间一长，便会影响工作效率，降低生活质量。

很多人认为，腰肌劳损是衰老造成的，其实若究其原因，错全在自身。长期弯腰劳动，用肩扛抬重物，腰部闪挫撞击未全恢复，或积累陈伤，经脉受损，气滞血瘀，阻塞不通，筋脉失于滋养，自然就会疼痛劳损。此病大多与天气变化有关，如阴雨或感受风寒潮湿等则症状加重，所以那些不懂得加衣保暖的人，受病痛之苦也就顺理成章。腰肌劳损是顽固性病症，除了日常生活中多注意保养外，平时还可以用刮痧方法来保健。

进行刮痧时，选取肾俞、大肠俞、八髎、秩边、委中、承山、足三里。用平补平泻的手先刮腰骶部的肾俞、大肠俞、八髎、秩边，再刮下肢部委中、承山、足三里。刮至出现痧痕为止。隔日一次。

还有一种方法，就是随症加减法。将穴位分成2组：一为肾俞、大肠俞、志室；二为委中、委阳、阳陵泉、承山、昆仑。用刮法先刮第1组穴，再刮第2组，均刮至出现痧痕为止。如果是寒湿侵袭的配腰俞、腰阳关、太溪；瘀血不通配膈俞、血海、承扶、太冲；肝肾亏虚配肝俞、厥阴俞、腰阳关、环跳、足三里。刮拭手法要轻，操作范围较局限。

此外，腰肌劳损还可以采用经络按摩，具体方法为请家人用双手掌推拿背腰部两侧的膀胱经脉及督脉，先自上而下推复数遍；然后，用双掌根按揉和拇指交替压脊柱两侧及诸棘突间隙，反复操作10分钟左右。最后，具体指压点按的基本穴位为脾俞、胃俞、肾俞、环跳、昆仑、绝骨，每穴指压点按约1～2分钟即可。全部算起来，不足半小时就可以解决病痛之苦。

背部酸痛的刮痧调治法

工作时间长时，会觉得腰酸背

痛，这是缺乏蛋白质的严重警告。蛋白质会在人体快速燃烧脂肪。当蛋白质不足时，脂肪就不能充分燃烧，生成有害物质，如丙酮酸，让人感觉酸痛。但是，另外一种情况需要引起大家的足够重视。特别是白领阶层，长期的伏案工作，腰酸背痛等状态很少能得到改善。而这种长期的腰酸背痛状况的发生，很有可能是软骨损伤的前兆。这种损耗是指长期高强度的生活，所带来的身体关节的过度使用，而引发的非硬伤的疼痛、僵硬等不适感，并且长期的这种状态又极易诱发关节症状。所以，忽略腰酸背痛的最大的受害者就是关节软骨，极易患上颈椎炎、腰椎间盘疾病。刮痧是改善这种亚健康状态的有力武器。

腰痛刮拭方法

（1）用面刮法从上向下刮拭命门穴，再分别刮拭两侧肾俞、志室穴。同时用面刮法刮拭两侧的腰眼穴。

（2）用面刮法自上而下刮拭督脉穴位群，从大椎刮至长强，分两段刮拭。第一段从大椎刮至腰阳关，第二段从腰阳关刮至长强穴，自上而下刮拭30次。

（3）自上而下刮拭夹脊膀胱穴位群，分两段刮拭，第一段从大杼刮至大肠俞，第二段从大肠俞刮至阳穴，刮至30次。

背部酸痛刮拭方法

（1）沿脊椎自上而下从大椎穴刮至脊中穴30次。

（2）沿夹脊膀胱经用面刮法自上而下从大杼刮至胆俞穴，左右各30次。

（3）以夹脊膀胱经为起点，分别向左右两肩方向刮拭，自上而下排刮，上刮至肩井、秉风、肩贞等穴，下刮至膈关、魂门各穴，分别刮30遍。

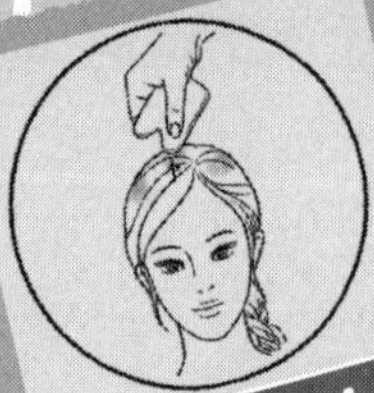

第五节

排出血毒，体内风调雨顺——日常刮痧保健

不同体质的保健刮痧：改善体质，增强免疫力

阳虚体质保健刮痧：养护阳气，御寒防冷

阳虚体质的人畏冷，尤其是背部和腹部特别怕冷。很多年轻女性常见手脚冰冷，但是如果仅仅是手指、脚趾发凉或发凉不超过腕踝关节以上，不一定是阳虚，与血虚、气虚、气郁、肌肉松弛有关。

阳虚体质常见夜尿多，小便多，清清白白的。水喝进肚子里是穿肠而过，不经蒸腾直接尿出来。晚上还会起夜两三次。老年人夜尿多是阳气正常衰老，如果小孩子、中青年人经常夜尿，就是阳虚。要注意不能多吃寒凉食物，尽量少用清热解毒的中药。

阳虚体质会经常腹泻，最明显的早上五六点钟拉稀便。这是因为，阳虚没有火力，水谷转化不彻底，就会经常拉肚子，最严重的是吃进去的食物不经消化就拉出来。

阳虚体质还常见头发稀疏，黑眼圈，口唇发暗，舌体胖大娇嫩，脉象沉细。中年人阳虚会出现性欲减退、性冷淡或者脚跟腰腿疼痛、容易下肢肿胀等。女性可见白带偏多，清晰透明，每当受寒遇冷或者疲劳时白带就增多。

阳虚体质养生方法如下。

刮痧疗法

（1）用平刮法从胸部正中沿肋骨走形向左刮拭心脏体表投影区。用单角法从上向下刮拭任脉膻中穴。

（2）用面刮法从上向下刮拭上肢三焦经阳池穴，心包经内关、足三里穴，脾经太白、公孙穴，肾经大钟穴。

（3）用面刮法从任脉大椎到至阳穴，命门穴，然后再刮拭心俞穴、神堂穴、肾俞穴、志室穴。

刮拭对阳虚体质的保健作用：能够改善阳虚体质，改善手脚发冷、倦怠无力等症状；能够助消化，增加肌体的能量吸收；补肾、增强能量的原动力；促进肌肉运动，通过运动产生热能，有温阳益气作用。

饮食调养：多吃温热食物

少吃或不吃生冷、冰冻之品。如柑橘、柚子、香蕉、西瓜、甜瓜、火龙果、马蹄、梨子、柿子、枇杷、甘蔗、苦瓜、黄瓜、丝瓜、芹菜、竹笋、海带、紫菜、绿豆、绿茶等。如果很想吃，也要量少，搭配些温热食物；减少盐的摄入量；多食温热食物，如荔枝、榴莲、桂圆、板栗、大枣、生姜、韭菜、南瓜、胡萝卜、山药、羊肉、狗肉、鹿肉、鸡肉等；适当调整烹调方式，最好选择焖、蒸、炖、煮的烹调方法。

家居环境：注意保暖，不要熬夜

日常生活中要注意关节、腰腹、颈背部、脚部保暖。燥热的夏季也最好少用空调；不要做夜猫子，保证睡眠充足。什么算是熬夜呢？通常晚上超过12点不睡觉，就是熬夜，冬天应该不超过晚上11点钟。

药物调养：防止燥热，平和补阳

阳虚平时可选择些安全的中药来保健，如鹿茸、益智仁、桑寄生、杜仲、肉桂、人参等，如果是阳虚腰痛和夜尿多可以用桑寄生、杜仲加瘦猪肉和核桃煮汤吃。

阳盛体质保健刮痧：滋养降火，润燥通便

有些人形体壮实，面赤烦躁，声高气粗，喜凉怕热，口渴喜冷饮，小便短赤，大便熏臭。如果病了则易出现高热、脉洪数有力、口渴、喜冷饮等症。这种人属于阳盛体质。

李时珍认为，阳盛体质的人，应多吃滋阴降火、清淡的食物，平时应忌辣椒、姜、葱等辛辣食物，适宜食用芹菜、菠菜、油菜、黄花菜、生菜、丝瓜、黄瓜、芦笋、百合、荸荠、番茄、苜蓿、葫芦、苦瓜、莲藕；适宜吃的肉食有鸭肉、兔肉、牡蛎、蟹、蚌等；适宜吃的水果有梨、李子、枇杷、柿子、香蕉、西瓜、柚子、柑、橙子、甜瓜、罗汉果、杨桃、芒果、草莓。

阳盛体质养生方法如下。

（1）用面刮法从上向下刮拭上肢大肠经曲池、合谷、商阳，胆经阳陵泉、光明。

（2）用泻法按照梳头的顺序刮拭全头，然后用单角法刮拭督脉百会（位于人体头部，头顶正中心，可以通过两耳角直上连线中点，简易取此

治疗区域：

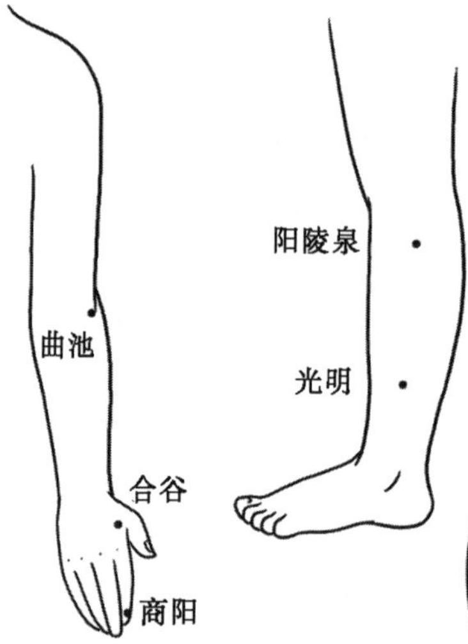

治疗方法：

面刮法

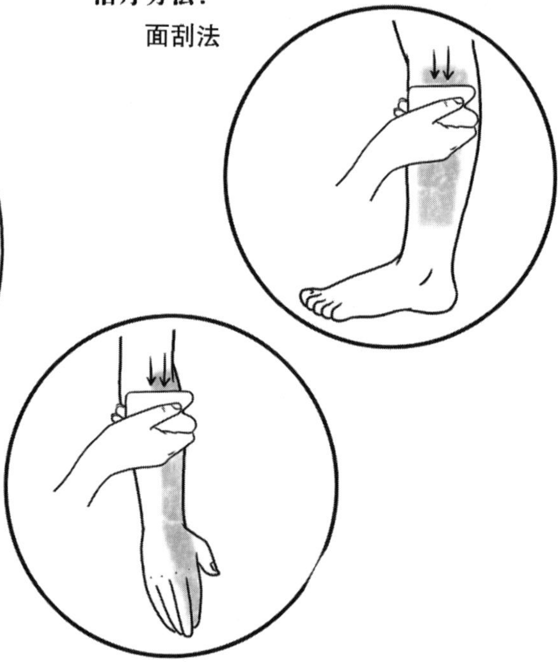

治疗区域：

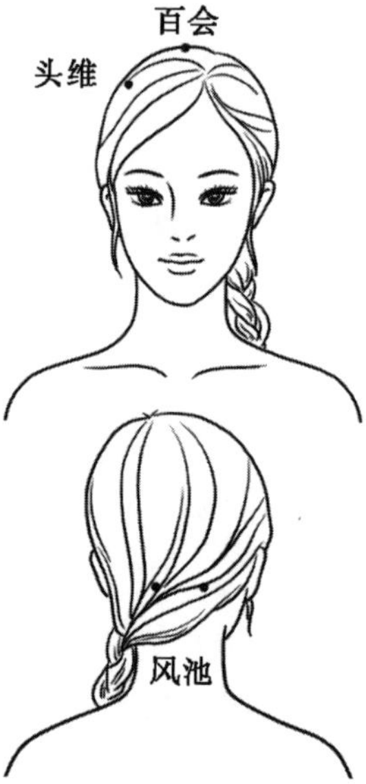

治疗方法：

单角刮法

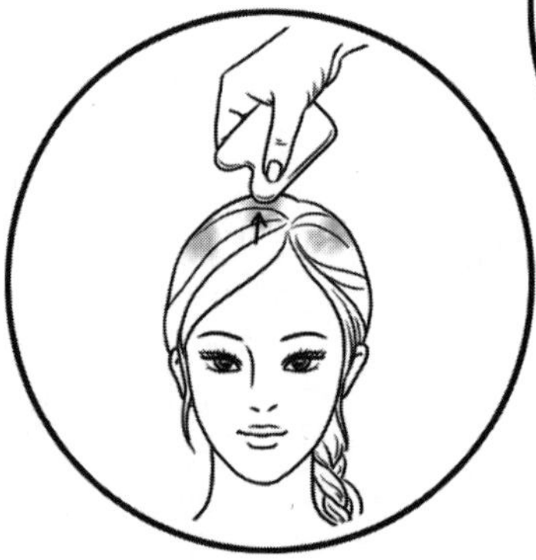

泻法

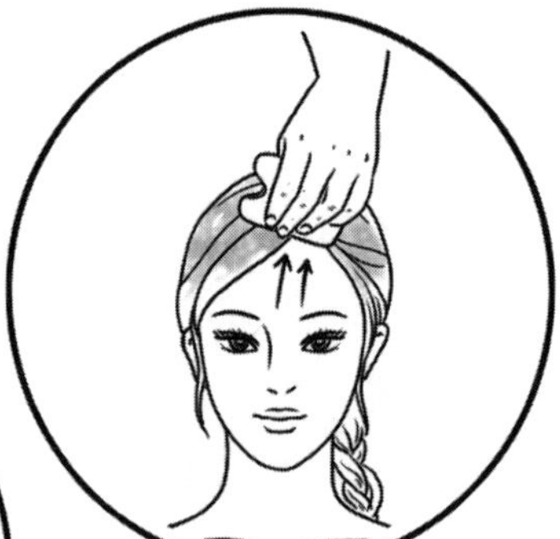

穴）、头维（此穴在头侧部发际内，位于额角发迹直上入发际0.5寸，嘴动时肌肉也会动之处）、风池穴（位于后颈部，头后骨下，两条大筋外缘陷窝中，相当于耳垂齐平）。

（3）用面刮从上向下刮拭上肢大肠经曲池（位于肘部，寻找穴位时屈肘，横纹尽处，即肱骨外上髁内缘凹陷处）、合谷（位于手背，第1、2掌骨之间，约平第2掌骨桡侧的中点）、商阳穴。

刮痧对阳盛体质的保健作用：能够清热降火，降低其兴奋性，宣泄体内过盛的阳气，又不损伤正气；平衡阴阳，预防阳盛体质的好发疾病，促进阳盛病症的康复；改善人体脏腑器官燥热的症状。

气虚体质保健刮痧：强胃健脾，增强抵抗力

气虚体质的人说话语声低，呼吸气息轻浅。如果肺气虚，人对环境的适应能力差，遇到气候变化，季节转换很容易感冒。冬天怕冷，夏天怕热。脾气虚主要表现为胃口不好，饭量小，经常腹胀，大便困难，每次一点点。也有胃强脾弱的情况，表现为食欲很好，食速很快；再有就是脾虚难化，表现为饭后腹胀明显，容易疲乏无力。

气虚者还经常会疲倦、怠惰、无力，整个人比较慵懒，能躺就不坐，能坐就不站。

气虚体质有可能是母亲怀孕时营养不足，妊娠反应强烈不能进食造成。后天因素有可能是大病、久病之后，大伤元气，体质就进入到气虚状态；长期用脑过度，劳伤心脾；有些女性长期节食减肥，营养不足，也容易造成气虚；长期七情不畅、肝气郁结也很容易形成气虚体质；经常服用清热解毒的中成药、激素等也会加重气虚体质。

气虚体质养生方法如下。

刮痧疗法

（1）用面刮法从上向下刮拭膀胱经肺俞、脾俞、胃俞、肾俞、志室。如图1。

（2）用面刮法从上向下刮拭上肢列缺、太渊、内关，下肢足三里、阴陵泉。如图2。

（3）用单角刮痧法从上向下刮拭任脉膻中、中庭。如图3。

刮痧对气虚体质的保健作用：增进食欲，益气健脾。有利于营养物质的消化吸收，促进新陈代谢；促进血液循环，改善因正气不足而引起的体力和精力减退、消除疲劳。

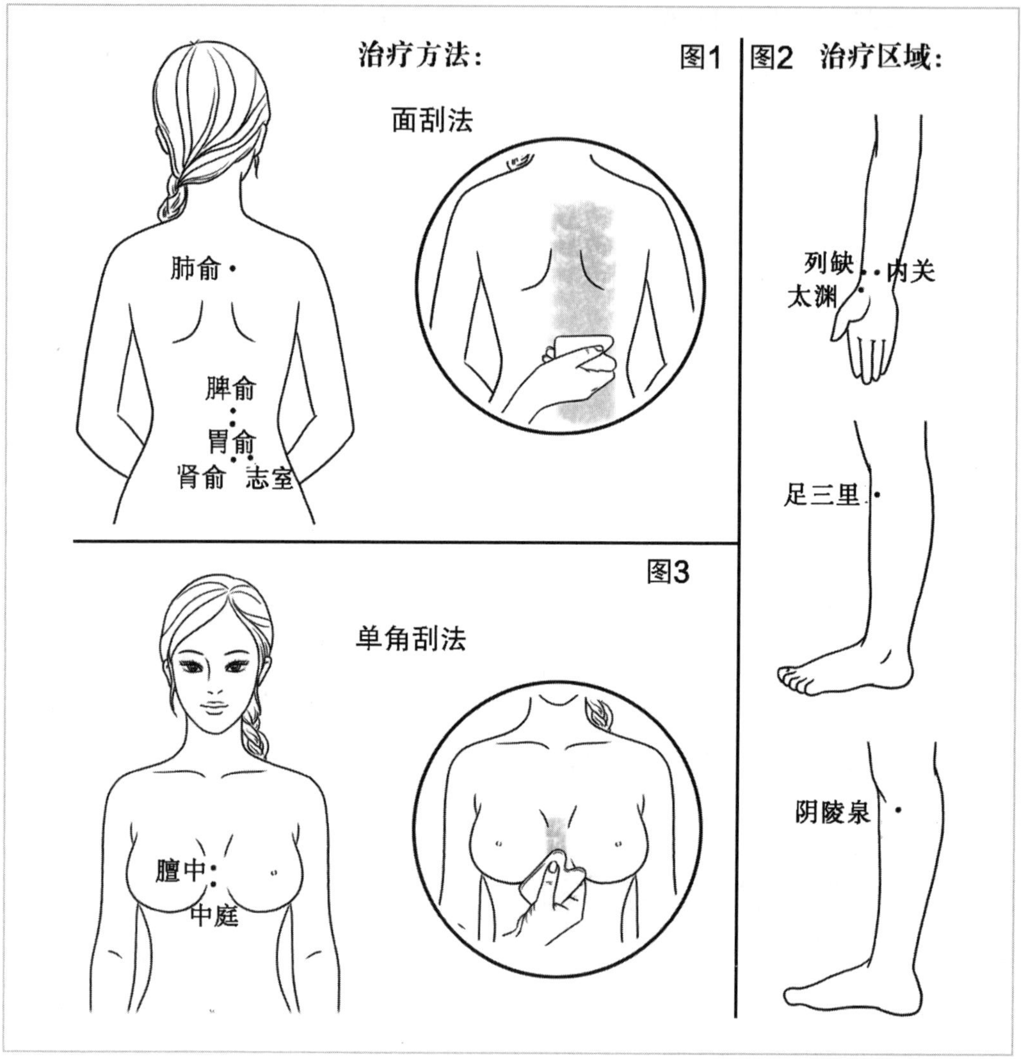

饮食法则：忌冷抑热

气虚体质的人最好吃一些甘温补气的食物，如粳米、糯米、小米等谷物都有养胃气的功效。山药、莲子、黄豆、薏仁、胡萝卜、香菇、鸡肉、牛肉等食物也有补气、健脾胃的功效。人参、党参、黄芪、白扁豆等中药也具有补气的功效，用这些中药和具有补气的食物做成药膳，常吃可以促使身体正气的生长。

气虚的人最好不要吃山楂、佛手柑、槟榔、大蒜、苤蓝、萝卜缨、香菜、大头菜、胡椒、荜拨、紫苏叶、薄荷、荷叶；不吃或少吃荞麦、柚子、柑、金橘、金橘饼、橙子、荸荠、生萝卜、芥菜、砂仁、菊花。

家居环境：劳逸结合，避免风寒

气虚者最重要的是要避免虚邪风，坐卧休息时要避开门缝、窗缝，从缝隙间吹进来的风在人松懈慵懒的时候最伤人；气虚体质者要注意避免过度运动、劳作。

气虚体质的女性比较适合慢跑、散步、优雅舒展的民族舞、瑜伽、登山等。因为这些都是缓和的容易坚持的有氧运动，在运动过程中调整呼吸，而不是急促短促很浅的呼吸。

药物调养：固表益气

气虚者就选些益气的药物，如大枣、人参、党参、淮山药、紫河车、茯苓、白术、薏苡仁、白果等，平时可用来煲汤；比较有疗效的还是四君子汤，由人参、白术、茯苓、甘草四味药组成，也可以把甘草去掉，用其他三味药煲猪肉汤。

如果面色总是苍白，血压低，还经常头晕，蹲下后一站起来两眼发黑，这种情况可以吃一些补中益气丸；如果一用大脑就失眠，睡不好，脸色蜡黄，心慌，记忆力减退，可以吃归脾丸。

痰湿体质保健刮痧：健脾祛湿，益气化痰

痰湿体质的人多数容易发胖，而且不喜欢喝水。小便经常浑浊、起泡沫。痰湿体质的人舌体胖大，舌苔偏后；常见的还有经迟、经少、闭经。痰湿体质的人形体动作、情绪放映、说话速度显得缓慢迟钝，似乎连眨眼都比别人慢。经常胸闷、头昏脑涨、头重、嗜睡，身体沉重，惰性较大。进入中年，如果经常饭后胸闷、头昏脑涨，是脾胃功能下降，向痰湿体质转化的兆头。

痰湿体质的女性比较容易出现各种各样的美容困扰，比如容易发胖、皮肤经常油腻粗糙、易生痤疮等，因此女性美容一定要有六通：月经痛、水道通、谷道通、皮肤通、血脉通、情绪通。

痰湿体质的人群多是多吃、少动的一类人群，比较容易出现在有先贫后富、先苦后甜、先饿后饱等成长经历的企业家、官员、高级知识分子等人群中。痰湿体质的人易肥胖，易患高血压、糖尿病、脂肪肝等。

痰湿体质养生方法如下。

刮痧疗法

（1）用平刮法沿肋骨走形从正中向左刮拭胁肋部脾脏体表投影区。用面刮法从上向下刮拭中府穴，上脘至下脘，石门至关元、章门穴。

（2）用面刮法刮拭下肢胃经足三里、丰隆至脾经阴陵泉、三阴、

公孙。

（3）用面刮法刮拭肺俞、脾俞、三焦、肾俞、膀胱俞。

刮痧对痰湿体质的保健作用：可以振奋阳气，健脾益气，促进代谢，利湿化痰。改善痰湿体质因水湿内停积聚而引起的水湿内盛的症状；经常刮痧，健脾强壮阳气，预防痰湿体质好发疾病，促进痰湿体质的改善。

饮食调养：入口清淡

痰湿体质不要吃太饱，吃饭不要太快，美容不要随大流，多吃水果并不适合痰湿体质；吃一些偏温燥的食物，如荸荠、紫菜、海蜇、枇杷、白果、大枣、扁豆、红小豆、蚕豆，还可以多吃点姜；痰湿体质的人应该少吃酸性的、寒凉的、腻滞和生涩的食物，特别是少吃酸的，如乌梅、山楂等。

家居环境：多晒太阳

痰湿体质的人起居养生要注意多晒太阳，阳光能够散湿气，振奋阳气；湿气重的人，经常泡泡热水澡，最好是泡得全身发红，毛孔张开最好；痰湿体质的人穿衣服要尽量宽松一些，这也利于湿气的散发。

药物调养：健脾胃，祛痰湿

痰湿体质者也可以用一些中草药来调理。祛肺部、上焦的痰湿可用白芥子、陈皮；陈皮和党参、白扁豆合在一起，是治中焦的痰湿；赤小豆主要是让湿气从小便而走。

血瘀体质保健刮痧：活血化瘀，疏通经络

血瘀体质就是全身性的血液流畅不通，多见形体消瘦，皮肤干燥。血瘀体质者很难见到白白净净、清清爽爽的面容。对女性美容困扰很大。血瘀体质者舌头上有长期不消的瘀点。经常表情抑郁、呆板，面部肌肉不灵活。容易健忘、记忆力下降。而且因为肝气不舒展，还经常心烦易怒。

血瘀体质是由于长期七情不调、伤筋动骨、久病不愈而造成的。血瘀体质易感肥胖并发症、消瘦、月经不调、抑郁症等。

血瘀体质养生方法如下。

刮痧疗法

（1）用单角法从上向下刮拭膻中至中庭穴。

（2）用面刮法刮拭大椎、心俞至膈俞、肝俞、胆俞、天宗。

（3）用面刮法从上向下刮拭上肢肘窝曲泽、少海、尺泽穴。

饮食调养：忌食凉食

血瘀体质的人多吃些活血化瘀的食物。如山楂、韭菜、洋葱、大蒜、桂皮、生姜等适合血瘀体质的人冬季吃或阳虚间夹血瘀体质的人吃；如生藕、黑木耳、竹笋、紫皮茄子、魔芋

等，适合血瘀体质的人夏天食用；适合血瘀体质的人食用的海产品如螃蟹、海参。

糯米酒炖猪脚是适合血瘀体质者的佳肴。

【材料】猪脚一只，煮熟的鸡蛋若干，起皮的生姜若干，糯米酒适量。

【做法】把猪脚洗干净，斩块，先用开水焯一下去血水。锅中放糯米甜酒半瓶，起皮生姜若干块、去皮熟鸡蛋若干个、猪脚，然后加入清水。放在火上炖上三四个小时。

【用法】每天可以吃1～2小碗，喝酒吃猪脚、鸡蛋。

【功效】阳虚、血瘀体质有痛经、月经延后、经血紫暗、乳腺增生、子宫肌瘤、黄褐斑的女性，从冬天吃到春天痛经会明显减轻。

家居环境：多运动

血瘀体质的人，要多运动，少用电脑。工作期间要每隔1小时左右走动走动。适量的运动能唤起心肺功能，非常有助于消散瘀血。

药物调治：桃红四物汤

血瘀的人可以适当地补血养阴，可以少量吃阿胶、熟地、白芍、麦冬等。用田七煲猪脚或鸡肉，如果还想补血，可以放红枣。取一只鸡大腿，放在炖盅里，放三粒红枣，再放一点田七，一起炖，一星期吃上一次，有活血的作用。

血瘀体质常见于女性，女性情感细腻，容易不开心，如果不开心，郁闷，不想吃东西，可以服用逍遥丸、柴胡疏肝散等。

气郁体质保健刮痧：平和七情，疏肝利胆

气郁体质者会经常莫名其妙地叹气，较容易失眠，气郁者大多大便干燥。气郁者性格内向，一般分为两种：一种是内向的同时，情绪平稳，话不多，所谓的“钝感力”，让人感觉比较温和迟钝；一种是内向话少，但是心里什么都清楚，而且非常敏感，斤斤计较。

气郁体质的女性月经前会有比较明显的乳房胀痛和少腹胀痛。有的月经前特别明显，不小心碰到那里的皮肤都感觉疼。

气郁体质会出现在工作压力比较大的白领阶层、行政工作人员、管理人员中。有的也可能跟幼年生活经历有关，比如说父母离异，寄人篱下等。气郁体质者易患抑郁症、失眠、偏头痛、月经不调等。

气郁体质的养生方法如下。

刮痧疗法

（1）用平刮法刮拭肝经期门、章门穴。用单角法刮从上向下刮拭任脉膻中穴。

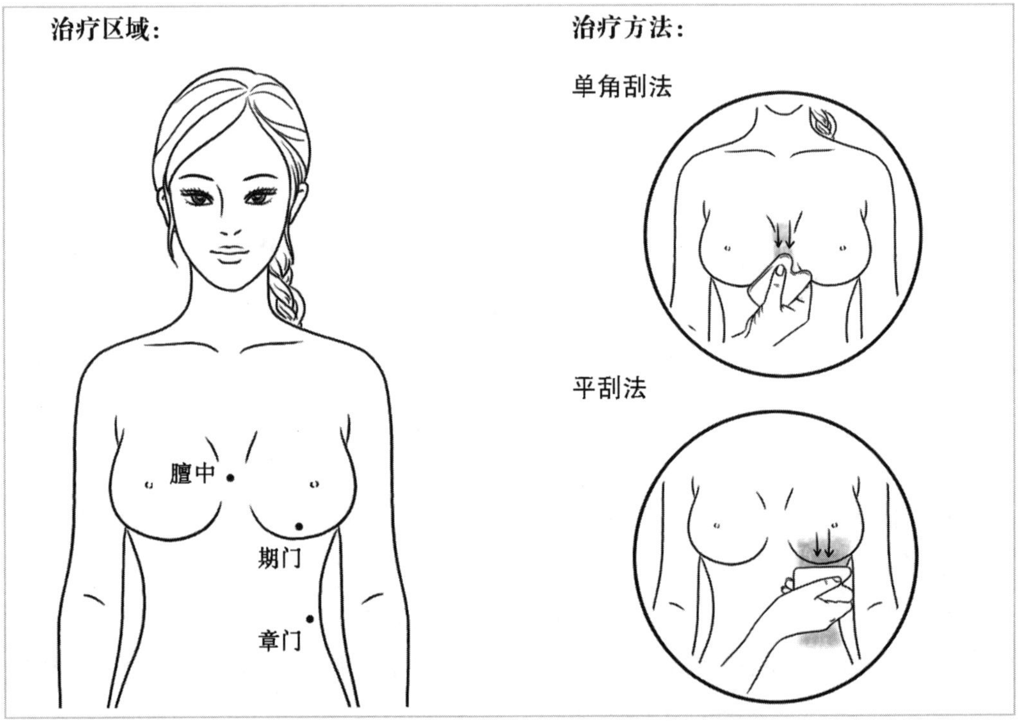

（2）用面刮法按照从上向下刮拭上肢三焦经支沟至外关穴，下肢胆经阳陵泉至外丘穴。胆经曲泉至蠡沟穴。

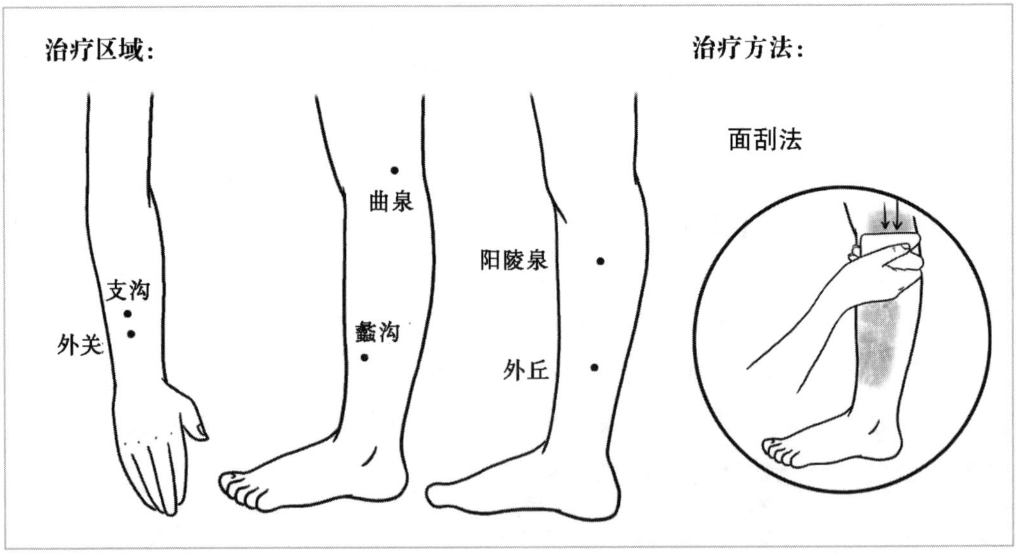

（3）用面刮法按照从上向下的方法刮拭肝胆体表对应区。然后用平刮法沿肋骨走形从正中向右刮拭肝胆体表投影区。

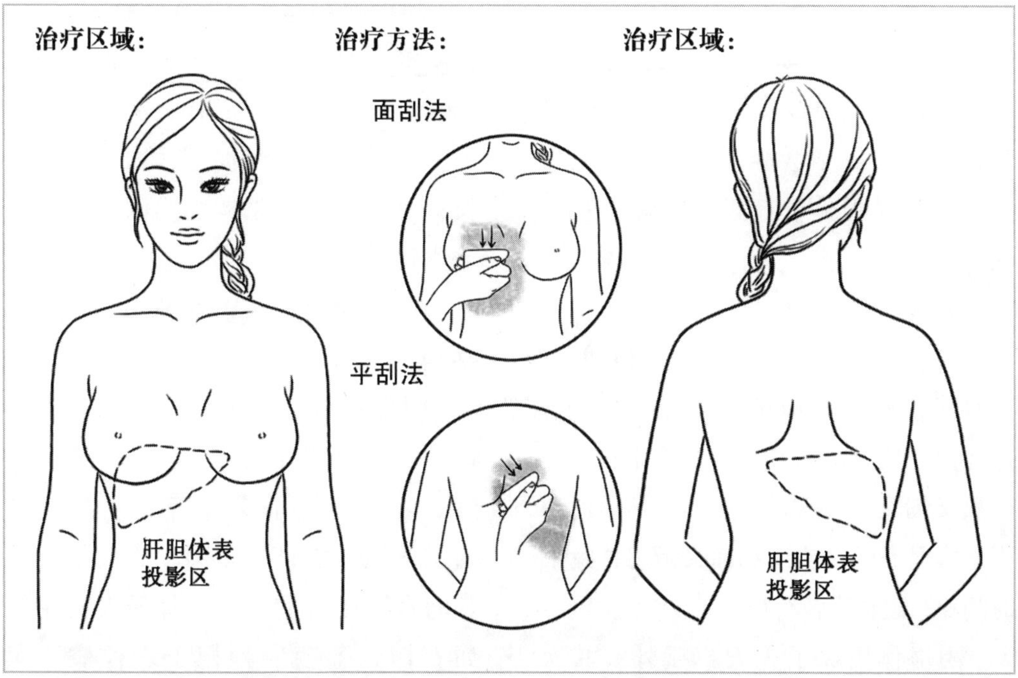

刮痧对气郁体质的保健作用：可以疏肝利胆，解除郁烦，促进体内气机条畅；可以改善气郁体质因肌体气机瘀滞而引起的各脏腑器官气机失调症状；气郁体质者经常刮痧，可预防气郁体质的好发疾病，促进气郁体质的改善；气郁体质者在日常生活中还可以从以下几方面来调理：

饮食调养：适补肝血，戒烟酒

气郁体质者多吃些行气的食物，如佛手、橙子、柑皮、香橼、荞麦、韭菜、大蒜、高粱、豌豆等，以及一些活气的食物，如桃仁、油菜、黑大豆等，醋也可多吃一些，山楂粥、花生粥也颇为相宜。

家居环境：旅游散心，听听音乐

气郁的人多出去旅游，多听听欢快的音乐，使自己身心愉悦，就不会钻牛角尖，就不会郁闷。多交些性格开朗的朋友，保持心情愉悦。

药物调养：首选枸杞当归

气郁者应该多食补肝血的食物，如何首乌、阿胶、白芍、当归、枸杞子等；梳理肝气的一般有香附子、佛手、柴胡、枳壳等。也可以选些中成药来调整如逍遥丸、柴胡疏肝散、越鞠丸等。

阴虚体质保健刮痧：滋补阴液，益气养血

阴虚体质，实质是身体阴液不足。阴虚内热反映为胃火旺，能吃能喝，却怎么也不会胖，虽然看起来瘦瘦的，但是形体往往紧凑精悍，肌肉松弛。

阴虚的人还会“五心烦热”：手心、脚心、胸中发热，但是体温正常。而且阴虚之人常见眼睛、关节、皮肤干燥涩滞，口唇又红又干。舌苔比较小，脉象又细又快。这种体质的人情绪波动大，容易心烦，或压抑而又敏感，睡眠时间短，眼睛比较有神。

阴虚体质除了先天禀赋外，其次是情绪长期压抑不舒展，不能正常发泄会郁结而化火，使阴精暗耗；长期心脏功能不好，或者高血压的病人吃利尿药太多，最终也会促生或加重阴虚体质；长期食用辛辣燥热食品，也会导致此种体质。阴虚体质的人群比较容易患结核病、失眠、肿瘤等。

阴虚体质的养生方法如下。

刮痧疗法

（1）用平刮法从胸部正中向左沿肋骨走向刮拭心脏体表投影区。

（2）用面刮法从上向下刮拭上肢肺经列缺至太渊穴，然后刮拭下肢脾经三阴交。

（3）用面刮法刮拭膀胱经心俞、厥阴俞、肾俞。

刮痧对阴虚体质的保健作用：改善阴液不足而引起的各脏腑器官干燥少浸、虚热内扰的症状；清除体内虚火，有益气养阴，促进体内阴液的生长；常常刮痧可以调和阴阳，改善阴虚体质。

饮食调养：多吃水果，远离辛辣

阴虚体质的人尽量少食温燥的食物，如花椒、茴香、桂皮、辣椒、葱、姜、蒜、韭菜、虾、荔枝、桂圆、核桃、樱桃、羊肉、狗肉等；酸甘的食物比较适合阴虚体质者食用，如石榴、葡萄、枸杞子、柠檬、苹果、柑橘、香蕉、枇杷、桑葚、罗汉果、甘蔗、丝瓜、苦瓜、黄瓜、菠菜、银耳、燕窝、黑芝麻等。新鲜莲藕对阴虚内热的人非常适合，可以在夏天时候榨汁喝，补脾胃效果更好；阴虚体质者还适合吃些精细的优质动物蛋白，如新鲜的猪肉、兔肉、鸭肉、海参、淡菜等，肉类可以红烧、焖、蒸、煮、煲，尽量少放调料，保持原汁原味。不要经常吃猛火爆炒的菜、火锅、麻辣烫。

家居环境：有条不紊的生活

阴虚体质的人不适合夏练三伏、冬练三九。人体需要阴液润滑关节，

阴虚体质者不宜经常登山，可以在跑步机上锻炼身体。

阴虚者要使工作有条不紊，就不会着急上火，就不会伤阴。

药物调养：滋润是佳品

阴虚体质者服用些银耳、燕窝、冬虫夏草、阿胶、麦冬、玉竹、百合可使皮肤光洁，减少色斑。到了秋天，空气很干燥，可用沙参、麦冬、玉竹、雪梨煲瘦猪肉，对阴虚者是上等的疗养食物。

阴虚体质者可根据自身具体的情况来服用中成药。一般情况，腰膝酸软、耳鸣眼花、五心烦热者可以服用六味地黄丸；眼睛干涩、视物昏花、耳鸣明显者，可以吃杞菊地黄丸；小便黄而不利、心烦明显者，可以吃知柏地黄丸；睡眠不好者，可用天王补心丹。

顺天应时才是养生王道——刮痧，也要顺从季节的安排

春季保健刮痧：让身体与万物一起复苏

“春三月，此谓发陈，天地俱生，万物以荣。夜卧早起，广步于庭，被发缓形，以使志生，生而勿杀，予而勿夺，赏而勿罚。此春气之应，养生之道也。”

这是《黄帝内经》中关于春季养生之道的论述。春三月是指农历的一二三月；“此谓发陈”的“陈”字是指冬天积累、收藏的东西，这是生发的基础。如果冬天没有好好地收藏，春天就没有生发的基础，就不能很有精力地投入一个新的开始。

那么春季该如何养生，才能养生机呢？《黄帝内经》中提到要“夜卧早起”，也就是说告诫人们要晚睡早起，春天是个生发的季节，不能总睡觉，如果睡眠过多，就会阻碍身体气机的生发，所以春天要尽量少睡点。其次是“广步于庭”，意思是没事的时候，可以在家里的庭院里大踏步地行走，这样有利于身体内气机的生发。再次就是“披发缓形”，就是披散着头发，放松形体，不能穿紧身衣约束自己的身体，使身体完全处于一种放松的状态。

“生而勿杀，予而勿夺，赏而勿罚”的意思都是说春天是万物生长的季节，这个季节人体同样也在生发，这个时候人要有那种给予的精神，不

能动任何的杀机，人自身也要保持欣欣向荣的气机，这样万物才能茁壮成长，人的身体才能健康，否则就会伤了人和天地的生机。

这是春天的养生法则。如果违背这种法则就会损伤肝脏，供给夏季长养的力量就减少了，到了夏天就容易出现寒性病变。

春天是肝气最足、肝火最旺的时候。肝在中医五行当中属木，此时它的功能就像是春天的树木生长时的情形。这时候人最容易生气发火，肝胆是相表里的，肝脏的火气要借助胆经的通道才能往外发，所以很多人会莫名其妙地感到嘴苦、肩膀酸痛、偏头痛、乳房及两肋胀痛，臀部及大腿外侧疼痛。这时你可以按摩一下肝经上的太冲穴，就可以达到止痛的目的。因为出现上述疼痛的地方是胆经的循行路线，通过胆经来抒发肝之郁气，是最为顺畅的。

曾经有一位30多岁的男士，说他最近一段时间不知道怎么回事，一上班就想跟别人吵架，心里老想发火。当问及他平时的工作生活情况时，他说因为工作紧张，每天都要加班到晚11点，单位离家又远，每天睡眠不足5个小时。这样已经半年了。中医认为，肝主藏血，人在睡眠时血可养肝，而长期加班，肝失所养，导致肝气不疏、肝郁气滞，所以就有了想跟人吵架的念头。这说明生活有规律、不熬夜、保证充足的睡眠，也是养肝必不可少的先决条件。

春季有人经常腿抽筋，有人经常会腹泻。有人经常困倦，这又是一种情形，就是“肝旺脾虚”。五行中肝属木，脾属土，二者是相克的关系。肝气过旺，气血过多地流注于肝经，脾经就会相对显得虚弱，脾主血，负责运送血液灌输到周身，脾虚必生血不足。运血无力，造成以上诸般症状。此时，可以用刮痧方法来保健身体。

进行刮痧时，先从头部开始。用水牛角刮痧梳以面刮法按梳头的顺序刮拭头顶部、侧头部，用单角刮法重点刮拭百会、风池穴；接着以面刮法和双角刮法刮拭肝胆脊椎对应区，重点刮拭背部膀胱经肝俞、魂门、胆俞、阳纲穴；然后以平刮法沿着肋骨走势从内向外刮拭右胸肋部肝胆体表投影区，重点刮拭期门、日月穴；最后用面刮法从上向下刮拭肝经曲骨、太冲、蠡沟，胆经阳陵泉、光明穴。

此外还可以服用红枣、山药薏米粥以健脾养血，脾血一足，肝脾之间就平和无偏了。早春天气，乍暖还寒，有时还会倒春寒，所以一定要注意增减衣服，所谓“春捂秋冻”，就是说早春要多穿暖一点，不要急于脱冬衣；办公室及家庭要多开窗户，一天至少开两次窗户，每次15~30分钟；多吃温阳性食物、生发性食物、酸性食物、甜味食物等，具体有豆芽、韭菜、青笋、香椿、酸枣、橙子、猕猴桃、羊肝、猪肝、鸡肝等；春天还要多出去郊游、踏青、赏花，多走路、多运动，多晒太阳以养阳。

总之，春天是万物生发的季节，在这个季节要按时睡，早起，放松自我，缓行于庭院，不要压抑自己，使精气慢慢升起来，否则会伤肝。另外，春季要多吃五谷、豆子等种子类食物，如五豆粥（红豆、黄豆、绿豆、白豆、黑豆），因为种子主生发；也可多吃新鲜的应季蔬菜，能起到生发的功效。

夏季保健刮痧：适当宣泄体内瘀滞

夏季是天地万物生长、葱郁茂盛的时期。金色的太阳当空而照，向大地洒下了温热的阳光，这时，大自然阳光充沛，热力充足，万物都借助这一自然趋势加速生长发育。人在这个时候也要多晒太阳多出汗，宣泄出体内的瘀滞，这样才能使气血通畅，为以后的收藏腾出地方。如果在夏天宣泄得不够，到了秋冬季节想进补，根本就补不进来。所以夏天该散就散，但是不能过度。

另一方面，因为夏季属火，主生长、主散发，夏天多晒太阳、多出汗，可借阳气的充足来赶走身体里的积寒。但现代人通常都处于有空调的环境下，整个夏天都很少出汗，这样反而会让体内的寒气加深，抑制散发，秋天就会得痎症（呼吸方面的病），降低了适应秋天的能力，所谓丰收者少。

中医认为长夏（农历六月，阳历7~8月间）属土，五脏中的脾也属土，长夏的气候特点是偏湿，“湿气通于脾”，也就是说湿气与脾的关系最大。所以，脾应于长夏，是脾气最旺盛、消化吸收力最强之时，因而是养“长”的大好时机。另外，夏季对应人体五脏中的“心”，有心脏病的人在夏天容易复发或者症状加重。所以夏季应以养心为先。

那么，夏天应该怎样“养长”和“养心”呢？

要保证睡眠。中午的时候人们总是精神不振、昏昏欲睡，如果有条件，可以增加午休的时间，以消除疲劳，保持精力充沛。

炎炎夏日，还可以用刮痧方法来保养身体。用面刮法刮拭背部膀胱经心俞、神堂、脾俞、意舍穴，小肠经天宗穴；然后用平刮法沿肋骨走形从内向外刮拭左胸部心脏体表投影区，左胁肋部脾脏、胰腺体表投影区。重点从上向下刮拭任脉上膻中、巨阙穴、腹部中脘、掌门穴；最后用面刮法从上向下刮拭少海、曲泽、神门、通里、大陵、内关穴，下肢阴陵泉、太白、公孙、足三里穴。

在夏季，千万不能因暑贪凉，《黄帝内经》里说："防因暑取凉"，这是告诫人们在炎热的夏天，在解暑的同时一定要注意保护体内的阳气，因为天气炎热，出汗较多，毛孔处于开放的状态，这时机体最易受外邪侵袭。所以不能只顾眼前的舒服，过于避热趋凉，如吃冷饮，穿露脐装，露天乘凉过夜，用凉水洗脚，这些都能导致中气内虚，暑热和风寒等外邪乘虚而入。

冠心病、风湿性心脏病、肺源性心脏病、高血压性心脏病患者要特别保护自己的心脏，因为闷热天气会导致呼吸不畅，心脏难受，动脉血压持续增高，加剧心肌缺血、缺氧。

秋季保健刮痧：养肺润燥补水少不了

"秋三月，此谓容平，天气以急，地气以明。早卧早起，与鸡俱兴，使志安宁，以缓秋刑，收敛神气，使秋气平，无外其志，使肺气清。此秋气之应，养收之道也。"

这是《黄帝内经》中关于秋季养生之道的论述。秋三月是指农历七八九三个月，这个季节表现在天地之气上，特点是降大于升，收敛过于生发，天气下降，地气内敛，外现清明，所谓秋高气爽就是指的这个气象。秋季属金，在人体是属肺经，肺脏娇贵，十分怕燥，因此，秋季要滋养肺阴。人在秋季也要由夏季的散发状态转入收敛，应该早睡早起，与鸡同步，使肾之志安宁稳定，以缓和秋气的肃杀；令心之神气收敛内藏，使秋气得以平和。

那么，生活中人们应该如何进行"养收"呢？

刮痧养"收"

用面刮法刮拭背部膀胱经肺俞、脾俞、意舍、胃俞穴；然后用平刮法沿肋骨走形从内向外刮拭左右胸部肺脏体表投影区，和左侧脾脏、胰腺体表投影区，重点刮拭中府、膻中、章门穴；用面刮法从上向下刮拭肺经尺泽、列缺、太渊、少商穴，大肠经曲池穴。

饮食调养

秋天秋高气爽，气候干燥，应防"秋燥"，秋季的膳食应贯彻"少辛增酸"原则，尽可能少食葱、姜、蒜、韭菜等辛味之品，多食酸味果蔬，如雪梨、鸭梨，生食可清火，煮熟可滋阴、润肺而防燥。可多食芝麻、核桃、糯米、蜂蜜、乳品等，可以起到滋阴润肺、养血的作用。对年老胃弱的人，可采用晨起食粥法以益胃生津，如百合莲子粥、银耳冰糖粥、红枣糯米粥等都是益阴养胃佳品。初秋，又属长夏季节，此时湿热交蒸，人体脾胃内虚，抵抗力下降，而气候渐冷，要适当多食些温食，少食塞痛之物。

内心宁静

秋季日照减少，花木开始凋谢，特别是霜降之后。“无边落木萧萧下”，常使人触景生情，心中产生凄凉、忧郁、烦躁等情绪变化。中医认为，“喜怒思忧恐”五志之中，肺在志为忧，忧的情绪很容易伤肺。《红楼梦》中的林黛玉经常咳嗽，还患有肺病，这与她忧郁的性格是分不开的。因此秋季养肺就要注意精神情志方面的养生，培养乐观情绪，可以参加一些登山赏红叶等有意义的活动。我国古代民间就有重阳节登高赏景的习俗，登高远眺，饱览奇景，有心旷神怡之感，可使一切忧郁、惆怅顿然消失，又调剂生活，实为人间乐事。

另外，如果先天肺气不足，有畏寒怕冷、气短语低等症的，可用艾卷灸督脉的命门，腰部的肾俞，肚脐下的关元，肾经的太溪等穴，温经通脉滋补肺虚。按摩和针灸肺经的中府穴，可以补肺气。

冬季保健刮痧：养肾防寒是关键

《素问·四气调神大论篇》中有：“冬三月，此谓闭藏，水冰地坼，无扰乎阳。早卧晚起，必待日光。使志若伏若匿，若有私意，若已有得。去寒就温，无泄皮肤，使气亟夺。此冬气之应，养藏之道也。逆之则伤肾，春为痿厥，奉生者少。”

冬季的主气为寒，寒为阴邪，易伤人体阳气，阴邪伤阳后，人体阳气虚弱，生理机能受到抑制，就会产生一派寒象，常见情况有恶寒、脘腹冷痛等。另外，冬季是自然界万物闭藏的季节，人体的阳气也要潜藏于内，由于阳气的闭藏，人体新陈代谢水平相应降低。因而需要生命的原动力“肾”来发挥作用，以保证生命活动适应自然界的变化，人体能量和热量的总来源于肾，也就是人们常说的“火力”，“火力”旺说明肾脏机能强，生命力也强。反之生命力就弱。冬天，肾脏机能正常则可调节机体适应严冬的变化，否则将会导致心颤、代谢失调而发病。综上，冬季养生的重点是“防寒养肾”。

《天枢·天年》中黄帝问岐伯，有人不能寿终而死的原因。岐伯回答："薄脉少血，其肉不实，数中风寒……故中寿而尽也。"其中"数中风寒"便是早亡的一个重要原因。所以人们要健康，要长寿，就要防寒。现在很多人，尤其是时尚女性，冬天的时候，上身穿得厚厚的，下面却只穿条裙子。这样的装束，虽然美丽动人，但对身体的伤害是无穷的。俗话说："风从颈后入，寒从脚下起。"虽然血总是热的，但很多人气血虚弱，或阳气不足，新鲜血液很难循环到脚上去，没有热血的抵挡，寒气便会乘虚从脚下侵入，所以为了健康请穿上棉鞋、厚袜子和棉裤吧。

冬三月，这个季节寒水结冰，地表干裂，一派生机闭塞之象。人在此时千万不要扰动阳气的收藏，起居应该早睡晚起，早睡以养阳气，保持温热的身体，一定要等太阳出来了才起来活动。这时人体阳气迅速上升，血中肾上腺皮质激素的含量也逐渐升高，此时起床，则头脑清醒，机智灵敏，而且早晨空气中负离子浓度高，对人体也非常有益。

冬季属阴属水，要藏得住才保证春季的生发。因此，冬季一定要养好肾阴，要收敛，每周洗澡一到两次，但可以每天热水泡脚。这样才能养住体内已经收敛的阳气，所谓"无扰乎阳"。

刮痧是固正扶阳的好方法。用面刮法和双角刮法刮拭心脏，肾脏脊椎对应区。重点刮拭督脉命门穴，膀胱经心俞、肾俞、志室、膀胱俞穴，胆经京门穴；接着用单角刮法从上向下刮拭膻中、巨阙穴，用面刮法从内向外刮拭左胸部心脏体表投影区；然后拍打肘窝经穴，并用面刮法从上向下刮拭下肢神门、通里穴，下肢太溪、大钟穴；最后刮拭全手掌、全足底至发热，重点刮拭劳宫、涌泉穴。

此外，冬季衣服要穿暖，多晒太阳，冬天不宜洗冷水澡也不提倡冬泳，以免阳气耗损太大；多吃温补性食物，这些食物能温暖身体，驱除寒邪，温热性食物主要指温热及养阳性食物如羊肉、牛肉、鸡肉、狗肉、鹿茸等，冬天以炖食最好。其中，羊肉和鸡是冬天温补的主要肉食品。羊肉的膻味可用花椒、料酒及大蒜去除。

另外，中医认为肾藏精，是人的生命之本。房事不节，会损伤肾精，久而久之，便会使肾气亏损，产生精神委靡，耳目失聪，面容憔悴，皮肤干枯等未老先衰的症状。冬季与肾脏相应，因此这个季节应节制性生活，以保肾固精。

刮痧——走出亚健康的养生第一良方

未病先防，中医刮痧助你轻松应对亚健康

在人体里，存在一种非健康、非疾病的中间状态，人们把这种状态称为亚健康状态，又称为第三态、灰色状态。通俗点说，亚健康就是人们常说的“到医院检查不出病，自己难受自己知道”的那种状态。亚健康状态既可以向好的方向转化恢复到健康状态，也可以向坏的方向转化而进一步发展为各种疾病，这是一个从量变到质变的过程。

亚健康虽然是一种很容易被人们忽视的第三态，但只要人们留心观察，就会发现许多生活中的小细节已经给人们的健康敲响了警钟。对照下面这些症状，测一测你自己是不是处于亚健康状态，或是到了什么程度。如果你具有其中的3～5项，那表明你已经进入亚健康状态；具有6～8项，则表明你处于严重的亚健康状态；具有9项以上，表明你已到了疾病的边缘。

（1）早上起床时，常有头发掉落。

（2）感到情绪有些抑郁，会对着窗外发呆。

（3）昨天想好的事，今天怎么也记不起来了，而且近些天来，经常出现这种情况。

（4）害怕走进办公室，觉得工作令人厌倦。

（5）不想面对同事和上司，有自闭趋势。

（6）工作效率下降，上司已对你不满。

（7）工作一小时后，身体倦怠，胸闷气短。

（8）工作情绪始终无法高涨，最令自己不解的是，无名的火气很大，但又没有精力发作。

（9）一日三餐，进餐甚少，排除天气因素，即使有非常适合自己口味的菜，近来也经常味同嚼蜡。

（10）盼望早早地逃离办公室，为的是能够回家，躺在床上休息片刻。

（11）对城市的污染、噪声非常敏感，比常人更渴望去清幽、宁静的山水间，以休养身心。

（12）不再像以前那样热衷于朋友的聚会，有种强打精神、勉强应酬的感觉。

（13）晚上经常睡不着觉，即使睡着了，也老是在做梦的状态中，睡眠质量很差。

（14）体重有明显的下降趋势，早上起来，发现眼眶深陷、下巴突出。

（15）感觉免疫力在下降，春、秋季流感一来，自己首当其冲，难逃“流”运。

（16）性能力下降，妻子（或丈夫）对你明显地表示了性要求，但你经常感到疲惫不堪，没有什么欲望。

刮痧对机体的兴奋作用，就是其对机体的强壮作用，针对人体出现“亚健康状态”的种种不适，可采用刮痧的方法对人体进行刮痧防治。具体方法如下：

患者可以采取坐位，颈项脊背暴露。点揉百会，以百会为中心向四周做放散性的刮拭，点风池穴。刮拭大椎，并从风池沿颈项刮至肩井处，在此处的刮法进行拨刮。由大椎沿督脉下行刮至长强，手法要轻柔，以皮肤红润充血为度。从大杼沿膀胱经刮至白环俞；点按或点揉华佗夹脊穴；腰骶部用摩法或擦法，使腰骶部发热；点刮委中。

患者采仰卧位。轻点睛明、太阳、瞳子髎、四白；刮拭膻中，由此向下刮到肚脐。手法不宜过重，用钝角点颤上脘、中脘、建里、下脘。刮天枢、气海；沿肋骨从正中线向两侧刮拭，点乳根，刮期门。点或刮内关、劳宫；从足三里沿足阳明胃经刮至丰隆，足三里用补法，由阴陵泉处沿足太阴脾经刮至三阴交处，刮太溪、点涌泉。

刮痧缓解胸闷气短

胸闷是一种主观感觉，即呼吸费力或气不够用。轻者若无其事，重者则觉得难受，似乎被石头压住胸膛，甚至发生呼吸困难，它可能是身体器官的功能性表现，也可能是人体发生疾病的最早症状之一。

但是现代多数人的胸闷，主要是一种亚健康状态，去医院检查，发现没有什么问题，心脏功能正常，办公室工作人员是一大病群。对于这种现象，中医推荐采用刮痧疗法。

患者坐位，用面刮法和双角刮法自上而下刮拭心脏脊椎对应区，重点用面刮法刮拭心俞、神堂穴；接着用单角刮法从上向下缓慢刮拭胸部正中膻中至巨阙穴，再用平刮法从内向外刮拭左胸部心脏体表投影区；然后用拍打法以适度的力量拍打肘窝少海、曲泽、尺泽穴。用面刮法从上向下刮拭太渊穴，也可平面按揉内关穴；最后用垂直按揉法按揉骨心区，但心动过速发作时可以缓解症状。

造成胸闷的原因有以下几点：

（1）环境因素：例如，在门窗密闭、空气不流通的房间内逗留较长时间，会产生胸闷的感觉；或处于气压偏低的气候中，也往往会产生胸闷、疲劳的感觉。

（2）精神因素：如遇到某些不愉快的事情，甚至与别人发生口角、争执等心情烦闷时就会产生胸闷。

功能性胸闷经过短时间的休息、开窗通风或到室外呼吸新鲜空气、思想放松、调节情绪，很快就能恢复正常。像这一类的胸闷可以说是功能性的胸闷，不必紧张，也不必治疗。

（1）呼吸道受阻：如气管支气管内长肿瘤、气管狭窄；气管受外压，如临近器官的肿瘤甲状腺肿大、纵隔内长肿瘤等压迫所致。

（2）肺部疾病：如肺气肿、支气管炎、哮喘、肺不张、肺梗死、气胸等疾病均可出现胸闷症状。

（3）心脏疾病：如某些先天性心脏病、风湿性心脏瓣膜病、冠心病等也可导致胸闷发生。

（4）膈肌病变：如膈肌膨升症、膈肌麻痹症。

（5）体液代谢和酸碱平衡失调等也会出现胸闷症状。

一般情况下，如发现有胸闷的症状时，在排除功能性因素的情况下，或通过休息、放松仍没有改善症状的，就必须引起重视，应该到医院去进行胸部透视、心电图、超声心动图、血液生化等检查以及肺功能测定，以便临床医师进一步确诊，以免延误必要的治疗。

刮痧驱逐焦虑，做自己情绪的主人

在心理学中，情绪指身体对行为成功的可能性乃至必然性，在生理反应上的评价和体验，包括喜、怒、忧、思、悲、恐、惊七种。其中，怒、忧、思、悲、恐、惊都会产生焦虑。

焦虑是一种没有明确原因的、令人不愉快的紧张状态。适度的焦虑可以提高人的警觉度，充分调动身心潜能。但如果焦虑过火，则会妨碍你去应付、处理面前的危机，甚至妨碍你的日常生活。

俗话说："解铃还须系铃人"，既然焦虑大都是由自己造成的，那么也可以通过一些方法掌控自己的情绪，把焦虑驱赶出去。

怒火是造成焦虑的一个重要的因素。《黄帝内经》上说："喜怒不节，则伤脏，脏伤则病起。"经常发怒的人，容易患高血压、冠心病，而且可使病情加重，甚至危及生命。这是因为，愤怒可以使食欲降低，影响消化，经常发怒可使消化系统的生理功能发生紊乱。

因此，学会舒缓愤怒，是高情商

的一大表现。养身贵在戒怒，尽量做到不生气、少生气，性情开朗，心胸开阔，宽厚待人，谦虚处世。这样不仅有益于身心健康，也利于提高自己的道德修养和思想水平，于人于己都有益。

以下几种方法，可以平息你愤怒的火焰。

刮痧

首先用面刮法和双角刮法从上向下刮拭中背部肝胆同水平段的督脉、夹脊穴和膀胱经。重点刮拭肝俞、魂门、胆俞穴；然后用平刮法缓慢从内向外刮拭右背部及右胁肋部肝胆体表投影区。重点从内向外刮拭期门穴。

深呼吸

从生理上看，愤怒需要消耗大量的能量，你的头脑此时处于一种极度兴奋的状态，心跳加快，血液流动加速，这一切都要求有大量的氧气补充。深呼吸后，氧气的补充会使你的躯体处于一种平衡的状态，情绪会得到一定程度的抑制。虽然你仍然处于兴奋状态，但你已有了一定的自控能力，数次深呼吸可使你逐渐平静下来。

理智分析

你将要发怒时，心里快速想一下：对方的目的何在？他也许是无意中说错了话，也许是存心想激怒别人。无论哪种情况，你都不能发怒。如果是前者，发怒会使你失去一位好朋友；如果是后者，发怒正是对方所希望的，他就是要故意毁坏你的形象，你偏不能让他得逞！这样稍加分析，你就会很快控制住自己。

寻找共同点

虽然对方在这个问题上与你意见不同，但在别的方面你们是有共同点的。你们可搁置争议，先就共同点进行合作。

回想美好时光

想一想你们过去亲密合作时的愉快时光，也可回忆自己的得意之事，使自己心情放松下来。如果你仅仅是因为一个信仰上的差异而想动怒，你不妨把思绪带到一个令人快意的天地里：美丽的海滩、柔和的阳光、广阔的大海……你会觉得，人生是如此的美好，大自然是如此的包罗万象，人也应该有它那样的博大胸怀，不能执着于蝇头小利……想到这些，你就容易克制自己的怒气了。

腰酸背痛，用刮痧赶走寒邪

腰酸背痛是很多人经常会有的症状，多与生活不规律、休息不足、缺乏运动、遭受寒凉或年老体弱引起的腰背肌肉劳损有关。

因此，人们在养生的时候，要特别注意防寒。寒是冬季主气，寒邪致病多在冬季。因而冬季应该注意保暖，避免受风。单独的寒是进不了人体的，它必然是风携带而入的。所以严寒的冬季，出门要戴上帽子，围上围巾，就是为了避免风寒。

值得注意的是，冬季外界气温比较低，人容易感受到寒意，在保暖上下的工夫也会大一些，基本上不会疏忽。而阳春三月，“乍暖还寒时候”，古人说此时“最难将息”，稍微一不留神，就会着凉，伤寒了。因而春季要特别注意着装，古人讲“春捂秋冻”，就是让你到了春天别忙着脱下厚重的棉衣。春天主生发，万物复苏，各种邪气在这时候滋生。春日风大，风中席卷着融融寒意，看似温吞，实则气势汹汹，要特别小心才是。

那么，炎炎夏日，人都热得挥汗如雨，也需要防寒吗？当然需要。夏天人们经常饮食凉的食物和饮料，冰镇西瓜、冰镇啤酒、冰激凌、冰棍等，往往又在空调屋里一待一天。到了晚上，下班出门，腿脚肌肉收缩僵硬，腿肚子发酸发沉，脑袋犯晕，甚至连走道都会觉得别扭，感觉双腿不像是自己的。这时候寒邪就已经侵入你的体内了。

刮痧是祛除寒湿，治疗腰酸背痛的好方法。当背痛时，用面刮法从上向下刮拭背部督脉大椎至至阳穴，膀胱经大杼至膈俞穴，附分至膈关穴，从内向外刮拭肩井穴。腰疼时刮拭命门、肾俞、志室穴；然后涂刮痧油，用拍打法拍打腘窝委中、委阳、阴谷穴。

除了刮拭，这里教给大家一个小窍门——芍药甘草汤。

腰酸背痛其实是肌肉酸痛，腿抽筋是筋脉痉挛。脾主肌肉，肝主筋脉，肌肉和筋脉有了问题，就要找准主因，调和肝脾。芍药性酸，酸味入肝，甘草性甘，甘味入脾，因而这味芍药甘草汤被誉为止痛的良药，并且一点都不苦口。取白芍20克、甘草10克，或用开水冲泡，或用温火煮，可当茶水饮用。注意，这里说的芍药、甘草一定要是生白芍、生甘草，不要炙过的，炙过的药性会发生变化。

手足怕冷，刮痧可以壮阳气

手足怕冷是机体亚健康的表现，手足凉者同时身体也会怕冷，精力减退，易疲劳等症状，气温低时容易出现手足冻疮。

林小姐，30多岁，家庭和事业都相当不错，可偏偏有一样甚是不悦。无论春夏秋冬，她的手脚乃至全身总是冰冰的，周围的同事都喊她“冰美人”。

像林小姐这种症状可能是阳虚，从中医角度，阳虚体质的典型症状就是怕冷，且常尿频、腹泻，严重者吃进去的食物不经消化就拉出来，有的还伴有头发稀疏、黑眼圈、口唇发暗、性欲减退、白带偏多等症状。

这类人，有的是先天禀赋；有的是长期熬夜，慢慢消耗阳气所致；有的是长期用抗生素、激素类药物、清热解毒中药所致；有的是喝凉茶所致；有的是性生活过度或经常在冷气下做爱所致。

对于这种肌肉的亚健康状态，可以采用刮痧的方法来缓解。先用刮痧板凹槽刮拭手指，由指根至指尖，刮至手指发热。再用面刮法刮拭全手掌各全息穴区至手掌发热。并可用面刮法或用平面按揉法重点刮拭手腕部阳池穴、手掌心劳宫穴；然后用面刮法刮拭足背和足底。

手脚怕冷者，要多吃温热活血的食物，日常起居方面，要注意关节、腰腹、颈背部、脚部保暖。燥热的夏季也要少用空调；不要做夜猫子，保证睡眠充足，通常晚上不要超过12点睡觉，冬天应该不超过晚上11点钟。

同时，平时可选择一些安全的中药来保健，如鹿茸、益智仁、桑寄生、杜仲、肉桂、人参等。如果是阳虚腰痛和夜尿多，可以用桑寄生、杜仲加瘦猪肉和核桃煮汤吃。

此外，任脉肚脐以下的神阙、气海、关元、中极这四个穴位有很好的温阳作用，可以在三伏天或三九天，就是最热和最冷的时候，选择1～2个穴位艾灸，每次灸到皮肤发红热烫，但是又能忍受为度。

眼疲劳的刮痧自我防治法

从事办公室工作的人，工作时间长了容易产生眼睛疲劳、视物模糊、视力下降、眼睛干涩发痒、酸胀疼痛、头晕，有的形成近视、心情烦躁和容易疲劳。怎么办呢？很多人都选择点眼药水，其实这并不是一个好方法，因为眼药水可能会对眼睛造成伤害，我们还是调动身体的自愈功能，让眼睛自己康复吧！

刮痧方法就是个很好的选择。当眼睛疲劳时，先用厉刮法刮拭头部顶枕带下1/3视神经反应区。用单角刮法刮拭风池穴；再将少量美容刮痧乳涂在美容刮痧板边缘，用垂直按揉法按揉睛明穴后，用平刮法从内眼角沿上眼眶经攒竹、鱼腰缓慢向外刮至瞳子髎穴，再从内眼角沿下眼眶经承泣缓慢向外刮至瞳子髎穴，各刮拭5～10下，或以平面按揉法按揉各穴位5～10下。

帮助你避免眼睛过度疲劳的方法如下：

注意光线

在微暗的灯光下阅读，不会伤害

眼睛，但若光线未提供足够的明暗对比，将使眼睛容易疲劳。使用能提供明暗对比的柔和灯光（不刺眼的光线）。不要使用直接将光线反射入眼睛的电灯。

中断你的工作

一般来说，长时间的用眼都会产生眼疲劳，我们应当适当地中断工作来达到缓解的效果，一般应每2～3小时休息一次。喝杯咖啡、上个厕所，或只是让眼睛离开电脑10～15分钟。

闭眼休息

缓解眼睛疲劳的最佳方式是让眼睛休息。你可以一边讲电话，一边闭着眼睛。你若无须读什么或写什么，那么，大可在聊天时闭上眼睛休息。在通电话时采取此方法的人都说，眼睛的确舒服了许多，而且有助于消除眼睛疲劳。

泡茶

不是用来喝的，而是敷在眼部。将毛巾浸入茶中，平躺，将温热的毛巾敷在眼部，闭眼10～15分钟。能消除眼睛疲劳。注意不要将茶倒入眼睛，同时在浸毛巾前，先让茶冷却一会儿。

伸出援手

摩擦双手，直至它们暖和为止。然后，闭上双眼，用手掌盖住眼圈。勿压迫双眼，盖住即可。深缓地呼吸。每天这样做20分钟。

眨眼按摩

每天特意眨眼300下，有助于清洁眼睛，并给眼睛小小的按摩。

刮痧疗法撤掉神经衰弱的“昏纱”

国外取消了“神经衰弱”这个说法，但这并不意味着没有人神经衰弱了，而是神经衰弱被归入情绪问题。之所以这样归类，是因为神经本身并没有出现生理的病变，有些处于神经衰弱状态的人，担心自己大脑会出问题，这是不了解其中的原因所致。解决了其情绪困扰，精神状况自然会好转。

神经衰弱的人一般表现为容易疲劳，烦恼，容易发脾气，很敏感，对光和声音有不适感，经常向别人倾诉，感受到自己摆脱不了，出现睡眠障碍，头部有不适感，肠胃不舒服等。

小A显得有些木讷，有时情绪激动，有时又情绪低落，睡眠状况也不好，记忆力下降，浑身无力，非常容易疲劳，心情紧张，老是觉得要出什么事。吃了不少安神补脑之类的药物和营养品，没有太大的作用。小A给自己贴了一张标签——神经衰弱。

其实，案例中的小A本身并没有太大的问题，经过一次深入的咨询，他终于感觉大脑轻松了许多，也理出了头绪。

处在神经衰弱状态的人，十分担心自己的大脑出现问题，生怕大脑累着了，形成一种不良的心理暗示，长期被不良的暗示所影响，自然就委靡不振了。

神经衰弱患者，一般易于兴奋也易于疲劳，碰到一点点小事，就容易激动，容易兴奋，但兴奋不久就很快疲劳，所以有很多患者非午睡不可，否则下午便支持不住；稍微做一点费力的工作，就感到疲倦不堪；走不了多远的路，就觉得很累。有的患者说话缺乏力气，声音低弱无力，在情绪方面，表现得很不稳定，常常为一点点小事而发脾气，不能自我控制；有时变得较为自私，只想着自己，如果别人对他疏忽了些，或没有按照他的意图办事，就大为不满或大发雷霆，因此常和身边的人闹矛盾。

神经衰弱的人经常表现出焦虑不安、恐惧和烦恼等多种情绪障碍，而且因为久治难愈，所以整天忧虑重重，闷闷不乐，时时考虑自己的病，对自己的病情过分注意，常把自己的病情变化做好记录交给医生看，担心自己得了大病。因而常询问医生自己得的是什么病，能不能治好。

神经衰弱的人在工作中也常常感到苦恼，看着别人工作起来那么有活力，自己却心有余而力不足，更为焦急、恐惧和苦恼。倘若听说自己的同学或同事不幸患病停学或去世的消息，就会马上联想到自己，唯恐自己也会有同样的结局，惶惶不可终日。

要治疗神经衰弱，中医常用刮痧疗法结合其他治疗。如果是轻微病症的患者，可选择风池、心俞、脾俞；再刮或点揉合谷、内关、神门；然后刮足三里、三阴交、太冲。用补法直刮至有痧痕为止。每日一次。如果患者病症较重，先用刮板边缘点揉头面部的百会、太阳、印堂，再刮风府，然后刮胸部膻中及里向外刮期门、章门，继刮背部的心俞、胆俞、脾俞，最后刮上肢部的曲池、内关、神门及下肢部的血海、三阴交。用补法或平补平泻法，以刮至微现痧痕为止。隔日一次。

刮痧疗法配合拉耳垂，必会取得事半功倍的效果：先将双手掌相互摩擦发热，再用两手掌同时轻轻揉搓对侧耳郭2～3分钟，然后用两手的拇指和食指屈曲分别揉压对侧耳垂2～3分钟，最后开始向下有节奏地反复牵拉耳垂30～50次，直至耳郭有热胀感为止，这时全身也产生一种轻松、舒适、惬意的感觉。照此法每天锻炼3～5次。

用拉耳垂的方法治疗神经衰弱，常常可以收到意想不到的效果，但预防神经衰弱还是十分重要的，注意保持良好情绪，才是防治神经衰弱的根本之法。

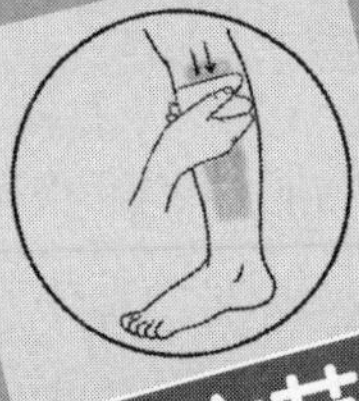

第六节 刮痧变美——送给天下女人最美的养颜经

美丽由内而生，刮痧让女人更有“面子”

让女人更美的刮痧疗法

面部刮痧美容是运用刮痧的方法，在人的脸上或身体上的特定部位进行刮拭，以改变人的容颜或形体的方法。刮痧美容就是在皮肤纹理美容的同时进行穴位刮痧，从而达到美容的效果。

面部刮痧美容法，是根据刮痧治病的原理派生出来的一种新型疗肤法。它根据面部生理结构，设计专用刮痧板，沿面部特定的经络穴位，实施一定的手法，使面部经络穴位因刮拭刺激而血脉畅通，达到行气活血，疏通毛孔腠理，排出痧气，调整面部生物信息，平衡阴阳的目的。同时，面部经络穴位受刮拭刺激而产生热效反应，使颜面局部血容量和血流量增加，将受损、弱化的细胞激活，促使代谢产物交换排出，使经络氧化、修复、更新而发挥正常作用，最终达到排毒养颜、舒缓皱纹、活血除疮、抗氧嫩白、行气消斑、保肤健美的效果。

刮痧美容主要包括面部刮痧美容和背部刮痧美容。

面部刮痧美容

脸部刮痧之所以有效，是因为刮痧的机械作用。操作中，脸部刮痧要以点、线、面的方式来刺激脸部的经络穴点以达到排毒及“泄”的功能，使皮下充血，毛细孔扩张。刮痧时能疏通气血，经络畅通之后，细胞活化，气血将营养输送到皮肤腠理之间。刮痧后你会马上看到白净、光泽、细致、有弹性的肌肤。脸部刮痧不会给人留下刮痕，只要控制好力度，被刮痧板刮过的部位只会在几秒钟内有红印。

用于脸部刮痧的工具，一般采用牛角刮痧板，因为牛角本身具有清热、解毒、凉血等功效。而刮痧板的形状也有讲究，其轮廓必须适用于脸部，打磨要光滑细致，这样用起来才得心应手。面部刮痧操作简便，自己在家就可以进行，下面是面部刮痧的具体步骤。

先要进行刮痧前的准备工作。先进行面部清洁，可以用洗面奶将脸洗干净，然后用热毛巾敷一下脸，还可以在脸盆里倒上热水，用大毛巾围住脸盆一圈，脸在上面蒸一下热汽，使得皮肤毛孔打开，促进血液循环。往脸上抹些橄榄油后就可以刮痧了。

刮痧板要与脸部呈90度角，刮痧板的力道要往下沉，力道不能浮。刮痧板在刮的过程中不能离开皮肤，接触皮肤的面要稍微大点，但不能整个刮痧板放脸上，不好操作。额头部位由下往上，从眉毛到发际刮，整个额头部位都要刮到。两颊以鼻子为中心点，横向刮痧，由上到下，由内往耳朵方向刮痧。人中也要刮痧，这里是子宫、卵巢的反射点，刮痧手法与刮脸颊部位相同。下巴同样横向刮痧，以下巴中间、鼻子下为中心点，往左、右两边单方向刮痧，可以分3遍刮，3遍刮的手法要不一样。

第1遍：方向还是根据上面的，就是来回刮，从眉毛到发际线可以慢慢向上推动，向上力度重点，回来轻点。一直移到发际线，再从脸上到两侧发际线。一直到下巴也这样刮。

第2遍：点穴，额头部印堂、攒竹、鱼腰、丝竹空、太阳穴。鼻眼部是迎香、鼻通、睛明、承泣、瞳子髎。脸上是四白、颊车，嘴巴是人中、承浆、地仓。耳朵是耳门、听宫、听会。每个穴位按下去有点酸胀痛。要用刮板的角去点按才有力度。

第3遍：淋巴排毒，将前2次排出的废物引流到淋巴管。以达到排毒美白的效果。方向如前所述，就是一次性刮到，额头是中间向两边刮，也就是从印堂上面刮到太阳穴旁的发际线再沿着发际线向下到耳前，再绕到耳后向下到脖子两侧，脸颊，从内眼角下往两边到发际线，再到耳前，绕到耳后向下到脖子两侧。每一次都刮到耳后的淋巴管，中间不可停下来，要将毒素一次性排掉。重复做3遍。整个刮痧时间10分钟左右。

背部刮痧美容

由于内分泌失调而产生的各种皮肤问题，在做面部护理的同时再从人体相应的具有全息功能的背部反射区进行全面的经络调理，如背部刮痧等，促使阴阳平衡代谢体毒以从根本上解决皮肤的问题，使之达到美容效果。操作程序如下：

（1）用方形刮痧板的一角，板身与皮肤倾斜45度，由上至下（大椎—骶骨）刮拭督脉，每个动作重复5～8次，直至出痧。

（2）用方形刮痧板的一角横刮双侧的肩颈。

（3）用方形刮痧板的一角刮双侧肩胛缝。

（4）先刮外膀胱经，后刮内膀胱经（内膀胱经在脊椎两侧各旁开1.5寸的位置，外膀胱经在脊椎两侧各旁开3寸的位置）。

（5）向下斜刮肋骨缝，刮五条至六条肋缝即可（不可刮在肋骨上），以督脉为刮拭起点，刮至肋骨下为止。

（6）化痧斑：用艾灸棒艾灸背部痧斑，目的是活血化瘀、代谢体毒。

刮痧可以调节内分泌，补肾，增强肌体抗病能力，增强肌体抗过敏能力。舒缓内分泌或妊娠而产生的色斑，解除疲劳，使整个肌肤细腻白嫩。可平衡机体阴阳，扶正祛邪，调整气息，将体内的风寒、湿热、邪毒排出体外，以达到外病内治、内病外治的效果。

有事没事儿刮刮面部，轻松告别大饼脸

一张脸是否漂亮对女孩的形象有着重大的影响。脸蛋儿的魅力会为女性整体吸引力加分，一旦不幸被称为“大脸猫”、“大脸妹”，那么美丽大概是要被打折的！

这样说来似乎有点不近人情，不过事实就是那么残酷无情。为了甩掉“大脸×”的外号，刮痧疗法对我们有一定的帮助。

面部刮拭法

面部有很多美容的穴位，用平面按揉法依次按揉下面的穴位：鱼腰、丝竹空、太阳、印堂、承泣、四白、下关、听宫、迎香、人中、承浆、地仓、大迎。

将刮痧板平面贴在皮肤上，将按压力渗透至面部肌肉深部，自下颌部向内上方均匀、缓慢、柔和地连续做旋转移动刮拭。再以提拉法从下颌部向面颊、额头做提升刮拭，以提升、收紧肌肤，可瘦脸，并预防肌肉下垂。

面部按摩法

（1）把除了大拇指以外的四个手指靠拢，放在脸上大约是上下臼齿的位置，在脸上画圆，以从内向外的方式，轻轻地拍打3～5圈，一边做完之后再换另一边，重复5次。嘴巴肌肉要保持放松的状态，所以会呈现出微微张开的样子。

（2）在两颊的部位，用大拇指同样由内往外用轻轻压迫的方式，也

是画小圆圈，这个动作可以两颊一起做，画大约100～120下即可。最后一个动作是用手掌并拢，一左一右地拍打脸颊肌肤40～50下。

（3）瘦脸第一步就是要注意自己保养的方式，定期的保养让肌肤有弹性，就不容易产生皮肤因为失去弹性而松垮的问题，这样才不会形成大脸蛋。

（4）每天练习发出标准“a、e、i、o、u”这几个英文字母，可以运动到脸部的肌肉，让肌肤结实，也可以达到修饰脸的线条的作用。

日常保养

（1）进食时慢慢咀嚼食物，以锻炼脸部肌肉。

（2）远离烟酒，烟酒会破坏维生素C，对皮肤弹性构成威胁。

（3）用温水、冷水交替洗脸，来促进血液循环及新陈代谢。

（4）多喝咖啡以帮助排除多余水分。

（5）多吃薏仁，帮助身体水分的新陈代谢。

（6）改变高枕睡觉的习惯。

（7）避免太夸张或面无表情的讲话方式。

黄脸婆的命很苦——刮痧祛除面上黄气

哪个女人不怕自己有一天会变成“黄脸婆”？所以她们想尽各种办法挽救自己的容颜，买高级护肤品，去美容院做美容，还想方设法找偏方。其实只要保持乐观平和的好心态，就可以让肌肤焕发出靓丽的光彩。因为心情的好坏，直接影响到皮肤尤其是脸色的好坏。现代生理学研究表明，人在心情愉快时，其内脏器官活动会发生改变，如心脏跳动更均匀有力、肺活量增加、肠胃平滑肌蠕动加快，呼吸、消化、循环系统都得到很好的开发，机体免疫功能增强，人就会容光焕发。

大家经常会有这样的经历，见到容光焕发、神采奕奕的人，便觉得此人一定是最近心情比较好；见到面黄枯瘦、无精打采的人，便觉得此人一定是最近遇到什么不顺心的事了，所以心情郁闷。可见，一个人的状态能从脸上看出来，因为心情决定脸色。

“人逢喜事精神爽”，这句话也道出了一个人的心情与其精神、气色的关系，心情好，精神、气色自然就好。因此，对人谦让宽容、性情豁达，会令你散发出迷人魅力，美女就不会变成黄脸婆了。中医刮痧法，祛除脸上的黄气有很好的疗效。

用美容刮痧板运用面部刮痧法，依次刮拭承浆、大迎、颊车、下关、太阳穴；地仓、颧髎、听会、太阳；人中、巨髎、听宫、太阳；迎香、四白、上关、太阳；印堂、攒竹、阳白、丝竹空、太阳穴这五大刮痧线路图，可以活血通络，消瘀血，益气升阳，有利于消除面部黄气，令面色红润光泽。

用美容刮痧板刮拭任脉和督脉。任脉可调理气血，濡养五脏和肌肤，督脉可以提升人体阳气，消除湿气，同时刮拭二脉，可以祛除面部黄气。

用美容刮痧板点按揉百会、颧髎、下关、承浆穴，每次按揉3～5遍。百会为督脉之俞穴，又与足太阳经交会，具有健脾益气，补血润肤之功效。

医学研究表明，怒伤肝，肝伤了，就更容易发怒。因为肝主情志，喜疏泄，不能有郁积之气。肝郁气滞必然血行不畅，也就容易引发女性常见的血瘀症，使人面无光泽，并出现色斑。

可是人不可能遇事永远都会心平气和，遇到让自己不愉快的事怎么能不生气、不发怒呢？我们要学会将这种怒气宣泄出去，这样就不会伤身了。

舒肝解郁

选择玫瑰花茶可以让你拥有美丽肌肤，如同时有腹胀，可在茶中加入橘络。另外，按摩太冲穴可排解烦闷之气。

慎待月经

不要小视经前紧张综合征及月经不调，要注意保暖，补充钙及B族维生素；月经期间可少量服用益母草、红糖茶，促使经血排出；月经后需养血，多服用红枣、当归、乌骨鸡等补气养血之物。

运动

约上几个朋友爬山、跑步、打篮球都可以解除不良情绪，因为运动可以流汗，流汗可排出人体内过高的肾上腺素，肚子里的怒气也会随之发泄出去。

目标不要太远大

人从紧张到放松是有一个周期的：目标出现→身体分泌肾上腺素→身体紧张→达到目标→脑部分泌多巴胺→人感到松弛及满足感。如果你把这战线拉得太长，迟迟不犒劳紧张的身体，没到终点你就顶不住了。最好设定短期目标，时时奖励自己。不要说等宝宝大了、等我有足够的钱了……没等到那时候你就成黄脸婆了。

“黄脸婆”这个词对于一个女人来说是致命的，它不仅意味着你的皮肤已濒临“崩溃”，而且也给你的青春打下重重的休止符号。所以，对于肤色天生偏黄的亚洲女性来说，要抓住青春首先要解决面部“暗黄”问题。

皮肤干燥、无光泽——轻轻刮刮还自己靓丽肌肤

“手如柔荑，肤如凝脂”是一个美丽的女人必备的条件，可是很多人却被肌肤问题困扰着。皮肤粗糙，斑斑点点立刻为自己的漂亮值打了折扣。皮肤粗糙可能是由遗传因素、外界气候、环境和工作劳累程度造成，使用护肤品来改善是一方面，也可以试试天然的刮痧疗法。

用长方形水牛角刮痧板的尖端点按中脘、滑肉门、合谷、三阴交，每穴点30次。此方法调节脾胃，促进胃的吸收和消化，同时还能促进血液循环，条达气血，使肌肤得养。

用长方形水牛角刮痧板刮拭中脘、滑肉门、合谷、三阴交。此方法调节水液，可以促进新陈代谢，加快气血运行，畅通经络，可令肌肤细腻润泽。

用长方形水牛角刮痧板沿膀胱经刮拭，由轻到重，直至出痧。

皮肤干燥的女性朋友，日常生活中可多吃些胡萝卜。胡萝卜是一种家常蔬菜。众所周知，它有保护视力的功能。但是你知道吗？在干燥的冬季，吃些胡萝卜还有滋润皮肤的作用。

胡萝卜含有丰富的β-胡萝卜素，它在小肠内可以转化成维生素A。维生素A对皮肤的表皮层有保护作用，可使人的皮肤柔润、光泽、有弹性。饮食中如果缺乏维生素A，会使皮肤干燥，角质代谢失常，容易松弛老化。

因为β-胡萝卜素存在于胡萝卜的细胞壁中，而它的细胞壁是由纤维素构成的，人体无法直接消化，唯有通过切碎、煮熟等方式，使其细胞壁破碎，β-胡萝卜素才能释放出来，被人体所吸收利用。因此，吃胡萝卜要注意烹调方式。此外，β-胡萝卜素属于脂溶性物质，只有当它溶解在油脂中时，才能转变成维生素A，被人体吸收，所以胡萝卜应用油炒，或和其他含油脂类食物同食。还可将胡萝卜切成块，加入调味品与猪肉、牛肉、羊肉等一起炖，但注意烹调过程中不可放醋，因为醋会破坏β-胡萝卜素，降低胡萝卜的营养价值。

美白，用“绿色”的方法

肌肤白皙细腻是大多数女性的追求，如果你也是其中一位，那就试试西红柿、醋、黄豆等食物吧，因为《本草纲目》里说它们有美白肌肤的功效。

对于肤色的喜爱，东西方女性大有不同。西方白种女性往往钦慕健康阳光的小麦色，甚至黝黑的肌肤，日

光浴是她们喜爱的“美黑”方式。东方女性则刚好相反，“一白遮百丑”是大部分人的想法。白皙的皮肤一直是东方女人追逐的目标，为了使皮肤变白，许多人近乎疯狂地使用各种美白方法，使皮肤美白可以考虑使用“绿色方法”——刮痧。

嘱患者采取坐位或仰卧位，术者进行头面部的操作过程，面部刮痧之前，应彻底清洁面部。不用或少用按摩油。先刮拭印堂、太阳、大迎。其次由督脉神庭至素髎一线按照由上至下的顺序进行刮拭。再重点刮拭双侧阳白穴。手法轻柔，每次以面部发热或有轻微发红即可。

还有一种方法，刮拭后背部。嘱托患者采取坐位或仰卧位，术者用热毛巾擦洗病人被刮部位的皮肤，均匀地涂上刮痧介质，沿胃经承泣—地仓—下关—头维一线，由上向下进行刮拭，然后重点在督脉的大椎、手阳明大肠经的合谷、足阳明胃经的足三里穴进行点揉或刮拭，在施术部位进行刮拭，以刮出血点为止。每次每个部位刮拭10次左右。每周1次。

《本草纲目》里曾高度赞美黄豆，说它有“容颜红白，永不憔悴”的功效。所以女性可以多吃些黄豆、喝些豆浆，也可做黄豆焖猪蹄等等。另外，西红柿可治胃脾虚弱、食欲不振，具有美白功效。因此，渴望皮肤变白的女性也可以把西红柿捣碎，装到碗内，用汤匙挤出果汁，再加一点蜂蜜，涂到脸和胳膊上，过20分钟，用清水洗净，每天一次，渐渐你会发现皮肤越来越白。

另外，醋也具有美白功效。《本草纲目》称：“醋可消肿痛，散水气，理诸药。”喜爱白皮肤的女士们，可以在中午和晚上吃饭时喝上两小勺醋，不仅可以美白，还可预防血管硬化。除了饮食之外，在化妆台上放一瓶醋，每次在洗手之后先敷一层，保留20分钟后再洗掉，可以使手部的皮肤柔白细嫩。当然，还可以在每天的洗脸水中稍微放一点醋，也能起到美白养颜的作用。

已近不惑之年的影星张曼玉，不仅演技炉火纯青，而且越来越有女人味，容颜和刚出道时一样，丝毫不见岁月的痕迹。张曼玉的保养之道让很多人羡慕，特别是她白滑幼嫩的肌肤，更是颇受广告商喜爱。那么，她的美白妙招又是什么呢？

张曼玉说，虽然天生皮肤白净，但再好的皮肤也要细心呵护。她坚持将防晒、美白、保湿三大进程做好。“一般我不去美容院，护肤也只是自己动手。我喜欢用水果护肤，像柠檬就可以让皮肤变得洁净纯白。在水果、蜂蜜、蛋清调制的面膜里掺入一些淡化色素的草药汁，美白的效果会更好呢！”

有些女性的肌肤暗沉蜡黄，如果想变白，除了多休息缓解肌肤疲劳外，可以用玫瑰、甜橙花、花梨木、茉莉混在一起煮水，放凉后用来洗脸。玫瑰、甜橙花、花梨木、茉莉可以活化肌肤，促进皮肤的血液循环，让肌肤红润，增强肌肤弹性。

刻画下巴完美曲线——抹平双下巴的刮痧疗法

有人如此描述美人的下巴，说它是瓜子脸的最尖端，美丽的精粹，面部精髓的输出点，美的“好望角”。无论多美的脸没有一个精致小巧的下巴，那一定是美中不足的。当红超级偶像或是媒体公认的大美女，对于脸型的曲线及尺寸都是用毫米比较。刮痧是消除双下巴的好方法。

刮拭方法

用面部刮痧法刮拭廉泉、颊车、风池，刮拭5遍。可以调补气血，濡养肌肤。

用点按法按揉阿是穴。阿是穴可以促进代谢，补充该处营养物质。

用面刮法刮拭廉泉、颊车、关元、脾俞，刮至微红有灼热感，面部不要出痧，身体部位出痧即可。局部刮痧可以调理气血，疏通经络，祛除风邪，消减多余的脂肪。

除了刮痧外，还可以辅助按摩方法

双手手指张开，按住下巴。保持这个姿势向后仰20秒，每做完一次就深呼吸休息一下。反复地做2～3次。

双手按住时，拇指要按在下巴凸出的地方。坐着或站着做这个操都可以，关键在于嘴巴要张得大大的。

一只手按在下巴下，脖子向后仰，另一只手由下往上进行刷擦。用此方法反复做1~2次，按在颚部的手要慢慢地加力，这种刷擦运动，可以消除下巴的松弛及皱纹。

如果想要快速消除双下巴。洗脸的时候也可配合按摩手法。具体操作方法是：从颈部开始，双手掌心由下而上交替按摩。如果觉得太费力。也可用手掌面，效果一样。最好把平时用的洁面用品换成有按摩颗粒的硅胶按摩片，这样会大大提高洗脸时的按摩效果，有效消除双下巴。

此外，平时走路时，微微昂起头，不仅提升气质，更有助于消除双下巴。

遗传性雀斑，刮痧轻松淡化它

遗传性雀斑很难根治，但是刮痧可以淡化它。

（1）要防晒。因为色斑最怕日晒，日光的暴晒或X线、紫外线的照射过多都可引发雀斑，并使其加剧，甚至室内照明用的荧光灯也因激发紫外线而加重色斑，所以可以认为色斑是一种物理性损伤性皮肤病。日晒可使黑色素活性增加，致使表皮基底层黑素含量增多，色斑形成。夏季日晒充足，色斑活动频繁，斑点数目增多，色加深，损害变大；冬季日晒较少，斑点数目减少，色变淡，损害缩小。由此可知，日晒是色斑发生的一个因素，所以女性朋友要尽量避免长时间日晒，尤其是在夏季。

（2）防止各种电离辐射，包括各种玻壳显示屏、各种荧光灯、X光机、紫外线照射仪等。它们所产生的不良刺激均可产生类似强日光照射的后果，甚至比日光照射的损伤还要大，其结果是导致色斑加重。

（3）慎用各种有创伤性的治疗，包括冷冻、激光、电离子、强酸强碱等腐蚀性物质，否则容易造成毁容。当然，还要禁止使用含有激素、铅、汞等有害物质的“速效祛斑霜”，因为副作用太多。淡化色斑还可以用刮痧疗法来调理。先选取脾俞、肾俞、三阴交、太溪、曲池，每穴点30次。再用水牛角鱼形面部刮痧板用点、按、摩刮拭阿是穴。最后选择长方形水牛角刮痧板刮拭背部的脾俞、肾俞，上肢曲池，下肢血海、三阴交、太溪。

进行脾、肾二俞刮痧，可以滋补肾俞，补益气血；三阴交为足太阴之俞穴，又为足太阳、厥阴、少阴之交会穴，可以活血通络、调补气血；太溪为足少阴之俞穴，又为肾之“原”穴，可以滋阴降火；曲池为手阳明大肠经俞穴，又为其合穴，可以疏风清热泻火；诸穴共同作用，则可清热、祛风、通络、消斑。

对淡化遗传性雀斑，还可以用内调方法，多食有祛斑效果的食物，如每天吃一片维生素C和维生素E，多吃茄子，茄子含有天然的美白成分。另外，还可以每天喝一杯西红柿汁或经常食用西红柿，西红柿中含有丰富的谷胱甘肽，可抑制黑色素，从而使沉着的色素减退或消失。每日喝一杯新鲜的胡萝卜汁也可美白肌肤。柠檬榨汁后，加糖水适量饮用也可以有效美白。因为柠檬中含有大量维生素C、钙、磷、铁等，常饮柠檬汁不仅可美白肌肤，还能淡化黑色素，达到祛斑的效果。

红血丝的刮痧复方调理

“我的皮肤比较薄，就跟透明似的，脸上的红血丝清晰可见，遇冷遇热或者紧张时都会变得严重，太阳一晒也会变得明显。夏天比冬天要严重，看过医生，吃了很多维生素，也没什么效果，我该怎样消除这些红血丝呢？”

也许你和这个女孩一样，也有红血丝问题。红血丝是面部毛细血管扩张性能差、角质层受损或一部分毛细血管位置表浅引起的，一丝丝纵横交错，如蜘蛛网般，发散性分布，严重者会连成片状，变成红脸。这种皮肤薄而敏感，过冷、过热、情绪激动、温度突然变化时脸色会更红。面部红血丝不仅影响外表的美丽，还会给心理造成阴影，给正常生活带来极大的不便。

形成面部红血丝的原因是不同的，主要有以下几种：

（1）居住高寒地区或受过冻伤，致使血液循环受阻，血管壁瘀滞，使面部呈现一条条红血丝。

（2）局部长期使用皮质类激素药物，引起毛细血管扩张，导致皮肤变薄、萎缩等，引起面部发红。

（3）经过角质层打磨，使皮肤暂时看起来较白，但因为破坏了保护皮肤的表层，使表皮变薄，血红细胞容易渗出，导致面部发红。

（4）经常美容活肤，因为活肤品主要含苯甲酸，用苯甲酸反复刺激薄嫩、细腻的颜面部位，使没有受到保护的真皮层暴露于外部，接受强烈紫外线的照射所致。

（5）血管老化、脆弱、缺乏弹性，血管收缩较慢，血红细胞容易渗出，致使面部发红。对红血丝的治疗，现在市面上有很多的化妆品，但是用过的应该都知道，起到的作用微乎其微。中医推崇刮痧自然疗法。

在刮痧时，先选取刮痧穴位。取曲池、合谷、血海、三阴交、阿是穴。用水牛角鱼形刮痧板在面部阿是穴刮拭，并用刮、摩、揉、拍打、震颤等手法，在红血丝及其周围操作，力度可稍大，一般5～10遍。再用长方形水牛角刮痧板刮拭上肢曲池、合谷，下肢血海、三阴交。

阿是穴，可以直达病所，提高治病效率。曲池、合谷皆为手阳明大肠经俞穴、并且曲池又为“合”穴，合谷又为手阳明的“原”穴，两穴具有清热、凉血、活血、化瘀之功效，而合谷又具有“面口合谷收”的作用；血海和三阴交皆为足太阴脾经的俞穴，三阴交又为足太阴、厥阴、少阴的交会穴，二穴皆有行气活血的作用，气行则血行，则经络可通、瘀血可化；诸穴可共达活血散瘀通络、消除红血丝的目的。

上眼睑下垂的刮痧复方调理

上睑下垂，即上眼皮下垂，是上睑呈现部分或全部下垂的反常状态。轻者遮盖部分瞳孔，重者则瞳孔全被遮盖，既有碍美观和影响继续视力，先天性者还可造成弱视。单眼患者为提高视力常皱额耸眉，对侧睑裂增大，双侧下垂者常仰首视物。上睑下垂可分为先天性和获得性两大类。先天性主要表现为动眼神经核或提上睑肌发育不良，为常染色体显性遗传。获得性有动眼神经麻痹、提上眼睑损伤、交感神经疾病、重症肌无力以及机械性开睑运动障碍，如上睑的炎性肿胀或新生物。

从下垂程度可分为完全下垂、不完全下垂及假性下垂。

对眼睑下垂，中医提倡在药物疗法下配合刮痧疗法。选取阳白、攒竹、鱼腰、风池、丝竹空、气海、中脘、足三里、三阴交，每穴点按30次。用鱼形水牛角刮痧板刮拭印堂、攒竹、鱼腰、丝竹空、太阳、鱼腰、阳白、头临泣穴。用长方形水牛刮痧板刮拭上腹部中脘，下腹部气海，下肢足三里、三阴交。

风过花香，岁月走过容颜更显柔韧——刮痧抗衰老更地道

刮、刮、刮——轻松刮走鱼尾纹

随着年龄的增长，眼角便容易出现一些细小的鱼尾纹，这是因为眼角周围的皮肤细腻娇嫩，皮下脂肪较薄，弹性较差。再加上眼睛是表情器官，睁眼、闭眼、哭、笑时眼角都要活动，故容易出现皱纹；而且一旦出现则较难祛除。面对眼角出现的皱纹，很少有女人不心急的，名贵的化妆品买了不少，可就是难以祛除。其实，只要每天轻轻刮痧或者按摩瞳子髎穴就能把小皱纹赶跑。

刮拭方法

（1）用按揉法在脸两侧颞部轻轻按揉，梳理。手法要轻、柔、飘。此方法可活血通络，清热泻火，排除体内产物。

（2）应轻轻地刮拭太阳、瞳子髎、丝竹空，刮拭3～5遍，有热感、不必出痧。对眼部鱼尾纹较深部位进行刮拭，可以活气血、通经络、直达病所。

按摩瞳子髎

首先，将双手搓热，然后用搓热的手掌在眼皮上轻抚，一边吐气一边轻抚，上下左右各6次；其次，再以同样要领将眼球向左右各转6次，再用手指按压瞳子髎穴，一面吐气一面按压6秒钟，如此重复6次。

另外，多吃富含胶原蛋白的食物，如猪蹄、猪皮、猪肘、鸡皮、鱼头、鱼鳞汤等，能使面部细胞变得丰满，从而减少细纹，令肌肤变得光滑且富有弹性。

刮痧祛皱，只留岁月不留“痕”

红颜易老，青春不再，而皱纹更是女性的大敌。当皱纹悄悄爬上眼角时，那就意味着青春的消失。于是，视青春为生命的你，总是想尽一切办法，努力把那无情岁月压成的痕迹抹去。但是，你往往用了许多方法，最终还是以失败告终。

这是什么原因呢？原来皱纹的形成并不只是由于衰老而引起的。长期处在阳光暴晒之下，风吹和寒冷的刺激，身体不健康，如患有某些慢性、消耗性疾病，营养不良或心理上的因素，如精神紧张、思虑过度等，都可使皮肤产生皱纹。此外，使用不适当的化妆品对皱纹的形成也有一定的影响。所以，要消除皱纹，必须寻找有效的天然疗法，可以试试刮痧的方法。

（1）用按揉法点按神庭、百会、阳白、太阳、颧髎、地仓，每穴点按3～5下。此方法可以调补阴血，增加阳气，加强对肌肤的濡养和滋润。

（2）用面刮法刮拭承浆、大迎、颊车、下关、太阳；地仓、颧髎、听会、太阳；人中、巨髎、听宫、太阳；迎香、四白、上关、太阳。沿以上线络刮拭3～5遍，动作要连贯，轻盈。此方法可疏通面部经络，调理面部气血，顺畅气机，濡润面部肌肉。

不要让颈纹泄露了年龄，颈部刮痧抗衰老的秘密

颈部的血管是负责头部、面部的血液循环及营养供应，加强颈部的锻炼，不仅可以使颈部皮肤光洁，还可以促进血液循环，达到保健的功效。但是很多女人往往把保养的焦点放在了脸上，对于脖子的保养很少去理会。岂不知脖子也是一个容易泄露女人年龄的地带，看女人颈部上的皱纹有几圈，就能推算出她的年龄。所以为了让自己看起来更年轻，请先做好颈部保养吧!下面推荐几种小方法，简便易行。

（1）祛除颈纹刮拭方法：用按揉法点按风池、翳风、扶突、天牖，每穴点30次。此方法可以清肝泻胆，清除机体

代谢产物，利于颈部邪气清除；用三角形水牛角刮痧板的弧形边，在皱纹较多的阿是穴部位周围从上向下刮拭；力度不可太大，并可采用摩、揉、托、拍、提等多种手法，刮拭5～10遍；阿是穴可以直达病所，有利于皱纹的消除。用长方形水牛角刮痧板刮拭血海、足三里、三阴交。

（2）冷热交替敷法：取一条小毛巾，用冷水浸湿，轻轻拧干水，敷在颈部。拉紧贴在颈部，取下。再换用一条毛巾，用热水浸湿，敷在颈部。冷热交替敷10分钟。

拍打下巴颏儿法：将小毛巾叠成四层沾上冷水，轻轻挤出水。用右手揪住小毛巾角，用力拍打右下巴颏儿和右脸下部，拍打10～15次，再换左手持小毛巾拍打左脸下部和左下巴颏儿。

（3）颈部按摩法：每次洗脸时应该一直洗到颈根。每天脸部按摩后，也应对颈部进行按摩。

颈部护养必须充分地滋润与保养，让颈部享受和脸部同等优厚的待遇，以此保持颈部皮肤的弹性，避免皮肤松弛。

轻轻刮走皱眉纹

人们在忧愁、痛苦的时候，都会皱眉头。眉间纹的产生，就是皱眉头所产生的皱纹。有些人即使没有忧愁、痛苦的情绪，也会习惯性地皱眉头，让人看起来有不快乐、忧愁和苍老的感觉。有些人是因为他的皱眉肌特别发达，一旦皱眉头，就有很深的皱眉纹。也有些人是因为面相学的关系，希望能够祛除这些皱纹。

皱纹产生的本身有两种，一种是动态的，一种是静态的。所谓动态的皱纹是因为肌肉收缩所引起的皱纹，或者是说在做表情的时候所产生的皱纹。所谓静态的皱纹，除了是由于衰老造成的皮下组织萎缩，还有是因为长期肌肉收缩造成的皮肤凹陷。

皱眉纹可采用刮痧疗法。

【选穴】印堂、攒竹、神庭、阿是穴。

【操作方法】先用点揉法点揉印堂、攒竹、神庭，每穴30次。皱纹深处是阿是穴，用鱼形刮痧板刮、摩、揉等手法由内而外刮痧。用水牛角鱼形刮痧板刮拭印堂、攒竹、鱼腰、丝竹空、太阳，再从印堂开始，神庭、上星、百会穴。

印堂穴为经外奇穴，有清降虚火、滋润肌肤之功效。其是除眉间皱纹的常用穴，攒竹为足太阳膀胱经之俞穴，可以通经络消风，可以条畅气血，令经气聚集，有利于该处肌肤的代谢功能；神庭为督脉之俞穴，又是与足太阳、阳明经的交会穴，可以鼓舞精气，濡养筋肉；诸穴位共同作用则可以补气血，养肌肤，散风邪，消皱纹。

鼻唇纹的刮痧复方调理

鼻唇纹，是指在口周两旁，鼻唇部位所出现的凹陷纹理，当表情肌松弛后，该处仍不能恢复正常，让凹陷纹理消除，并且久之，凹陷纹理还会逐渐加深。鼻唇纹是皮肤老化的一种表现形式，一般是随年龄的增大而渐渐出现，并逐渐加深的。

鼻唇纹沟是暴露女性年龄的罪魁之一，鼻唇纹沟在某些男性脸上可能是深沉刚毅的象征，但是有男性已经开始讨厌这东西了，因为有的时候显得年轻一些可能更为重要，因为年轻是精力旺盛的标志，特别是一些官员或大企业的老板，有点忌讳让别人看出自己已经年老体衰。所以近年来，不光是女性，一些男性也开始找医生祛除鼻唇沟。

祛除鼻唇纹可采用刮痧疗法。

【选穴】迎香、颧髎、四白、下关、人中、太阳、阿是穴。

【操作方法】先用刮痧板点揉迎香、颧髎、四白、下关每穴点揉30次。然后用刮痧板用刮、揉、摩、拍等手法由内而外对阿是穴刮拭。最后用水牛角鱼形刮痧板沿人中、迎香、颧髎、四白、下关、太阳反复刮拭5~7遍。

刮刮眼周，告别“熊猫眼”

经常睡眠不足、吸烟饮酒过量、性生活不节制等不健康的生活方式，都会使人出现黑眼圈。人的身心疲乏，眼睑局部的血管收缩功能下降，也会造成眼睑处水肿、瘀血，从而使眼睑出现阴影。所以，如果你想了解一个人的生活方式是否健康，看看他有没有黑眼圈就知道了。

用刮痧补肾养肝，缓解黑眼圈是很有效的方法。

【选穴】取两组，一组攒竹、鱼腰、丝竹空、承泣、四白、太阳；二组脾俞、肝俞、肾俞、太溪。

【操作方法】用按揉法点按攒竹、鱼腰、丝竹空、承泣、四白、太阳穴，每穴30次，点穴手法轻盈，切忌手法过重。然后用按揉法点按脾俞、肝俞、肾俞、太溪点按每穴30次，再用面刮法刮拭，手法要先轻后重，直至刮出痧痕。

【功效】此方法可疏通经络、调理气血，改善血液循环。可以改善眼周气血运行，排除毒素，消除黑眼圈。

标本兼治的经络疗法对治疗黑眼圈是大有裨益的。但养成健康的生活方式也同样重要，如少熬夜，保证充足的睡眠，戒烟酒、多运动、节制性生活，多吃富含维生素C的食物，脾气不好者不妨多吃点醋，少吃刺激性食品。

不做泡泡鱼眼——消除眼袋刻不容缓

所谓眼袋就是指下眼睑水肿，由于眼部皮肤很薄，很容易发生水肿现象，遗传是一个重要的因素，而随着年龄的增长会愈加明显。此外，肾脏不太好、睡眠不足或疲劳都会造成眼袋。这种现象容易使人显得苍老憔悴。睡前喝水，第二天也容易造成眼部水肿。对于年轻女性来说，熬夜、睡前喝水是造成眼袋的罪魁祸首。

中医认为，眼袋的形成与人体的脾胃功能有着直接的关系，尤其是脾脏功能的好坏，直接影响到肌肉功能和体内脂肪、水分的代谢。眼睑处皮肤很薄，如果休息不好，过度疲劳，水湿会很容易瘀积在这里。从实际经络经穴的解剖来看，眼袋产生的位置又恰好是足阳明胃经发起之处，因而启动胃经穴，平时对胃经的穴位如足三里等多加刺激，对提高脾胃功能，消除眼袋是非常有意义的。

《景岳全书》中说："水唯畏土，故其制在脾。"所以要克水湿，就要健脾。健脾的穴位要选阴陵泉和足三里，还要配合治水要穴——水分。对穴位的刺激可以采用刮痧和按摩的方法。

刮痧方法

采用点、揉、按等手法对睛明、承泣、四白、太阳、阿是穴进行梳理，手法宜轻、飘、柔。能够疏通经络，增强水液代谢，调理气血，增加气血营养肌肤的作用。

用平刮法按照先背后腹部，先上后下的方法，刮拭脾俞、肾俞、水分、关元、气海、阴陵泉穴位，力度要先轻后重，直至出痧为度。此方法升阳益气，消除阴邪，祛除体内湿邪，养肌肤，从而消除黑眼圈。

按摩疗法

水分是任脉上的穴位，顾名思义，可以调理水分的代谢。它在肚脐上一横指，睡前用按摩仪放在水分穴上方，按摩10分钟左右，可治皮肤水肿。

【选穴】足三里、水分、阴陵泉。

【操作方法】睡觉之前按摩足三里和水分10分钟，按揉两侧阴陵泉3～5分钟。

在饮食上还要注意多吃富含维生素A和B族维生素的食物，比如胡萝卜、马铃薯、豆制品、鱼类和动物的肝脏；少吃甜腻的东西；早上尤其是起床后多喝水，晚上10点后不要喝太多水。

细腻无痕，才是健康肌肤——损美性皮肤疾患刮痧治疗

消炎润肤，不给湿疹留机会

湿疹是一种常见的皮肤炎症反应性疾病。湿疹的发病原因复杂，往往是多种内外因素互相作用而致病，属于一种迟发型变态反应。其发生发展与患者机体反应性有密切关系。临床上分为急性、亚急性和慢性三种。

急性期多表现为皮肤红斑、丘疹、水疱、糜烂、渗出和结痂，常对称分布，病程较短；亚急性期以小丘疹、鳞屑和结痂为主要症状，偶有丘疱疹、小水疱；慢性湿疹多为干燥、鳞屑、肥厚、皲裂、苔藓样变等，多因反复发作所致。

湿疹在任何年龄层的人身上都可能发生。患者除了产生皮疹及瘙痒外，还会伴有脾胃症状，如大便稀软、腹胀、水肿、四肢沉重等体内水湿过多的症状。

预防湿疹，要注意调整饮食，多吃新鲜水果和蔬菜，根据自身体质选择食物。此外，还可以通过刮痧来调理。嘱患者坐位，先刮拭大椎、风池，由肺俞向下刮至肾俞，刮中脘、中极、天枢。刮上肢的曲池、合谷、神门。重刮下肢的风市、血海、阴陵泉、足三里、三阴交、太冲穴。

还有一种随症加减刮痧疗法。选取陶道、肺俞、神门、足三里、三阴交。湿热加大都、阴陵泉穴；血燥证加曲池、郄门穴。嘱患者取俯卧位，术者站于患者一侧，在刮拭部位均匀涂抹刮痧介质后，采用平补平泻法，由上至下顺序刮拭背部陶道、肺俞诸穴，刮至局部皮肤呈现出痧痕为度。然后嘱患者取仰卧位或坐位，采用平补平泻法，由上至下顺序刮拭上、下肢部的神门、足三里、三阴交，刮至局部皮肤出现痧痕为止。每日或隔日1次。

预防湿疹，要注意调整饮食，多吃新鲜水果和蔬菜，根据自身体质选择食物。最好不要吃冰冷食物，如饮料、西瓜、哈密瓜、生菜色拉、椰子汁、猕猴桃等。下面再推荐一款食谱——红薯煮水果。

【材料】红薯100克，苹果、橘子各60克，葡萄干6克，柠檬汁少许，砂糖1大匙。

【做法】红薯削皮切成1厘米厚的扇形；苹果去皮去芯，切成1厘米厚；橘子去薄皮备用。锅中放入红薯、苹果、橘子和葡萄干、柠檬汁、砂糖、水2杯，煮到红薯变软即成。

【功效】强健肌肤功能，增强免疫力，可以预防改善湿疹的情形。

刮痧，除掉荨麻疹不留痕

荨麻疹跟人体的肺脏关系最大，肺的功能出了毛病，肌肤表面就会被禁锢。这种禁锢可能是一部分的地方出现，也可能是很多地方出现，而且这种禁锢有时候是散开的，身体就会冒虚汗，有时候长时间关闭着，就像出现硬皮病。所以一定要理解身体的毛发跟肺脏的关系非常密切，这种皮毛的开合肺脏是总开关。有时候身体不光肺脏不好，脾脏也出现问题，就会加重皮肤的问题。那身体里的水汽就没有地方发泄，所以只能在皮肤的表面反复较劲，较来较去就出现了荨麻疹等皮肤病。

一旦出现了荨麻疹最难以忍受的就是痒，一些人的荨麻疹长时间不愈就会更加的麻烦，皮肤变成一块一块的不规则风团，表面不是发红就是发白。去医院打针、输液、吃药都不管用，还被告知这是过敏的反应，所以荨麻疹会让患者对治疗方法产生疑虑。

要做到除掉荨麻疹不留痕，就一定要知道有哪些方法是对荨麻疹能切实有效的。

用外治法对治荨麻疹，其方如下：

刮痧疗法

【选穴】选取两组穴位：一为风门、肝俞、肩髃、曲池、鱼际；二为委中、阳陵泉、血海、足三里、三阴交。

【操作手法】用刮法刮拭风门、肝俞、肩髃、曲池，用点揉法点揉鱼际。然后刮拭第二组穴位，刮至出现痧痕为止。

还可以选择风府、大椎、膈俞、曲池、合谷、血海、足三里。用泻法刮法刮颈背部风府、大椎、膈俞，再刮拭上肢部曲池、合谷，然后刮血海、足三里。刮至出现痧痕为止。

搽搓法

【组成】防风20克，黄芪30克，大枫子15克，藿香15克，荆芥穗20克，苍耳子20克。

【用法】六味药放在煎药锅内，加水2000毫升，浸泡1小时后煎煮，煎沸20分钟后滤出药渣，趁热搽搓患处。每日2次，7天为一疗程。

【功效】对寒冷性荨麻疹疗效显著。

沐浴法

【组成】苦参、黄柏、青蒿、艾叶各30克，明矾20克。

【用法】上药煎水2000毫升泡澡，每日2次，每次20分钟，5天一个疗程。

【功效】治疗丘疹性荨麻疹疗效显著。

敷脐法

【组成】苦参30克，防风15克，扑尔敏30克。

【用法】上药各自单独研为细末，分别用瓶装贮藏，密封备用。临用前各取10克混合均匀，填入脐窝，以纱布覆盖，胶布固定。每日1次，10天为一个疗程。

【功效】适用于各类荨麻疹。

神经性皮炎的刮痧复方调理

神经性皮炎又称慢性单纯性苔藓，是以阵发性皮肤瘙痒和皮肤苔藓化为特征的慢性皮肤病。多见于青年和成年人。初发时，仅有瘙痒感，由于搔抓以及摩擦，皮肤会逐渐出现粟粒样至绿豆大小的扁平丘疹，圆形或多角形，坚硬而有光泽，呈淡红色或正常皮色，散在分布。本病好发于颈部两侧、颈部、腕部、肘窝、腋窝、骸尾部、踝部，也可见于腰背部、四肢、眼睑及外阴等部位。本病的自觉症状是阵发性剧痒，夜晚尤甚，搔抓后可引起抓痕及血痂。

刮痧疗法对本病有很好的疗效，刮痧疗法可以条畅经络，促使气血运行、化解瘀血凝滞热之邪，使肝郁不畅的肌肤得到濡养。刮拭方法如下：

【选穴】风池、膈俞、足三里、委中、血海、阴陵泉、三阴交、曲池、内关、神门、大椎穴。

【随症加减】如果出现失眠症状则加刮神门、内关、心俞等；烦躁易怒加刮肝俞、太冲穴；如果兼血虚症状则加刮脾俞。

【操作方法】嘱患者取坐位，术者立于患者背后，先采用直接刮法，刮后颈部风池、大椎，背部膈俞，上肢部曲池、内关、神门等穴位，在施术部位涂上刮痧介质（红花油），接着用刮痧工具直接接触患者皮肤，按照由上而下的顺序反复进行刮拭，至皮下呈现痧痕为止；然后嘱托患者仰卧位，术者立于患者旁，先在施术部位涂上刮痧介质（红花油），采用直接刮法。接着用刮痧工具直接接触患者皮肤，在下肢部委中、血海、阴陵泉、三阴交等穴位处进行刮拭，至皮下出现痧痕为止；最后采用拍痧法。用虚掌拍打或用刮痧板轻轻拍打病变局部，一般为痛痒、胀麻的部位。直至出痧为止。

带状疱疹的刮痧复方调理

带状疱疹是带状疱疹病毒引起，由鼻黏膜进入人体，侵犯外胚层结构及感觉神经系统的组织而发病。常有轻度发热、倦怠、食欲不振等全身症状。将要发疹的部位则会出现痒感、感觉过敏、灼热及疼痛等不适感。经过1～3日局部发生红斑，继之出现簇集性粟粒至绿豆大小的丘疱疹，迅速变为一个或数个水疱群，数日后疱液破裂后表面干燥结痂，留有暂时性淡红色斑或色素沉着斑。皮疹多发生于身体的一侧，一般不超过体表正中线，附近淋巴结肿大。常见于胸部、面部、颈部、腹部皮肤及眼、鼻、口腔黏膜及耳部。神经痛为本病的又一特征，发疹的同时可伴有不同程度的疼痛。

带状疱疹的临床表现主要有三种类型。

（1）热盛型。局部皮损鲜红，疱壁紧张，灼热刺痛。自觉口苦咽干、口渴，烦闷易怒，食欲不佳。小便赤，大便干或不爽。舌质红，舌苔薄黄或黄厚，脉弦滑微数。

（2）湿盛型。皮肤颜色较淡，疱壁松弛。疼痛略轻，口不渴或渴而不欲饮，不思饮食，食后腹胀，大便时溏，女性患者常见白带多。舌质淡体胖，脉滑。

（3）气滞血瘀型。皮疹消退后局部疼痛不止。舌质暗，苔白，脉弦细。

带状疱疹的刮痧疗法如下：

【选穴】合谷、曲池、支沟、中渚、内关、期门、太冲、三阴交、血海、足窍阴穴。

【随症加减】如局部皮损鲜红，疱壁紧张，灼热刺痛，心烦加阴郄、神门穴，口苦加阳陵泉；如皮肤颜色较淡，疱壁松弛，疼痛略轻、口不渴或渴而不欲饮，不思饮食，食后腹胀，大便时溏者，热盛加大椎穴；腹胀重则加中脘、足三里、丰隆穴；如皮疹消退后局部疼痛不止，则加气海、膈俞穴。

【操作方法】嘱托患者取坐位，采用直接刮法。刮上肢部曲池、支沟；点揉手部合谷、中渚、内关；刮胸部期门，在施术部位涂上刮痧介质（红花油），然后用刮痧工具直接接触患者皮肤，在体表的特定部位反复进行刮拭，至皮下呈现痧痕为止；接着嘱托病人取坐位或仰卧位，取下肢部血海、三阴交穴；用热毛巾擦洗病人被刮部位的皮肤，均匀地涂上刮痧介质。术者持刮痧工具，用泻法点揉足部太冲、足窍阴穴。以刮出血点为止。

痤疮损伤容貌，刮痧就能解决问题

痤疮即暗疮，名称较多，“青春痘”、“粉刺”、“面疮”均是。中医原称作“肺风粉刺”。痤疮是一种毛囊皮脂腺的慢性炎症性疾患。

本病的发生和雄激素关系密切，由于雄激素分泌过多，令皮肤的皮脂腺肥大，皮脂分泌增加，堵塞毛囊引起。所以预防一定要注意脸部的清洁：常用热水肥皂洗涤患处；尽量不使用油脂类化妆品，避免用手挤捏患部；不用手抓，避免合并感染；不要随意使用外用药品涂搽。治疗痤疮有一个很好的小秘方——刮痧。

【选穴】大椎、肺俞、肾俞、膈俞、曲池、合谷、足三里、三阴交穴。

【随症加减】肺经风热型加尺泽、少商穴；血瘀痰凝加丰隆穴、脾俞穴。

【操作方法】嘱患者取俯卧位，在背部刮痧部位均匀涂抹刮痧介质后，由上至下用补法刮拭大椎、肺俞、肾俞穴，以局部皮肤出现痧痕为止；接着嘱患者取坐位或仰卧位，在刮拭部位涂抹刮痧介质，先刮上肢部曲池、尺泽、合谷、少商穴，然后刮下肢足三里、丰隆、三阴交。刮至局部皮肤呈现紫红色斑点为度。

痤疮患者尽量减少摄入脂肪、糖果、巧克力、咖啡、花生和食糖多的食物，避免饮酒及辛辣刺激性食品，少吃姜，因其能增加雄激素分泌；忌吃虾、蟹等物；注意多吃含维生素A、维生素B_1、维生素B_2、维生素B_6等的食品，或者吃食维生素丸。

锌治此病效果颇佳，可口服葡萄糖酸锌，每次20毫克，每日两次，至少连续服用1~2月。麦冬25克、玄参25克、丹参50克、白花蛇舌草75克，水煎两次，每日分两次服，持续服用一个月以上。

冬季刮痧，谨防皮肤瘙痒症

每逢冬季，很多人的皮肤都会发生瘙痒、脱皮屑等现象，双腿和双臂最为常见。而中老年人和皮肤干燥型的人就更加严重，有的人经常把皮肤抓破了。这就是冬季皮肤瘙痒症。

为什么冬季特别容易发生皮肤瘙痒呢？在冬天的时候，气候寒冷，以来自内陆的北风为主，即使在南方也是刮北风，空气就特别干燥。而天气寒冷又使人体皮肤的汗腺和皮脂腺收缩，处于不活跃状态，分泌的汗腺和皮脂腺大大减少，也使皮肤干燥脱屑。中医学认为，这种病是血虚不足，阴津亏损，因而生风发痒。现代医学则认为，由于冬季气候寒冷干燥，人体皮肤也变得干涩粗糙，甚至表皮脱落，使皮内神经末梢更容易受刺激而发痒。特别是老年人，由于皮肤分泌机能减退，所以一到冬季就容易发病。一旦发病，可以用刮痧配合养血滋阴的中药来调理。

刮痧疗法

（1）选取两组穴位。一为风池、膈俞；二为风市、太冲、行间。随症加减：湿热瘀滞配曲池、支沟、血海；血热化燥配肝俞、血海、三阴交、太溪。在所选的穴位范围内涂上刮痧油，用刮法先刮第一组穴位，接着刮第二组。均刮至出现痧痕为止。每日1次。然后随症加减刮配穴。

（2）选取肾俞、关元、曲池、合谷、阴廉、阴包、血海、足三里、委中、承山。在以上穴位上涂上刮痧介质，用泻法刮背部肾俞，腹部关元，再刮上肢部曲池、合谷，然后刮下肢部阴廉、阴包、血海、足三里、委中、承山。刮至出现痧痕为止。

中药方

【组成】何首乌、生地黄、胡麻仁各15克，当归、白芍、玉竹、白鲜皮、地肤子、秦艽、苦参各10克。

【用法】水煎服，分3次服。另外可配合针刺曲池、血海、足三里、三阴交等穴位。

在服药的同时，还应注意以下几点：

（1）在室内可给空气加湿，可买空气加湿器，也可用土办法。譬如，在地面上洒水，在室内种植物等，此法在北方使用的比较普遍。

（2）最好穿着柔软宽松的棉织品内衣内裤，减少对皮肤的刺激。

（3）经常在皮肤上搽一些甘油、冷霜之类，以滋润皮肤。

（4）洗澡水，温度不要太高，别用碱性强的肥皂和过热的水擦洗，以免刺激皮肤而更加瘙痒。

（5）冬季可适当多吃些富含油脂的食物，以植物脂肪为好。如果是肥胖或血脂高的人就更不适宜食用动物脂肪了。

治疗手足皲裂的刮痧疗方

手足皲裂是一种由多种原因引起的手足皮肤干燥和裂开的疾病。常见病因如寒冷季节在户外劳动，或经常接触溶解脂肪或及水性物质，或经常使用碱性肥皂等使皮肤干燥、变厚等，尤其在冬季，遇有机械性摩擦或牵引，就容易发生本病。本病好发于手掌、指尖、指屈面及足跟、足外缘等处。

中医偏方有以下几种：

刮痧疗法

【选穴】外关、中渚、劳宫、曲池、合谷、足三里、三阴交穴。

【随症加减】气血两虚加脾俞、气海、关元。寒甚者加肾俞、命门。

【操作方法】嘱患者取仰卧位，术者站于患者一侧，在刮拭部位均匀涂抹刮痧介质后，采用平补平泻法顺序刮拭外关、中渚、劳宫、曲池、合谷、足三里、三阴交等诸穴。刮至局部皮肤潮红、微有热感为度。

冬手裂膏

【材料】忍冬藤400克、生草乌150克、川芎150克、当归100克、白及

100克、冰片100克，香油2000克，黄蜡适量。

【制法】将上药浸泡于香油中，24～48小时后，加热炸枯，滤渣，再投黄蜡适量，置冷成膏，装盒备用。

【用法】用时先将患部浸入55℃热水中，泡数分钟，再取药膏擦匀，再用热水袋熨数分钟，每日2次，14次为1疗程，一般2～4疗程可治愈。

万灵膏

【材料】轻粉20克、红粉20克、银珠10克、冰片10克、凡士林300克。

【制法】前四味共研为细末，过筛后投入已熔化的凡士林中搅匀，装瓶备用。

【用法】用时将皲裂部位用温水洗净，薄涂万灵膏，早晚各1次。7天为1疗程，一般1～3个疗程即可痊愈。

甘草油擦剂

【材料】甘草若干，95%的酒精适量。

【制法】将甘草浸泡于95%酒精中，24小时后，将药液滤出，再兑入甘油摇匀即成。

【用法】用时先将患处用温水洗净、揩干，用棉签蘸药涂于患处，每日2～3次，连续使用1～2月。

温阳宣肺汤

【材料】炙麻黄3克、桂枝5克、桑白皮12克、桑枝12克、玉竹12克、花粉12克、杏仁9克、肉苁蓉9克、桃仁9克、红花6克、豨莶草10克、玄明粉3克。

【用法】上药水煎，每日1剂，分2次服。

扁平疣的刮痧复方调理

扁平疣的发生以青少年为多见，好发部位为颜面和手背，影响美容。

扁平疣是由人类乳头瘤病毒引起的。大多数都是突然出现，一般为针头至米粒大或稍大的扁平丘疹，呈圆形或不规则形，略高于皮肤表面，也可显著地突起而形成圆顶状。表面光滑，境界清楚，触之较硬，为浅褐或灰白、淡黄或正常皮色。多数分散存在或密集成群，有的互相融合或沿抓痕呈条状分布。一般无自觉症状，有微痒。好发于颜面、前额和手背，也可发生在腕和膝部。大多对称，数目不定。有时和寻常疣同时存在。可以自愈，亦可复发，愈后不留瘢痕。

扁平疣主要是通过直接接触传染，但是也可通过污染物，如针、刷子、毛巾等间接传染。另外，外伤也是引起传染的重要因素，平时经常可见到扁平疣沿着抓痕分布排列成条索状。此外，机体免疫力低下的人也比正常人容易感染到扁平疣。

对扁平疣的治疗，民间最简单的治

疗方法是用中药鸦胆子仁涂擦疣面；或取薏苡仁30克，水煎服。还有一种很有效果的疗法，就是刮痧疗法。

【选穴】迎香、曲池、风池、四白、颊车、足三里、三阴交、印堂穴。

【随症加减】风热毒蕴加鱼际、内庭穴；肝郁血虚加中封穴。

【操作方法】嘱患者取坐位，在刮痧局部均匀涂抹刮痧介质，采用泻法，自上而下顺序刮拭印堂、迎香、四白、颊车、风池等穴，头、面部以皮肤潮红、微有热感，不出痧为度。再嘱患者取仰卧位，术者站于患者一侧，在刮拭部位均匀涂抹刮痧油后，采用泻法刮拭足三里、三阴交，刮至局部皮肤呈现痧痕为度。

秋季可用刮痧把冻疮拒之门外

虽然冻疮常常发生在冬季，但其防治应从秋末开始，以当归为主的汤药最为有效。

中医认为，冻疮虽然病在皮肤上，其实多为体内阳气不足，外寒侵袭，阳气不伸，寒凝血瘀而致。用刮痧疗法来治疗可温经散寒、活血化瘀、消肿止痛。

【选穴】脾俞、足三里穴。

【随症加减】寒邪凝滞加肾俞、命门、绝骨、外关穴；气血两虚加三阴交、太溪穴。

【操作方法】嘱患者取俯卧位，术者站于患者一侧，在刮拭部位均匀涂抹刮痧介质后，采用补法，由上至下顺序刮拭背部诸穴，刮至局部皮肤呈现出痧痕为度；然后患者取仰卧位或坐位，在刮拭部位涂抹刮痧介质后，再用补法，分别由上至下刮拭上下肢俞穴，刮至局部皮肤出现痧痕为止。

当归四逆汤

【组成】当归15克，桂枝12克，赤芍10克，细辛6克，通草6克，甘草6克，大枣8枚。

【用法】水煎服。

【功效】本方可使阳气通，寒气散，气血通畅，对治疗冻疮非常有效。

红灵酒

【材料】当归60克，红花30克，川椒30克，肉桂60克，细辛15克，干姜30克，樟脑15克，用95%酒精1000毫升。

【制法】将上药浸泡与酒精中，7天后可以外搽患处。或用鲜红辣椒3～5个放入75%酒精或高度白酒250克内，浸泡7天制作的辣椒酊，都有较好疗效。新发冻疮未溃破者，还可用麝香止痛膏贴患处，也可用红花油、活络油等外搽。若冻疮瘙痒，不能用手抓搔，以免抓破感染。

在食疗方面，也以当归为主，可多食牛羊肉、生姜、胡椒、肉桂等热性食物，常服当归生姜羊肉汤对预防和治疗冻疮有较好疗效。

【材料】当归30克，生姜20克，羊肉500克，盐、调料适量。

【制法】加水适量煎煮，亦可适当加些盐、调料等。

【功效】久服补血活血，温阳益气，强身健体。

中药酒

【材料】生姜、当归、红花、川芎各10克。

【制法】将生姜、当归、红花、川芎同浸于白酒中，一周后即可服用。

【用法】每次饮酒10毫升，每日2次。

另外，入冬以后，要注意全身及手足保暖和干燥，衣服鞋袜宜宽松干燥。一旦发生冻疮，应当先用温水浸泡，不要立即烘烤或用热水烫洗，否则容易导致局部溃烂；伏案工作者，久坐后要适当起身活动，以促进气血流通。

酒渣鼻的刮痧复方调理

酒渣鼻，俗称红鼻子，医学上称为“玫瑰痤疮”，是发生在颜面中部，因毛细血管扩张导致的慢性炎症皮肤病，常见于35~50岁成年男性，且病情多较严重。

酒渣鼻的病损发生在鼻端及前额中部，出现持久性红斑和毛细血管扩张，并伴有丘疹及脓疱，或伴发痤疮样皮疹和脂溢性皮炎，病情缓慢，时轻时重，一般无自觉症状。医学上常分为3期，但各期之间并无明显界限，经过的时间也长短不一。

红斑期：在颜面中部特别是鼻部、两颊、前额、下颏、口周等部出现暂时性的充血性红斑，受到寒冷或辛辣食品刺激后可加重，日久则变为持久性红斑，或鼻尖和鼻翼毛细血管扩张，并伴有皮脂溢出，使鼻部表面油腻发亮，遇冷、热或机械刺激后，毛孔扩大或堵塞，充血更明显。

丘疹脓疱期：病情继续发展，在红斑的基础上成批出现痤疮样丘疹、脓疱，但无粉刺形成。毛细血管扩张更为明显，纵横交错。

鼻赘期：少数患者长期反复不愈，鼻尖皮脂腺及结缔组织增生和肥大，致使鼻尖部肥大，皮脂腺口扩大，形成大小不等结节状隆起，称为鼻赘，仅见于男性。

酒渣鼻的治疗上有很多方法，这里推荐刮痧疗法：

【选穴】大椎、印堂、素髎、大杼、膏肓、迎香、内庭、承浆、养老、曲池、合谷、支沟穴。

【随症加减】肺胃积热加尺泽、少商穴；血瘀凝滞加血海、膈俞穴。

【操作方法】嘱托患者取坐位或

仰卧位。术者在刮拭部位涂抹刮痧介质，刮面部的印堂、素髎、迎香、承浆穴，然后刮上肢部支沟（尺泽）、曲池、合谷（少商）穴，最后刮足部内庭，刮至局部出现痧痕为止。其中面部经穴部位印堂、素髎、迎香、承浆穴用刮板边角刮拭，手法应适度、轻柔。以免伤及面部皮肤；接着患者取俯卧位，术者站于患者一侧，先在刮拭局部均匀涂抹刮痧介质。然后，由上至下用泻法刮拭大椎、大杼、膈俞、膏肓穴，以局部皮肤呈现紫红色斑点为度。

刮刮就能瘦——瘦是一种态度，一种气质

刮痧减肥，让美丽不再遥远

肥胖多属本虚标实之候。本虚多为脾肾气虚，或兼心肺气虚；标实为痰湿膏脂内停，或兼水湿、血瘀、气滞等，临床常有偏于本虚及标实之不同。辨证分型及治法如下。

胃热滞脾型

症状：多食，消谷善饥，形体肥胖，脘腹胀满，面色红润，心烦头昏，口干口苦，胃脘灼痛嘈杂，得食则缓。舌红苔黄腻，脉弦滑。

刮痧疗法：取刮痧板一个，刮痧油少许。选上脘、梁丘、行间、内庭、合谷、三阴交。先刮腹部上脘，再刮手背合谷，然后刮下肢内侧三阴交，再刮膝部梁丘，最后刮足背部行间、内庭，使用泻法。上脘是任脉和足阳明胃经交会穴，降逆和胃；梁丘为胃经郄穴治胃痛；行间清泻肝胆湿热，和胃止痛；胃经荥穴内庭，配合谷清泻胃热；三阴交清热除湿，健脾和中。

其他疗法：胃热的肥胖者可以吃些苦瓜，苦瓜具有纤体、抗癌、降糖的功用。苦瓜含有丰富的B族维生素、维生素C、钙、铁等，李时珍说苦瓜具有“除邪热、解劳乏、清心明目、益气壮阳”之功效。据研究发现，它具有明显的降血糖作用，对糖尿病有一定疗效。它还有一定的抗病毒能力和防癌的功效。苦瓜熟食性温，生食性寒，因此脾虚胃寒者不可生吃。一根苦瓜里含有0.4%的减肥特效成分——高能清脂素。一天吃几根苦瓜，不管怎么吃、怎么睡都不会发胖。

痰湿内盛型

症状：形盛体胖，身体沉重，肢

体困倦，胸膈痞满，食肥甘醇酒，神疲嗜卧。苔白腻或白滑，脉滑。

刮痧疗法：取刮痧板一个，刮痧油少许。先从上到下刮背部足太阳膀胱经（从内向外刮也可以），左右各30次，用力刮拭脾俞穴；从上到下刮拭膻中穴至中脘穴，刮30次；从上到下刮丰隆穴，左右各30次；刮足三里穴左右各30次。

其他疗法：适宜痰湿体质者食用的食物有芥菜、韭菜、大头菜、香椿、辣椒、大蒜、葱、生姜、木瓜、白萝卜、荸荠、紫菜、洋葱、白果、大枣、扁豆、红小豆、蚕豆、圆白菜、山药、薏米、冬瓜仁、牛肉、羊肉、狗肉、鸡肉、鲢鱼、鳟鱼、带鱼、泥鳅、黄鳝、河虾、海参、鲍鱼、杏子、荔枝、柠檬、樱桃、杨梅、槟榔、佛手、栗子等。

此外，杏仁霜、莲藕粉、茯苓饼对该体质者是不错的食补选择。应限制食盐的摄入，不宜多吃肥甘油腻、酸涩食品，如饴糖、石榴、柚子、枇杷、砂糖等。

脾虚不运型

症状：肥胖臃肿，神疲乏力，身体困重，胸闷脘胀，四肢轻度水肿，晨轻暮重，劳累后明显，饮食如常或偏少，既往多有暴饮暴食史，小便不利，便溏或便秘。舌淡胖，边有齿印，苔薄。

刮痧疗法：取刮痧板一个，刮痧油少许。穴选脾俞、胃俞、中脘、章门、内关、公孙、关元、气海。先刮背部脾俞至胃俞，再刮腹部中脘、章门、关元至气海，然后刮前臂内关，最后刮足部公孙，使用补法。脾俞、胃俞与章门中脘配伍可温中祛寒，健脾补胃；内关、公孙配伍可健脾和胃；取任脉关元、气海可温中补虚。

其他疗法：脾虚不运型肥胖容易出现大肚腹，可以使用腹部按摩的方法减肥。具体操作方法如下。取仰卧位，裸露腹部，双手垂叠按于腹部，以肚脐为中心顺时针方向旋转摩动50圈，使腹部有发热感及舒适感。以右手中指点按中脘、下脘、关元、两侧天枢穴，每穴持续压1分钟，以不痛为宜。点按天枢穴时，先点右侧后点左侧，重点在左侧，手指下有动脉搏动感，并觉两腰眼处发胀，有寒气循两腰眼下行，松手时，又有一股热气下行至两足。

脾肾阳虚型

症状：形体肥胖，颜面虚浮，神疲嗜卧，下肢水肿，尿昼少夜频。舌淡胖。

刮痧疗法：取刮痧板一个，刮痧油少许。穴选肾俞、关元、气海、脾俞、丰隆、足三里。先刮背部肾俞、脾俞，使用补法，然后从上到下地刮拭关元、丰隆、足三里，同时可以配合艾灸，特别是在关元、气海处艾灸，效果会更好。还可将两手迅速搓热，然后掌心立刻贴在肾俞上面，感觉不到热时再重复3~5次。

其他疗法： 脾肾阳虚肥胖者可以经常拿艾条灸督脉和关元、气海，以助阳气。

睡美人们的刮痧法

失眠临床以不易入睡，睡后易醒，醒后不能再寐，时寐时醒，或彻夜不寐为其证候特点，并常伴有日间精神不振，反应迟钝，体倦乏力，甚则心烦懊恼，严重影响身心健康及工作、学习和生活。

历代医家认为失眠的病因病机以七情内伤为主要病因，其涉及的脏腑不外心、脾、肝、胆、肾，其病机总属营卫失和，阴阳失调为病之本，或阴虚不能纳阳，或阳盛不得入阴。正如《灵枢·大惑论》所云："卫气不得入于阴，常留于阳。留于阳则阳气满，阳气满则阳跷盛；不得入于阴则阴气虚，故目不瞑矣。"《灵枢·邪客篇》指出："今厥气客于五脏六腑，则卫气独行于外，行于阳，不得入于阴。行于阳则阳气盛，阳气盛则阳跷陷，不得入于阴，阴虚，故不瞑。"

中医认为，阴阳失和是失眠的关键，辨证分型及治法如下：

肝郁化火

症状： 少寐，急躁易怒、目赤口苦、大便干结、舌红苔黄、脉弦而数。

刮痧疗法： 取刮痧板一个，刮痧油少许。先点揉头顶四神聪，然后刮后头部风池，再刮前臂神门，最后刮足背部行间至足窍阴，使用泻法。四神聪疏通局部气血，宁心安神，行间平肝降火，足窍阴降胆火以除烦，风池疏调肝胆而止头痛头晕，神门宁心安神。

其他疗法： 酸枣仁粥。用酸枣仁末15克，粳米100克。先以粳米煮粥，临熟，下酸枣仁末再煮。空腹食用，能宁心安神。适用于心悸、失眠、多梦、心烦。

痰热内扰

症状： 不寐、头重、胸闷、心烦、嗳气、吞酸、不思饮食，苔黄腻，脉滑数。

刮痧疗法： 取刮痧板一个，刮痧油少许。先刮督脉、足太阳膀胱经，再从上到下刮丰隆、足三里，使用泻法。

其他疗法： 海蜇500克，荸荠100枚，芒硝100克，白酒1500毫升，共浸7日后，每日早上食荸荠7枚。

阴虚火旺

症状： 心烦不寐，五心烦热，耳

鸣健忘，舌红，脉细数。

刮痧疗法：取刮痧板一个，刮痧油少许。先点按四神聪，再刮后头部风池，然后刮背部肾俞，最后刮太溪穴，使用补法。四神聪疏通局部气血，风池祛风活络止头痛、头晕，太溪滋阴补肾，肾俞益肾气聪耳。

其他疗法：摩擦涌泉穴治失眠。将一只脚的脚心放在另一只脚的大脚趾上，做来回摩擦的动作，直到脚心发热，再换另一只脚。这样交替进行，你的大脑注意力就集中在脚部，时间久了，人也累了，有了困意，就想入睡。如长期坚持，还能起到保健作用。

心脾两虚

症状：多梦易醒，头晕目眩，神疲乏力，面黄色少华，舌淡苔薄，脉细弱。

刮痧疗法：取刮痧板一个，刮痧油少许。穴选脾俞、心俞、神门、三阴交。先刮背部心俞至脾俞，再刮前臂神门，最后刮下肢三阴交，使用补法。脾俞、三阴交健脾益气养血，心俞、神门养心安神定悸，是刮痧治疗失眠的常用穴位。

其他疗法：可用龙眼30克、粳米50克、大枣2颗熬粥食用，效果较好。龙眼味甘、性温，补心益脑；粳米清热安神，大枣益脾养血，三者组合，可共奏益心神、和脾胃、安睡眠之功。

心胆气虚

症状：噩梦惊扰，夜寐易醒，胆怯心悸，遇事易惊，舌淡脉细弦。

刮痧疗法：取刮痧板一个，刮痧油少许。先刮督脉、足太阳膀胱经，胆俞、肝俞、心俞这几个点要重点刮拭，然后刮拭神门、内关、阳陵泉，使用泻法。

其他疗法：心胆气虚型失眠，需要强心壮胆、安神定志。可以尝试中医“情志相胜”疗法，“以思胜恐”，把注意力从你所恐惧和担心的事物上转移开来，充实自己的工作和学习，让心有所思、有所寄托，惊恐就不会乘虚而入。

刮拭肩臂：玉臂是这样炼成的

一个人如果胳膊很粗，即使体重并不重，也会让人感觉非常胖。所以，想让自己看起来瘦，先瘦胳膊才是聪明之举。古人都称女子的胳膊为“玉臂”，只这一个词，所有的美感就出来了，也可以看出胳膊对于美丽的重要性。

保养手臂，首先应每天坚持保持其清洁。清洁时，可用香皂、沐浴露等清洁剂；如果很粗糙，可用燕麦和水的混合浆液来按摩、涂擦。燕麦含有大量的蛋白质，对护肤养颜功不可没。小臂的皮肤由于长期压在桌上，滋润时应加倍涂敷。

有些女性体重很轻，但给人的感觉还是很胖，究其原因，主要是胳膊太粗。所以，想让自己看起来瘦，聪明的做法是先瘦胳膊。

想瘦胳膊，刮痧是个不错的办法。选取牛角（刮痧板）、专用刮痧油或薄荷油。选择手臂的赘肉最多处涂上刮痧油，左手手掌搭后脑，右手用刮痧板由手肘向腋下刮拭出痧。3分钟后未出痧则应停止。刮痧完后洗净刮痧油，热敷5分钟。用拇指揉按肩贞（肩贞穴位于人体的肩关节后下方，臂内收时，腋后纹头上1寸。取法：正坐垂肩位，在肩关节后下方，当上臂内收时，当腋后纹头直上1寸处取穴）1分钟至发胀。早晚一次，持续两周。手法轻柔，以皮肤触感舒适为宜。

按摩时，先涂少许橄榄油或者杏仁油，揉匀后开始往下顺着静脉回流的方向和淋巴回流的方向推，把水分推到腋窝去。

可以利用看电视的时间，或者利用空闲时间来做瘦臂运动。比如你可以拿着遥控器或者矿泉水瓶子，或者其他有点份量的东西来做运动。

练瑜伽也可帮你瘦臂，具体操作方法是：将手臂先抬起来，然后一只手使劲向后弯，但脊椎一定要直。你还可以在向后弯的手里紧握一个矿泉水瓶子，因为我们在使劲弯手的时候，手关节都是反着的，一使劲就拉伸了下部的肌肉。你可以每天做100下这个动作，左右手各50下。坚持一段时间，你会发现手臂内侧的肌肉渐渐收上去。

保养胸部：不再做“太平公主”

市面上的丰胸产品很多，外涂内服都有。这些产品中大多含有激素，对人体容易产生副作用。所以还是以食补和刮痧的方式更为天然可靠，既享受了美食，又在不经意间达到了丰胸的目的，一举两得，何乐而不为呢。

刮拭方法

【选穴】经外奇穴乳四穴（在乳头为中心的垂直水平线上，分别距乳头2寸），足阳明胃经足三里穴，足太阴脾经三阴交穴，足厥阴肝经太冲穴。

【操作手法】患者取仰卧位，先在刮拭部位均匀涂抹刮拭介质，然后由外向内用泻法刮乳四穴，再刮拭下肢足三里、三阴交和太冲穴，以局部皮肤呈现红色斑点为度。在刮拭乳四穴时手法应稍轻。

食疗法

《本草纲目》中还记载了很多具有丰胸功效的食物，比如木瓜性温味酸，平肝和胃，舒筋活血，女性经常食用就能实现丰胸的愿望。下面就列举一些具有丰胸功效的食物：

（1）酒酿蛋：把酒酿加入煮好的蛋中，并加入少许糖，月经来前早晚吃一碗。甜酒酿中含有糖化酵素，是天然的雌性激素，而营养丰富的蛋也是热量来源。

（2）木瓜牛奶：木瓜、牛奶都有助于胸部发育，木瓜加牛奶，丰胸效果会加倍。

（3）丰胸小点心：花生100克、去核红枣100克、黄豆100克。将花生及黄豆连皮烘干后，磨成粉，红枣切碎，充分拌匀，加少许水使其成形；将其揉成小球后，再压成小圆形状；放入烤箱预热10分钟，以150℃烘烤15分钟。

当然，除了饮食丰胸，按摩也是个不错的选择，女性朋友们可以试一试。

直推乳房

先用右手掌面在左侧乳房上部，即锁骨下方着力，均匀地向下直推至乳房根部，再向上沿原路线推回，做20～50次后，换左手按摩右乳房20～50次。

侧推乳房

用左手掌根和掌面自胸中部着力，横向推按右侧乳房直至腋下，回来时用五指指面将乳房扣住带回，重复20～50次后，换右手按摩左乳房20～50次。

大多数女性希望自己胸部丰满，乐此不疲地为着更大的尺码奋斗，琳琅满目的丰胸广告也昭示着众多女性的私密追求。只是，偏方搜集了一大堆，精力也耗费不少，却收效甚微。其实，丰胸也要选对时间，在正确的时间里丰胸，会收到事半功倍的效果。

丰胸的最佳时机在每月经期之后。计算方法为：把每月经期开始作为第一天，往后推，第11～13天就是最佳时期，稍微次之的是第18～24这7天。所以，女性朋友们要记住了，不管是食补丰胸，还是按摩丰胸，一定要在恰当的时间进行，这样效果才会显著。

刮拭腹部：女性的修“腹”之路

《本草纲目》里说，杏仁可“令汝聪明，老而健壮，心力不倦”，并且可以阻止身体对热量的吸收，女性经常食用可以让腹部平坦。

二十八九岁的雯雯，人长得非常漂亮，也很有灵气，但一直找不到男朋友。亲友替她介绍了不下10个，有博士，也有老板，但最后都是无果而终。这次，朋友又给她介绍一个，结果人家看照片很满意，但见面之后又让人失望。雯雯长得还蛮不错啊，为什么呢？

终于，从一个见过面的男生那里找到了原因：她长得倒是没得说，但肚子也忒大了点，像怀孕了一样。

原来如此！想不到，男人这么介意女人的身材。后来，朋友委婉地告诉了雯雯，并且很诚恳地给她提供了一套平腹法。现在终于见到了效果，最后雯雯也找到了很好的归宿。

腹部处在身体的最中央，也是特别引人注目的部位。一个“大腹便便”的女人，即使有漂亮的脸蛋，也不会让人有“惊艳”的感觉。所以，平时在饮食上要注意，多吃杏仁、鸡蛋以及豆制品，再配合刮痧疗法，以减掉腹部赘肉。

【选穴】天枢、足三里、大横、腰阳关、脾俞、胃俞、腰俞穴。

【操作方法】嘱患者取俯卧位，术者站于患者一侧，在刮痧局部均匀涂抹刮痧介质，采用泻法，自上而下刮拭脾俞、胃俞、腰俞、腰阳关，刮至局部皮肤出现紫红色痧痕为度；接着再嘱患者取仰卧位，在刮拭部位均匀涂抹刮痧介质后，采用泻法，由上至下刮拭天枢、大横、足三里穴，刮至局部皮肤出现痧痕为度。

保养背部：让自己亭亭玉立

背部肌肤几乎是全身最厚的部分，循环代谢能力较弱，脂肪及废物亦比较容易堆积在背部而形成角质、斑点、粉刺。因此，爱穿露背装的女士们一定要做好背部美容的两个关键：祛斑点、粉刺和角质。

背部肌肤几乎是全身最厚的部分，也正因为如此，背部的循环代谢能力通常较弱，脂肪及废物亦比较容易堆积在背部而形成斑点、粉刺。想要拥有完美的背部肤质，可利用深层洁肤品来清除毛孔中的脏污。另外，若担心洁肤品会使毛孔变粗，可在清除洁肤品后再涂抹芦荟汁。芦荟具有消炎杀菌、保湿收敛毛孔的功效。在深层洁背后涂抹芦荟汁，可以收缩毛孔。

另外，后背的肌肤上分布着许多皮脂腺，天气闷热时就会出现皮脂腺分泌过剩的情况，进而堵塞毛孔，造成毛孔粗大，形成青春痘或暗疮。要避免这种情况，就要经常去角质。和脸部、颈部不同，祛除背部角质我们最好用颗粒状的食盐。将食盐和蜂蜜调在一起，然后让家人帮你涂在背上并轻轻按摩一两分钟，冲洗即可。用食盐祛背部角质每月只需做一次，就可抑制油脂分泌过盛，使肌肤变得清爽洁净。

中医很注重后背的养生，因为后背为阳，太阳寒水主之，所以很容易受寒。古语有“背者胸中之腑”的说法，这里的腑就是指阳，所以女性朋友们在生活中要注意后背的养生，睡觉时掖好后背处的被子，尤其是小产、坐月子中的女性。此外，捏脊是很好的后背养生法：取俯卧位，拇指、中指和食指指腹捏起脊柱上面的皮肤，轻轻提痧，从龟尾穴开始，边捻动边向上走，至大椎穴止。从下往上做，而且要单方向进行，一般捏2～3遍，以皮肤微感发热为度。在家中，这套动作可以让爱人帮忙完成，既可巩固彼此感情，又可起到保健作用。

刮拭臀部：臀部的多米诺骨牌效应

多米诺骨牌是一种用木制、骨制或塑料制成的长方形骨牌，玩时轻轻碰倒第一枚骨牌，其余的骨牌就会产生连锁反应，依次倒下。而人的臀部就是多米诺骨牌里的第一枚，圆翘的臀部，会让身材曲线完美，而如果臀部扁平松垮，身材就会像其他的骨牌一样被拖垮。

美臀可以多吃植物性脂肪或含有植物性蛋白质的食物，也可以通过挺胸、提肛、举腿等多种方式来完成。但如果不是天生的臀部不完美，那肯定事出有因，美臀要根据原因采取相应的措施。

对于臀部下垂，可以采用刮痧疗法来美化臀部。选取下肢外侧、后侧、内侧，并涂上刮痧介质。自上而下刮拭下肢外侧，自上而下刮拭下肢后侧，自上而下刮拭下肢内侧。用面刮法刮拭臀部，在肌肉丰厚处应加大按压力。每天刮拭1～2次，每个部位每次刮拭10下左右。可以隔衣刮拭，也可以直接在皮肤上刮拭。

臀部的下垂，也可能是饮食不当造成的，需要引起女性的注意。要知道，若摄取了过多的动物性脂肪，就很容易在下半身囤积，进一步造成臀部下垂。在饮食上，应注意多吃一些植物性脂肪或含有植物性蛋白质的食物。例如豆腐就是防止臀部下垂的最佳食品；鱼肉可以紧致肌肤，可以常吃以提臀。另外，《本草纲目·果部》还推荐了一款食物——橄榄，《本草纲目》上说它生津液、止烦渴、治咽喉痛、咀嚼咽汁能解毒。用橄榄油涂抹肌肤并按摩可以活肤祛皱。女性朋友们可以取橄榄汁少许，涂在臀部按摩5分钟，然后用水冲掉，持续使用一段时间就会发现臀部肌肤变得既紧致又光滑。

刮拭腿部：让美腿秀出来

对于大多数的办公室白领来说，一天可能会在办公室坐上8个小时甚至更久，慢慢地就发现双腿越来越粗壮。其实，只要找准腿部刮痧穴位，每天进行自刮痧减肥疗法，持续一段时间就会发现双腿在不知不觉间竟被拉长了，具体方法如下：

【选穴】承扶、委中、承山、风市、悬钟、伏兔、足三里、三阴交、血海穴。

【操作方法】嘱患者取俯卧位，术者站于患者一侧，在刮痧局部均匀涂抹刮痧介质后，采用泻法，自上而下，刮拭承扶、委中、承山，刮至局部皮肤出现紫红色痧痕；再嘱患者取仰卧位，在刮拭部位均匀涂抹刮痧介质后，采用泻法，由上至下刮拭风市、伏兔、血海、足三里、三阴交各穴，刮至局部皮肤出现痧痕为度。

除了刮痧外，我们还可以通过膝盖与两侧按摩的方法来瘦腿。膝盖周围很少累积脂肪，因为膝盖是骨骼相连的关节部位，只是这个部位很容易水肿或出现松弛的现象，而使得腿部变粗。具体改善方法是：由膝盖四周开始按摩，可以改善膝盖周围皮肤松弛现象，不过，按摩的次数要频繁，否则无法达到改善曲线的功效。

另外，血液循环不好，就很容易引致腿部水肿。富含维生素E的食物，可帮助加速血液循环、预防腿部肌肉松弛。富含丰富维生素E的食物包括杏仁、花生、小麦胚芽等。

刮拭腰部：做个“小腰精”

腰部曲线是身体曲线美的关键，腰身若恰到好处，即使胸不够丰满，臀不够翘，视觉上仍给人曲线玲珑、峰峦起伏的曲线美感。反之，就会显得粗笨。

正常情况下，腰围与臀围之比率应约为0.72。如果比率低于0.72，就属于标准的梨型身材，如果比率高于0.72，即为苹果型身材，若达到0.8，则是典型水桶腰了，用手轻轻一捏就会捏起赘肉，这时的体型已是“红灯”高悬，危险已在招手。苹果型腰身更易患心脏病，比率越高，危险越大，尤其是脂肪聚集在腰、腹部的人，该注意了。

女性腰、腹部最易囤积脂肪。使用腰部的刮痧方法，再加上正确的健美锻炼、控制饮食、良好的生活习惯等，就可以逐渐减轻体重，使人变得轻盈苗条。

【选穴】天枢、足三里、大横、腰阳关、脾俞、胃俞、腰俞穴。

【操作方法】

（1）患者取俯卧位，术者站于患者侧面，在刮痧局部均匀涂抹刮痧介质后，采用泻法，自上而下刮拭脾俞、胃俞、腰阳关、腰俞穴，刮至皮肤出现紫红色痧痕为止。

（2）患者取仰卧位，术者站于患者侧面，在刮痧局部均匀涂抹刮痧介质后，自上而下刮拭天枢、大横、足三里穴，刮至皮肤出现痧痕为止。

【其它纤腰的方法】

法则一：纤腰运动——健身行动。

加强腰部运动，锻炼腰肌，对抗腰部脂肪，并配合全身运动，消耗脂肪，达到健美身形的目的。下面教你几招细腰动作，只要天天坚持，就会拥有迷人身段。

躺卧曲膝：平躺，双手放两侧，膝盖呈90°，吐气并将膝盖拉往右肩，反复，再拉往左肩，重复10次，锻炼后腰肌肉。

仰卧支腰：仰躺，双手掌托盆骨，支起下身及腰部，足尖挺直，背、头及两臂着地；左右脚交替向头部屈下，膝盖不弯曲，重复进行。锻炼腰、腹部。

法则二：纤腰食法。

合适的健身运动，再配合合理饮食，才能收到事半功倍之效果。

（1）多吃高纤维的食品。纤维可以减缓食品施放出能量，从而减弱脂肪在体内的聚集。每天纤维的摄入量应该为20~25克。水果、蔬菜、谷物都是很好的选择。

（2）多吃豆制食品。豆制类食品也是很好的低脂食物。并且富含维生素和蛋白质。每天应注意摄入适当的豆制品，如豆腐、豆浆、豆奶等。

（3）多吃些蛋白质少吃些脂肪。蛋白质可以提高你的新陈代谢率，因为你的身体在消化蛋白质的时候需要消耗能量。每摄入100克蛋白质，要消耗25克，实际摄入量为75克。否则，每100克脂肪只能消耗10克，将有90克留在体内。

（4）多吃富含B族维生素的食物。维生素被称为维持生命的营养素，可见维生素的作用，在维生素中有些维生素是机体脂肪代谢的必需参与者，如B族维生素，它在减肥过程中可发挥如下的作用：一是通过促进氧化和全身新陈代谢，来帮助实现控制体重的目的；二是直接调节和增强新陈代谢，全面提高骨骼、肌肉发育水平，促进脂肪代谢，直接具有减肥作用。法则三：纤腰定律——良好生活习惯。

平时保持挺胸收腹之态。看一看舞蹈演员的优美体型，她们平时走路都是这种姿势，让腰、腹部肌肉处于紧张状态，更好地消耗脂肪，帮助锻炼体形。一有空就搓揉腰腹部，特别是晚上临睡前。

纤纤细腰是所有女性的渴望。亮出美丽腰际线，才能更好彰显你的靓丽身姿和窈窕身段。努力吧，为了迎接阳光下的美丽，多花点心思，杨柳小蛮腰就会追随着你。

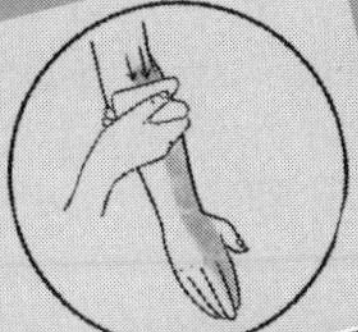

第七节

给予家人一份关爱，留给自己一片温馨——刮痧保健幸福全家

呵护孩子：坚固机体防线，拒绝药物伤害

小儿感冒：刮走最讨厌的常见病

佳佳秋季开始上幼儿园，在佳佳入园以后，佳佳妈妈发现孩子感冒的次数明显增多了，以前一年之中佳佳也会感冒几次，但不像入园后这么频繁，佳佳妈妈急忙咨询了相关专家，原来幼儿园的很多宝宝都会出现这种情况。

专家解释出现这种情况有以下几点原因：首先，宝宝的免疫系统还没有发育成熟，所以容易得病。宝宝有着旺盛的求知欲，他对周围的世界充满探索精神，他会用手摸，甚至用舌头舔各种东西，就会很容易沾上感冒病毒，如果宝宝把手指头伸进嘴里、鼻孔里，或者用手揉眼睛，感冒病毒就有机会进入宝宝体内了。其次，宝宝在集体生活中容易交叉感染。幼儿园里难免会有个别小朋友患有感冒，这么多宝宝集中在一起生活学习，交叉感染的概率就会很大。再次，刚上幼儿园的宝宝容易生病，除了宝宝长期以来就体弱多病的生理因素以外，还与宝宝的神经发育不成熟有关系。一两岁的孩子正处于植物性神经系统不稳定时期，容易受到周围环境的影响，导致自主神经功能紊乱，情绪容易出现波动，因而出现一些躯体症状，如头痛、肚子痛、呕吐、腹泻、发烧、睡眠惊吓等。专家对佳佳妈妈说不用太担心，除了平时多注意增强孩子体质外，适度地让孩童感染疾病，反而对免疫系统有强化巩固作用。从长远的发展过程来看，这将会帮助孩子增强抵抗力，体质也将逐渐得到改善。

中医认为感冒一般可分为风寒感冒与风热感冒两大类。

风寒感冒

症状：风寒感冒起病较急，发热、畏寒，甚至寒战、无汗、鼻塞、流清涕、咳嗽、痰稀色白、头痛、周身酸痛、食欲减退、大小便正常、舌苔薄白等。

刮痧疗法：用刮痧法或配以放痧、点揉法。选风门、肺俞、风池、大椎、中府、前胸、足三里、肩胛部，先刮拭风池、大椎、风门、肺俞、肩胛部，均由上向下刮，各由轻到重，反复刮至皮肤出现痧痕为止。再刮中府及前胸、足三里，至出现痧痕为度。或嘱患者脱去上衣，俯伏在床，选背脊及其两侧、肩胛部、肋间部等部位，取5分硬币一枚，蘸上菜油，先在背部正中线自上而下地刮1行，再沿脊椎两侧自上而下各刮1行，反复地刮，油干后再蘸油刮，直至皮肤出现紫色为止。然后沿肋骨两侧，由内向外反复刮，最后从大椎穴沿肩胛向外，左右各反复地刮出紫色斑块为止。临床治疗感冒效果颇佳。注意用力要均匀、适当，不要太重以防刮破皮肤。

其他疗法：风寒感冒者可饮用姜汤。姜汤的熬制方法具体如下：选用生姜一块，最好选用老姜，洗净不去皮，切片加水一碗（一人份），大火烧开后改文火熬制15分钟左右，依个人口味，可加适量红糖，也可不加。加入红糖至糖完全化开即可，趁热服用。

风热感冒

症状：风热感冒主要表现为发烧重，但畏寒不明显，鼻子堵塞、流浊涕，咳嗽声重，或有黄痰黏稠，头痛，口渴喜饮，咽红、干、痛痒，大便干，小便黄，检查可见扁桃体红肿，咽部充血，舌苔薄黄或黄厚，舌质红，脉浮而快。

刮痧疗法：用刮痧法或配以放痧、点揉法。选取曲池、尺泽、外关、大椎、少商、合谷、风池、风门、肺俞及肩胛部等。先用三棱针点刺大椎、少商放痧（血），再刮曲池、尺泽，至出现痧痕为止，然后点揉外关、合谷，每穴3～5分钟。最后刮风池、风门、肺俞、肩胛部，刮至出现痧痕为度。

下面介绍治疗风热感冒的几种食疗方法。

1.桑菊薄荷饮

【材料】薄荷6克，菊花3克，桑叶9克，苦竹叶15克，蜂蜜适量。

【制法】上述材料加入蜂蜜少许，加一碗水，煮沸。

【用法】用来代替茶叶频频服用。

【功效】此饮能疏散风热，桑叶

清肺热，菊花疏散风热，明目平肝；薄荷为疏散风热之要药，能迅速解除发热头痛等症状。有高血压或头痛的患者比较适合服用此饮。

2.薄荷粥

【材料】大米90克、薄荷10克、冰糖适量。

【制法】大米加水熬粥，取薄荷煎汁，倒入容器待凉，等到米粥即将熬成的时候，加入薄荷汁及适量冰糖。

【用法】等粥稍凉后立即服用，如果喝粥后能出汗效果最好。

【功效】薄荷为疏散风热的要药，加粳米、冰糖熬粥，不仅可以促使出汗，还能护卫胃气。薄荷粥比较适宜新感风热者。

小儿头痛：刮痧为家长解烦忧

临近期末考试了，上小学5年级的乐乐老是跟妈妈说自己头痛，想睡觉，让他休息一会就好了，乐乐妈妈也就没放在心上，随着考试的临近，乐乐头痛的症状加重了，乐乐妈妈急忙带他到省人民医院看病，检查结果很快就下来了，是血管神经性头痛，没什么特别严重的问题，医生建议乐乐妈妈在乐乐发病的时候，帮他按摩头部，或刮刮痧，让他多休息，头痛就会缓解、消除。生活上要尽量避免感冒、熬夜、吃辛辣食品。

头痛是小儿的常见症状，是很多疾病的共同症状，也是最令家长担心的疾病。引起头痛的原因很多，首先要排除器质性病变，比如外伤引起的感染脑炎、颅内出血引起的急性头痛，都需要立即治疗，还有如脑肿瘤引起的“亚急性”头痛，更需要早期发现和治疗。除去器质性病变的头痛，小儿头痛主要的原因是血管神经性头痛和鼻窦炎，特别是鼻窦炎需要对症处理。

头痛的病因包括感受外邪，情志不节，饮食不洁或内伤不足等，辨证分型及治法如下：

风寒头痛

症状：头痛起病较急，其痛如破，痛连项背，恶风畏寒，口不渴，苔薄白，脉多浮紧。

刮痧疗法：选取颈夹脊、大椎穴。取刮痧板一个，刮痧油少许（也可用食用油代替）。患者坐位，露出颈部大椎穴，先擦刮痧油，沿颈部两侧先刮至见痧，再刮大椎穴见痧，刮后嘱喝温开水一杯。

其他疗法：风寒头痛者可饮姜汤，也可饮葱姜粥，具体做法如下：取葱白、姜适量，洗净，与粳米30～50克，米醋少许，清水750毫升共煨成粥，热食取汗。

风热头痛

症状：起病急，头呈胀痛，甚则头痛如裂，发热或恶风，口渴欲饮，面红目赤，便秘溲黄，舌红苔黄，脉浮数。

刮痧疗法：选取双侧太阳、曲鬓、风池、双侧头维、百会、肩井、曲池、合谷。取刮痧板一个，刮痧油少许（也可用食用油代替）。患者坐位，先刮双侧太阳，至出痧为止。然后刮患侧曲鬓、风池、头维。以百会穴为中心，分别向前刮至神庭、向左右至耳上区、向后至哑门。然后刮上肢的肩井、曲池、合谷。

其他疗法：杏仁菊花茶。取捣碎杏仁3克、菊花3克，加水煎，代茶饮。适用于风热头痛、咽喉肿痛者。

风湿头痛

症状：头痛如裹，肢体困重，胸闷纳呆，小便不利，大便或溏，苔白腻，脉濡。

刮痧疗法：选取脾俞、阴陵泉、足三里、头维、百会。取刮痧板一个，刮痧油少许（也可用食用油代替）。患者坐位，先刮百会、头维，可用力，刮30次。然后刮脾俞、阴陵泉、足三里，力度要适中，以局部皮肤出痧为度，不可刮破皮肤。

其他疗法：荷叶粳米粥。取荷叶30克切细丝，入粳米50克加水共煨成粥。每日2次。适用于湿邪所致头痛、头重如裹者。

肝阳上亢头痛

症状：头胀痛而眩，心烦易怒，面赤口苦，或兼耳鸣胁痛，夜眠不宁，舌红苔薄黄，脉弦有力。

刮痧疗法：取刮痧板一个，刮痧油少许。先在三焦经上刮痧并寻找痛点拔罐或按摩，把痛点揉开头痛就会缓解。因为肝火通过胆经排放不出去就会沿同名经逆上而行到达三焦经，而三焦经又是主管头部和面部神经的主要经络，上逆之火就会引发头痛失眠等症状。然后按照外关（腕横纹上2寸）、支沟（外关上1寸）、天井（肘尖上1寸）、天牖（耳后斜下方1寸）、翳风（耳垂后的凹陷处）的顺序进行刮痧，以局部出痧点为度。

其他疗法：肝阳头痛者可以食用芹菜根煮鸡蛋，取芹菜根250克，洗净切碎，与鸡蛋2枚加水煮至蛋熟。每日早晚各1次，食蛋饮汤。适用于肝阳上亢、时作时止、经久不愈的头痛。

肾虚头痛

症状：头痛而空，每兼眩晕耳鸣，腰膝酸软，遗精，带下，少寐健忘，舌红少苔，脉沉细无力。

刮痧疗法：取刮痧板一个，刮痧油少许。先在膀胱经上刮痧并寻找痛点拔罐或按摩，然后沿腹部任脉进行刮拭，力度要轻，从上到下刮拭20次，以局部皮肤潮红为度。沿腿部肾经的走向刮拭20次，以局部潮红为度。选取太溪、头维、百会进行刮拭，太溪处以出痧为度，头维、百会可稍用力，刮拭30次。

其他疗法：肾虚头痛者可以食用枸杞鸡汤：取枸杞30克、母鸡1只，按常法煮汤食用。每日2次。适用于肾虚体亏的头痛，痛势绵绵者。

气血双虚头痛

症状：头痛而晕，遇劳加重，面色少华，心悸不宁，自汗，气短，畏风，神疲乏力，舌淡苔薄白，脉沉细而弱。

刮痧疗法：取刮痧板一个，刮痧油少许。先在督脉上刮痧并拔罐或按摩，然后在任脉刮痧并拔罐或按摩，以鼓舞气血之气。选取膻中、中脘、足三里、气海、关元进行刮拭，力度适中，每穴按照从上到下的顺序刮拭，以局部穴位皮肤潮红为度。

其他疗法：嚼核桃仁。取核桃仁5枚细细嚼服。早晚各1次。适用于头晕头痛、心悸不寐、唇甲淡白者。

瘀血头痛

症状：头痛经久不愈，其痛如刺，入夜尤甚，固定不移，或头部有外伤史，舌紫或有瘀斑、瘀点，苔薄白，脉沉细或细涩。

刮痧疗法：取刮痧板一个，刮痧油少许。刮拭全头，寻找痛点重点刮拭。用水牛角刮痧梳，以面刮法刮拭全头，先刮侧头部，将刮痧板竖放在发际边缘处。再刮头顶和后头部，先从百会穴开始刮至后头发际处。刮拭时注意寻找有疼痛感觉的区域，对疼痛部位要重点刮拭，每个部位刮拭20～30下至头皮处有热感。刮拭头部可以直接疏通头部经脉气血，快速缓解和治疗头痛。

其他疗法：可选用针灸疗法治疗瘀血头痛。穴选三阴交、太冲、血海、风池、合谷、清脑等穴。此为理气通络，逐瘀活血之针方，三阴交疏肝理气，通经活络，健脾益气，行血止痛。太冲活血通络，行气止痛，配风池善治各种瘀血头痛。血海调和气血，通经逐瘀，为治血症之要穴。清脑为经验新穴（解溪穴上1寸处），配风池治脑炎后遗症头痛头晕。三阴交平补平泻，其余诸穴均用泻法，吸气时进针速度要快。进针得气后留针20分钟，每5分钟行针一次。出针时摇大针孔，迅速出针，不按针孔。本组穴可隔日针1次；10次为一疗程。

小儿高热：保证孩子体内充足水分

四岁的果果白天和爸爸妈妈出去

玩有些着凉，下午回到家就开始流鼻涕，咳嗽，还老喊着冷，到了晚上，开始发烧。果果妈妈是个医生，家里有药箱，也有退烧药，但果果妈妈一般情况下不给孩子用药。她知道发烧是一种正常的免疫反应，有助于血白细胞抵抗细菌毒素，有一定的抗病能力，就像一个报警器一样，提示身体有疾病了。

果果刚开始发烧时，妈妈就给她量了体温，38.5℃，属于中烧，果果妈妈根据发烧的时间和温度，判断是因为感冒引起的，体温不太高，就先给果果喝大量的温开水。因为发烧会增加新陈代谢，造成能量的消耗，特别是婴幼儿发烧会造成水分蒸发，导致脱水。再加上婴幼儿容易发生高热惊厥，果果妈妈认为放任发烧引起伤害是不必要的。

紧接着，果果妈妈开始对果果进行物理降温，将孩子衣物解开，用温水（37℃左右）浸湿毛巾搓揉全身或泡澡，可使皮肤血管扩张，增加散热；另外水分由体表蒸发时，也会散失一部分热量。就这样，果果的体温慢慢地恢复正常，在她身边守护一夜的妈妈也终于松了口气。

一般孩子的发热都是外感发热，如果儿童出现不明原因发热，建议家长尽快带孩子去医院检查，以免延误病情，下面介绍外感发热的刮痧方法。

刮法一

【选穴】督脉大椎至至阳、膀胱经大杼至肺俞。

【操作方法】取刮痧板一个，刮痧油少许。将患儿上衣脱去，让其俯卧，充分暴露背部，先沿督脉进行刮拭，顺序为从上到下，以出痧为度。大椎穴和至阳穴要重点刮拭，大椎穴有泻热的作用，可泻热生津，还可用针点刺出血，泻热效果会更好，至阳能益气壮阳。刮好督脉后，开始刮拭膀胱经，方向顺序同前，大杼和肺俞要重点刮拭，二穴都有很好的退热作用。

刮法二

【选穴】风池、大椎、肺俞、曲池、合谷、复溜。

【操作方法】取刮痧板一个，刮痧油少许。取坐位，按照从上到下，从内到外的顺序刮拭，以局部皮肤出痧为度。这几个穴合用，有泻热镇静、固护阴液的作用。

刮法三

【选穴】风池、列缺、曲池、合谷、外关、关冲、十宣、委中

【操作方法】取刮痧板一个，刮痧油少许。取坐位，用刮痧板从上到下刮一遍，降温效果较好。刮的时候不一定要刮出痧，也不一定要用很大的力气，把每个穴位刮一遍就有用。

最好在刮完之后喝杯温开水。

刮法四

【选穴】大椎、曲池、肺俞。

【操作方法】取刮痧板一个，刮痧油少许。手拿刮板，将刮板厚的一面对手掌，操作时将刮板薄的一面对手掌，由上到下地刮拭这三个穴位，以局部出痧为度。大椎和曲池相配，有泻热解毒的作用，刮拭肺俞穴有利于宣肺解表。

刮法五

【选穴】背部督脉、背部膀胱经。

【操作方法】婴幼儿皮肤嫩，用刮痧板可能会损伤皮肤，这时父母可以用嘴给孩子吮吸背部经络，这样出痧，孩子不疼还挺舒服，也能袪病。大人刷牙后，保持口腔洁净，用嘴唇和舌头的力量开始吮吸，沿着脊椎从上到下吮吸。大家都知道膀胱经可以驱除风寒。吮吸不能太轻，用力吮吸，以孩子舒服、不痛为度，一定要从上至下，这样才能泻热。吮吸10分钟以后就会开始出痧，大人继续吮吸，直至痧出现深红色，量多，有时甚至是紫红色。出痧后，让孩子多喝温开水。孩子如果觉得疲乏，就让他睡觉。一切以自然为好。孩子体温下降后如有饥饿感，就说明病已经好了一大半。

孩子发烧后，通常都会出现食欲不佳的现象，这时候应该以流质、营养丰富、清淡、易消化的饮食为主，如奶类、藕粉、少油的菜汤等。等体温下降，食欲好转，可改为半流质，如肉末菜粥、面条、软饭配一些易消化的菜肴。另外，要多喝温开水，增加体内组织的水分，这对体温具有稳定作用，可避免体温再度快速升高。在孩子发烧期间，不能给他吃富含蛋白质的食物，如鸡蛋等，这反而使体内热量增加，促使婴儿的体温升高，不利于患儿早日康复。

建议在孩子发烧期间，给他吃些流质的食物，既补充营养，又补充因发烧缺失的体液。这时候的最佳食物是大米粥（可适量加些白糖）、少量的果汁，注意果汁不可喝得太多。

小儿腹泻：孩子肠道保卫战

牛牛今年1岁半，最近总是拉稀，还发烧，这可急坏了牛牛的妈妈，她赶紧带孩子到医院去治疗，通过医生她了解到，每年的秋天像牛牛这样的小儿腹泻很多，基本上都是牛牛这个年龄段的孩子。3岁以下、尤其是1岁以内6个月以上的孩子最容易出现腹泻，这是因为小儿腹泻主要由轮状病毒感染引起的，它主要以消化道为传播途径。3岁以下的孩子需要摄入的营养多，而这时孩子的消化道还没发育成熟，分泌的消化酶较少，抵抗力弱，耐受力也比成人差，一旦出现天气突变，或者是吃了不干净的东西，或者自身的抵抗力下降，就很容易感染病毒，引起腹泻。

轮状病毒对成人的影响不大，但对抵抗力和消化道功能还不健全的孩子来说，却是危险的。牛牛妈妈专门查了一下轮状病毒的传播途径，轮状病毒可通过水源、食品、玩具、衣物等传播给孩子，孩子一旦接触了这些物品，会通过手、口的途径进入体内导致腹泻。

牛牛妈妈在了解了这些知识后，先制定了一系列的锻炼方法来增强牛牛的体质，在生活方面也懂得如何来防治腹泻了。

小儿腹泻可以选用刮痧的方法治疗，具体如下：

刮法一

【选穴】中脘、天枢、气海、天突、建里。

【操作方法】取刮痧板一个，刮痧油少许。用刮痧板按照从上到下的顺序，对这些穴位进行刮拭，以出现痧痕为度。

刮法二

【选穴】膀胱经脾俞至大肠俞段、中脘、天枢、气海、阴陵泉、公孙。

【操作方法】取刮痧板一个，刮痧油少许。先用刮痧板刮拭膀胱经脾俞至大肠俞段，从上到下地刮拭，以局部出痧为度。然后按照从上到下的顺序，刮拭上述穴位，以穴位局部充血为度。

刮法三

【选穴】膻中到关元的任脉段、天枢、章门。

【操作方法】取刮痧板一个，刮痧油少许。让患者平躺，充分暴露腹部，用刮痧板由膻中穴处沿前正中线向下，经巨阙、中脘、气海等穴，刮至关元穴处，以任脉出痧为度。用刮痧板刮拭天枢、章门，以穴位局部充血为度。

刮法四

【选穴】胃经足三里至丰隆段、合谷、内关。

【操作方法】取刮痧板一个，刮痧油少许。让患者暴露下肢，用刮痧板从足三里穴处沿小腿外侧向下，经上巨虚、下巨虚等穴，刮至丰隆穴处，以此段经脉充血为度。然后用刮痧板刮合谷和内关处，合谷为手阳明大肠经的原穴，内关为手厥阴心包经的络穴，这两个穴位有很好地调理肠胃的作用。

刮法六

【选穴】脾经阴陵泉至公孙段。

【操作方法】取刮痧板一个，刮

痧油少许。让患者暴露下肢，用刮痧板从阴陵泉穴处沿小腿内侧向下，经地机、三阴交等穴，刮至公孙穴处，以脾经局部充血出痧为度。

小儿腹泻出现后，应注意调节好饮食，进食可从稀到浓、少食多餐，在急性期要减少进食量，但不必禁食，可吃一些米粥、稀饭等易消化的食物；给孩子口服补液盐，患儿不宜吃油腻的肉、蛋类食物、蔬菜、凉性的水果；不宜喝牛奶、饮料、吃甜食；讲究卫生，饭前饭后洗手；保持室内通风。

孩子只要出现腹泻就会呈现出轻度的脱水，因此父母可以尽量让孩子多吃流质的食物，以为孩子补充身体丢失的水分。在家可以自制糖盐水、盐米汤、盐稀饭。

自制糖盐水：可准备500毫升的温开水，取20克白糖和1.75克食盐放入温开水中，搅拌均匀后就可以给孩子服用了，一次不可服用过多，可分几次缓服。

流涎：用刮痧止住孩子泛滥的口水

明光今年5岁了，爸爸妈妈比较忙，就拜托爷爷奶奶照顾他，明光的爷爷奶奶是那种非常疼爱孩子的家长，孙子想吃什么，二话不说就赶紧去买。明光爱吃冰棍，爱吃小零食，明光奶奶就给他买了各种各样的雪糕放在冰箱里，他爱吃的零食也从来没缺过，结果明光吃的饭越来越少，可把爷爷奶奶急坏了，想着法地做好吃的，每次连哄带吓地追着明光吃饭，但孩子就是不吃。

不仅这样，孩子整天还流清口水，开始爷爷奶奶还没放在心上，明光的姑姑是中医医生，有一天姑姑回家，看见孩子这样，就和爷爷奶奶说孩子流口水是种病，爷爷奶奶这才知道，孩子是病了。姑姑给明光开了几服中药，平时又给他捏脊刮痧，同时禁止他吃雪糕和零食，小明光的胃口慢慢地好起来，流清口水的毛病也好了，爷爷奶奶这才放心。

小儿流涎，通俗地讲就是流口水，是指孩子口中的唾液不自觉流溢出口外的一种病症。大家会发现，一般1岁以内的孩子都有流涎的现象，对这个年龄段的孩子来说是正常的，因为这个时候的婴幼儿口腔容积小，唾液分泌量大，而孩子这时候的吞咽反射不灵敏，孩子不会把它咽下，同时没有牙槽突的阻挡，所以这时候的大多数孩子都会流口水。出牙对牙龈的刺激，也会刺激口水分泌增多。随着生长发育，在1岁左右流口水的现象就会逐渐消失。

如果到了2岁以后宝宝还在流口水，就可能是异常现象，如脑瘫、先天性痴呆等。另外，宝贝患口腔溃疡或脾胃虚弱，也会流涎不止。中医认为小儿流涎的原因有脾气虚寒、脾经蕴热两种情况。

刮痧对小儿流涎有很好的治疗作用，下面介绍几种治疗流涎的刮痧方法：

刮法一

【选穴】颊车、大陵、劳宫、腹中、中脘。

【操作方法】取刮痧板一个，刮痧油少许，在需刮痧部位涂抹适量刮痧油。在刮拭穴位时，手拿刮痧板由上到下进行刮拭，以局部穴位潮红、起痧为度。

刮法二

【选穴】大肠俞、天枢、腹结、支沟、足三里。

【操作方法】取刮痧板一个，刮痧油少许。按照由上到下的顺序刮拭上述穴位，以穴位局部出痧为度。

刮法三

【选穴】脾俞、中脘、合谷。

【操作方法】取刮痧板一个，刮痧油少许。让患儿脱掉上衣，在需刮痧部位涂抹适量刮痧油。先刮背部脾俞，再刮拭中脘，由上向下刮拭，出痧为度。最后用拇指点按合谷，用力宜重，皮肤通红为止。

除了上面介绍的刮痧方法，还要注意根据不同的病症来进行治疗：

（1）脾胃虚寒型：症见流涎不止、涎液清稀、面色苍白、四肢不温、大便稀薄、小便清长、舌质淡、苔白而滑。可补脾经300次，然后掐揉四横纹100次，揉外劳宫100次，推三关100次，揉小天心200次。

（2）脾胃气虚型：症见流涎清稀，面色萎黄，食欲不振，体倦乏力，舌质淡，苔薄白。可补脾经300次，补肺经300次，推三关300次，推四横纹100次，运内八卦100次。

（3）脾胃积热型：症见小儿流涎，涎热而黏，口角糜烂，口臭而渴，烦躁不安，大便秘结，小便短赤，舌质红，苔黄。可推六腑200次，清天河水100次，清胃经200次，揉涌泉100次。

（4）心脾郁热型：症见小儿口涎外流，涎液黏稠而热，心烦不安，口赤口臭，大便干结，小便短赤，舌质红，苔薄黄。可清小肠300次，推六腑200次，清心经200次，揉小天心100次。

流鼻血：刮痧见效奇快止鼻血

文涛今年5岁，有一次在幼儿园和小朋友玩耍时，被碰了一下鼻子，流了很多鼻血，幼儿园阿姨赶紧给他捏住鼻翼两旁止血，血很快止住了，但文涛却落下了流鼻血的毛病。小朋友知道文涛爱流鼻血，也不敢和他玩了，因为哪怕是轻轻撞到文涛的鼻子，就会流鼻血，而且出血量很多。

文涛妈妈带孩子去医院做检查，医生告诉她，孩子流鼻血是由于鼻黏膜受了外伤所致，这是90%的孩子流鼻血的原因。文涛在玩耍时鼻中膈的前部受伤，而这个部位的血管十分密集，又都是动脉，出血量多，这就是文涛流鼻血多的原因。医生给文涛开了点内服外用的药，又告诉文涛妈妈如何预防孩子鼻子再出血，及如何止血。方法是用拇指及中指同时紧压孩子两侧鼻翼，使出血的部位受到压迫而停止流血，约5分钟后松手看看是否止血了，若继续流血，则再重复紧压鼻翼5~10分钟，则大多数可止血，若不行，就必须赶快看耳鼻喉科急诊了。文涛妈妈回家后，按照医生的话从生活方面慢慢给小文涛进行调理，小文涛流鼻血的毛病终于慢慢地好起来。

孩子在流鼻血的时候，家长首先要做的事情就是给孩子止住鼻血，对于平时经常流鼻血的儿童来说，平时可以使用刮痧的方法增强体质，预防流鼻血。具体刮痧方法如下：

刮法一

【选穴】背部第五颈椎。

【操作方法】取刮痧板一个，刮痧油少许。用刮痧板在第五颈椎正中附近轻轻刮拭，由上到下地刮拭此部位，以局部充血为度。当孩子正在流鼻血时，可以以手为刀轻劈此处，一面吐气一面轻劈，如此不断重复，就可立即止鼻出血。

刮法二

【选穴】迎香、巨髎。

【操作方法】取刮痧板一个，刮痧油少许。用刮痧板轻轻刮拭穴位，由上到下地刮拭，以局部充血为度。家长可经常给孩子按压这两个穴位，也有治疗流鼻血的作用。按摩时将双手食指指腹放于左右穴位，对称地进行按揉。先迎香，后巨髎，每穴5分钟，早晚各1次。还可以把按摩范围扩大，将两手食指或中指的指腹面放在鼻翼的两侧，沿鼻梁向上摩揉，可以到两眉之间，向下可以到鼻翼旁。注意按压要适度。

刮法三

【选穴】上星、神庭。

【操作方法】取刮痧板一个，刮痧油少许。用刮痧板轻轻刮拭穴位，由上到下地刮拭，以局部充血为度。家长可用一手的拇指按压在穴位上，有酸胀感后向一个方向按揉，每穴5分钟，早晚各1次。

刮法四

【选穴】无名指、拇指的掌侧。

【操作方法】取刮痧板一个，刮痧油少许。用刮痧板轻轻从指尖刮到指根，不可太用力，不一定要出痧，局部微红即可。刮这两个区域，可以清肺、胃两经之热。中医认为，小儿为“纯阳之体”，鼻出血多因肺热、胃热引起，刮无名指和拇指的掌侧有助于清肺胃之火，从而达到治疗小儿流鼻血。

刮法五

【选穴】合谷、孔最。

【操作方法】取刮痧板一个，刮痧油少许。用刮痧板轻轻刮拭穴位，由上到下地刮拭，以穴位局部充血为度。合谷为大肠经的原穴，善治头面部疾病，对齿痛鼻有良好的治疗作用。孔最为肺经的郄穴，对流鼻血有很好的治疗作用。

对于，儿童流鼻血，在日常生活中家长应帮助纠正小孩挖鼻的不良癖好，积极防治鼻炎、鼻窦炎等疾病。平时应保证孩子的正常休息，多吃新鲜水果、蔬菜，如番茄、芹菜、萝卜、莲藕、荸荠、西瓜、雪梨、枇杷、橙、橘子、山楂等，忌多食导致“上火”的辛燥、煎炸食品。

易发生鼻出血的孩子，还可选用以下中药食疗方，以促进痊愈和巩固疗效：

鲫鱼石膏煲豆腐

【材料】鲫鱼1条约150克，豆腐200克，生石膏30克。

【做法】将鱼宰好洗净后，与豆腐、石膏同放入锅内，加水适量煲1小时，以盐调味即可食用。

【用法】幼儿可只饮汤不吃渣，以防鱼骨哽喉。

【功效】有清肺热、降胃火、止鼻血的功效。

生地二根饮

【组成】鲜生地、鲜白茅根各30克，鲜芦根50克。

【用法】水煎服，每日1剂，代茶饮。

【功效】连用7～10日，能清热凉血、止血。

刮痧治夜啼：给您和孩子一个宁静的夜晚

婴儿白天能安静入睡，入夜则啼哭不安，时哭时止，或每夜定时啼哭，甚则通宵达旦，称为夜啼。多见于新生儿及6个月内的小婴儿。新生儿及婴儿常以啼哭表达要求或痛苦，饥饿、惊恐、尿布潮湿、衣被过冷或过热等均可引起啼哭。此时若喂以乳食、安抚亲昵、更换潮湿尿布、调整衣被厚薄后，啼哭可很快停止，不属病态。

胎儿在母体内是分不出昼夜的，

出生后尚未适应外界环境，睡眠规律尚未形成时，也分辨不清白天和夜晚。有些婴儿夜间很兴奋，睁着眼睛无睡意，如果熄灯就哭闹不止，成了个“夜啼郎”，而白天反而睡得又甜又香。出现这种“日夜颠倒”的现象，家长不要着急，此现象随着孩子的成长，大脑发育的成熟，睡眠模式就会得到调整，慢慢地与成人同步。个别婴儿的日夜倒转是父母“培养”出来的，如果父母过于尽责，不分白天黑夜，隔一会就喂一次奶，换一次尿布，或者做其他的护理，那么，婴儿就会形成昼夜不分的习惯。

中医认为婴儿夜啼的病因不外脾寒气滞、心经积热以及惊恐伤神。辨证分型及治法如下：

脾寒气滞

症状：啼哭时哭声低弱，时哭时止，睡喜蜷曲，腹喜摩按。四肢欠温，吮乳无力，胃纳欠佳，大便溏薄，小便较清，面色青白，唇色淡红，舌苔薄白，指纹多淡红。

刮痧疗法：选取膀胱经脾俞至胃俞段，中脘、章门、内关、公孙、关元、气海。取刮痧板一个，刮痧油少许。先刮膀胱经背部脾俞至胃俞段，再刮腹部中脘、章门、关元、气海，然后刮前臂内关，最后刮足部公孙。刮拭要用补法。脾俞、胃俞与章门、中脘相伍，可温中祛寒，健脾补胃；内关、公孙相伍，可健脾和胃；取任脉关元、气海，可温中补虚。婴儿皮肤细嫩，不可使用重力刮拭，以防损伤皮肤。家长如担心刮痧板对孩子有损伤，可使用按摩等方法，也能收到良好的效果。

其他疗法：

（1）将艾叶、干姜粉炒热，用纱布包裹，熨小腹部，从上至下，反复多次。或用丁香、肉桂、吴茱萸等量研细末，置于普通膏药上，贴于脐部。

（2）将艾条燃着后在神阙周围温灸，不触到皮肤，以皮肤潮红为度。每日1次，连灸7日。

（3）按摩。分阴阳，运八卦，平肝木，揉百会、安眠（翳风与风池连线之中点），脾寒者补脾土，揉足三里、三阴交、关元。

心经积热

症状：啼哭时哭声较响，见灯尤甚，哭时面赤唇红，烦躁不宁，身腹俱暖，大便秘结，小便短赤，舌尖红，苔薄黄，指纹多紫。

刮痧疗法：取刮痧板一个，刮痧油少许。先沿前臂内侧正中线进行刮拭，这条路线是手厥阴心包经的循行之处，使用泻法，从手腕处向上刮拭心包经。注意力度要轻，婴儿的皮肤非常细嫩，家长可以直接用手推心包经，也有直接的效果。然后用刮痧板刮拭中冲穴，以局部穴位皮肤潮红为度，力度要轻。中冲为手厥阴心包经的井穴，可清心泄热。

其他疗法：

（1）针刺。选取中冲穴，不留针，浅刺出血。

（2）按摩。分阴阳，运八卦，平肝木，揉百会、安眠（翳风与风池连线之中点）。心热者泻小肠，揉小天心、内关、神门。

惊恐伤神

症状：夜间突然啼哭，似见异物状，神情不安，时作惊惕，紧偎母怀，面色乍青乍白，哭声时高时低，时急时缓，舌苔正常，指纹色紫，脉数。

刮痧疗法：取刮痧板一个，刮痧油少许。穴选百会、四神聪、神门、太溪、关元、三阴交、心俞、胆俞。先按揉头部百会、四神聪、再刮背部心俞至胆俞，然后刮腹部关元，再刮前臂神门，接着刮下肢内侧三阴交，最后刮太溪。脑为元神之府，百会可镇静安神定志；四神聪为经外奇穴，可益智安神；神门、太溪为心肾经原穴，可交通心肾，水火既济，安神定志；关元补益元气，三阴交益肾精，两穴相配以补肾固精；心俞、胆俞可安心神治心虚胆怯。刮拭时力度宜轻，不可损伤婴儿皮肤。

其他疗法：

（1）分阴阳，运八卦，平肝木，揉百会、安眠（翳风与风池连线之中点）。惊恐者清肺金，揉印堂、太冲、内关。

（2）按摩百会、四神聪、脑门、风池（双），由轻到重，交替进行。患儿惊哭停止后，继续按摩2～3分钟。

百日咳：用刮痧让孩子远离延绵顽症

百日咳是由百日咳杆菌引起的小儿呼吸道传染病，传染性很强。临床特征为咳嗽逐渐加重、呈阵发性痉挛性咳嗽，咳末有鸡啼声，未经治疗的病人，病程可延续2～3月，故名“百日咳”。婴儿及重症者易并发肺炎及脑病。

我国唐代《千金方》中有类似百日咳的记载，至明朝蔻平的《全幼心鉴》中正式定名为百日咳。民间称“鹭鸶咳”或“疫咳”。

百日咳杆菌从易感者的呼吸道侵入，经1～3周的潜伏期（一般7～10天）后出现症状，病程分3期，但无明显界限。此三期分别为：初咳期、痉咳期、恢复期。中医也根据病程将百日咳分为三个证型：风邪袭表型、肺热壅盛型、气阴亏耗型。辨证分型及治法如下：

风邪袭表型

症状：咳嗽初起，微热或体温正常、流涕，舌淡红，苔薄白，脉浮数。

刮痧疗法：取刮痧板一个，刮痧油少许。让患儿脱去上衣，仰面躺于床上，沿任脉的天突至中府穴进行由内而外的刮拭，力度要轻柔，以皮肤局部潮红为度。也可进行局部按摩，家长用拇指轻揉任脉的天突至中府穴处，以局部皮肤潮红为度。

可用常规按摩手法“三补、二揉、一捏按”给孩子治疗咳嗽。具体操作如下：

（1）三补：指的是补脾土、补肺金、补肾水。补脾土：病孩掌心向上，家长以右手拇指沿病孩拇指桡侧面由指尖向指根直推100次；补肺金：病孩掌心向上，家长以右手拇指沿病孩无名指掌面，由指尖向指根方向直推100次；补肾水：病孩掌心向上，家长以右手拇指沿病孩小指指尖向指根方向直推100次。

（2）二揉：指的是揉膻中、揉肺俞。揉膻中：以中指紧按膻中穴，顺时针方向按揉旋转50次，再用两拇指面沿膻中穴向两侧乳头分推20次；揉肺俞：用食、中二指紧按肺俞穴，顺时针方向按揉旋转100次。

（3）一捏按：指的是捏脊和按弦搓摩。捏脊：从尾骨尖到大椎捏3～5遍，捏后再指按肺俞、胃俞、脾俞各10次；按弦搓摩，先将两手掌心用力擦揉发热，迅速对小儿两胁上搓摩至肚角下，从上至下50次。

肺热壅盛型

症状：反复阵发性痉挛性咳嗽，入夜尤甚，痰多而黏，常伴呕吐，舌质红、苔黄、脉滑数。

刮痧疗法：取刮痧板一个，刮痧油少许。先刮背部脊柱两侧的膀胱经，再刮侧胸部和双下肢外侧的胆经，刮拭力度适中，以局部皮肤充血出痧为度。或直接在这两个部位拔火罐，以清肺热。或在少商穴点刺出血，少商穴是肺经的井穴，位于拇指外侧的指甲根旁，点刺少商出血大概两三滴，就可以泄肺热。操作时要注意，一定要先给孩子的穴位附近处进行消毒，刺血的针可以使用采血针和采血笔。

其他疗法：冰糖炖梨——将新鲜的梨去皮，剖开去核，加入适量冰糖，放入锅中隔水蒸软即可食用。

气阴亏耗型

症状：阵咳次数减轻，咳而无力，痰稀少，易出汗，声音低微，食欲不振，舌质淡红，舌苔少，脉细弱。

刮痧疗法：取刮痧板一个，刮痧油少许。让患者仰脖，刮拭廉泉、天突、人迎三个穴位，力度要轻，以局部出痧为度。配合按摩腹部气海、关元穴，顺时针按揉穴位，每穴30次。按摩太溪穴，以穴位出现酸麻胀痛感为度，并按摩足三里，方法同前。

其他疗法：

（1）虫草老鸭汤：虫草9克，黄芪9克，老鸭1只共煮汤，可益气血补肺肾。

（2）双耳羹：白木耳50克，黑木耳30克，百合30克，加水适量炖煮，成羹后加入蜂蜜适量，可补肺润燥生津。

小儿呕吐的刮痧复方调理

呕吐是胃内容物反入食管，经口吐出的一种反射动作。可分为三个阶段，即恶心、干呕和呕吐，但有些呕吐可无恶心或干呕的先兆。呕吐可将咽入胃内的有害物质吐出，是机体的一种防御反射，有一定的保护作用。但大多数并非由此引起，且频繁而剧烈的呕吐可引起脱水、电解质紊乱等并发症。呕吐是儿科临床工作中极为常见的消化道症状，可发生于多种疾病，涉及各系统和所有年龄组。需要认真鉴别。

引起呕吐的原因较多，凡感受外邪，内伤乳食，卒受惊恐，以及其他脏腑疾病影响到胃的功能而致胃气上逆时，均可发生呕吐。本病经积极治疗，一般预后良好；但若呕吐严重则可致津液耗伤，日久可致脾胃虚损，气血化源不足而影响生长发育。

小宝今年2岁，前段时间小宝妈妈忙，把小宝放在自己妹妹家几天，小宝阿姨刚结婚，没带过孩子，结果给孩子吃得太多，孩子伤了食，落下了呕吐的毛病，只要一吃饭，吃不了多少孩子就开始吐，可把小宝妈妈给急坏了。到医院看，医生给开了些成药，又叮嘱小宝妈妈给孩子刮刮痧、捏捏脊，果然没过多久，小宝呕吐的毛病就好了。

中医认为呕吐的病因不外乎外邪犯胃、乳食积滞、胃热气逆、脾胃虚寒、肝气犯胃几种。具体辨证分型及治则如下。

外邪犯胃

症状：卒然呕吐，吐物清冷，胃脘不适或疼痛，伴发热恶寒，鼻塞流涕，全身不适，舌淡红，苔白，脉浮紧。

刮痧疗法：取刮痧板一个，刮痧油少许。穴选风池、中脘、足三里、内关、合谷。先刮拭风池穴，然后刮拭腹部中脘到脐中的任脉，最后按照从上到下的顺序刮拭内关、合谷、足三里，使用泻法。合谷与风池相配，可解表祛风寒；中脘与足三里相配，可疏理气机和胃降逆；内关可通调上中焦气机，为治疗呕吐的经验效穴。

其他疗法：直推天柱100～500次

（约5分钟），降逆止呕。

乳食积滞

症状：呕吐乳食，吐物为酸臭乳块或不消化食物，不思乳食，口气臭秽，脘腹胀满，吐后觉舒，大便秘结或泻下酸臭，舌质红，苔厚腻，脉滑数有力。

刮痧疗法：取刮痧板一个，刮痧油少许。穴选气海、腹结、足三里、内关、内庭。使用泻法，按照从上到下的顺序进行刮拭。下脘为任脉与足太阴脾经交会穴，可行气导滞消宿食；气海可消滞行气；腹结除脘腹痞胀；足三里与内关相配，可和胃降逆。

其他疗法：

（1）推揉脾经100～300次（约3分钟），健脾和胃。

（2）食疗方：①焦山楂10～15克，水煎少量频服，治油腻所伤及奶品所伤。②鸡内金10克，炒麦芽15克，水煎服，治疗一切饮食所伤之呕吐。③生萝卜捣汁或萝卜子30克微炒，水煎服。少量多次服，治面食及豆类所伤。

胃热气逆

症状：食入即吐，呕吐频繁声响，吐物量多臭秽，气热喷人，口渴多饮，面赤唇红，或伴发热，烦躁不安，大便秘结，小便短赤，舌红苔黄，脉滑数。

刮痧疗法：取刮痧板一个，刮痧油少许。穴选脾俞、胃俞、足三里、内关、内庭。使用泻法，先刮拭膀胱经脾俞至胃俞段，再按照从上到下的顺序，对所选穴位进行分别刮拭。脾俞与胃俞相配，可健脾养胃，促气血生化；内庭泻胃火；足三里与内关相配，可和胃降逆。

其他疗法：

（1）摩腹100～300次（约3分钟），消食和胃，降逆止呕。

（2）食疗方：①绿豆粥。绿豆适量，白米50克，用适量水，文火煮成粥，分次温服。②荸荠适量洗净去皮，用水煎煮，少量多次服用。③西瓜榨汁，每次兑入温水，少量多次服。

脾胃虚寒

症状：起病缓慢，病程较长，食久方吐，时作时止，食少不化，吐物多为清稀痰水或乳食残渣，色淡少味。伴面色苍白，精神疲倦，四肢欠温，腹痛绵绵，得温较舒，大便稀溏，舌淡苔白，脉迟缓无力。

刮痧疗法：取刮痧板一个，刮痧油少许。穴选中脘、章门、关元、脾俞、胃俞、内关、足三里。先刮背部脾俞至胃俞，再刮腹部中脘、章门至关元，然后使用泻法，按照从上到下的顺序进行刮拭。中脘与胃俞相配，章门与脾俞相配，均为俞募配穴，可以调补脾胃振奋中阳，恢复其升降功能；关元补元气而温脾阳；内关与足三里相配，可宽胸降逆、和胃止呕。

其他疗法：

（1）按揉外劳宫穴100～300次（约3分钟），温阳散寒止吐。

（2）食疗方：①鲜生姜捣汁，加少量开水冲服。②茴香粥：小茴香3～5克，红糖适量。待白米粥煮稠后，调入小茴香至沸腾数次，早晚温服。③干姜粥：干姜研末，每次1～2克，粳米100克，水煎服，每日早晨起来后空腹食之。用于病程较长的胃寒呕吐。

肝气犯胃

症状：呕吐酸水或食物，嗳气频频，每因情志刺激加重，胸胁胀痛，精神郁闷，易怒多啼，舌边红，苔薄腻，脉弦。

刮痧疗法：取刮痧板一个，刮痧油少许。穴选上脘、阳陵泉、太冲、梁丘、神门、期门、内关。使用泻法，按照从上到下的顺序进行刮拭。上脘可宽胸膈，与梁丘相配可平胃止呕；期门疏肝解郁；太冲与阳陵泉相配，可疏肝解郁；神门可宁心定志。

其他疗法：

（1）推板门穴100～300次（约3分钟），降逆止吐。

（2）食疗方：合欢花粥。干合欢花20克，或鲜合欢花40克，粳米50克，红糖适量。水煎煮成粥，分次服用。

小儿佝偻病的刮痧复方调理

小儿佝偻病是婴儿时期常见的一种慢性营养缺乏症，民间俗称为软骨病。它是由于身体里缺乏维生素D而引起全身性钙、磷代谢失常，继而导致骨骼的变化，多表现在2岁以下的婴幼儿。

宁宁刚满1周岁时，她的妈妈发现最近宁宁容易烦躁不安，夜间容易惊醒和多汗，在吃奶和哭闹时出汗更多，有时连枕头也会被浸湿，而且脑袋后面出现了一圈秃发，就是老辈人说的“枕秃”，有次不小心碰到宁宁的头，竟然觉得她的头骨软软的，宁宁妈妈把这些和爸爸一说，爸爸赶紧带宁宁去医院，一检查，宁宁竟然得了佝偻病。

医生告诉宁宁爸妈，佝偻病主要是由于维生素D摄入不足导致，乳儿期（2个月至1周岁）饮食中所含维生素D的量很小，每天通常不超过100个国际单位，而此时孩子每日维生素D的需要为400个国际单位，二者之间的差别是显而易见的。但生长在南方炎热地带的孩子很少患佝偻病。因为身体还能自己合成维生素D，阳光中的紫外线是体内合成维生素D的重要条件。一般每天在户外活动2小时左右，体内就能通过转变而获得足够的维生素D。所以说预防佝偻病主要是靠晒太阳和额外补充维生素D，服用鱼肝油获取。

医生给宁宁开了相关的药物，并嘱咐宁宁的爸妈多带宁宁晒太阳，宁宁爸妈也庆幸发现得早，他们上网查资料，才知道佝偻病会留下一系列的后遗症，比如鸡胸、O形、X形腿等，从此后，在饮食搭配上他们也更注意营养的全面搭配，以保证宁宁的健康成长。

针对小儿佝偻病，在治疗的同时配合刮痧、按摩，效果会更好。取刮痧板一个，刮痧油少许。刮痧穴选中脘、关元、气海、脾俞、胃俞、肾俞、足三里、三阴交。给患儿脱去上衣，先刮拭背部膀胱经，重点刮拭脾俞、胃俞、肾俞，力度适中，使用补法，以局部皮肤潮红或出痧为度。然后刮拭腹部任脉，重点刮拭中脘、关元、气海。然后按照从上到下的顺序刮拭足三里、三阴交，使用补法，以局部皮肤潮红为度。每周1次，每次操作20～30分钟。小儿皮肤细嫩，家长在操作时要注意不可用猛力，以免伤害孩子肌肤。

刮痧的同时可以配合按摩。具体操作方法如下：补脾经300次，补肾经300次，揉板门30次，摩中脘5分钟，揉丹田2分钟，按揉脾俞、胃俞各10次，按揉肾俞10次，按揉足三里10次，按揉三阴交10次，捏脊5～7遍。

下面介绍几个小儿佝偻病的食疗方：

食疗方一

【材料】黄芪30克，五味子3克，猪肝50克，猪腿骨（连骨髓）500克。

【做法】先将猪骨髓敲碎，与五味子、黄芪一起加水煮沸，改用文火煮1小时，滤去骨片与药渣，将肝切片入汤内煮熟，加盐与少许味精调味，吃肝喝汤。

【用法】一剂可一顿服完，宜常服，直至病愈。

食疗方二

【材料】鲜鸡肉500克，青辣椒、葱、火腿、蒜各50克，猪油250克，酱油20克。

【做法】将鲜鸡肉削去皮，揩干净，切为滚刀，炒锅内放入猪油，待油温上升到50℃时，将鸡肉入锅炸一下捞起，锅中留油25克，将余油倒出，先下大蒜片，下青椒、火腿、葱炒一下，把鸡倒入锅内，加入酱油，加一匙肉汤，用淀粉勾芡，加入味精及少许芝麻油。

小儿疳积的刮痧复方调理

中医学称天花、麻疹、惊风、疳积为儿科四大证。新中国成立后天花已绝迹，麻疹也能控制，其他急性病均得到及时治疗，惊风亦随之少见，但疳积仍为多发病、常见病。中医疳积，多为现代医学所谓的消化不良，或伴有肠寄生虫等疾病。

婴儿出生后，就依靠脾胃吸收营养化生气血。若母乳不足，喂养失当，或年幼饮食上不予节制，贪食肥甘厚味，多食生冷瓜果，导致积滞，损伤脾胃，以致吸收运化水谷精微发生障碍，酿成积热，又消耗气血，煎灼津液，危害健康。

患疳积的小儿，面色不荣，毛发焦枯，眼睛发呆，多生眵目糊，胸膈痞满，乳食懒进或善纳易饥，肌肉消瘦，肚大青筋，头大颈细，困倦思睡，易发脾气，喜冷恶热，喜食异物，肛门发痒，大便溏泻或如羊屎，尿如米泔，午后潮热，皆为疳症。

疳积是一个虚实互见的病，积为疳之母，治疳必先去积，但遇极虚者而速攻之，积未去而正气难支。应当根据患儿具体情况，进行具体分析。脾胃损伤还不甚而积滞重者，祛邪消积为主。脾胃虚弱禀赋不充，当补其不足为主。古人虽争五疳及有多种疳积之名，总不外脾胃受伤，热自内生，立法不外乎消积调理脾胃。刮痧可以调理脏腑气机，健脾养胃，从而达到治疗疳积的作用。具体治疗方法如下：

【选穴】脾俞、胃俞、中脘、天枢、章门、气海、足三里、鱼际、四缝。

【操作方法】取刮痧板一个，刮痧油少许。让患儿脱去上衣，先刮拭背部膀胱经，重点刮拭脾俞和胃俞，宜用刮板角部从上向下刮拭，应一次到位，中间不要停顿，出痧为度。然后刮拭腹部，刮拭腹部正中线，从中脘向下刮至气海穴，用刮板角部自上而下刮拭，30次，出痧为度。再分别刮拭腹部章门、天枢穴30次，不宜过重，出痧为度。然后刮拭鱼际、四缝，最后刮下肢外侧足三里穴，由上至下，中间不宜停顿，至皮肤发红、皮下紫色痧斑形成为止。

下面介绍几种按摩方法，家长可以在家给孩子进行治疗：

（1）摩腹5分钟，揉脐3分钟，捏脊3～5遍，按揉足三里10次，掐四缝各10次，揉板门30次。

（2）按揉足三里穴2分钟。通过对小儿的推拿，可以帮助宝宝缓解刺激和过敏，镇静宝宝情绪，推拿一段时间后，可达到治疗效果。

（3）患儿俯卧位，家长采用捏脊法5～10遍。然后轻揉背部1分钟。

（4）患儿仰卧位，家长用掌根摩中脘5分钟，揉脐5分钟。

小儿厌食症的刮痧复方调理

小儿厌食症是指小儿（主要是3～6岁）较长期食欲减退或食欲缺乏为主的症状。它是一种症状，并非一种独立的疾病。小儿厌食症又称消化功能紊乱，在小儿时期很常见，主要的症状有呕吐、食欲不振、腹泻、便秘、腹胀、腹痛和便血等。这些症状不仅反映消化道的功能性或器质性疾病，且常伴随出现其他系统的疾病，尤其多见于中枢神经系统疾病或精神障碍及多种感染性疾病。因此必须详细询问有关病史，密切观察病情变化，对其原发疾病进行正确的诊断和治疗。

桂桂今年5岁，妈妈总嫌她太瘦，每次吃饭都希望她能多吃一点，但每次桂桂的嘴总是撅着，老喊着自已吃饱了，还说妈妈很烦，每次都让人家多吃，桂桂妈妈看这样，思量着该不会是得了小儿厌食症吧，就带桂桂去医院做检查，结果，医生听完后笑着对桂桂妈说，孩子身体很好，根本没得厌食症，桂桂妈妈就不明白了，整天吃那么少，还不算得了厌食症？

医生解释道，厌食是儿科经常遇到的主诉。有的家长过分要求小儿进食，有时小儿食量变化较大或偏食，家长就会误认为是厌食。要从病史、体检和必要的化验检查深入了解，以除外消化系统疾病和全身性疾病对消化道的影响。只有详细地询问小儿的家庭和学校环境，才能知道有无影响进食习惯的因素。像桂桂这样，其实是妈妈经常逼着吃饭形成了逆反心理，并不是真正的厌食症。

中医称厌食为纳呆，认为主要的原因是脾胃功能失调。由于脾胃素虚，或喂养不当、饮食不节、伤及脾胃所致。临床分为虚、实两证：偏实证者治以消导为主；偏虚证者治以调补为主，并结合临床随症加减。辨证分型及具体治则如下：

脾胃气虚

症状：食欲不振，少食，懒言，面色萎黄，精神委靡，大便溏薄，夹不消化食物残渣，舌淡，苔薄。

刮痧疗法：取刮痧板一个，刮痧油少许。穴选大肠俞、肾俞、脾俞、中脘、天枢、关元、足三里、上巨虚。用刮痧板按照从上到下的顺序，对这些穴位进行刮拭，以出现痧痕为度，其中在刮拭足三里、上巨虚时，力度要稍大些，刮拭时间也稍微久点，以局部皮肤潮红或出现痧痕为度。

其他疗法：

（1）推脾经500次，揉板门100次，掐揉四缝10次，分推腹阴阳50次，摩腹5分钟，按揉足三里10次。

（2）食疗方：山药鸡肫。准备鸡肫250克，鲜山药100克，青豆30克，生姜、葱各10克。将鸡肫洗净切成薄片，鲜山药煮熟切片，肫片放锅中，加精盐、料酒、胡椒粉拌匀腌渍；另用一碗放入酱油、白糖、味精、鸡汤、湿淀粉兑成汁。锅内放入菜油，烧至六成热时，下肫片划散，倒入漏勺沥去油。锅内留底油，下姜末炒香后，入肫片、青豆、山药片翻炒几下，倒入兑好的汁勾芡翻匀，撒上葱花，淋上麻油，起锅装盘。

脾胃阴虚

症状：不欲进食，口舌干燥，食少饮多，面色欠华，皮肤失润，大便偏干，小便黄赤，舌红少津，苔少，脉细数。

刮痧疗法：取刮痧板一个，刮痧油少许。穴选中脘、天枢、脾俞、胃俞、内庭、太溪。先刮拭背部督脉，重点刮拭脾俞、胃俞，使用泻法，力度要适中。然后用刮痧板按照从上到下的顺序，对这些穴位进行刮拭，以局部皮肤潮红或出现痧痕为度。

其他疗法：蜜炙藕梨。准备鲜藕350克，雪梨300克，白糖200克，蜜樱桃、白矾各10克。将白矾用2000毫升清水溶化。鲜藕切片，泡入白矾水中；雪梨去皮、核，切成条状，亦泡入白矾水中。锅中倒入白矾水，烧沸后入藕片、梨条煮10分钟，捞出后用清水漂洗2次。把藕片置入碗中，两边放雪梨，加白糖，用湿绵纸将碗口封严，上笼蒸3小时取出。蒸碗内原汁滗入锅内收汁。藕、梨翻入盘中，摆上蜜樱桃，淋入收汁。

小儿流行性腮腺炎的刮痧复方调理

流行性腮腺炎又名“痄腮”，是由腮腺炎病毒引起的一种急性传染病，临床以发热、耳下腮部漫肿疼痛为主要特征。为飞沫传染，病毒侵入血液，主要侵犯腮腺、颌下腺、舌下腺等唾液腺，其次为性腺、胰腺、甲状腺及泪腺，其他脏器如脑、脑膜、心肌、肝及肾等均可受累。以5～9岁儿童多见，四季皆可发病，多见于冬春，集体儿童可有小流行。

吉祥和如意是对双胞胎，吉祥是弟弟，如意是姐姐，两人一天一起放学回家时，因为一点小事吵了起来，闹到后来谁也不服谁，就动上了手，如意长得高点，出手也快，一拳就打到弟弟的脖子上，吉祥吃了亏大哭起来，这时，幸亏妈妈赶到，才将闹得不可开交的两个孩子分开来。第二天吉祥的半边脸肿了起来，如意挺过意不去的，觉得是自己把弟弟打成这样。后来父母带着吉祥去医院一看，医生说是腮腺炎，如意这才松了口气。听完医生说腮腺炎需要隔离，想想自己要一段时间不能见到弟弟，又有些伤心。

腮腺炎潜伏期约为2周，首先出现类似感冒症状，而后出现腮腺肿大。腮腺炎通常1～2周即可痊愈。腮腺炎易并发睾丸炎，如果男性患儿会在患病后第7天左右出现阴囊红肿，睾丸也同时肿胀、疼痛或有下坠感，有时伴有发热和寒战，这就是并发了睾丸炎。出现这种情况的原因是腮腺炎病毒不仅对腺体有作用，也常作用于神经组织、胰腺，特别是对睾丸有相当的亲和力。

刮痧对腮腺炎有一定的治疗作用，在治疗时配合食疗法，可以加快病情的缓解。具体操作如下，取刮痧板一个，刮痧油少许。穴选翳风、颊车、少商、合谷，按照从上到下的顺序进行刮拭，力度适中，以局部皮肤潮红或出痧为度。也可以配合按摩，按揉合谷20次，清天河水300次，推六腑300次，按揉翳风15次。

下面介绍几个腮腺炎的食疗方：

绿豆汤

【材料】绿豆、冰糖适量。

【做法】绿豆清洗干净，放在水中浸泡一夜，然后水磨取浆，加冰糖适量煮沸。

【用法】随意给患儿饮用。

【效用】适合腮部肿痛、吞咽不便的患儿。

黄花菜汤

【材料】鲜黄花菜50克（干品20克）、食盐适量。

【做法】将黄花菜加水适量煎煮，食盐调味。

【用法】吃菜喝汤，每日1次。

【效用】可清热，消肿，利尿养血平肝。适用于流行性腮腺炎。

牛蒡粥

【材料】牛蒡根30克（或牛蒡子打碎20克），粳米60克，白糖适量。

【做法】将牛蒡根煎汁去渣取汁100克；粳米煮粥，入牛蒡汁，调匀，加白糖调味。

【用法】每日服2次，温服。

【效用】可疏风散热，宣肺透疹，解毒消肿。适用于腮腺炎、咽喉炎、扁桃体炎以及麻疹透发不快。

由于腮腺炎是传染性疾病，家长要注意对患儿的隔离，以免传染其他儿童。如果发现孩子患上腮腺炎，要对其隔离至腮腺完全消肿为止。接触患儿者，包括家长和患儿同学等，应接受检疫21天，以排除腮腺炎，可口服板蓝根冲剂或吗啉胍。患儿用具须煮沸消毒或日光暴晒。

小儿脱肛的刮痧复方调理

脱肛又称直肠脱垂，是指肛管、直肠甚至乙状结肠远端向下翻出肛门外，多见于1～3岁的小儿。因为幼儿的骶骨发育尚未完全，直肠垂直，一旦排便用力就易向下滑动。另外，支持直肠的组织软弱，并且括约肌收缩力不强。营养不良、腹泻、便秘和经常坐便盆的小儿容易发病。疾病初期，小儿排便时见有红色肠段从肛门脱出，便后自动回缩。反复发作后，脱出肠段较长，需用手挽回。如脱出时间过久未能复位，则可发生水肿、出血、溃疡，造成复位困难，甚至发生血液循环障碍而致肠坏死。

阳阳今年6岁，爸爸妈妈一直外出打工，一直由姥姥姥爷照顾。阳阳原本身体就不好，他是早产儿，后来又得了一次急性肠炎，乡下医疗条件差，根本没有治愈，生活起居上稍有不慎，孩子就会拉肚子，拉的时间久了，姥姥姥爷就发现孩子肛门附近有东西突出来，阳阳爸妈在春节回家过年的时候，抽时间带孩子去医院做检查，才知道阳阳得了小儿脱肛。

中医认为此病多为气虚下陷，长时间腹泻不愈、久病卧床伤气、大便干结，均可出现脱肛。刮痧对治疗小儿脱肛有良好的效果。具体操作方法如下：

【选穴】脾俞、胃俞、大肠俞、肾俞、足三里、关元、气海、中脘。

【操作方法】取刮痧板一个，刮痧油少许。先让患儿脱去上衣，刮背部脊柱两侧的膀胱经。使用补法，重点刮拭脾俞、胃俞、大肠俞、肾俞，然后刮拭腹部的任脉，使用补法，重点刮拭关元、气海、中脘，以局部皮肤充血或出痧为度，同时按摩足三里，以顺时针方向进行按揉，揉30～60下，2～3分钟，力度要渗透、柔和。也可以进行小儿按摩，揉丹田5分钟，揉龟尾500次，推七节骨300次，按揉百会50次。

脱肛的预防很重要。小儿应建立合理的生活规律，增加营养，加强体育锻炼，培养定时大便习惯，切忌长时间坐在便盆上大小便。若有腹泻、便秘，必须及时治疗。排便时尽量不取蹲位，小婴儿或取直着大腿姿势排尿排屎，或取侧卧或仰卧姿势排便。发生脱肛后，可用手指从肛腔开口中央开始，将肠黏膜逐渐推入复位。

小儿脱肛有自愈倾向，所以在治疗方面应采取保守疗法。当直肠脱出后，家长应及时使其复位，以免脱垂部位充血、水肿给复位带来困难。让患儿趴在家长的膝上，家长的手指涂上石蜡或麻油，然后缓慢地将脱出的套肠纳入肛门内，然后清洁肛周皮肤，用吊带将纱布垫固定于肛门两侧。

每天关爱自己十分钟，轻松刮走“女人病”

告别月经不调，女人月月舒心

月经失调是妇科常见病，主要表现为月经周期或出血量的异常，或是月经前、经期时的腹痛及全身症状。病因可能是器质性病变或是功能性失常。许多全身性疾病如血液病、高血压病、肝病、内分泌病、流产、宫外孕、葡萄胎、生殖道感染、肿瘤（如卵巢肿瘤、子宫肌瘤）等均可引起月经失调。

中医认为，月经不调的病因病机，主要是七情所伤或外感六淫，或先天肾气不足，多产房劳，劳倦过度，使脏气受损，肾肝脾功能失常，气血失调，引发为月经不调。中医又将月经不调归纳为月经先期、月经后期、月经过多或月经过少。但临床上往往不是单纯一种症状出现，如月经过多常与月经先期并见，月经过少常与月经后期并见。

本病以肾虚、肝郁两者为主，脾虚血瘀较为少见。治疗宜补虚泻实，不可过用香燥或滋腻之品。辨证分型及治法如下：

肾虚证

症状：月经先后无定期、量少或多，色淡红、质偏稀，伴头昏，腰酸，小便频数，夜寐欠佳，舌质淡红或干裂，舌苔少，脉细数或沉弱无力。

刮痧疗法：取刮痧板一个，刮痧油少许。选取气海、脾俞、足三里、血海、三阴交、肾俞为刮痧的穴位。气海通调一身元气，气为血帅，气充则能统血；脾胃为生血之本，脾俞、足三里扶助中焦而资气血生化之源；太冲清肝热；血海、三阴交行气活血；肾俞固本培元。用补刮手法刮每个部位的时间为5～10分钟。对于保健刮痧无严格的时间限制，以自我感觉满意、舒服为原则。

其他疗法：肾虚导致的月经不调者，可以使用艾灸的方法调理月经，可以拿着艾条在小腹正中线上下移动，以局部温暖皮肤潮红为度，这个区域有很多关键的穴位，如关元、气海、神阙等，经常灸这个区域，不仅可以调理月经，还能健身延年，而且操作起来很简便。

肝郁证

症状：月经周期或先或后，经量或多或少，色正常或暗红，质稀或黏，有小血块，行而不畅，小腹胀痛，胸闷不舒，两乳作胀，或时作痛，精神抑郁，或烦躁易怒，舌苔黄白而腻，脉弦细。

刮痧疗法： 取刮痧板一个，刮痧油少许。选取肝俞、太冲、血海、足三里、三阴交、太溪为刮痧的穴位。在背部肝俞刮痧拔罐，月经不调的病人一般在肝俞附近会出现压痛、结节或色素沉积等非特异性变化，压痛、结节或色素沉积，在明显处应进行留罐，以皮色改变为主，但以不超过15分钟为宜。其他穴位刮痧以局部皮肤潮红或出痧为度。肝郁型患者还可配合敲打胆经，就是大腿和小腿外侧正中的位置，可以侧卧或坐位，以手握拳，敲打胆经，力度要大，如果出现此处痛不可触的情况，一定要坚持，此处气血畅通，能很好的改善肝郁症状。

其他疗法： 对于肝郁型患者，平时可去药店买中成药逍遥丸，逍遥丸来源于宋代《太平惠民和剂局方》，清代著名医学家叶天士称赞其为“女科圣药”。此方专为肝郁脾虚、脾失健运之证而设，为中医调和肝脾的名方，备受历代医家的推崇。逍遥丸可舒肝健脾，养血调经，用于治疗肝气不舒，胸胁胀痛，头晕目眩，食欲减退，月经不调等。

血瘀证

症状： 月经先后无定期，经量乍多乍少不定，经色紫暗，质黏有血块，小腹疼痛拒按，胸闷烦躁，口渴不喜饮，舌质淡紫，有瘀斑，脉象弦细或涩。

刮痧疗法： 取刮痧板一个，刮痧油少许。穴选气海、关元、中极、血海、脾俞为刮痧穴位。之后在肾俞、气海、关元、中极、血海5个穴位上拔罐，留5～10分钟，以局部充血为最佳。

其他疗法： 当归延胡汤。用当归9克，延胡索5克，生姜2片水煎。连服3剂，每日1剂。能活血散寒调经，适于月经后期，兼治闭经。

刮痧治痛经，给女人特殊时期的呵护

痛经是妇科最常见的疾病之一，是指行经前后或月经期间出现下腹疼痛、坠胀，可伴腰酸或痛引腰骶，严重者可伴恶心呕吐、冷汗淋漓、手足厥冷，甚至昏厥，影响生活和工作质量。目前临床常将其分为原发性和继发性两种，原发性痛经多指生殖器官无明显病变者，故又称功能性痛经，青春期少女、未婚及已婚未育者多见。

小刘今年23岁，未婚，每次来月经小腹或腰部就疼痛，有时候工作劳累或者情绪紧张，都会恶心呕吐、出冷汗，甚至昏厥，很影响工作，苦恼不已。研究表示有将近半数的妇女都有痛经的问题，每10个人中就有一个人每个月在经期前，或者来经的时候痛上几天，甚至会影响工作和学习。有时这种毛病在生过孩子之后会消失，但有时候它会一直持续下去。

小刘从首次来月经的时候就痛经，每次妈妈都会给她冲红糖水，再准备个暖水袋，睡上一觉基本上会缓解，看着别的女生经期自由活动甚是羡慕。这种状况持续到上大学的时候，无人照料，经期还要碰凉水，平时吃饭生冷不忌，月经期的痛经症状愈来愈加重，她开始服用元胡止痛片，还可以忍受。但是，随着止痛片服用加量，痛经缓解的程度和时间却成反比。小刘思前想后，决定还是去就医。来到医院西医仔细检查诊断为原发性痛经，开了点止痛片，也就嘱咐几句，也没有特别的治疗手段。又去看中医开了几服药，吃了一段时间，明显见效，又配合刮痧治疗，最近每次来月经，痛经基本上有所缓解。

中医认为，痛经是经血不畅所致，“不通则痛”是中医最根本的观点。辨证分型以及治则如下：

气滞型

症状：经前或经期下腹胀痛，经色暗红，经前乳胀，胸膺掣痛，苔薄，脉细。

刮痧疗法：取刮痧板一个，刮痧油少许。将患者上衣脱去，让其俯卧，充分暴露背部，先沿膀胱经第一侧线进行刮拭，顺序为从上到下，以出痧为度。肝俞和脾俞要重点刮拭，先刮背部肾俞，然后刮胸部期门，最后刮足厥阴肝经太冲。

其他疗法：

（1）砂仁藕粉：砂仁2克，木香2克，微炒研末，与藕粉、白糖一同冲服，每日2次，早晚空腹服用。

（2）白芍三七粥：白芍10克，田七3克，玄胡5克，一同研末，备用；用粳米适量煮粥，待粥将熟时，放入上药拌匀再略煮10分钟即可，每日2次，早晚空腹食用。

（3）萝卜莲藕汤：白萝卜适量切块，莲藕（不去节）适量切段，水煮至烂熟，加红糖适量食用，每日1次。

寒凝型

症状：经行下腹冷痛，喜用热敷，经少不畅，色暗有块，畏寒肢冷，大便溏薄，苔白腻，脉弦紧。

刮痧疗法：取刮痧板一个，刮痧油少许。穴选气海、关元、中极、血海、三阴交、地机，从上到下刮拭。使用补法，寒凝型痛经需配合艾灸进行，主要是灸关元、气海、中极，以自觉小腹温暖，局部皮肤潮红为度。

其他疗法：

（1）椒姜羊肉汤：花椒3克，大蒜5克，生姜10克，羊肉100~150克，切片加盐少许，煮汤食用（可在三餐时代汤食用）。

（2）桂皮山楂饮：桂皮5克，山楂肉10克，红糖30克，在月经来潮前4、5天即水煎饮服，至行经止为度。

（3）桂心薏米粥：桂心5克研末，薏米50克，粳米50克，先将薏米、粳米煮粥，待粥将熟时放入桂心末拌匀，再煮10分钟以生姜、盐、葱调味即可食用，每日1次。

湿热型

症状：经前或经行小腹胀痛拒按，经量少或多，色紫红，质稠秽臭，身热口苦，便秘溲赤，苔黄腻，脉弦数。

刮痧疗法：取刮痧板一个，刮痧油少许。先用刮痧板刮拭患者背部正中督脉，力度适中，从上往下，使用泻法。再用刮痧板从上到下的刮拭丰隆、曲泉、行间、太冲，以局部皮肤潮红或出痧为度，还可配合穴位点按的手法，重点点按丰隆和曲泉，以拇指按在穴位上，顺时针方向按揉穴位，以局部酸麻胀痛为度，持续2～3分钟。

其他疗法：

（1）甘蔗赤豆粥：赤小豆15克，甘蔗汁100克，先将赤小豆水浸泡30分钟后，与粳米一同放入锅内煮粥，待粥煮至浓稠时，放入甘蔗汁稍煮10分钟即可食用，每日早晚空腹服。

（2）丝瓜莲藕汤：鲜丝瓜切片，鲜藕（不去节）切片加生姜三片，水煎代茶饮，每日数次。

（3）油菜粥：粳米50克，油菜适量，切烂，待粥煮至半熟时，放入油菜熬极烂，晨起作为早餐食用。

血虚型

症状：经行或经后下腹隐痛，喜用手按于腹部，经色淡红，神疲乏力，头晕目花，面色萎黄，舌淡，脉细弱。

刮痧疗法：取刮痧板一个，刮痧油少许。穴选关元、三阴交、气海、中极、地机、太冲、次髎、合谷、章门、曲泉、肾俞、膏肓、膀胱俞穴，从上到下刮拭，每日刮拭1次。

其他疗法：

（1）莲子桂圆粥：莲子30克，桂圆30克，阿胶15克，大枣10枚，糯米150克，红糖适量。先将莲子、桂圆用水浸泡30分钟后与糯米一同放入锅内加适量清水煮至粥熟时，再将阿胶兑入粥中，稍煮片刻即可食用，每日2次，早晚服食。

（2）黄花鸡汁粥：黄花30克，水浸后切段，母鸡1只去毛杂，取净肉用水煮烂取汁，粳米100克煮粥，放入黄花鸡汁煮至粥浓稠即可食用，每日3次，早晚空腹食之。

血瘀型

症状：经少不畅，色暗红，下腹

剧痛拒按，直至血块或内膜片排出则痛势减轻，舌暗，脉弦。

刮痧疗法：取刮痧板一个，刮痧油少许。穴选脾俞、膈俞、血海、太冲，从上到下进行刮拭，每个穴位刮拭30次左右，以局部皮肤潮红或出痧为度。

其他疗法：黑豆红花饮。黑豆30克，红花6克，红糖30克。将黑豆、红花加清水适量，用武火煮沸4分钟后，再用文火煮至黑豆烂熟，去黑豆、红花，加红糖调味即成。每次服2杯，每日2次。有活血化瘀，缓急止痛的功效。

闭经的刮痧复方调理

小蕾今年32岁，结婚已经4年，但一直没有孩子，这几年来她越来越胖，精神状态也不是太好，月经越来越少，到最后干脆就不来月经。她开始也没放在心上，但随着年龄的增长，要孩子的心情也迫切起来，再加上双方父母的叮咛，让小蕾不胜其烦，只得去医院做检查。检查结果显示为多囊卵巢综合征，这是导致她肥胖、闭经以及不孕的根本原因。小蕾坚持各项治疗，听说中医治疗这个病很有效果，就找到一个老中医，坚持吃了一段时间的中药，月经开始慢慢地正常起来，今年也怀上了孩子。

月经是一种正常的生理理象，成年女性如果不能按时有月经，便称之为闭经。闭经产生的根源无外乎“肝肾不足、气血亏虚、阴虚血燥、血海空虚，或因痨虫侵及胞宫，或气滞血瘀、痰湿阻滞冲任”。对于不同病因导致的闭经，采用不同的诊治手法。以由肝气郁结致使气滞血瘀而形成的闭经为例，采用疏肝理气、活血通滞之法，取穴中极、气海、膻中、合谷、血海、三阴交、太冲、行间，进行诊治。其中，中极、合谷、血海、三阴交、行间诸穴可以退烦热，舒郁结，祛瘀生新；而气海、膻中二穴则可以补气行血。

知道了这些穴位之后，我们就可以采用刮痧法或者点按法，进行自我调理。点按法每次点按1分钟。另外，对位于腹部的三个任脉穴位——中极、气海、膻中，也可以采用摩法来刺激，只要找到三个穴位的大致位置，以顺时针方向按摩5分钟，腹部有热感即可。

刮痧疗法如下：

【选穴】脾俞、肝俞、膈俞、肾俞、关元、气海、血海、三阴交、太溪。

【操作方法】取刮痧板一个，刮痧油少许。让患者脱去上衣，俯卧于床上，先刮拭背部膀胱经，重点刮拭脾俞、肝俞、膈俞、肾俞，使用补法，以局部皮肤潮红或出痧为度。然后用灸条熏灸神阙至关元的任脉，按照从下到上的顺序，来回熏灸，以患者自觉温热，局部皮肤潮红为度。最后按照从上到下的顺序刮拭血海、三阴交、太溪，血海用补法，三阴交、太溪用泻法，以局部穴位皮肤充血或出痧为度。

这里在给大家推荐一款食疗方——鳖甲鸽肉汤：

【材料】准备鳖甲50克，白鸽1只。

【做法】将白鸽洗净，鳖甲打碎，放入白鸽腹内，共放瓦锅内，加水适量。炖熟后调味服食。隔天1次，每月连服6~7次。

带下病的刮痧复方调理

小美今年22岁，还在上大学，前段时间失恋了，心情很低落，一个人独处时老是在回忆两个人在一起的点点滴滴，心情很是抑郁，结果发现自己不仅总感觉胸胁疼痛，连白带也变得不正常起来，量增多了，还发黄。小美同学劝她去看看妇科，小美还不好意思去，觉得一个大姑娘去看妇科，多不好意思，最后在好友的陪同下才愿意去。医生诊断说是肝火瘀滞导致的带下异常，没什么大问题，开了些舒泻肝火的汤药，吃了几服药后明显好转，小美也开始参加集体活动，慢慢的情绪也好多了。

带下的量明显增多，色、质、气味发生异常，或伴全身、局部症状者，称为“带下病”，又称“下白物”“流秽物”。相当于西医学的阴道炎、子宫颈炎、盆腔炎、妇科肿瘤等疾病引起的带下增多。

正常女子自青春期开始，肾气充盛，脾气健运，任脉通调，带脉健固，阴道内即有少量白色或无色透明无臭的黏性液体，特别是在经期前后、月经中期及妊娠期量增多，以润泽阴户，防御外邪，此为生理性带下。但如果出现白带的量明显异常，色、质、气味发生异常，女性朋友就要警惕了，首先要排除器质性的病变，找出异常所在，然后对症治疗。

中医认为带下病主要由肝胆湿热，气郁不舒，气滞血瘀或脾虚湿盛造成，辨证分型及具体治则如下：

阴虚挟湿型

症状：带下量不甚多，色黄或赤白相兼，质稠或有臭气，阴部干涩不适，或有灼热感，腰膝酸软，头晕耳鸣，颧赤唇红，五心烦热，失眠多梦，舌红，苔少或黄腻，脉细数。

刮痧疗法：取刮痧板一个，刮痧油少许。穴选脾俞、肾俞、太溪、丰隆。按照从上到下的顺序对穴位进行刮拭，使用泻法，以穴位局部出痧为度。

其他疗法：知柏地黄丸加芡实、

金樱子。

湿热下注型

症状：带下量多，色黄，黏稠，有臭气，或伴阴部瘙痒，胸闷心烦，口苦咽干，纳食较差，小腹或少腹作痛，小便短赤，舌红，苔黄腻，脉濡数。

刮痧疗法：取刮痧板一个，刮痧油少许。穴选膀胱俞、阴陵泉、行间、太溪、曲泉，从上到下刮拭。使用泻法。以穴位局部皮肤潮红或出痧为度。

其他疗法：止带方。猪苓、茯苓、车前子、泽泻、茵陈、赤芍、丹皮、黄柏、栀子、牛膝。方中猪苓、茯苓、车前子、泽泻利水除湿；茵陈、黄柏、栀子清热泻火解毒；赤芍、丹皮凉血化瘀，合牛膝活血，并能引药下行，直达病所以除下焦湿热。

绝经期综合征的刮痧复方调理

绝经期综合征是指妇女绝经前后出现性激素波动，或减少所致的一系列躯体及精神心理症状。绝经分为自然绝经和人工绝经。自然绝经指卵巢内卵泡生理性耗竭所致的绝经；人工绝经指两侧卵巢经手术切除或受放射治疗所致的绝经。人工绝经患者更易发生绝经综合征。

绝经期综合征属于中医脏躁病的范畴，妇女精神忧郁，烦躁不安，无故悲泣，哭笑无常，喜怒无定，呵欠频作，不能自控者，称脏躁。脏躁一词始见于《金匮要略·妇人杂病》篇："妇人脏躁，喜悲伤欲哭，像神灵所作，数欠伸，甘麦大枣汤主之。"

吴琴今年46岁，最近她自觉面部烘热，情绪也不稳定，动不动就发脾气，家人都不知怎么回事，大家都小心翼翼地跟她说话，越是这样，吴琴越是觉得苦恼。她跟自己的好姐妹叙说此事，她的好姐妹说不会是到更年期了吧，吴琴也看过一些相关的书籍，经好朋友的提醒，到医院做检查，还真是更年期综合征，吴琴回家和老公孩子们交流了一下，感谢他们这段时间对她的忍让。

中医认为脏躁症的发生与患者体质因素有关，脏躁者，脏阴不足也。精血内亏，五脏失于濡养，五志之火内动，上扰心神，以致脏躁。辨证分型及具体治则如下：

阴虚火旺

症状：心烦易怒，夜寐久安，梦多善惊，坐卧不定，时悲时笑，溲赤便秘。苔黄舌红，脉细数。

刮痧疗法：取刮痧板一个，刮痧油少许。穴选心俞、百会、神门、灵道、太溪、内庭。按照从上到下的顺序刮拭这些穴位，以穴位局部皮肤出痧为度。

其他疗法：可选用中成药知柏地

黄丸，每日2次，每次6克，吞服。适用于阴虚火旺者。

肝肾不足

症状：神志恍惚，无故悲伤喜哭，不能自控，呵欠频频，彻夜不寐，体热汗出，心悸神疲。苔薄，脉细。

刮痧疗法：取刮痧板一个，刮痧油少许。穴选心俞、肝俞、肾俞、百会、神门、太溪。让患者脱去上衣，俯卧于床上，先刮拭背部膀胱经，重点刮拭心俞、肝俞、肾俞，使用补法，以局部皮肤潮红或出痧为度。

其他疗法：可选用耳穴埋豆的方法进行治疗，在神门、心区、肝区、肾区埋豆，每个穴位按压30次，每日三次，3天一疗程。

绝经期是妇女人生道路上的一个重要生理阶段，每个妇女都应正确对待，从知识上、思想上、精神上有准备地迎接这一自然生理变化的到来。妇女绝经期症状出现与自己的心理状态及外界社会环境因素有密切关系。进入绝经期的妇女主要应克服消极情绪的变化，要克服虚荣心、自卑心、忌妒心，加强自身修养，平安愉快地走过这一人生阶段。

外阴瘙痒的刮痧复方调理

外阴瘙痒是外阴各种不同病变所引起的一种症状，但也可发生于外阴完全正常者，当瘙痒加重时，患者多坐卧不安，以致影响生活和工作。

小傅结婚3年了，但有些事情让她觉得难以启齿，自从结婚后她患上了外阴瘙痒，特别是每次同房后，就痒得更加厉害。小傅平时很注意卫生，但每次同房后，就会出现这种症状。她去医院检查了一下，没有感染任何病菌，又查了下过敏源，才知道原来自己是对避孕套过敏。知道这个后，他们同房的时候尽量不使用避孕套，而采取其他的避孕方式。

外阴瘙痒常为阵发性发作，也可为持续性的，一般夜间加剧，无原因的外阴瘙痒一般仅发生在生育年龄或绝经后妇女，多波及整个外阴部，但也可能仅局限于某部或单侧外阴，但局部皮肤和黏膜外观正常，或仅有因搔抓过度而出现的抓痕。外阴阴道假丝酵母菌病、滴虫性阴道炎以外阴瘙痒、白带增多为主要症状。外阴鳞状上皮增生以外阴奇痒为主要症状，伴有外阴皮肤色素脱失。蛲虫病引起的外阴瘙痒以夜间为甚。糖尿病的患者尿糖对外阴皮肤刺激，特别是并发外阴阴道假丝酵母菌病时，外阴瘙痒特别严重，甚至难以忍受，但局部皮肤和黏膜外观正常，或仅有因搔抓过度而出现的抓痕和血痂。黄疸，维生素A、B族维生素缺乏，贫血、白血病等慢性病患者出现外阴痒时，同时存在全身瘙痒。妊娠期肝胆内胆汁瘀积也可以出现包括外阴在内的全身皮肤瘙痒。

刮痧可以缓解外阴瘙痒的症状，具体操作方法如下：

【选穴】血海、三阴交、行间、太溪、百虫窝。

【操作方法】取刮痧板一个，刮痧油少许。让患者脱去上衣，俯卧于床上，先刮拭腹部任脉，使用泻法，以局部皮肤充血或出痧为度。然后按照从上到下的顺序进行刮拭，以穴位局部皮肤出痧为度。

对于出现外阴瘙痒的女性来说，首先要积极去医院查明病因，对症治疗，不可“有病乱投医”或跟着广告走，擅自用药治疗，掩盖病灶，影响诊断，延误治疗，诊断明确后，要在医生指导下用药。还要注意以下几点：

（1）注意月经期卫生，使用合格的卫生巾。治疗期间避免性生活，必要时，夫妻双方同时接受治疗。

（2）注意外阴清洁。平时应准备专用洗具，做到“一人、一盆、一巾、一水”，先将小方巾置入水盆煮沸15分钟，晾温后使用，清洗外阴前应剪短指甲、清洁双手，洗毕将用具清洁晾晒。

（3）穿着宽松、透气的全棉内裤，勤洗、勤换、勤晾晒，保持外阴清洁干燥，保持卧具清洁卫生。

子宫脱垂的刮痧复方调理

胡梦今年30岁，孩子已经3岁，由于工作忙，生完孩子后也没有好好坐月子，结果得了子宫下垂。她专门去咨询了专家，为什么月子期间没休养好会得子宫下垂呢？医生告诉她，产妇从胎盘娩出后至生殖器官恢复到非妊娠状态，一般需6～8周，这段恢复过程称产褥期。在产褥期中，妇女的解剖和生理变化均较大，此期若未引起重视，最容易发生子宫脱垂，这也是女性需要坐月子的原因。如果在这期间负重或进行其他体力劳动，会使盆腔肌肉组织松弛，从而发生子宫脱垂。

子宫脱垂是指支撑子宫的组织受损伤或薄弱，致使子宫从正常位置沿阴道下降，子宫颈外口坐骨棘水平以下甚至子宫全部脱出阴道口外的一种生殖伴邻近器官变位的综合征。根据其脱垂的程度分为三度。子宫脱垂患者平时就会有腰酸背痛，严重时还会拖累膀胱及直肠，而会有频尿、小便解不干净或大便不顺之感。中医称为“阴脱”、“阴癞”、“阴菌”、“阴挺”。

产孕过早，过早结婚生育或过多产育和盆腔肌肉组织松弛是本病发生的主要原因。更年期或绝经期后，由于卵巢功能逐渐衰退，雌激素水平下降，生殖道的支撑减弱，可引起子宫脱垂。先天性盆腔组织发育不全，慢慢咳嗽等腹压长期过大，身体虚弱亦可导致子宫脱垂。

大部分医院往往对子宫脱垂束手无策，其实只要每天坚持按揉足三里3分钟，艾灸百会、关元15分钟，3个月以后，就可以消除此病带来的痛苦和不便。

此外，刮痧也是治疗子宫脱垂最理想的方法。

（1）刮督脉：由头顶部百会穴处沿后中正线向下经大椎、至阳、命门、腰阳关等穴，刮至腰俞穴处。

（2）刮足太阳膀胱经：由肝俞穴处沿脊柱两侧向下经脾俞、肾俞、志室等穴刮至关元处。

（3）刮任脉：由膻中穴沿前正中线向下经中脘、气海、关元等穴处刮至曲骨穴处。

（4）由维道穴处向内下经提托穴、子宫穴刮至大赫穴处。

（5）刮足三阴经：由血海穴处沿下肢内侧向下经阴陵泉、曲泉、三阴交、太溪、照海等穴刮至太冲穴处；刮足阳明胃经的合穴足三里处。

患者在治疗过程中还要注意以下事项：

（1）注意卧床休息，睡时宜垫高臀部或脚部，以两块砖的高度为宜。

（2）产后不要过早下床活动，特别不能过早地参加重体力劳动。

（3）避免长期站立或下蹲、屏气等增加腹压的动作。

（4）保持大小便的通畅。

（5）及时治疗慢性气管炎、腹泻等增加腹压的疾病。

（6）哺乳期不应超过两年，以免子宫及其支持组织萎缩。

（7）适当进行身体锻炼，提高身体素质。

（8）增加营养，多食有补气、补肾作用的食品，如鸡、山药、扁豆、莲子、芡实、泥鳅、韭菜、大枣等。

盆腔炎的刮痧复方调理

刘岳今年36岁，最近一段时间特别容易疲劳，经常感到小腹坠胀，特别是月经前后，小腹坠得特别难受。她去医院检查，诊断是慢性盆腔炎。刘岳自觉很注意个人卫生，但不知道怎么会得妇科病呢。医生告诉她，并不是所有的妇女都会患上盆腔炎，发病只是少数。这是因为女性生殖系统有自然的防御功能，在正常情况下，能抵御细菌的入侵，只有当机体的抵抗力下降，或由于其他原因使女性的自然防御功能遭到破坏时，才会导致盆腔炎的发生。

慢性盆腔炎是一种较为常见的妇科疾病，临床表现为低热，易疲乏，病程较长时，有神经衰弱症状，如精神不振、周身不适、失眠等，还有下腹部坠胀、疼痛及腰骶部酸痛等症状。常在劳累、性交后及月经前后加剧。此外，患者还可出现月经增多和白带增多。

慢性盆腔炎可以通过穴位特效疗法来缓解和治疗，具体方法是：

刮痧疗法：从大椎开始，顺着督脉下行直刮到长强结束，然后再从足太阳膀胱经大杼穴开始往外刮，呈八字形，直刮至白环俞。如果从命门刮起也可以，从命门到长强，然后刮足太阳膀胱经，从肾俞到白环俞。每次每个部位用面刮法刮20分钟，每三天1次，在艾灸之前施行。

艾灸：艾灸选关元、子宫、归来、八髎穴、神阙、气海、足三里、三阴交，用清艾条温和灸，每天1次，每次40分钟。

除了上面两种方法，还可以用按摩。嘱患者仰卧，双膝屈曲，先进行常规腹部按摩数次，再点按气海、关元、血海、三阴交各半分钟，然后双手提拿小腹部数次。痛点部位多施手法。

此外，患有慢性盆腔炎的女性在生活中还要注意以下几个方面：

（1）注意个人卫生。加强经期、产后、流产后的个人卫生，勤换内裤及卫生巾，避免受风寒，不宜过度劳累。尽量避免不必要的妇科检查，以免扩大感染，引起炎症扩散。

（2）多喝水，多吃清淡的食物。多食有营养的食物，如鸡蛋、豆腐、赤豆、菠菜等。忌食生、冷和刺激性的食物。

（3）经期避免性生活。月经期忌房事，以免感染。卫生巾要注意清洁卫生，最好用消毒卫生巾。

乳腺增生的刮痧复方调理

乳腺增生是女性最常见的乳房疾病，其发病率占乳腺疾病的首位，中医称之为“乳癖”。乳腺增生是指乳腺上皮和纤维组织增生，乳腺组织导管和乳小叶在结构上的退行性病变及进行性结缔组织的生长，其发病原因主要是由于内分泌激素失调。由于现代女性的生活和工作压力较大，近些年来该病发病率呈逐年上升的趋势，年龄也越来越低龄化。

疾病的症状主要以乳房周期性疼痛为特征。起初为游漫性胀痛，触痛为乳房外上侧及中上部最明显，每月月经前疼痛加剧，行经后疼痛减退或消失。严重者经前经后均呈持续性疼痛。有时疼痛向腋部、肩背部、上肢等处放射。患者往往自述乳房内有肿块，而临床检查时却仅触及增厚的乳腺腺体。现代医学认为，乳腺增生的发生、发展和转归，完全是由于妇女体内的激素周期性变化所导致。当卵巢分泌的雌激素水平过高，黄体孕激素过少，或者这两者分泌不协调，就可以引起乳房中的乳腺导管上皮细胞和纤维组织增生。

小叶今年23岁，正是花一般的年纪，但她脸上已经开始长斑，整体状态也不好，还患上了乳腺增生。她从小性格就比较急，对自己要求也高，所以经常生气，好朋友也经常劝她看开些，但她的脾气就是改不了。后来，经朋友介绍，她找中医进行调理，吃了几服汤药后，病情有所缓解。

中医认为，此病发病原因多与脏腑机能失调、气血失和有关，病变脏腑责之肝脾，尤其是脾土虚弱之人或过食辛辣肥甘厚味，损伤脾土，而致脾土运化功能失常，聚湿为痰或天生性格内向，情绪压抑，好生闷气或性情急躁、动则易怒，或因七情所伤，忧思过度，而致肝失疏泄，郁而成痰等，均可导致痰湿结聚，气血凝滞而形成肿块。

刮痧可以调理脏腑机能，疏通气血，从而达到散结止痛的作用。取刮痧板一个，刮痧油少许。让患者脱去上衣，俯卧于床上，先刮拭背部膀胱经，使用泻法，以局部皮肤潮红或出痧为度。再刮拭腹部正中的任脉，使用补法，以局部皮肤潮红或出痧为度。然后刮拭太冲、太溪、行间、足三里、三阴交，以穴位局部皮肤出痧为度。还可用穴位刺激针挑法进行治疗。利用经络学说，根据乳房经脉走向，适时适当选择穴位刺激或针挑放血，可迅速止痛缓解红、肿、热。该法安全无副作用，针对初发患者疼痛较重，来病较急的特点适用。

乳腺增生的辅助食谱：

【材料】海带65克，鳖甲65克，猪瘦肉65克。

【做法】海带清水洗去杂质，泡开切块。鳖甲打碎，与猪瘦肉共煮汤，汤成后加入适量盐、麻油调味即可。

乳腺增生患者要注意以下几个方面：

（1）保持心情舒畅，少生气，保持情绪稳定，活泼开朗的心情有利于增生早康复。

（2）生活要有规律、劳逸结合，保持性生活和谐。可调节内分泌失调，保持大便通畅会减轻乳腺胀痛，可以对乳腺增生的预防起到一定作用。

（3）饮食宜清淡，少吃油炸食品，动物脂肪，甜食及过多进补食品，多吃蔬菜和水果类，多吃粗粮。

（4）多运动以增强体质，陶冶情志。

（5）少吃避孕药及使用含有激素的化妆品。

（6）做好自我检查和定期复查。

空闲刮痧，让男人活出男人的样子

刮痧，让出轨的前列腺炎“回轨”

前列腺炎是指因特异性和非特异感染前列腺所致的急慢性炎症，从而引起的全身或局部症状。主要症状为尿频、尿急、尿不尽。急性前列腺炎可有恶寒、发热、乏力，可出现会阴或耻骨联合以上区域有重压感，久坐或排便时加重，且向腰部、下腹、背部及大腿等处放射，急性前列腺炎多发于经常有性交活动而容易得性病的男性。慢性细菌性前列腺炎常由急性前列腺炎转变而来；性交中断、性生活频繁、慢性便秘均是前列腺充血的原因。自慰不会导致前列腺炎。青少年男性不使用避孕套，有较高概率得性病，淋病是这个年龄最普遍的一种。另外，容易得尿道感染的男性也可能因为细菌而感染前列腺。

中医学在其治疗慢性前列腺炎治疗中起着重要作用，中医学认为慢性前列腺炎属于“精浊”、“劳淋”、“白淫”的范畴。中医学认为，前列腺炎之病因多有饮食失节、过度饮酒或房室不洁，致湿热内生，蕴于精室；或外感热毒，郁结不散，流注下焦，气血壅滞，经脉阻隔，膀胱气化不利，而成淋浊之证；或房事太过，或强忍不泄，致肾精亏耗，阴虚火旺，相火妄动，引动下焦之湿热而致此病。

憋尿是很多疾病的致病因素之一，对于男性来说前列腺就是不能忍受之痛。因为经常憋尿会使尿液倒流进入前列腺体内，尿液中的一些盐类物质沉积在前列腺组织上形成结石，从而引发前列腺炎。加之经常性的饮酒，以及久坐等均可引起前列腺充血，与前列腺炎发病有密切关系。

中医刮痧疗法应用到慢性前列腺炎也十分有效。辨证分型及具体治法如下：

湿热下注

症状：病程较短，年龄较轻，多有睾丸炎、龟头炎、包皮过长为诱因，小便黄而少，浑浊而有沉淀，尿频，尿急，尿道灼热刺痛明显，少腹会阴部胀痛，大便干结，尿道滴白量多，口干而苦，苔黄厚腻，脉弦而数。

刮痧疗法：取刮痧板一个，刮痧油少许。穴选膀胱俞、阴陵泉、行间、太溪、曲泉，从上到下刮拭，使用泻法，以穴位局部皮肤潮红或出痧为度。

其他疗法：前列腺1号方加减。药用金银花藤、紫花地丁各30克，野菊花30克，荔枝草、黑山栀各15克，车前子（包）10克，淡竹叶6克，莪术、丹皮、三棱、丹参各10克等。方中主要以金银花藤、紫花地丁、黑山栀、野菊花、荔枝草、车前子等清热化湿解毒；同时加入三棱、丹参、莪术以活血化瘀通络，使前列腺之肿痛得以改善。

瘀血阻滞

症状：小便滴沥不畅，终末尿滴白量少，会阴部刺痛明显，痛引阴茎、睾丸、少腹与腰部，皮肤干燥而枯槁。舌紫黯有瘀斑。

刮痧疗法：取刮痧板一个，刮痧油少许。穴选秩边、三阴交、中极、膀胱俞、次髎，从上到下刮拭，平补平泻法，以穴位局部皮肤潮红或出痧为度。

其他疗法：前列腺3号方加减。药用丹参10克，红花6克，炙乳香、炙没药各10克，泽兰、赤芍、川楝子各10克，香附6克，王不留行（包）10克，小茴香6克等。方中炙乳香、炙没药、丹参、红花、赤芍活血化瘀；泽兰、川楝子、香附理气通淋；王不留行理气散结；小茴香温通经络，引药归精。

肝郁气滞

症状：患者大多性格内向，多愁善感，遇事不能自解，郁闷不舒，情志不畅，急躁易怒；右胁部时有胀痛，小便滴沥不尽，夜尿频数，有分叉而无力，尿线变细，尿道自觉常有不明原因的、无法形容的不适感，会阴及睾丸坠胀，舌红苔薄白，脉细弦。

刮痧疗法：取刮痧板一个，刮痧油少许。穴选膀胱俞、行间、太冲、秩边、次髎，从上到下刮拭，使用泻法，以穴位局部皮肤潮红或出痧为度。

其他疗法：前列腺2号方加减。药用延胡索、川楝子、青皮、陈皮、枳壳各10克，香附6克，龙胆草3克，当归10克，小茴香6克等。方中青皮、陈皮、川楝子、延胡索、枳壳均有疏肝解郁之功；龙胆草泻肝清热；当归养血活血；小茴香温通理气。

肾阴不足

症状：小便不适，滴沥不畅，会阴部隐隐作胀，肛门下坠明显，心悸汗出，口渴欲饮，耳鸣，腰膝酸软，足跟疼痛，溲黄而干，有梦而遗，五心烦热，午后潮热生火，神疲乏力，多伴有性功能障碍，如阳痿、早泄；舌红苔少，舌中有裂缝或薄苔，脉细而数。

刮痧疗法：取刮痧板一个，刮痧油少许。穴选心俞、涌泉、肾俞、关元、太溪，其中心俞、肾俞、关元使用补法，涌泉、太溪使用泻法，以穴位局部皮肤潮红或出痧为度。

其他疗法：酸甘化阴汤加减。药用五味子、白芍、乌梅、天花粉、黄精、制首乌、生地、海藻、昆布各10克等。方中乌梅、五味子酸甘化阴；白芍、天花粉、生地、黄精滋阴生津；制首乌养血生津；海藻、昆布软坚散结。

阳痿，男人别再歇斯底里的痛

阳痿是指在有性欲要求时，阴茎不能勃起或勃起不坚，或者有勃起但无法达到一定程度的硬度，因而妨碍性交或不能完成性交。英文缩写ED，总称为男性阴茎勃起功能障碍。患脑垂体疾病、睾丸因损伤或疾病被切除以后，患肾上腺功能不全、前列腺炎、前列腺增生或糖尿病的病人，以及腰椎间盘突出等可以引起阳痿。还有人因酗酒、长期过量接受放射线、过多地应用安眠药和抗肿瘤药物或麻醉药品，导致阳痿，但在临床较少见。年轻男性也可因为长期过度手淫或者受到精神紧张、过度惊吓，引起阳痿。勃起功能的正常对一个男人来说是多么重要，男性同志要警惕和重视。

小张今年27岁，刚刚新婚不久。本是新婚燕尔，亲切呢喃，可是不得不面对阴茎不能正常勃起，勉强勃起也无法达到一定的硬度，在老婆劝说下去看病，诊断是功能性的勃起功能障碍，效果寥寥，也就没有再去看看，觉得太丢人。小张心里更是无法面对，总是借口加班，不想面对自己的妻子，更没有再去治疗，就这样拖着。

前段时间小张老婆听说有位老中医治疗阳痿方面很有效果，就很委婉地征求一下小张的意见，小张也同意了。老中医诊断小张的病因是由于肝郁不舒引起的，开了些汤药，并结合刮痧拔罐的方法进行治疗，经过一段时间，小张的情况得到明显好转。

刮痧能改善阳痿症状，辨证分型及具体治法如下：

命门火衰

症状：阳事不举，精薄清冷，阴囊阴茎冰凉冷缩，或局部冷湿，腰酸膝软，头晕耳鸣，畏寒肢冷，精神萎靡，面色光白，舌淡，苔薄白，脉沉细，右尺尤甚。

刮痧疗法：取刮痧板一个，刮痧油少许。穴选肾俞、命门、八髎、关元、气海、中极，从上到下进行刮拭，使用泻法，以穴位局部皮肤潮红或出痧为度。配合用艾炷灸关元、命门穴。

其他疗法：右归丸合赞育丹。方中鹿角胶、菟丝子、淫羊藿、肉苁蓉、韭菜子、蛇床子、杜仲、附子、肉桂、仙茅、巴戟天、鹿茸温肾壮阳，熟地、当归、枸杞子、山茱萸滋补肾阴，山药、白术健运脾胃。诸药阴阳相济，可达到“阳得阴助而生化无穷”的目的。尚可加黄狗肾、锁阳、阳起石等以增补肾壮阳之力；加龟胶，与方中鹿角胶同用以补肾填精；加砂仁、陈皮以防诸药碍脾。

心脾受损

症状：阳事不举，精神不振，夜寐不安，健忘，胃纳不佳，面色少华，舌淡，苔薄白，脉细。

刮痧疗法：取刮痧板一个，刮痧油少许。先刮背部膀胱经，重点刮拭心俞、脾俞，从上到下刮拭神门、阳陵泉、三阴交、足三里，以局部皮肤潮红或出痧为度。

其他疗法：归脾汤。方用党参、黄芪、白术、茯苓、炙甘草健脾益气，枣仁、远志、桂圆肉养心安神，当归补血，诸药合用，共奏益气补血，养心健脾安神之功。

肝郁不舒

症状：阳痿不举，情绪抑郁或烦躁易怒，胸脘不适，胁肋胀闷，食少便溏，苔薄，脉弦。有情志所伤病史。

刮痧疗法：取刮痧板一个，刮痧油少许。先刮胸腹部膻中、关元，再刮前臂内关，然后刮下肢内侧三阴交，最后从太溪刮至太冲。内关、膻中宽胸理气，调理气机，以解肝郁；太冲清泻肝火，关元培补肾气以司固摄精液；太溪、三阴交滋补肾阳以填精固本。

其他疗法：逍遥散。方中柴胡、白芍，当归疏肝解郁，养血和血；白术、茯苓、甘草健运脾胃，实土御木。

精满则溢，不必对遗精产生恐慌

遗精可以是一种生理现象，是指不因性交而精液自行泄出，但是有生理性与病理性的不同的特点。男性一般到了十五六岁性成熟后便会有遗精现象，这是男子成年的一个标志，大多数是属于生理现象，即中医学所谓“精满自溢”。遗精都是发生在睡眠中，是一种无性活动的射精，一般是每个月2～3次，该年龄无遗精也属正常。如果遗精次数过于频繁，每夜必遗或一夜数次遗精，或者不仅夜间睡眠时精液自出，白天在清醒的状态下也有精液自出，这就属不正常了，应该及时到医院去检查治疗。西医学认为可见于包茎、包皮过长、尿道炎、前列腺疾患等都可引起遗精。

中医认为病因多由肾虚精关不固，或心肾不交，或湿热下注所致。中医学认为有梦而遗为梦遗，无梦而遗为遗精，这是区别梦遗和遗精的说法。简单说就是虚证和实证。病程日久以虚证为多见，或虚实夹杂。病位主要在肾，分为阳虚和阴虚。阳虚则精关不固，多由先天不足，自慰过频，早婚，房事不节而致；阴虚则火旺，精室被扰而遗精。

胡某，男，22岁，未婚，工人。主诉近2月来先有遗精，每周2～3次，继而发展为白天滑精，有时每周2～4次不等。自感倦怠，畏寒。既往有手淫史。查体面色少华，四肢不温，舌质淡，苔白，脉沉弱。诊断为滑精，证属肾气虚惫，精关不固。治宜温肾固精。以贴敷灸法施直接灸关元、曲骨、大赫穴，每穴灸2炷，灸温向会阴部放射。经一个疗程治疗，滑精次数大减，但仍偶有滑精。治疗二个疗程后滑精已止，继用斑龙丸善后。

刮痧对遗精有一定的治疗作用，遗精的刮痧治疗方法如下：

（1）刮足太阳膀胱经：由心俞穴处沿脊柱两侧向下经肝俞、脾俞、肾俞、志室、关元俞等穴，刮至次髎穴处。

（2）刮督脉：由百会穴处沿脊柱正中向下，经大椎、至阳、命门、腰阳关等穴，刮至腰俞穴处。

（3）刮任脉：由气海穴处经关元、中极等穴，刮至曲骨穴处。

（4）刮足少阴肾经：由三阴交穴处沿小腿内侧向下经复溜、太溪等穴刮至涌泉穴处。

（5）刮手少阴心经：由少海穴处沿前臂内侧经通里穴，刮至神门穴处。

（6）遗精伴有心悸者，加刮内关穴处；兼自汗者，加刮足三里穴。

刮痧帮助早泄男人找回自信

早泄是指射精发生在阴茎进入阴道之前，或进入阴道中时间较短，在女性尚未达到性高潮时，提早射精而出现的性交不和谐障碍。早泄的诊断标准在于女方是否满足。类型分为器质性（疾病引起）和非器质性（心理性，习惯性，及因包皮过长等正常原因引发的射精过快现象）。

陈某，男，33岁，早泄1年。病人患十二指肠溃疡多年，经常口服西米替丁等药，近一年逐渐出现房事不和谐症状，主要表现为早泄、滑精、射精无力，有时阳痿，经很多中医诊治无效，多数以补肾摄精法为主，病人证见乏力倦怠，腹部坠胀，疼痛隐隐，有时泛酸，每当劳累后，所有症状都加重，并且当晚勃起不坚，泄精几乎无感觉，并且易汗，便溏，舌淡胖，有齿痕，苔薄白，脉沉无力。诊断为早泄。方药：

【组成】黄芪120克，白术20克，茯苓20克，升麻10克，柴胡10克，陈皮10克，当归15克，仙鹤草60克，白芨15克，煅牡蛎80克。

【用法】水煎服。服药10剂，症

状减轻，效不更方，继服10剂，痊愈，同时十二指肠溃疡亦随之痊愈。

祖国医学认为早泄的病因，不外乎阴阳失调。本症有虚实之异：实证为相火炽盛所致；虚证缘于阴虚阳亢或肾虚不固。：治疗当以调整阴阳为主。丹溪云："主闭藏者肾也，司疏泄者肝也，二脏皆有相火，而其系上属于心。而精之关虽在肾，其制则在心，心火一动，相火随之，则早泄作矣。"对于早泄的治疗上，中医推崇刮痧疗法。

刮痧疗法：取刮痧板一个，刮痧油少许。穴选肾俞、命门、志室、关元、太溪、三阴交、中极、膀胱俞。先刮背部肾俞至膀胱俞，命门及志室，再刮腹部关元至中极，然后刮下肢内侧三阴交，最后刮太溪，主要用补法。肾俞、命门、志室补肾气壮肾阳，以固摄精关；关元、壮元气以振奋肾气；三阴交、太溪滋养肾精，取阴中求阳以补肾气之意；中极、膀胱俞涩精止遗。

其他疗法：坐式疗法。患者取坐式，闭目放松，取上星、百会、通天、肩井、中府、神门、劳宫等，手法采用点、按、揉、拿、震颤等手法，每次30～40分钟。

肾气不固的患者可服用五子固精酒，取菟丝子、金樱子、覆盆子各15克，仙灵脾12克。上药共切碎，用双层纱布袋盛装，用白酒1升浸之，密封3日后开启。每日3次，每次饮1～2小杯。具有补肾固精之效。

前列腺肥大的刮痧复方调理

前列腺肥大又叫前列腺增生，又称良性前列腺增生症，多发生于50岁以上的老年人，是一种前列腺明显增大而影响老年男性健康的常见病。现代医学认为前列腺肥大与内分泌系统有关，是前列腺内层尿道腺和尿道下腺上皮细胞及基质增生，腺泡囊性扩张，结缔组织及平滑肌节样增生所致。由于前列腺恰好位于膀胱出口处，围绕着尿道的特殊位置，一旦发生增生，便会从四面八方压迫尿道，使膀胱内的尿液排出受阻，引起泌尿系统的一系列病变，进而也可以危害到性健康。前列腺肥大属中医淋证范畴。

老李今年70多岁了，前段时间他排尿的次数明显增多了，他还跟老伴开玩笑："老啦，不中用了。"慢慢地夜尿也多起来，搞得老李不胜其烦，老伴劝他去看看，他也懒得去医院，但情况越来越严重，老李排出的尿变细了，还有分叉，总感觉没有排干净，这回老李坐不住了，赶紧去医院检查，原来是得了前列腺肥大。

医生告诉老李，他的前列腺肥大

是向膀胱颈部发展，比较严重。患者一般早期表现为排尿次数增多，夜里更为明显。每次排尿往往都排不净，留有残余尿，久之，可导致膀胱颈部充血水肿。随着时间的推移，膀胱肌肉疲劳，排尿更加无力，残余尿便随之增加，这时前列腺更加充血水肿，使排出的尿线纤细、分叉。

刮痧可以疏通局部气血，具体操作方法如下：

【选穴】曲泉、三阴交、行间、太冲。

【操作方法】取刮痧板一个，刮痧油少许。嘱患者脱去上衣，先刮拭背部督脉和膀胱经，然后刮拭腹部任脉神阙至中极段，使用泻法，以局部皮肤充血或出痧为度。然后按照从上到下的顺序刮拭曲泉、三阴交、行间、太冲，使用泻法，以穴位局部皮肤充血或出痧为度。

下面介绍两个前列腺肥大的食疗方：

（1）西瓜汁：取西瓜1只，剖开，榨汁，饮之。可清热利湿，适用于积热型前列腺肥大。

（2）烧田螺：取田螺500克，黄酒、姜、葱、酱油适量。将田螺洗净，剪去尾尖，加姜、葱用素油煸炒，加黄酒、盐、酱油少许，糖适量，烧熟食用。可清利湿热，利水利尿。

帮助头发生长的刮痧法

头发脱落是让男性非常头痛的问题，头发的生长、休眠和脱落是一个循环不止的过程，当头发的脱落快于生长，就可能患上了男性脱发症，也就是常说的秃顶。秃顶虽说不是什么严重疾病，但它非常影响美观，久而久之也会影响男人的自信心。秃顶不会在生理层面造成任何痛苦，然而，它却给脱发者带来无限的精神烦恼，在心理层面造成难以衡量的“病痛”。

中医认为，发为血之余（头发由多余的血液生成），肾之华在发（肾脏的光彩表现在头发）。所以精血什么状态，观一发而知全身。中医认为患者多为血热、湿热体质，加上过食辛辣刺激食品、肥甘油腻食品，或因情志失调，心火肝火旺盛，导致体内血热湿热偏盛，上蒸巅顶，侵蚀发根，而致头发细软，生长缓慢，逐渐脱落。病久耗伤阴血，肝肾精血不足，毛根失养，头发干枯脱落成秃。

刮痧通过刮拭经络穴位，对机体形成良性刺激，从而达到扶正祛邪，防病治病的作用。通过刮痧，可以疏通头皮部气血，改善微循环，使头部毛孔畅通，从而利于头发的生长。下面介绍两种方法来治疗秃顶，具体如下。

刮法一

取刮痧板一个，刮痧油少许。先刮拭头部，主要针对脱发区域，刺激力度适中，以局部皮肤潮红为度，不可刻意追求出痧。然后按顺序分别刮拭颈部夹脊、督脉、膀胱经，以出痧为度或皮肤潮红为度，不可刮破皮肤。每隔1周操作1次。

刮法二

取刮痧板一个，刮痧油少许。先刮拭背部，刮拭两侧膀胱经，分别在肺俞、脾俞、肾俞处向外平刮，外侧刮到腋中线处即可，皮肤潮红或形成痧痕时会形成一个非字，然后再刮前胸。前胸主要是刮拭任脉膻中到气海一段，以局部皮肤潮红或出痧为度。每隔1周操作1次。

刮痧治疗秃顶有一定疗效，但需要长期坚持，在这期间可以配合其他疗法，以增强疗效。

有研究表明，部分脂溢性脱发患者存在微循环障碍，主要表现为血流缓慢。经活血化瘀药治疗后，随毛发生长，微循环也有不同程度的改善。自我按摩头皮也能改善局部血液循环，对减缓脱发，促进头发生长，以及放松精神都有好处。自我按摩头皮的方法很简单，用两手十个手指的末端指腹按压轻揉头皮，从前发际开始，向头顶、再向后枕部按摩，循环数次。按摩后，会感觉头皮微微发热，很轻松。工作累了休息时、晚上看电视时随时都可以做。

秃顶的预防和调护很重要。首先避免过度劳累，从事脑力劳动的人发病率较高。经常熬夜、用脑过度、睡眠不好、生活不规律，会引起自主神经功能紊乱，微循环障碍，使头皮的血流缓慢，毛发的血液供应减少，从而逐渐脱落。青壮年男性正是学业事业发展的巅峰时期，一定要注意劳逸结合，有张有弛。避免过度的紧张劳累，休息时放松精神，要按时作息，保证充足的睡眠。

第三章

拉筋拍打

——传统养生大法

●根据中医经络学说中的经络、穴道与腑脏的对应关系，只要拉伸、击打经络经过之处，就可以刺激、促进气血循环，因而改善不适、保持健康。本篇主要介绍了拉筋拍打疗法的基础——经络以及拍打与拉筋基本手法，并介绍如何应用拉筋拍打疗法治疗家庭常见病痛，所介绍的方法简单且易于操作，适合广大群众在家庭养生保健中使用，能够帮助读者朋友快速找到对症施治之法，快速有效地缓解或祛除病痛。

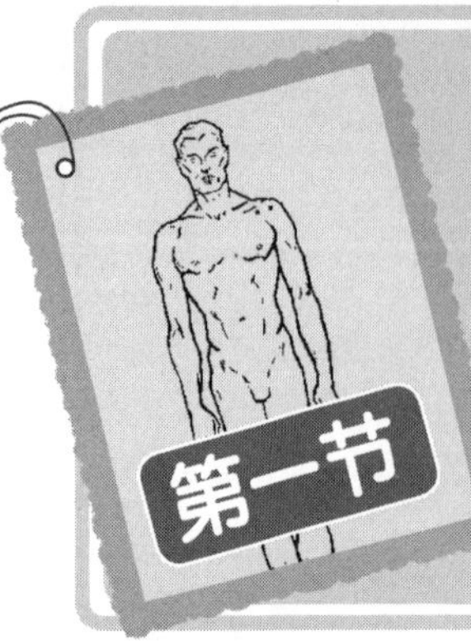

第一节 拉筋拍打养生法——传统穴位疗法治百病

拉筋拍打养生，源远流长

《黄帝内经》——拉筋拍打养生的起点

《黄帝内经》是中医养生的源头之作，也是拉筋拍打养生的起点。在《黄帝内经·灵枢·经脉篇》里记载有：“经脉者，所以能决生死，处百病，调虚实，不可不通。”这里再三强调人体经脉必须畅通的原因就是经脉能“决生死，处百病，调虚实”。因此，经络的作用可谓“神通广大”。

“决生死”是指经脉的功能正常与否，能够决定人的生与死。人之所以成为一个有机的整体，是由于经络纵横交错，出入表里，贯通上下，内联五脏六腑，外至皮肤肌肉。经络畅通，人体气血才能使脏腑相通，阴阳交贯，内外相通，否则，脏腑之间的联系就会发生障碍，引发疾病，严重者甚至导致死亡。

“处百病”是说经脉之气运行正常，对于疾病的治疗与康复起着重要的作用，中医治病必须从经络入手。“痛则不通，通则不痛”，身体发生疾病就是因为经络不通。只有经络畅通，才能使气血周流，疾病才会好转，病人才得以康复。

“调虚实”指的是调整虚证和实证。比如对实证，有人患有胃痉挛，则可针刺病人足三里穴，使胃弛缓；对虚证要用补法，如胃弛缓的，针刺病人足三里穴，可使其收缩加强。当然，尽管都针刺足三里穴，但因为虚实不同，一个用的是泻法，而另一个用的是补法。

由此可知，经络是联系全身的网络系统，树杈众多，错综复杂，把全身各个部分联系起来。人体的各种气血精微物质和各类信息，都是通过这个网络系统传送、传播到身体的各个角落。也就是说，生命是否存在，决定于经络；疾病之所以发生，是由于经络活动出了问题；疾病之所以能得到治疗，也是由于经络的作用。

因此，在日常的保健中，人们要保持经络畅通，多运用拉筋、拍打等养生法来舒筋活络，才能减少疾病的发生，拥有健康的体魄。

皇甫谧《针灸甲乙经》——首次系统地介绍人体经络穴位

晋代皇甫谧编写的《针灸甲乙经》是中国针灸学专著，原名《黄帝三部针灸甲乙经》，简称《甲乙经》，该书集《素问》、《针经》（即《灵枢》古名）与《明堂孔穴针灸治要》3书中有关针灸学内容分类合编而成。原书根据天干编次，内容主要论述医学理论和针灸的方法技术，故命名为《针灸甲乙经》。世人评价其“洞明医术，遂成其妙”。

据史书记载，皇甫谧本是一位史学家，年近50岁时，开始钻研针灸医术，学习上述3书，并将其中“事类相从，删其浮辞，除其重复，论其精要”而成书。人称其“习览经方，手不辍卷，遂尽其妙”，或誉之为“晋朝高秀，洞明医术”。正是凭着这股为自救而钻研医学的精神，皇甫谧成为了“久病成良医”的典范人物。

在当时，中医学典籍《素问》、《灵枢》等虽有关于针灸学理论与技术的阐述，也有若干专门论述针灸经络的小册子，然而或已散落残佚，或只散见而不成系统，皇甫谧正是在这样的历史背景下对针灸经络、俞穴等从理论到临床进行了比较全面系统的整理研究，最终成书《针灸甲乙经》。

系统论述经络学说

经络是一个至今尚未证实其客观存在的系统，但2000多年来其学说理论一直指导着中医学、针灸学的诊断和临床治疗，并屡获佳效。这一系统的径路、走行方向、与穴位关系等在针灸学的发展上有不同观点。《甲乙经》在晋以前医学文献的基础上，对其进行了比较全面的整理研究，对人体的十二经脉、奇经八脉、十五络脉以及十二经别、十二经筋的生理功能、循行路线、走行规律以及发病特点等传统理论做了比较系统的概括和论述，成为后世对此学说研究论述的依据。

系统整理人体穴位

该书对针灸穴位的名称、部位、取穴方法等，逐一进行考订，并重新厘定孔穴的位置，同时增补了典籍未能收入的新穴，使全书定位孔穴达到349个，其中双穴300个，单穴49个，比《内经》增加189个穴位，即全身共有针灸穴位649个。在此之后穴位数虽有增减，但该书为之奠定了可靠的基础。

正是由于《针灸甲乙经》首次全面介绍了人体经络穴位，从而为拉筋拍打养生奠定了更为坚实的基础。

拉筋拍打益养生，现代医学有验证

经筋与肌学——中西医殊途同归

从字体分析来看，经筋的“筋”字是会意字，因此，可以通过分析它的部首来推断出它代表的具体意义。筋字从竹、从力、从月（肉）旁：竹者节也，说明为筋之物可以有竹节样的外形变化；从力，指出了随着筋出现竹节样外形变化的同时，可以产生力量；从月（肉）旁者，则更明确了筋是肉性组织。由此得出结论：在人体中，筋可随人的意志伸缩变形并产生力量，是牵拉肢体产生相应活动的组织。正如《说文解字》所说“筋者，肉之力也”，《灵枢·经脉》也说“骨为干，筋为刚”，都是对运动肌的描述。

西医认为，骨骼肌都附着于骨骼上，其越过一个或多个关节，当肌肉收缩时，则牵引远端的肢体沿关节的某个运动轴活动而产生运动。其肌腱均附于关节周围，正如《素问·五脏生成篇》所说，“诸筋者皆属于节”。其肌腹由肌纤维组成，维持着肌肉的外形，居两关节之间，正是“其所结所盛之处，则唯四肢溪谷之间为最”。由此可知，筋肉包绕了关节，又隆盛于两关节之间，正是“联缀百骸，故维络周身，各有定位”，因此可以明确得出结论即中医的“筋”就是西医的“骨骼肌”。

只有明确“筋”在人体的具体所指，才能分析筋的生理、病理及易患疾病。每块肌肉都是一个器官，除肌肉组织外，还有结缔组织、血管、神经等分布。骨骼肌由中间部分的肌腹和端部附着于骨面上的肌腱两个部分构成，此外还有筋膜、滑液囊、腱鞘、滑车、籽骨等肌肉附属组织。在肌组织中，受到主动收缩力或被动牵拉力时，其应力点基本在肌的起止点（即肌在骨骼上的附着点）处，中医称作筋结点。这里也正是劳损并引起关节痹痛的重要部位。而在该部位的附属组织更首当其冲，是劳损最早发生的部位，筋结点反复损伤，尤其有“横络”形成时，则称之为结筋病灶点。某些特殊易磨损的部位，如肱二头肌长头肌腱沟处，因肌腱受肱骨大小粗隆及其上附着的横韧带的限制，也是常出现结筋病灶的部位。与此相同，神经纤维管、骨性纤维管、腱鞘、滑液囊、滑车、籽骨等也是容易出现结筋病灶点的部位。

此外，中医之所以在“筋”前加上“经”字，构成经筋理论，是因为十二经筋是十二经脉所属的筋肉组织，正如《针灸学》所说：“十二经筋是十二经脉之气结聚于筋肉关节的体系，是十二经脉的外周连属部分。”十二经筋与十二经脉循环分布相似，却各有不同，前文对此已有较为详尽的解析，此处就不再累述。

经筋与韧带学——束骨利关节

中医的“脏象”理念指的是以象（功能）推导其脏（组织结构）的方法，正所谓“脏藏于内，而象于外”。简单点说，就是在人们掌握一定的规律之后，可以根据人体的表象来推断它内在的功能和存在价值。而这个规律，就是指“经筋”。

《黄帝内经》在《素问·痿论》指出：“宗筋主束骨而利机关者也”。“利机关”即运转关节，“束”是约束的意思，束骨指的是人体骨骼的关节连结问题，这便涉及西医解剖学的韧带学内容。现代医学认为，骨与骨之间通过纤维结缔组织、软骨或骨组织相联结，形成不动、微动和可动关节。关节的主要结构有关节面、关节囊和关节腔。关节的辅助结构有滑膜皱襞、韧带、关节盘、关节盂缘等。其中骨间的纤维结缔组织、关节滑膜皱襞、韧带、关节盂缘等均同于经筋病学的范畴。

具体来说，关节囊是结缔组织构成的膜囊，附着于关节的周围，密封关节腔。其外层为纤维层，厚且坚韧。在运动范围较小或负重较大的关节中，均较厚而且紧张，有的部分明显增厚而形成韧带。衬附于纤维层内曲、关节韧带及通过关节内肌腱表面，其周边附着于关节软骨边缘，这是滑膜层。滑膜表面常形成许多突起，多附着在关节囊附着部附近，有的形成皱襞突入关节腔，形成滑膜皱襞。有的滑膜层还穿过纤维层呈囊状向外膨出，形成黏液囊，常介于肌腱与骨面之间，起到减轻摩擦损伤的作用。关节盂缘为纤维软骨环，底部较宽，附着于关节窝的周缘。

正是这些呈索状、短板状或膜

状，附着于两骨的表面，有相当的韧性和坚固性的纤维结缔组织，使得人体的骨骼之间紧密相连，充分发挥着“束骨利关节”的功效。

经筋与运动力线——牵一筋而动全身

《黄帝内经》认为，经筋主束骨而利机关，即主人体百骸的连接与关节运动。人体自身的肌肉收缩即可产生躯体在空间的位置改变，这就是运动。运动是人生存所必需的生理活动，但非生理的运动却可能造成肌肉及其相关组织的损伤。

从现代医学的角度来分析，人体运动是由自身的肌肉主动收缩而产生的。也就是说，自身肌肉收缩所产生的力，由肌肉本身传递到肌两端与骨相联结的结合点上，使其跨越的关节产生活动，从而出现肢体的运动。同理，当损伤性的肌肉收缩时，也会在肌肉的两端（即起止点）施加同样的力，故而也会造成肌肉起止点的损伤。虽然，由于解剖结构不同，可以先在某一端出现，或表现得比较显著，但反复、长期非生理的肌收缩，往往会使两端受力点受伤。因此，当肌肉附着的一端出现关节疼痛时，常常在肌肉另一端附着点也会伴有轻重不等的损伤。这样，就出现了在痹痛关节远端的疼痛点。将两点相连，则成为一条痛点连线。而这一连线，也恰恰是该肌肉的运动力线。

由此可知，人体的任何一个活动都不是一块肌肉所能完成的。除上述主动肌的运动损伤外，一般都会殃及相关的辅助这一运动的肌组，甚至要累及参与这一运动的所有肌群，从而出现极长的损伤线。例如一个投掷运动，它不仅有握肌肌组的参与，还要有屈肌肌组参与，屈肘、屈肩收腹、下肢蹬地、弹跳等一系列主动肌顺序参加。这样，一个投掷运动的损伤，常常会沿这条超越局部的力线出现病痛。而这些痛点或力线，恰恰与《灵枢·经筋》对十二经筋从四肢至头身的整体性描述一致。因此，我们不难看出，经筋更重要的临床意义在于它是对人体运动力线的深刻总结和描述。这种描述，从生理上概括出参与同项运动的肌肉组分布规律；在病理发展过程中，又是病痛传变的潜在扩延线。这种规律性总结，可以称作点线规律。说得简单一点，也就是牵一筋而动全身。

此外，任何运动都需要固定肌的参与。固定肌是指那些起着固定原动肌起或止点所附着骨骼作用的肌群。比如，在屈肘举臂过程中，首先要固定肩胛骨，继而固定肱骨。只有这样才能发挥肱二头肌、肱肌的屈肘功能。固定肩胛骨是由肩带的前伸、后缩肌群和上下回旋肌群同时收缩完成的，还涉及肩胛提肌、菱形肌、冈上肌、冈下肌、前锯肌、胸小肌。由于协同肌都居于主动肌两侧，因此，协同肌损伤的痛点就分布于主动肌力线的两旁。将这些病痛点与主动肌力线上痛点相连，则往往形成一个“面”。由此，经筋劳损扩延的过程还可以由“线到面”，这又可称作线面规律。

运动时也少不了拮抗肌——那些与主动肌相对抗的肌肉群就是“拮抗肌”，它们与主动运动相反。然而，正是借助拮抗肌的主动弛缓或“伸展”，使主动运动平稳，节制其运动过度，防止出现急跳或痉挛运动。由此可见，不协调的运动和劳损性伤害，不仅损伤主动肌，而且可以损及拮抗肌和固定肌。由于拮抗肌分布在肢体对侧面，当其损伤时，其病状会出现在肢体对侧，使痹痛症状向立体方向发展，即“由面到体”。“由面到体”的逐渐进展规律可称为面体规律。

十二经筋正是总结了这种临床疾病传变规律，且从生理分布和病理发展角度，进行了高度概括和总结：手足三阳经筋分布于人体躯干与四肢背侧（阳面）；手足三阴经筋分布于人体躯干与四肢前面（阴面）。反映了前（阴）、后（阳），即整体的身前、身后经筋的生理与病理关系。足三阴经筋以厥阴居中，太阴居前，少阴居后，反映了下肢内侧“面”的经筋生理与病理关系。足三阳经筋以少阳居中，太阳居后，阳明居前，反映了下肢、躯干背侧“面”的生理与病理关系。手三阴经筋以厥阴居中，太阴居前，少阴居后，反映了上肢内侧“面”的生理与病理关系。手三阳经筋以少阳居中，太阳居后，阳明居前，反映了上肢背侧、头颈部“面”的生理与病理关系。十二经筋循行线则分别反映了“线”的生理与病理关系，而每个筋结点和结筋病灶点，则反映“点”的生理与病理关系。

因此，结合中西医的观点，可以得出这样的结论。十二经筋是以12条运动力线为纲，对人体韧带学、肌学及其附属组织生理和病理规律的概括和总结，充分论证了其“牵一筋而动全身”的重要意义。

拉筋拍打，先问问经络这个健康大管家

人体内看不见的河流——经络

经络是经脉和络脉的总称，人体上有一些纵观全身的路线，古人称之为经脉。这些大干线上有一些分支，在分支上又有更小的分支，古人称这些分支为络脉。“脉”是这种结构的总括概念。

尽管早在2000年前的汉代就有了经脉图谱，但是，直到解剖学说成熟完善的现代，也找不到与古典图谱一致的经络，那究竟有没有经络呢？中医是相信经络的存在的。早在千年以前，人们就发现某些人生病时身体会出现红色发烫的线条，按摩那些线条可治疗疾病，经络学说就是从这些治疗经验里发展出来的，并成为了中医最重要的组成部分。

虽然迄今为止，没有人知道经络的实质，也没有人知道经络是怎样被发现的，但是经络却用特殊的方式告诉世人它的存在是千真万确的，只是没有人能看见而已。当针灸或者按压穴位的时候，人身上沿着经络的地方会出现酸、麻、胀、痛的感觉，比如按手臂肘弯下的“麻筋”，手心会有麻的感觉，中医把这个叫“得气”，出现这种现象时，诊治效果往往更好。不过这种“得气”跟每个人体质有关，有的人明显，有的人则没什么感觉。

中医认为，经络的养生功效主要有以下3个方面：

联系脏腑、沟通内外

《灵枢·海论》指出：“夫十二经脉者，内属于腑脏，外络于肢节。”人体的五脏六腑、四肢百骸、五官九窍、皮肉筋骨等组织器官，之所以能保持相对的协调与统一，完成正常的生理活动，是依靠经络系统的联络沟通而实现的。经络中的经脉、经别与奇经八脉、十五络脉，纵横交错，入里出表，通上达下，联系人体各脏腑组织；经筋、皮部联系肢体筋肉皮肤；浮络和孙络联系人体各细微部分。这样，经络将人体联系成为一个有机的整体。

经络的联络沟通作用，还反映在经络具有传导功能。体表感受病邪和各种刺激，可传导于脏腑；脏腑的生理功能失常，亦可反映于体表。这些都是经络联络沟通作用的具体表现。

运行气血、营养全身

《灵枢·本藏》指出：“经脉

者，所以行血气而营阴阳，濡筋骨，利关节者也。”气血是人体生命活动的物质基础，全身各组织器官只有得到气血的温养和濡润才能完成正常的生理功能。经络是人体气血运行的通道，能将营养物质输布到全身各个组织脏器，使脏腑组织得以营养，筋骨得以濡润，关节得以通利。

抗御病邪、保卫机体

营气行于脉中，卫气行于脉外。经络“行血气”而使营卫之气密布周身，在内和调于五脏，洒陈于六腑，在外抗御病邪，防止内侵。外邪侵犯人体由表及里，先从皮毛开始。卫气充实于络脉，络脉散布于全身而密布于皮部，当外邪侵犯机体时，卫气首当其冲发挥其抗御外邪、保卫机体的屏障作用。如《素问·缪刺论》所说：“夫邪客于形也，必先舍于皮毛，留而不去，人舍于孙脉，留而不去，人舍于络脉，留而不去，人舍于经脉，内连五脏，散于肠胃。”

总之，中医认为经络是人体内的一种通道，是气血的通道，在人体内，是一种内景，在外面是看不见的。要“反观”，就是《黄帝内经》所说的“内求”。其实，想要内求并不难，这需要修炼入静的功夫，有了一定的功夫后，就能往里看了。这种功夫需要修炼，而且人人都可以修炼出来，这种功夫就是后来所谓的气功。只要静心澄志，精神内守，就可以内观到经络的运行。

十二经脉：人体经络的主干要道

十二经脉是经络学说的主要内容。“十二经脉者，内属于府藏，外络于肢节”，这概括说明了十二经脉的分布特点：内部，隶属于脏腑；外部，分布于躯体。又因为经脉是“行血气”的，其循行有一定方向，就是所说的“脉行之逆顺”，后来称为“流注”；各经脉之间还通过分支互相联系，就是所说的“外内之应，皆有表里”。

（1）手太阴肺经：手太阴肺经主要分布在上肢内侧前缘，其络脉、经别与之内外连接，经筋分布其外部。

（2）手阳明大肠经：手阳明大肠经主要分布在上肢外侧前缘，其络脉、经别与之内外连接，经筋分布其外部。

（3）足阳明胃经：足阳明胃经主要分布在头面、胸腹第二侧线及下肢外侧前缘，其络脉、经别与之内外连接，经筋分布其外部。

（4）足太阴脾经：足太阴脾经主要分布在胸腹任脉旁开第二侧线及下肢内侧前缘，其络脉、经别与之内外连接，经筋分布其外部。

（5）手少阴心经：手少阴心经主要分布在上肢内侧后缘，其络脉、经别与之内外连接，经筋分布其外部。

（6）手太阳小肠经：手太阳小肠经主要分布在上肢外侧后缘，其络脉、经别与之内外连接，经筋分布其外部。

（7）足太阳膀胱经：足太阳膀胱经主要分布在腰背第一、二侧线及下肢外侧后缘，其络脉、经别与之内外连接，经筋分布其外部。

（8）足少阴肾经：足少阴肾经主要分布在下肢内侧后缘及胸腹第一侧线，其络脉、经别与之内外连接，经筋分布其外部。

（9）手厥阴心包经：手厥阴心包经主要分布在上肢内侧中间，其络脉、经别与之内外连接，经筋分布其外部。

（10）手少阳三焦经：手少阳三焦经主要分布在上肢外侧中间，其络脉、经别与之内外连接，经筋分布其外部。

（11）足少阳胆经：足少阳胆经主要分布在下肢的外侧中间，其络脉、经别与之内外连接，经筋分布其外部。

（12）足厥阴肝经：足厥阴肝经主要分布在下肢内侧的中间，其络脉、经别与之内外连接，经筋分布其外部。

十二经脉的循行走向是：手三阴经从胸走手，手三阳经从手走头，足三阳经从头走足，足三阴经从足走腹（胸）。正如《灵枢·逆顺肥瘦》所载："手之三阴从藏走手，手之三阳从手走头，足之三阳从头走足，足之三阴从足走腹。"

"离、入、出、合"的十二经别

经别，就是别行的正经。十二经别的循行，都是从十二经脉的四肢部分（多为肘、膝以上）别出（称为"离"），走入体腔脏腑深部（称为"入"），然后浅出体表（称为"出"）而上头面，阴经的经别合入阳经的经别而分别注入六阳经脉（称为"合"）。所以，十二经别的循行特点，可用"离、入、出、合"来概括。每一对相为表里经别组成一"合"，十二经别共组成"六合"。十二经别的功能主要是加强和协调经脉与经脉之间、经脉与脏腑之间，以及人体各器官组织之间的联系。

足太阳与足少阴经别（一合）

（1）足太阳经别：从足太阳经脉的腘窝部分出，其中一条支脉在骶骨下5寸处别行进入肛门，上行归属膀胱，散布联络肾脏，沿脊柱两旁的肌肉到心脏后散布于心脏内；直行的一条支脉，从脊柱两旁的肌肉处继续上行，浅出项部，脉气仍注入足太阳本经。

（2）足少阴经别：从足少阴经脉的腘窝部分出，与足太阳的经别相合并行，上至肾，在14椎（第二腰）处分出，归属带脉；直行的一条继续上行，系舌根，再浅出项部，脉气注入足太阳的经别。

足少阳与足厥阴经别（二合）

（1）足少阳经别：从足少阳经脉在大腿外侧循行部位分出，绕过大腿前侧，进入毛际，同足厥阴的经别会合，上行进入季胁之间，沿胸腔里，归属于胆，散布而上达肝脏，通过心脏，挟食道上行，浅出下颌、口旁，散布在面部，系目系，当目外眦部，脉气仍注入足少阳经。

（2）足厥阴经别：从足厥阴经脉的足背上处分出，上行至毛际，与足少阳的经别会合并行。

足阳明与足太阴经别（三合）

（1）足阳明经别：从足阳明经脉的大腿前面处分出，进入腹腔里面，归属于胃，散布到脾脏，向上通过心脏，沿食道浅出口腔，上达鼻根及目眶下，回过来联系目系，脉气仍注入足阳明本经。

（2）足太阴经别：从足太阴经脉的股内侧分出后到大腿前面，同足阳明的经别相合并行，向上结于咽，贯通舌中。

手太阳与手少阴经别（四合）

（1）手太阳经别：从手太阳经脉的肩关节部分出，向下入于腋窝，行向心脏，联系小肠。

（2）手少阴经别：从手少阴经脉的腋窝两筋之间分出后，进入胸腔，归属于心脏，向上走到喉咙，浅出面部，在目内眦与手太阳经相合。

手少阳与手厥阴经别（五合）

（1）手少阳经别：从手少阳经脉的头顶部分出，向下进入锁骨上窝。经过上、中、下三焦，散布于胸中。

（2）手厥阴经别：从手厥阴经脉的腋下三寸处分出，进入胸腔，分别归属于上、中、下三焦，向上沿着喉咙，浅出于耳后，于乳突下同手少阳经会合。

手阳明与手太阴经别（六合）

（1）手阳明经别：从手阳明经脉的肩髃穴分出，进入项后柱骨，向下者走向大肠，归属于肺；向上者，沿喉咙，浅出于锁骨上窝。脉气仍归属于手阳明本经。

（2）手太阴经别：从手太阴经脉的渊腋处分出，行于手少阴经别之前，进入胸腔，走向肺脏，散布于大肠，向上浅出锁骨上窝，沿喉咙，合于手阳明的经别。

奇经八脉：人体经络的“湖泽”

奇经八脉是督脉、任脉、冲脉、带脉、阴维脉、阳维脉、阴跷脉、阳跷脉等八脉的总称。它们与十二正经不同，既不直属脏腑，又无表里配合关系，因为“别道奇行”，故称“奇经”。

八脉中的督、任、冲脉皆起于胞中，同出会阴，称为“一源三岐”。其中督脉行于腰背正中，上至头面；任脉行于胸腹正中，上抵颏部；冲脉与足少阴肾经相并上行，环绕口唇。带脉起于胁下，环行腰间1周。阴维脉起于小腿内侧，沿腿股内侧上行，至咽喉与任脉会合。阳维脉起于足跗外侧，沿腿膝外侧上行，至项后与督脉会合。阴跷脉起于足跟内侧，随足少阴等经上行，至目内眦与阳跷脉会合。阳跷脉起于足跟外侧，伴足太阳等经上行，至目内眦与阴跷脉会合，沿足太阳经上行，于项后会合足少阳经。

奇经八脉交错地循行分布于十二经之间，其作用主要体现于两方面。其一，沟通了十二经脉之间的联系。奇经八脉将部位相近、功能相似的经脉联系起来，达到统摄有关经脉气血、协调阴阳的作用。督脉与六阳经有联系，称为“阳脉之海”，具有调节全身阳经经气的作用；任脉与六阴经有联系，称为“阴脉之海”，具有调节全身诸阴经经气的作用；冲脉与任、督脉，足阳明经、足少阴经等有联系，故有“十二经之海”、“血海”之称，具有涵蓄十二经气血的作用；带脉约束联系了纵行躯干部的诸条足经；阴、阳维脉联系阴经与阳经，分别主管一身之表里；阴、阳跷脉主持阳动阴静，共司下肢运动与寤寐。其二，奇经八脉对十二经气血有蓄积和渗灌的调节作用。当十二经脉及脏腑气血旺盛时，奇经八脉能加以蓄积，当人体功能活动需要时，奇经八脉又能渗灌供应。

冲、带、跷、维六脉俞穴，都寄附于十二经与任、督脉之中，唯任、督二脉各有其所属俞穴，故与十二经相提并论，合称为“十四经”。十四经具有一定的循行路线、病证及所属俞穴，是经络系统的主要部分，在临床上是针灸治疗及药物归经的基础。

督脉

督，有总督的意思。督脉行于背正中，能总督一身之阳经，故又称“阳脉之海”。

循行部位：起于胞中，下出会阴，后行于腰背正中，经项部，进入脑内，属脑，并由项部沿头部正中线，经头顶、额部、鼻部、上唇，到上唇系带处。并有地脉络肾、贯心。

主要病证：脊柱强直、角弓反张、脊背疼痛、精神失常、手足麻木等。

任脉

任，即担任。任脉行于胸腹部的正中，能总任一身之阴经，故有“阴脉之海”的称号。

循行部位：起于胞中，下出会阴，经阴鼻，沿腹部正中线上行，通过胸部，颈部，到达下唇内，环绕口唇，上至龈交，分行至两目下。

主要病证：疝气、带下、少腹肿块、月经不调、流产、不孕等。

冲脉

为总领诸经气血的要冲。

循行部位：起于胞中，并在此分为三支：一支沿腹腔后壁，上行于脊柱内；一支沿腹腔前壁挟脐上行，散布于胸中，再向上行，经喉，环绕口唇；一支下出会阴，分别沿股内侧下行至大趾间。

主要病证：月经不调、经闭、崩漏、乳少、吐血及气逆上冲等。

带脉

带脉围腰一周，有如束带，能约束诸脉，所以有“诸脉皆属于带”的说法。

循行部位：起于季胁，斜向下行至带脉穴，绕身一周。

主要病证：腹满，腰部觉冷如坐水中。

阴跷脉、阳跷脉

跷，有轻健跷捷的意思。阳跷主一身左右之阳，阴跷主一身左右之阴。同时还有濡养眼目，司眼睑的开合和下肢运动的作用。

循行部位：跷脉左右成对。阴阳跷脉均起于足眼。

主要病证：阴跷为病，肢体外侧肌肉弛缓而内侧肌肉拘急、喉痛、嗜睡；阴跷为病，肢体内侧肌肉弛缓而外侧肌肉拘急、癫狂、不眠、目内眦赤痛。

阴维脉、阳维脉

维，有维系的意思。阴维脉维系三阴经，阳维脉维系三阳经。

循行部位：阴维起于小腿内侧足三阴经交会之处，沿下肢内侧上行，到腹部，与足太阴脾经同行，到胁部，与足厥阴肝经相合，然后上行至咽喉，与任脉相会。阳维起于外踝下，和足少阳胆经并行，沿下肢外侧向上，经躯干部外侧，从腋后上肩部，前行到额部，循头入耳，与督脉会合。

主要病证：阴维脉发生病变时，常有胸痛、心痛、胃痛等证。阳维脉发生病变时，常见发冷发热等证。

十五络脉："支而横者为络"

十二经脉和任、督二脉各自别出一络，加上脾之大络，共计15条，称为十五络脉，分别以十五络所发出的俞穴命名。四肢部的十二经别络，加强了十二经的表里两经的联系，沟通了表里两经的经气，补充了十二经脉循行的不足。躯干部的任脉别络、督脉别络和脾之大络，分别沟通了腹、背和全身经气。

（1）手太阴之别络：从列缺穴处分出，起于腕关节上方，在腕后半寸处走向手阳明经；其支脉与手太阴经相并，直入掌中，散布于鱼际部。

（2）手阳明之别络：从偏历穴处分出，在腕后3寸处走向手太阴经；其支脉向上沿着臂膊，经过肩，上行至下颌角，遍布于牙齿，其支脉进入耳中，与宗脉会合。

（3）足阳明之别络：从丰隆穴处分出，在外踝上8寸处，走向足太阴经；其支脉沿着胫骨外缘，向上联络头项，与各经的脉气相合，向下联络咽喉部。

（4）足太阴之别络：从公孙穴处分出，在第一趾跖关节后1寸处，走向足阳明经；其支脉进入腹腔，联络肠胃。

（5）手少阴之别络：从通里穴处分出，在腕后1寸处走向手太阳经；其支脉在腕后1寸半处别而上行，沿着本经进入心中，向上系舌本，连属目系。

（6）手太阳之别络：从支正穴处分出，在腕后5寸处向内注入手少阴经；其支脉上行经肘部，网络肩部。

（7）足太阳之别络：从飞阳穴处分出，在外踝上7寸处，走向足少阴经。

（8）足少阴之别络：从大钟穴处分出，在内踝后绕过足跟，走向足太阳经；其支脉与本经相并上行，走到心包下，外行通贯腰脊。

（9）手厥阴之别络：从内关穴处分出，在腕后2寸处浅出于两筋之间，沿着本经上行，维系心包，络心系。

（10）手少阳之别络：从外关穴处分出，在腕后2寸处，绕行于臂膊外侧，进入胸中，与手厥阴经会合。

（11）足少阳之别络：从光明穴处分出，在内踝上5寸处，走向足厥阴经，向下联络足背。

（12）足厥阴之别络：从蠡沟穴处分出，在内踝上5寸处，走向足少阳经；其支脉经过胫骨，上行到睾丸部，结聚在阴茎处。

（13）任脉之别络：从鸠尾（尾翳）穴处分出，自胸骨剑下行，散布于腹部。

（14）督脉之别络：从长强穴处由督脉分出，挟脊柱两旁上行到项部，散布在头上；下行的络脉从肩胛部开始，从左右分别走足太阳经，进入脊柱两旁的肌肉。

（15）脾之大络：从大包穴处分出，浅出于渊腋穴下5寸处，散布于胸胁部。

此外，还有浮络、孙络。浮络是络脉中浮行于浅表部位的分支，其主要作用是输布气血以濡养全身。从别络分出最细小的分支称为“孙络”，它的作用同浮络一样是输布气血，濡养全身。

十二经筋：和十二经脉大不同

经筋的分布，同十二经脉在体表的循行部位基本上是一致的，但其循行走向不尽相同。经筋的分布，一般都在浅部，从四肢末端走向头身，多结聚于关节和骨骼附近，有的进入胸腹腔，但不属络脏腑。其具体分布如下：

足太阳经筋

起于足小趾，向上结于外踝，斜上结于膝部，在下者沿外踝结于足跟，向上沿跟腱结于腘部，其分支结于小腿肚（腨外），上向腘内，则与腘部另支合并上行结于臀部，向上挟脊到达项部；分支入结入舌根；直行者结于枕骨，上行至头顶，从额部下，结于鼻；分支形成“目上网”（即上睑），向下结于鼻旁，背部的分支从腋行外侧结于肩髃；一支进入腋下，向上出缺盆，上方结于耳行乳突（完骨）。又有分支从缺盆出，斜上结于鼻旁。

足少阳经筋

起于第四趾，向上结于外踝，上行沿胫外侧缘，结于膝外侧；其分支起于腓骨部。上走大腿外侧，前边结于伏兔，后边结于骶部。直行者，经季胁，上走腋前缘，系于胸侧和乳部，结于缺盆。直行者，上出腋部，通过缺盆，行于太阳经筋的前方，沿耳后，上额角，交会于头顶，向下走向下颌，上结于鼻旁。分支结于目外眦，成“外维”。

足阳明经筋

起于第二、三、四趾，结于足背；斜向外上盖于腓骨，上结于膝外侧，直上结于髀枢（大转子部），向上沿胁肋，连属脊椎。直行者，上沿胫骨，结于膝部。分支结于腓骨部，并合足少阳的经筋。直行者，沿伏兔向上，结于股骨前，聚集于阴部，向上分布于腹部，结于缺盆，上颈部，挟口，会合于鼻旁，下结于鼻，上方合于足太阳经筋——阳明为“目下”（下睑）。其中分支从面颊结于耳前。

足太阴经筋

起于大足趾内侧端，向上结于内踝；直行者，络于膝内辅骨（胫骨内踝部），向上沿大腿内侧，结于股骨前，聚集于阴部，上向腹部，结于脐，沿腹内，结于肋骨，散布于胸中；其在里者，附着于脊椎。

足少阴经筋

起于足小趾的下边，同足太阳经筋并斜行内踝下方，结于足跟，与足太阳经筋会合，向上结于胫骨内踝下，同足太阴经筋一起向上，沿大腿内侧，结于阴部，沿脊里，挟膂，向上至项部，结于枕骨，与足太阳经会合。

足厥阴经筋

起于足大趾上边，向上结于内踝之前。沿胫骨向上结于胫骨内踝之上，向上沿大腿内侧，结于阴部，联络各经筋。

手太阳经筋

起于手小指上边，结于腕背，向上沿前臂内侧缘，结于肘内锐骨（肱骨内上踝）的后面，进入并结于腋下，其分支向后走腋后侧缘，向上绕肩胛，沿颈旁出走足太阳经筋的前方，结于耳后乳突；分支进入耳中；直行者，出耳上，向下结于下额，上方连属目外眦。还有一条支筋从颌部分出，上下颌角部，沿耳前，连属目外眦，上额，结于额角。

手少阳经筋

起于无名指末端，结于腕背，向上沿前臂结于肘部，上绕上臂外侧缘上肩，走向颈部，合于手太阳经筋。其分支当下额角处进入，联系舌根；另一支从下颌角上行，沿耳前，连属目眦，上额，结于额角。

手阳明经筋

起于食指末端，结于腕背，向上沿前臂外侧，结于肩髃；其分支，绕肩胛，挟脊旁；直行者，从肩髃部上颈；分支上面颊，结于鼻旁；直行者上出手太阳经筋前方，上额角，络头部，下向对侧下额。

手太阴经筋

起于手大拇指上，结于鱼际后，行于寸口动脉外侧，上沿前臂，结于肘中；再向上沿上臂内侧，进入腋下，出缺盆，结于肩髃前方，上面结于缺盆，下面结于胸里，分散通过膈部，到达季胁。

手厥阴经筋

起于手中指，与手太阴经筋并行，结于肘内侧，上经上臂内侧，结于腋下，向下散布于胁的前后；其分支进入腋内，散布于胸中，结于膈。

手少阴经筋

起于手小指内侧，结于腕后锐骨（豆骨），向上结于肘内侧，再向上进入腋内，交手太阴经筋，行于乳里，结于胸中，沿膈向下，系于脐部。

十二皮部：络脉之气散布之所在

十二皮部是指十二经脉功能活动反映于体表的部位，也是络脉之气散布之所在。因此，十二皮部的分布区域，即将十二经脉在皮肤上的分属部分作为依据来划分。故《素问·皮部论》指出："欲知皮部，以经脉为纪者，诸经皆然。"同时，皮部不仅是经脉的分区，也是别络的分区，它同别络，特别是浮络有着密切的关系。所以《素问·皮部论》又说："凡十二经络脉者，皮之部也。"

由于十二皮部居于人体最外层，又与经络气血相通，故是机体的卫外屏障，起着保卫机体、抗御外邪和反映病证的作用。当机体卫外功能失常时，病邪可通过皮部深入络脉、经脉以至脏腑。正如《素问·皮部论》所说："邪客于皮则腠理开，开则邪入客于络脉，络脉满则注入经脉，经脉满则入合于脏腑也。"反之，当机体内脏有病时，亦可通过经脉、络脉而反映于皮部，根据皮部的病理反应而推断脏腑病证。所以皮部又有反映病候的作用。此外，中医针灸临床常用的皮肤针（七星针、梅花针）、皮内针、穴位贴药治疗等均是通过皮部与经脉络脉乃至脏腑气血的沟通和内在联系而发挥作用的。

拉筋拍打，也要顺时循经

要知道，经络也有自己的上班时间，在它的工作时间你去找它，自然会收获颇丰，如果在它休息的时间去叩它的家门，你是不受欢迎的，即使它碍于情面勉强接待了你，也不会给你什么好处。所以，要想通过经络疗法保护自己，必须在心里有张人体经络运营时间表。

晚间23点～凌晨1点，子时，胆经开

胆是代谢解毒器官，需在熟睡中进行，此时不宜进行拉筋拍打活动。

凌晨1～3点，丑时，肝经开

肝开始排毒，也需要在熟睡中进行，因此也不宜进行拉筋拍打活动。此外，晚上23点至凌晨3点这个时间段保持充足的睡眠，可有效预防脸部长斑点和青春痘。

凌晨3～5点，寅时，肺经开

肺排毒开始，此即为何咳嗽的人在这段时间咳得最剧烈，因排毒动作已走到肺；不应用止咳药，以免抑制肺积物的排除。此时，可拍打或按摩肺经，或是按摩手腕凹陷深处的太渊穴（手太阴肺经，肺之原穴，百脉之会），但这个穴位不易找准，可用左手横握右手的手腕，用左手大拇指中间的指节的侧面按压，这样可以找准这个穴位，有疼痛感就对了。

凌晨5～7点，卯时，大肠经开

大肠的排毒，应喝淡盐水清肠后上厕所排便。此时正是敲打大肠经的

最佳时间，大肠经很好找，你只要把左手自然下垂，右手过来敲左臂，一敲就是大肠经。敲时有酸胀的感觉，敲到曲池穴时多敲一会儿，曲池穴就在大肠经上肘横纹尽头的地方。

上午7～9点，辰时，胃经开

胃大量吸收营养的时段，应吃早餐。疗病者最好早吃，在6点半前，养生者在7点前，不吃早餐者应改变习惯，即使拖到9、10点吃都比不吃好，以免胃被胃酸侵蚀，也要预防浓缩的胆汁因为没有食物的消化而演变为胆结石。此时，还应拍打胃经，比如推按腹部胃经（尤其是腹直肌部分）、敲打大小腿上的胃经、在胃经路线上拔罐刮痧，以及练武术的基本动作——蹲裆骑马式、跪膝后仰头着地等，都是打通胃经的方便之法。

上午9～11点，巳时，脾经开

脾是运送营养的，如果这时候没有营养和热量输送，你一天就没有力气工作了。此时是按摩脾经的最佳时间。身体有一些不适，可以坚持每天按摩脾经的大都、商丘两穴各3分钟，大都在右脚大脚趾左边靠近脚底1厘米处，商丘在脚腕凹处。还要坚持按摩小腿脾经，再加上肾经的复溜穴可治痛风，复溜穴在小腿肚后面，靠近脚腕约5厘米。

中午11～13点，午时，心经开

这时候小睡一会儿，或是多按按心经，会让下午的你精神奕奕。沿着心经的走向，可以找到以下要穴：极泉穴在腋窝中，点按可使心率正常，又治劳损性肩周炎；少海穴在肘纹内，拨动可治耳鸣手颤及精神障碍；神门穴在掌纹边，点掐可促进消化，帮助睡眠，预防老年痴呆；少府穴在感情线上，可泻热止痒，清心除烦，通利小便。

下午13～15点，未时，小肠经开

小肠开始吸收午餐时摄入的营养，以保证下午和晚上的热量充足。此时，可以适当做做运动，进行拉筋拍打的运动，尤其要拍打小肠经。

下午15～17点，申时，膀胱经开

膀胱经此时气旺，外欲排体表之风寒，内欲通水道之湿浊，两相用力，大耗气血，故借调全身气血相助。因而体倦思睡，以保养气血。此时，可做一做拉筋，拍打按摩从臀部到脚外侧这段膀胱经线路，从上到下，按摩时穴位有痛感效果好，通常是越接近足部时痛感越小，并反复按摩。当用指甲轻掐小脚趾外侧的至阴穴痛如针刺时，膀胱经就算是打通了。经常按摩膀胱经有利于排毒减肥。

下午17～19点，酉时，肾经开

此时应拍打按摩肾经，比如可以用双手在腰部上下贴肌肤搓几下至有热感，有利于保养肾脏，让你气色红润身体好。

晚间19～21点，戌时，心包经开

拍打按摩心包经可以快速将心脏中的积液排除，提升心脏的能力。但要注意的是，由于拍打按摩时会阻断经络中体液的流动，因此拍打按摩时，先压住穴位，心里数1～20，然后放开一会儿再压，如此反复进行，每次3～5分钟。

晚间21～23点，亥时，三焦经开

为免疫系统（淋巴）排毒时间，此段时间应安静或听音乐，并顺着三焦经拍打按摩一遍，最痛的地方就是不通之处，重点拍打按摩此处就可以了。

打通任督二脉也就打通了全身经络

对于我们所有人来说，任督二脉这两条经脉是最为重要的。督脉是统领所有阳脉的，任脉是统领所有阴脉的，所以至关重要。

任脉和督脉都起源于胞中（相当于女子子宫或男子的精室），任脉从胞中出来以后，经过会阴穴（也就是前后二阴之间），向前往上走经过腹部、胸部，一直往上，到达喉咙处。然后是环绕嘴唇1周，再继续往上行走，到眼眶底下散开。督脉从胞中出来后，往后往上沿着脊柱行走，一直到头顶，然后沿着头部中线往前往下，最后到上嘴唇的位置。当然任督二脉还有一些支线运行。

任脉主管生殖，同时它还被称为“阴经之海”，所有的阴脉都会聚于任脉，它行走在人体前面的正中线，人体的前面为阴，后背为阳。任脉统领所有的阴经。督脉，统领人体的所有阳经，被称为“阳经之海”。所有的阳脉都会聚于督脉，它行走在人体后背的正中线。

人体有病往往是因为任督二脉不通，任督二脉通则全身经络通，所以打通任督二脉对身体健康十分重要。

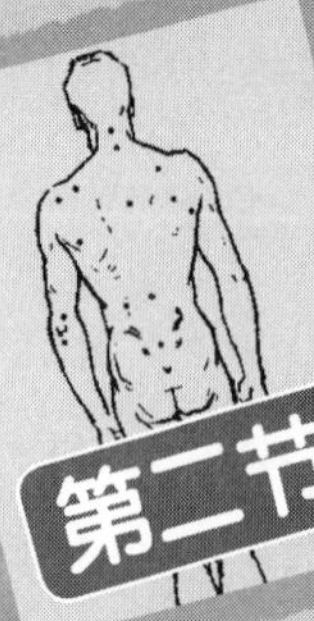

第二节

从头到脚的解结松筋术——全方位的养生大计

颌颈部解结松筋术

颞下颌关节紊乱症，五大方法来治疗

颞下颌关节由下颌骨的髁状突与颞骨的下颌凹和关节软盘构成，其周围为关节囊、韧带和咀嚼肌。当你在开、闭口或咀嚼时，出现颞下颌关节区疼痛，关节僵硬，开、闭口障碍的症状，并在活动时发出弹响声及关节摩擦音，就是颞下颌关节紊乱症的典型表现。

中医认为，颞下颌关节部位属肾，肾气不足则筋弱而易变性；而过度劳累，使虚弱之筋更易受损。当人们情绪不稳定和身体虚弱，就可能引起人体生理功能紊乱而导致颞下颌关节紊乱症。此外，还可因咬合关节紊乱、两侧发育不对称与单侧咀嚼、外伤等引发此症。

这种病症多发生在一侧，两侧发生者较少，临床主要表现为下颌运动异常，张口时下颌骨向健侧歪斜；闭口时牙缝不能并齐；有时张口受限，咀嚼肌酸痛和咀嚼无力；少数患者还有头昏、耳堵塞感或耳鸣和听力减退等。

针对这种病症，人们可采取以下的拉筋拍打法来松筋治疗。

【具体方法】

（1）点穴。患者正坐，医者站于患者背后，以指代针点按上关、下关、翳风、颊车等穴，以通经活络。

（2）摇法。患者取坐位，医者双手大拇指外面裹以纱布或手帕后，伸入患者口腔内置于其下面两侧的近根牙处，两手大拇指做按压及左右摇晃活动约10次，而后将拇指取出口腔外，若患者张口受限，伸入拇指后施法困难，医者可用纱布包裹一手食指，伸入口腔内向下扣住下颌骨，做上下、左右摇晃，使两侧颞颌关节松动。注意，在摇晃颞颌关节的同时另一手拇指在患部做揉捻手法。约活动十余次后，将食指从口腔内拿出。

（3）挤按法。如有下颌骨向一侧偏歪者，医者站于患者身后，若向左偏歪，则医者左手掌根按于患者左侧下颌骨部，右手掌根按于患者健侧颞颌关节部。嘱患者张口，然后令患者闭口，在闭口的同时医者两手相对挤按使患者上下咬合关系正常。

（4）推法。用大拇指自下关穴起，沿下颌骨的前缘自上而下推按3～5次。

（5）揉捻法。用小鱼际肌或大鱼际肌揉捻颞颌关节周围，以舒通气血，解除局部痉挛，做结束手法。

此外，还应内服有镇静、消炎、镇痛的药物，如中药舒筋丸、小活络丸等，西药口服消炎镇痛类的双氯芬酸钠、复方氯唑沙宗等。并嘱咐患者每日用拇指点按上关、下关、听宫等穴，做轻松的张口与闭口活动，使颞下颌关节放松，促进恢复。

两招就能搞定落枕的解结松筋术

有时候，我们睡了一觉起来，会突然发现脖子不舒服，转头很困难，严重的话还会伴有疼痛。相信大家一定都知道，这是落枕了。

发生落枕的原因，主要有以下两个方面：一是肌肉扭伤，二是感受风寒。如果晚上睡觉时的姿势不太好，脖子长时间处于过度偏转的位置；或者是枕头过高、过低或过硬，使脖子处于过伸或过屈状态，这些都可以使得颈部一侧的肌肉紧张，使颈椎发生小关节紊乱，局部气血不和。再者就是睡觉的时候受凉，造成颈背部气血凝滞，经络痹阻。这些都可以使颈部僵硬疼痛，活动不利，即发生落枕。

知道了引起落枕的原因，只要想方设法祛除病因，自然就可以使局部筋肉、气血、经络恢复正常。

【具体方法】

治疗方法一

（1）左手或右手中、食、无名指并拢，在颈部找到最疼痛的地方，这些压痛点一般都在肩颈部位肌肉丰富的地方，先由轻到重慢慢地按揉5分钟左右，可以左右双手交替进行。

（2）然后用双手小鱼际的地方开始拍打肩颈部，按照从上到下，再从下到上轻快迅速击打2分钟左右。

（3）拍打之后，用拇指和食指缓慢地拿捏左右两侧的风池、肩井穴2分钟。

（4）通过反射区找到落枕穴（落枕穴在双手手背的第2、3掌骨间，指掌关节后半寸处），以拇指或食指点按，等到稍稍感觉到酸胀时再持续3分钟左右。

（5）最后释放头颈部，缓慢做前屈、后仰、左右侧偏及旋转的连续活动，动作一定要缓慢进行，千万不能因为用力过猛，反而使颈部损伤加重。

治疗方法二

这种方法需要其他人的帮助来进行操作，落枕者需要采取端坐的姿势，按摩的人站在落枕者的身后，用拇指缓慢地轻按颈部，并询问落枕者，找出最痛点，然后用手掌的大小鱼际从痛侧的颈部上方开始，一直到肩背部为止，依次进行拍打，对最痛点再用力按摩，到落枕者能够感到明显酸胀即可。这时说明拍打的力量合适，如此反复进行2～3遍，再以手指推按拍打过的部位，重复2～3遍。这样的一个过程，通常都可以迅速使痉挛的颈肌松弛，而达到缓解落枕的效果。

颈部扭伤怎么办？试试拿、滚、揉的松筋法

颈部扭伤是由颈部过度旋转扭曲造成的，一般常见于外伤损伤。由于颈部的活动较多，如果突然闪挫或者强力扭转，就会损伤颈部的肌肉和肌腱，从而引起颈部疼痛，同时伴有活动障碍，有的可能还伴有局部轻度肿胀。

颈部扭伤和落枕一样，都属于颈部的急性软组织损伤，两者的症状也比较相似，鉴别的时候主要是根据病史。落枕一般没有外伤史，多发生于夜间睡觉的时候。而颈部扭伤一般则有外伤史，可能会由脖子的强力扭转，或者是突然的闪挫等情况引起。

【具体方法】

一般患者需要采取端坐的姿态，按摩的人站在患者身后，用拿揉的手法，反复拿揉患者颈后上、中、下三脉，再拿揉前膀肾脉和后膀肾脉。然后用双手大鱼际采取滚法，反复滚揉颈后上、中、下三脉及肩井穴位处，由上至下，是让深层凝结的气血逐渐消散，使发生扭伤痉挛的肌肉缓解放松。再用双手实拳捶打法，捶打颈肩部。最后再用拍打的方法，拍打颈肩部，并扩展到上肢四面，这样就可以促使肩颈部的肌肉充分放松。运用此手法治疗，一般一两次即可治愈。

颈椎病情各不同，酌情使用“脊柱旋转复位法”

在治疗颈椎病时，要综合分析各个患者的不同情况，抓住病变的主要矛盾，并参照X光片的表现来查明患椎棘突，辨清偏歪方向，再酌情使用脊

柱（定点）旋转复位法（颈椎病手法复位第一法、第二法），拨正偏歪棘突，从而恢复患者颈椎正常的或代偿性的内外平衡关系，以解除神经根、脊髓、血管、交感神经的刺激或压迫，促进软组织损伤修复，减轻或治愈颈椎病症状。

下面，我们就以椎棘突向右偏歪的颈椎病症状为例，来详细介绍颈椎病复位法。

颈椎病复位法一

先让患者端坐。医者左手拇指的桡侧面顶住偏歪棘突的右侧，让患者头颈部前屈35度，再向左旋转45度，术者右手掌托扶病人左面颊和颏部，医生助手站在患者左侧，用左手掌压住患者右颞顶部，按复位的需要向下压头颅。医生的右手掌向上稍用力，使患者头颈沿矢状轴上旋45度，与此同时，左手拇指向左侧或左前外方水平地推顶偏歪棘突，常可听到一响声，同时感觉指下棘突向左轻移。然后，让患者头颅处中正位，医生顺压患者棘突和项韧带，松动两侧颈肌。至此，整套颈椎病的复位手法操作完成。

颈椎病复位法二

让患者端坐，颈部自然放松，向旋转受限的一侧主动旋至最大限度。也就是说，哪边难以转动就要向哪边转动，并要转到极限。医生一手拇指顶推高起的棘突，其余4指扶持住颈部。另一只手的掌心对准患者下颏，5指握住患者下颌骨；或是医生的前臂掌面紧贴患者下颌体，掌心抱住患者后枕部。再将抱头的手向直上牵提和向受限侧旋转头颅，与此同时另一只手的拇指向颈前方轻微顶推棘突高隆处。如果医生手法足够娴熟，其拇指可向对侧水平方向顶推偏歪棘突。此时多可听到一响声，并且感觉手指下的棘突轻移。此时，应让患者头颈处中立位，触诊如发现患者棘突已拨正，则完成整套复位手法。

这套手法比较适合老年患者，因为此法对椎动脉拉伸较小；也适宜棘突偏歪较小者、椎间韧带较松弛者，颈椎曲线明显反张且颈部活动明显受限者。

需要注意的是，医生在施用这些复位疗法时手法要轻柔、准确，酌情用力，力求稳、准、轻、巧，切忌粗暴用蛮力，否则可能加重损伤，引发新的病症。尤其是在对一些体弱的患者进行治疗时，如果患者因椎动脉受刺激而产生一过性虚脱症状，医生应立即停止手法，并酌情对症处理。

此外，患者在被施行颈椎复位疗法之后，应谨遵医嘱酌情限制颈部活动，比如屈曲型（颈部受限于屈曲位）的患者应在颈部放枕头或用低枕，伸直型（颈部受限于伸直位）的患者可睡高枕，但不可用硬枕。此外，必要时患者还应配合热透疗法和醋离子透入。

还有一些情况不适宜或慎用手法治疗，比如颈椎骨质破坏性疾病，如结核病、肿瘤等，禁用该手法；颈椎先天性畸形者慎用；椎体间骨质增生已形成骨桥者慎用；椎间孔明显增生性狭窄者慎用；有高位脊髓压迫症状者慎用。

除了施用颈椎病复位手法之外，还有一些按摩的小方法：

按摩臂丛

患者端坐，用单手或双手食指按摩从锁骨中点直上1厘米处，上肢有触电感即为见效，手法宜由轻到重，再由重到轻。

按摩双风池穴

患者端坐，医生用一只手的掌心扶持住患者前额部，另一只手用拇指、食指的指尖分别按摩双侧风池穴1分钟左右，手法也以由轻到重，再由重到轻。

此外，还可按摩发际旁的枕大、小神经。对项韧带、棘上韧带、寰椎横突上肿胀，压痛的肌肉起止端，以及患椎两侧关节突出处肥厚、压痛的软组织，都可实行分筋理筋法及局部封闭。

颈项部经筋痹病康复锻炼

痹病也叫痹证，是中医对于表现为肌肉筋骨疼痛的症状的一类疾病的总称。痹病不仅能发生于四肢，也可发生于躯干，颈项部也是好发部位之一。

痹病是中医的一个名词，它和西医的疾病并没有明确的对应关系。比如说骨性关节炎、风湿性关节炎、类风湿性关节炎等各种关节炎，可以表现为疼痛，这就属于痹病；现代比较常见的颈椎病、腰椎病，同样可以表现为疼痛，这时也可以称为痹病。总之，中医西医之间并没有一一对应的关系，只要表现出疼痛，就都可以算做是痹病。

人体的颈项部是一个很敏感，也很脆弱的部位。平时脖子总是露在外面，很容易感受外界的风寒邪气。同时，这里相对来说比较细，内部又有重要的神经、血管、气管等通过，如果受伤的话，很可能造成严重的后果。因此，大家在平时一定要保护好这个位置，如果出了问题，出现了疼痛，要及时治疗，而且要采取正确的方式，正确的手法来进行康复锻炼。否则，很可能会适得其反，带来更为严重的后果。

下面为大家介绍几种简单易行的颈肩部的康复锻炼方法，帮助你远离疼痛的困扰：

支撑头部

经常伏案工作的人，颈部的肌肉长期处于紧张状态，这会导致颈部疼痛和僵硬。遇到这种情况的时候，可以在桌子前坐好，身体前倾，将肘部放在桌子上，用手掌托住额头，保持3～5分钟。这样做有助于缓解肌肉的紧张状态，从而缓解颈肩部的疼痛和僵硬感。

抬升运动

坐在椅子上，将双手放到椅子边缘，支撑身子，使腿部和臀部向上抬高，保持这个动作5秒钟，重复几次。这个方法适合整天坐在办公室里的上班族，可以起到锻炼肩部肌肉、放松颈部的作用。

收缩肩部

坐直，伸直脊椎，就好像你要长高一样。然后将双手放到腿上，此时让双肩向后靠拢。保持这个姿势15秒钟后放松，然后再重复几次。这个动作相对来说伸展幅度较大，适合晚上在家看电视的时候进行。

乌龟探头

模仿乌龟向前探头，并保持下巴水平，重复做十几次。这个方法适合司机和长时间坐在电脑前工作的人。在人们开车或者长时间盯着电脑屏幕的时候，总是习惯性地将头向前伸，因为头部很重，这样颈部必须长时间承受头部带来的重量，这不仅会造成颈部酸痛，还会带来头痛。因此，学学小乌龟，多做做探头的动作，可以缓解症状。

转动颈部

每隔1小时，低头让下巴尽量靠近胸部，然后360度旋转颈部，重复几次。也可以用头来写“米”字或者“大”字，这样可以使得颈椎及颈肩部肌肉都得到一定的锻炼。这个动作不但能帮助赶走疼痛，对颈椎病也有很好的预防作用。

热熨疗法

如果颈部酸痛，可以准备一只小的布口袋，里边放点大米、桂皮和几勺香油，用橡皮筋系紧袂口，然后放在微波炉里加热2分钟，之后把它放在酸痛部位。这样可以在热的作用下，促进局部气血运行，同时也使药效更容易深入肌肤，从而起到很好的治疗作用。

肩部解结松筋术

肱二头肌肌腱炎，推荐你两种解结松筋方

大家看到这个病名，可能会觉得很陌生，不知道是什么病。其实，肱二头肌肌腱炎是常见病，一般见于长头腱。肱二头肌长头起于肩胛骨盂上结节，在肱骨结节间沟与横韧带形成的纤维管道中通过。当肩关节内收、内旋及后伸时，肌腱滑向上方；当肩关节外展、外旋和屈曲时，肌腱滑向下方。当上肢处于外展位屈伸肘关节时，肱二头肌长头肌腱易被磨损。因此，本病多发生在经常从事上肢运动的工作者身上，比如说游泳、举重、投掷等。另外，长期反复地举手过头顶的话，也可能导致这个病的发生。这是由于这些动作导致肱二头肌肌腱发炎，出现了充血、水肿、退变，严重的甚至可能出现肌腱断裂。常见的症状有肩关节前方疼痛，夜间疼痛加重，有时会伴有肌力减弱。

出现肱二头肌肌腱炎，有的医生会建议局部封闭治疗，这对缓解症状有一定的作用，但是应用的时候应当谨慎，这是因为反复应用可能会引起肌腱断裂。因此，治疗此病最好还是采取中医的手法治疗，这样比较稳妥。

【具体方法】

治疗方法一

（1）先选择滚法在肩关节周围进行按摩，来放松肩部的肌肉，再点按肩周的穴位，例如肩髃、肩井、天宗、臂臑等，这样就可以使肩周的血液循环通畅，减少酸痛的感觉。

（2）用拍打法沿着肩关节最高处向下拍打，来松解肌腱与腱鞘的粘连，软化局部的硬结，并可以结合用摇肩的方法恢复肩部功能。

（3）最后用揉法、摩法、搓擦法、散法等按摩舒筋，带动手臂进行整体的疏松，完成手法。

治疗方法二

患者采取坐位，操作的人站在患者的患侧，先用双手放松整个肩部，然后用抓抖法，抓抖上肢肌肉，再用双手虎口搓法，搓揉上肢肌肉，这样就可以达到理气活血，疏通经络的效果。最后保持拍打法拍打肩部及上肢四面5分钟左右。

肱二头肌肌腱滑脱，推荐你三大治疗法

正常情况下，肱二头肌长头起于

肩胛骨盂上结节，在肱骨结节间沟与横韧带形成的纤维管道中通过。当肩关节内收、内旋及后伸时肌腱滑向上方；当肩关节外展、外旋和屈曲时肌腱滑向下方。当横韧带纤维过度牵拉或撕裂时或结节间沟过浅，均可造成肱二头肌肌腱的滑脱，出现局部的疼痛肿胀，上臂呈内旋位，肘关节屈曲，如果伸肘外旋前臂，会使肩部的疼痛加重。有的时候还会出现肩关节向各个方向的活动功能都丧失。

检查时可用一手固定患肢于屈曲90度的位置，并做内外旋转，另一手在肱二头肌腱最上端处触摸，可以明显感觉到肌腱在腱沟内滑动，并发出弹响声，出现局部疼痛。

【具体方法】

（1）按压穴位法。患者采取端坐的姿势，操作的人站在前方，用一手拇指按压患侧的缺盆穴1分钟，同时以另一手固定病人头部；然后，操作的人站在患者的患侧，用拇指端按压巨骨穴半分钟。注意按压的时候要深压，指端向外用力。这样就能有效地缓解疼痛。

（2）拉臂推拨法。患者采取端坐的姿势，操作的人站在患者的患侧，一手拇指抵住肱骨小结节内侧缘、手掌固定肩部，另一只手握伤肢腕部做对抗牵引，在拉引的作用下将肩关节外展外旋至最大限度，而后迅速内旋，同时拇指从小结节前内缘用力向外上方推拨肱二头肌长头腱，可重复3～5次，指下有跳动感，示筋复原位，随即将上伤肢内收内旋。需要注意的是，在进行这个动作的时候，两手动作要协调，肩关节急速内旋与拇指推按动作须在同一时间进行。

（3）推按舒筋法：患者采取端坐的姿势，操作的人站在患者的患侧，用一手托其前臂，将肩关节轻度外展内旋位，另一手以大鱼际的着力部位自上臂的中段向上推按、滑按几次，然后再拍打抚摩数分钟，起到舒筋活血、缓解不适的作用。

四大妙方在手，肩部扭挫伤不用愁

肩部扭挫伤是因打击、碰撞或肩部过度扭转致肩部关节囊、肌肉、筋膜、韧带等受到牵拉而撕裂、挫伤，出现肩部肿胀、疼痛、功能障碍等为主要表现的疾病。

【具体方法】

治疗方法一

（1）按压穴位。取穴缺盆穴、天宗穴，或抬肩穴(肩峰前下1.5寸)、举臂穴(抬肩穴下2寸)。持续几分钟的刺激按压，保持穴位受到足够的刺激，减缓肩部的症状。

（2）轻轻以空掌拍打肩部，达到活血舒筋、通络止痛的作用。

（3）局部疼痛明显的地方采取推按拨弹的方法，达到消瘀止痛的功效，可以推拨一侧的肩前或外侧各条筋及肩胛内上角的各条筋，提拉胸部和肩部的肌肉。

（4）旋肩。让患者采取端坐的姿势，操作的人站在患者身后，右手虎口从后边托起右腕向上，操作的人屈肘内收带动患者屈肘，由下侧向胸前上举，再外旋外展后伸放下。重复数遍，幅度逐渐由小变大，保持患者肘关节随着操作者的肘关节屈伸而屈伸。

治疗方法二

患者采取端坐的姿势，操作的人站在患者的患侧，首先让患者尽量放松上肢肌肉，然后一手捏住患侧手腕，一手以虎口贴住患肩，并徐徐自肩部向下抚摩至肘部，重复5～6次。接着操作者一手托患肘，一手握患腕，将患肢缓缓向上提升，又缓缓下降，也要重复数次。最后术者双手握患侧手腕，肩外展60度，肘关节伸直做连续不断的抖动半分钟到1分钟，完成手法伤处会有轻快的感觉。

治疗方法三

（1）按摩法。操作的人一手扶患侧手腕，另一手拇食2指与虎口贴于患肩由上而下按摩3～5次。

（2）缓提法。操作的人一手托患肘，一手握患腕，将患肢缓缓向上提升，又缓缓下降，反复操作3～5次。

（3）牵动法。操作的人双手握患侧手腕，肩外展60度，肘关节伸直做轻牵抖10～20次。

治疗方法四

患者采取端坐的姿势，放松全身的肌肉，操作的人用掌根轻轻抚摩肩部3～5遍后，再用掌根或拇指指腹自肩峰向下推按肩部，一直到上臂的筋肉，并推压、揉捏肌肉，重复5～6次，然后选择在阿是穴、肩髃、肩贞等穴压、掐，使穴位有酸胀的感觉，持续时间约半分钟，再用双手拍打肩臂，使肩关节感到舒适。最后双手握患侧手腕，肩外展60度，肘关节伸直做连续不断的抖动半分钟左右。

急性伤筋后期或慢性伤筋者，可先拿捏肩部和上臂部，自上而下，疏松筋络，然后以肩部为重点，自上而下揉摩，以舒筋活血，再拨动及点按肩部、肩胛冈上部，以理顺筋络，最后操作者一手扶住患肩，一手托住肘部，将肩部摇转并尽量外展，先向前摇转4～5遍，再向后摇转4～5遍。

治冻结肩的秘方——五步手法松解术

冻结肩是由于患者在发病时，其

肩关节好像被冻结一样，所以，人们将这种病症称为“冻结肩”。冻结肩又称肩周炎，好发于50岁左右的人，故也称“五十肩”。冻结肩与老年性退行性变化有关，多因年长体弱、肩部劳损或受风湿侵袭或外伤后等诱因致肩部活动减少而引起。冬季由于气候寒冷，有些病人起病较急，经常是晚上睡眠时由于肩部露在外被“冻”后引起，这就是中医所称的风寒侵袭而诱发所致。

冻结肩病程较长，常为几个月，多则可达1～2年。双肩可以交替发病，但两肩同时患病者少见。本病能自愈，但时间长、痛苦大，功能恢复不全。有20%～30%的肩冻结者会同时患有颈椎病。因此，大部分人还是选择到医院进行按摩、牵引、针灸或手术治疗。

在冻结肩的治疗上宜先采用改良臂丛神经阻滞麻醉患者，在对患者进行一次“五步手法松解术”，即可使绝大多数（临床证实为97.47%）患者迅速痊愈，大大缩短了疗程，并能获得让患者满意的效果。

【具体方法】

麻醉

采取肌间沟径路的臂丛神经阻滞麻醉，注入2%利多卡因20毫升、维生素B122毫升或200微克。

五步手法松解术

在对患者施行了麻醉术后，待患者进入麻醉状态，出现肩关节无痛以及上臂肌肉松弛的症状，就开始做五步手法松解术。

五步手法松解术主要分为过伸上举、提拉外展、屈肘内收、推肘拉伸、顺（逆）时针旋转等5个步骤。具体如下：

患者仰卧，医生站在患者患处一侧或患者头侧，面对患者，徐徐将患者的上臂过伸上举，提拉外展（外展肩关节使肱骨沿关节盂轻轻下滑）；然后，屈肘内收、推肘拉伸（将患者肘关节向无痛的那方肩部方向推按，使冈下肌大圆肌背阔肌充分拉伸）。在患者肩关节粘连基本松解后，医生可用自己一只手的掌心对准患者患侧的肘关节鹰嘴，全手握住患者肘部，以肱骨头位支点，使患者患侧上臂做顺（逆）时针旋转，以进一步使肱骨头周围的粘连得到松解。注意，粘连松解开时可听到连续不断的“咯吱”声，类似撕布的声音。

手法松解后，患者患侧的肩关节的活动范围能恢复与健侧大致相同的功能，但要注意术后的功能锻炼，以巩固疗效。

此外，肩周炎患者每天可采取多种方法对肩关节进行按摩。比较常用的方法有：

（1）用健侧手掌部自上而下轻揉患侧肩臂部3～5分钟。

（2）用健侧手的拇指和食指自上而下按揉患侧肩臂的前部和外侧部3～5分钟，再在压痛点处用拇指点按拨动10～20次，使其有酸胀的感觉。

（3）用健侧手的第2～4指按揉患侧肩臂的后部3～5分钟，再在压痛点处用指端点按拨动10～20次，使其有酸胀的感觉。

（4）用健侧手指的指端轻揉或提捏患侧肩臂部的肌肉3～5分钟。

（5）用健侧手掌自上而下拍打患肩及上肢3～5分钟。

臂丛神经炎，就要反复揉按上肢肌肉

臂丛神经炎是神经受到病毒等外来致病因素侵袭所出现的神经支配局域麻痹、肌肉萎缩，肌瘫痪、不能形容的疼痛等临床症状的疾病，常发生于受凉、感冒、手术等之后，也可发生于肩部外伤之后。

在刚得此病的时候，可能会出现颈肩部及锁骨上部的疼痛，然后疼痛逐渐扩张，先是到肩部，继而可以传到前臂及手。疼痛在刚开始的时候一般是间歇性的，慢慢会发展成为持续性，严重的还会影响睡眠。但也有部分患者没有明显的疼痛。患者活动受限，活动的时候疼痛明显加重，甚至连生活也不能自理。日久天长，上肢则会出现麻木、肌肉萎缩，甚至瘫痪。

【具体方法】

（1）患者采取端坐的姿势，操作的人站在患者的身后，首先用中指揉推或者点揉，再用拿揉法，在手臂的上侧反复推按，来解除出现痉挛的结节，缓解疼痛麻木等症状。

（2）用拍打法，反复拍打上肢肌肉，上下游走，拍打时不要用大力。

（3）用双手抓法抓上肢肌肉，用拔指法顺序牵拔5指，再用捏揉法反复捏揉上肢肌肉。

（4）用拍打法再重复拍打肩部和上肢四面，来促使肌肉放松，保持经络气血畅通，从而解除疼痛麻木等症状。

治疗冈上肌腱炎，须学解结松筋四大手法

冈上肌腱炎又称冈上肌综合征，外展综合征。冈上肌腱在肩峰下面和肱骨头上面的狭小间隙内受到喙肩韧带和肩峰等的摩擦，由此而产生肩部外侧疼痛，并在肩外展60～120度时产生疼痛弧，这是一种无菌性炎症。冈上肌腱炎的发生不仅与慢性磨损引起退行性病变有关，还与外伤及受寒等有一定关系。患者以中青年及以上体力劳动者、家庭

主妇、运动员为常见。

冈上肌腱炎以疼痛为主要表现，属于中医“痹证”的范畴。由于感受风寒湿等外邪，或者由劳损、外伤等引起气血凝滞，经络痹阻，中医认为“不通则痛”，导致了本病的发生。

【具体方法】

治疗方法一

（1）拿法。用拇指与其余4指构成钳形，在肌肉丰富的地方，由冈上肌的上段到上臂，由上而下反复地拿捏数次。

（2）按法。用手掌的小鱼际，以冈上肌到肩部之间为重点，反复用按法按摩数次。

（3）点按法。用拇指指腹点按重点的地方，选择冈上肌到肩部之间区域，反复点按数次。

（4）摇转法。一手扶住患肩，另一手托住肘部，将肩部摇转外展高举，缓慢的反复操作数次。

这4种方法主要有活血散瘀、疏通筋络、理筋顺结的作用。疼痛明显的时候以轻柔手法为主，稍微缓解后手法可稍重。

治疗方法二

（1）摇肩。患者采取端坐的姿势，操作的人站在患者患侧，握住腕关节按照前、上、侧、后、下慢慢地画大圈，画圈范围由小逐渐变大。

（2）搓肩。坐位，两掌分放患肩前后，掌心相对旋揉，力度适中，拨动肩前，配合点按疼痛的阿是穴及肩胛部位的动静脉。

（3）牵抖法。操作患者采取端坐的姿势，双手握腕之两侧，松臂，在向下牵引动作同时，双臂用力均匀颤动3～5下。既可以解除筋膜之间的粘连，也可以消除症状和疼痛。

抖臂的时候需要右手擒住患者手掌背侧，手背朝上，伸直位用腕缓慢轻抖数下，再用腕臂合力重抖1～2下，形似抖绳状。结合使用牵抖的方法，可以加快消除不适的症状和局部的炎症。

治疗方法三

患者采取端坐的姿势，保持双肩自然下垂并稍内收的姿势，在冈上肌处用拍打的方式，结合滚法来疏通血脉，然后再稍做外展肩关节的动作，并用一手托住肘关节上部，另一手在冈上肌处用大拇指做按揉手法以舒筋活络，剥离筋膜的粘连，最后可以加一些局部的按摩。

治疗方法四

患者采取端坐的姿势，操作者站在患者的患侧，以左手前臂从后方插于患侧腋下，右手持患腕，两手做对抗牵引，同时将前臂向前旋转慢慢落下，然后操作者两膝分开屈曲，将患侧腕部夹于两膝之间，同时操作者用插于腋下的左前臂将患者上臂向外侧牵拉，使肱骨大结节突出。操作者用右手拇指掌面压于肱骨大结节前下方，用力向后上部按揉弹拨冈上肌肌腱，同时两腿松开夹着的手腕。最后两手握患腕向上拔伸，并向前后活动肩关节3次左右。所有的牵拉都必须要注意操作的力度。

肩部经筋痹病康复锻炼

对于肩背部的疼痛，一般也是由于气血瘀凝，阻滞经络，不通则痛，引起局部的疼痛。平时采取一些锻炼的手法，可以帮助气血运行，经络通畅，促使身体康复。下面介绍一些简便易行的康复锻炼方法，供大家参考。

（1）举重法。患者直立，双脚分开与肩同宽，两手握虚拳并屈肘使双拳在胸前与肩平，然后双虚拳放开呈掌心向上，两臂向上直举如托重物，努力抬高上举，最大限度地抬头挺胸，停顿后两手缓慢下降还原。

（2）错身法。患者直立，双脚分开与肩同宽，两手自然下垂，然后右臂屈肘，右手摆到左肩，同时左臂屈肘，左手摆到右肩胛角处，尽量幅度加大，稍做停顿，还原姿势后左右交替进行。

（3）推伸法。患者直立，双脚分开与肩同宽，两手叉腰，然后身体向左侧屈，左手沿体侧向下缓慢伸直，右手沿体侧上至腋下胸肋部，停顿，还原后左右交替进行。

（4）提物法。患者直立，双脚分开与肩同宽，两臂下垂，健臂屈肘向上提起，掌心向前，直至超过头顶向患侧搭住颈项部，然后停顿还原；再由患臂屈肘向上提起掌心向前，最大限度地提向健侧以搭住颈项部，健臂屈肘在体后上提以手背贴于腰背部，让患侧手掌经过头顶由前下垂然后还原。

（5）单举法。患者直立，双脚分开与肩同宽，右臂屈肘向上提起，掌心向外，提过头顶，右掌横在头顶上，掌心保持向上，左臂同时屈肘，掌心向后，自背后向上提拉，手背贴于后腰，尽量使右掌上托，抬头挺胸。左右交替进行。

（6）旋转法。患者直立，双脚分开与肩同宽，两臂屈肘夹于腰际，两手握拳，拳眼向内相对，然后两臂外旋使拳眼朝外，停顿后还原。

（7）摸耳法。患者直立，双脚分开与肩同宽，两臂自然下垂，然后患侧手沿体侧提起置于头部耳垂处，再继续向上移到头顶，并要经过头顶向对侧耳部移动，最大限度触及健侧耳尖部。

（8）弯腰法。患者直立，双脚分开与肩同宽，上身前屈，健手撑腰，患臂自然下垂，然后以患肩为轴心，使患臂对着地面划圆圈，幅度缓慢由小到大。有高血压、脑供血不足等引起的眩晕的患者避免迅速操作，以免意外摔倒，引起损伤。

（9）拉手法。患者直立，双脚分开与肩同宽，两手置于身体背后，以健侧手握住患侧手，由健侧手牵拉患侧手臂，达到最大可能限度后回推，拉推的动作都须带动患侧的肩关节才有效果。

（10）挎臂法。患者直立，双脚分开与肩同宽，健手叉腰，患肘屈曲90度，以肘部紧贴腰部，上臂紧靠胸廓，患侧握空拳，拳心向上，然后使患侧前臂向外摆出，停顿后还原。

肘部解结松筋术

治疗肘部扭挫伤，点揉、拍打全用上

肘部扭伤多由间接外力所致，如跌倒或高处坠下，手掌着地，肘关节出现了过度的外展，或者伸直位，造成肘部的关节囊、侧副韧带、环状韧带和肌腱出现不同程度的损伤。肘部扭伤常损伤尺侧和桡侧副韧带，一般以桡侧常见。几乎所有的伤都会在之后出现局部都会充血、水肿，严重的关节内还会出血、渗出，影响肘关节活动。直接暴力打击则可造成肘关节挫伤，严重肘部扭挫伤后处置不当，则可使血肿扩大，可进一步形成骨化性肌炎。

【具体方法】

如果是肘部扭搓伤刚刚发生，要用轻手法进行，先把肘关节在0度到140度的范围内被动屈伸数次，这样有利于一些关节复位。

假如患者关节伸直活动受限，可在拔伸牵引下，揉捏肘前肌肉，然后徐徐伸直肘关节，有时可闻及响声。如果是屈曲活动受限，则可以在拔伸牵引下，揉捻肘后肌肉，然后慢慢屈曲肘关节。

上述手法不宜反复做，更不能强力屈伸或揉按，否则易加重损伤，甚至会形成骨化性肌炎。

治疗的时候，患者取坐位，术者坐于患者对面，先用拇指点揉法，点揉肘桡三脉及肘部桡侧软组织。再用中指抠揉，抠揉肘尺三脉及肘部尺侧周围软组织，用合掌搓揉上肢肌肉，再用拇指点揉，点揉肘中脉。然后进行肘关节的屈伸活动。最后用拍打法拍打上肢四面。通过这些手法，可以疏通经络，活血化瘀，从而减轻肿胀，缓解疼痛，促进康复。

治疗肱骨内上髁炎，六法在手不用愁

肱骨下端两侧的隆起部位分别称为内上髁和外上髁，其中内上髁是前臂屈肌总腱的附着处，外上髁是前臂伸肌总腱的附着处。肱骨内上髁处发生的急性扭伤或慢性劳损性疾病，就是肱骨内上髁炎，又名肘内侧疼痛综合征。因为该病多发于学生、高尔夫球选手两类人群，因此也被称为“学生肘”、“高尔夫球肘”。

肱骨内上髁炎的表现是怎样的呢？这个病在早期的时候常表现为肘部内侧疼痛，或者是酸痛不适，重复损伤动作时疼痛加重，休息后则疼痛减轻。病情逐渐发展的话，则表现为肘关节内侧的持续性疼痛，活动受限，主要表现为不能充分伸展或过屈，上肢酸软，屈腕无力，小指、无名指可出现间歇性麻木感。有的患者可能还有轻微的肿胀及压痛等表现。

【具体方法】

（1）推滚活血法。采用仰卧的姿势，水平伸臂伸肘。操作者站在患者的伤侧，坐在稍低的凳上，先用一个手的手掌自下而上推前臂腕屈肌几遍；然后，用手的小鱼际部往返滚腕屈肌3～5分钟，这样就可以达到活血的目的。

（2）揉搓散瘀法。同样采用仰卧的姿势。操作者用手掌的大鱼际部位反复揉搓疼痛出现的部位3～5分钟，这样就能达到散瘀消炎以及祛痛的目的。

（3）推按回旋法。采取仰卧的姿势。操作者用一只手的拇指按压在肘内侧疼痛部位，另一只手握住疼痛手臂的腕部，两手一起进行推按、屈伸和回旋肘关节，这样做就可以促进剥离关节内部的粘连，起到滑利关节的作用。

（4）旋臂推筋法。采取端坐的姿势。操作者站在患者的伤侧，用一只手托住肘关节，另一只手握住腕部，然后使肘关节屈曲，进而前臂外旋，这时嘱咐患者尽量进行伸腕，然后迅速用力托肘，将肘关节屈伸过度，可听到肘内侧有撕布样的声响。而在肘关节屈伸的过程中，用中指和无名指进行推理、按压肌腱数遍，最后能达到舒筋活络的目的。

（5）按压俞穴。选取极泉、少海、手三里等手臂上的穴位，用中指推拨极泉穴，点揉少海或手三里穴，同时要求患者屈伸腕关节进行配合，可以通络活血，有镇痛的效果。

（6）弹拨法。操作者与患者相对而坐，如果是右侧疼痛，操作者就用左手握患者患肢，右手在肘关节内侧痛点先用指揉法，左侧同理按摩。先放松周围软组织，然后用单侧拇指垂直屈肌附着点行分盘手法，这样可以松解周围粘连。

解结松筋，治疗肱骨外上髁炎

肱骨外上髁炎是指以肘部外侧筋肉局部微热、压痛，做伸腕握物并前臂旋后活动时，肱骨外上髁部疼痛等为主要表现的慢性损伤性疾病，又名肘外侧疼痛综合征，俗称“网球肘”。和前面的高尔夫球肘一样，此病由于打网球的人易得，而叫做“网球肘”。它主要影响的是伸腕和前臂旋转的功能。

肱骨外上髁炎的主要表现为肘关节外侧的疼痛，起初为间断性，可能是在做某一动作时发生，休息后可以缓解。后来会慢慢变成持续性疼痛，或者是酸痛感，可能会放射到前臂、腕部或者是上臂。但是一般不会影响肘关节的屈伸功能，也没有局部发红的现象。

【具体方法】

（1）在肘外侧痛点部做揉捻的方法，让局部有发热的感觉，然后用指做按法点按曲池、外关等穴位，以达到行气活血、舒通经络的作用。用拨络法弹拨刺激桡侧腕伸肌等，以达到剥离局部粘连的作用，如果有明显压痛点可以用拇指剥筋。

（2）操作者与患者面对面，让其他人协助拿住患者的上臂，然后右手拿患者右腕或左手拿患者左腕，另一手拿住肘部痛点，用屈肘摇法旋前以及旋后摇晃肘关节，大约5次后，在拔伸下使肘关节屈曲，在旋后位使肘关节突然伸直，以撕脱局部粘连。

（3）对手臂远离患侧的部位进行适度的拍打，保持整个手臂的血液运行畅通，促使疼痛缓解。

尺骨鹰嘴滑囊炎，五大解结松筋法来治疗

尺骨鹰嘴部有两个滑囊，一个位于鹰嘴突与皮肤之间，另一个位于肱三头肌腱下与鹰嘴尖上端的骨面之间，在这两个囊之间有时是相通的，尺骨鹰嘴滑囊炎多发生在前者。本病的发生多是由于滑囊受到慢性刺激后，局部产生无菌性炎症，从而表现为局部的肿胀、疼痛，但肘关节一般没有活动受限。偶尔也会有急性感染与损伤产生粘连，甚至造成纤维性的闭锁，或者钙质的沉积，这样症状就比较明显，病情也比较重。在过去，煤矿工人工作条件差，长年累月爬巷

道背煤，经常做匍匐动作，肘部经常与地面摩擦，并感受风寒，造成肘内侧的疼痛和活动障碍。因此，本病也被称为“矿工肘”。

【具体方法】

（1）按揉法或一指禅推法在患侧肘部至腕部操作5~8分钟。

（2）用拿法从上而下拿捏肱三头肌10~20次。

（3）用拇指按揉尺骨鹰嘴部及少海、曲池、手三里等穴，各约1分钟，同时配合患侧肘关节的被动屈伸活动。

（4）用擦法擦肘关节周围（肘关节伸直位），在肌肤涂抹按摩乳，肱三头肌和尺骨鹰嘴部位为重点，向前臂尺侧缘延伸，让肌肤深层感到有热量渗透最佳。

（5）也可以采用自我保健的方法，采取坐姿，将患臂放在腹前，用另一个手掌在肘后部及肱三头肌部位做环形揉动约5分钟，然后做患侧肘关节主动屈伸及前臂的旋前或旋后活动，最后用健侧手掌在患侧肘部沿前臂上下擦动，以局部透热为度。适当地拍打远处的关节和肌肉。

肘部经筋痹病康复锻炼

肘关节有屈伸和旋转两大功能。在肘关节发生损伤后，局部形成的血肿很容易发生纤维化或骨化，从而导致肘关节僵硬或骨化性肌炎。因此患者早期主动进行肘关节的锻炼，有利于加快局部血液循环，促进血肿吸收，防止脱位并发症的发生。

对肘部进行康复锻炼的主要目的有两个，一是使关节的活动度恢复至正常水平或者是生病前的水平，二是保持肌肉的力量和正常肌纤维的长度。因此，所作的任何康复锻炼都是以这两者为出发点的。锻炼的方式主要以屈伸及旋转肘关节为主，同时配合锻炼前臂及上臂的肌肉。

以下是一些简单的康复锻炼方法，大家可做参考：

（1）肘关节屈伸。握住患侧手腕，尽可能屈肘关节，保持最大角度5秒钟，然后尽可能伸直肘关节，重复动作，20次为1组，每次做1组，每天做3次。切记不能用大力进行屈伸。

（2）旋前与旋后。保持肘关节在适当的位置，握住患侧的手腕，使患侧手臂做旋前与旋后的动作。一定要注意力量轻柔，动作和缓，必须经过前臂的中立位。维持5秒钟，重复动作，20次为1组，每次做1组，每天做3次。

（3）背伸手腕。借助健侧手的帮助，尽可能让患侧手腕进行背伸运动，保持5秒钟，重复20次为1组，每次做1组，每天做2次。

（4）握拳动作。在康复初期进行徒手的空抓动作，当肌肉力量增加后，可进行抓球拍的握捏动作，要求是让手掌进行充分的伸与最大范围的握拳动作。

功能锻炼时应以屈肘锻炼为主，因伸肘功能容易恢复，前臂下垂的重力，提物的重量，都有利于伸肘功能的恢复功能锻炼，可配合理疗和轻手法按摩，但必须禁止肘关节的粗暴被动活动，以免增加新的损伤，加大血肿，产生骨化性肌炎。若有合并骨折或神经损伤者，要在充分考虑稳定性的基础上指导锻炼。

锻炼贵在坚持，持之以恒地进行康复训练，可以达到良好的康复效果，多数患者能恢复日常的生活和重返工作岗位。

腕部解结松筋术

桡骨茎突狭窄性腱鞘炎，多多弹拨腕部肌腱

桡骨茎突狭窄性腱鞘炎也叫做拇长展肌、拇短伸肌狭窄性腱鞘炎。这个病好发于家庭妇女、哺乳期女性、包装工人等经常应用腕部工作的人。这是由于当拇指及腕部活动时，拇长展肌和拇短伸肌的肌腱会在共同的腱鞘中来回磨动，日积月累地不断劳损，使得肌腱局部变粗，腱鞘管壁变厚，同时发生损伤性炎症，造成纤维管的充血、水肿、管腔变窄，肌腱在管腔内滑动困难产生相应的症状。

桡骨茎突狭窄性腱鞘炎的主要表现是腕桡侧疼痛，可向手及前臂放射，手指活动无力，在倒热水瓶等活动手腕时疼痛加重，严重的时候甚至无法用力拧毛巾，也无法刷牙，可伴有弹响和闭锁。有的时候，在手腕附近可见有小的隆起，并能摸到小的硬结，用力压的时候会有疼痛感。

【具体方法】

（1）医者用一手托住患者患手，另一手于腕部桡侧痛处及其周围做上下来回的按摩及揉捏，然后按压手三里、阳溪、合谷等穴，并弹拨肌腱4～5次。

（2）用左手固定患肢前臂，右手握住患手在轻度拔伸下将患手缓缓旋转及伸屈，最后用右手拇指、食指捏住患手拇指末节，向远心端突然拉伸，可引起弹响，起舒筋作用。

（3）结束前再按摩患处一次，理

筋手法可每日或隔日1次。

治疗腕管综合征，按摩穴位再顿筋

腕管综合征是正中神经在腕管内受压而引起的正中神经支配的手部感觉和管内肌受累的临床综合征。它的主要表现为患者桡侧3个半手指出现麻木或者刺痛，一般会在夜间较重，有的会因为疼痛而影响睡眠，温度高时疼痛加重，活动或甩手后可减轻；寒冷季节患指发凉、颜色青紫、手指活动不灵敏、拇指外展肌力差；病情严重者患侧大小鱼际肌肉萎缩，甚至出现患指溃疡等神经营养障碍症状。

首先，一起来了解一下什么是腕管。腕管是一个骨性纤维管道，由腕骨和腕横韧带共同构成，其中有9条屈肌腱和正中神经通过。它缺乏伸展性，因此，腕管容积的减小（如骨折、炎症等）或腕管内容物的增多（如肿物等），都有可能造成正中神经受压，而导致腕管综合征的发生。

【具体方法】

选择在患肢的压痛点及外关、阳溪、鱼际、合谷、劳宫等穴位处进行轻微的揉摩，然后将患手在轻度拔伸下再施以顿筋法。另外，可以一只手握住腕上，另一只手用拇指和食指捏住患者患手拇指末节，向远端迅速拔伸，以发生弹响为佳，依次拔伸食指、中指和无名指，每日1次。

按揉大陵108次，其余经穴和经外奇穴每次选用3个，每穴按揉30次；推按各反射区108次；点按各反射点108次；掐按各全息穴108次。每天按摩，治疗以上述穴位为重点，采用按揉拿捏等手法，以腕关节为中心进行治疗。

按摩时涂抹一些药用的润滑乳膏，可以加强按摩的治疗效果，又可保护患者的皮肤。

桡侧伸腕肌腱周围炎，腕指部都要舒筋

由于桡侧伸腕肌周围没有腱鞘，仅有一层疏松的腱膜覆盖，当手腕及拇指活动的时候，肌腱相互摩擦，因此，很容易使得肌腱及其周围损伤。如果经常活动，造成慢性损伤，或者是突然的外伤，都有可能使相互交叉而又摩擦的桡侧伸腕肌腱发生广泛的炎症，出现渗出、肿胀或者纤维变性，使得局部表现出明显的肿胀和疼痛。

桡侧伸腕肌腱周围炎多见于木工、砖瓦工等手腕频繁活动者，也可见于一时性突然从事紧张的伸肘腕劳动时的文职人员。本病一般以青壮年男性为多，病变部位多为右前臂。通常起病较为迅速，常出现在前臂桡背侧下1/3处，表现为酸痛或疼痛，伴有

压痛、肿胀，腕部活动受限，并有微细的摩擦感和捻发音。

【具体方法】

（1）如果是处于急性期，一般不适宜理筋手法。肿痛消退后可用拇指指腹在患处按揉、推摩再提捏伸腕肌腱，最后做相对拔伸牵拉拇指并稍加旋转动作，以使其筋腱疏顺。

（2）先用滚法施于前臂桡侧伸腕肌群5分钟左右。然后用拿法拿前臂桡侧至腕部3分钟左右。用点法或按法点按手三里、偏历、温溜、下廉、合谷等穴，每穴约2分钟。或者可以用轻柔的拨法拨伸腕肌腱1～3分钟。

（3）每天按摩都要用擦法擦前臂桡侧伸肌群，以透热最佳。用搓法搓前臂，往返5次。最后配合抖法抖上肢，约半分钟。

（4）自我推拿则可以用指按揉法在腕关节背、掌、桡、尺侧等处按压，选择少海、尺泽、阳溪、列缺、合谷等穴位做重点按压；再用摇法摇腕关节，首先将患手手背朝上，在拔伸摇腕后，充分使腕关节掌屈片刻快速复回，再令其掌心朝上，再拔伸摇腕，伸直腕关节，再快速桡屈，反复操作约3分钟；用擦法擦患侧前臂桡侧，以透热为最佳。

治疗腱鞘囊肿，试试指压法

腱鞘囊肿是发生于关节附近，生长于关节囊、韧带或腱鞘内的囊性肿物，好发于青壮年，以女性多见。关于这个病的发病原因，目前尚不明确，大多认为它主要是由于反复的慢性劳损导致的，也有人认为它与关节囊、韧带、腱鞘组织发生退变有关。

腱鞘囊肿好发于什么部位呢？它最常见于腕背部，多见于腕舟骨及月骨关节的背侧，指总伸肌腱桡侧；其次为腕掌部附近的桡侧位置，桡侧腕屈肌腱与拇长展肌腱之间；掌指关节皮肤横纹处，屈指肌腱腱鞘上，也是腱鞘囊肿的好发部位。在此处的腱鞘囊肿一般为绿豆大小，质地坚硬。

一般人得了腱鞘囊肿后，一般除了局部出现肿物外，并没有其他的不适。囊肿大多会呈现半球形，表面光滑，与皮肤不会粘连，几乎无活动性，按压还会有比较明显的弹性感。一部分的人可出现腕部力量减弱，握物时有挤压痛。囊肿的大小与症状的轻重无直接关系，囊肿小而张力大者疼痛就会比较明显，囊肿大而柔软者一般多无明显症状。此外，囊肿引起的症状与囊肿的位置有关。

【具体方法】

对囊壁薄者，可做指压法。如囊肿在腕背部，将手腕尽量掌屈，使囊肿更为高突和固定。术者用拇指压住囊肿，并加大压力挤破之。此时囊肿内黏液冲破囊壁而出，散入皮下，囊肿即不明显。再用按摩手法散肿活血，局部用绷带加压包扎1～2天。部分患者仍可复发。

治疗两种手部软组织损伤，就用复位法

手部软组织损伤是指各种急性外伤或慢性劳损以及自己疾病病理等原因造成人体手部的皮肤、皮下浅深筋膜、肌肉、肌腱、腱鞘、韧带、关节囊、滑膜囊、椎间盘、周围神经血管等组织的病理损害，称为手部软组织损伤。临床表现疼痛、肿胀、畸形、功能障碍等。

手部软组织损伤主要是第1腕掌关节挫伤和指尖关节挫伤，主要对症施行复位法，患指很快便能恢复健康。

第1腕掌关节挫伤

第1腕掌关节挫伤多因打球等不慎，重创拇指尖而造成腕掌关节受损的挫伤。主要表现为患处疼痛，关节周围肿胀，拇指内收、外展或对掌功能受限等症状。针对这种病症，医生主要施行以下复位法。

【具体方法】

将病人的患手5指张开，医生用一只手的4指从患者的拇指桡侧（或尺侧）握住患者的患指。然后，医生用拇指按压住患者的第1腕掌关节，握住患指的4指用力牵引患指，同时医生用拇指向下按压关节处，即第1掌骨底，可听到响声，这就说明患者鞍状关节完好，此时再将关节囊周围的软组织顺正。一段时间后，关节周围肿胀即可自行消失。

指尖关节挫伤

指尖关节挫伤多发生在第1、2指骨间的关节，即滑车关节，此关节周围有侧副韧带（十字韧带）及指背腱膜、滑液鞘等保护。主要表现为指关节肿胀，指关节屈曲、伸直受限，多呈半屈曲状态（外末节指骨背侧的撕脱骨折除外）。针对此种病症，医师制定了以下复位法。

【具体方法】

患者伸出患指，医生用自己一只手的拇指和食指捏住患者患指关节近端的指骨桡尺两侧，并向近心端牵引。同时，医生用自己的另一只手的拇指、食指捏住患指关节远端指骨，无名指屈曲扶持于患指侧面，两只手做对抗牵引，同时内收、外展患指指尖关节远端，可听到响声，则表明患指关节已复位。此时，医生握远端指骨的拇指可触察患指指关节囊及侧副韧带，看是否剥离、损伤，如有，再顺手复位。过一段时间后，患者患指的关节囊肿胀症状自然消失。

在施行此复位疗法时要注意，如果患者患指关节肿胀明显或伴有侧副韧带剥离，则要选用热醋浸泡患指，每天1次，2～3次即可。

此外，如果病患的患指病史较长，且侧副韧带剥离过久而没有愈合，关节肿胀也迟迟不消解，患指功能受限较严重，此时可选用醋酸强地松龙或醋酸考地松10毫克，加0.5%奴佛卡因0.5毫升，对患指处进行封闭，1～2次即可收到明显疗效。

指腕部经筋痹病康复锻炼

别看手在人身上只是很小的一部分，但是，手指是人体最灵活的部位，因此，手部发生的疾病往往会给人的生活质量带来很大的影响。同时，此处的手术治疗也因为局部血管、神经丰富、功能复杂，而有很大难度，稍有差池，其带来的后果往往是很严重的。所以，人们平时就要做好手部的保护工作，没病的时候要注意预防，得病之后，则应该采取积极、正确的治疗方法，以免带来不必要的困扰。

对于手指和腕部的疼痛，或者功能障碍，有什么康复锻炼的方法吗？

（1）抓空增力。做这个动作的时候将5个手指尽量伸展张开，然后用力屈曲握拳，可以两手同时进行，也可以左右手交替进行。通过这个动作能促进前臂与手腕部的血液循环，消除手指或腕部的肿胀，并有助于恢复手指及腕部各个关节的功能，缓解疼痛麻木等不适的症状。

（2）拧拳反掌。将上肢向前平举，掌心向上，然后逐渐向前内侧旋转，使掌心向下，在旋转的过程中逐渐握拳，需要注意的是，在握拳过程中要有“拧”劲，如同拧毛巾一样，然后还原，恢复到掌心向上的位置，反复进行。这个动作有助于锻炼前臂及腕部的旋转功能。如果空手做此动作无法掌握要领，手中可以握一毛巾，做拧毛巾的动作。

（3）上翘下钩。先将双手手掌翘起成立掌的姿势，然后逐渐下垂成钩手，反复进行此动作。在做的过程中要注意动作缓慢而有力。此动作能帮助恢复腕关节背伸及掌屈的功能。

上面所说的这些锻炼方法，不但可以用于康复治疗，而且可以用来缓解疲劳，预防疾病的发生。不管有没有疾病，平时都可以进行锻炼，此法不会对身体造成伤害。

胸部解结松筋术

胸壁扭挫伤的治疗，常用两大方

胸壁扭挫伤一般是由于直接暴力撞击所导致的。胸壁挫伤后，局部出现血肿、水肿、渗出等创伤炎症反应。胸壁里面紧连着胸膜壁层，因此，发生胸壁挫伤后，还可能使胸膜壁层发生炎症反应，使患者呼吸时引起胸膜摩擦，而表现出来局部疼痛。

对于胸壁扭挫伤的诊断，一般有明显胸部外伤史。有的患者在受伤后数小时或1～2天后才出现症状，3～5天疼痛可达到高峰。胸胁部疼痛可牵涉肩背部，活动时加重，以后逐渐减轻。损伤局部明显肿胀、疼痛，严重者可有皮下瘀斑；如果胸壁扭挫伤还引起肋椎关节错缝，那么患者还会有放射性肋间神经痛，吸气时因加重神经压迫，而使疼痛加重。

【具体方法】

（1）一般要采取端坐的姿势，其他人协助蹲在患者前方，用双手分别按住患者两胯腋部。操作者站在患者身后，双前臂由患者两腋下穿过，双手按在其胸前，并用一手持清洁毛巾准备堵患者口鼻。将患者轻轻摇晃6或7次，用提法将患者提起，令患者深吸气，并用毛巾捂其口鼻，向健侧旋转，然后使患者向患侧屈旋，一手按在所伤之肋骨由后向前戳按。

（2）依旧采用端坐的姿势，操作者站在患者身后，先用拇指点揉法，点揉肩胛骨，再用四肢揉法，揉环跳脉。然后一手持患侧上肢使之举起，另一手用掌揉法，揉乳侧和督脉的位置。最后用掌推法，先由上向下顺推胸胁部，再由后向前沿着肋间隙横推胸胁部，使气血消散，疼痛缓解。

如果是胸骨或剑突部位的挫伤疼痛，再加用揉法，揉胸前侧胸壁和反复揉按剑突位置。一般1～2次即可痊愈。

手法治疗后，患者要注意功能锻炼。早期疼痛甚者，施理筋手法后可用胶布做适当外固定，2周后行功能锻炼。嘱患者尽量下地行走，可做扩胸、肢体伸展运动，加强深呼吸，鼓励患者咳嗽等。

此外，患者还应内服非甾体消炎镇痛药如双氯芬酸（扶他林）等。中药早期治疗宜以祛瘀、活血、理气为主，可用复元活血汤加减。如受伤时间较久，则治宜以舒筋、活络、止痛为主，可用伸筋片，大、小活络丸等。还应配合使用以祛瘀、消肿、止痛为主的外用药物，比如红药气雾剂等。

治疗肋软骨炎，提端法、拍打法必不可少

肋软骨炎是指发生在肋软骨部位的慢性非特异性炎症，又称非化脓性肋软骨炎，肋软骨增生病，一般好发于中青年，以女性居多。关于它的病因目前尚不明确，一般认为与病毒感染和劳损或外伤有关，如搬运重物、急剧扭转等上肢用力操作以及胸部挤压等，可使肋软骨造成损伤，引起肋软骨炎。上呼吸道感染也可能引起肋软骨炎。

肋软骨炎发病部位多为第2～4肋软骨，以第2、3肋软骨最常见，也可侵犯胸骨柄，锁骨内侧和前下诸肋软骨。临床表现为胸部钝痛或锐痛，深呼吸、咳嗽和上肢活动时疼痛加重，并逐渐在胸前出现肿块，查体可见胸肋关节面软骨肿大，压痛，皮肤表面光滑，无红、热现象。X光检查多无异常发现。

【具体方法】

提端法

患者采用端坐的姿势，协助的人蹲在前方，用双手分别按住患者两腹股沟部。操作的人站在患者身后，双臂穿过患者两腋，抱住患者。将患者轻轻向上提起，环转摇晃，用提端法提起后，速撤双手，用两手掌戳按凸起处，同时医者胸压患者背部，令患者前屈。

拍打法（以右侧为例）

患者坐在凳上。医者站在患侧，一手扶其肩部（拇指在后，余4指在前），另一手拿住腕部，将患侧上肢拉直与肩相平，环转摇晃6～7次。将伤臂高举过头，屈曲肘关节，上肢手指触到右肩。医者骑马蹲裆式站好。拿肩部之手的手背放在胸前疼痛处，轻轻拍打数次。嘱患者咳嗽一声，同时拿腕之手迅速将伤臂拉直；拍胸之手迅速翻掌拍打疼痛处。

胸廓出口综合征，多多舒活胸、肩、臂肌腱

如果人们经常出现单侧颈肩部及上肢疼痛、酸困无力、刺痛或有烧灼感等症状，且臂丛下干神经受压时，症状多发生于手及手指的尺神经分布区，并渐渐出现感觉丧失、肌力减弱和骨间肌及小鱼际萎缩等症，间断发作手凉、出汗；而动脉受压时，上肢有套状感觉异常，肢体上举困难，稍一活动即感觉上肢发凉和肌肉无力，并可因神经的血液供应不足而产生缺血性神经痛；静脉受压时，则可出现患肢远端水肿、发绀，严重者可有

锁骨下动脉或静脉的血栓形成，造成更为严重的肢体远端血液循环障碍症状。这就是典型的胸廓出口综合征的表现，多发于30岁以上的瘦弱女性。

胸廓出口综合征是指在左右第1肋骨所包围的胸廓出口处，臂丛和锁骨下动、静脉长期受压所引起的一系列症状的总称，包括颈肋综合征、前斜角肌综合征、过度外展综合征、胸小肌综合征和肋骨—锁骨压迫综合征等。

针对这种病症，人们可以采取以下的拉筋拍打法来松筋治疗，有利于解痉止痛、理顺筋脉、改善局部血液循环、减轻或消除胸廓出口处的神经血管受压状况。

【具体方法】

（1）医者一手扶托住患者头部，另一手以小鱼际、揉颈椎两侧肌肉，往返进行3～5分钟。点按风池、风府、天鼎、缺盆、肩井等穴。

（2）在前斜角肌、斜方肌、胸锁乳突肌、冈上肌和上臂施以滚法、弹拨法及上臂搓法反复数分钟。

（3）端提摇转头部及用摇法环旋肩关节，适当牵抖上臂。

（4）施行上述方法每日1次，手法后用三角巾悬吊患肢。

手法治疗后，患者应在避免前面提及的损伤体位状态下，加强颈肩部肌肉的功能锻炼，以增强肌力，避免肩下垂，而恢复正常锁骨—肋骨间隙，减少或消除其对血管、神经的压迫。

此外，患者还应内服以疼痛为主的药物来舒经通络、温经止痛，并用蠲痹汤加减；针对以肢体发绀、发凉、无力、汗出为主属气血亏损、气滞血瘀的患者，治宜内服补气养血、活血行气的药物。比如用补阳还五汤、桂枝加葛根汤、桃红四物汤或当归四逆汤加减；西药可口服甾体或非甾体类消炎镇痛药物如双氯芬酸等，并同时用温经活血药熏洗及湿、热敷。

胸背部经筋痹病康复锻炼

通过一些适当的运动，可以对胸背部的疼痛起到辅助治疗的作用，同时还可以预防胸背部肌肉骨骼疾病的复发，也有一定的预防保健作用。

哑铃操

第一部分：取仰卧位，使腰背部紧贴台阶凳，这样可以保护下背部，使其在运动中不会受伤。两手各握一哑铃，双手放在头的两侧，然后手握哑铃向胸部两侧伸出，高于身体。注意手腕要直，与手成一直线。肘部要刚好低于台阶凳。然后垂直向上伸出哑铃，两臂完全伸展，同手腕、两肘与两肩成一直线。数2下，举起哑铃时呼气，举起后数1下，坚持；然后数4下，放下哑铃回原位，吸气。这个动作重复2组10次。

第二部分：平躺在台阶凳上，使头、背和臀部都在凳子上。大腿拉向胸部，双脚踝交叉。双手握住1个哑铃向上伸直，然后缓缓向后落下直至脑后，落下时吸气，举起时呼气。请你一定要控制好速度，如果太快就无法锻炼到胸前的肌肉。重复此动作3组10次。

双手挤球

坐在地上，双腿交叉。双手中间夹1个球（也可以徒手做，即双手紧握），注意保持前臂与地面平行。双手挤压球，感觉胸部用力，请保持1～2秒，然后松开。重复此动作2组20次。这个动作既可以锻炼胸部，也可以锻炼肩膀和手臂。

俯卧撑

这个动作相信大家都知道应该怎么做。如果上肢力量不够的话，可以面向墙站立，做推墙动作。如果是比较强壮的人，也可以在做俯卧撑的时候采取头低脚高的位置，即用东西垫高脚部，这样可以起到更好的锻炼作用，但是相对来说也对上肢力量有着更高的要求。

扩胸运动

双上肢外展平举并屈肘，不断向后做扩胸动作10次，然后用力伸肘，将手及前臂尽力向左右两侧扩伸，保持2秒。重复上述动作2组。

肩上揉背

将一手搭至对侧肩上，另一手握住该手肘，然后向上托，使该手尽量增加伸向背后的幅度，这时用手指拿捏上背部皮肤及肌肉；然后以同样的方法拿捏对侧上背部皮肤及肌肉。

腰背部解结松筋术

腰椎间盘突出症，就选坐、卧两式复位法

腰椎间盘突出症是纤维环破裂后髓核突出压迫神经根造成以腰腿痛为主要表现的疾病。中医学典籍中无腰椎间盘突出症之名，根据该病的临床表现，可归于“腰痛”、“腰腿痛”、“痹症”等范畴。

腰椎间盘突出多是由于人们不良的生活习惯和工作习惯所致，不良的坐姿、站姿以及长期弯腰或重体力劳动皆可引发该症。而突出的椎间盘压迫到神经，就有了发麻、发胀、四肢无力、疼痛的症状。解除突出对神经的压迫是治疗的根本。采用何种治疗

方案取决于此病的不同病理阶段和临床表现。

专家针对腰椎间盘突出症提出了独特的疗法——脊柱（定点）旋转复位法。专家认为：“经以脊柱（定点）旋转复位法为主的综合治疗后使两椎体和关节突关节恢复原位或代偿位，去除了对神经根的压迫，消除了无菌性炎症，恢复了原来脊柱力的平衡，这就保证了患处的脊柱稳定，临床症状、体征即可减轻以至消失。纤维环及椎间韧带则还需经过一段时间方能修复。”下面，我们就来介绍腰椎间盘突出症的两种复位法。

【具体方法】

坐姿脊柱（定点）旋转复位法

患者端坐，两脚分开，与肩齐宽。医生在患者身后正坐，用双手拇指触诊法检查偏歪的棘突：双手拇指顺着脊柱棘突，自上而下，直到骶椎，用“八”字形动作逐椎按序摸一遍；接着再将两手拇指分别压于相邻两个棘间隙，上下交替摸一遍，以察觉棘突的方向、高低和棘间隙的宽窄。如果用这种方法摸不清楚棘突偏歪的状况，则可让患者身体前屈或后伸，以增大或缩小棘间隙，则较为容易比较和摸清。

在摸清患者棘突歪偏情况之后，医生就可施行复位手法。如果患者棘突向右偏歪，则医生应右手自患者右腋下伸向前，掌部压于颈后，患者稍低头，但要臀部坐正不要移动。医生助手则面对患者站立，用两腿夹住患者左大腿，双手压住患者左大腿根部，维持患者正坐姿势。与此同时，医生左手拇指扣住偏向右侧的棘突，然后右手压患者颈部使其身体前屈约60度（可略小），接着使其向右侧弯，尽量大于15度，在最大侧弯位时医生以右上肢牵引患者躯干向后内侧旋转，同时左手拇指顺向向左上顶推棘突，立即可察觉指下椎骨轻微错动，多能听到一声响。然后，医生用双手拇指从上至下将棘上韧带理顺，同时松动腰肌。最后，医生用一只手的拇指从上至下顺次按压棘突，检查偏歪棘突是否已经拨正，上下棘间隙是否已经等宽。如果是，则此套复位法完成。

如果患者棘突向左偏歪，则与上述方法相同操作，但方向与其相反。

俯卧位脊柱（定点）旋转复位法

如果遇到患者是急性的较大髓核突出，使患者疼痛异常，站立不能，卧床不安，则应采取俯卧位脊柱（定点）旋转复位法，还应趁患者躁动不安的时候抽空复位。

让患者俯卧，两腿稍微分开，医生用双手拇指触诊其腰部，以摸清棘突偏歪情况。如果患者棘突向右偏歪，医生应站在患者右侧，将左臂从患者右大腿下面伸进，将其右腿抱起，使膝、髋过伸，以患椎为支点旋转大腿，右手拇指借大腿摇转牵引之力，将偏向右侧的棘突拨正。如棘突向左偏歪，则方向与上述方法相反即可。接下来的治疗手法与坐姿复位法相同。

需要注意的是，这种针对腰椎间盘突出症的手法复位看似简单易行，其实要熟练掌握需要一定时间的反复练习，才能准确摸清棘突歪偏情况，进而使用手法将其准确复位。

此外，在施行旋转复位法之后注意卧床休息，因为患者在经手法复位之后，患椎及椎间盘的异常位置虽然得到了纠正，但还不稳固，受损的组织需要一个修复的过程，因此要保证足够的卧床休息，以避免病症复发。在卧床休息时，患者需要注意以下几点：

（1）卧床的姿势并不受限制，以患者觉得舒适为佳。

（2）一般来说，患者在手法复位后宜静卧3～5天，然后再改为一般卧床，恢复较好者可在室内轻微活动，直到急性症状基本缓解为止，才可下床正常走动。

（3）患者症状得到缓解，可下地行走之后，至少1周内避免腰椎过屈运动，可在床上有计划地进行仰卧位拱桥式背伸肌功能锻炼及腰腿活动锻炼。

【具体方法】

仰卧位拱桥式背伸拉肌功能锻炼，主要分为3个阶段循序渐进：五点支重背伸肌锻炼；三点支重背伸肌锻炼；拱桥式背伸肌锻炼。

过于劳累出现腰背痛，两大手法快速治疗

腰背痛是比较常见的一种症状，长时间的劳累就会出现腰背痛，但是持续的腰背痛一般说明存在病理性的改变，其中包括急、慢性损伤，急性损伤如脊柱骨折，韧带、肌肉、关节囊的撕裂，急性椎间盘突出等。慢性损伤如韧带炎，肌肉劳损，脊柱骨关节的增生和退变，脊柱滑脱等。另一个原因为炎性的病变，可能有细菌性炎症和非细菌性炎症两种。但是很多老年人都是因为存在了脊柱的退行性改变，可能是椎间盘退变，小关节退变性骨关节炎，继发性椎管狭窄症，老年性骨质疏松症，假性滑脱及脊柱不稳定等。

而现代的白领们因为坐立姿势不良，长期伏案工作或弯腰工作，以及肥胖所致的大腹便便，也会造成腰背疼痛。而女性的妊娠也可能是影响因素之一。为了防止这些原因对我们的腰背部产生伤害，就要适当进行一些

有效的运动。

【具体方法】

屈膝团滚法

屈膝抱腿使身体形成圆团状，能牵伸腰背部的肌肉达到舒展状态。在床上滚动时让腰背部的肌肉和床面接触，发生机械的按摩作用，肌纤维拉长，血管扩张，血液循环加快，运送到腰背部的养料和氧气增多，腰背部肌肉的抵抗力增强，牵伸开挛缩的肌肉和韧带，防止瘢痕粘连和肌肉萎缩，维持了正常的腰背部功能，腰背痛的症状逐渐减轻或消失。

拍打法

采取俯卧的姿势，操作的人选择膈俞、环跳、委中等穴位，进行适当的拍打，力量由轻至重，然后拍打足三里、阳陵泉、昆仑穴，这时的姿势可以适当地调整，最后在整个腰背部沿着脊柱两侧进行推按，力量也要由轻至重逐渐增加，使所有按摩的穴位和部位都感到温热，或者有酸胀的感觉。

第三腰椎横突综合征，五大手法轻松缓解

人体的脊柱有4个生理弯曲，第3腰椎位于腰椎生理前凸的顶点。腰椎对上半身的活动有着重要的意义，而第三腰椎又是腰椎活动的中心。骶棘肌、腰方肌及腰大肌都附着于第三腰椎横突上，在腰部活动时，该横突所受到的牵引力最大。此外，第三腰椎横突在腰椎横突中为最长，因此受到损伤的机会也较多。临床上，第三腰椎横突综合征是慢性腰痛中的最常见的疾病之一。

医学认为，劳损或较大的牵拉暴力会导致附着在第三腰椎横突上的肌肉、筋膜撕裂损伤，并由此形成血肿、结缔组织纤维化、粘连变性及痉挛，使软组织的胶原纤维化及钙盐的沉着，进而形成钙化、骨化，也就是说出现了骨质增生的现象，第三腰椎横突末端附近的神经、血管受到刺激或压迫，从而产生一系列临床症状。患者会表现出来腰部的慢性疼痛，通常以一侧为主，在早晨起来疼痛会比较明显，或长期固定某一位置后稍加腰部活动则疼痛减轻。此外，还会有腰部的功能活动受限，第三腰椎横突末端有明显的压痛，并且可以摸到软组织硬块。如果腰部剧烈活动的话，往往会使腰部疼痛明显加重。如果有上述症状，再加上腰部的X片，一般就可以明确诊断了。

【具体方法】

（1）放松手法：患者采取俯卧位，尽量将双腿伸直。操作的人以推、揉、按、拍等手法在脊柱两侧的竖脊肌，直至骶骨或臀及大腿后侧进

行按摩，并按揉腰腿部的膀胱经腧穴，主要以患侧为主。达到理顺腰、臀、腿部的肌肉，解除局部的痉挛，缓解疼痛的目的。

（2）双指封腰法：用拇指及中指分别挤压、弹拨第三腰椎横突尖端两侧，以剥离粘连，消肿止痛。应当注意的是手法应由浅入深，由轻到重。

（3）肘揉环跳法：采取侧卧的姿势，保持患侧在上，患肢大腿屈曲，而另外一条腿尽量伸直。操作时用肘尖压揉环跳及臀部条索状结节。

（4）扳法：一般需要扳腿使腰部反复后伸，或斜扳腰部，或采用晃腰手法使腰部肌肉进一步放松。多为辅助的手段。

通过揉、捻、滚、散、弹拨等手法治疗，可以解除腰部肌肉痉挛，松解粘连，能够通络消肿，从而改善腰部肌肉、筋膜及神经的血液供应，收到缓解疼痛的效果。

对于第三腰椎横突综合征的患者，平时要尽量避免或减少腰部的旋转活动，局部注意保暖，以免感受风寒。

患者应配合进行适当的功能锻炼。例如，身体直立，双脚分开，与肩同宽，两手叉腰，两手拇指向后置于第三腰椎横突处，揉按局部，然后旋转、后伸和前屈腰部，这样有利于舒通筋脉、放松腰部肌肉、解除粘连、促进炎症消除。需要注意的是，不可过度或过久地活动腰部，否则会加重损伤。

腰椎椎管狭窄症，试试三种解结松筋术

腰椎椎管狭窄症，也叫做腰椎椎管狭窄综合征。凡是使得腰椎椎管、神经根根管及椎间孔隧道变形或狭窄，进而引起马尾神经或神经根受压，出现腰腿痛、间歇性跛行等临床症状的，都属于本病。这个病以中、老年人较为多见，男性患者较女性患者多见，体力劳动者多见。

腰椎椎管狭窄症根据其发病原因，可以分为原发性和继发性两种。所谓的原发性的多为先天性所致，继发性的多为后天性所致。其中，退行性变是本病发病的主要原因。主要症状是长期慢性腰腿痛、间歇性跛行。腰痛一般仅为下腰及骶部痛，多于站立或行走过久时发生，若躺下、蹲下或骑自行车时疼痛多可自行消失。局部有明显酸、胀、痛感，无固定压痛点。腿痛常累及两侧，亦可单侧或左右交替出现。间歇性跛行是本病的主要特征，大多数患者都有间歇性跛行。

【具体方法】

适用于轻度椎管狭窄的患者，根据其腰痛及腿痛情况，可选用点穴、

舒筋、腰部三扳法、抖腰法等手法，但手法应和缓，且不可用大力进行推按，以免加重损伤，对于脊椎滑脱患者最好禁止使用手法治疗。

手法治疗腰椎椎管狭窄症可以舒筋活络、疏散瘀血、松解粘连，使症状得以缓解或消失。

掌按揉法

一般会采取俯卧的姿势，操作者站在患者的一侧，在腰骶部采用掌根按、揉法，沿督脉、膀胱经向下，经臀部、大腿后部、窝部直至小腿后部上下往返3次；然后点按腰阳关、肾俞、大肠俞、次髎、环跳、承扶、殷门、委中、承山等穴位。弹拨骶部两侧的竖脊肌及揉拿腰腿部。或者是采取仰卧位的姿势，用掌揉法自大腿前、小腿外侧直至足背上下往返2或3次，再点按髀关、伏兔、血海、风市、阳陵泉、足三里、绝骨、解溪等穴，拿委中、昆仑穴。

腰部按抖法

协助者握住患者腋下，另一个人需要握住患者两踝部，两人做对抗的牵引。操作者两手交叠在一起置于患者第4、5腰椎外行按压抖动。一般要抖动20～30次。

直腿屈腰法

患者采取仰卧的姿势，操作者面对患者两足底部，然后以两手握住患者的两手或前臂，用力将患者拉向自己，再放松回到原位。一拉一松，迅速操作，重复10次。最后屈伸和搓动患者下肢，适当放松腿部的肌肉。

治疗臀上皮神经损伤，复位法见效好

臀上皮神经为第1～3腰神经后支之外侧支，在股骨大转子与第三腰椎间连线交于髂嵴处平行穿出深筋膜，分布于臀部皮肤，一般不易摸到。臀上皮神经损伤是指该神经在其越过髂嵴及穿出臀部深筋膜处受嵌压产生的疼痛，又称“臀上皮神经嵌压综合征”。简单点说，就是臀上皮神经容易在劳动中因久弯腰、躯干左右旋转时受到损伤，造成严重的腰臀部疼痛，产生一系列症状，即可诊为臀上皮神经损伤。此症多见于较肥胖的中老年人，女性居多，属于中医学“筋出槽”的范畴。

一般来说，臀上皮神经损伤的临床症状有：

（1）一侧腰臀部疼痛，主要呈刺痛、酸痛或撕裂样疼痛，可向患者患处一侧的下肢放射，但串痛多不过膝盖，就是说疼痛不会蔓延至膝盖以下的小腿及脚部位。

（2）患者弯腰困难，甚至连起、坐都吃力。尤其是由端坐位改为立位时，患者因腰部使不上力，往往站不起来，需要他人搀扶，自己双手撑膝才能勉强站立。

（3）医生用双拇指触诊法检查患者患处时，在髂嵴中点直下3～4厘米处的软组织内可触摸到一滚动、隆起的绳索样物体，而且触压该处时，患者感到胀、麻、疼痛难忍。再仔细触摸，可在该物体附近软组织内找到该物原位的沟迹或压痕。而且，该患处周围组织松软、钝厚，并显示局部肿胀。慢性患者也可触到一绳索样物，但较粗厚，活动幅度大，压痛及胀、麻感较轻，而且多不易触清原位的沟、痕。

专家认为，针对臀上皮神经损伤的病症，应根据患者的病史和其发病的临床特点，来推断其病变部位，再施行相应的手法进行复位。专家针对臀上皮神经损伤症的复位手法具体表现为：

医生在摸到患者体内异常滚动和隆起的物体后，应接着摸清原位的沟、痕，再用一只手的拇指将神经向上牵引，另一只手的拇指按压那块滚动和隆起的物体，使其归复原位，再顺神经走向按压，并松揉周围软组织。如果触摸到滚动和隆起的物体和周围组织已经平复，则完成该套复位手法。

要注意的是，因为慢性患者的滚动和隆起的物体较粗大，而且原位沟、痕不够明显，复位往往较困难，因此需要医生手法娴熟。

此外，对于一些慢性患者和局部组织反应较重的急性患者，还应该给予一定的药物辅助治疗，具体操作为：

在患者患处一侧髂嵴中点下找到该滚动和隆起物体，并做好标志，对患处皮肤进行常规消毒后，用6.5号针头按标记点向髂骨面垂直刺入，针尖触到髂骨后，稍微后退一些，注射针筒内一半的药量。接着改换针头方向，将其斜刺，做周围浸润注射。

注射的药物处方有3种，可任选一种，均以2～3天为一疗程。这3种药物处方具体为：

2%普鲁卡因4毫升加醋酸强的松隆12.5毫克，每5天局部注射1次。

0.5%普鲁卡因6毫升加维生素B_{12}200微克，每3天局部注射1次。

2%普鲁卡因2毫升加10%葡萄糖液8毫升，每3天局部注射1次。

此外，需注意的是，患者在被施行该复位法治疗后，3日内腰部不宜做过大的活动，最好卧床休息。

腰部经筋痹病康复锻炼

腰部在人身上有着重要的“承上启下”的功能，是一个很重要的枢纽，如果腰部出现疼痛或者其他不适，往往会使人浑身都不舒服。随着社会的进步，科技的发达，长期坐着工作的人群越来越多，随之而出现的腰部疾病也越来越多。因此，大家应该学会一些简单的锻炼方法，有助于腰部疾患的康复。

【具体方法】

（1）按摩腰眼。采用坐姿或者站立均可，两手掌对搓发热后立即紧按腰部。双手掌用力向下推摩到骶尾部，然后再向上推回到背部，重复20次。

（2）风摆荷叶。两脚分开站立，比肩稍宽即可，两手叉腰，拇指在前，其余4指在后。腰部按顺时针方向做回旋动作，重复12～24次，然后再逆时针方向转动。在转动的过程中，两腿始终伸直，双手轻托腰部，回旋的圈子可逐渐增大，重复12～24次。

（3）转腰推掌。两脚自然分开站立，两臂下垂。先向右转体，左手成立掌向正前方推出，右掌变拳抽回至腰际抱肘，眼看右后方；然后再向左转体，右手变立掌向正前方推出，左掌变拳抽回至腰际抱肘，眼看左后方，重复20次。推掌的动作要缓慢，手腕自然用力，动作不要僵硬，保持头颈与腰部同时转动，两腿不动。

（4）回旋插掌。两脚分开站立，比肩稍宽，两臂下垂。先以右掌向右搂回腰际抱肘，左掌向正右方伸出，身体向右转，成右弓步；然后，左掌向左方平行搂回腰际抱肘，右掌向正左方伸出，身体向左转，成左弓步。在做的过程中，要眼看插出的那个手掌，手向外插出的动作可稍快，重复20次。

（5）展翅飞翔。两脚开立站立，比肩稍宽，两手下垂。上身下俯，两膝稍屈，右手向右上方撩起，头自然转向右上，眼看右手，左手虚按右膝；上身仍下俯，两膝仍稍屈，左手向左上方撩起，头自然转向左上，眼看左手，右手下放虚按左膝。头部左转或右转时吸气，转回正面时呼气，转动时用力要轻。手臂撩起时动作要缓慢，手按膝时不要用力。重复20次。

（6）曲体伸展。采取俯卧的姿势，头转向一侧。两腿交替向后做过伸动作，然后两腿同时做过伸动作，然后两腿不动，上身躯体向后背伸，上身与两腿同时背伸，再恢复原样。重复20次。

（7）仰卧撑。采用仰卧的姿势，以两手叉腰为支撑点，两腿屈膝成90度，脚掌放在床上。以头后枕部及两肘支持上半身，两脚支持下半身，成半拱桥形，挺起躯干。当挺起躯干架桥时，膝部稍向两边分开，重复20次。

（8）蹲起动作。两脚自然开立，距离与肩同宽，两手抱肘。脚尖着地，脚跟轻提，随后下蹲，尽可能臀部下触脚跟，两手放开成掌，两臂伸直平举，起立恢复预备姿势。下蹲程度根据患者的能力，不应勉强，必要时可扶住桌椅进行，重复12～24次。

（9）踢腿动作。先两脚自然正立，双手叉腰，拇指在后。右小腿向后提起，大腿保持原位，然后右脚向前踢出，足部尽量跖屈；右腿还原再向后踢，以脚跟触及臀部为度；右下肢抬起屈膝，右脚向里横踢，似踢毽子一样；右下肢抬起屈膝，右脚向外横踢。练完后换左下肢做同样动作，每个动作重复12～24次。

通过上述康复锻炼，对腰部疾病有防止复发和预防作用，可以作为常规治疗方法之外的一种巩固和提高疗效、防止复发的手段，并能矫正工作和生活中的腰部不良姿势，降低腰部疾患的发病率。

骶髋部解结松筋术

坐骨神经痛，多多按摩臀腿部肾经

相信大家对于坐骨神经痛这个病名并不陌生，但是要说出来这个病是怎么回事，都有些什么症状，就不是每个人都知道的。

坐骨神经痛是指坐骨神经通路及其分布区域内的疼痛，包括臀部、大腿后侧、小腿后外侧和脚的外侧面。坐骨神经是人体内最长的一根神经，左右各有一根，其功能包括支配肌肉运动和传导感觉两大类。腰部的长期劳损或突然扭伤，可使腰椎间盘向侧后方突出，压迫坐骨神经根，引起充血、水肿以至粘连等病理变化。表现为突出的一侧腰部疼痛，经臀部向大腿后方放射，直到小腿和足部，有时还有麻木，咳嗽、大便时症状加重。这种症状就是坐骨神经痛。它如同发热一样，只是一种症状。腰椎间盘突出症或腰椎管狭窄症等疾病才是引起坐骨神经痛的真正原因，正如引起发热的原因是上呼吸道感染、肺炎或脑膜炎等一样。那么，得了坐骨神经痛，应该怎样用拉筋拍打的方法来治疗呢？

【具体方法】

治疗方法一

（1）首先采取站立或者端坐的姿势，用患侧拇指的指尖按压环跳、承扶、阿是等穴，每穴按压10秒钟，以局部感到酸胀为度。

（2）然后恢复体位如前，用患侧

拇指的指腹对梨状肌处进行弹拨6～10次，以局部感到酸痛为度。

（3）恢复体位如前，用患侧拇指的指腹在环跳穴处进行由轻而重，再由重而轻地按揉1～3分钟，以局部感到酸胀、发热、舒适为度。

（4）最后用患侧手掌的掌根在患处进行按揉2～3分钟，以局部感到发热、舒适为度。

治疗方法二

（1）患者俯卧，先在腰、臂部做推、揉、滚等动作，反复多遍。然后肘尖用力点按臀部环跳穴约30秒钟。

（2）擦摩、揉捏患侧大腿、小腿后群肌，用掌根揉小腿外侧部，反复几遍。

（3）用手指点、按、揉承山、承筋、委中、风市等穴各30秒钟。

（4）双手拍打臀部、大腿和小腿，反复来回做几次；然后双手五指并拢，并指端自下而上啄击患腿后部及外侧部，反复几遍。

治疗方法三

（1）采取健侧卧姿。用患侧的手擦、揉患侧腰、臀部，再按揉患侧肾俞穴，然后换患侧卧姿，擦、揉健康一侧腰臀部及按揉肾俞穴。

（2）采取健侧卧姿，用手擦、捏、揉、拍、啄患侧大腿和小腿后外侧，反复做几遍。

总之，引起坐骨神经痛的原因颇多，如腰部软组织损伤时，在痛点用拇指做按揉，若有硬强或索条状物，要施拔筋法，即用指、掌、肘等深压于治疗部位上，做直线往返的拨动。但是必须注意拨动方向一定要与肌纤维、韧带、神经走行方向相垂直，这样才能促进血液循环、放松肌肉。

臀部梨状肌损伤时，在疾病初期用掌根按法，用手掌根部为着力点，按压于所要按摩的部位上，使局部产生酸痛感，后期用拔筋法和揉法。

骶髂关节扭伤时可用侧扳法，即对患者先施予腰臀部一般按摩后，患者向右侧躺，左腿屈曲，右腿伸直。按摩者与患者对立，左手按于患者左肩前，右手按于左臂部并固定臀部不动。然后令患者上身慢慢向左后方转动，当转至最大限度时，按摩者双手须略施巧力，使患者的左臂与左肩做相反方向的轻轻扳动，这时常会听到一声轻响。接着，患者向左侧躺，再做侧扳法1次，方法同前。

腰椎间盘髓核突出症的患者，应尽快就医，平时应睡木板床休息，注意腰部保暖，并可采用按摩方法治疗。在腰、臀部做擦、推、揉、滚、拍等一般手法，以消除肌肉紧张或痉挛后，可施行晃背法和侧扳法。晃背法的具体做法是：患者直立，按摩者背对着患者，用双手肘钩住患者双肘，臀部则顶住患者腰部，把患者背起离地3次，再左右摇晃3次，然后慢慢放下。但要注意的是，对于年老体弱、孕妇、患有心血管疾病及有脊椎骨折患者，禁止按摩。

因遭受风寒、湿气侵袭者，下肢肌肉有痉挛、疼痛时，除可对腰腿部施治一般按摩外，还可用拇指重压风市穴，用手掌重拍下肢大肌群，最后于风市、阳陵泉穴做捏法，以皮肤出现红紫色为佳。

治疗梨状肌综合征，常用两大妙方

梨状肌综合征是指由梨状肌损伤引起，以骶髂关节区疼痛，坐骨切迹和梨状肌痛较重，放射到大腿后外侧，引起行走困难、跛行为主要表现的综合征，又称梨状肌损伤或梨状孔狭窄综合征。本病是由于梨状肌发生损伤、痉挛、变性等导致梨状肌下孔狭窄，使通过该孔的坐骨神经和其他骶丛神经及臀部血管遭到牵拉、压迫或刺激，从而表现为臀部及下肢的疼痛。

大多数梨状肌综合征患者有过度旋转、外展大腿的病史，有些患者有夜间受凉的病史。疼痛多发生于一侧臀腿部，呈“刀割样”或“烧灼样”，排便或咳嗽等引起腹内压增高时可使疼痛加剧。偶有会阴部不适、小腿外侧麻木。

拉筋拍打的手法治疗可以明显改善症状，缓解疼痛，是梨状肌综合征的主要治疗方法。

【具体方法】

采用手法治疗时，首先要选准部位。患者可取俯卧位，双下肢后伸，使腰臀部肌肉放松，术者自髂后上棘到股骨大粗隆做一连线，连线中点直下2厘米处即为坐骨神经出梨状肌下孔之部位，其两侧即为梨状肌。手法治疗围绕此部位进行，常用的手法有以下几种：

治疗方法一

（1）患者取俯卧位，操作的人先两手重叠，按摩其臀部、腰部痛点，可用擦法、揉法等，使局部有温暖舒适感。然后以指代针点按痛点阿是穴，以及痛点周围及下肢诸穴，如大肠俞、秩边、阳陵泉等穴，以局部有沉胀酸痛感为度，亦可用肘压法按压痛部。

（2）操作者可使用拨络法，用双手拇指推拨梨状肌，推拨的方向应与肌纤维走行方向相垂直，以剥离其粘连。一般10～20次即可。对较肥胖的患者，力度不够时可用肘尖部深压弹拨。

（3）可按照髋关节后侧部筋伤手法施用摇拔、屈按等手法，以及伸膝蹬脚等活动臀部肌群，以解除其痉挛。

（4）最后用捋顺法、拍打法做结束手法。

治疗方法二

患者俯卧推拿治疗硬板床上，暴露臀部，术者于患者左侧或右侧，两手重叠，用手掌根，按压梨状肌，反复揉按3分钟，以右侧下肢为例，右侧患肢置于左腿上部，呈交叉形，术者右手将患者右下肢用力向左方推，使左腿最大限度内收；前臂肘关节屈曲，用肘尖部按揉环跳穴约3分钟；体位同上，患肢交叉到健肢上，用拇指指腹在梨状肌部位垂直揉按，在指尖触及梨状肌肌腹后，沿外上方至内上方，来回拨动，并沿全部肌腹拨动1遍，再往压痛部位弹拨3遍；指压命门、环跳、阳陵泉等穴位。术者双手交叉用力揉按臀部痛点，患者可有发热舒适感。

治疗弹响髋，多种手法齐上阵

弹响髋又称为髂胫束摩擦综合征，是指髋关节在主动伸屈活动和行走时，出现听得见或感觉得到的响声。这是因为髂胫束因某些原因导致肥厚或紧张，或大转子过于突出，或有滑囊炎，就可以造成髋关节活动时两者相互摩擦产生弹响。还有一种弹响髋是因为髋关节先天性脱位或关节囊松弛，造成髋关节过伸外旋时出现弹响。针对这种病症，人们可以通过拉伸一下髂胫束，或者推拿一类的理疗缓解症状。

弹响髋分为关节内型和关节周围型两种。关节外弹响较常见，是因为髂胫束的后缘或臀大肌肌腱部的前缘增厚，在髋关节做屈曲、内收、内旋活动时，增厚的组织在大粗隆部前后滑动而发出弹响，同时可见到和摸到一条粗而紧的纤维带在大粗隆上滑过。被动运动时无此现象，多见于青壮年，常为双侧性。这种弹响往往是自发出现，可以发展到走一步响一声的严重程度。但一般无疼痛，如出现疼痛，则常是并发大粗隆部滑囊炎的结果。

弹响髋的诊断不难，检查时令患者做患侧髋关节的伸屈，内收或内旋活动，在大转子部听到弹响，同时摸到或看到索状物在大粗隆上滑移，就可确诊。弹响髋不伴疼痛时，一般不需治疗。

【具体方法】

先点按环跳、殷门、阴市等穴，再于臀部施以捋顺法，对股骨大转子部位增厚部分用分筋手法、捻法。

在手法治疗的同时，要注意内服舒筋丸，外用海桐皮汤熏洗，以舒筋活血。

治疗骶尾部挫伤及尾骨疼痛，牢记三个步骤

当人们不小心从高处坠落、滑倒或坐空致臀部着地，容易造成骶尾部的软组织挫伤或尾骨骨膜损伤，主要为尾骨周围韧带损伤。受伤后立即感到骶尾部疼痛，坐凳时疼痛加剧，由坐位站起时疼痛明显。患者常采取半侧臀部坐位，行走时疼痛不会加剧。针对这种症状，可寻找专业的中医师进行以下手法治疗。

【具体方法】

患者取侧卧位，髋、膝关节屈曲。医者左手戴手套，食指伸入患者肛门，按摩尾骨两侧，以缓解两侧肌肉痉挛，改善局部血液循环。按摩手法宜轻柔，逐步加重按摩力量。

骶尾部挫伤可能引发的较长时间的尾骨疼痛症状，也可能因人们长期坐着工作，压迫尾骨过久，造成尾部韧带劳损或关节退行性改变，炎症水肿压迫尾骨附近的神经，导致疼痛。严重者大便时疼痛，便秘时尤为明显，卧床休息时可缓解。为减轻疼痛，患者喜用枕头或海绵当坐垫。针对这种病症，人们可以采取以下手法治疗。

【具体方法】

（1）患者取俯卧位，骨盆部垫以高枕。医者两拇指在骶尾关节两侧自上而下施以点按法、揉捻法、捋顺法。

（2）然后由一助手拿住患者双踝部，另一助手扶住患者双腋下，做对抗牵引；医者一手抱患者双大腿，协同拉踝之助手向后上方牵引并抬举患者双下肢，另一手用大鱼际按压尾骶关节处，并向上推、摩。

（3）最后让患者仰卧，双下肢屈膝、屈髋。医者一手扶其膝，一手以大鱼际放在其尾骶关节处，让助手拿住双踝，帮助患者将双下肢伸直，同时医者在下之手向上做托按法。

注意，在施行完上述手法治疗后，人们还应内服以行气活血、祛瘀止痛为主的药物，比如用桃红四物汤加减，或内服三七伤药片、跌打丸等；还可做提肛练习；并用伤科洗方煎水熏洗臀尾部或进行坐浴。

附录　常用俞穴一览表

督脉

（共28穴，选26穴）

穴位名称	穴位定位	穴位主治	简单灸法
水沟	在面部，当人中沟的上1/3与中1/3交点处	晕厥、虚脱、中暑、休克、昏迷、面瘫、破伤风、癔症、精神分裂症、遗尿、尿潴留、面肌痉挛、呃逆、舞蹈病、晕动病、急性腰扭伤	艾条灸3～5分钟，艾炷灸1～3壮
素髎	在面部，当鼻尖的正中央	鼻炎、过敏性鼻炎、酒渣鼻、低血压	雀啄灸或温和灸3～5分钟
神庭	在头部，当前发际正中直上0.5寸	高血压、精神分裂症	雀啄灸或温和灸5～10分钟
上星	在头部，当前发际正中直上1寸	鼻炎、角膜、发际疮、脂溢性脱发	雀啄灸或温和灸5～10分钟
囟会	在头部，当前发际正中直上2寸（百会前3寸）	低血压、嗜眠症、小儿消化不良等	雀啄灸或温和灸5～10分钟
前顶	在头部，当前发际正中直上3.5寸（百会前1.5寸）	低血压、脑供血不足、脑出血后遗症、感冒、过敏性鼻炎等	雀啄灸或温和灸5～10分钟
百会	在头部，当前发际正中直上5寸，或两耳尖连线的中点处	高血压、低血压、休克、遗尿、神经衰弱、抑郁症、竞技综合征、眼睑下垂、舞蹈病、精神分裂症、鼻炎、鼻窦炎、脚气	雀啄灸或温和灸5～10分钟

穴位名称	穴位定位	穴位主治	简单灸法
后顶	在头部，当后发际正中直上5.5寸（脑户上3寸）	偏头痛、低血压、神经官能症等	雀啄灸或温和灸5～10分钟
强间	在头部，当后发际正中直上4寸（脑户上1.5寸）	低血压、胃神经官能症、失眠、神经衰弱等	雀啄灸或温和灸5～10分钟
脑户	在头部，后发际正中直上2.5寸，风府上1.5寸，枕外隆凸的上缘凹陷处	近视眼、颈项强痛、神经性头痛等	雀啄灸或温和灸5～10分钟
风府	在颈部，当后发际正中直上1寸，枕外隆凸直下，两侧斜方肌之间的凹陷中	神经性头痛、颈项部神经痛、神经衰弱、脑血管意外后遗症等	雀啄灸或温和灸10～15分钟
哑门	在颈部，当后发际正中直上0.5寸，第一颈椎棘突下缘	神经性头痛、落枕、慢性咽炎、鼻炎、神经衰弱、脑血管意外后遗症之语言障碍等	雀啄灸或温和灸3～5分钟
大椎	在后正中线上，第七颈椎棘突下凹陷中	感冒发热、百日咳、支气管炎、肺炎、肺结核、肺气肿、中暑、肝炎、黄疸、血液病、白细胞减少、脑炎、脑脊髓膜炎、咽炎、淋巴结炎、扁桃体炎、乳腺炎、乳腺增生、发际疮、疔疮、丹毒、静脉炎、风疹、荨麻疹、神经衰弱、神经分裂症、颈椎病、湿疹、银屑病、痤疮、面部黄褐斑	艾条灸5～15分钟，艾炷灸3～7壮

穴位名称	穴位定位	穴位主治	简单灸法
陶道	在背部，当后正中线上，第一胸椎棘突下凹陷中	肺结核、精神分裂症、湿疹、银屑病、痤疮、雀斑、黄褐斑	艾条灸5～15分钟，艾炷灸3～7壮
身柱	在背部，当后正中线上，第三胸椎棘下凹陷中	支气管炎、肺炎、肺结核、百日咳、精神分裂症，癔症、佝偻病、风湿性心脏病、银屑病、面部黄褐斑	艾条灸5～10分钟，艾炷灸3～5壮
神道	在背部，当后正中线上，第五胸椎棘突下凹陷中	心绞痛、冠心病、心脏神经官能症、神经衰弱、口腔炎、肋间神经痛、慢性肠炎、支气管炎等	艾条灸10～30分钟，艾炷灸3～5壮
灵台	在背部，当后正中线上，第六胸椎棘突下凹陷中	支气管喘息、支气管炎、肋间神经痛、腰背神经痛等	艾条灸10～30分钟，艾炷灸3～5壮
至阳	在背部，当后正中线上，第七胸椎棘突下凹陷中	心绞痛、心律失常、肝炎、胆囊炎、胆道蛔虫症、胸膜炎、胃痛、疟疾、肋间神经痛、银屑病	艾条灸5～10分钟，艾炷灸3～5壮
筋缩	在背部，当后正中线上，第九胸椎棘突下凹陷中	腰背神经痛、病毒性肝炎、胃神经官能症、神经衰弱等	艾条灸10～30分钟，艾炷灸3～7壮
中枢	在背部，当后正中线上，第十胸椎棘突下凹陷中	腰背神经痛、食欲减退、视神经衰弱	艾条灸10～30分钟，艾炷灸3～5壮
脊中	在背部，当后正中线上，第十一胸椎棘下凹陷中	病毒性肝炎、慢性肠炎、消化不良、食欲不振、感冒、痢疾	艾条灸10～30分钟，艾炷灸3～7壮

穴位名称	穴位定位	穴位主治	简单灸法
悬枢	在腰部，当后正中线上，第一腰椎棘突下凹陷中	腰背神经痛、慢性肠炎、胃肠神经官能症、食欲不振、消化不良等	艾条灸10～30分钟，艾炷灸3～7壮
命门	在腰部，当后正中线上，第二腰椎棘突下凹陷中	脊椎炎、腰椎肥大、截瘫、小儿麻痹后遗症、贫血、消渴、硬皮病、荨麻疹、盆腔炎、子宫内膜炎、不孕症、血栓闭塞性脉管炎、阴部湿疹、皮肤肿瘤	艾条灸10～15分钟，艾炷灸5～7壮
腰阳关	在腰部，当后正中线上，第四腰椎棘突下凹陷中	小腹痛、慢性肠炎、盆腔炎、产后宫缩痛、前列腺炎、多发性神经炎、坐骨神经痛、腰椎肥大、腰椎间盘突出症、糖尿病、膀胱麻痹、尿崩症	艾条灸5～10分钟，艾炷灸3～7壮
腰俞	在骶部，当后正中线上，适对骶管裂孔	腰脊强痛、下肢痿痹、腰椎间盘突出症、泄泻、痢疾、便秘、月经不调、闭经、遗尿、淋浊、脱肛、痔疮、便血、痫证、肛门瘙痒等	艾条灸5～10分钟，艾炷灸3～7壮
长强	在尾骨端下，当尾骨端与肛门连线的中点处	癫痫、遗尿、肛裂、破伤风、尾骨痛、阴囊湿疹、阴痒、肛门瘙痒、前列腺炎、精神分裂症、引产	艾条灸5～10分钟，艾炷灸5～10壮

任脉

（共24穴，选24穴）

穴位名称	穴位定位	穴位主治	简单灸法
承浆	在面部，当颏唇沟的正中凹陷处	面肿、齿龈肿痛、齿痛、口噤、面瘫、流涎、消渴、口疮、口唇部疾病、口唇皲裂、癫狂等	艾条灸5～10分钟，艾炷灸3～5壮
廉泉	在颈部，当前正中线上，结喉上方，舌骨上缘凹陷处	咽喉炎、扁桃体炎、支气管炎、急性腮腺炎、舌肌麻痹、声门肌痉挛、声带疾病、软腭麻痹、梅核气、聋哑、癔症等	艾条灸5～10分钟，艾炷灸3～5壮
天突	在颈部，当前正中线上，胸骨上窝中央	咽喉炎、支气管炎、支气管哮喘、百日咳、食管炎、食管痉挛、食管癌、声带疾病、膈肌痉挛、神经性呕吐、单纯性甲状腺肿	艾条灸5～10分钟，艾炷灸3～5壮
璇玑	该穴位于人体的胸部，当前正中线上，天突穴下1寸	神经痛、支气管炎、支气管哮喘、慢性喉炎、食道痉挛等	艾条灸5～20分钟，艾炷灸3～7壮
华盖	在胸部，当前正中线上，平第一肋间	支气管喘息、支气管炎、肋间神经痛、慢性喉炎、声门肌痉挛	艾条灸5～20分钟，艾炷灸3～7壮
紫宫	在胸部，当前正中线上，平第二肋间	胸膜炎、食道痉挛、食欲不振、支气管炎、支气管哮喘等	艾条灸5～20分钟，艾炷灸3～7壮

穴位名称	穴位定位	穴位主治	简单灸法
玉堂	在胸部，当前正中线上，平第三肋间	冠心病、心绞痛、支气管喘息、支气管炎等	艾条灸5～20分钟，艾炷灸3～7壮
膻中	在胸部，当前正中线上，平第四肋间，两乳头连线的中点	支气管炎、胸膜炎、冠心病、心绞痛、心律失常、乳腺炎、乳腺增生、食管炎、食管痉挛、梅核气，肋间神经痛、肺痨等	艾条灸5～10分钟，艾炷灸3～5壮
中庭	在胸部，当前正中线上，平第五肋间，即胸剑结合部	心绞痛、支气管喘息、支气管炎、食欲不振等	艾条灸5～20分钟，艾炷灸3～5壮
鸠尾	在上腹部，前正中线上，当胸剑结合部下1寸	冠心病、心绞痛、支气管喘息、慢性胃炎、神经衰弱、胃神经官能症、偏头痛、支气管炎、肋间神经痛等	艾条灸10～30分钟，艾炷灸3～10壮
巨阙	在上腹部，前正中线上，当脐中上6寸	冠心病、心绞痛、心脏神经官能症、膈肌痉挛、胃神经官能症、胃与十二指肠溃疡、慢性胃炎、腹直肌痉挛、病毒性肝炎等	艾条灸20～30分钟，艾炷灸5～10壮
上脘	在上腹部，前正中线上，当脐中上5寸	胃炎、消化性溃疡、胃扩张、胃痉挛、胃下垂、贲门痉挛、急性胰腺炎、食管癌	艾条灸10～15分钟，艾炷灸5～7壮（孕妇禁灸）
中脘	在上腹部，前正中线上，当脐中上4寸	急性胃炎、慢性胃炎、消化性溃疡、胃下垂、胃扭转、肠梗阻、消化不良、急性胰腺炎、失眠、神经衰弱、肝炎、早期肝硬化、食管癌、消瘦、慢惊风、荨麻疹、肥胖症等	艾条灸10～15分钟，艾炷灸5～7壮（孕妇禁灸）

穴位名称	穴位定位	穴位主治	简单灸法
建里	在上腹部，前正中线上，当脐中上3寸	慢性胃炎、消化性溃疡	艾条灸10～15分钟，艾炷灸5～7壮（孕妇禁灸）
下脘	在上腹部，前正中线上，当脐中上2寸	胃炎、消化性溃疡、胃扩张、胃痉挛、胃下垂、胃扭转、贲门痉挛、食管癌、急性胰腺炎	艾条灸10～15分钟，艾炷灸5～7壮（孕妇禁灸）
水分	在上腹部，前正中线上，当脐中上1寸	胃炎、肾炎	艾条灸10～15分钟，艾炷灸5～7壮（孕妇禁灸）
神阙	腹中部，脐中央	急慢性胃肠炎、神经性呕吐、肠结核、肠粘连、消瘦、衰老、面色萎黄、荨麻疹、干燥综合征、晕动病、面部黄褐斑	大艾炷隔盐（或姜、蒜及药饼）灸5～15壮，艾条灸20～30分钟（孕妇慎用）
阴交	在下腹部，前正中线上，当脐中下1寸	肾盂肾炎、子宫内膜炎、月经不调、功能性子宫出血、睾丸炎、神经衰弱等	艾条灸10～30分钟，艾炷灸5～10壮
气海	在下腹部，前正中线上，当脐中下1.5寸	神经衰弱、精子缺乏症、功能性子宫出血、尿潴留、肠麻痹、胃下垂、呃逆、衰老、子宫脱垂、不孕症、肥胖症、脱发	艾条灸10～20分钟，艾炷灸5～7壮
石门	在下腹部，前正中线上，当脐中下2寸	遗精、阳痿、早泄、产后恶露不止、慢性肠炎、消化不良、慢性阑尾炎、经闭、功能性子宫出血等	艾条灸10～30分钟，艾炷灸3～7壮

穴位名称	穴位定位	穴位主治	简单灸法
关元	在下腹部，前正中线上，当脐下3寸	休克早期、呃逆、反胃、尿路感染、肾炎、尿潴留、乳糜尿、痢疾、肠道蛔虫症、衰老、精子缺乏症、不射精、消瘦、面色无华、脱肛、子宫脱垂、功能性子宫出血、盆腔炎、肥胖症、脱发	艾条灸15～30分钟，艾炷灸7～10壮
中极	在下腹部，前正中线上，当脐下4寸	尿路感染、肾炎、尿潴留、痛经、产后宫缩痛、男性性功能障碍等	艾条灸5～10分钟，艾炷灸3～5壮
曲骨	在前正中线上，耻骨联合上缘的中点处	遗精、肾盂肾炎、子宫内膜炎、子宫颈糜烂、产后宫缩无力、产后宫缩痛等	艾条灸10～20分钟，艾炷灸3～7壮
会阴	在会阴部，男性在阴囊根部与肛门连线的中点，女性当大阴唇后联合与肛门连线的中点	阴痒、阴挺、阴囊肿痛、脱肛、痔疮、小便不通、遗尿、遗精、阳痿、不射精、月经不调、闭经、昏迷、癫狂、先天性腰骶椎裂引起的排尿困难	艾条灸5～10分钟，艾炷灸3～5壮

足少阳胆经

（左右各44穴，选26穴）

穴位名称	穴位定位	穴位主治	简单灸法
瞳子髎	在面部，目外眦旁，当眶外侧缘处	角膜炎、视网膜炎、视网膜出血、睑缘炎、屈光不正、青少年近视眼、白内障、青光眼、夜盲症、视神经萎缩、目翳、怕光、迎风流泪；头痛、面神经麻痹、三叉神经痛	艾条灸3～5分钟
听会	在面部，耳屏间切迹的前方，下颌骨髁状突的后缘，张口有凹陷处	突发性耳聋、中耳炎、外耳道疖、颞关节功能紊乱、腮腺炎、牙痛、咀嚼肌痉挛；面神经麻痹、脑血管后遗症	艾条灸5～10分钟，艾炷灸3～5壮
上关	在耳前，下关直上，当颧弓的上缘凹陷处	耳鸣、耳聋、中耳炎、牙痛、下颌关节炎、颞颔关节功能紊乱；面神经麻痹、面肌痉挛、偏头痛、眩晕	艾条灸5～10分钟，艾炷灸3～5壮
率谷	在头部，当耳尖直上入发际1.5寸，角孙直上方	偏头疼、眩晕、呕吐、小儿惊风等	艾条灸3～5分钟，艾炷灸1～3壮
完骨	在头部，当耳后乳突的后下方凹陷处	头痛、失眠、癫痫、面神经麻痹、失语；腮腺炎、齿龈炎、中耳炎、扁桃体炎、口唇肌肉萎缩、牙痛	艾条灸5～20分钟，艾炷灸3～7壮

穴位名称	穴位定位	穴位主治	简单灸法
阳白	在前额部，当瞳孔直上，眉上1寸	偏正头痛、视物模糊、眼睑下垂、眼睛疼，面瘫、三叉神经痛、眶上神经痛等	艾条灸5～10分钟，艾炷灸3～5壮
头临泣	在头部，当瞳孔直上入前发际0.5寸，神庭与头维连线中点处	头痛、头晕、迎风流泪、鼻塞、小儿惊痫	艾条灸5～10分钟，艾炷灸3～5壮
脑空	位于人体的头部，当枕外隆凸的上缘外侧，头正中线旁开2.25寸，平脑户穴	感冒、哮喘；癫痫、精神病、头痛；耳鸣、鼻炎、鼻衄；心悸、肩颈部肌痉挛	艾条灸5～10分钟，艾炷灸3～5壮
风池	后头骨下，两条大筋外缘陷窝中	头痛、眩晕、颈项强痛，以及目赤痛、视神经萎缩、近视、突眼症等眼部疾患	艾条灸5～10分钟，艾炷灸3～7壮
肩井	肩部，大椎穴与肩峰端连线的中点	祛风清热，活络消肿，主治高血压、脑卒中、神经衰弱、乳腺炎、肩背痛等	艾条灸5～15分钟，艾炷灸3～7壮
日月	在上腹部，当乳头直下，第七肋间隙，前正中线旁开4寸	呃逆、呕吐、泛酸、胁肋疼痛、黄疸、脂肪肝、肝炎、胆囊炎、胆结石等	艾条灸5～10分钟，艾炷灸3～5壮
京门	在侧腰部，章门后1.8寸，当第十二肋骨游离端的下方	肾炎、疝痛、尿石病；肋间神经痛、腰背肌劳损、肠炎	艾条灸10～30分钟，艾炷灸3～9壮
带脉	侧卧位，在第十一肋骨游离端直下，与脐相平处	主治月经不调、闭经、赤白带下、腹痛、疝气、腰胁痛，还可减除腰腹部脂肪	艾条灸5～15分钟，艾炷灸3～7壮

穴位名称	穴位定位	穴位主治	简单灸法
居髎	在髋部，当髂前上棘与股骨大转子最凸点连线的中点处	阑尾炎、胃痛、下腹痛；睾丸炎、肾炎、膀胱炎；月经不调、子宫内膜炎、白带多；腰痛、腿痛、髋关节及周围软组织诸疾患等	艾条灸10～30分钟，艾炷灸3～9壮
环跳	侧卧屈股，股骨大转子最凸点与骶骨裂孔的连线的外1/3与中1/3交点	半身不遂、坐骨神经痛，以及阳痿、早泄、遗精、尿潴留等生殖系统疾患	艾条灸10～20分钟，艾炷灸5～7壮
风市	大腿外侧部的中线上，直立垂手时，中指尖处	腰腿酸痛、脚气、全身瘙痒等症	艾条灸10～20分钟，艾炷灸5～7壮
膝阳关	在膝外侧，当阳陵泉上3寸，股骨外上髁上方的凹陷处	膝关节炎、下肢瘫痪、膝关节及周围软组织疾患、脚气；股外侧皮神经麻痹、坐骨神经痛	艾条灸5～10分钟，艾炷灸3～5壮
阳陵泉	小腿外侧，腓骨头前下方凹陷处	舒肝利胆，强健腰膝，主治肝炎、胆结石、胆绞痛、下肢瘫痪、踝扭伤、腰扭伤等症	艾条灸10～15分钟，艾炷灸5～7壮
阳交	在小腿外侧，当外踝尖上7寸，腓骨后缘	腓浅神经疼痛或麻痹、坐骨神经痛、癫痫、精神病	艾条灸10～20分钟，艾炷灸3～7壮
光明	小腿外侧，外踝尖上5寸，腓骨前缘	目痛、夜盲、下肢痿痹、乳房胀痛	艾条灸10～15分钟，艾炷灸5～7壮
阳辅	在小腿外侧，当外踝尖上4寸，腓骨前缘稍前方	半身不遂、下肢麻痹、膝关节炎、腰痛；偏头痛、坐骨神经痛；颈淋巴结核、颈淋巴结炎、扁桃体炎	艾条灸10～20分钟，艾炷灸3～7壮

穴位名称	穴位定位	穴位主治	简单灸法
悬钟	在小腿外侧，当外踝尖上3寸，腓骨前缘	胸胁胀痛、下肢疼痛、半身不遂、痔疮等	艾条灸10～15分钟，艾炷灸5～7壮
丘墟	足背，外踝前下方，距跟关节间凹陷处	颈项痛、偏头痛、胆囊炎、胆石症、中风偏瘫、下肢痿痹、疟疾等	艾条灸5～10分钟，艾炷灸3～5壮
足临泣	第四趾关节后方，小趾伸肌腱的外侧凹陷处	目赤肿痛、胁肋疼痛、月经失调、溢乳、急性乳腺炎等	艾条灸5～10分钟，艾炷灸1～3壮
侠溪	在足背外侧，当第四、五趾缝间，趾蹼缘后方赤白肉际处	下肢麻痹、坐骨神经痛、肋间神经痛、偏头痛；脑卒中、高血压；耳鸣、耳聋、腋淋巴结炎、咯血、乳腺炎	艾条灸5～10分钟，艾炷灸1～3壮
足窍阴	在足第四趾末节外侧，距趾甲角0.1寸	神经性头痛、神经衰弱、肋间神经痛；高血压、脑血管病后遗症、足踝肿痛；结膜炎、耳聋、耳鸣；哮喘、胸膜炎	艾条灸3～5分钟，艾炷灸1～3壮

足厥阴肝经

（左右各14穴，选10穴）

穴位名称	穴位定位	穴位主治	简单灸法
期门	乳头直下，第六肋间隙，前正中线旁开4寸	泄肝火，主治胸胁满痛、呕吐、呃逆等症	艾条灸5～10分钟，艾炷灸3～5壮
章门	双臂自然下垂，肘部所触位置，第十一肋骨游离端下方	退黄疸，强化肝功能，还可治疗胁痛、积聚痞块、腹痛、泄泻、食积不化等症	艾条灸5～10分钟，艾炷灸3～5壮
曲泉	膝内侧，屈膝，当膝关节内侧面横纹内侧端，股骨内侧髁的后缘，半腱肌、半膜肌终止处的前缘凹陷处	痛经、月经不调、阴部瘙痒、阳痿、疝气、腹痛等	艾条灸5～10分钟，艾炷灸3～5壮
膝关	在小腿内侧的上部，当胫骨内上踝的后下方，阴陵泉后1寸	膝关节炎、咽炎、喉炎	艾条灸5～20分钟，艾炷灸3～7壮
中都	在小腿内侧，当足内踝尖上7寸，胫骨内侧面的中央	膝关节炎、喉炎、痢疾、功能性子宫出血、产后恶露不止等	艾条灸5～20分钟，艾炷灸3～7壮
蠡沟	小腿内侧，足内踝尖上5寸，胫骨内侧面的中央	月经不调、崩漏、带下、疝气、小便不利、睾丸卒痛、泌尿结石等症	艾条灸5～10分钟，艾炷灸3～5壮
中封	足背侧，足内踝前，胫骨前肌腱的内侧凹陷处	疝气、阴茎痛、遗精、小便不利、腰痛、足冷、内踝肿痛、痛经等症	艾条灸5～10分钟，艾炷灸3～5壮

穴位名称	穴位定位	穴位主治	简单灸法
太冲	足背侧，第一跖骨间隙的后方凹陷处	平肝泄热，舒肝养血，主治心烦、头痛、眩晕、疝气、胁痛、黄疸、呕逆等症	艾条灸5～10分钟，艾炷灸3～5壮
行间	足背侧，第一、二趾间，趾蹼缘后方赤白肉际处	高血压、青光眼、结膜炎、睾丸炎、功能性子宫出血、肋间神经痛等	艾条灸5～10分钟，艾炷灸3～5壮
大敦	足大趾末节外侧，距趾甲角0.1寸	疝气、腹痛、尿血、癃闭、遗尿、闭经、崩漏、阴挺等	艾条灸10～15分钟，艾炷灸5～7壮（孕妇产前产后禁灸）

手太阴肺经

（左右各11穴，选9穴）

穴位名称	穴位定位	穴位主治	简单灸法
中府	云门穴下1寸，平第一肋间隙处，距前正中线6寸	支气管炎、肺炎、哮喘、肺结核、支气管扩张等病症	艾条灸5～10分钟，艾炷灸3～5壮
云门	胸前壁外上方，肩胛骨喙突上方，锁骨下窝（胸大肌与三角肌之间）凹陷处，距前正中线（璇玑）6寸	胸中热、气管炎、咳嗽、胸痛、哮喘；肩臂痛、上肢不举；肺及支气管疾患时常在此处过敏压痛	艾条灸10～20分钟，艾炷灸3～9壮
尺泽	肘横纹中，肱二头肌腱桡侧凹陷处	咳嗽、咯血、潮热、气喘、咽喉肿痛、胸部胀满、小儿惊风、肘臂挛痛、乳痈等	艾条灸5～10分钟，艾炷灸3～5壮
孔最	前臂掌面桡侧，当尺泽与太渊连线上，腕横纹上7寸处	咳嗽、气喘、咯血、咽喉肿痛、痔疮等	艾条灸5～10分钟，艾炷灸5～7壮
列缺	两手从虎口自然交叉，食指搭在手腕突出的骨头上，食指尖到达之凹陷处	气喘、咽喉肿痛、口眼歪斜、齿痛，手腕疼痛无力、神经性头痛、面神经麻痹、荨麻疹等	艾条灸5～10分钟，艾炷灸5～7壮

穴位名称	穴位定位	穴位主治	简单灸法
经渠	在前臂掌面桡侧，桡骨茎突与桡动脉之间凹陷处，腕横纹上1寸	气管炎、支气管、哮喘、肺炎、扁桃体炎、发热、胸痛；膈肌痉挛、食道痉挛、桡骨经痛或麻痹雀啄	艾条灸5～10分钟
太渊	腕掌侧横纹桡侧，桡动脉搏动处	止咳化痰，通调血脉，主治肺炎、心律不齐等症	艾条灸3～5分钟，不宜艾炷直接灸
鱼际	拇指根部与手腕连线的中点	鼠标手、小儿单纯性消化不良、咽炎、鼻炎等症	艾条灸5～10分钟，艾炷灸3～5壮
少商	大拇指桡侧，指甲角外0.1寸点	按可治疗秋燥咳嗽，另外还对小儿惊风有特效	艾条灸5～10分钟，艾炷灸3～5壮

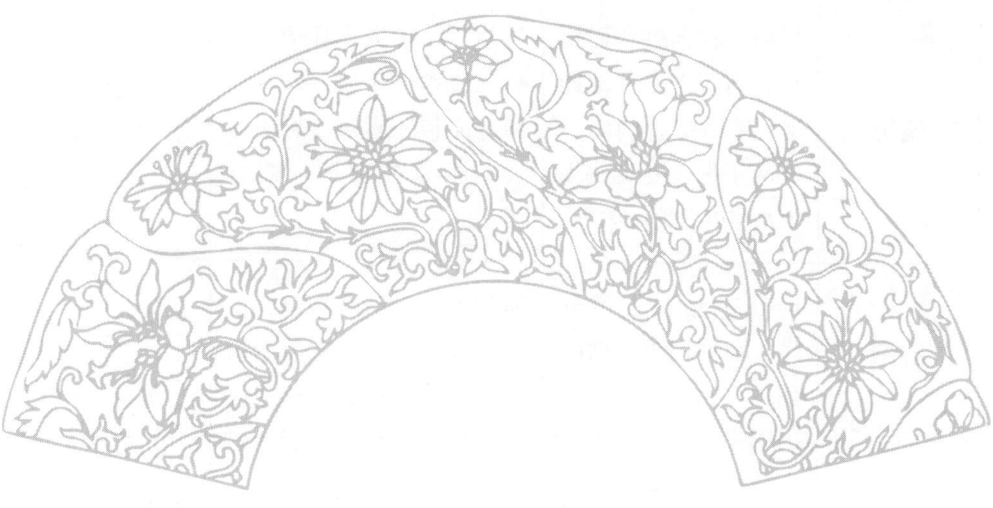

手阳明大肠经

（左右各20穴，选17穴）

穴位名称	穴位定位	穴位主治	简单灸法
迎香	鼻翼外缘中点旁开0.5寸，鼻唇沟中	鼻塞、鼻炎、口歪等症	艾条温和灸3～5分钟
口禾髎	在上唇部，鼻孔外缘直下，平水沟穴	鼻炎、鼻出血、嗅觉减退、鼻息肉、咀嚼肌痉挛；面神经麻痹、面肌痉挛；腮腺炎	艾条灸2分钟，禁艾炷灸
扶突	在人体的颈外侧部，喉结旁边3寸，胸锁乳突肌前后缘之间	咳嗽气喘、咽喉肿痛、突然失音、打嗝等	艾条灸3～5分钟，艾炷灸1～3壮
偏历	屈肘，在前臂背面桡侧，当阳溪与曲池连上，腕横纹上3寸；或以两手虎口交叉，当中指尽处是穴	鼻衄、结膜炎、耳聋、耳鸣、目赤、牙痛、口眼歪斜；面神经麻痹、扁桃体炎、前臂神经疼、腕臂痛、水肿	艾条灸5～20分钟，艾炷灸3～7壮
肩髃	肩部三角肌，臂外展，肩峰前下方凹陷处	通利关节，祛邪解热，主治中风偏瘫、高血压、肩周炎、荨麻疹等症	艾条灸5～10分钟，艾炷灸3～5壮
臂臑	肩部，三角肌上，臂外展或向前平伸时，在肩峰前下方凹陷处	上肢疼痛、眼病、颈淋巴结核等病	艾条灸5～10分钟，艾炷灸3～5壮

穴位名称	穴位定位	穴位主治	简单灸法
肘髎	在臂外侧，屈肘，曲池上方1寸，当肱骨边缘处	肩周炎、肱骨外上髁炎等肘关节病；肘臂部痠痛、麻木、挛急	艾条灸10～20分钟，艾炷灸3～7壮
曲池	完全屈肘时，当肘横纹外侧端处，当尺泽与肱骨外上髁连线中点	高血压、癫狂、咽喉肿痛、齿痛等症	艾条灸5～15分钟，艾炷灸5～7壮
手三里	在前臂背面桡侧，当阳溪与曲池连线上，肘横纹下2寸	上肢疼痛麻木、腹痛、腹泻、腹胀、牙疼、失音等	艾条灸5～15分钟，艾炷灸5～7壮
上廉	在前臂脊面桡侧，当阳溪与曲线连线上肘横纹下3寸	脱发、目眩、肠鸣腹痛等症	艾条灸10～20分钟，艾炷灸3～7壮
下廉	在前臂背面桡侧，当阳溪与曲池连线上，肘横纹下4寸处。侧腕屈肘，在阳溪与曲池的连线上，曲池下4寸处取穴	网球肘、肘关节炎；腹痛、肠鸣音亢进；急性脑血管病	艾条灸5～20分钟，艾炷灸3～7壮
温溜	屈肘，在前臂背面桡侧，当阳溪与曲池的连线上，腕横纹上5寸处取穴	口腔炎、舌炎、腮腺炎；扁桃体炎、面神经麻痹、下腹壁肌肉痉挛、前臂疼痛	艾条灸10～30分钟，艾炷灸3～9壮
阳溪	在腕背横纹桡侧，手拇指向上翘起时，拇短伸肌腱与拇长伸肌腱之间的凹陷中	鼻炎、扁桃体炎、面神经麻痹、手肩综合征等	艾条灸5～10分钟，艾炷灸3～5壮

穴位名称	穴位定位	穴位主治	简单灸法
合谷	手背虎口处，拇、食两指之间凹陷中	镇静止痛，主治下齿龋、喉炎、面肿、偏头疼、偏风、风疹、腰脊内痛	艾条灸5～10分钟，艾炷灸3～5壮（孕妇慎用）
三间	第2掌指关节后，桡侧凹陷处	牙疼、嗓子疼、嗜睡、手指疼痛	艾条灸5～10分钟，艾炷灸2～3壮
二间	微握拳，在食指本节（第2指关节）前，桡侧凹陷处	眩晕、鼻出血、齿痛、牙龈炎、口歪、咽喉肿痛、热病、面神经炎、三叉神经痛等症	艾条灸5～10分钟，艾炷灸2～3壮
商阳	手食指末节桡侧，距指甲角0.1寸	中风昏迷、发热、齿痛、咽喉肿痛、颔肿、胸满、喘咳、手指麻木等症	艾条灸3～5分钟，艾炷灸1～3壮

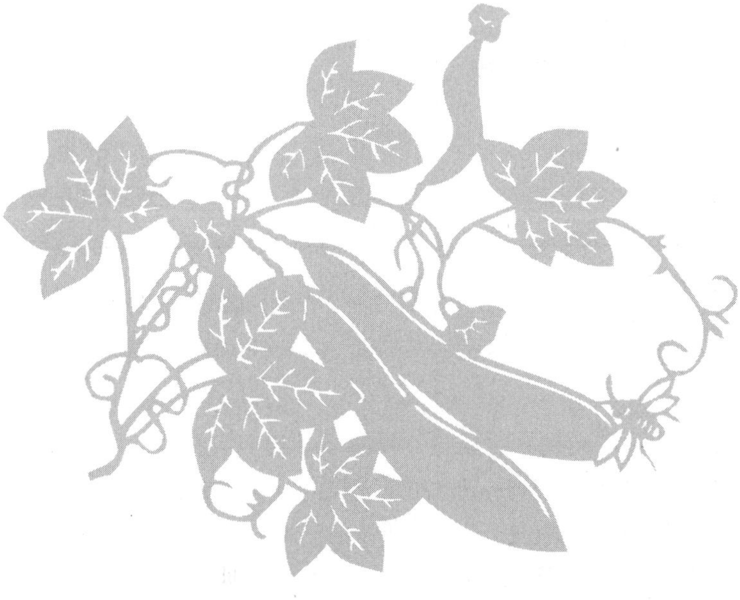

足阳明胃经

（左右各45穴，选32穴）

穴位名称	穴位定位	穴位主治	简单灸法
四白	在面部，瞳孔直下，当眶下孔凹陷处	三叉神经痛、面神经麻痹、面肌痉挛；角膜炎、近视、青光眼、夜盲、结膜瘙痒、角膜白斑、鼻窦炎；胆管蛔虫症、头痛、眩晕	艾条灸5分钟，艾炷灸3壮
巨髎	位于人体的面部，瞳孔直下，平鼻翼下缘处，当鼻唇沟外侧面	神经麻痹、面肌痉挛、三叉神经痛；青光眼、近视、白内障、结膜炎、鼻炎、上颌窦炎、牙痛	艾条灸5～10分钟，艾炷灸3～7壮
地仓	人体面部，口角外侧，上直对瞳孔处	口眼歪斜、牙疼、流泪、口舌生疮等	艾条灸3～5分钟，艾炷灸1～3壮
颊车	面部，咀嚼时肌肉隆起时出现的凹陷处	通络健齿，主治牙髓炎、冠周炎、腮腺炎、下颌关节炎、咬肌痉挛等症	艾条灸3～5分钟，艾炷灸1～3壮
下关	头部侧面，耳前一横指，颧弓下陷处，张口时隆起	牙痛、三叉神经痛、张嘴困难、下颌疼痛、口眼歪斜、颞颌关节炎等病症	艾条灸3～5分钟，艾炷灸1～3壮
头维	头侧部，额角发迹上0.5寸处，头正中线旁开4.5寸	头痛头晕、迎风流泪、眼睛红、看不清东西等	艾条灸3～5分钟

穴位名称	穴位定位	穴位主治	简单灸法
缺盆	位于人体的锁骨上窝中央，距前正中线4寸	咳嗽、气喘、咽喉肿痛、缺盆穴中痛、瘰疬；点按缺盆穴可治胸膈急症	艾条灸5～10分钟，艾炷灸3～5壮
气户	位于人体的胸部，当锁骨中点下缘，距前正中线4寸	哮喘、咳嗽、胸胁支满、呃逆、呼吸肩息；胸背疼、四肢水肿、不知食味、胁肋痛	艾条灸10～20分钟，艾炷灸3～7壮
膺窗	在胸部，当第三肋间隙，距前正中线4寸	支气管炎、哮喘、胸膜炎；肠炎、乳腺炎、肋间神经痛	艾条灸10～20分钟，艾炷灸3～7壮
乳根	乳头直下，乳房根部，第五肋间隙，距前正中线4寸	缺乳、乳腺炎、哮喘、胸膜炎等	艾条灸5～10分钟，艾炷灸3～5壮
不容	在上腹部，当脐中上6寸，距前正中线2寸	食欲不振、胃炎、胃扩张、神经性呕吐、消化不良、腹胀腹痛；咳嗽、哮喘；肋间神经痛、肩臂部诸肌痉挛或萎缩	艾条灸10～30分钟，艾炷灸5～9壮
承满	在上腹部，当脐中上5寸，距前正中线2寸	胃痛、吐血、食欲不振、腹胀、肠鸣疝痛、脘痛、下痢、黄疸吐血，上气喘逆、肩息唾血、膈气；肝炎、肋下坚痛	艾条灸10～30分钟，艾炷灸5～9壮
梁门	在上腹部，当脐中上4寸，距前正中线2寸	胃疼、恶心、呕吐、腹胀、食欲不振、消化不良	艾条灸10～15分钟，艾炷灸5～7壮

穴位名称	穴位定位	穴位主治	简单灸法
关门	在上腹部，当脐中上3寸，距前正中线2寸	腹胀、腹痛、肠鸣泄泻、水肿	艾条灸10～30分钟，艾炷灸5～9壮
太乙	在上腹部，当脐中上2寸，距前正中线2寸	胃病、腹痛、肠疝、脘痛、腹胀、肠鸣、泄泻、呕吐、遗尿；心烦、癫狂、水肿、脚气、吐舌	艾条灸10～30分钟，艾炷灸5～9壮
天枢	在腹中部，距脐中2寸	便秘、脐周围痛、消化不良、下痢等	艾条灸10～15分钟，艾炷灸5～7壮（孕妇禁灸）
外陵	在下腹部，当脐中下1寸，距前正中线2寸	腹痛、疝气、痛经、心如悬、引脐腹痛；女性绝育术针麻用穴	艾条灸10～30分钟，艾炷灸5～9壮
水道	在下腹部，脐中下3寸，距前正中线2寸	小腹胀满、小便不利、痛经、不孕、疝气等症	艾条灸10～15分钟，艾炷灸5～7壮
归来	在下腹部，脐下4寸，距前正中线2寸	主治腹痛、疝气、月经不调、闭经、崩漏、带下、阴挺、遗精、阳痿等症	艾条灸10～15分钟，艾炷灸5～7壮
髀关	在大腿前面，当髂前上棘与髌底外侧端的连线上，屈髋时，平会阴，居缝匠肌外侧凹陷处	下肢瘫痪、股内外肌痉挛、下肢麻痹疼痛、膝关节痛、重症肌无力；腹股沟淋巴结炎	艾条灸10～20分钟，艾炷灸3～7壮
伏兔	大腿前面股四头肌处，髌底上6寸	下肢麻木、肌肉萎缩、坐骨神经痛、腰椎间盘突出等病症	艾条灸5～10分钟，艾炷灸3～5壮

穴位名称	穴位定位	穴位主治	简单灸法
梁丘	屈膝，在大腿前面，当髂前上棘与髌底外侧段连线上，髌底上2寸	胃疼、下肢疼痛、活动不利、乳腺炎等	艾条灸5～10分钟，艾炷灸3～5壮
犊鼻	屈膝，在髌骨和髌韧带外侧的凹陷中	膝关节痛、活动不利、脚气、下肢水肿、大便失禁	艾条灸5～10分钟，艾炷灸3～5壮
足三里	小腿前外侧，外膝眼下3寸	增强免疫力，主治急性胃炎、胃下垂等症，可解除急性胃痛	艾条灸10～30分钟，艾炷灸5～10壮，可重灸
上巨虚	在小腿前外侧，当犊鼻下8寸，距胫骨前缘一横	直肠鸣、腹泻、腹胀、阑尾炎等	艾条灸10～30分钟，艾炷灸5～10壮
条口	小腿前外侧，当犊鼻下8寸，距胫骨前缘一横指	膝胫酸痛、脚气、转筋、肩周炎等	艾条灸10～20分钟，艾炷灸3～9壮
下巨虚	在小腿前外侧，当犊鼻下9寸，距胫骨前缘一横指	小腹疼痛、下肢疼痛、乳腺炎等	艾条灸10～20分钟，艾炷灸5～9壮
丰隆	小腿前外侧，外踝尖上8寸	高血压、高脂血、慢性气管炎，还可消除啤酒肚	艾条灸5～15分钟，艾炷灸3～7壮
解溪	足背踝关节横纹的中点，两筋之间的凹陷处	牙疼、目赤、头痛、晕眩、腹胀、便秘等	艾条灸5～15分钟，艾炷灸3～7壮

穴位名称	穴位定位	穴位主治	简单灸法
冲阳	在足背最高处，在（跖）伸肌腱与趾长伸肌腱之间，足背动脉搏动处	面神经麻痹、眩晕；胃痉挛、胃炎；风湿性关节炎、足扭伤	艾条灸5～10分钟，艾炷灸3壮
内庭	足背第二、三趾间缝纹端	主治胃炎、肠炎、齿龈炎、扁桃体炎、趾跖关节痛等，还可抑制食欲，利于减肥	艾条灸5～10分钟，艾炷灸3～5壮
厉兑	位于足第二趾末节外侧，距趾甲角0.1寸	鼻衄、牙痛、咽喉肿痛；多梦、癫狂；腹胀、热病	艾条灸3～5分钟，艾炷灸1～3壮

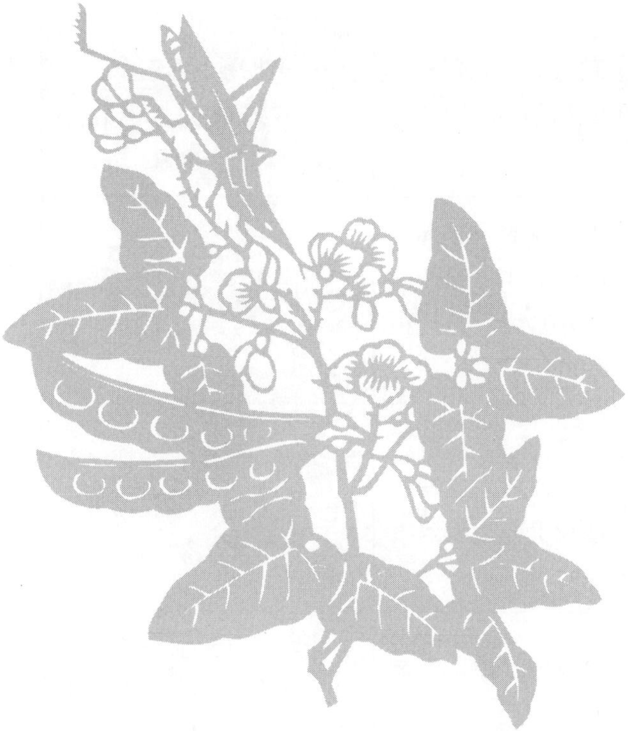

足太阴脾经

（左右各21穴，选14穴）

穴位名称	穴位定位	穴位主治	简单灸法
大包	右侧胸部，腋中线上，第六肋间隙处	胸肋满痛、气喘、全身疼痛、四肢无力等症	艾条灸10～20分钟，艾炷灸3～7壮
天溪	在胸侧部，当第四肋间隙，距前正中线6寸	肺炎、支气管炎、哮喘、胸膜炎；乳汁分泌不足、肋间神经痛	艾条灸10～20分钟，艾炷灸3～7壮
大横	腹中部，距脐中4寸	泄泻、便秘、腹痛	艾条灸5～10分钟，艾炷灸3～5壮
腹结	在下腹部，大横下1.3寸，距前正中线4寸	绕脐痛、消化不良、痢疾、胃溃疡、胃痉挛、胃酸过多或减少、消化不良、便秘、肠出血	艾条灸5～10分钟，艾炷灸3～5壮
府舍	位于人体的下腹部，当脐中下4寸，冲门穴上方0.7寸，距前正中线4寸	腹痛、积聚、痞块、疝气	艾条灸10～20分钟，艾炷灸3～7壮
箕门	位于人体的大腿内侧，当血海穴与冲门穴连线上，血海穴上6寸	尿潴留、遗尿、遗精、阳痿、睾丸炎、腹股沟淋巴结炎、阴囊湿疹	艾条灸5～10分钟，艾炷灸3～5壮
血海	大腿内侧，髌底内侧端上2寸	功能性子宫出血、皮肤瘙痒、神经性皮炎、贫血、下肢内侧及膝关节疼痛等症	艾条灸5～10分钟，艾炷灸3～5壮

阴陵泉	小腿内侧，胫骨内侧髁后下方凹陷处	尿失禁、尿路感染、肾炎、阴道炎、月经不调、失眠、膝关节炎、下肢麻痹等	艾条灸5～10分钟，艾炷灸3～5壮
地机	在小腿内侧，当内踝尖与阴陵泉的连线上，阴陵泉下3寸	腹痛腹泻、小便不利、遗精、月经不调、痛经等	艾条灸10～15分钟，艾炷灸5～7壮
三阴交	小腿内侧，足内踝尖上3寸，胫骨内侧缘后方	月经失调、痛经、带下、更年期综合征、胎位异常、子宫下垂、难产等妇科病	艾条灸10～15分钟，艾炷灸5～7壮
公孙	在足内侧缘，当第一跖骨基底部的前下方	胃痛、呕吐、腹泻、消化不良、胸闷气短、心悸、心烦失眠等	艾条灸5～10分钟，艾炷灸3～5壮
太白	足内侧缘，足大趾本节后下方赤白肉际凹陷处	胃痛、腹胀、便秘、痔漏、脚气、体重节痛、痢疾等症	艾条灸5～10分钟，艾炷灸3～5壮
大都	在足内侧缘，当足大趾本节（第一跖趾关节）前下方赤白肉际凹陷处	腹胀、胃痛、呕吐、泄泻、便秘、热病；暴泄、腹胀胸满、胃心痛、食不化、呕逆、大便难、诸下利	艾条灸5～10分钟，艾炷灸2～3壮
隐白	在足大趾末节内侧，趾甲角旁0.1寸	月经崩漏、子宫痉挛、小儿疳积、肠炎、便血等	艾条灸10～15分钟，艾炷灸5～7壮

手少阴心经

（左右各9穴，选7穴）

穴位名称	穴位定位	穴位主治	简单灸法
极泉	上臂外展，在腋窝中部有动脉搏动处	宽胸宁神，主治冠心病、心绞痛、心包炎、脑血管病后遗症、肋间神经痛、癔症等	艾条灸5～10分钟，艾炷灸3～5壮
少海	屈肘，在肘横纹尺侧纹头凹陷处	网球肘、肋间神经痛、肺结核、胸膜炎、心绞痛等病症	艾条灸5～10分钟，艾炷灸3～5壮
通里	前臂掌侧，腕横纹上1寸，神门上面	心痛、心悸、头痛、目眩、面赤热、腕臂内侧痛、肘及前臂疼痛、遗尿等症	艾条灸5～10分钟，艾炷灸3～5壮
阴郄	在前臂掌侧，当尺侧腕屈肌腱的桡侧缘，腕横纹上0.5寸	心痛心悸、失语、惊悸、盗汗等	艾条灸5～10分钟，艾炷灸3～5壮
神门	手腕关节手掌侧，尺侧腕屈肌腱的桡侧凹陷处	胸痛、便秘、焦躁、心悸、失眠、食欲不振等病症	艾条灸5～10分钟，艾炷灸3～5壮
少府	在手掌面，第四、五掌骨之间，握拳时，当小指尖处	心悸、胸痛、小便不利、遗尿、阴痒痛、小指挛痛	艾条灸5～10分钟，艾炷灸3～5壮
少冲	小指末节挠侧，距指甲角0.1寸处	心悸、心痛、胸胁痛、癫狂、热病、昏迷、手挛臂痛	艾条灸3～5分钟，艾炷灸1～3壮

手太阳小肠经

（左右各19穴，选16穴）

穴位名称	穴位定位	穴位主治	简单灸法
听宫	耳屏中部，张口时耳前凹陷处	耳鸣、耳聋、落枕、癫狂、齿痛、中耳炎、肢体震颤、中风等病症	艾条灸5～15分钟，艾炷灸1～3壮
颧髎	在面部，当目外眦直下，颧骨下缘凹陷处	眼部疾病、上颌牙痛、三叉神经痛、鼻炎等	艾条灸3～5分钟，艾炷灸1～3壮
天容	在颈外侧部，当下颌角的后方，胸锁乳突肌的前缘凹陷中	咽喉炎、扁桃体炎、耳聋、耳鸣；甲状腺肿大、哮喘、胸膜炎、齿龈炎、癔症、颈项部扭伤	艾条灸5～15分钟，艾炷灸2～5壮
肩中俞	在背部，当第七颈椎棘突下，旁开2寸	支气管炎、哮喘、支气管扩张、吐血；视力减退、肩背疼痛	艾条灸10～30分钟，艾炷灸3～9壮
肩外俞	在背部，当第一胸椎棘突下，旁开3寸	肩背疼痛、脖子僵硬等	艾条灸5～10分钟，艾炷灸3～5壮
天宗	肩胛骨的正中，冈下窝中央凹陷处	舒筋活络，理气消肿，主治肩背疼痛	艾条灸10～15分钟，艾炷灸5～7壮
臑俞	在肩部，当腋后纹头直上，肩胛冈下缘凹陷中	肩周炎、脑血管病后遗症、颈淋巴结结核、瘰疬；多汗症	艾条灸10～20分钟，艾炷灸3～7壮
肩贞	肩关节后下方，臂内收时，腋后纹头上1寸	清头聪耳，通经活络，主治耳聋、耳鸣、头痛、肩周炎等病症	艾条灸5～10分钟，艾炷灸3～5壮

小海	肘外侧，尺骨鹰嘴与肱骨内上髁之间凹陷处	头痛、耳鸣、项强、颊肿、瘰疬、癫痫、肘臂痛等症	艾条灸5~10分钟，艾炷灸2~3壮
支正	在前臂背面尺侧，当阳谷与小海的连线上，腕背横纹上5寸	头痛、目眩、热病、癫狂、项强、肘臂酸痛	艾条灸10~20分钟，艾炷灸3~7壮
养老	前臂背面尺侧，尺骨小头近端桡侧凹陷中	目视不明、肩臂酸痛、耳聋、眼花等	艾条灸5~10分钟，艾炷灸3~5壮
阳谷	手腕尺侧，尺骨茎突与三角骨之间的凹陷中	精神病、癫痫、肋间神经痛、神经性耳聋、耳鸣、腮腺炎等病症	艾条灸10~20分钟，艾炷灸3~7壮
腕骨	在手掌尺侧，当第五掌骨基底与钩骨之间的凹陷，赤白肉际处	口渴、头痛、耳鸣耳聋、热病汗不出、惊风等	艾条灸5~10分钟，艾炷灸3~5壮
后溪	在手掌尺侧，微握拳，当小指近手掌那节（第五掌指关节）后的远侧掌横纹头赤白肉际处	头痛、背痛、腰痛、癫狂、疟疾、目赤、鼻出血等	艾条灸5~10分钟，艾炷灸3~5壮
前谷	位于手掌尺侧，微握拳，当小指本节（第五指掌关节）前的掌指横纹头赤白肉际	头痛项强、耳聋、耳鸣、目赤、鼻塞、咽痛、痄腮、扁桃体炎、腮腺炎；癫痫、前臂神经痛、手指麻木；产后无乳、乳腺炎	艾条灸5~10分钟，艾炷灸2~3壮
少泽	手小指末节尺侧，距指甲角0.1寸处	产后缺乳、角膜炎、红眼病、呃逆、耳痛等病症	艾条灸3~5分钟，艾炷灸1~3壮

足太阳膀胱经

（左右各67穴，选55穴）

穴位名称	穴位定位	穴位主治	简单灸法
通天	位于头部，当前发际正中直上4寸，旁开1.5寸	头痛、眩晕、鼻塞、鼻出血、鼻渊	艾条灸5～10分钟，艾炷灸3～5壮
玉枕	后发际正中直上2.5寸，旁开1.3寸，平枕外隆凸上缘的凹陷处	脱发、枕神经痛、视神经炎、嗅觉减退青光眼、近视眼、鼻炎、口疮、足癣等病症	艾条灸5～10分钟，艾炷灸3～5壮
天柱	在颈部，大筋（斜方肌）外缘之后发际凹陷中，约当后发际正中旁开1.3寸	颈椎酸痛、落枕、肩周炎、目眩、头痛等症，还可缓解眼睛疲劳	艾条灸5～10分钟，艾炷灸3～5壮
大杼	背部，第一胸椎棘突下，旁开1.5寸处	支气管炎、支气管哮喘、肺炎、颈椎病、腰背肌痉挛、骨结核等症	艾条灸5～15分钟，艾炷灸3～7壮
风门	背部，第二胸椎棘突下，旁开1.5寸	感冒、颈椎痛、肩膀酸痛等	艾条灸5～15分钟，艾炷灸3～7壮
肺俞	背部，第三胸椎棘突下，旁开1.5寸	支气管炎、支气管哮喘、肺炎、百日咳、肺气肿等病症	艾条灸5～15分钟，艾炷灸3～7壮
厥阴俞	在背部，当第四胸椎棘突下，旁开1.5寸处	咳嗽、胸闷、呕吐、失眠及风湿性心脏病、心动过速、心律不齐、心绞痛、肋间神经痛等	艾条灸10～30分钟，艾炷灸5～9壮

穴位名称	穴位定位	穴位主治	简单灸法
心俞	背部，第五胸椎棘突下，旁开1.5寸	惊悸、健忘、心烦、失眠，以及风湿性心脏病、冠心病、心律不齐、心绞痛等	艾条灸5~15分钟，艾炷灸3~7壮
督俞	在背部，当第六胸椎棘突下，旁开1.5寸	冠心病、心绞痛、心动过速、心内外膜炎；胃炎、膈肌痉挛、乳腺炎、皮肤瘙痒、银屑病等	艾条灸10~30分钟，艾炷灸3~9壮
膈俞	背部，第七胸椎棘突下，旁开1.5寸	呕吐、呃逆、气喘、贫血、膈肌痉挛、胃炎、肠炎、小儿营养不良等	艾条灸5~15分钟，艾炷灸3~7壮
肝俞	背部，第九胸椎棘突下，旁开1.5寸	急慢性肝炎、胆囊炎、慢性胃炎、胃痉挛、黄疸、偏头痛、神经衰弱等症	艾条灸5~15分钟，艾炷灸3~7壮
胆俞	在背部，当第十胸椎棘突下，旁开1.5寸	胁痛、黄疸、癫狂、痫证等	艾条灸5~15分钟，艾炷灸3~7壮
脾俞	在背部，当第十一胸椎棘突下，旁开1.5寸	胃疼、腹胀、腹泻、痢疾、黄疸等	艾条灸5~15分钟，艾炷灸3~7壮
胃俞	在背部，当第十二胸椎棘突下，旁开1.5寸	胃脘痛、呕吐、肠鸣等	艾条灸5~15分钟，艾炷灸3~7壮
三焦俞	在腰部，当第一腰椎棘突下，旁开1.5寸	肠鸣、腹胀、呕吐、腰背强痛等	艾条灸10~15分钟，艾炷灸5~7壮

穴位名称	穴位定位	穴位主治	简单灸法
肾俞	在腰部，第二腰椎棘突下，命门旁开1.5寸处	肾炎、肾绞痛、阳痿、早泄、遗精、精液缺乏等	艾条灸10～20分钟，艾炷灸5～10壮
气海俞	在腰部，当第三腰椎棘突下，旁开1.5寸	肠鸣腹胀、痛经、痔漏、腰痛	艾条灸10～30分钟，艾炷灸3～9壮
大肠俞	在腰部，当第四腰椎棘突下，旁开1.5寸	腹胀、腹泻、便秘、腰痛等	艾条灸10～20分钟，艾炷灸5～10壮
关元俞	在腰部，当第五腰椎棘突下，旁开1.5寸	慢性肠炎、痢疾；膀胱炎、阳痿、尿潴留；慢性盆腔炎、痛经；腰部软组织损伤等	艾条灸10～30分钟，艾炷灸3～9壮
小肠俞	在骶部，当骶正中嵴旁1.5寸，平第一骶后孔	腹痛、腹泻、遗尿等	艾条灸10～15分钟，艾炷灸5～7壮
膀胱俞	在骶部，当骶正中嵴旁1.5寸，平第二骶后孔	遗尿、腰脊强痛等	艾条灸10～15分钟，艾炷灸5～7壮
中膂俞	在骶部，当骶正中嵴旁1.5寸，平第三骶后孔	腰骶痛、坐骨神经痛、腹膜炎、肠炎、脚气、糖尿病、肠疝痛等	艾条灸10～30分钟，艾炷灸3～9壮
白环俞	在骶部，当骶正中嵴旁1.5寸，平第四骶后孔	腰骶痛、坐骨神经痛、子宫内膜炎、肛门诸肌痉挛、小儿麻痹后遗症、下肢瘫痪、尿潴留等	艾条灸10～20分钟，艾炷灸3～7壮

穴位名称	穴位定位	穴位主治	简单灸法
上髎	在骶部，当髂后上棘与后正中线之间，适对第一骶后孔处	月经不调、子宫脱垂、子宫内膜炎、盆腔炎、卵巢炎；腰痛、腰骶关节炎、膝关节炎；坐骨神经痛、下肢瘫痪、小儿麻痹后遗症；外阴湿疹、痔疮、睾丸炎、便秘、尿潴留等	艾条灸10～30分钟，艾炷灸5～9壮
次髎	在骶部，当骶后上棘内下方，适对第二骶后孔处	月经不调、白带异常、小便不利、遗精、腰痛等	艾条灸10～15分钟，艾炷灸5～7壮
中髎	在骶部，在次髎下内方，适对第三骶后孔处	同上髎穴	艾条灸10～30分钟，艾炷灸3～9壮
下髎	在骶部，在中髎下内方，适对第四骶后孔处	腹痛、便秘、小便不利、带下、腰痛等	艾条灸10～20分钟，艾炷灸3～7壮
承扶	在大腿后面，臀下横纹的中点	腰骶及臀部疼痛、痔疮等	艾条灸10～20分钟，艾炷灸3～7壮
殷门	在大腿后面，当承扶与委中的连线上，承扶下6寸	坐骨神经痛、下肢麻痹、小儿麻痹后遗症；腰背痛、股部炎症等	艾条灸10～20分钟，艾炷灸3～7壮
浮郄	在腘横纹外侧端，委阳上1寸，股二头肌腱的内侧	急性胃肠炎、便秘；膀胱炎、尿潴留；髌骨软化症、腓肠肌痉挛等	艾条灸10～20分钟，艾炷灸3～7壮

穴位名称	穴位定位	穴位主治	简单灸法
委阳	在腘横纹外侧端，当股二头肌腱的内侧	腰背肌痉挛、腰背痛、膝肿痛、腓肠肌痉挛；肾炎、膀胱炎、乳糜尿；下腹部痉挛、癫痫、热病等	艾条灸10～20分钟，艾炷灸3～7壮
附分	在背部，当第二胸椎棘突下，旁开3寸	颈椎病、颈部肌肉痉挛；肋间神经痛、副神经麻痹；肺炎、感冒	艾条灸10～30分钟，艾炷灸3～9壮
魄户	在背部，当第三胸椎棘突下，旁开3寸	感冒、支气管炎、哮喘、气喘、肺结核、肺不张咳嗽；胸膜炎、肋间神经痛、肩背上臂部疼痛或麻木	艾条灸10～30分钟，艾炷灸3～9壮
膏肓	背部，第四胸椎棘突下，左右旁开3寸	肩周炎	艾条灸5～10分钟，艾炷灸3～5壮
神堂	在背部，当第五胸椎棘突下，旁开3寸	支气管炎、哮喘；背肌痉挛、肩臂疼痛；心绞痛、肋间神经痛	艾条灸10～30分钟，艾炷灸5～9壮
譩譆	背部，第六胸椎棘突下，旁开3寸	肋间神经痛、腋神经痛、腰背肌痉挛、膈肌痉挛等症	艾条灸10～30分钟，艾炷灸5～9壮
膈关	在背部，当第七胸椎棘突下，旁开3寸	肋间神经痛；呕吐、肠炎、胃出血；膈肌痉挛、胸闷、嗳气、脊背强痛	艾条灸10～30分钟，艾炷灸3～9壮

穴位名称	穴位定位	穴位主治	简单灸法
魂门	第九胸椎棘突下，旁开3寸	肝炎、胆囊炎、腰背酸痛等	艾条灸10～30分钟，艾炷灸3～9壮
阳纲	在背部，当第十胸椎棘突下，旁开3寸	胃炎、消化不良、胃痉挛、肝炎、胆囊炎；心内膜炎、肌内风湿病、蛔虫性腹痛	艾条灸10～20分钟，艾炷灸3～7壮
意舍	在背部，当第十一胸椎棘突下，旁开3寸	消化不良、肠炎、胃扩张、肝炎、食道狭窄；腹直肌痉挛、胸膜炎、糖尿病、进行性肌营养不良	艾条灸10～30分钟，艾炷灸3～7壮
胃仓	在背部，当第十二胸椎棘突下，旁开3寸	胃炎、胃痉挛、胃溃疡、肠炎、习惯性便秘；腰背部软组织疾患	艾条灸10～30分钟，艾炷灸3～9壮
志室	在腰部，当第二腰椎棘突下，旁开3寸	遗精、阳痿、小便不利、水肿、腰脊强痛等	艾条灸10～15分钟，艾炷灸5～7壮
秩边	胞肓直下，骶管裂孔旁开3寸处	急性腰扭伤、下肢瘫痪、坐骨神经痛、膀胱炎、痔疮、脱肛等病症	艾条灸10～30分钟，艾炷灸3～9壮
合阳	在小腿后面，当委中与承山的连线上，委中下2寸	功能性子宫出血、月经不调、子宫内膜炎；睾丸炎、前列腺炎；脑血管病后遗症、肠出血、疝痛、腓肠肌痉挛	艾条灸10～20分钟，艾炷灸3～7壮

穴位名称	穴位定位	穴位主治	简单灸法
承筋	在小腿后面，当委中与承山的连线上，腓肠肌肌腹中央，委中下5寸	急性腰扭伤、腓肠肌痉挛或麻痹；脱肛、痔疮、便秘	艾条灸10～20分钟，艾炷灸3～7壮
承山	在小腿后面正中，委中与昆仑之间，当伸直小腿或足跟上提时，腓肠肌肌腹下出现尖角凹陷处	腰脊痛、下肢酸痛、便秘、脱肛、转筋、脚气、泄泻、便血、痔疮等	艾条灸10～15分钟，艾炷灸5～7壮
飞扬	在小腿后面，当外踝后，昆仑穴直上7寸，承山外下方1寸处	风湿性关节炎、痔疮、膀胱炎、癫痫、眩晕等	艾条灸10～20分钟，艾炷灸3～7壮
跗阳	在小腿后面，外踝后昆仑穴直上3寸	急性腰扭伤、下肢瘫痪、腓肠肌痉挛；面神经麻痹、三叉神经痛、头痛等	艾条灸5～10分钟，艾炷灸3～5壮
昆仑	外踝后方，外踝尖与跟腱之间的凹陷处	主治坐骨神经痛、踝关节炎、神经性头痛等。配太溪、丘墟、三阴交可治疗足跟痛	艾条灸5～10分钟，艾炷灸3～5壮
申脉	在足外侧部，外踝直下方凹陷中	癫痫、头痛、眩晕、失眠、腰腿酸痛、目赤肿痛等	艾条灸5～10分钟，艾炷灸3～5壮

穴位名称	穴位定位	穴位主治	简单灸法
金门	位于人体的足外侧部，当外踝前缘直下，骰骨下缘处	癫痫、小儿惊风、头痛；膝关节炎、踝扭伤、足底痛、疝气	艾条灸10～20分钟，艾炷灸3～7壮
京骨	在足外侧，第五跖骨粗隆下方，赤白肉际处	脑膜炎、脑出血、癫痫、小儿惊风、头痛；心肌炎、佝偻病、疟疾等	艾条灸10～20分钟，艾炷灸3～7壮
束骨	在足外侧，足小趾本节（第五跖趾关节）的后方，赤白肉际处	足太阳膀胱经的俞穴神经性头痛、头晕、癫痫、精神病；耳聋、眼结膜炎、泪管狭窄；高血压、腓肠肌痉挛、疔疮、肛门手术后疼痛	艾条灸5～10分钟，艾炷灸3～7壮
足通谷	在足外侧，足小趾本节（第五跖趾关节）的前方，赤白肉际处	足太阳膀胱经的荥穴头痛、哮喘、精神病、癫痫；颈椎病、慢性胃炎、功能性子宫出血	艾条灸5～10分钟，艾炷灸3～5壮
至阴	足小趾甲根外侧角外0.1寸	后头部疼痛、胎位不正等症	艾条灸5～10分钟，艾炷灸3～5壮

足少阴肾经

（左右各27穴，选23穴）

穴位名称	穴位定位	穴位主治	简单灸法
俞府	胸部锁骨下缘，胸正中线（璇玑）旁开2寸凹陷处	止咳平喘，和胃降逆，主治哮喘、呼吸困难、神经性呕吐、食欲不振等症	艾条灸5～10分钟，艾炷灸3～5壮
彧中	在胸部，当第一肋间隙，前正中线旁开2寸	支气管炎、肋间神经痛、膈肌痉挛、胸膜炎、食欲不振	艾条灸5～20分钟，艾炷灸3～7壮
神藏	在胸部，当第二肋间隙，前正中线旁开2寸	感冒咳嗽、支气管炎、支气管哮喘、肋间神经痛、膈肌痉挛、胸膜炎、消化不良、呕吐、不嗜食	艾条灸5～20分钟，艾炷灸3～7壮
神封	在胸部，当第四肋间隙，前正中线旁开2寸	肺炎、支气管炎、哮喘、肋间神经痛、胸膜炎、心动过速、乳腺炎、腹直肌痉挛、不嗜食、乳痈	艾条灸5～20分钟，艾炷灸3～5壮
幽门	在上腹部，当脐中上6寸，前正中线旁开0.5寸	慢性胃炎、胃扩张、胃溃疡、神经性呕吐、消化不良、泄泻、痢疾；乳腺炎、乳汁缺乏、妊娠呕吐	艾条灸10～30分钟，艾炷灸3～9壮
腹通谷	在上腹部，当脐中上5寸，前正中线旁开0.5寸	急慢性胃炎、消化不良、胃扩张、神经性呕吐、腹胀；肋间神经痛、急性舌骨肌麻痹、癫痫；肺气肿、哮喘；眼结膜充血、暴喑、心痛、心悸、胸痛	艾条灸10～30分钟，艾炷灸3～9壮

穴位名称	穴位定位	穴位主治	简单灸法
阴都	在上腹部，当脐中上4寸，前正中线旁开0.5寸	支气管炎、哮喘、肺气肿、结膜炎、角膜白斑、胸膜炎、胸胁满、疟疾、腹胀、肠鸣、腹痛、便秘、妇人不孕	艾条灸10～30分钟，艾炷灸3～9壮
石关	在上腹部，当脐中上3寸，前正中线旁开0.5寸	胃痉挛、腹痛、呕吐、呃逆、便秘、肠炎、食管痉挛；盆腔炎、不孕症、痛经；结膜充血、尿路感染	艾条灸10～30分钟，艾炷灸3～9壮
商曲	在上腹部，当脐中上2寸，前正中线旁开0.5寸	胃炎、胃痉挛、胃下垂、肠炎、痢疾、便秘	艾条灸10～30分钟，艾炷灸3～9壮
肓俞	在腹中部，当脐中旁开0.5寸	胃痉挛、肠炎、痢疾、习惯性便秘、腹痛绕脐、呕吐、腹胀、肠麻痹、尿道炎、膀胱炎、角膜炎、疝气、月经不调、腰脊痛	艾条灸10～30分钟，艾炷灸3～9壮
中注	在下腹部，当脐中下1寸，前正中线旁开0.5寸	月经不调、卵巢炎、输卵管炎；睾丸炎、肠炎、便秘、腰腹疼痛、结膜炎、泄泻、痢疾	艾条灸10～30分钟，艾炷灸3～9壮
四满	在下腹部，当脐中下2寸，前正中线旁开0.5寸	痛经、月经不调、崩漏、带下、不孕、产后恶露不净；肠炎、痢疾；泌尿生殖系统疾病：遗精、遗尿；角膜白斑、小腹痛、疝气、便秘、水肿	艾条灸10～30分钟，艾炷灸3～9壮

穴位名称	穴位定位	穴位主治	简单灸法
气穴	在下腹部，当脐中下3寸，前正中线旁开0.5寸	尿路感染、小便不通、遗精、阳痿、阴茎痛、肾炎、膀胱麻痹；月经不调、白带、不孕症；腹泻、泄泻、痢疾、角膜炎、腰脊痛、腰部疼痛、冷感症等	艾条灸10~30分钟，艾炷灸3~9壮
大赫	脐中下4寸，前正中线旁开0.5寸	益肾助阳，调经止带主治遗精、早泄、阳痿、睾丸炎、月经不调、盆腔炎等病	艾条灸10~30分钟，艾炷灸3~9壮
阴谷	在腘窝内侧，屈膝时，在半腱肌肌腱与半膜肌肌腱之间	泌尿系感染、阳痿、遗精、阴茎痛；阴道炎、外阴炎、功能性子宫出血；胃炎、肠炎；癫痫、精神病；阴痒、膝关节炎	艾条灸5~10分钟，艾炷灸3~5壮
筑宾	小腿内侧，当太溪与阴谷的连线上，太溪上5寸	调理下焦，宁心安神，主治精神病、癫痫、肾炎、膀胱炎、小儿胎毒、腓肠肌痉挛等	艾条灸10~20分钟，艾炷灸3~7壮
交信	在小腿内侧，当太溪直上2寸，复溜前0.5寸，胫骨内侧缘的后方，阴跷脉的郄穴	月经不调、功能性子宫出血、子宫收缩不全；尿潴留、淋病、睾丸炎；便秘、痢疾；肠炎、脊髓炎、下肢内侧痛	艾条灸10~20分钟，艾炷灸3~7壮
复溜	在小腿内侧，太溪直上2寸，跟腱前方	水肿、泄泻、肠鸣、热病汗不出、腹胀、腿肿等	艾条灸5~10分钟，艾炷灸3~5壮

穴位名称	穴位定位	穴位主治	简单灸法
照海	在足内侧，内踝尖下缘凹陷处	咽喉干燥、失眠、嗜卧、惊恐不宁、阴痒、小便频数、脚气等病症	艾条灸5~10分钟，艾炷灸3~5壮
大钟	在足内侧，内踝后下方，当跟腱附着部的内侧前方凹陷处	神经衰弱、精神病、痴呆、癔症；尿潴留、淋病；哮喘、咽痛、口腔炎、食道狭窄、便秘、疟疾	艾条灸5~10分钟，艾炷灸3~5壮
太溪	在足内侧，内踝尖与跟腱之间的凹陷处	咽喉痛、虚火牙痛、耳鸣、虚喘、失眠、遗精、阳痿、月经不调等症	艾条灸5~10分钟，艾炷灸3~5壮
然谷	在足内侧缘，足舟骨粗隆下方，赤白肉际	月经不调、白带异常、遗精、小便不利、腹泻、咯血等	艾条灸5~10分钟，艾炷灸3~5壮
涌泉	足趾屈卷足时，足心前三分之一的凹陷中	补肾填精，可治疗休克、中暑、偏瘫、耳鸣、肾炎、阳痿、遗精及各类妇科病	艾条灸5~10分钟，艾炷灸3~5壮

手厥阴心包经

（左右各9穴，选8穴）

穴位名称	穴位定位	穴位主治	简单灸法
天池	在胸部，当第四肋间隙，乳头外1寸，前正中线旁开5寸	心绞痛、心脏外膜炎；乳腺炎、乳汁分泌不足；淋巴结核、腋窝淋巴结炎；肋间神经痛、脑充血等	艾条灸10～25分钟，艾炷灸3～7壮
曲泽	肘横纹中，肱二头肌腱尺侧缘	清热除烦，舒筋活血，主治呕吐、胃痛、中暑、泄泻、肘臂痛等病症	艾条灸5～10分钟
郄门	前臂掌侧，腕横纹上5寸	宁心安神，清莹止血，主治精神病	艾条灸10～15分钟，艾炷灸3～5壮
间使	在前臂掌侧，当曲泽与大陵的连线上，腕横纹上3寸，掌长肌腱与桡侧腕屈肌腱之间	心痛、心悸、热病、癫狂、痫证、胃疼、呕吐等	艾条灸10～15分钟，艾炷灸3～5壮
内关	腕横纹上2寸，掌长肌腱与桡侧腕屈肌腱之间	晕车晕船、呕吐、高血压、心绞痛等病症	艾条灸10～15分钟，艾炷灸3～5壮
大陵	腕掌横纹的中点处，掌长肌腱与桡侧腕屈肌腱间	心痛、心悸、胃痛、呕吐、惊悸、癫狂、胸胁痛、腕关节疼痛	艾条灸10～15分钟，艾炷灸3～5壮
劳宫	握拳屈指时中指尖处	安定心神，缓解紧张情绪	艾条灸10～15分钟，艾炷灸3～5壮
中冲	手中指末节尖端中央	麦粒肿、心痛、昏迷、小儿夜啼、中暑、昏厥等病症	艾条灸5～10分钟，艾炷灸1～3壮

手少阳三焦经

（左右共23穴，选12穴）

穴位名称	穴位定位	穴位主治	简单灸法
耳门	在面部，当耳屏上切迹的前方，下颌骨髁状突后缘，张口有凹陷处	耳部流脓、耳鸣、耳聋、牙痛等	艾条灸5～10分钟，艾炷灸1～3壮
角孙	在头部，折耳郭向前，当耳尖直上入发迹处	白内障、目生翳膜、齿龈肿痛、耳部肿痛、耳鸣耳聋、偏头疼、腮腺炎等	艾条灸5～10分钟，艾炷灸3～5壮
翳风	耳垂后，乳突与下颌骨之间凹陷处	耳聋耳鸣、头痛牙痛、腮腺炎、甲状腺肿、面神经麻痹、膈肌痉挛等症	艾条灸5～10分钟，艾炷灸3～5壮
肩髎	在肩部，肩髃后方，当臂外展时，于肩峰后下方呈现凹陷处	肩臂痛、肩重不能举等	艾条灸5～10分钟，艾炷灸3～5壮
臑会	在臂外侧，当肘尖与肩髎穴的连线上，肩髎穴下3寸，三角肌的后缘	瘰疬、瘿气、目疾、肩胛疼痛、腋下痛等	艾条灸10～20分钟，艾炷灸3～7壮
天井	在臂外侧，屈肘时当肘尖直上1寸凹陷处	偏头痛、耳聋、胸胁疼痛、癫痫等	艾条灸5～10分钟，艾炷灸5～7壮
支沟	手背腕横纹上3寸，尺骨与桡骨之间，阳池与肘尖的连线上	胁痛、习惯性便秘、产后血晕不省人事、产后乳汁分泌不足、上肢麻痹瘫痪、肩背部软组织损伤等症	艾条灸5～10分钟，艾炷灸5～7壮

穴位名称	穴位定位	穴位主治	简单灸法
外关	手背腕横纹上2寸，尺桡骨之间开窍	醒脑，主治热病、头痛、颊痛、目赤肿痛、胁肋痛、上肢痹痛等症	艾条灸5～10分钟，艾炷灸5～7壮
阳池	腕背部横纹中，指伸肌腱的尺侧凹陷处	失眠、风湿病、糖尿病等	艾条灸5～10分钟，艾炷灸3～5壮
中渚	手背第四、五掌指关节后方凹陷	中耳聋耳鸣、落枕、腰扭伤、眩晕等病症	艾条灸5～10分钟，艾炷灸3～5壮
液门	手背部，第四、五指间赤白肉际处	声音嘶哑、失音、咽喉炎、头痛、耳疾、疟疾、夜里口渴、颈椎病等病症	艾条灸5～20分钟，艾炷灸3～7壮
关冲	在手无名指末节尺侧，距指甲角0.1寸	中风昏迷、热病、心烦、咽喉肿痛、耳鸣耳聋等	艾条灸3～5分钟，艾炷灸1～3壮

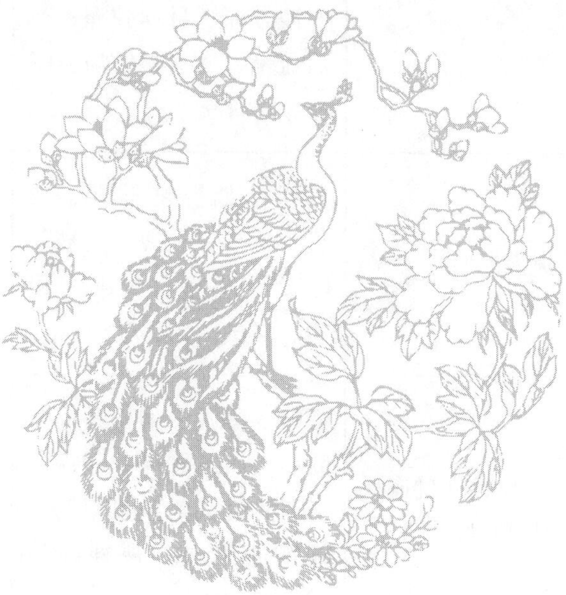

经外奇穴

（共选58穴）

穴位名称	穴位定位	穴位主治	简单灸法
四神聪	在头顶百会穴前后左右各旁开1寸处，共4穴	偏正头痛、眩晕、失眠健忘、惊悸、癫痛、中风半身不遂、脑震荡后遗症、夜尿症、脑积水、脑发育不全、湿疹、神经性皮炎、斑秃、脂溢性脱发	艾条灸5～10分钟，艾炷灸1～3壮
印堂	两眉头连线的中点处	感冒发热，头痛眩晕、失眠、呕吐、高血压、低血压、小儿惊厥、鼻炎、鼻出血、结膜炎、麦粒肿、眉棱骨痛、目赤肿痛、产后血晕、三叉神经痛、酒渣鼻、痤疮	艾条灸5～15分钟，艾炷灸3～5壮
翳明	在翳风穴后1寸	目疾，如视物不清、夜盲、近视、远视、头痛、眩晕、耳鸣、失眠、面瘫、癫狂、腮腺炎	艾条灸5～10分钟
太阳	在眉梢与目外眦连线中点外开1寸凹陷处	面瘫、感冒、偏正头痛、眩晕、目赤肿痛、牙痛、三叉神经痛、口眼歪斜、视网膜出血、视神经萎缩、神经衰弱	艾条灸5～10分钟

穴位名称	穴位定位	穴位主治	简单灸法
鼻通 （上迎香）	鼻唇沟上端尽处	头痛、鼻塞、过敏性鼻炎、肥大性鼻炎、萎缩性鼻炎、鼻窦炎、鼻部疖肿	艾条灸5~10分钟
牵正	在耳垂中点前0.5寸~1寸处	面瘫、口疮、口臭、下齿痛、腮腺炎	艾条灸5~10分钟
安眠	在翳风与风池连线中点处	失眠、头痛、眩晕、心悸、癔症、高血压、精神病	艾条灸5~10分钟
颈百劳	在大椎直上2寸，旁开1寸处	肺劳咳喘、骨蒸潮热、自汗盗汗、百日咳、瘰疬、落枕、颈肌痉挛、颈部扭伤	艾条灸5~10分钟，艾炷灸3~5壮
崇骨	第六颈椎棘突下凹陷处	感冒、咳嗽、百日咳、疟疾、肺劳、癫痛、颈扭伤、颈项强痛	艾条灸10~15分钟，艾炷灸5~7壮
新设	风池直下，项后发际下1.5寸，约当第四颈椎横突尖端，颈部斜方肌外缘处后	头痛、落枕、颈项强痛、肩背酸痛、项肌扭伤及痉挛、枕神经痛、角弓反张、咽喉痛、淋巴结肿大、咳嗽、喘息、瘰疬	艾条灸5~15分钟，艾炷灸3~7壮
血压点	第六颈椎棘突下（崇骨）旁开2寸处	高血压、低血压、落枕、头项强痛	艾条灸5~10分钟，艾炷灸3~5壮
耳尖	耳尖上，取穴时将耳郭向前按压，在耳郭尖端处取之偏正	头痛、目赤肿痛、目翳、麦粒肿、沙眼、喉痹、颜面疔疮	艾条灸5~10分钟，艾炷灸1~3壮

穴位名称	穴位定位	穴位主治	简单灸法
胃上	脐上2寸（下脘）旁开4寸处	胃脘痛、腹胀、消化不良、胃下垂	艾条灸10～15分钟，艾炷灸5～7壮
脐中	四边脐之中点及上下左右各旁开1寸处（包括脐上水分和脐下阴交）共5穴	胃腹疼痛、消化不良、饮食不化、肠鸣泄泻、慢性肠炎、胃痉挛、胃扩张、小儿惊痫、痛经、疝痛	艾条灸10～15分钟，艾炷灸5～7壮
三角灸	以患者两口角之间的长度为一边，以脐孔中心为顶角，作一等边三角形，使底边在脐下呈水平线，两底角处是穴	疝气、偏坠、腹痛、奔豚气、胃痉挛、慢性胃肠炎	艾条灸10～15分钟，艾炷灸5～7壮
利尿点	脐下2.5寸处，当脐中与耻骨联合上缘连线之中点处	遗尿、癃闭、尿潴留、淋证、血尿、肠鸣、腹痛、腹泻、肠炎、痢疾、胃下垂、子宫下垂	艾条灸5～15分钟，艾炷灸3～5壮
气门	脐下3寸（关元）旁开3寸处	淋证、小便不利、癃闭、少腹痛、崩漏、恶露不止、子宫脱垂、不孕症、睾丸炎	艾条灸10～20分钟，艾炷灸3～7壮
提托	脐下3寸（关元）旁开4寸处	痛经、崩漏、子宫下垂、肾下垂、疝痛、腹胀、下腹痛	艾条灸5～15分钟，艾炷灸3～5壮
子宫	脐下4寸（中极）旁开3寸处	月经不调、痛经、崩漏、带下、子宫脱垂、不孕症、睾丸炎、疝痛、少腹痛、腰骶痛、淋证	艾条灸10～15分钟，艾炷灸5～7壮

穴位名称	穴位定位	穴位主治	简单灸法
定喘	第七颈椎棘突下（大椎）旁开0.5寸处	咳嗽、哮喘、支气管炎、呼吸困难、落枕、项背酸痛、上肢疼痛、荨麻疹、瘰疬	艾条灸5～10分钟，艾炷（隔姜或附片）灸3～5壮
夹脊	背部自第一胸椎至第五腰椎各棘突下旁开0.5寸处，每侧1'7穴，共34穴	咳嗽、哮喘、胸胁痛、肋间神经痛、肺结核、肝胆疾病、胃肠疾病、泌尿生殖系统疾病、神经衰弱、肢体瘫痪、腰背痛、下肢麻痹等	艾条灸10～15分钟，艾炷灸5～7壮
巨阙俞	第四、五胸椎棘突间凹陷处	咳嗽气喘、心痛、心悸失眠、支气管炎、支气管哮端、心绞痛、神经衰弱、胸胁痛、肩背痛、肋间神经痛	艾条灸5～15分钟，艾炷灸3～7壮
胰俞	第八胸椎棘突下旁开1.5寸处	胃痛、腹痛、呕逆、胰腺炎、咳喘、饮证、消渴、咽喉干燥、胸胁痛、肋间神经痛	艾条灸10～20分钟，艾炷灸5～7壮
接脊	第十二胸椎棘突下凹陷处	腹痛、泄泻、消化不良、痢疾、脱肛、腰痛、疝痛	艾条灸5～10分钟，艾炷灸3～5壮
痞根	第一腰椎棘突下旁开3.5寸处	腹部痞块、肝炎、肝脾肿大、胃脘痛、反胃、呃逆、肠炎、泄泻、肾下垂、腰痛、疝痛	艾条灸5～15分钟，艾炷灸3～7壮

穴位名称	穴位定位	穴位主治	简单灸法
下极俞	第三腰椎棘突下凹陷处	腹痛腹泻、膀胱炎、小便不利、遗尿、腰痛、下肢疼痛、肠疝痛、痔疮	艾条灸5～10分钟，艾炷灸3～5壮
腰眼	约当第四腰椎棘突下旁开3～4寸凹陷处	腰痛、尿频、腰部软组织损伤、虚弱寡瘦、肺结核、消渴、肾下乘、睾丸炎、月经不调、带下	艾条灸10～15分钟，艾炷灸5～7壮
十七椎	在第五腰椎棘突下凹陷处	腰痛、腿痛、下肢瘫痪、月经不调、痛经、崩漏、遗尿、妊娠癃闭、肛门疾病	艾条灸10～15分钟，艾炷灸5～7壮
腰奇	尾骨尖端直上2寸凹陷处	癫痫、头痛、失眠、便秘	艾条灸5～10分钟，艾炷灸3～5壮
肩前	垂臂合腋，腋前皱襞尽端直上1.5寸，在腋前皱襞尽端与肩髎连线中点处	肩周炎、肩痛不举、上臂内侧痛、中风上肢瘫痪	艾条灸5～15分钟，艾炷灸3～7壮
夺命	垂臂，在肩髎与尺泽连线的中点处	头昏、晕厥、上臂酸痛、丹毒	艾条灸5～15分钟，艾炷灸3～7壮
手逆注	在前臂屈侧，腕横纹上6寸，掌长肌腱与桡侧腕屈肌腱之间凹陷处	前臂痉挛、麻木、疼痛、癔症、癫狂	艾条灸5～15分钟，艾炷灸3～7壮

穴位名称	穴位定位	穴位主治	简单灸法
二白	腕后横纹直上4寸，在桡侧腕屈肌腱两侧，一穴在筋中间，一穴在大筋外	痔漏下血、里急后重、脱肛、胸胁痛、前臂痛	艾条灸5～10分钟，艾炷灸3～5壮
肘尖	屈肘，在肘后尺骨鹰嘴突起之尖	端处瘰疬、痈疽、疔疮	艾条灸5～15分钟，艾炷灸3～7壮
戒烟	在列缺穴与阳溪穴之间	戒烟、缩窄性腱鞘炎等	艾条灸10～20分钟，艾炷灸3～7壮
中泉	在手背腕横纹上，腕背指总伸肌腔桡侧，阳溪与阳池中间凹陷处	咳嗽气喘、胸胁胀闷、胃气上逆、胃痛、吐血、腹胀腹痛、心腹中诸气痛、掌中热、腕关节软组织疾病、腱鞘炎	艾条灸5～15分钟，艾炷灸3～7壮
威灵、精灵（即腰痛点）	威灵在手背第二、三掌骨中点，第二指伸肌腱桡侧凹陷处；精灵在手背第四、五掌骨间中点，第四指伸肌腱尺侧凹陷处	晕厥、休克、昏迷、小儿急慢惊风、急性腰扭伤、腰肌劳损、腕关节炎、手背红肿疼痛	艾条灸5～10分钟，艾炷灸3～5壮
外劳宫	手背第二、三掌骨间，指掌关节后0.5寸凹陷处	落枕、脱腹疼痛、消化不良、腹泻、掌指麻木、不能屈伸、手背红肿疼痛、小儿急慢惊风、颈椎综合征	艾条灸3～5分钟，艾炷灸1～3壮

穴位名称	穴位定位	穴位主治	简单灸法
五虎	握拳于食指、无名指手背第二、四掌骨小头高突处取之，两手共4穴	手指拘挛	艾条灸5～10分钟，艾炷灸3～5壮
拳尖	握拳于中指手背第三掌骨小头高突处	目赤肿痛、目翳	艾条灸5～10分钟，艾炷灸3～5壮
八邪	手背各指缝中的赤白肉际处，左右计8穴，微握拳，于手背第一至五指间蹼缘上赤白肉际处	头痛烦热、咽痛齿痛、目痛、头项强痛、手指麻木、痉挛、毒蛇咬伤、手背肿痛	艾条灸5～10分钟，艾炷灸3～5壮
大骨空	拇指背侧，指骨关节横纹中点处	吐泻、鼻出血、目疾	艾条灸5～10分钟，艾炷灸3～5壮
中魁	手指背侧，近端指骨关节横纹中点	呕吐、呃逆、反胃、噎膈、鼻出血、崩漏、牙痛、白癜风	艾条灸5～15分钟，艾炷灸3～5壮
小骨空	于小指背侧，近端指关节横纹中点处	目翳、目赤肿痛、喉痛、耳聋、指关节病	艾条灸5～10分钟，艾炷灸3～5壮
十宣	手十指尖端，距指甲角游离缘约0.1寸处	高热、中暑、晕厥、休克、昏迷、中风、癔症、小儿惊厥、咽喉肿痛、扁桃体炎、指端麻木	艾条灸10～15分钟
环中	臀部，在环跳与腰俞连线的中点处	坐骨神经痛、腰腿痛	艾条灸10～30分钟，艾炷灸3～15壮

穴位名称	穴位定位	穴位主治	简单灸法
百虫窝	膑骨内上角上3寸	风疹、荨麻疹、皮肤瘙痒症、过敏性皮炎、湿疹、下部生疮、蛔虫症	艾条灸5～15分钟，艾炷灸3～7壮
鹤顶	屈膝，在髌骨上缘正中凹陷处	鹤膝风、下肢痿软、膝关节酸痛、脚气	艾条灸5～15分钟，艾炷灸3～7壮
膝眼	屈膝，在髌骨下缘，当髌韧带两侧与股骨和胫骨内、外侧所构成的凹陷处	膝关节痛、下肢麻痹、腿痛、腹绞痛、脚气、鹤膝风	艾条灸10～15分钟
内膝眼	在膝部前内面，当股骨的内侧髁，胫骨内侧踝与髌韧带内侧缘间所构成的凹陷处，横平犊鼻穴	膝关节炎等	艾条灸10～30分钟，艾炷灸3～9壮
陵后	在小腿外侧面，当腓骨小头后缘下方凹陷处，与阳陵泉相对	坐骨神经痛、下肢瘫痪、膝胫酸痛、膝关节及周围软组织炎、足下垂、足内翻	艾条灸5～10分钟，艾炷灸3～5壮
胆囊穴	阳陵泉直下1～2寸压痛最明显处	急、慢性胆囊炎、胆石症、胆管蛔虫症、胆绞痛、胃窦炎、胸胁痛、腰腿痛、下肢麻痹、瘫痪	艾条灸10～15分钟，艾炷灸3～5壮
阑尾穴	在小腿外侧面，足三里穴下约2寸之压痛最明显处	急、慢性阑尾炎、胃脱痛、消化不良、急、慢性肠炎、下肢痿痹、足下垂	艾条灸10～15分钟，艾炷灸5～7壮

穴位名称	穴位定位	穴位主治	简单灸法
女膝	在足后跟正中线赤白肉际，当跟腱附着部下缘处	气逆、惊悸、癫狂、齿痛、齿眼炎、齿槽脓肿、吐泻、转筋	艾条灸10～15分钟，艾炷灸5～7壮
八风	在足背五趾各趾缝间的缝纹端赤白肉际处，每足4穴，两足共8穴	头痛、牙痛、胃痛、疟疾、月经不调、足跗肿痛、末梢神经炎、足背红肿、足趾紫癜症、脚气、毒蛇咬伤	艾条灸5～10分钟
里内庭	足底第二、三趾夹缝中，与内庭穴相对处	小儿惊风、癫痫、食积、急性胃痛、五趾麻木、疼痛	艾条灸5～10分钟
独阴	在足底第二趾下远端趾间关节横纹中点处	心痛、胸胁痛、胃痛、泛酸、呕吐、少腹急痛、积聚、小肠疝气、月经不调、难产、胞衣不下	艾条灸5～10分钟
气端	在足十趾尖端，共10穴	中风昏迷、足趾麻木、足背红肿、疼痛、脚气	艾条灸5～10分钟

“家有三年艾，郎中不用来。”利用艾灸，轻松调理五脏，灸走小症状，根除大隐患，保护自己和家人的健康。

“刮板不离手，健康跟着走。”利用刮痧，帮助身体排出毒素，激发身体的“正气”，从而达到防病治病的目的。

灸除百病刮痧保健